罗塞 – 阿克曼

外科病理学

（第 10 版）

乳腺与女性生殖系统分册

U0233519

罗塞-阿克曼

外科病理学

（第10版）

乳腺与女性生殖系统分册

原　著　Juan Rosai

主　译　郑　杰

副主译　沈丹华　薛卫成

北京大学医学出版社

Peking University Medical Press

ROSAI - ACKERMAN WAIKE BINGLIXUE (DI 10 BAN): RUXIAN YU NVXING SHENGZHIXITONG FENCE

图书在版编目（CIP）数据

罗塞 - 阿克曼外科病理学：第 10 版 . 乳腺与女性生殖系统分册 /（意）胡安·罗塞
（Juan Rosai）原著；郑杰主译 .——北京：北京大学医学出版社，2017.8
书名原文：Rosai and Ackerman's Surgical Pathology, tenth edition
ISBN 978-7-5659-1649-6

Ⅰ.①罗… Ⅱ.①胡… ②郑… Ⅲ.①外科学—病理学②乳房疾病—病理学③女生殖器—
病理学 Ⅳ.① R602 ② R655.8 ③ R711.7

中国版本图书馆 CIP 数据核字（2017）第 192302 号

北京市版权局著作权合同登记号：图字：01-2013-8874

ELSEVIER

Elsevier (Singapore) Pte Ltd.
3 Killiney Road, #08-01 Winsland House I, Singapore 239519
Tel: (65) 6349-0200; Fax: (65) 6733-1817

Rosai and Ackerman's Surgical Pathology, Tenth Edition
Copyright © 2011, Elsevier Inc. All rights reserved.
ISBN-13: 978-0-323-06969-4

罗塞 – 阿克曼外科病理学（第 10 版）：乳腺与女性生殖系统分册

主　　译：郑　杰
出版发行：北京大学医学出版社
地　　址：（100191）北京市海淀区学院路 38 号 北京大学医学部院内
电　　话：发行部 010-82802230；图书邮购 010-82802495
网　　址：http://www.pumpress.com.cn
E － mail：booksale@bjmu.edu.cn
印　　刷：北京圣彩虹制版印刷技术有限公司
经　　销：新华书店
责任编辑：马联华　　责任校对：金彤文　　责任印制：李　啸
开　　本：889mm×1194mm　1/16　印张：24.25　字数：893 千字
版　　次：2017 年 8 月第 1 版　　2017 年 8 月第 1 次印刷
书　　号：ISBN 978-7-5659-1649-6
定　　价：198.00 元

版权所有，违者必究

（凡属质量问题请与本社发行部联系退换）

目　录

第 1 章

第 2 章

译者名单

主　译　郑　杰

副主译　沈丹华　薛卫成

译(校)者〔按姓名汉语拼音排序〕

北京大学医学部病理学系　黄　欣　李　敏　刘从容　柳剑英　梅　放　郑　杰

译者前言

《Rosai & Ackerman 外科病理学》第 10 版中文译本在所有译者的共同努力下与读者见面了。首先要对他们的辛勤劳动致以衷心的感谢。

虽然对医学生、临床医生也有借鉴，但本书的主要阅读对象是病理医生。作为一本病理医生的基本外科病理学教科书，本书是不可能面面俱到的。但恰恰由于采取了点面结合、繁简适度的写作技巧，本书的系统性和可读性增加了，具有极高的参考价值。本书体现了作者的聪明和智慧，融入了作者自己对外科病理学精髓的理解和丰富的实践经验。

本版对免疫组织化学和具有诊断价值的分子病理学给予了特别关注。将免疫组织化学和分子病理学标志物引入诊断病理学常规也是时代的要求和发展趋势。

诊断病理学是典型的实践科学。病理医生的成长需要书本知识与有效率的实践的有机结合。在书斋里闭门苦读，不重视实践，或只满足于忙忙碌碌的实践，不注意理论武装，都不能成为一个好的病理医生。感觉到的事物未必就能理解，只有理解了，才能更好地感觉。真诚地希望年轻的病理住院医生能通读一本像《Rosai & Ackerman 外科病理学》这样的经典教科书。

由于翻译时间紧迫，加之译者的学识和实践经验参差不齐，纰漏和错误在所难免，诚挚欢迎批评指正。

郑　杰
2013 年 10 月

著者前言
第10版

本书自上一版出版至今已经过去 7 年了，在这期间，外科病理学实践发生了重大变化。免疫组织化学取得了长足的进展，其对于病理学实践已经成为必不可少的辅助技术。或许从来也没有，今后也不会再有哪一种技术能像免疫组织化学技术那样改变外科病理学的实践方式。新一代的病理医师已经将进行某些抗体的免疫组织化学染色视为理所当然。殊不知 40 年前即使有名望的病理医师也得不到这些抗体——他们的所有诊断和对组织发生方面的考虑都只能基于在苏木素染色切片上见到的生长方式和细胞形态学，并且偶尔只能借助于一种或几种"特殊染色"以得到并非很有说服力的帮助。

现在，我们还处于另一种转变之中，这种转变是由分子遗传学研究取得的大量新知识应用于病理学标本造就的。分子遗传学的潜力以及——在一些方面的——实际应用显然已得到了相当的强调。也许更有益的是应该反思一下，这种新信息的强大冲击对新一代病理医师的外科病理学实践的影响，以及外科病理学所依据的传统的大体和显微镜下检查也许有逐渐被淡忘的危险；这之中有些可能是不可避免的，也可能并非所有这一切都是不为人所乐见的。然而，那些久经考验的检查方法所能提供的信息仍然如此丰富而又可靠，人们无法想象任何忽略或忽视它们的想法。基于这些原因，新的第 10 版责无旁贷，融入了许多应用分子遗传学新技术取得的可靠成果（重点放在临床应用已见成效的成果），并将它们与病理医师从长期以来得心应手的形态学方法得出的结果和结论进行比较。

John KC Chan 医生承担了大多数篇章的这种艰难的整合使命，他是少数几位能够将非凡的常规病理学知识与分子遗传学的技术原理、可能的应用和潜在的陷阱结合在一起的新型外科病理学家的杰出代表。

在这期间，发生的另一个重要变化是：有关标准化、管理制度和法律责任方面的要求不断增加。这个变化已促使各种病理学组织制定了一系列指导原则，以帮助病理医师适应日渐复杂的体制。

此外，在这期间，电子信息系统对外科病理学实验室的几乎所有工作都产生了重要影响，从某种程度上说，病理学实践已经离不开电脑了。

要适应这个快速变化和不断扩展的领域并使本书涵盖相关的内容实属不易。需要考察的信息量是如此之大，即使仅仅考察已经证实的信息或明显重复的信息也实属不易；而且，建立外科病理学分科的倾向——每一个分支都有自己的惯例和专门术语——也已加速。总而言之，这些因素都是本书写作的巨大负荷，以至于人们不禁要问，这是否超出了一个人的承受能力。然而，正如读者看到的，不要问我是如何做到的，新的第 10 版即将面世了，并且再一次主要是由一位作者写就；作者再次希望，有些专门技术的不可避免的缺失（无论何种原因所致）能够被一些人所称的"一个人发出的最终的简单声音"所补偿。同样，作者继续秉持了务实风格，并为此付出了不懈努力，这也是本书无可匹敌的原作者 Lauren V. Ackerman 医生（1905—1993）赋予本书的风格。

显然，外科病理学包涵很多高度专业化的领域（主要但不限于非肿瘤领域），要保持本书的连贯性，不能没有其他专家的参与。我非常幸运，得到了诸位杰出专家（已列在参著者名单上）的通力合作。他们把自己的丰富专业知识慷慨地贡献给了本书，在此特别表达诚挚的感谢。

一本书经过多次再版，原来的正文和插图自然会不断更新。在过去版本的几位撰稿作者中，我特别要感谢 Morton E. Smith（第 30 章）、Robert E. Vickers（第 6 章）和 John Morrow（有关外科病理学信息系统和自动化解剖病理学系统模式的部分，第 1 章）三位医生。

我还要感谢我的许多同仁和助手，他们有的慷慨贡献了自己存档的图片材料，有的指出了本书的不准确、疏漏、重复或印刷错误之处。我要特别感谢下面几位，他们是意大利布雷西亚的 Fabio Facchetti 医生，佛蒙特州南柏林顿的 Robert Erlandson 医生，澳大利亚布里斯班的 Robin A. Cooke 医生，哥斯达黎加圣何塞的 Juan José Segura 医生，西班牙巴塞罗那的 Pedro J. Grases Galofrè 医生，意大利圣乔瓦尼罗通多的 Michele Bisceglia 医生，米兰国家癌症研究所前细胞技术主管 Loredana Alasio 女士。我还要感谢意大利蒙萨的 Francesca Bono 医生，她协助制作了第 3 章中很长的免疫组织化学标志物表。

我所参与的本书不同版本的撰写工作是在不同地方完成的：第 5 版在华盛顿大学（圣路易斯），第 6 版在明尼苏达大学（明尼阿波利斯），第 7 版在耶鲁大学（纽黑文），第 8 版在 Sloan-Kettering 癌症中心（纽约），第 9 版在国家癌症研究所（米兰），而第 10 版是在意大利诊断中心。不论在什么地方，我都从我的同仁那里学到了许多知识，并从他们那里吸取了许多意见和建议。我

非常感谢每一个地方的许许多多的病理医师、病理住院医师和病理学研究生，他们默默无闻地为本书作出了很多贡献。我想他们会在本书的一些陈述中发现他们自己的观点。这些亲爱的同事实在太多了，无法一一列举，在此我提出我最近的两位助手 Tshering Dorji 医生和 Giovanni Fellegara 医生作为他们的代表。

我还要再次感谢我的妻子 Maria Luisa Carcangiu 医生对本书作出的巨大贡献。她参与了本书出版过程中各方面的工作，包括提出无数概念和实践方面的建议，进行了冗长的文字校对和参考文献的双向校对，更不要说她是我许多近乎崩溃时刻的精神支柱。

最后，我要感谢 Armanda Locatelli 夫人，她自始至终都以准确、快捷和极具奉献精神的工作予以协助。

对从事我们这种要求极高、压力十足的美妙职业——外科病理学的朋友们，我衷心希望本书会对你们有所帮助。

Juan Rosai MD
Director, International Center for Oncologic
Pathology Consultations
Centro Diagnostico Italiano (CDI)
意大利米兰，2011 年

著者前言

第1版

对于外科病理学——活体病理学——这个大的学科领域而言，本书只是一本入门书。从任何角度来说，本书都不企图替代普通的病理学教科书。本书是作为这些教科书的补充而撰写的，读者应该在学习普通教科书之后或已有一定学科基础的前提下阅读本书。本书并不是包罗万象的，因为本书是将重点放在常见病变上而不是放在罕见病变上，而且在很大程度上，本书是基于作者的个人经验撰写的。

本书既是为医学生撰写的，也是为日常工作离不开外科病理学的医师撰写的。后者不仅包括外科医师和病理医师，还包括在其他一些领域工作、其决策受到病理报告影响的医师，如放射科医师和内科医师。本书自始至终强调大体病理学的重要性，运用了将大体所见与临床观察联系起来的做法。本书对大多数病理图片的选择原则是：它们要代表各种外科疾病的典型表现；作者也禁不住选用了一些自己遇到的很有意思的、罕见疾病的图片。本书每章末尾均附有参考文献，不仅列出了相对近期且容易得到的文献，还列出了一些可以引导读者详细了解有关题目的文献。

Zola K. Cooper 医生（病理学和外科病理学助教）撰写了皮肤一章中的一节；David E. Smith 医生（病理学和外科病理学助教）撰写了中枢神经系统一章。鉴于他们的学科背景以及他们目前负责的领域，他们完全有资格承担各自的任务。在此特别致以最诚挚的感谢。

Barnes 医院的许多外科同仁在有意无意间也为本书的撰写工作提供了诸多帮助。在这里，我要特别感谢 Charles L. Eckert 医生（外科学副教授），他允许我经常不断地向他请教问题，并毫无保留地介绍了自己的经验。

还要感谢接替我做 Ellis Fischel 州立肿瘤医院病理医师的 Richard Johnson 医生，他允许我使用那里的所有材料。退伍军人医院病理科的 Franz Leidler 医生也给予了通力合作。

我还必须感谢 H.R. McCarroll 医生（整形外科学助教），他给本书的骨与关节一章提出了许多建设性意见；还要感谢 C.A. Waldron 医生，他帮助我完成了与口腔相关的几节。在给予我特别帮助的其他朋友和同事中，我要特别提到以下诸位医生，他们是 Carl E. Lischer、Eugene M. Bricker、Heinz Haffner、Thomas H. Burford、Carl A. Moyer、Evarts A. Graham、Robert Elman、Edward H. Reinhard、J. Albert Key、Glover H. Copher、Margaret G. Smith 和 Robert A. Moore。

我们制图室的 Cramer K. Lewis 先生对我提出的要求总是非常耐心，他的努力和技艺是无与伦比的。我们医学图书馆的 Marion Murphy 小姐和她的助手也不知疲倦地奉献了她们的时间。

随着麻醉学、抗生素和术前术后护理领域的进步，对于不同的器官，现代外科学已经可以进行根治性部分或全部切除。当今，人们对外科医师的要求是要有基础科学的丰富背景知识，无论是化学、生理学，还是病理学。现代外科医师不但要问自己："我能做好这个手术吗？"，而且还要问自己："这位患者手术以后如何处置？"。希望本书能以某种形式在养成这种态度方面有所贡献。

Lauren V Ackerman MD
美国密苏里州圣路易斯，1953 年

女性生殖系统

外阴、阴道、子宫-子宫颈、子宫-子宫体、输卵管（包括阔韧带和圆韧带）、卵巢、胎盘

1

外 阴

黄 欣 李 敏 刘从容 译 刘从容 郑 杰 校

章目录

正常解剖学

外阴由以下解剖结构组成：阴阜、阴蒂、小阴唇、大阴唇、外阴前庭、阴道前庭球、尿道口、处女膜、前庭大腺、Skene 腺和导管以及阴道口[1,4]。

大阴唇被覆角化型上皮，包括所有的皮肤附属器：毛囊、皮脂腺、大汗腺和小汗腺（外分泌）[3]。**小阴唇**的前庭部分被覆非角化型复层鳞状上皮，外侧部分被覆薄层角化型上皮。小阴唇的皮肤附属器通常缺如，偶尔可见汗腺和皮脂腺。

前庭大腺（Bartholin 腺）是主要的前庭腺体，具有管泡状结构，由分泌黏液的柱状细胞构成的腺泡和衬覆移行上皮的导管组成[2]。**小的前庭腺体**为单管型腺体，由分泌黏液的柱状上皮衬覆，逐渐移行为前庭的复层鳞状上皮。

Skene 腺或**尿道旁腺**类似于男性的前列腺，由假复层黏液柱状上皮构成，并逐渐延续为导管的移行上皮，继而与前庭的复层鳞状上皮相连。

处女膜的两面均被覆非角化的复层鳞状上皮。

阴蒂内有勃起组织，与阴茎海绵体相似。

大多数外阴淋巴液引流至腹股沟浅淋巴结，而阴蒂内的淋巴液直接引流至深部淋巴结。

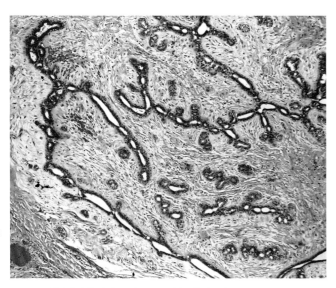

图1.1 外阴纤维腺瘤，发生于异位乳腺组织。

异位乳腺和相关病变

外阴可出现**异位乳腺组织**，它们沿胚胎发育过程中起至腋窝、终止于腹股沟的原始乳线分布。异位乳腺组织既可发生正常部位乳腺可发生的许多生理和病理变化，也可出现似乎只有这个部位特有的病变。这些变化包括妊娠期乳腺肿胀和泌乳、囊肿[18]、特殊的乳腺增生性改变、所谓的假血管瘤性间质增生（具体见第 2 章）[13]、纤维腺瘤（包括幼年型）[6,13,16]（图1.1）、叶状肿瘤[7,17]和癌[9,14,15,18]。此部位的乳腺癌多为导管癌，包括一些变异型（如黏液小管癌）。文献报道认为，外阴的乳腺癌与双侧乳腺癌相关[10]。

此外，外阴常见的良性肿瘤，如乳头状汗腺瘤，可能来源于异位乳腺组织（见 11 页）。

炎症性疾病

在女性，**梅毒**通常最早累及外阴。显微镜下，典型的梅毒下疳由浆细胞、淋巴细胞和组织细胞组成；表面常有溃疡形成；伴有中性粒细胞浸润和坏死碎屑。其显微镜下表现并不完全特异，如同时存在大量浆细胞浸润和动脉内膜炎，则应警惕梅毒的可能。有时，梅毒的诊断也可基于腹股沟肿大淋巴结的显微镜下表现作出：淋巴结被膜和被膜周围纤维化，淋巴滤泡增生，浆细胞浸润和动脉内膜炎。动脉内膜炎是最具诊断意义的形态学线索，最易出现在淋巴结被膜内外。

腹股沟肉芽肿是由肉芽肿荚膜杆菌引起的一种慢性感染。肉芽肿荚膜杆菌是一种革兰阴性、不产生孢子、有荚膜的杆菌[22,31,36]。腹股沟肉芽肿病变最初为隆起的、质地较软的肉芽肿，之后通过向周围扩展和形成溃疡而逐渐增大。显微镜下，真皮内可见致密的组织细胞和浆细胞浸润，并有散在小脓肿形成[35]。确诊的依据是找到 Donovan 小体，后者为组织细胞胞质内有包膜的圆形小体，在 HE 染色切片上即可看到，但 Giemsa 或 Warthin-Starry 染色后更容易观察。当皮肤因慢性炎症刺激而出现明显的假上皮瘤样增生时，应与非常罕见的鳞状细胞癌鉴别，后者也可出现在这个部位[19]。腹股沟肉芽肿可以扩散至腹膜后，形成类似于软组织肿瘤的改变[21]。

性病性淋巴肉芽肿是由衣原体感染引起的性病，与 L1、L2 和 L3 血清学型一致[30,32,40]。性病性淋巴肉芽肿主要累及淋巴管和淋巴组织。其最初表现为性接触部位的小溃疡，常被忽略。腹股沟淋巴结肿大是首发的临床表现，显微镜下，为浅染的上皮样细胞围绕的星芒状小脓肿[27]。随着疾病的进展，可以形成广泛的瘢痕，常导致尿道、阴道和肛门的瘘管形成及狭窄。诊断可通过皮内试验（Frei 试验）、补体结合试验或免疫荧光染色明确作出[24]。血清免疫球蛋白水平通常显著升高。Rainey[34] 报道了 11 例在淋巴肉芽肿性狭窄部位发生的鳞状细胞癌或腺癌，大多数肿瘤位于肛门直肠区域。

Crohn 病可累及外阴区[20,28,29,39]。一些外阴 Crohn 病伴有会阴区病变和瘘管形成。但在另一些病例，外阴和肛门的病变之间有正常组织分隔。肉眼检查，可见红斑，继而形成溃疡。显微镜下，可见非干酪性肉芽肿。通常所说的肉芽肿性外阴炎可能与 Crohn 病有关，因为部分患者随后会进展为肠道 Crohn 病或肉芽肿性唇炎[25]。

Behçet 病可累及外阴区，虽然罕见。显微镜下表现为非特异性溃疡[26,37]。

外阴**坏死性筋膜炎**可见于女性糖尿病患者，死亡率很高。可采用广泛手术切除病变组织进行治疗[36]。

外阴前庭炎的显微镜下特征是：以外阴前庭区的黏膜固有层和腺体或导管周围的结缔组织为主的慢性炎细胞浸润[33]。目前尚无人乳头状瘤病毒（HPV）感染的证据[23]。

所谓的 "慢性外阴营养不良"

有一组外阴疾病发病机制不同，却拥有一些相同的临床表现。它们通常表现为皮肤的不规则斑块状增厚，伴有严重的瘙痒。颜色一般为白色的，因此，传统上常用**白斑**一词来描述这类病变表现。另外一些病变可呈红色或红白混合，这些病变部位易受外伤和擦伤。此外，部分病变出现外阴软组织萎缩和皱缩，因而被称为**外阴干皱**。

对于出现部分上述临床特征的病变，特异性诊断十分重要，通常要依靠组织活检[48]。如果病变范围较大，并且不同部位的病变表现多样，则需进行多处活检。鉴别诊断如下：

1. 特殊的皮肤病，如银屑病、扁平苔藓或慢性单纯性苔藓[41]。

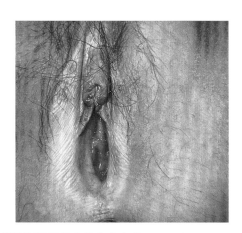

图1.2　外阴硬化性苔藓的临床表现。

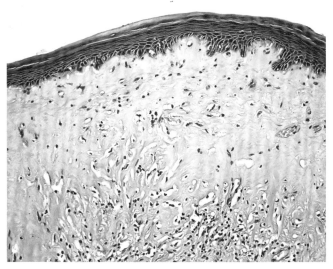

图1.3　外阴萎缩性硬化性苔藓。一侧为邻近萎缩表皮的较厚的、细胞稀少的水肿层，而另一侧为炎症性间质。

2. 鳞状上皮内病变（见5页）。
3. 所谓的"慢性外阴营养不良"。这是一个受到高度质疑的名称[41,50]，包含两种疾病，即硬化性苔藓和角化病，虽然有时它们可以并存，但应将它们视为两种独立的疾病。

　　外阴硬化性苔藓也称为萎缩性硬化性苔藓，可发生于任何年龄组，包括儿童[46]（图1.2）。外阴是儿童硬化性苔藓的最常见部位，它们多数在青春期即可自行消退[49]。外阴硬化性苔藓的组织学表现与其他部位的皮肤硬化性苔藓相似，但并不完全相同（图1.3）。有人提出，显微镜下诊断硬化性苔藓的最低组织学标准是：在浸润的炎细胞和上皮和（或）血管壁之间的交界面上，出现细胞的空泡反应，并可见各种厚度的真皮硬化带（均质、玻璃样嗜酸性胶原带）[43]。早期的硬化性苔藓很难诊断，病变不易察觉，与毛囊间的皮肤组织相比，附属器结构的变化更为突出[53]。这种表现与扁平苔藓难以鉴别[44]。表面被覆上皮通常特征性地出现萎缩，偶尔会出现灶状假上皮瘤样增生

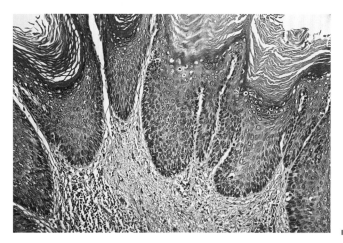

图1.4　外阴的显著鳞状细胞增生（角化病），伴有乳头状瘤病及其下方间质的慢性炎症。细胞无明显的非典型性。

[51]。奇怪的是，有报道发现，真皮内浸润的淋巴细胞存在克隆性 γ-T 细胞受体重排[54]。

　　外阴硬化性苔藓是否为癌前病变是一个争议很大的问题。在一项病例研究中，在92例病例中仅有1例发生鳞状细胞癌[45]；而在另外一项平均随访时间为12.5年、包含290例外阴硬化性苔藓病例研究中，只有12例（4%）发生鳞状细胞癌[57]。比较一致的看法是，即使外阴硬化性苔藓可以增加癌的发生风险，这种风险也一定很低[42]。伴有癌的硬化性苔藓病例显示：表皮增厚和一定程度的基底细胞非典型性（特别是与癌邻近的区域），提示伴有外阴上皮内肿瘤形成（vulvar intraepithelial neoplasia, VIN）[56]。癌相关性硬化性苔藓常有P53过表达，这一事实支持上述观点[42]。

　　角化病（又称鳞状上皮增生）的特征为：显微镜下棘层肥厚、颗粒层明显和过度角化，常伴有真皮内轻度慢性炎细胞浸润（图1.4）。在不加限定词的情况下，使用这个术语的一个重要标准是：**细胞没有非典型性**。如果按照这个标准，角化病并非癌前病变。如下证据支持这个观点：病变不具有克隆性，而且没有 TP53 突变[47]。这种情况与被命名为**伴有不同分化的外阴棘皮病**略有不同，后者的特征为：显著的棘层肥厚，不同程度的疣状结构，颗粒层消失，表层细胞胞质淡染，以及多层角化不全。有人提出，这种角化病的变异型（HPV 检测始终呈阴性）可能是疣状癌的前驱病变或高危因素[52]。

　　偶尔，硬化性苔藓和鳞状上皮增生可同时存在，被称为**混合性外阴营养不良**[55]。此外，外阴上皮内瘤变（VIN）可发生于上述任何一种病变的基础上。目前还缺乏对多种病变不同组合形式的充分认识可能是导致有关这些病种癌变潜能的报道存在巨大差异的原因[55]。

人类乳头状瘤病毒和外阴病理学

　　HPV 在外阴病变方面所起的作用与在阴道和宫颈的

病变相似，后面将进行相关的讨论（见 44 页）。在外阴，这些病变包括湿疣（尖锐湿疣和扁平湿疣）、外阴上皮内瘤变（VIN）、浸润性鳞状细胞癌及其形态学亚型[58]（包括起源于尿道的鳞状细胞癌）和疣状癌[60]。P16[INK4a] 免疫组织化学染色有助于确定 HPV 阳性病变[58,59]。

从实用的角度而言，鉴于上述疾病的自然病程和治疗明显不同，区分这些病变是非常重要的。

湿疣和脂溢性角化病

外阴**湿疣**是由 HPV 引起的性病，通常是由 HPV 6 型引起的。**尖锐湿疣**是人们比较熟悉的湿疣类型，大体上，其特征为一个或数个隆起而质软的、大小不一的肿块（图 1.5）。显微镜下，其具有复杂的乳头状结构，被覆分化良好的波浪形鳞状上皮，有富于血管的纤细结缔组织轴心，可见单个核炎症细胞浸润（主要为 CD4+ 和 CD8+ 细胞）[66]（图 1.6 和 1.7）。

另外一种实际上更为常见的湿疣是**扁平湿疣**（不要与梅毒扁平湿疣混淆）。两种类型的湿疣具有相似的细胞学特征。常见的特征是表层上皮挖空细胞形成（见 45 页）和间质淋巴细胞浸润（图 1.8）。挖空细胞形成是指核周胞质透亮且核膜皱缩（"葡萄干"核）。一般说来，外阴湿疣中的挖空细胞较宫颈湿疣的更为明显。典型的湿疣可见基底细胞或副基底细胞的轻度非典型性，逐渐成熟并过渡为表皮中、表层的挖空细胞；可见较多的核分裂象，但无病理性核分裂象[61,68]。相反，外阴上皮内瘤变（VIN）表现为基底和副基底细胞出现病理性核分裂象和多形性核，核大而深染（见下一节）。应用 MIB-1 染色很容易发现湿疣的细胞增殖活性升高（与纤维上皮性息肉和鳞状上皮乳头状瘤不同）[69]。湿疣的 DNA 成分为二倍体和多倍体（包括四倍体和八倍体），而多数 VIN 则为非整倍体[71]。

有时在儿童或成人的外阴可见缺乏湿疣细胞学特征

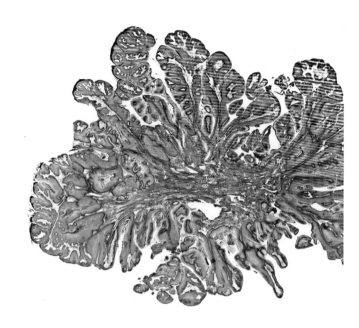

图1.6　外阴尖锐湿疣的整体观。

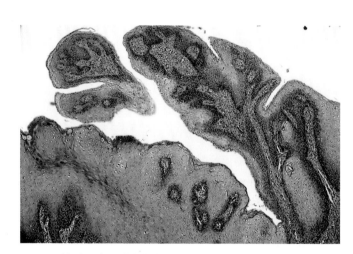

图1.7　外阴湿疣呈乳头状瘤外观。

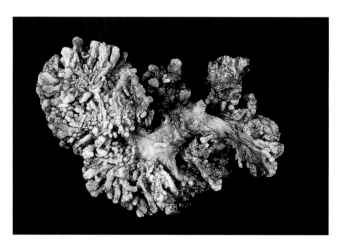

图1.5　较大的外阴湿疣。

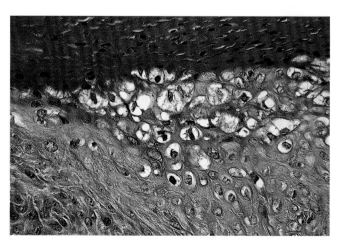

图1.8　外阴上皮中的明显的挖空细胞改变。

的疣状乳头状病变，这些病变常常被称为**鳞状上皮乳头状瘤**，应用 PCR 方法通常可以检测出生殖道型 HPV[64]。相反，缺乏 HPV 感染的鳞状上皮反应性病变也可出现具有异型性的多核细胞[65]。另一种需要讨论的外阴病变是形态学上很难与皮肤脂溢性角化病鉴别的病变，当出现在外阴这个特殊部位时，常常伴有 HPV 感染[63]。湿疣的鉴别诊断还包括特征为表皮过度松解性角化的病变，后者可能与 Darier 病相关，或是 Hailey-Hailey 病的一种类型[70]。皮肤棘层松解通常位于基底层细胞上方，但我们在颗粒层也曾见过这种病变。

传统上，湿疣应用鬼臼树脂进行治疗。显微镜下这会导致表皮苍白、角化细胞坏死以及核分裂象明显增加。这些变化在治疗 72 小时后消退，到一周时基本完全消失[72]。偶尔，在未给予鬼臼树脂治疗的病例中也可以看到类似的显微镜下改变[67]。目前，临床应用二氧化碳激光治疗这些病变[62]。

鳞状上皮内病变

与发生于阴道（VaIN）或宫颈（CIN）的同类病变相比，被通称为外阴上皮内瘤变（VIN）的外阴皮肤鳞状上皮非典型增生的病变谱系更宽[81,86]。传统上，基于临床和病理学特征，后者被分为几种亚型[78,94]。然而，无论是国际外阴阴道疾病研究学会，还是国际妇科病理医师学会都推荐使用 VIN 这个术语，并将其分为三级（VIN I、VIN II、VIN III 级），而提倡废止使用诸如原位癌、发育不良或以人名命名的术语（为了与许多经典研究保持对应和关联，仍有必要将此类名称进行标注）。

传统上被称为 **Bowen 病**的 VIN 型表现为：略微隆起的斑块样病变，伴有红色绒毛状外观（图 1.9）[73]。病变常以大阴唇为中心，可以扩展到会阴和肛门。显微镜下，可见角化过度和角化不全，棘层肥厚，以及数量不等的角

化不良的多核细胞和异常核分裂象。病变累及表皮全层，故而对应于 CIN III 级病变（图 1.10）。毛囊开口（毛囊的表皮部分）常常受累，而汗腺开口（汗腺的表皮内部分）却通常看不到病变[92,97]。少数情况下，肿瘤细胞可成巢排列，和（或）出现透明胞质，与 Paget 病相似[74,95]。

被称为 **Bowen 样丘疹病**的 VIN 型表现为：年轻人外阴或邻近区域的多发性丘疹样病变，常有色素沉着。在临床上其与疣、小的湿疣或痣相似，但在显微镜下细胞具有与 Bowen 病相近的非典型性[89]。二者的鉴别主要依靠临床表现，但组织学特征存在一些差异。二者的最重要的区别是：在 Bowen 样丘疹病中，异型细胞存在于相对逐渐分化成熟的表皮细胞背景中，且毛囊开口通常并不受累[92,102]。此类病变可自发消退，尽管常常复发，但通常采取保守治疗[75]。

相似的组织学表现、DNA 倍体和 P53 表达状况，有时可同时存在[76]且在统计学上均与 HPV 感染（见下文）明显相关[107]，这些事实说明 Bowen 病和 Bowen 样丘疹病在病因和发病机制上存在关联。有人据此提议将两者统称为 Bowen 样异型增生[102]并归入 VIN，但也仍然承认两者在发病年龄和发生浸润癌风险方面存在重要差异[82]。根据上述提议，此类病变可分别被诊断为 VIN，Bowen 病型和 VIN，Bowen 样丘疹病型。另一种形态学方法将 VIN 分为两型：疣状型或 Bowen 样型（包括 Bowen 病和 Bowen 样丘疹病）和基底细胞样或未分化型。后者的形态学类似于 CIN III，与 HPV 的相关性不如前者高[91]。尽管还有其他分类提议，但目前大家推崇的是以下 VIN 分类方案：

1. **经典型**：包括 Bowen 病、Bowen 样丘疹病、疣状 VIN、原位癌和基底细胞样 VIN，总是与 HPV 感染相关（P16 阳性），多见于年轻女性，并常伴 HPV 阳性的其他下生殖道肿瘤，一般与基底细胞样或疣状浸

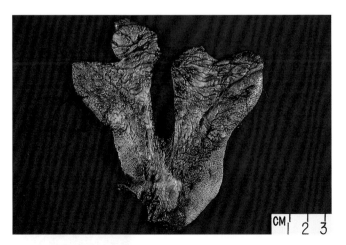

图1.9 外阴上皮内瘤变（VIN）的外阴皮肤切除标本。

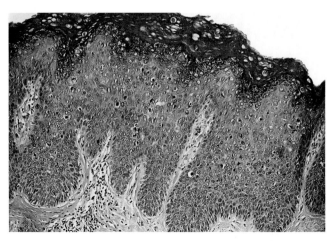

图1.10 VIN III 的典型显微镜下表现。这种改变传统上称为 Bowen 病。

润性鳞状细胞癌相关[96]。

2. **变异型、单纯型或分化型**[81,90]：HPV 总是呈阴性，好发于老年女性，常伴有鳞状上皮增生和硬化性苔藓，并与角化型浸润性鳞状细胞癌相关[77]。显微镜下，细胞分化成熟，具有不同程度的增生和角化现象，副基底层细胞具有非典型性。基底细胞和副基底细胞 Ki-67（MIB-1）标记率高，肿瘤细胞不表达 P16，而存在 P53 过度表达以及多种类型的 P53 基因突变[86,93,103,108]。

传统上认为，低级别的 VIN（VIN Ⅰ）通常与低危型 HPV 相关。然而，近来的研究显示，相当一部分病例存在高危型 HPV（尽管不是 HPV-16）感染[99]。

克隆性研究表明，低级别病变（包括 Bowen 样丘疹病）常常是多克隆性的，而高级别病变（包括经典的 Bowen 病）通常是克隆性的[83,106]。然而，无非典型性的角化病（鳞状上皮增生）也可显示克隆性增生[101]。

VIN 被认为是浸润性鳞状细胞癌的前驱病变[105]，其发病率在不断升高，尤其是在年轻女性，因此越来越受到人们的重视[84]。已有强有力的证据支持上述两者之间存在因果关系，几项研究都表明二者的发生率平行增加，且伴随着 VIN 级别的升高，浸润癌发生的风险也增高[85]。据说如果不对 VIN Ⅲ 进行治疗，则大约 10% 的病例将会进展为浸润性鳞状细胞癌，但进展率在不同研究中有很大差异[100]。VIN 的治疗方法取决于患者的年龄以及病变的大小、形状和分布状况[100]。局限性病变可以采取局部扩大切除或外阴皮肤切除术[79]。如果手术切缘呈阳性，则容易局部复发[80]。局部应用免疫调节剂咪喹莫德治疗后获得了一些有意思的结果。近来一项研究发现，咪喹莫德可使许多病例部分缓解，有些病例甚至完全消退[104]。

在此领域中，最振奋人心和最有价值的进展是通过 HPV-16 疫苗预防 VIN 病变的发生，初步结果非常令人鼓舞[87,88]。

浸润性鳞状细胞癌

一般特征

鳞状细胞癌大约占外阴恶性肿瘤的 95%，平均发病年龄在 60 ～ 74 岁之间[115]。危险因素包括：在有生之年拥有众多性伴侣、吸烟、免疫缺陷和生殖系统的肉芽肿性疾病[111-113]。外阴癌常常伴有下生殖道其他部位的恶性肿瘤，尤其是宫颈的[116]。人们由此提出这样一个假说，即整个下生殖道（宫颈、阴道、外阴和肛周）的上皮整体上作为一种组织能够对一些特定的致癌因素起反应，尤其是 HPV 感染[119,120]。

基于流行病学和病毒学研究，以及如前所述，人们将外阴癌分为两类：最常见的类型，发生于老年女性，

与 HPV 感染无关，显微镜下为典型的角化型鳞状细胞癌，伴有角化病（上皮增生）；另外一型，发生于较年轻的女性，HPV 常常呈阳性，组织学表现为基底细胞样或疣状型，常伴有 VIN（见 5 页）[109,110,114,117,118,121,122]。

形态学、组织化学、免疫组织化学和分子遗传学特征

外阴浸润性鳞状细胞癌最常发生于大阴唇，也可发生于小阴唇或阴蒂部位[123,124]（图 1.11）。显微镜下，大部分病例分化好，虽然位于阴蒂部位的肿瘤更易出现间变（图 1.12A，B）。肿瘤周边常可见 VIN 和角化病[129]。

外阴鳞状细胞癌的免疫组织化学特征并不是独特的。细胞遗传学检测显示 3p 和 4p 的缺失以及 3q 扩增发生率增高[125]。在 HPV 阳性和阴性病例，浸润癌成分和周围的 VIN 病变（如果在浸润性病变的边缘存在 VIN）似乎具有相似的细胞遗传学改变[127]。在分子水平，已有几种细胞周期相关蛋白的异常表达的报道[130]。

在外阴癌中，TP53 和 CDKN2A 失活突变的检出率分别为 75% 和 50%[128]。

扩散和转移

约 20% 的病例可出现局域淋巴结转移[133]。阴唇的肿瘤首先转移至腹股沟淋巴结，而阴蒂的肿瘤可直接转移至深部淋巴结。值得注意的是，外阴癌继发溃疡和炎症时常常引起腹股沟淋巴结的反应性增大，临床上可能会与肿瘤转移混淆。

近来，前哨淋巴结活检技术已被引入外阴癌的分期标准和治疗指导[131]。初步结果表明，这种技术能够非常准确地预测患者腹股沟淋巴结的状况[132]。Regauer[134] 建议，即便仅见到个别 CK 阳性细胞，也应视为前哨淋巴结呈阳性，这与其他部位前哨淋巴结的评估原则显著不同。

治 疗

浸润性外阴癌通常采取根治性外阴切除术加双侧腹股沟淋巴结清扫[136]。髂淋巴结切除和盆腔脏器廓清仅适用于进展期病例[139]。对于早期病例，可以采取更为保守的局部扩大切除术[137]。已经证实，手术切缘距肿瘤 1cm 可降低肿瘤的局部复发率[138]。其他备选的治疗方法包括放疗（单独放疗或联合化疗[140]）以及局部扩大切除辅以放疗[135,141]。

预 后

大部分的大样本研究表明，经过治疗的外阴鳞状细胞癌的 5 年总生存率为 50% ～ 75%[145,149,157]。

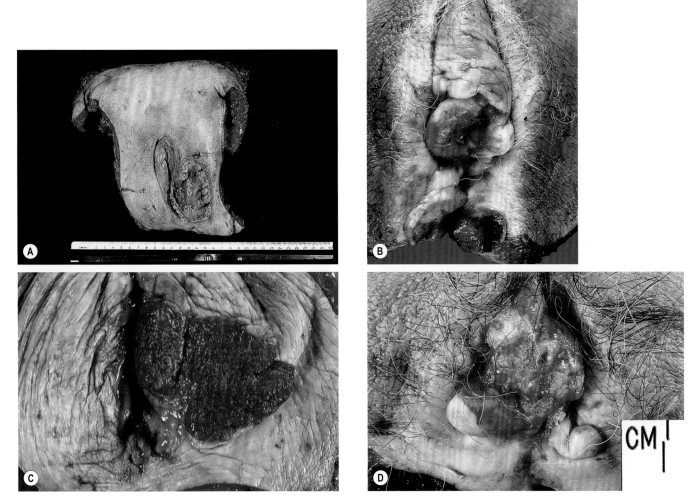

图1.11 外阴浸润性鳞状细胞癌的大体表现。A，大阴唇的肿瘤。B，阴蒂的肿瘤。C，肿瘤累及大小阴唇。D，巨大肿瘤累及整个外阴。

1. **分期**。分期系统涵盖了最重要的预后因素，包括肿瘤直径、浸润深度和淋巴结的状况[145,147,149,150,152,155]。迄今为止，后者对预后的指示意义远大于其他指标[144,159]。

2. **淋巴结被膜外扩散**。在淋巴结受累的病例中，淋巴结被膜外扩散以及转移灶较大是预后差的指征[148,156]。

3. **浸润性边缘**。原发瘤中出现此特征与淋巴结转移率相关[143,158]。

4. **血管侵犯**。同上[143,158]。

5. **分化程度**。有研究表明，肿瘤细胞分化良好与较好的预后明显相关[146,151]。

6. **周围皮肤状况**。在浸润性癌周边的角化型皮肤中出现 VIN 病变被认为是预后较好的指征[146,151]。

7. **间质反应**。伴有明显纤维黏液样间质反应的肿瘤常常发生于年龄较大的患者，生存率较低，且有更广泛的淋巴结转移[142]。

8. **P53 蛋白过表达**。免疫组织化学 P53 呈弥漫阳性者生存期下降[153,154]。

微小浸润癌

微小浸润癌是指浸润深度＜5mm 的外阴癌（图1.13）。有些作者认为，这些患者因发生淋巴结转移的概率低而无需进行腹股沟淋巴结清扫[168]。然而，有关例外情况的报道足以使人们对这一提议的明智性[162,164]、"微小浸润癌"的定义以及这一术语的应用产生严重质疑[160,161,163,166,169]。或许，只有分化良好且非常表浅（≤3mm）的浸润癌才适用保守的外科手术。

有人认为，VIN 病变中出现嗜酸性粒细胞是提示可能存在早期浸润的线索，因此，对于这部分区域应进行特别仔细的检查[167]。此外，同时着染角蛋白和基底膜成

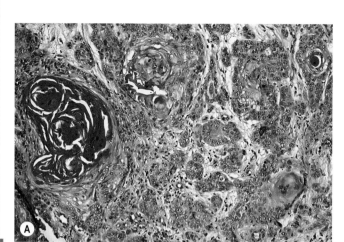

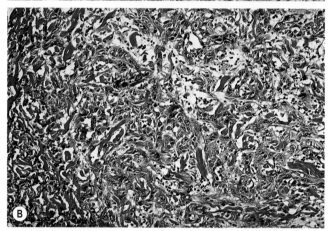

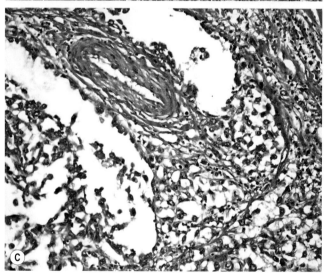

图1.12 外阴浸润性鳞状细胞癌的显微镜下表现。A，分化好的肿瘤。B，分化差的肿瘤。C，表皮棘层松解，形成假腺样结构。

分（Ⅳ型胶原或层粘连蛋白）也能提供一些帮助[165]。

其他组织学类型

疣状癌应被视为外阴鳞状细胞癌的一种特殊类型，其特征与更常见于上呼吸道和上消化道的这种组织学亚型的

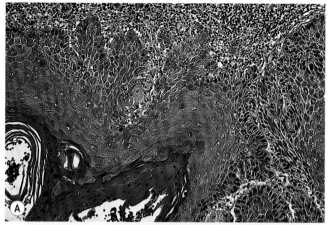

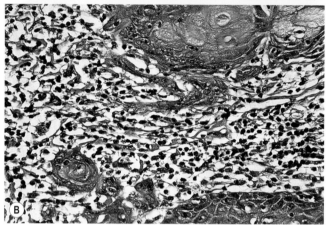

图1.13 微小浸润鳞状细胞癌。A，低倍观。B，高倍观，表现为小簇肿瘤细胞与原位肿瘤成分解离，浸润于富于炎症的间质中。

特征相似。外阴疣状癌可以长得很大，呈典型的外生性生长，并有局部浸润（图 1.14 和 1.15）。外阴疣状癌几乎不转移[175,176]，因此不提倡进行腹股沟淋巴结清扫。

外阴疣状癌的鉴别诊断包括尖锐湿疣和普通鳞状细胞癌。与尖锐湿疣的鉴别点是：疣状癌一般较大，上皮呈杵状侵及下面的间质，二者之间界限清楚（呈"推挤"性生长）[180]。与鳞状细胞癌的区别主要依靠两个标准：即后者有细胞非典型性和（或）呈明显的浸润性生长方式，两者常常同时存在。出现上述两条标准中的任何一条即可排除疣状癌，而归入普通鳞状细胞癌。细胞角蛋白免疫组织化学染色在疣状癌中的表达较在鳞状细胞癌中的表达更为一致和均匀[175]。整体上具有疣状癌的表现但灶状区域具有普通鳞状细胞癌特征的肿瘤被称为**杂交癌**。

湿疣样癌不应当用作疣状癌的同义词，尽管人们有时会使用"与湿疣的相似"来描述疣状癌的肉眼所见。如果一定要使用湿疣样癌这一术语，应当局限于肿瘤细胞明显多形、个大、具有非典型性和多核的鳞状细胞癌。当肿瘤细胞出现上述特征时，邻近上皮常常会具有挖空细胞样的非典型性。这些肿瘤细胞内多能检测到 HPV 的 DNA[177]。

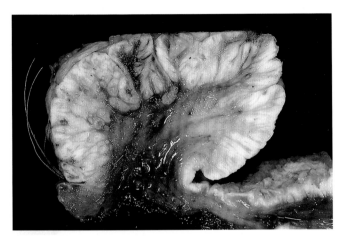

图1.14 外阴疣状癌的切面。（Courtesy of Dr Pedro J Grases Galofré; from Grases Galofré PJ. Patología ginecológica. Bases para el diagnóstico morfológico. Barcelona, 2002, Masson）

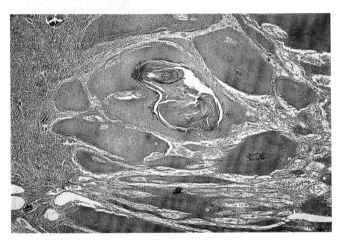

图1.15 在外阴疣状癌中，分化良好的鳞状细胞团呈球形钉突状向间质内浸润。

基底细胞样（鳞状细胞）癌的表现与发生在上呼吸道和上消化道的同名肿瘤的表现相似[178]。外周细胞呈明显的栅栏状排列，部分病例可出现发育很好的腺囊样结构（图1.16）。这些特征提示，肿瘤具有早期附属器腺体分化，并与其他部位的基底细胞样肿瘤建立起了联系。

外阴**腺样（假腺样、假血管肉瘤样、棘层松解）鳞状细胞癌**与更为常见的、发生于日光曝露部位的同名肿瘤相似。不过，虽然其他部位的腺样鳞状细胞癌多发生于日光性角化病基础上，但后者在外阴腺样鳞状细胞癌中似乎并不具有病因学意义。细胞黏附分子表达缺失导致肿瘤细胞解离[174]（图1.12C）是所有腺样鳞状细胞癌的共同发病机制。

癌肉瘤（肉瘤样癌）也有发生于外阴的报道，肉瘤样成分显示平滑肌的分化特征[171]。

淋巴上皮瘤样癌可见于外阴区，但仅有1例报道，且EBV为阴性[172]。

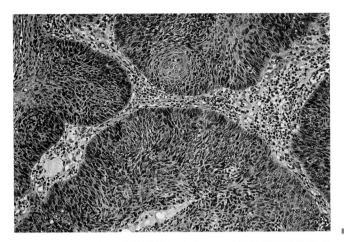

图1.16 外阴基底细胞样鳞状细胞癌，显示其外周栅栏状排列和强嗜碱性染色特征。

Paget病

Paget病是一种外阴恶性肿瘤，既可被视为原发于汗腺表皮内部分（末端汗管）的小汗腺癌[203]，也可以被视为来源于毛囊和其他附属器结构的皮脂腺漏斗部多潜能细胞（附属器干细胞）向腺管（小汗腺）方向分化的癌[210]，后者的可能性更大。Paget病还有一个变异型，其肿瘤细胞为一群与外阴乳腺样腺体导管开口处的Toker细胞相关、CK7阳性的透明细胞[217]。

临床上，在成年和老年患者，Paget病表现为大阴唇、小阴唇和（或）会阴皮肤的结痂、隆起的脱屑性红斑疹（图1.17）。显微镜下，可见大而浅染的肿瘤细胞位于表皮内，排列成实性巢团、腺样腔隙，或沿表皮基底膜连续分布，在毛囊皮脂腺和汗腺导管也可见肿瘤细胞（图1.18）。条索状排列的恶性肿瘤细胞与其上方的角化细胞间常有裂隙，低倍显微镜下有时类似于基底膜上方的棘层松解大疱。Paget病还可能被误认为恶性黑色素瘤。值得注意的是，在部分肿瘤细胞内出现黑色素颗粒，并不能除外Paget病。应用组织化学的方法已证实部分或所有肿瘤细胞均含有酸性黏液，如Mayer黏液卡红和醛复红染色方法[195]。免疫组织化学染色显示，这些黏液MUC1和MUC5AC呈阳性，后者与乳腺的Paget病形成鲜明对照[210,218]。这些黏液HGM-45染色也呈阳性，HGM-45为胃表面黏液细胞相关标志物[200]。外阴Paget病还表达广谱细胞角蛋白、上皮膜抗原（EMA）、癌胚抗原（CEA）、B72.3和GCDFP-15（一种大汗腺分化的标志物）[199,206,207,214,215]（图1.19）。1/3的病例S-100蛋白染色呈阳性，但HMB-45呈阴性[191,209]。此外，与肛周的Paget病不同，CDX2也呈阴性[219]。外阴Paget病缺少雌、孕激素受体，但常常表达雄激素受体[187,189]。

关于角蛋白，外阴Paget病常常表现为CK7⁺/CK20⁻ [190,213]。如果CK20⁺（且GCDFP-15呈阴性），则应怀疑体

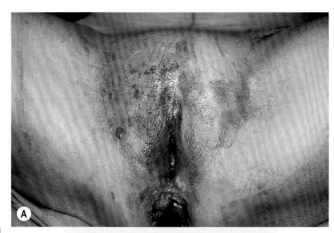

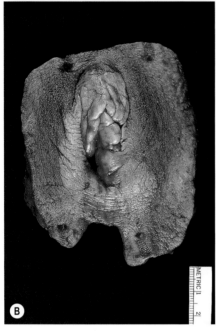

图1.17　A和B，外阴Paget病的临床和大体表现。两例病例的病变均十分广泛。

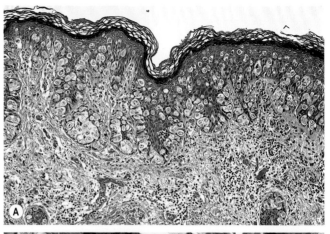

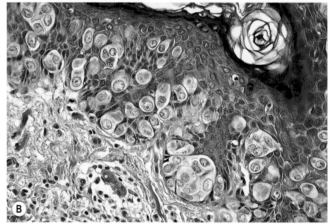

图1.18　A和B，外阴Paget病的低倍观和中倍观。可见大而透明的肿瘤细胞与表皮生发层细胞不同。

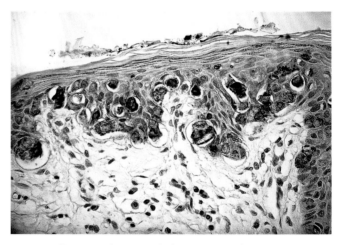

图1.19　外阴Paget病，EMA免疫组织化学染色呈强阳性。

内（尤其是尿路上皮）恶性肿瘤的可能性 [190,216]。应用 uroplakin-Ⅲ组织化学染色可证实尿路上皮来源的肿瘤 [184]。超微结构特征提示，肿瘤细胞呈腺样分化，而不是角化细胞或黑色素细胞分化 [211]。HER2 癌蛋白恒定过表达，而约半数的病例可检测到 RAS 癌基因产物 p21 的过表达 [198,205]。

　　正如已经指出的那样，外阴的 Paget 病和乳腺的 Paget 病存在几方面不同。后者几乎总伴有表皮下乳腺癌，为导管内癌或浸润癌，而且表皮内的恶性肿瘤细胞黏液染色通常呈阴性。相反，根据以前的报道，绝大部分（约 90%）外阴 Paget 病不伴有真皮内浸润 [212]，而且黏液染色通常（虽然并不总是如此）呈阳性 [181,196,197]。不同研究所报道的外阴 Paget 病伴表皮下浸润癌的发生率有所不同，为 0～30% [186,188,202]，其中部分浸润癌为微小浸润或微浸润（>1mm）类型 [185]。有研究称，Paget 病出现间质浸润与 P53 过表达有关 [220]。偶尔，Paget 病可

伴有 VIN，符合多潜能表皮基底细胞起源的假说 [194]。这些病例需要与反应性角化细胞增生鉴别，后者有时伴随 Paget 病，但是二者的鉴别并不总是那么容易 [183]。

　　如果切除的标本中没有发现浸润癌，则预后良好。尽管在这种情况下常出现局部复发（约 30%），有时甚至进展为浸润癌 [185,193,212]，但不会发生转移。因此，应确

保切缘皮肤及其下方的皮下组织内均没有肿瘤细胞残留。可惜的是，这种病变在显微镜下所累及的范围常常大于临床检查的可疑范围，手术时应考虑到这一点[192]。冰冻切片有助于判定边缘状况[182]；然而，这与局部复发率的相关性很小[185]。有时，局部复发可发生于分层皮片移植术的皮肤组织内[204]。在浸润成分超出微小浸润标准的Paget病病例，淋巴结转移率高[185]。

其他上皮性肿瘤

乳头状汗腺瘤为一种外阴良性肿瘤，通常表现为界限清楚的小结节，表面被覆正常皮肤。偶尔，皮肤表面形成溃疡，在临床上可能与癌相似。显微镜下，肿瘤呈复杂的乳头状腺样结构，细胞呈复层，有一定程度的多形性和核分裂活性，有时很活跃[243]。肌上皮层通常很明显（图1.20）。这种肿瘤传统上认为起源于汗腺。然而，在形态学上和免疫组织化学染色上其与乳腺的导管内乳头状瘤和乳头腺瘤十分相似，提示其可能来源于异位的乳腺组织（见2页）。所有符合乳头状汗腺瘤诊断标准的病例均显示良性生物学行为[233,245]。然而，有1例乳头状汗腺瘤继发乳腺型导管内大汗腺癌的病例报道[236]。

皮肤附属器型良性病变可以发生于外阴，包括寻常疣[221]、汗管瘤[223]（图1.21）、**软骨样汗管瘤（良性混合瘤）**[241]、肌上皮瘤[234]、**色素性大汗腺错构瘤**[226]、**腺脂肪瘤**[235]、**良性毛发肿瘤**[222]、**其他毛囊肿瘤**[239]、**疣状角化不良瘤**[229]和**内翻性毛囊角化病**[242]。尽管并非一定是完全良性的皮肤附属器肿瘤，但我们想在这里提一下偶尔也可发生于外阴的角化棘皮瘤[236]。

外阴**基底细胞癌**通常见于老年女性的大阴唇，通常表现为结节性肿块，可以长得很大，并伴有溃疡形成[228,237]。显微镜下，其表现和生物学行为与其他部位的皮肤的基底细胞癌相同，实体型、角化型和腺样型均可发生（图1.22）。鉴别诊断包括基底细胞样癌（见下一节）、Bowen病伴基底细胞样分化和浸润性鳞状细胞癌。值得注意的是，同皮肤其他部位一样，基底细胞癌可出现突兀的类似毛囊的鳞状分化，这种改变不会影响肿瘤的自然病程，也不应诊断为基底细胞鳞状细胞癌。

外阴基底细胞癌的淋巴结转移率极低，主要见于伴有深层浸润的病变[237]。

Merkel细胞癌在外阴已有报道，有时伴发Bowen病[224,227]，其生物学行为是强侵袭性的[232]。

除去Paget病，外阴**汗腺癌**非常少见。它可以有多

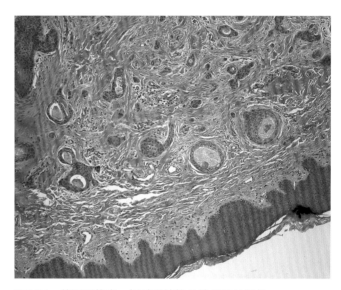

图1.21 外阴汗管瘤。蝌蚪形结构是特征性的结构。

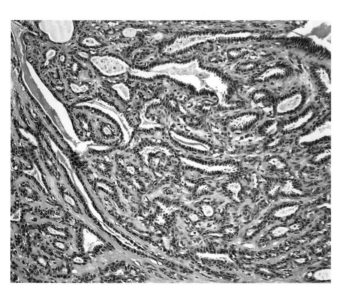

图1.20 外阴乳头状汗腺瘤。这个肿瘤可能来源于异位的乳腺组织。

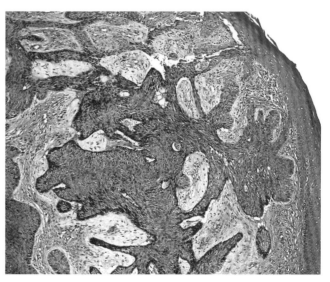

图1.22 外阴基底细胞癌。将其与鳞状细胞癌鉴别开来十分重要，尤其是基底细胞样变异型。

种形态学表现，需要与转移性腺癌鉴别[244]。曾有1例肿瘤细胞显示黏液分泌和神经内分泌特征的报道[231]，还有1例类似于涎腺低度恶性多形性腺癌（也可参见前庭腺章节）的报道[246]。

皮脂腺癌也可发生于外阴，其形态表现与头颈部更常见的同名肿瘤相同[230]。

黑色素细胞肿瘤

黑色素细胞痣可发生于外阴，特别是大阴唇，在成人几乎均为皮内痣或混合痣。有时，在年轻女性的痣可见明显的交界痣成分，交界痣细胞巢的大小、形状和部位变异很大，可能会被过诊断为恶性黑色素瘤[248,263]。当此类病变出现显著的细胞和组织学异型性而诊断困难时，可使用（非典型性）生殖器痣这一名词[249,251]。

黑色素瘤是外阴第二常见的恶性肿瘤，仅次于鳞状细胞癌，约占外阴全部恶性肿瘤的10%[254,257]。绝大部分被确诊的患者的年龄超过50岁，这是与生殖器痣鉴别重要的鉴别点[260,261]。多数病变在诊断时已是晚期（Clark Ⅲ级或Ⅳ级）[265]（图1.23）。显微镜下，其表现类似于皮肤黑色素瘤的表现（图1.24A）。Paget病是重要的鉴别诊断，有时两种肿瘤可同时存在，这会使情况更加复杂[252]。有时肿瘤由束状的梭形细胞组成，类似于肉瘤（图1.24B）。

常用的治疗方法是外阴根治性切除加双侧腹股沟淋巴结清扫，但对于浸润深度≤1.75mm的小病变，可采取局部

扩大切除[250,253,256]。患者5年总体生存率约为35%[247,259]。淋巴结的状况、原发性肿瘤的浸润深度或厚度以及形成溃疡是最重要的影响预后的参数[255,258,259,262,268]。有人提出DNA倍体也有预后提示意义[266]。外阴黑色素瘤与生殖器型HPV（HPV-16）无关，但在部分病例中检测到了疣状表皮发育不良型HPV（HPV-38）以及皮肤型HPV（HPV-3）[264]。

有文献记载**外阴恶性蓝痣**转移至卵巢[267]。

侵袭性血管黏液瘤和相关病变

侵袭性血管黏液瘤是一种软组织肿瘤，多发生于会

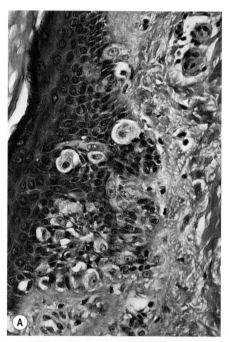

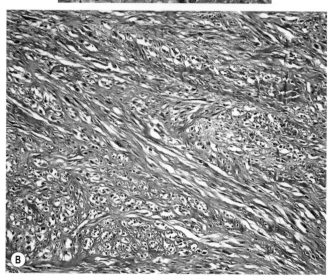

图1.24　外阴恶性黑色素瘤。A，浅表扩散型，Paget样细胞呈典型的上皮内生长。B，黑色素瘤表现为梭形细胞成束状排列，酷似间叶性肿瘤。

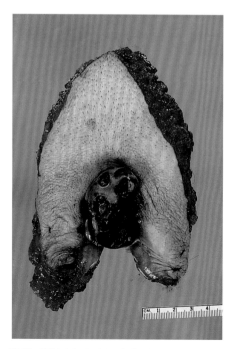

图1.23　外阴恶性黑色素瘤的大体表现。肿瘤很大，呈息肉状，有明显的色素沉着，并有溃疡形成。

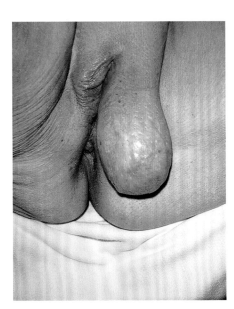

图1.25　侵袭性血管黏液瘤沿一侧阴唇呈息肉状向外突出。

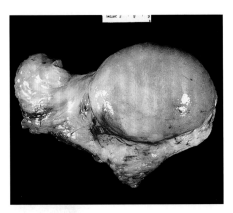

图1.26　侵袭性血管黏液瘤的切面观。肿瘤质地软，呈胶冻样，有包膜。

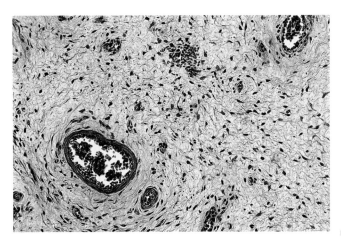

图1.27　侵袭性血管黏液瘤的显微镜下表现。细胞成分稀少，可见特征性的大血管。

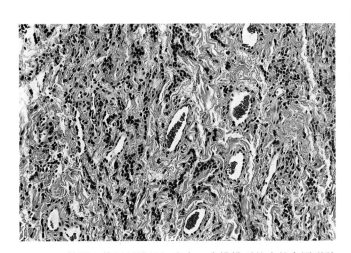

图1.28　外阴血管肌纤维母细胞瘤。成排排列的小的卵圆形肿瘤细胞被纤维束分隔。

阴部。常表现为外阴肿物，临床上与前庭大腺囊肿类似[270,296]（图1.25）。患者多为11～30岁的女性，但也可发生于儿童[274,300]。类似的肿瘤在男性阴囊也有报道[280]。

大体上，肿瘤是水肿性的，境界不清（图1.26）。显微镜下，可见肿瘤细胞稀少，没有非典型性或核分裂象，其间掺杂着中等大小的、管腔扩大的血管，并常可见血管外膜的玻璃样变性和增厚（图1.27）。肿瘤因体积较大、部位较深且缺乏奇异的间质细胞而与下述更为常见的良性纤维上皮性息肉不同。鉴别诊断还包括：血管肌纤维母细胞瘤、富于细胞的血管纤维瘤和巨大外阴水肿（见下文）。侵袭性血管黏液瘤的超微结构和免疫组织化学特征为原始间叶细胞，局灶表现肌样分化特征[284,295]。酸性黏液染色仅表现为弱阳性，提示肿瘤间质主要为水肿性而非黏液性的。免疫组织化学染色显示，肿瘤细胞表达结蛋白（在男性同名肿瘤中的检出率较低）、平滑肌肌动蛋白（约半数病例）、CD34（约半数病例）以及雌激素和

孕激素受体（100%，无论男性还是女性患者）[285,296]。约1/4的病例AE1/AE3免疫反应呈阳性[298]。一些病例的细胞遗传学分析显示，肿瘤细胞存在12q14-15的染色体易位[282]，具有高迁移性的AT-hook 2基因HMGA2就位于这个区域内，并因此而发生过表达[287,292]。另有一例检测到t（5；8）（p15；q22）染色体易位[297]。

可能是由于手术难以完全切除肿瘤，常见坐骨直肠窝和腹膜后间隙的复发[273]。此外，有2例典型病例出现了肺转移[271,294]。

血管肌纤维母细胞瘤是发生于外阴的一种良性肿瘤，其形态学特征是富于细胞区和细胞稀少区交替出现，其内混杂有小血管[275,276,299]；血管周有梭形和肥胖间质细胞的聚集（图1.28），这些细胞免疫组织化学染色波形蛋白、结蛋白和激素受体呈阳性，而肌动蛋白或角蛋白通常呈阴性[283,288]。其内可见成熟的脂肪组织，如后者成分较多，则称为脂肪瘤样亚型[272]。如果血管成分不明显，

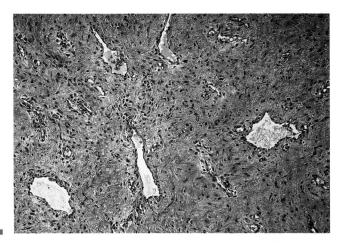

图1.29 外阴血管纤维瘤。可见其显微镜下表现类似于鼻咽部的血管纤维瘤。（Slide courtesy of Dr Robert E Scully, Boston, MA）

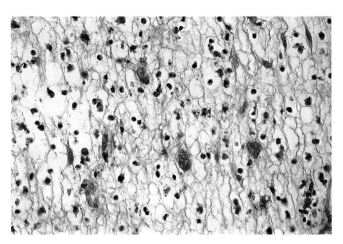

图1.30 外阴息肉含有反应性间质细胞，有些为多核细胞。

则可诊断为肌纤维母细胞瘤（没有血管）。血管肌纤维母细胞瘤生物学行为良善，局部复发率极低，但有肉瘤样转化（"血管肌纤维肉瘤"）的个例报道[289]。有人提出，血管肌纤维母细胞瘤可能与他莫昔芬治疗有关[277]。

典型的血管肌纤维母细胞瘤与侵袭性血管黏液瘤不同，前者界限清楚，细胞成分较多，血管丰富，间质细胞肥胖，间质黏液成分少，且红细胞外渗罕见[275,279]。然而，两者有相当多的共同特征并相互移行，提示它们是密切相关的病种[269,271,291,295]。

富于细胞的血管纤维瘤同血管肌纤维母细胞瘤一样，具有清楚的边界。显微镜下，由一致的良性梭形间叶细胞组成，伴有大量厚壁血管和不明显的成熟脂肪岛（图1.29）[281]。此类肿瘤富于细胞且核分裂可以很活跃[290]。因此，人们不能不再一次质疑这种肿瘤的组织学起源与本节所述其他肿瘤的相关性，它们可能共同起源于女性下生殖道激素受体阳性的特殊间叶组织[285,286]。

其他肿瘤和瘤样病变

在青春期前或青春期早期，**不对称大阴唇肥大**的临床表现类似于肿瘤[364]。其病变一般会自发消退，可能是青春期混沌的激素冲击所致的不对称的生理性肥大。在我的学生年代，这个现象被称为"不均衡组织反应"（在西班牙语中称为"组织反应不均"，听上去更让人印象深刻）。

巨大外阴水肿可继发于肥胖和循环障碍[330]。即使其并不能完全等同于**伴有淋巴水肿的外阴肥厚**，两者之间也应具有高度的相似性。巨大外阴水肿的病变还可与侵袭性血管黏液瘤混淆，但临床特征可提醒妇科和病理医师作出正确诊断。

纤维上皮性息肉是一种位置表浅的病变，由疏松黏液样间质构成，表面被覆正常鳞状上皮。可见形态怪异、星芒状并常常多核的细胞[301,312,347]（图1.30）。一些病变

中细胞中等丰富。在细胞丰富同时伴奇异形肿瘤细胞的病例，可能会出现过诊断[343]。与其他部位的此类病变一样，结蛋白免疫组织化学染色可呈阳性[334]。

青春期前外阴纤维瘤的中位年龄为8岁。大体上，病变界限不清。显微镜下，病变由形态良善的梭形肿瘤细胞组成，间质成分多样，从胶原到水肿性或黏液性间质，但无非典型性和核分裂象。手术切除后可局部复发[321]。

良性和恶性**平滑肌肿瘤**均可发生于外阴[340]，包括可能酷似侵袭性血管黏液瘤的黏液型平滑肌瘤[335]以及上皮样和黏液性平滑肌肉瘤[337,356]。Nielsen等[340]根据肿瘤大小（≥5cm）、浸润性边界、核分裂象（≥5/10HPF）以及中-重度细胞非典型性对肿瘤进行评估。具有上述三个或全部四个特征者被认为是平滑肌肉瘤，没有或仅有上述一个特征者被诊断为平滑肌瘤，具有两个特征者归入非典型性平滑肌瘤。

其他许多发生于外阴及其周围组织的**非上皮性肿瘤和瘤样病变**多为软组织来源的[339,345]，包括**子宫内膜异位症、血管曲张**[305]、**血管瘤和血管瘤病**（有时是Maffucci综合征的表征之一）[313]、**淋巴管瘤**（临床上可能类似于疣）[333]、**血管角皮瘤**[331]、**上皮样血管内皮细胞瘤**[353]、**血管球瘤**[323,354]**和血管肌球瘤**[306]、**血管肉瘤**[342]（包括照射后上皮样型）[316]、**血管外皮细胞瘤/孤立性纤维性肿瘤**[354]（图1.31）、**良性和恶性颗粒细胞肿瘤**（部分伴有假上皮瘤样增生）[349,351,367]（图1.32）、**神经鞘瘤**[320]、**神经纤维瘤（病）**[314,319]、**恶性外周神经鞘膜瘤**[358,359]、**硬化性脂肪肉芽肿**[324]、**卵黄囊瘤**[310]、**横纹肌肉瘤**[317,318]（通常发生于儿童，属于胚胎性/葡萄状亚型）、**良性淋巴组织增生**[325]、**疣状黄色瘤**[352]、**Langerhans细胞组织细胞增生症**[303,332,348]、**结节性筋膜炎**[346]、**术后梭形细胞结节**[327]、**恶性纤维组织细胞瘤**[357]、**隆突性皮肤纤维肉瘤**[304,307,311]（包含伴有纤维肉瘤转化的病例）[315]）、**Ewing肉瘤/PNET**[363]、**滑膜肉瘤**[341]（包括单向型）[366]、**纤维瘤病/硬纤维瘤**（有时与妊娠有关）[302,328]、**非典型脂**

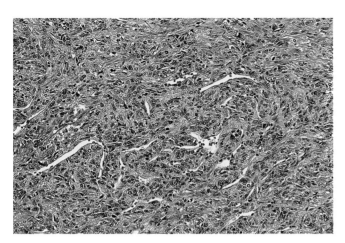

图1.31　一个血管外皮细胞瘤/孤立性纤维性肿瘤的罕见病例，累及外阴软组织。

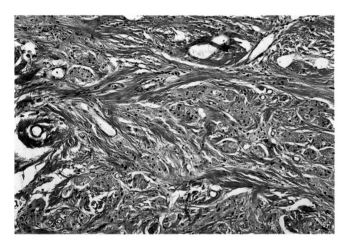

图1.32　外阴颗粒细胞瘤。

肪来源肿瘤[344]（一种类似于脂肪母细胞瘤的病变[326]）、**恶性淋巴瘤**[322,361]、**副神经节瘤**[308]、**腺泡状软组织肉瘤**[353]、**上皮样肉瘤**[360] 以及**血管瘤样纤维组织细胞瘤**。

　　上皮样肉瘤十分重要，因为它在外阴相对常见，而且比常见的肢端型更具侵袭性。这至少部分源于外阴上皮样肉瘤常有横纹肌样分化，已知后者与肿瘤的侵袭性有关[365]。事实上，将具有此类特征的肿瘤确定为上皮样肉瘤或恶性横纹肌样瘤可能十分困难[328,350]。对于这种情况下，应当使用近端型上皮样肉瘤这一术语，外阴是后者的主要原发部位。

　　外阴**转移性肿瘤**通常来源于子宫颈（近50%）、子宫内膜、肾或胃肠道[309]，多为全身疾病的局部表现[329]，大阴唇是最常见的转移部位[336]。

前庭大腺和相关结构的病变

　　前庭大腺的**囊肿和脓肿**是慢性细菌性感染的结果，特别是淋病[391]。囊内壁通常衬覆移行上皮或鳞状上皮，并

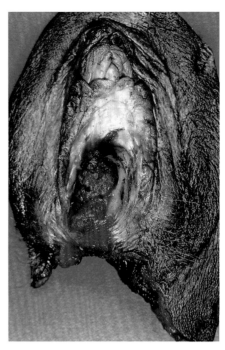

图1.33　起源于前庭大腺的巨大癌。

可因炎症浸润被部分或完全破坏。如在纤维性炎性结缔组织囊壁内见到残存的黏液腺，可以确立前庭大腺囊肿的诊断。细胞的分泌物是非硫酸性涎酸黏液[387]。有时黏液外渗至间质内，可能产生与口腔"黏液囊肿"类似的改变[378]。前庭大腺囊肿可以通过切除和袋形缝合术来治疗[368]。在个别情况下，炎症细胞的浸润特征可类似于软斑病[386]。

　　外阴前庭的**黏液囊肿**常为孤立性病灶，内衬产生黏液的柱状上皮细胞[379]。

　　这个区域的**良性肿瘤和瘤样病变**包括前庭小腺腺瘤（可能是继发于外伤和炎症的局灶增生性病变）、结节性增生、腺瘤[369]、腺肌瘤[381]、黏液性囊腺瘤[372] 以及乳头状瘤[375]。

　　前庭大腺癌[373,382,390] 可以是鳞状细胞癌（最常见）（图1.33）、腺癌[385]、尿路上皮（移行细胞）癌（图1.34）、涎腺型基底细胞和上皮-肌上皮腺癌[376,383]、小细胞（神经内分泌）癌[380] 和腺样囊性癌（包括管状变异型）[374,384,388]（图1.35）。淋巴结转移常见。鳞状细胞癌中常可检测出 HPV[377]，这一点在移行细胞癌中也是如此[389]。这些癌的整体生存率为60% 左右[370,371]。

女性尿道病变

　　尿道肉阜是位于尿道外口的小的红莓样突起，容易出血和感染。它只发生于女性尿道，是反应性息肉样病变，而非真性肿瘤。显微镜下，病变由不同比例的慢性炎症细胞、扩张血管和增生的上皮构成。如有反应性增生的上皮细胞巢，或有散在的奇异型间质细胞和淋巴细

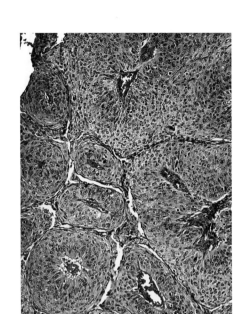

图1.34　前庭大腺癌，尿路上皮型。

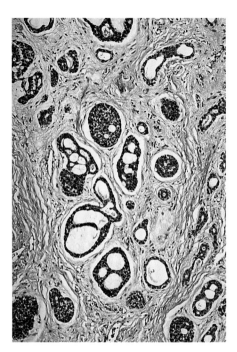

图1.35　前庭大腺癌，腺样囊性型。

胞，可能会被误诊为恶性肿瘤[420]。手术切除后容易复发，可能是由于原来的刺激因素持续存在所致。

尿道黏膜**脱垂**可发生于儿童，临床上类似于外阴阴道的肿瘤[395]。

所谓的**肾源性（中肾）腺瘤**通常认为是炎症所致的化生性改变，并非真性肿瘤。显微镜下，其病变与更常见于膀胱颈的病变相似[398,409]。同样，尿道上皮出现结肠型黏液上皮也可以解释为化生，虽然也有可能是先天性的[401]。

已有发生于尿道的**绒毛状腺瘤**常常伴有直肠的管状绒毛状腺瘤或腺癌的报道[406]。

尿道癌发生于老年患者，表现为出血和排尿困难[394,402]。在绝大部分病例，病变发生于尿道口的移行上皮和鳞状上皮的交界处。在一项包含 35 例病例的研究中，19 例发生于前尿道（外阴尿道），4 例发生于后尿道（膀胱尿道），12 例累及整个尿道[414]。

显微镜下，大多数尿道癌为鳞状细胞癌[392,407]。其他类型包括尿路上皮（移行细胞）癌、柱状细胞／黏液腺癌[405]、印戒细胞癌[419]和透明细胞（中肾）腺癌[412,419]。有意思的是，近半数报道起源于尿道憩室的病例为普通型腺癌或透明细胞腺癌[396,397]。部分尿道腺癌与尿道旁腺的腺瘤样增生有关[393]。应用 PCR 技术可在大部分尿道癌病例中检测出 HPV[418]。

除了肿瘤局限于尿道前部的病例，尿道癌的预后相对较差[404]。在一项大型病例研究中，5 年、10 年和 15 年的统计生存率分别为 41%、31% 和 22%[399]。通常采取放射治疗[399,413,417]，但基于肿瘤的大小和部位，也可以采取单纯手术切除或手术联合放疗[400,408]。

尿道平滑肌瘤虽然非常少见，但却是这个部位最常见的良性间叶性肿瘤[415]。

尿道恶性黑色素瘤是一种高度侵袭性肿瘤，采取全尿道切除和双侧腹股沟淋巴结清扫术进行治疗[403,411]。

恶性淋巴瘤可能偶尔表现为一个尿道肿瘤[410]。

尿道转移性肿瘤通常来源于女性生殖道其他部位，特别是子宫内膜[407]。

参考文献

NORMAL ANATOMY

1　McLean JM. Anatomy and physiology of the vulvar area. In Ridley CM (ed.): The vulva. New York, 1988, Churchill Livingstone.

2　Rorat E, Ferenczy A, Richart RM. Human Bartholin gland, duct, and duct cyst. Arch Pathol 1975, **99**: 367–374.

3　van der Putte SC. Anogenital 'sweat' glands. Histology and pathology of a gland that may mimic mammary glands. Am J Dermatopathol 1991, **13**: 557–567.

4　Wilkinson EJ, Hardt NS. Vulva. In Mills SE (ed.): Histology for pathologists, ed. 3. Philadelphia, 2007, Lippincott Williams and Wilkins, pp. 983–998.

ECTOPIC BREAST AND RELATED LESIONS

5　Abbott JJ, Ahmed I. Adenocarcinoma of mammary-like glands of the vulva: report of a case and review of the literature. Am J Dermatopathol 2006, **28**: 127–133.

6　Burger RA, Marcuse PM. Fibroadenoma of the vulva. Am J Clin Pathol 1954, **24**: 965–968.

7　Chulia MT, Paya A, Niveiro M, Ceballos S, Aranda FI. Phyllodes tumor in ectopic breast tissue of the vulva. Int J Surg Pathol 2001, **9**: 81–83.

8　Chung-Park M, Zheng Liu C, Giampoli EJ, Emery JD, Shalodi A. Mucinous adenocarcinoma of ectopic breast tissue of the vulva. Arch Pathol Lab Med 2002, **126**: 1216–1218.

9　Di Bonito L, Patriarca S, Falconieri G. Aggressive 'breast-like' adenocarcinoma of vulva. Pathol Res Pract 1992, **188**: 211–214.

10　Guerry RL, Pratt-Thomas HR. Carcinoma of supernumerary breast of vulva with bilateral mammary cancer. Cancer 1976, **38**: 2570–2574.

11　Kazakov DV, Hügel H, Vanecek T, Michal M. Unusual hyperplasia of anogenital mammary-like glands. Am J Dermatopathol 2006, **28**: 134–137.

12　Kazakov DV, Belousova IE, Sima R, Michal M. Mammary type tubulolobular carcinoma of the anogenital area: report of a case of a unique tumor presumably originating in anogenital mammarylike glands. Am J Surg Pathol 2006, **30**: 1193–1196.

13　Kazakov DV, Spagnolo DV, Stewart CJ, Thompson J, Agaimy A, Magro G, Bisceglia M, Vazmitel M, Kacerovska D, Kutzner H, Mukensnabl P, Michal M. Fibroadenoma and phyllodes tumors of anogenital mammary-like glands: a series of 13 neoplasms in 12 cases, including mammary-type juvenile fibroadenoma, fibroadenoma with lactation changes, and neurofibromatosis-associated pseudoangiomatous stromal hyperplasia with multinucleated giant cells. Am J Surg Pathol 2010, **34**: 95–103.

14　Rose PG, Roman LD, Reale FR, Tak WK, Hunter RE. Primary adenocarcinoma of the breast arising in the vulva. Obstet Gynecol 1990, **76**: 537–539.

15　Simon KE, Dutcher JP, Runowicz CD, Wiernik PH. Adenocarcinoma arising in vulvar breast tissue. Cancer 1988, **62**: 2234–2238.

16　Sington JD, Manek S, Hollowood K. Fibroadenoma of the mammary-like glands of the vulva. Histopathology 2002, **41**: 563–565.

17　Tbakhi A, Cowan DF, Kumar D, Kyle D. Recurring phyllodes tumor in aberrant breast tissue of the vulva. Am J Surg Pathol 1993, **17**: 946–950.

18　van der Putte SC. Mammary-like glands of the vulva and their disorders. Int J Gynecol Pathol 1994, **13**: 150–160.

INFLAMMATORY DISEASES

19　Alexander LJ, Shields TL. Squamous cell carcinoma of the vulva secondary to granuloma inguinale. Arch Dermatol 1953, **67**: 395–402.

20　Andreani SM, Ratnasingham K, Dang HH, Gravante G, Giordano P. Crohn's disease of the vulva. Int J Surg 2010, **8**: 2–5.

21　Barnes R, Masood S, Lammert N, Young RH. Extragenital granuloma inguinale mimicking a soft-tissue neoplasm. A case report and review of the literature. Hum Pathol 1990, **21**: 559–561.

22　Bassa AG, Hoosen AA, Moodley J, Bramdev A. Granuloma inguinale (donovanosis) in women. An analysis of 61 cases from Durban, South Africa. Sex Transm Dis 1993, **20**: 164–167.

23　Chadha S, Gianotten WL, Drogendijk AC, Schultz WC, Blindeman LA, van der Meijden WI. Histopathologic features of vulvar vestibulitis. Int J Gynecol Pathol 1998, **17**: 7–11.

24　Douglas CPL. Lymphogranuloma venereum and granuloma inguinale of the vulva. J Obstet Gynaecol Br Commonw 1962, **69**: 871–880.

25　Guerrieri C, Ohlsson E, Rydén G, Westermark P. Vulvitis granulomatosa. A cryptogenic chronic inflammatory hypertrophy of vulvar labia related to cheilitis granulomatosa and Crohn's disease. Int J Gynecol Pathol 1995, **14**: 352–359.

26　Haidopoulos D, Rodalakis A, Stefanidis K, Blachos G, Sotiropoulou M, Diakomanolis E. Behçet's disease: part of the differential diagnosis of the ulcerative vulva. Clin Exp Obstet Gynecol 2002, **29**: 219–221.

27　Koteen H. Lymphogranuloma venereum. Medicine (Baltimore) 1945, **24**: 1–69.

28　Kremer M, Nussenson E, Steinfeld M, Zuckerman P. Crohn's disease of the vulva. Am J Gastroenterol 1984, **79**: 376–378.

29　Lavery HA, Pinkerton JHM, Sloan J. Crohn's disease of the vulva. Two further cases. Br J Dermatol 1985, **113**: 359–363.

30　Mabey D, Peeling RW. Lymphogranuloma venereum. Sex Transm Infect 2002, **78**: 90–92.

31　O'Farrell N. Donovanosis. Sex Transm Infect 2002, **78**: 452–457.

32　Oriel JD. Infective conditions of the vulva. In Ridley CM, Neill SM (eds): The vulva, ed. 2. Oxford, 1999, Blackwell Science, pp. 71–120.

33　Prayson RA, Stoler MH, Hart WR. Vulvar vestibulitis. A histopathologic study of 36 cases, including human papillomavirus in situ hybridization analysis. Am J Surg Pathol 1995, **19**: 154–160.

34　Rainey R. The association of lymphogranuloma inguinale and cancer. Surgery 1954, **35**: 221–235.

35　Ramdial PK, Kharsany AB, Reddy R, Chetty R. Transepithelial elimination of cutaneous vulval granuloma inguinale. J Cutan Pathol 2000, **27**: 493–499.

36　Roberts DB. Necrotizing fasciitis of the vulva. Am J Obstet Gynecol 1987, **157**: 568–571.

37　Sakane T, Takeno M, Suzuki N, Inaba G. Behçet's disease. N Engl J Med 1999, **341**: 1284–1291.

38　Velho PE, Souza EM, Belda Junior W. Donovanosis. Braz J Infect Dis 2008, **12**: 521–525.

39　Vettraino IM, Merritt DF. Crohn's disease of the vulva. Am J Dermatopathol 1995, **17**: 410–413.

40　White JA. Manifestations and management of lymphogranuloma venereum. Curr Opin Infect Dis 2009, **22**: 57–66.

SO-CALLED 'CHRONIC VULVAR DYSTROPHIES'

41　Ambros RA, Malfetano JH, Carlson JA, Mihm MC. Non-neoplastic epithelial alterations of the vulva: recognition assessment and comparisons of terminologies used among the various specialities. Mod Pathol 1997, **10**: 401–408.

42　Carlson JA, Ambros R, Malfetano J, Ross J, Grabowski R, Lamb P, Figge H, Mihm MC. Vulvar lichen sclerosus and squamous cell carcinoma: a cohort, case control, and investigational study with historical perspective; implications for chronic inflammation and sclerosis in the development of neoplasia. Hum Pathol 1998, **29**: 932–948.

43　Carlson JA, Lamb P, Malfetano J, Ambros RA, Mihm MC. Clinicopathologic comparison of vulvar and extragenital lichen sclerosus: histologic variants, evolving lesions, and etiology of 141 cases. Mod Pathol 1998, **11**: 844–854.

44　Fung MA, LeBoit PE. Light microscopic criteria for the diagnosis of early vulvar lichen sclerosus: a comparison with lichen planus. Am J Surg Pathol 1998, **22**: 473–478.

45　Hart WR, Norris JH, Helwig EB. Relation of lichen sclerosus et atrophicus of the vulva to development of carcinoma. Obstet Gynecol 1975, **45**: 369–377.

46　Janovski NA, Ames S. Lichen sclerosus et atrophicus of the vulva. A poorly understood disease entity. Obstet Gynecol 1963, **22**: 697–708.

47　Kim YT, Thomas NF, Kessis TD, Wilkinson EJ, Hedrick L, Cho KR. p53 mutations and clonality in vulvar carcinomas and squamous hyperplasias: evidence suggesting that squamous hyperplasias do not serve as direct precursors of human papillomavirus-negative vulvar carcinomas. Hum Pathol 1996, **27**: 389–395.

48　Kiryu H, Ackerman AB. A critique of current classification of vulvar diseases. Am J Dermatopathol 1990, **12**: 377–392.

49　Laseano EF, Montes LF, Mazzini MA, Lichen sclerosus et atrophicus in childhood. Report of 6 cases. Obstet Gynecol 1964, **24**: 872–877.

50　Lawrence WD. Non-neoplastic epithelial disorders of the vulva (vulvar dystrophies). Historical and current perspectives. Pathol Annu 1993, **28**(Pt 2): 23–51.

51　Lee ES, Allen D, Scurry J. Pseudoepitheliomatous hyperplasia in lichen sclerosus of the vulva. Int J Gynecol Pathol 2002, **22**: 57–62.

52　Nascimento AF, Granter SR, Cviko A, Yuan L, Hecht JL, Crum CP. Vulvar acanthosis with altered differentiation: a precursor to verrucous carcinoma? Am J Surg Pathol 2004, **28**: 638–643.

53　Regauer S, Liegl B, Reich O. Early vulvar lichen sclerosus: a histopathological challenge. Histopathology 2005, **47**: 340–347.

54　Regauer S, Reich O, Beham-Schmid C. Monoclonal gamma-T-cell receptor rearrangement in vulvar lichen sclerosus and squamous cell carcinomas. Am J Pathol 2002, **160**: 1035–1045.

55　Rodke G, Friedrich EG Jr, Wilkinson EJ. Malignant potential of mixed vulvar dystrophy (lichen sclerosus associated with squamous cell hyperplasia). J Reprod Med 1988, **33**: 545–550.

56　Scurry J, Whitehead J, Healey M. Histology of lichen sclerosus varies according to site and proximity to carcinoma. Am J Dermatopathol 2002, **23**: 413–418.

57　Wallace HJ. Lichen sclerosus et atrophicus. Trans St John's Hosp Dermatol Soc 1971, **57**: 9–30.

HUMAN PAPILLOMA VIRUS AND VULVAR PATHOLOGY

58　de Koning MN, Quint WG, Pirog EC. Prevalence of mucosal and cutaneous human papillomaviruses in different histologic subtypes of vulvar carcinoma. Mod Pathol 2008, **21**: 334–344.

59　Santos M, Landolfi S, Olivella A, Lloveras B, Klaustermeier J, Suárez H, Alòs L, Puig-Tintoré LM, Campo E, Ordi J. p16 overexpression identifies HPV-positive vulvar squamous cell carcinomas. Am J Surg Pathol 2006, **30**: 1347–1356.

60　Sawchuk WS. Vulvar manifestations of human papillomavirus infection. Dermatol Clin 1992, **10**: 405–414.

CONDYLOMA AND SEBORRHEIC KERATOSIS

61　Crum CP, Fu YS, Levine RU, Richart RM, Townsend DE, Fenoglio CM. Intraepithelial squamous lesions of the vulva. Biologic and histologic criteria for the distinction of condylomas from vulvar intraepithelial neoplasia. Am J Obstet Gynecol 1982, **144**: 77–83.

62 Ferenczy A. Laser treatment of patients with condylomata and squamous carcinoma precursors of the lower female genital tract. CA Cancer J Clin 1987, **37**: 334–347.

63 Hongwei B, Cviko A, Granter S, Yuan L, Betensky RA, Crum CP. Immunophenotypic and viral (human papillomavirus) correlates of vulvar seborrheic keratosis. Hum Pathol 2003, **34**: 559–564.

64 McLachlin CM, Kozakewich H, Craighill M, O'Connell B, Crum CP. Histologic correlates of vulvar human papillomavirus infection in children and young adults. Am J Surg Pathol 1994, **18**: 728–735.

65 McLachlin CM, Mutter GL, Crum CP. Multinucleated atypia of the vulva. Report of a distinct entity not associated with human papillomavirus. Am J Surg Pathol 1994, **18**: 1233–1239.

66 McMillan A, Bishop PE, Fletcher S. An immunohistological study of condylomata acuminata. Histopathology 1990, **17**: 45–52.

67 Nucci MR, Genest DR, Tate JE, Sparks CK, Crum CP. Pseudobowenoid change of the vulva: a histologic variant of untreated condyloma acuminatum. Mod Pathol 1996, **9**: 375–379.

68 Nuovo GJ, O'Connell M, Blanco JS, Levine RU, Silverstein SJ. Correlation of histology and human papillomavirus DNA detection in condyloma acuminatum and condyloma-like vulvar lesions. Am J Surg Pathol 1989, **13**: 700–706.

69 Pirog EC, Chen YT, Isacson C. MIB-1 immunostaining is a beneficial adjunct test for accurate diagnosis of vulvar condyloma acuminatum. Am J Surg Pathol 2000, **24**: 1393–1399.

70 Quinn TR, Young RH. Epidermolytic hyperkeratosis in the lower female genital tract: an uncommon simulant of mucocutaneous papillomavirus infection – a report of two cases. Int J Gynecol Pathol 1997, **16**: 163–168.

71 Shevchuk MM, Richart RM. DNA content of condyloma acuminatum. Cancer 1982, **49**: 489–492.

72 Wade TR, Ackerman AB. The effects of resin of podophyllin on condyloma acuminatum. Am J Dermatopathol 1984, **6**: 109–122.

SQUAMOUS INTRAEPITHELIAL LESIONS

73 Abell MR, Gosling JRG. Intraepithelial and infiltrating carcinoma of the vulva. Bowen's type. Cancer 1961, **14**: 318–329.

74 Armes JE, Lourie R, Bowlay G, Tabrizi S. Pagetoid squamous cell carcinoma in situ of the vulva: comparison with extramammary Paget disease and nonpagetoid squamous cell neoplasia. Int J Gynecol Pathol 2008, **27**: 118–124.

75 Berger BW, Hori Y. Multicentric Bowen's disease of the genitalia. Spontaneous regression of lesions. Arch Dermatol 1978, **114**: 1698–1699.

76 Bergeron C, Neghashfar Z, Canaan C, Shah K, Fu Y, Ferenczy A. Human papillomavirus type 16 in intraepithelial neoplasia (bowenoid papulosis) and coexistent invasive carcinoma of the vulva. Int J Gynecol Pathol 1987, **6**: 1–11.

77 Chiesa-Vottero A, Dvoretsky PM, Hart WR. Histopathologic study of thin vulvar squamous cell carcinomas and associated cutaneous lesions: a correlative study of 48 tumors in 44 patients with analysis of adjacent vulvar intraepithelial neoplasia types and lichen sclerosus. Am J Surg Pathol 2006, **30**: 310–318.

78 Crum CP, Liskow A, Petras P, Keng WC, Frick HC II. Vulvar intraepithelial neoplasia (severe atypia and carcinoma in situ). A clinicopathologic analysis of 41 cases. Cancer 1984, **54**: 1429–1434.

79 Forney JP, Morrow CP, Townsend DE, DiSaia PJ. Management of carcinoma in situ of the vulva. Am J Obstet Gynecol 1977, **127**: 801–806.

80 Friedrich EG Jr, Wilkinson EJ, Fu YS. Carcinoma in situ of the vulva. A continuing challenge. Am J Obstet Gynecol 1980, **136**: 830–843.

81 Hart WR. Vulvar intraepithelial neoplasia: historical aspects and current status. Int J Gynecol Pathol 2001, **20**: 16–30.

82 Husseinzadeh N, Newman NJ, Wesseler TA. Vulvar intraepithelial neoplasia. A clinicopathological study of carcinoma in situ of the vulva. Gynecol Oncol 1989, **33**: 157–163.

83 Inagaki H, Nonaka M, Eimoto T. Bowenoid papulosis showing polyclonal nature. Diagn Mol Pathol 1999, **7**: 122–126.

84 Jones RW, Rowan DM, Stewart AQ. Vulvar intraepithelial neoplasia: aspects of the natural history and outcome in 405 women. Obstet Gynecol 2005, **106**: 1319–1326.

85 Joura EA, Losch A, Haider-Angeler MG, Breitenecker G, Leodolter S. Trends in vulvar neoplasia. Increasing incidence of vulvar intraepithelial neoplasia and squamous cell carcinoma of the vulva in young women. J Reprod Med 2000, **45**: 613–615.

86 Kaefner HK, Tate JE, McLachlin CM, Crum CP. Vulvar intraepithelial neoplasia. Morphological phenotype, papillomavirus DNA, and coexisting invasive carcinoma. Hum Pathol 1995, **26**: 147–154.

87 Kenter GG, Welters MJ, Valentijn AR, Lowik MJ, Berends-van der Meer DM, Vloon AP, Essahsah F, Fathers LM, Offringa R, Drijfhout JW, Wafelman AR, Oostendorp J, Fleuren GJ, van der Burg SH, Melief CJ. Vaccination against HPV-16 oncoproteins for vulvar intraepithelial neoplasia. N Engl J Med 2009, **361**: 1838–1847.

88 Kenter GG, van der Burg S, Melief CJM. Vaccination against HPV-16 for vulvar intraepithelial neoplasia. N Engl J Med 2010, **362**: 655–656.

89 Kimura A. Condylomata acuminata with pigmented papular lesions. Dermatologica 1980, **160**: 390–397.

90 Mulvany NJ, Allen DG. Differentiated intraepithelial neoplasia of the vulva. Int J Gynecol Pathol 2008, **27**: 125–135.

91 Park JS, Jones RW, McLean MR, Currie JL, Woodruff JD, Shah DV, Kurman RJ. Possible etiologic heterogeneity of vulvar intraepithelial neoplasia. A correlation of pathologic characteristics with human papillomavirus detection by in situ hybridization and polymerase chain reaction. Cancer 1991, **67**: 1599–1607.

92 Patterson JW, Kao GF, Graham JH, Helwig EB. Bowenoid papulosis. A clinicopathologic study with ultrastructural observations. Cancer 1986, **57**: 823–836.

93 Pinto AP, Miron A, Yassin Y, Monte N, Woo TYC, Mehra KK, Medeiros F, Crum CP. Differentiated vulvar intraepithelial neoplasia contains Tp53 mutations and is genetically linked to vulvar squamous cell carcinoma. Mod Pathol 2010, **23**: 404–412.

94 Prat J. Pathology of vulvar intraepithelial lesions and early invasive carcinoma. Hum Pathol 1991, **22**: 877–883.

95 Raju RR, Goldblum JR, Hart WR. Pagetoid squamous cell carcinoma in situ (pagetoid Bowen disease) of the external genitalia. Int J Gynecol Pathol 2003, **22**: 127–135.

96 Santos M, Montagut C, Mellado B, García A, Ramón y Cajal S, Cardesa A, Puig-Tintoré LM, Ordi J. Immunohistochemical staining for p16 and p53 in premalignant and malignant epithelial lesions of the vulva. Int J Gynecol Pathol 2004, **23**: 206–214.

97 Shatz P, Bergeron C, Wilkinson EJ, Arseneau J, Ferenczy A. Vulvar intraepithelial neoplasia and skin appendage involvement. Obstet Gynecol 1989, **74**: 769–774.

98 Skapa P, Zamecnik J, Hamsikova E, Salakova M, Smahelova J, Jandova K, Robova H, Rob L, Tachezy R. Human papillomavirus (HPV) profiles of vulvar lesions: possible implications for the classification of vulvar squamous cell carcinoma precursors and for the efficacy of prophylactic HPV vaccination. Am J Surg Pathol 2007, **31**: 1834–1843.

99 Srodon M, Stoler MH, Baber GB, Kurman RJ. The distribution of low and high-risk HPV types in vulvar and vaginal intraepithelial neoplasia (VIN and VaIN). Am J Surg Pathol 2006, **30**: 1513–1518.

100 Sykes P, Smith N, McCormick P, Frizelle FA. High-grade vulval intraepithelial neoplasia (VIN 3): a retrospective analysis of patient characteristics, management outcome and relationship to squamous cell carcinoma of the vulva 1989–1999. Aust N Z J Obstet Gynaecol 2002, **42**: 69–74.

101 Tate J, Mutter G, Boynton K, Crum C. Monoclonal origin of vulvar intraepithelial neoplasia and some vulvar hyperplasia. Am J Pathol 1997, **150**: 315–322.

102 Ulbright TM, Stehman FB, Roth LM, Ehrlich CE, Ransburg RC. Bowenoid dysplasia of the vulva. Cancer 1982, **50**: 2910–2919.

103 van der Avoort IA, van der Laak JA, Paffen A, Grefte JM, Massuger LF, de Wilde PC, de Hullu JA, Bulten J. MIB1 expression in basal cell layer: a diagnostic tool to identify premalignancies of the vulva. Mod Pathol 2007, **20**: 770–778.

104 van Seters M, van Beurden M, ten Kate FJ, Beckmann I, Ewing PC, Eijkemans MJ, Kagie MJ, Meijer CJ, Aaronson NK, Kleinjan A, Heijmans-Antonissen C, Zijlstra FJ, Burger MP, Helmerhorst TJ. Treatment of vulvar intraepithelial neoplasia with topical imiquimod. N Engl J Med 2008, **358**: 1465–1473.

105 van Seters M, van Beurden M, de Craen AJ. Is the assumed natural history of vulvar intraepithelial neoplasia III based on enough evidence? A systematic review of 3322 published patients. Gynecol Oncol 2005, **97**: 645–651.

106 Wada H, Enomoto T, Yoshino K, Ozaki K, Kurachi H, Nomura T, Murata Y, Kim N, Weinrich S, Lea-Chou E, Lopez-Uribe D, Shroyer KR. Immunohistochemical localization of telomerase hTERT protein and analysis of clonality in multifocal vulvar intraepithelial neoplasia. Am J Clin Pathol 2000, **114**: 371–379.

107 Walts AE, Koeffler HP, Said JW. Localization of p53 protein and human papillomavirus in anogenital squamous lesions. Immunohistochemical and in situ hybridization studies in benign, dysplastic, and malignant epithelia. Hum Pathol 1993, **24**: 1238–1242.

108 Yang B, Hart WR. Vulvar intraepithelial neoplasia of the simplex (differentiated) type: a clinicopathologic study including analysis of HPV and p53 expression. Am J Surg Pathol 2000, **24**: 429–441.

INVASIVE SQUAMOUS CELL CARCINOMA

GENERAL FEATURES

109 Andersen WA, Franquemont DW, Williams J, Taylor PT, Crum CP. Vulvar squamous cell carcinoma and papillomaviruses. Two separate entities? Am J Obstet Gynecol 1991, **165**: 329–335.

110 Bloss JD, Liao SY, Wilczynski SP, Macri C, Walker J, Peake M, Berman ML. Clinical and histologic features of vulvar carcinomas analyzed for human papillomavirus status. Evidence that squamous cell carcinoma of the vulva has more than one etiology. Hum Pathol 1991, **22**: 711–718.

111 Brinton LA, Nasca PC, Mallin K, Baptiste MS, Wilbanks GD, Richart RM. Case-control study of cancer of the vulva. Obstet Gynecol 1990, **75**: 859–866.

112 Carter J, Carlson J, Fowler J, Hartenbach E, Adcock L, Carson L, Twiggs LB. Invasive vulvar tumors in young women. A disease of the immunosuppressed? Gynecol Oncol 1993, **51**: 307–310.

113 Crum CP. Carcinoma of the vulva. Epidemiology and pathogenesis. Obstet Gynecol 1992, **79**: 448–454.

114 Fox H, Wells M. Recent advances in the pathology of the vulva. Histopathology 2003, **42**: 209–216.

115 Hopkins MP, Nemunaitis-Keller J. Carcinoma of the vulva. Obstet Gynecol Clin North Am 2001, **28**: 791–804.

116 Jimerson GK, Merrill JA. Multicentric squamous malignancy involving both cervix and vulva. Cancer 1970, **26**: 150–153.

117 Kim YT, Thomas NF, Kessis TD, Wilkinson EJ, Hedrick L, Cho KR. p53 mutations and clonality in vulvar carcinomas and squamous hyperplasias: evidence suggesting that squamous hyperplasias do not serve as direct precursors of human papillomavirus-negative vulvar carcinomas. Hum Pathol 1996, **27**: 389–395.

118 Kurman RJ, Trimble CL, Shah KV. Human papillomavirus and the pathogenesis of vulvar carcinoma. Curr Opin Obstet Gynecol 1992, **4**: 582–585.

119 Mitchell MF, Prasad CJ, Silva EG, Rutledge FN, McArthur MC, Crum CP. Second genital primary squamous neoplasms in vulvar carcinoma. Viral and histopathologic correlates. Obstet Gynecol 1993, **81**: 13–18.

120 Sherman KJ, Daling JR, Chu J, McKnight B, Weiss NS. Multiple primary tumours in women with vulvar neoplasms. A case-control study. Br J Cancer 1988, **57**: 423–427.

121 Toki T, Kurman RJ, Park JS, Kessis T, Daniel RW, Shah KV. Probable non-papillomavirus etiology of squamous cell carcinoma of the vulva in older women. A clinicopathologic study using in situ hybridization and polymerase chain reaction. Int J Gynecol Pathol 1991, **10**: 107–125.

122 van der Avoort IA, Shirango H, Hoevenaars BM, Grefte JM, de Hullu JA, de Wilde PC, Bulten J, Melchers WJ, Massuger LF. Vulvar squamous cell carcinoma is a multifactorial disease following two separate and independent pathways. Int J Gynecol Pathol 2006, **25**: 22–29.

MORPHOLOGIC, HISTOCHEMICAL, IMMUNOHISTOCHEMICAL, AND MOLECULAR GENETIC FEATURES

123 Czernobilsky B, Gat A, Evron R, Dgani R, Ben-Hur H, Lifschitz-Mercer B. Carcinoma of the clitoris. A histologic study with cytokeratin profile. Int J Gynecol Pathol 1995, **14**: 274–278.

124 Dvoretsky PM, Bonfiglio TA. The pathology of vulvar squamous cell carcinoma and verrucous carcinoma. Pathol Annu 1986, **21**(Pt 2): 23–45.

125 Jee KJ, Kim YT, Kim KR, Kim HS, Yan A, Knuutila S. Loss in 3p and 4p and gain 3q are concomitant aberrations in squamous cell carcinoma of the vulva. Mod Pathol 2001, **14**: 377–381.

126 Lin MC, Mutter GL, Trivijisilp P, Boynton KA, Sun D, Crum CP. Patterns of allelic loss (LOH) in vulvar squamous cell carcinomas and adjacent non-invasive epithelia. Am J Pathol 1998, **152**: 1313–1318.

127 Pinto AP, Lin MC, Mutter GL, Sun D, Villa LL, Crum CP. Allelic loss in human papillomavirus-positive and -negative vulvar squamous cell carcinoma. Am J Pathol 1999, **154**: 1009–1015.

128 Soufir N, Queille S, Liboutet M, Thibaudeau O, Bachelier F, Delestaing G, Balloy BC, Breuer J, Janin A, Dubertret L, Vilmer C, Basset-Seguin N. Inactivation of the CDKN2A and the p53 tumour suppressor genes in external genital carcinomas and their precursors. Br J Dermatol 2007, **156**: 448–453.

129 Zaino RJ, Husseinzadeh N, Nahhas W, Mortel R. Epithelial alterations in proximity to invasive squamous carcinoma of the vulva. Int J Gynecol Pathol 1982, **1**: 173–184.

130 Zamparelli A, Mascuillo V, Bovicelli A, Santini D, Ferrandina G, Minimo C, Terzano P, Costa S, Cinti C, Ceccarelli C, Mancuso S, Scambia G, Bovicelli L, Giordano A. Expression of cell-cycle-associated proteins pRB2/p 130 and p27kip1 in vulvar squamous cell carcinomas. Hum Pathol 2001, **32**: 4–9.

SPREAD AND METASTASES

131 Cady B. Sentinel lymph node procedure in squamous cell carcinoma of the vulva. J Clin Oncol 2000, **18**: 2795–2797.

132 de Hullu JA, Hollema H, Piers DA, Herheijen RH, Van Diest PJ, Mourits MJ, Aalders JG, van der Zee AG. Sentinel lymph node procedure is highly accurate in squamous cell carcinoma of the vulva. J Clin Oncol 2000, **18**: 2811–2816.

133 Figge DC, Tamimi HK, Greer BE. Lymphatic spread in carcinoma of the vulva. Am J Obstet Gynecol 1985, **152**: 387–394.

134 Regauer S. Histopathological work-up and interpretation of sentinel lymph nodes removed for vulvar squamous cell carcinoma. Lab Invest 2009, **89**(Suppl 1): 233A.

THERAPY

135 Coleman RL, Santoso JT. Vulvar carcinoma. Curr Treat Options Oncol 2000, **1**: 177–190.

136 Creasman WT, Phillips JL, Menck HR. The National Cancer Data Base Report on early stage invasive vulvar carcinoma. The American College of Surgeons Commission on Cancer and the American Cancer Society. Cancer 1997, **80**: 505–513.

137 Hacker NF, Van der Velden J. Conservative management of early vulvar cancer. Cancer 1993, **71**: 1673–1677.

138 Heaps JM, Fu YS, Montz FJ, Hacker NF, Berek JS. Surgical–pathologic variables predictive of local recurrence in squamous cell carcinoma of the vulva. Gynecol Oncol 1990, **38**: 309–314.

139 Hopkins MP, Morley GW. Pelvic exenteration for the treatment of vulvar cancer. Cancer 1992, **70**: 2835–2838.

140 Moore DH. Chemotherapy and radiation therapy in the treatment of squamous cell carcinoma of the vulva: are two therapies better than one? Gynecol Oncol 2009, **113**: 379–383.

141 Perez CA, Grigsby PW, Galakatos A, Swanson R, Camel HM, Kao MS, Lockett MA. Radiation therapy in management of carcinoma of the vulva with emphasis on conservation therapy. Cancer 1993, **71**: 3707–3716.

PROGNOSIS

142 Ambros RA, Melfetano JH, Mihm MC. Clinicopathologic features of vulvar squamous cell carcinomas exhibiting prominent fibromyxoid stromal response. Int J Gynecol Pathol 1996, **15**: 137–145.

143 Binder SW, Huang I, Fu YS, Hacker NF, Berek JS. Risk factors for the development of lymph node metastasis in vulvar squamous cell carcinoma. Gynecol Oncol 1990, **37**: 9–16.

144 Blecharz P, Karolewski K, Bieda T, Klimek M, Pudelek J, Kojs E, Zur K, Dzialak P, Urbanski K. Prognostic factors in patients with carcinoma of the vulva – our own experience and literature review. Eur J Gynaecol Oncol 2008, **29**: 260–263.

145 Donaldson ES, Powell DE, Hanson MB, van Nagell JR. Prognostic parameters in invasive vulvar cancer. Gynecol Oncol 1981, **11**: 184–190.

146 Gosling JRG, Abell MR, Prolette BM, Loughrin TD. Infiltrative squamous cell (epidermoid) carcinoma of vulva. Cancer 1961, **14**: 330–343.

147 Heaps JM, Fu YS, Montz FJ, Hacker NF, Berek JS. Surgical–pathologic variables predictive of local recurrence in squamous cell carcinoma of the vulva. Gynecol Oncol 1990, **38**: 309–314.

148 Homesley HD. Lymph node findings and outcome in squamous cell carcinoma of the vulva [editorial]. Cancer 1994, **74**: 2399–2402.

149 Homesley HD, Bundy BN, Sedlis A, Yordan E, Berek JS, Jahsan A, Mortel R. Assessment of current International Federation of Gynecology and Obstetrics staging of vulvar carcinoma relative to prognostic factors for survival (a Gynecologic Oncology Group study). Am J Obstet Gynecol 1991, **164**: 997–1003.

150 Homesley HD, Bundy BN, Sedlis A, Yordan E, Berek JS, Jahsan A, Mortel R. Prognostic factors for groin node metastasis in squamous cell carcinoma of the vulva (a Gynecologic Oncology Group study). Gynecol Oncol 1993, **49**: 279–283.

151 Husseinzadeh N, Wesseler T, Schneider D, Schellhas H, Nahhas W. Prognostic factors and the significance of cytologic grading in invasive squamous cell carcinoma of the vulva. A clinicopathologic study. Gynecol Oncol 1990, **36**: 192–199.

152 Husseinzadeh N, Zaino R, Nahhas WA, Mortel R. The significance of histologic findings in predicting nodal metastases in invasive squamous cell carcinoma of the vulva. Gynecol Oncol 1983, **16**: 105–111.

153 Kagie MJ, Kenter GG, Tollenaar RA, Hermans J, Trimbos JB, Fleuren GJ. p53 protein overexpression, a frequent observation in squamous cell carcinoma of the vulva and in various synchronous vulvar epithelia, has no value as a prognostic parameter. Int J Gynecol Pathol 1997, **16**: 124–130.

154 Kojiro S, Growdon WB, Orezzoli JP, Borger S, Rueda BR, Boisvert SL, Iafrate AJ, Oliva E. Expression of p16, p53 and EGFR in squamous cell carcinoma (SCC) of the vulva: a study of 96 cases. Lab Invest 2009, **89**(Suppl 1): 221A.

155 Kunschner A, Kanbour AI, David B. Early vulvar carcinoma. Am J Obstet Gynecol 1978, **132**: 599–606.

156 Paladini D, Cross P, Lopes A, Monaghan JM. Prognostic significance of lymph node variables in squamous cell carcinoma of the vulva. Cancer 1994, 74: 2491–2496.

157 Perez CA, Grigsby PW, Galakatos A, Swanson R, Camel HM, Kao MS, Lockett MA. Radiation therapy in management of carcinoma of the vulva with emphasis on conservation therapy. Cancer 1993, 71: 3707–3716.

158 Ross MJ, Ehrmann RL. Histologic prognosticators in stage I squamous cell carcinoma of the vulva. Obstet Gynecol 1987, 70: 774–784.

159 Woelber L, Mahner S, Voelker K, Eulenburg CZ, Gieseking F, Choschzick M, Jaenicke F, Schwarz J. Clinicopathological prognostic factors and patterns of recurrence in vulvar cancer. Anticancer Res 2009, 29: 545–552.

MICROINVASIVE CARCINOMA

160 Buckley CH, Butler EB, Fox H. Vulvar intraepithelial neoplasia and microinvasive carcinoma of the vulva. J Clin Pathol 1984, 37: 1201–1211.

161 Buscerna J, Woodruff JD, Parmley TH, Genadry R. Carcinoma in situ of the vulva. Obstet Gynecol 1980, 55: 225–230.

162 Dipaola GR, Gomez-Rueda N, Arrighi L. Relevance of microinvasion of carcinoma of the vulva. Obstet Gynecol 1975, 45: 647–649.

163 Dvoretsky PM, Bonfiglio TA, Helmkamp BF, Ramsey G, Chuang C, Beecham JB. The pathology of superficially invasive, thin vulvar squamous cell carcinoma. Int J Gynecol Pathol 1984, 3: 331–342.

164 Nakao CY, Nolan JF, DiSaia PJ, Futoran R. Microinvasive epidermoid carcinoma of the vulva with an unexpected natural history. Am J Obstet Gynecol 1974, 120: 1122–1123.

165 Rush D, Hyjek E, Baergen RN, Ellenson LH, Pirog EC. Detection of microinvasion in vulvar and cervical intraepithelial neoplasia using double immunostaining for cytokeratin and basement membrane components. Arch Pathol Lab Med 2005, 129: 747–753.

166 Sedlis A, Homesley H, Bundy BN, Marshall R, Yordan E, Hacker N, Lee JH, Whitney C. Positive groin lymph nodes in superficial squamous cell vulvar cancer. A gynecologic oncology group study. Am J Obstet Gynecol 1987, 156: 1159–1164.

167 Spiegel GW. Eosinophils as a marker for invasion in vulvar squamous neoplastic lesions. Int J Gynecol Pathol 2002, 21: 108–116.

168 Wharton JT, Gallager S, Rutledge FN. Microinvasive carcinoma of the vulva. Am J Obstet Gynecol 1974, 118: 159–162.

169 Wilkinson EJ, Rico MJ, Pierson KK. Microinvasive carcinoma of the vulva. Int J Gynecol Pathol 1982, 1: 29–39.

OTHER MICROSCOPIC TYPES

170 Abell MR. Adenocystic (pseudoadenomatous) basal cell carcinoma of vestibular glands of vulva. Am J Obstet Gynecol 1963, 86: 470–482.

171 Adam P, Zettl A, Zollner U, Dietl J, Müller-Hermelink HK, Eck M. Metastasizing vulvar carcinosarcoma with squamous carcinomatous and leiomyosarcomatous differentiation: genetic evidence of clonal origin. Hum Pathol 2005, 36: 1143–1147.

172 Axelsen SM, Stamp IM. Lymphoepithelioma-like carcinoma of the vulvar region. Histopathology 1995, 27: 281–283.

173 Brisigotti M, Moreno A, Murcia C, Matias-Guiu X, Prat J. Verrucous carcinoma of the vulva. A clinicopathologic and immunohistochemical

study of five cases. Int J Gynecol Pathol 1989, 8: 1–7.

174 Horn LC, Liebert UG, Edelmann J, Höckel M, Einenkel J. Adenoid squamous carcinoma (pseudoangiosarcomatous carcinoma) of the vulva: a rare but highly aggressive variant of squamous cell carcinoma – report of a case and review of the literature. Int J Gynecol Pathol 2008, 27: 288–291.

175 Japaze H, Van Dinh T, Woodruff JD. Verrucous carcinoma of the vulva. Study of 24 cases. Obstet Gynecol 1982, 60: 462–466.

176 Kraus FT, Perez-Mesa C. Verrucous carcinoma. Clinical and pathologic study of 105 cases involving oral cavity, larynx and genitalia. Cancer 1966, 19: 26–38.

177 Kurman RJ, Toki T, Schiffman MH. Basaloid and warty carcinomas of the vulva. Distinctive types of squamous cell carcinoma frequently associated with human papillomaviruses. Am J Surg Pathol 1993, 17: 133–145.

178 Lasser A, Cornog JL, Morris JM. Adenoid squamous cell carcinoma of the vulva. Cancer 1974, 33: 224–227.

179 Merino MJ, LiVolsi VA, Schwartz PE, Rudnicki J. Adenoid basal cell carcinoma of the vulva. Int J Gynecol Pathol 1982, 1: 299–306.

180 Partridge EE, Murad T, Shingleton HM, Austin JM, Hatch KD. Verrucous lesions of the female genitalia. I. Giant condylomata. Am J Obstet Gynecol 1980, 137: 412–418.

PAGET DISEASE

181 Alguacil-Garcia A, O'Connor R. Mucin-negative biopsy in extra-mammary Paget's disease. A diagnostic problem. Histopathology 1989, 15: 429–431.

182 Bergen S, Di Saia PJ, Liao SY, Berman ML. Conservative management of extramammary Paget's disease of the vulva. Gynecol Oncol 1989, 33: 151–156.

183 Brainard J, Hart WR. Proliferative epidermal lesions associated with anogenital Paget's disease. Am J Surg Pathol 2000, 24: 543–552.

184 Brown HM, Wilkinson EJ. Uroplakin-III to distinguish primary vulvar Paget disease from Paget disease secondary to urothelial carcinoma. Hum Pathol 2002, 33: 545–548.

185 Crawford D, Nimmo M, Clement PB, Thomson T, Benedet JL, Miller D, Gilks CB. Prognostic factors in Paget's disease of the vulva: a study of 21 cases. Int J Gynecol Pathol 1999, 18: 351–359.

186 Curtin JP, Rubin SC, Jones WB, Hoskins WJ, Lewis JL Jr. Paget's disease of the vulva. Gynecol Oncol 1990, 39: 374–377.

187 Diaz de Leon E, Carcangiu ML, Prieto VG, McCue PA, Burchette JL, To G, Norris BA, Kovatich AJ, Sanchez RL, Krigman HR, Gatalica Z. Extramammary Paget's disease is characterized by the consistent lack of estrogen and progesterone receptors but frequently expresses androgen receptor. Am J Clin Pathol 2000, 113: 572–575.

188 Fenn ME, Morley GW, Abell MR. Paget's disease of vulva. Obstet Gynecol 1971, 38: 660–670.

189 Fujimoto A, Takata M, Hatta N, Takehara K. Expression of structurally unaltered androgen receptor in extramammary Paget's disease. Lab Invest 2000, 80: 1465–1471.

190 Goldblum JR, Hart WR. Vulvar Paget's disease: a clinicopathologic and immunohistochemical study of 19 cases. Am J Surg Pathol 1997, 21: 1178–1187.

191 Guarner J, Cohen C, De Rose PB. Histogenesis of extramammary and mammary Paget cells. An immunohistochemical study. Am J Dermatopathol 1989, 11: 313–318.

192 Gunn RA, Gallager HS. Vulvar Paget's disease. A topographic study. Cancer 1980, 46: 590–594.

193 Hart WR, Millman JB. Progression of intraepithelial Paget's disease of the vulva to invasive carcinoma. Cancer 1977, 40: 2333–2337.

194 Hawley IC, Husain F, Pryse-Davies J. Extramammary Paget's disease of the vulva with dermal invasion and vulval intra-epithelial neoplasia. Histopathology 1991, 18: 374–376.

195 Helm KF, Goellner JR, Peters MS. Immunohistochemical stains in extramammary Paget's disease. Am J Dermatopathol 1992, 14: 402–407.

196 Helwig EB, Graham JH. Anogenital (extramammary) Paget's disease. A clinicopathological study. Cancer 1963, 16: 387–403.

197 Jones RE Jr, Austin C, Ackerman AB. Extramammary Paget's disease. A critical reexamination. Am J Dermatopathol 1979, 1: 101–132.

198 Keatings L, Sinclair J, Wright C, Corbett IP, Watchorn C, Hennessy C, Angus B, Lennard T, Horne CH. c-erbB-2 oncoprotein expression in mammary and extramammary Paget's disease. An immunohistochemical study. Histopathology 1990, 17: 243–247.

199 Kohler S, Smoller BR. Gross cystic disease fluid protein-15 reactivity in extramammary Paget's disease with and without associated internal malignancy. Am J Dermatopathol 1996, 18: 118–123.

200 Kondo Y, Kashima K, Daa T, Fujiwara S, Nakayama I, Yokoyama S. The ectopic expression of gastric mucin in extramammary and mammary Paget's disease. Am J Surg Pathol 2002, 26: 617–623.

201 Kuan SF, Montag AG, Hart J, Krausz T, Recant W. Differential expression of mucin genes in mammary and extramammary Paget's disease. Am J Surg Pathol 2001, 25: 1469–1477.

202 Lee SC, Roth LM, Ehrlich C, Hall JA. Extramammary Paget's disease of the vulva. A clinicopathologic study of 13 cases. Cancer 1977, 39: 2540–2549.

203 Liegl B, Leibl S, Gogg-Kamerer M, Tessaro B, Horn LC, Moinfar F. Mammary and extramammary Paget's disease: an immunohistochemical study of 83 cases. Histopathology 2007, 50: 439–447.

204 Misas JE, Larson JE, Podezaski E, Manetta A, Mortel R. Recurrent Paget disease of the vulva in a split-thickness graft. Obstet Gynecol 1990, 76: 543–544.

205 Mori O, Hachisuka H, Nakano S, Sasai Y, Shiku H. Expression of ras p21 in mammary and extramammary Paget's disease. Arch Pathol Lab Med 1990, 114: 858–861.

206 Nadji M, Morales AR, Girtanner RE, Ziegels-Weissman J, Penneys NS. Paget's disease of the skin. A unifying concept of histogenesis. Cancer 1982, 50: 2203–2206.

207 Olson DJ, Fujimura M, Swanson P, Okagaki T. Immunohistochemical features of Paget's disease of the vulva with and without adenocarcinoma. Int J Gynecol Pathol 1991, 10: 285–295.

208 Perrotto J, Abbott JJ, Ceilley RI, Ahmed I. The role of immunohistochemistry in discriminating primary from secondary extramammary Paget disease. Am J Dermatopathol 2010, 32: 137–143.

209 Reed W, Oppedal BR, Eeg Larsen T. Immunohistology is valuable in distinguishing between Paget's disease, Bowen's disease and superficial spreading malignant melanoma. Histopathology 1990, 16: 583–588.

210 Regauer S. Extramammary Paget's disease – a proliferation of adnexal origin? Histopathology 2006, **48**: 723–729.

211 Roth LM, Lee SC, Ehrlich CE. Paget's disease of the vulva. A histogenetic study of five cases including ultrastructural observations and review of the literature. Am J Surg Pathol 1977, **1**: 193–206.

212 Shaco-Levy R, Bean SM, Vollmer RT, Papalas JA, Bentley RC, Selim MA, Robboy SJ. Paget disease of the vulva: a histologic study of 56 cases correlating pathologic features and disease course. Int J Gynecol Pathol 2010, **29**: 69–78.

213 Smith KJ, Tuur S, Corvette D, Lupton BP, Skelton HG. Cytokeratin 7 staining in mammary and extramammary Paget's disease. Mod Pathol 1997, **10**: 1069–1074.

214 Urabe A, Matsukuma A, Shimizu N, Nishimura M, Wada H, Hori Y. Extramammary Paget's disease. Comparative histopathologic studies of intraductal carcinoma of the breast and apocrine adenocarcinoma. J Cutan Pathol 1990, **17**: 257–265.

215 Watanabe S, Ohnishi T, Takahashi H, Ishibashi Y. A comparative study of cytokeratin expression in Paget cells located at various sites. Cancer 1993, **72**: 3323–3330.

216 Wilkinson EJ, Brown HM. Vulvar Paget disease of urothelial origin: a report of three cases and a proposed classification of vulvar Paget disease. Hum Pathol 2002, **33**: 549–554.

217 Willman JH, Golitz LE, Fitzpatrick JE. Vulvar clear cells of Toker: precursors of extramammary Paget's disease. Am J Dermatopathol 2005, **27**: 185–188.

218 Yoshii N, Kitajima S, Yonezawa S, Matsukita S, Setoyama M, Kanzaki T. Expression of mucin core proteins in extramammary Paget's disease. Pathol Int 2002, **52**: 390–399.

219 Zeng HA, Cartun R, Ricci A Jr. Potential diagnostic utility of CDX-2 immunophenotyping in extramammary Paget's disease. Appl Immunohistochem Mol Morphol 2005, **13**: 342–346.

220 Zhang C, Xhang P, Sung J, Lawrence WD. Overexpression of p53 is correlated with stromal invasion in extramammary Paget's disease of the vulva. Hum Pathol 2003, **34**: 880–885.

OTHER EPITHELIAL TUMORS

221 Aguilera-Barrantes I, Magro C, Nuovo GJ. Verruca vulgaris of the vulva in children and adults: a nonvenereal type of vulvar wart. Am J Surg Pathol 2007, **31**: 529–535.

222 Avinoach I, Zirkin HJ, Glezerman M. Proliferating trichilemmal tumor of the vulva. Case report and review of the literature. Int J Gynecol Pathol 1989, **8**: 163–168.

223 Carneiro SJC, Gardner HL, Knox JM. Syringoma. Three cases with vulvar involvement. Obstet Gynecol 1972, **39**: 95–99.

224 Chen KTK. Merkel's cell (neuroendocrine) carcinoma of the vulva. Cancer 1994, **73**: 2186–2191.

225 Chen W, Koenig C. Vulvar keratoacanthoma: a report of two cases. Int J Gynecol Pathol 2004, **23**: 284–286.

226 Chen KT. Pigmented apocrine hamartoma of the vulva: a report of two cases. Int J Gynecol Pathol 2005, **24**: 85–87.

227 Copeland LJ, Cleary K, Sneige N, Edwards CL. Neuroendocrine (Merkel cell) carcinoma of the vulva. A case report and review of the literature. Gynecol Oncol 1985, **22**: 367–378.

228 Cruz-Jimenez PR, Abell MR. Cutaneous basal cell carcinoma of vulva. Cancer 1975, **36**: 1860–1868.

229 Duray PH, Merino MJ, Axiotis C. Warty dyskeratoma of the vulva. Int J Gynecol Pathol 1983, **2**: 286–293.

230 Escalonilla P, Grilli R, Canamero M, Soriano ML, Farina MDC, Manzarbeitia F, Sainz R, Matsukura T, Requena L. Sebaceous carcinoma of the vulva. Am J Dermatopathol 1999, **21**: 468–472.

231 Hinze P, Feyler S, Berndt J, Knolle J, Katenkamp D. Malignant myoepithelioma of the vulva resembling a rhabdoid tumour. Histopathology 1999, **35**: 50–54.

232 Loret de Mola JR, Hudock PA, Steinetz C, Jacobs G, Macfee M, Abdul-Karim FW. Merkel cell carcinoma of the vulva. Gynecol Oncol 1993, **51**: 272–276.

233 Meeker JH, Neubecker RD, Helwig EF. Hidradenoma papilliferum. Am J Clin Pathol 1962, **37**: 182–195.

234 Meenakshi M, McCluggage WG. Myoepithelial neoplasms involving the vulva and vagina: report of 4 cases. Hum Pathol 2009, **40**: 1747–1753.

235 Pantanowitz L, Henneberry JM, Otis CN, Zakhary M. Adenolipoma of the external female genitalia. Int J Gynecol Pathol 2008, **27**: 297–300.

236 Pelosi G, Martignoni G, Bonetti F. Intraductal carcinoma of mammary-type apocrine epithelium arising within a papillary hydradenoma of the vulva. Report of a case and review of the literature. Arch Pathol Lab Med 1991, **115**: 1249–1254.

237 Perrone T, Twiggs LB, Adcock LL, Dehner LP. Vulvar basal cell carcinoma. An infrequently metastasizing neoplasm. Int J Gynecol Pathol 1987, **6**: 152–165.

238 Rahilly MA, Beattie GJ, Lessells AM. Mucinous eccrine carcinoma of the vulva with neuroendocrine differentiation. Histopathology 1995, **27**: 82–86.

239 Regauer S, Nogales FF. Vulvar trichogenic tumors: a comparative study with vulvar basal cell carcinoma. Am J Surg Pathol 2005, **29**: 479–484.

240 Rhatigan RM, Nuss RC. Keratoacanthoma of the vulva. Gynecol Oncol 1985, **21**: 118–123.

241 Rorat E, Wallach RC. Mixed tumors of the vulva. Clinical outcome and pathology. Int J Gynecol Pathol 1984, **3**: 323–328.

242 Roth LM, Look KY. Inverted follicular keratosis of the vulvar skin: a lesion that can be confused with squamous cell carcinoma. Int J Gynecol Pathol 2001, **19**: 369–373.

243 Sington J, Chandrapala R, Manek S, Hollowood K. Mitotic count is not predictive of clinical behavior in hidradenoma papilliferum of the vulva: a clinicopathologic study of 19 cases. Am J Dermatopathol 2006, **28**: 322–326.

244 Wick MR, Goellner JR, Wolfe JT III, Su WPD. Vulvar sweat gland carcinomas. Arch Pathol Lab Med 1985, **109**: 43–47.

245 Woodworth H Jr, Dockerty MB, Wilson RB, Pratt JH. Papillary hidradenoma of the vulva. A clinicopathologic study of 69 cases. Am J Obstet Gynecol 1971, **110**: 501–508.

246 Young S, Leon M, Talerman A, Teresi M, Emmadi R. Polymorphous low-grade adenocarcinoma of the vulva and vagina: a tumor resembling adenoid cystic carcinoma. Int J Surg Pathol 2003, **11**: 43–49.

MELANOCYTIC TUMORS

247 Bradgate MG, Rollason TP, McConkey CC, Powell J. Malignant melanoma of the vulva. A clinicopathological study of 50 women. Br J Obstet Gynaecol 1990, **97**: 124–133.

248 Christensen WN, Friedman KJ, Woodruff JD, Hood AF. Histologic characteristics of vulvar nevocellular nevi. J Cutan Pathol 1987, **14**: 87–91.

249 Clark WH Jr, Hood AF, Tucker MA, Jampel RM. Atypical melanocytic nevi of the genital type with a discussion of reciprocal parenchymal-stromal interactions in the biology of neoplasia. Hum Pathol 1998, **29**: S1–S24.

250 Dunton CJ, Kautzky M, Hanau C. Malignant melanoma of the vulva: a review. Obstet Gynecol Surv 1995, **50**: 739–746.

251 Gleason BC, Hirsch MS, Nucci MR, Schmidt BA, Zembowicz A, Mihm MC Jr, McKee PH, Brenn T. Atypical genital nevi. A clinicopathologic analysis of 56 cases. Am J Surg Pathol 2008, **32**: 51–57.

252 Hill SJ, Berkowitz R, Granter SR, Hirsch MS. Pagetoid lesions of the vulva: a collision between malignant melanoma and extramammary Paget disease. Int J Gynecol Pathol 2008, **27**: 292–296.

253 Irvin WP Jr, Legallo RL, Stoler MH, Rice LW, Taylor PT Jr, Anderson WA. Vulvar melanoma: a retrospective analysis and literature review. Gynecol Oncol 2001, **83**: 457–465.

254 Jaramillo BA, Ganjei P, Averette HE, Sevin B-U, Lovecchio JL. Malignant melanoma of the vulva. Obstet Gynecol 1985, **66**: 398–401.

255 Johnson TL, Kumar NB, White CD, Morley GW. Prognostic features of vulvar melanoma. A clinicopathologic analysis. Int J Gynecol Pathol 1986, **5**: 110–118.

256 Look KY, Roth LM, Sutton GP. Vulvar melanoma reconsidered. Cancer 1993, **72**: 143–146.

257 Panizzon RG. Vulvar melanoma. Semin Dermatol 1996, **15**: 67–70.

258 Podratz KC, Symmonds RE, Taylor WF, Williams TJ. Carcinoma of the vulva. Analysis of treatment and survival. Obstet Gynecol 1983, **61**: 63–74.

259 Raber G, Mempel V, Jackisch C, Hudeiker M, Heinecke A, Kurzl R, Glaubita M, Rompel R, Schneider HP. Malignant melanoma of the vulva: report of 89 patients. Cancer 1996, **78**: 2353–2358.

260 Ragnarsson-Olding B, Johansson H, Rutqvist LE, Ringborg U. Malignant melanoma of the vulva and vagina. Trends in incidence, age distribution, and long-term survival among 245 consecutive cases in Sweden 1960–1984. Cancer 1993, **71**: 1893–1897.

261 Ragnarsson-Olding BK, Kanter-Lewensohn LR, Lagerlof B, Nilsson BR, Ringborg UK. Malignant melanoma of the vulva in a nationwide, 25-year study of 219 Swedish females: clinical observations and histopathologic features. Cancer 1999, **86**: 1273–1284.

262 Ragnarsson-Olding BK, Nilsson BR, Kanter-Lewensohn LR, Lagerlof B, Ringborg UK. Malignant melanoma of the vulva in a nationwide, 25-year study of 219 Swedish females: predictors of survival. Cancer 1999, **86**: 1285–1293.

263 Rock B. Pigmented lesions of the vulva. Dermatol Clin 1992, **10**: 361–370.

264 Rohwedder A, Slominski A, Wolff M, Kredentser D, Carlson JA. Epidermodysplasia verruciformis and cutaneous human papillomavirus DNA, but not genital human papillomavirus DNAs, are frequently detected in vulvar and vaginal melanoma. Am J Dermatopathol 2007, **29**: 13–17.

265 Ronan SG, Eng AM, Briele HA, Walker MJ, Das Gupta TK. Malignant melanoma of the female genitalia. J Am Acad Dermatol 1990, **22**: 428–435.

266 Scheistroen M, Trope C, Koern J, Pettersen EO, Abeler VM, Kristensen GB. Malignant melanoma of the vulva. Evaluation of prognostic factors with emphasis on DNA ploidy in 75 patients. Cancer 1995, **75**: 72–80.

267 Spatz A, Zimmermann U, Bachollet B, Pautier P, Michel G, Duvillard P. Malignant blue nevus of the vulva with late ovarian metastasis. Am J Dermatopathol 1998, **20**: 408–412.

268 Tasseron EW, van der Esch EP, Hart AA, Brutel de la Riviere G, Aartsen EJ. A clinicopathological study of 30 melanomas of the vulva. Gynecol Oncol 1992, **46**: 170–175.

AGRESSIVE ANGIOMYXOMA AND RELATED LESIONS

269 Alameda F, Munné A, Baró T, Iglesias M, Condom E, Lloreta-Trull J, Serrano S. Vulvar angiomyxoma, aggressive angiomyxoma, and angiomyofibroblastoma: an immunohistochemical and ultrastructural study. Ultrastruct Pathol 2006, **30**: 193–205.

270 Bégin LR, Clement PB, Kirk ME, Jothy S, McCaughey WTE, Ferenczy A. Aggressive angiomyxoma of pelvic soft parts. A clinicopathologic study of nine cases. Hum Pathol 1985, **16**: 621–628.

271 Blandamura S, Cruz J, Vergara LF, Puerto IM, Ninfo V. Aggressive angiomyxoma: a second case of metastasis with patient's death. Hum Pathol 2003, **34**: 1072–1074.

272 Cao D, Srodon M, Montgomery EA, Kurman RJ. Lipomatous variant of angiomyofibroblastoma: report of two cases and review of the literature. Int J Gynecol Pathol 2005, **24**: 196–200.

273 Fetsch JF, Laskin WB, Lefkowitz M, Kindblom LG, Meis-Kindblom JM. Aggressive angiomyxoma: a clinicopathologic study of 29 female patients. Cancer 1996, **78**: 79–90.

274 Fetsch JF, Laskin WB, Tavassoli FA. Superficial angiomyxoma (cutaneous myxoma): a clinicopathologic study of 17 cases arising in the genital region. Int J Gynecol Pathol 1998, **16**: 325–334.

275 Fletcher CD, Tsang WY, Fisher C, Lee KC, Chan JK. Angiomyofibroblastoma of the vulva. A benign neoplasm distinct from aggressive angiomyxoma. Am J Surg Pathol 1992, **16**: 373–382.

276 Fukunaga M, Nomura K, Matsumoto K, Doi K, Endo Y, Ushigome S. Vulval angiomyofibroblastoma. Clinicopathologic analysis of six cases. Am J Clin Pathol 1997, **107**: 45–51.

277 Ganesan R, McCluggage WG, Hirschowitz L, Rollason TP. Superficial myofibroblastoma of the lower female genital tract: report of a series including tumours with a vulval location. Histopathology 2005, **46**: 137–143.

278 Granter SR, Nucci MR, Fletcher CD. Aggressive angiomyxoma: reappraisal of its relationship to angiomyofibroblastoma in a series of 16 cases. Histopathology 1997, **30**: 3–10.

279 Hisaoka M, Kouho H, Aoki T, Daimaru Y, Hashimoto H. Angiomyofibroblastoma of the vulva. A clinicopathologic study of seven cases. Pathol Int 1995, **45**: 487–492.

280 Iezzoni JC, Fechner RE, Wong LS, Rosai J. Aggressive angiomyxoma in males. A report of four cases. Am J Clin Pathol 1995, **104**: 391–396.

281 Iwasa Y, Fletcher CD. Cellular angiofibroma: clinicopathologic and immunohistochemical analysis of 51 cases. Am J Surg Pathol 2004, **28**: 1426–1435.

282 Kazmierczak B, Wanschura S, Meyer-Bolte K, Caselitz J, Meister P, Bartnitzke S, Van de Ven W, Bullerdiek J. Cytogenetic and molecular analysis of an aggressive angiomyxoma. Am J Pathol 1995, **147**: 580–585.

283 Laskin WB, Fetsch JF, Tavassoli FA. Angiomyofibroblastoma of the female genital tract: analysis of 17 cases including a lipomatous variant. Hum Pathol 1997, **28**: 1046–1055.

284 Martinez MA, Ballestin C, Carabias E, Lois CG. Aggressive angiomyxoma: an ultrastructural study of four cases. Ultrastruct Pathol 2003, **27**: 227–233.

285 McCluggage WG, Ganesan R, Hirschowitz L, Rollason TP. Cellular angiofibroma and related fibromatous lesions of the vulva: report of a series of cases with a morphological spectrum wider than previously described. Histopathology 2004, **45**: 360–368.

286 McCluggage WG. Recent developments in vulvovaginal pathology. Histopathology 2009, **54**: 156–173.

287 Micci F, Panagopoulos I, Bjerkehagen B, Heim S. Deregulation of HMGA2 in an aggressive angiomyxoma with t(11;12)(q23;q15). Virchows Arch 2006, **448**: 838–842.

288 Nielsen GP, Rosenberg AE, Young RH, Dickersin GR, Clement PB, Scully RE. Angiomyofibroblastoma of the vulva and vagina. Mod Pathol 1996, **9**: 284–291.

289 Nielsen GP, Young RH, Dickersin GR, Rosenberg AE. Angiomyofibroblastoma of the vulva with sarcomatous transformation ('angiomyofibrosarcoma'). Am J Surg Pathol 1997, **21**: 1104–1108.

290 Nucci MR, Granter SR, Fletcher CD. Cellular angiofibroma: a benign neoplasm distinct from angiomyofibroblastoma and spindle cell lipoma. Am J Surg Pathol 1997, **21**: 636–644.

291 Ockner DM, Sayadi H, Swanson PE, Ritter JH, Wick MR. Genital angiomyofibroblastoma. Comparison with aggressive angiomyxoma and other myxoid neoplasms of skin and soft tissue. Am J Clin Pathol 1997, **107**: 36–44.

292 Rabban JT, Dal Cin P, Oliva E. HMGA2 rearrangement in a case of vulvar aggressive angiomyxoma. Int J Gynecol Pathol 2006, **25**: 403–407.

293 Rotmensch EJ, Kasznica J, Hamid MA. Immunohistochemical analysis of hormone receptors and proliferating cell nuclear antigen in aggressive angiomyxoma of the vulva. Int J Gynaecol Obstet 1993, **41**: 171–179.

294 Siassi R, Papadopoulos T, Matzel KE. Metastasizing aggressive angiomyxoma [letter to the editor]. N Engl J Med 1999, **341**: 1772.

295 Skalova A, Michal M, Husek K, Zamecnik M, Leivo I. Aggressive angiomyxoma of the pelvioperineal region. Immunohistological and ultrastructural study of seven cases. Am J Dermatopathol 1993, **15**: 446–451.

296 Steeper TA, Rosai J. Aggressive angiomyxoma of the female pelvis and perineum. Report of nine cases of a distinctive type of gynecologic soft tissue neoplasm. Am J Surg Pathol 1983, **7**: 463–475.

297 Tsuji T, Yoshinaga M, Inomoto Y, Taguchi S, Douchi T. Aggressive angiomyxoma of the vulva with a sole t(5;8)(p15;q22) chromosome change. Int J Gynecol Pathol 2007, **26**: 494–496.

298 van Roggen JF, van Unnik JA, Briaire-de Bruijn IH, Hogendoorn PC. Aggressive angiomyxoma: a clinicopathological and immunohistochemical study of 11 cases with long-term follow-up. Virchows Arch 2005, **446**: 157–163.

299 Vasquez MD, Ro JY, Park YW, Tornos CS, Ordonez NG, Ayala AG. Angiomyofibroblastoma: a clinicopathologic study of eight cases and review of the literature. Int J Surg Pathol 1999, **7**: 161–170.

300 White J, Chan YF. Aggressive angiomyxoma of the vulva in an 11-year-old girl. Pediatr Pathol 1994, **14**: 27–37.

OTHER TUMORS AND TUMORLIKE CONDITIONS

301 Abdul-Karim FW, Cohen RE. Atypical stromal cells of lower female genital tract. Histopathology 1990, **17**: 249–253.

302 Allen MV, Novotny DB. Desmoid tumor of the vulva associated with pregnancy. Arch Pathol Lab Med 1997, **121**: 512–514.

303 Axiotis CA, Merino MJ, Duray PH. Langerhans cell histiocytosis of the female genital tract. Cancer 1991, **67**: 1650–1660.

304 Barnhill DR, Boling R, Nobles W, Crooks L, Burke T. Vulvar dermatofibrosarcoma protuberans. Gynecol Oncol 1988, **30**: 149–152.

305 Bell D, Kane PB, Liang S, Conway C, Tornos C. Vulvar varices: an uncommon entity in surgical pathology. Int J Gynecol Pathol 2007, **26**: 99–101.

306 Blandamura S, Florea G, Brotto M, Salmaso R, Castellan L. Periurethral glomangiomyoma in women: case report and review of the literature [letter]. Histopathology 2000, **36**: 571–572.

307 Bock JE, Andreasson B, Thorn A, Holck S. Dermatofibrosarcoma protuberans of the vulva. Gynecol Oncol 1985, **20**: 129–135.

308 Colgan TJ, Dardick I, O'Connell G. Paraganglioma of the vulva. Int J Gynecol Pathol 1991, **10**: 203–208.

309 Dehner LP. Metastatic and secondary tumors of the vulva. Obstet Gynecol 1973, **42**: 47–57.

310 Dudley AG, Young RH, Lawrence WD, Scully RE. Endodermal sinus tumor of the vulva in an infant. Obstet Gynecol 1983, **61**: 76S–78S.

311 Edelweiss M, Malpica A. Dermatofibrosarcoma protuberans of the vulva: a clinicopathologic and immunohistochemical study of 13 cases. Am J Surg Pathol 2010, **34**: 393–400.

312 Elliott GB, Elliott JDA. Superficial stromal reactions of lower genital tract. Arch Pathol 1973, **95**: 100–101.

313 Fernández-Aguilar S, Fayt I, Noël JC. Spindle cell vulvar hemangiomatosis associated with enchondromatosis: a rare variant of Maffucci's syndrome. Int J Gynecol Pathol 2004, **23**: 68–70.

314 Gersell DJ, Fulling KH. Localized neurofibromatosis of the female genitourinary tract. Am J Surg Pathol 1989, **13**: 873–878.

315 Ghorbani RP, Malpica A, Ayala AG. Dermatofibrosarcoma protuberans of the vulva: clinicopathologic and immununohistochemical analysis of four cases, one with fibrosarcomatous change, and review of the literature. Int J Gynecol Pathol 1999, **18**: 366–373.

316 Guirguis A, Kanbour-Shakir A, Kelley J. Epithelioid angiosarcoma of the mons after chemoradiation for vulvar cancer. Int J Gynecol Pathol 2007, **26**: 265–268.

317 Hays DM, Raney RB Jr, Lawrence W Jr, Gehan EA, Soule EH, Tefft M, Maurer HM. Rhabdomyosarcoma of the female urogenital tract. J Pediatr Surg 1981, **16**: 828–834.

318 Hays DM, Shimada H, Raney RB Jr, Tefft M, Newton W, Crist WM, Lawrence W Jr, Ragab A, Beltangady M, Maurer HM. Clinical staging and treatment results in rhabdomyosarcoma of the female genital tract among children and adolescents. Cancer 1988, **61**: 1893–1903.

319 Hood AF, Lumadue J. Benign vulvar tumors. Dermatol Clin 1992, **10**: 371–385.

320 Huang HJ, Yamabe T, Tagawa H. A solitary neurilemmoma of the clitoris. Gynecol Oncol 1983, **15**: 103–110.

321 Iwasa Y, Fletcher CD. Distinctive prepubertal vulval fibroma: a hitherto unrecognized mesenchymal tumor of prepubertal girls: analysis of 11 cases. Am J Surg Pathol 2004, **28**: 1601–1608.

322 Kaplan MA, Jacobson JO, Ferry JA, Harris NL. T-cell lymphoma of the vulva in a renal allograft recipient with associated hemophagocytosis. Am J Surg Pathol 1993, **17**: 842–849.

323 Katz VL, Askin FB, Bosch BD. Glomus tumor of the vulva. A case report. Obstet Gynecol 1986, **67**: 43S–45S.

324 Kempson RL, Sherman AI. Sclerosing lipogranuloma of the vulva. Report of a case. Obstet Gynecol 1968, **101**: 854–856.

325 Kernen JA, Morgan ML. Benign lymphoid hamartoma of the vulva. Report of a case. Obstet Gynecol 1970, **35**: 290–292.

326 Lae ME, Pereira PF, Keeney GL, Nascimento AG. Lipoblastoma-like tumour of the vulva: report of three cases of a distinctive mesenchymal neoplasm of adipocytic differentiation. Histopathology 2002, **40**: 505–509.

327 Manson CM, Hirsch PJ, Coyne JD. Post-operative spindle cell nodule of the vulva. Histopathology 1995, **26**: 571–574.

328 Matias C, Nunes JF, Vicente LF, Almeida MO. Primary malignant rhabdoid tumour of the vulva. Histopathology 1990, **17**: 576–578.

329 Mazur MT, Hsueh S, Gersell DJ. Metastases to the female genital tract. Analysis of 325 cases. Cancer 1984, **53**: 1978–1984.

330 McCluggage WG, Nielsen GP, Young RH. Massive vulval edema secondary to obesity and immobilization: a potential mimic of aggressive angiomyxoma. Int J Gynecol Pathol 2008, **27**: 447–452.

331 McNeely TB. Angiokeratoma of the clitoris. Arch Pathol Lab Med 1992, **116**: 880–881.

332 Meehan SA, Smoller BR. Cutaneous Langerhans cell histiocytosis of the genitalia in the elderly: a report of three cases. J Cutan Pathol 1998, **25**: 370–374.

333 Mu XC, Tran TA, Dupree M, Carslon JA. Acquired vulvar lymphangioma mimicking genital warts. A case report and review of the literature. J Cutan Pathol 1999, **26**: 150–154.

334 Mucitelli DR, Charles EZ, Kraus FT. Vulvovaginal polyps. Histologic appearance, ultrastructure, immunocytochemical characteristics, and clinicopathologic correlations. Int J Gynecol Pathol 1990, **9**: 20–40.

335 Nemoto T, Shinoda M, Komatsuzaki K, Hara T, Kojima M, Ogihara T. Myxoid leiomyoma of the vulva mimicking aggressive angiomyxoma. Pathol Int 1994, **44**: 454–459.

336 Neto AG, Deavers MT, Silva EG, Malpica A. Metastatic tumors of the vulva. A clinicopathologic study of 66 cases. Am J Surg Pathol 2003, **27**: 799–804.

337 Newman PL, Fletcher CD. Smooth muscle tumours of the external genitalia. Clinicopathological analysis of a series. Histopathology 1991, **18**: 523–529.

338 Nielsen GP, Young RH. Fibromatosis of soft tissue type involving the female genital tract: a report of two cases. Int J Gynecol Pathol 1998, **16**: 383–386.

339 Nielsen GP, Young RH. Mesenchymal tumors and tumor-like lesions of the female genital tract: a selective review with emphasis on recently described entities. Int J Gynecol Pathol 2001, **20**: 105–127.

340 Nielsen GP, Rosenberg AE, Koerner FC, Young RH, Scully RE. Smooth-muscle tumors of the vulva: a clinicopathological study of 25 cases and review of the literature. Am J Surg Pathol 1996, **20**: 779–793.

341 Nielsen GP, Shaw PA, Rosenberg AE, Dickersin GR, Young RH, Scully RE. Synovial sarcoma of the vulva: a report of two cases. Mod Pathol 1997, **9**: 970–974.

342 Nirenberg A, Ostor AG, Slavin J, Riley CB, Rome RM. Primary vulvar sarcomas. Int J Gynecol Pathol 1995, **14**: 55–62.

343 Nucci MR, Young RH, Fletcher CD. Cellular pseudosarcomatous fibroepithelial stromal polyps of the lower female genital tract: an underrecognized lesion often misdiagnosed as sarcoma. Am J Surg Pathol 2000, **24**: 231–240.

344 Nucci MR, Fletcher CD. Liposarcoma (atypical lipomatous tumors) of the vulva: a clinicopathologic study of six cases. Int J Gynecol Pathol 1998, **17**: 17–23.

345 Nucci MR, Fletcher CD. Vulvovaginal soft tissue tumors: update and review. Histopathology 2000, **36**: 97–108.

346 O'Connell JX, Young RH, Nielsen GP, Rosenberg AE, Bainbridge TC, Clement PB. Nodular fasciitis of the vulva: study of six cases and literature review. Int J Gynecol Pathol 1997, **16**: 117–123.

347 Ostor AG, Fortune DW, Riley CB. Fibroepithelial polyps with atypical stromal cells (pseudosarcoma botryoides) of vulva and vagina. A report of 13 cases. Int J Gynecol Pathol 1988, **7**: 351–360.

348 Padula A, Medeiros LJ, Silva EG, Deavers MT. Isolated vulvar Langerhans cell histiocytosis: report of two cases. Int J Gynecol Pathol 2004, **23**: 278–283.

349 Papalas JA, Shaco-Levy R, Robboy SJ, Selim MA. Isolated and synchronous vulvar granular cell tumors: a clinicopathologic study of 17 cases in 13 patients. Int J Gynecol Pathol 2010, **29**: 173–180.

350 Perrone T, Swanson PE, Twiggs L, Ulbright TM, Dehner LP. Malignant rhabdoid tumor of the vulva. Is distinction from epithelioid sarcoma possible? A pathologic and immunohistochemical study. Am J Surg Pathol 1989, **13**: 848–858.

351 Robertson AJ, McIntosh W, Lamont P, Guthrie W. Malignant granular cell tumour (myoblastoma) of the vulva. Report of a case and review of the literature. Histopathology 1981, **5**: 69–79.

352 Santa Cruz J, Martin SA. Verruciform xanthoma of the vulva. Am J Clin Pathol 1979, **71**: 224–228.

353 Shen J-T, D'Ablaing G, Morro CP. Alveolar soft part sarcoma of the vulva. Report of first case and review of literature. Gynecol Oncol 1982, **13**: 120–128.

354 Sonobe H, Ro JY, Ramos M, Diaz I, Mackay B, Ordóñez NG, Ayala AG. Glomus tumor of the female external genitalia. A report of two cases. Int J Gynecol Pathol 1994, **13**: 359–364.

355 Strayer SA, Yum MN, Sutton GP. Epithelioid hemangioendothelioma of the clitoris. A case report with immunohistochemical and ultrastructural findings. Int J Gynecol Pathol 1992, **11**: 234–239.

356 Tavassoli FA, Norris HJ. Smooth muscle tumors of the vulva. Obstet Gynecol 1979, **53**: 213–217.

357 Taylor RN, Bottles K, Miller TR, Braga CA. Malignant fibrous histiocytoma of the vulva. Obstet Gynecol 1985, **66**: 145–148.

358 Terada KY, Schmidt RW, Roberts JA. Malignant schwannoma of the vulva. A case report. J Reprod Med 1988, **33**: 969–972.

359 Thomas WJ, Bevan HE, Hooper DG, Downey EJ. Malignant schwannoma of the clitoris in a 1-year-old child. Cancer 1989, **63**: 2216–2219.

360 Ulbright TM, Brokaw SA, Stehman FB, Roth LM. Epithelioid sarcoma of the vulva. Evidence suggesting a more aggressive behavior than extra-genital epithelioid sarcoma. Cancer 1983, **52**: 1462–1469.

361 Vang R, Medeiros LJ, Malpica A, Levenback C, Deavers M. Non-Hodgkin's lymphoma involving the vulva. Int J Gynecol Pathol 2000, **19**: 236–242.

362 Vang R, Connelly JH, Hammill HA, Shannon RL. Vulvar hypertrophy with lymphedema: a mimicker of aggressive angiomyxoma. Arch Pathol Lab Med 2000, **124**: 1697–1699.

363 Vang R, Taubenberger JK, Mannion CM, Bijwaard K, Malpica A, Ordonez NG, Tavassoli FA, Silver SA. Primary vulvar and vaginal extraosseous Ewing's sarcoma/peripheral neuroectodermal tumor: diagnostic confirmation with CD99 immunostaining and reverse transcriptase-polymerase chain reaction. Int J Gynecol Pathol 2000, **19**: 103–109.

364 Vargas SO, Kozakewich HP, Boyd TK, Ecklund K, Fishman SJ, Laufer MR, Perez-Atayde AR. Childhood asymmetric labium majus enlargement: mimicking a neoplasm. Am J Surg Pathol 2005, **29**: 1007–1016.

365 Weissmann D, Amenta PS, Kantor GR. Vulvar epithelioid sarcoma metastatic to the scalp. A case report and review of the literature. Am J Dermatopathol 1990, **12**: 462–468.

366 White BE, Kaplan A, Lopez-Terrada DH, Ro JY, Benjamin RS, Ayala AG. Monophasic synovial sarcoma arising in the vulva: a case report and review of the literature. Arch Pathol Lab Med 2008, **132**: 698–702.

367 Wolber RA, Talerman A, Wilkinson EJ, Clement PB. Vulvar granular cell tumors with pseudocarcinomatous hyperplasia. A comparative analysis with well-differentiated squamous carcinoma. Int J Gynecol Pathol 1991, **10**: 59–66.

LESIONS OF BARTHOLIN GLANDS AND RELATED STRUCTURES

368 Andersen G, Christensen S, Detlefsen GU, Kern-Hansen P. Treatment of Bartholin's abscess. Marsupialization versus incision, curettage and suture under antibiotic cover. A randomized trial with a 6-months follow-up. Acta Obstet Gynecol Scand 1992, **71**: 59–62.

369 Axe S, Parmley T, Woodruff JD, Hlopak B. Adenomas in minor vestibular glands. Obstet Gynecol 1986, **68**: 16–18.

370 Balat O, Edwards CL, Delclos L. Advanced primary carcinoma of the Bartholin gland: report of 18 patients. Eur J Gynecol Oncol 2001, **22**: 46–49.

371 Cardosi RJ, Speights A, Fiorica JV, Grendys EC Jr, Hakam A, Hoffman MS. Bartholin's gland carcinoma: a 15-year experience. Gynecol Oncol 2001, **82**: 247–251.

372 Chapman GW Jr, Hassan N, Page D, Mostoufi-Zadeh M, Leyman D. Mucinous cystadenoma of Bartholin's gland. A case report. J Reprod Med 1987, **32**: 939–941.

373 Copeland LJ, Sneige N, Gershenson DM, McGuffee VB, Abdul-Karim F, Rutledge FN. Bartholin gland carcinoma. Obstet Gynecol 1986, **67**: 794–801.

374 Copeland LJ, Sneige N, Gershenson DM, Saul PB, Stringer CA, Seski JC. Adenoid cystic carcinoma of Bartholin gland. Obstet Gynecol 1986, **67**: 115–120.

375 Enghardt MH, Valente PT, Day DH. Papilloma of Bartholin's gland duct cyst. First report of a case. Int J Gynecol Pathol 1993, **12**: 86–92.

376 Felix A, Nunes JF, Soares J. Salivary gland-type basal cell adenocarcinoma of presumed Bartholin's gland origin: a case report. Int J Gynecol Pathol 2002, **21**: 194–197.

377 Felix JC, Cote RJ, Kramer EE, Saigo P, Goldman GH. Carcinomas of Bartholin's gland. Histogenesis and the etiological role of human papillomavirus. Am J Pathol 1993, **142**: 925–933.

378 Freedman SR, Goldman RL. Mucocele-like changes in Bartholin's glands. Hum Pathol 1978, **9**: 111–114.

379 Friedrich EG Jr, Wilkinson EJ. Mucous cysts of the vulvar vestibule. Obstet Gynecol 1973, **42**: 407–414.

380 Jones MA, Mann EW, Caldwell CL, Tarraza HM, Dickersin GR, Young RH. Small cell neuroendocrine carcinoma of Bartholin's gland. Am J Clin Pathol 1990, **94**: 439–442.

381 Koenig C, Tavassoli FA. Nodular hyperplasia, adenoma, and adenomyoma of Bartholin's gland. Int J Gynecol Pathol 1998, **17**: 289–294.

382 Leuchter RS, Hacker NF, Voet RL, Berek JS, Townsend DE, Lagasse LD. Primary carcinoma of the Bartholin gland. A report of 14 cases and review of the literature. Obstet Gynecol 1982, **60**: 361–368.

383 McCluggage WG, Aydin NE, Wong NA, Cooper K. Low-grade epithelial–myoepithelial carcinoma of Bartholin gland: report of 2 cases of a distinctive neoplasm arising in the vulvovaginal region. Int J Gynecol Pathol 2009, **28**: 286–291.

384 Milchgrub S, Wiley EL, Vuitch F, Albores-Saavedra J. The tubular variant of adenoid cystic carcinoma of the Bartholin's gland. Am J Clin Pathol 1994, **101**: 204–208.

385 Mossler JA, Woodard BH, Addison A, McArty KS. Adenocarcinoma of Bartholin's gland. Arch Pathol Lab Med 1980, **104**: 523–526.

386 Paquin ML, Davis JR, Weiner S. Malacoplakia of Bartholin's gland. Arch Pathol Lab Med 1986, **110**: 757–758.

387 Rorat E, Ferenczy A, Richart RM. Human Bartholin gland, duct and duct cyst. Histochemical and ultrastructural study. Arch Pathol 1975, **99**: 367–374.

388 Rosenberg P, Simonsen E, Risberg B. Adenoid cystic carcinoma of Bartholin's gland. A report of five new cases treated with surgery and radiotherapy. Gynecol Oncol 1989, **34**: 145–147.

389 Scinicariello F, Rady P, Hannigan E, Dinh TV, Tyring SK. Human papillomavirus type 16 found in primary transitional cell carcinoma of the Bartholin's gland and in a lymph node metastasis. Gynecol Oncol 1992, **47**: 263–266.

390 Wheelock JB, Goplerud DR, Dunn LJ, Oates JF III. Primary carcinoma of the Bartholin gland.

A report of ten cases. Obstet Gynecol 1984, **63**: 820–824.

391 Wilkinson EJ. Pathology of the vulva and vagina. In Wilkerson EJ (ed.): Contemporary issues in surgical pathology, **vol.** 9. New York, 1986, Churchill Livingstone.

LESIONS OF THE FEMALE URETHRA

392 Amin MB, Young RH. Primary carcinomas of the urethra. Semin Diagn Pathol 1997, **14**: 147–160.

393 Baxendine-Jones JA, Wedderburn AW, Smart CJ, Theaker JM. Primary adenocarcinoma of the female urethra associated with adenomatous hyperplasia of the periurethral glands. J Urol Pathol 1998, **9**: 233–239.

394 Benson RC, Tunca JC, Buchler DA, Uehling DT. Primary carcinoma of the female urethra. Gynecol Oncol 1982, **14**: 313–318.

395 Capraro VJ, Bayonet-Rivera NP, Magoss I. Vulvar tumor in children due to prolapse of urethral mucosa. Am J Obstet Gynecol 1970, **108**: 572–575.

396 Clayton M, Siami P, Guinan P. Urethral diverticular carcinoma. Cancer 1992, **70**: 665–670.

397 Evans KJ, McCarthy MP, Sands JP. Adenocarcinoma of a female urethral diverticulum. Case report and review of the literature. J Urol 1981, **126**: 124–126.

398 Furusato M, Takaki K, Joh K, Suzuki M, Chiba S, Nakata Y, Kakimoto S, Aizawa S, Ishikawa E. Nephrogenic adenoma in female urethra. Acta Pathol Jpn 1983, **33**: 1009–1015.

399 Garden AS, Zagars GK, Delclos L. Primary carcinoma of the female urethra. Results of radiation therapy. Cancer 1993, **71**: 3102–3108.

400 Grigsby PW, Corn BW. Localized urethral tumors in women. Indications for conservative versus exenterative therapies. J Urol 1992, **147**: 1516–1520.

401 Jarvi OH, Marin S, de Boer WGRM. Further studies of intestinal heterotopia in urethral caruncle. Acta Pathol Microbiol Immunol Scand (A) 1984, **92**: 469–474.

402 Johnson DE, O'Connell JR. Primary carcinoma of female urethra. Urology 1983, **21**: 42–44.

403 Kim CJ, Pak K, Hamaguchi A, Ishida A, Arai Y, Konishi T, Okada Y, Tomoyoshi T. Primary malignant melanoma of the female urethra. Cancer 1993, **71**: 448–451.

404 Mayer R, Fowler JE Jr, Clayton M. Localized urethral cancer in women. Cancer 1987, **60**: 1548–1551.

405 Meis JM, Ayala AG, Johnson DE. Adenocarcinoma of the urethra in women. A clinicopathologic study. Cancer 1987, **60**: 1038–1052.

406 Morgan DR, Dixon MF, Harnden P. Villous adenoma of urethra associated with tubulovillous adenoma and adenocarcinoma of rectum. Histopathology 1998, **32**: 87–89.

407 Mostofi FK, David CJ Jr, Sesterhenn IA. Carcinoma of the male and female urethra. Urol Clin North Am 1992, **19**: 347–358.

408 Narayan P, Konety B. Surgical treatment of female urethral carcinoma. Urol Clin North Am 1992, **19**: 373–382.

409 Odze R, Begin LR. Tubular adenomatous metaplasia (nephrogenic adenoma) of the female urethra. Int J Gynecol Pathol 1989, **8**: 374–380.

410 Ohsawa M, Mishima K, Suzuki A, Hagino K, Doi J, Aozasa K. Malignant lymphoma of the urethra. Report of a case with detection of Epstein–Barr virus genome in the tumor cells. Histopathology 1994, **24**: 525–529.

411 Oliva E, Quinn TR, Amin MB, Eble JN, Epstein JI, Srigley JR, Young RH. Primary malignant melanoma of the urethra: a clinicopathologic analysis of 15 cases. Am J Surg Pathol 2000, **24**: 785–796.

412 Oliva E, Young RH. Clear cell adenocarcinoma of the urethra: a clinicopathologic analysis of 19 cases. Mod Pathol 1997, **9**: 513–520.

413 Prempee T, Amornmarn R, Patanaphan V. Radiation therapy in primary carcinoma of the female urethra. Part II. An update on results. Cancer 1984, **54**: 729–733.

414 Rogers RE, Burns B. Carcinoma of the female urethra. Obstet Gynecol 1969, **33**: 54–57.

415 Saad AG, Kaouk JH, Kaspar HG, Khauli RB. Leiomyoma of the urethra: report of three cases of a rare entity. Int J Surg Pathol 2003, **11**: 123–126.

416 Suzuki K, Morita T, Tokue A. Primary signet ring cell carcinoma of female urethra. Int J Urol 2001, **8**: 509–512.

417 Wegnaupt K, Gerstner GJ, Kucera H. Radiation therapy for primary carcinoma of the female urethra. A survey over 25 years. Gynecol Oncol 1984, **17**: 58–63.

418 Wiener JS, Walther PJ. A high association of oncogenic human papillomaviruses with carcinomas of the female urethra. Polymerase chain reaction-based analysis of multiple histological types. J Urol 1994, **151**: 49–53.

419 Young RH, Scully RE. Clear cell adenocarcinoma of the bladder and urethra. A report of three cases and review of the literature. Am J Surg Pathol 1985, **9**: 816–826.

420 Young RH, Oliva E, Saenz Garcia JA, Bhan AK, Clement PB. Urethral caruncle with atypical stromal cells simulating lymphoma or sarcoma – a distinctive pseudoneoplastic lesion of females: a report of six cases. Am J Surg Pathol 1996, **20**: 1190–1195.

阴　道

章 目 录

正常解剖学

　　阴道是一个管性结构，来源于成对的 Müller 管，从外阴前庭一直延伸到子宫[5,6]。阴道主要由三层组成：黏膜层、肌层和外膜。黏膜层由复层鳞状上皮和其下的疏松结缔组织间质组成。同在宫颈阴道部一样，鳞状上皮可以再分为三层：基底层、中间层和表浅层[3]。这种上皮对于类固醇激素有反应，并与年龄和月经周期相关[5]。

　　上皮下间质或固有层内含有弹力纤维以及丰富的静脉和淋巴管网。可见一些多角形到星形的间质细胞，有些为多核细胞。这些细胞免疫组织化学染色结蛋白和激素受体呈阳性，但肌动蛋白呈阴性。

　　阴道部分的 Wolff（中肾）管被称为 **Gartner 管**[6]，沿阴道侧壁深层走行。显微镜下，通常表现为小的单管型导管，有时周围围绕着小簇腺体，导管和腺体均衬覆单层立方上皮。管腔内出现浓缩的嗜酸性分泌物是这些残件的特征。

　　在罕见情况下可见于阴道的异位组织内有**前列腺**和**皮脂腺**[1]。

　　阴道的淋巴引流相当复杂。阴道前上壁的淋巴管汇合到宫颈淋巴管，终止于髂外淋巴结的内侧链（髂间淋巴结）。阴道后壁的淋巴管引流至盆腔深部、直肠和主动脉淋巴结。阴道下部的一些淋巴管（包括处女膜部分）引流到髂间淋巴结；其他淋巴管横穿膀胱旁间隙，直达臀下淋巴结。最后，阴道淋巴管与外阴淋巴管吻合，引流到股淋巴结[2,3]。

腺病和相关病变

　　阴道腺病（腺细胞分化异常）最初被描述为阴道黏膜的鳞状上皮部分或全部转变为宫颈内膜型腺上皮[20]（图 1.36），但这个概念后来被扩展为到阴道出现的任何类型的 Müller 型腺上皮。Sandberg[19] 通过尸解发现，在 22 例青春期后女孩中，9 例（41%）有隐匿性阴道腺病，在 13 例青春期前女孩却无一人被检出此类病变。Kurman 和 Scully[13] 也得到了相似的结果，提示阴道腺病的发生具有先天基础，但类固醇激素在其发生过程中可能起一定的刺激作用。在有症状的病例中，最常见的主诉是黏液性分泌物过多。大体上，腺病表现为 Lugol 液染色阴性的红色颗粒状斑点或斑块。显微镜下，腺体可能是黏液分泌性的，类似于宫颈内膜的腺体（最常见），或衬覆一层输卵管或子宫内膜样黏膜[10]（图 1.37）。

　　根据这些成分的相对比例，**黏液型（宫颈内膜型）**和**输卵管 - 子宫内膜型**的阴道腺病均有描述。个别情况下可以见到肠化生[14]。阴道腺病的腺型上皮可以位于固有层或被覆阴道表面。因此，细胞学涂片可以检测出这种病变，这被认为是检测腺病的有效方法。阴道腺病常伴有慢性炎症和鳞状上皮化生（成熟、不成熟或非典型性）（图 1.38）。化生的鳞状上皮胞质内糖原较少，可使腺腔闭塞，并表现为钉突样，与表面延续，这种改变可能被误认为是阴道上皮内瘤变（VaIN），甚或被误诊为鳞状细胞癌[16]。不过，人们应当知道，腺病中可以出现具有 VaIN 特征的病灶，鉴别点与宫颈章节中所述发生于宫

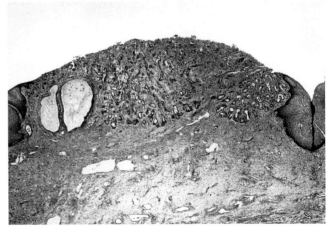

图 1.36　阴道腺病的整体观，显示部分阴道被覆腺上皮，边界清楚。

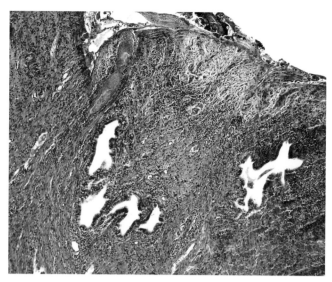

图1.37 位于溃疡表面下方的输卵管子宫内膜型阴道腺病。这个标本的其他部位可见起源于腺病的腺癌。

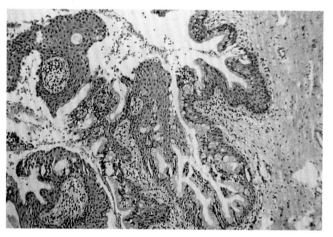

图1.38 阴道腺病显示广泛的鳞状上皮化生。

颈的类似病变相同。

有时鳞状上皮化生非常广泛，只有通过黏液卡红或其他黏液染色显示细胞间少量的黏液池或细胞内的黏液小滴，才能证明以前存在过腺病。有人提出，随着女性年龄的增长，阴道腺病可以通过鳞状上皮化生而退化[17]。

在应用口服避孕药后，阴道腺病病灶内可出现微小腺体增生。重要的是，不要将这种良性病变与透明细胞腺癌混淆[18]。

Arthur Herbst 和 Robert Scully 的出色工作己证明，阴道腺病与子宫内接触己烯雌酚（diethylstilbestrol, DES）具有因果关系。不同的研究显示，在接触 DES 的人群中，腺病的发生率从 35% 到超过 90% 不等[7]。有报道显示，如果在妊娠第 8 周内或之前开始用药，阴道腺病和相关阴道镜异常的发生率接近 100%；如果在妊娠第 15 周内或第 15 周以后开始用药，其发生率仅为 6%[21]。宫内接触 DES 的女性的腺病其显微镜下特征与未接触 DES

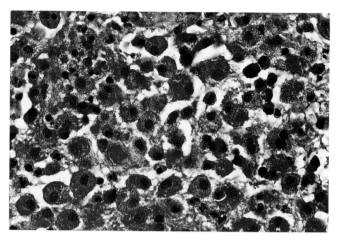

图1.39 阴道软斑病。PAS染色显示大量组织细胞胞质内含有颗粒状物质。

的女性的腺病相同[8,15]。

横嵴和其他结构异常也与服用 DES 有关[11,12]。在约 1/4 的 DES 暴露人群的阴道上部或宫颈发现横脊，这种病变被描述为：鸡冠样宫颈、轮缘、项圈、兜帽和假息肉。显微镜下，横嵴的中心由纤维组织构成，外覆黏液上皮、化生的鳞状上皮或在罕见情况下为输卵管或子宫内膜上皮。尽管阴道腺病和透明细胞癌均与接触 DES 有关（见 28 页），但从腺病转化为癌的可能性似乎极其微小。

在活检或治疗之后，具有不成熟性鳞状上皮化生、非典型性化生和 VaIN Ⅰ级特征的 DES 相关性病变通常恢复正常。具有 VaIN Ⅱ 或 Ⅲ级病变特征（显微分光光度计检查，通常特征性表现为非整倍体 DNA 形式）者病程持久，在活检或治疗之后容易复发[9]。

其他非肿瘤性病变

多数细菌感染不会对成人阴道产生影响。然而，兼性厌氧菌菌丛过度生长可能导致**细菌性阴道病**。显微镜下，细菌性阴道病的最重要特征是：鳞状上皮细胞被球杆菌所覆盖（"线索细胞"）[29]。Pap 涂片检测此类病变表现相当特异，但敏感性不够[33]。阴道毛滴虫和白色念珠菌所致惰性感染较为常见，尤其是在妊娠期间[31]。**性病性淋巴性肉芽肿**的晚期可累及阴道并导致阴道狭窄[32]。**黄色肉芽肿性反应**[32] 和**软斑病**[23] 可能由少见的细菌感染引起，并可能导致假瘤形成或阴道狭窄（图 1.39）。使用阴道塞可导致阴道肉眼可见的溃疡[24]。

偶尔，阴式子宫切除术后的**输卵管伞端**可陷入已经愈合的阴道顶端，这种改变一定不要与肿瘤性病变混淆[22]。其临床表现为：一般在子宫切除术后 6 个月之内，阴道顶端出现"肉芽组织"样肿块[30]。偶尔，输卵管脱垂伴有间质血管肌纤维母细胞过度反应，这种特征会增加诊断难度[28]。

子宫内膜异位症和被称为**子宫颈内膜异位症**的相关

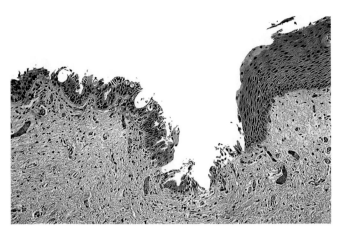

图1.40 阴道囊肿衬覆müller上皮，后者与表面的鳞状上皮相连。

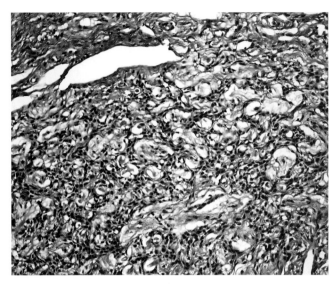

图1.41 所谓的"阴道良性混合瘤"。这个视野显示的丛状生长方式是本病的特征。

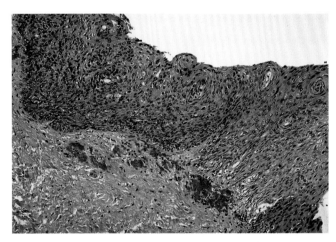

图1.42 阴道上皮内瘤变（VaIN）Ⅲ级。这就是传统上所谓的鳞状细胞原位癌。

病变可发生于阴道，但比发生在生殖道其他部位的病变少见[27]。多数病例与外阴切开术的切口瘢痕有关。

阴道囊肿有几种不同类型[25]。最常见的是上皮包含囊肿，衬覆鳞状上皮，有时是由外科手术或创伤引起的。另一种常见囊肿被称为 **Müller 囊肿**，可发生于阴道的任何部位，特征是衬覆单层分泌黏液的、高柱状、无纤毛的宫颈内膜型上皮，有时伴有灶性鳞状上皮化生（图1.40）。**中肾（Gartner 管）囊肿**罕见；它位于阴道壁的前外侧或外侧，内衬矮立方上皮细胞，有时可见纤毛，但不分泌黏液。其他少见的阴道囊肿性病变包括：**尿路上皮囊肿**（位于尿道下部，可能来自尿道旁腺和 Skene 导管）、**气肿性阴道炎**[25,26] 以及已提到的**子宫内膜异位症**。

良性上皮性肿瘤

壁内乳头状瘤呈分枝状结构，被覆单层立方细胞，在儿童已有少数病例报道。它可以在阴道壁表面形成息肉状结构或位于阴道壁内。有时将其称为**中肾乳头状瘤**，但超微结构研究表明：这种病变是 Müller 管来源的（因此最近提出将其命名为**良性 Müller 乳头状瘤**）[40,44]。阴道**乳头状 Müller 囊腺纤维瘤**可能是组织学来源上密切相关的肿瘤[38]。

鳞状上皮乳头状瘤可见于成人阴道，但比在宫颈少见。多数病例可能与病毒（HPV）感染有关。

阴道的**管状绒毛状腺瘤**的形态学与结直肠管状绒毛状腺瘤类似，已有报道[35]。

良性混合瘤（又称为梭形细胞上皮瘤）通常位于或接近处女膜环处。它由小的间质型梭形细胞组成，其内混有成熟的鳞状上皮和衬覆黏液上皮的腺体[36,42]（图1.41）。超微结构和免疫组织化学研究支持其为上皮来源的[30]。肿瘤细胞 CD34、BCL-2、CD99、h- 钙介质素和 CD10 免疫反应呈阳性[41,43]。此病变是良性的，但可局部复发[34,45]。

小管鳞状上皮息肉是一种近来才描述的、发生于阴

道的独特病变，其显微镜下特征是：境界清楚、呈膨胀性生长的上皮细胞巢埋于细胞稀疏的纤维性间质中。上皮成分通常是鳞状上皮和腺上皮，前者是主要成分[39]。此类息肉中有时可见前列腺型组织[37]。

鳞状上皮内病变

阴道非典型性鳞状上皮病变称为**阴道上皮内瘤变**（vaginal intraepithelial neoplasia, VaIN），引用自宫颈同类病变（CIN）的命名[52]（图1.42）。需要注意的是，VaIN 通常来源于阴道原有的鳞状上皮，而绝大多数宫颈病例则来源于化生的鳞状上皮。约半数的 VaIN 病例是多灶性的，并常伴有同时、随后或先前存在的（原位或浸润性）下生殖道肿瘤[46,48,50]。最常见的发病部位是阴道上 1/3，在这些病例，阴道和宫颈的病变可能融合在一起[51]。HPV 的

类型分布特征提示：VaIN 和 CIN 之间的关系比其和 VIN 之间的关系更为密切[53]。治疗方法主要取决于病变范围，包括局部切除、阴道部分切除或全阴道切除术、CO_2 激光治疗或者局部给予 5- 氟尿嘧啶[47-49]。

重要的是不要将移行上皮化生过诊断为 VaIN，鉴别诊断标准同 CIN[54]。

浸润性鳞状细胞癌

原发性阴道癌远少于外阴或宫颈癌[56,66,73]，主要见于老年女性。与在形态类似的宫颈和外阴肿瘤中发挥的作用一样，HPV 被认为是原发性阴道癌的可能致病因素之一[62,65,67]。

大部分累及阴道的癌是由宫颈癌直接扩散而来的，所以只有当宫颈没有肿瘤时，阴道肿瘤才能被认为是原发性的。无论受累程度如何，同时累及阴道和宫颈的肿瘤均被归入宫颈癌伴阴道扩散类型中。

在 CIN 或宫颈浸润性鳞状细胞癌治疗成功的病例中，高达 20% 的病例会出现阴道细胞学涂片异常，部分患者的阴道随后会发生类似的肿瘤[68]。与只接受外科手术治疗的患者相比，这种情况更容易出现在单纯进行放疗的患者中，平均间隔时间为 5 或 6 年[57,68]。因此，宫颈癌患者应进行终生随访，特别要注意有无阴道复发或新出现的原发性阴道癌。活检的取材部位可以通过阴道镜、Schiller 试验或对阴道不同部位进行多次细胞学涂片检查来确定[63]。阴道癌也可发生于因良性疾病而切除子宫后，所以术后仍需定期进行 Pap 试验[55]。

原发性阴道癌肉眼多呈结节状或溃疡性改变[82]（图 1.43），其好发部位是阴道上 1/3 以及前壁或侧壁[78]。少数肿瘤可以发生于手术重建的阴道[76,80]。

显微镜下，约 95% 的阴道癌表现为不同分化程度的普通型鳞状细胞癌，组织学表现与更为常见的宫颈和外阴鳞状细胞癌相同（图 1.44）。

阴道癌的治疗通常采取外部和腔内联合照射[64,75,79]；小的肿瘤可采取局部切除[69]，阴道上 1/3 或后壁的肿瘤可选择性地采用根治性手术于[59,61]。患者的 5 年总生存率为 40% ~ 50%[61,74,77]，预后与肿瘤分期[69,71]和患者既往是否接受过宫颈癌的治疗密切相关[70]。美国国家癌症数据库调查结果显示，患者的 5 年相对生存率分别为：0 期 96%，Ⅰ 期 73%，Ⅱ 期 58%，而 Ⅲ、Ⅳ 期仅为 36%[58]。复发多出现于治疗后一年之内，预后较差。阴道上部的病变易局部复发，而位置较低的病变则常常伴有盆腔侧壁和远处的复发[81]。

阴道的微小浸润（表浅或最小浸润）癌已经作为一类独立的临床病种被提出来，但与外阴微小浸润癌一样，这个概念同样面临着在理论和实践中如何精确定义的难题（见 7 页）[72]。与大体上呈浸润性生长的肿瘤一样，报道的部分病例发生在宫颈癌治疗之后[60]。

透明细胞（腺）癌

透明细胞（腺）癌也称为中肾样（腺）癌，这两种名称均优于原先的"中肾癌"[90,93]。其特征性地发生于儿童、青少年和年轻人的阴道上部前壁或侧壁，或发生于宫颈。诊断时患者的平均年龄为 17 岁，肿瘤极少发生于 12 岁以下或 30 岁以上的患者，但在 70 岁时有第二个小一点的高峰[86]。2/3 的患者有出生前 DES 和相关非类固醇性雌激素接触病史[91,94,101]。然而，暴露人群发生癌的风险很低，估计发生率为 1/1000[87,94]。已经发现，母亲如在妊娠第 12 周前开始接受治疗，则其女儿的发病风险较高[88]。

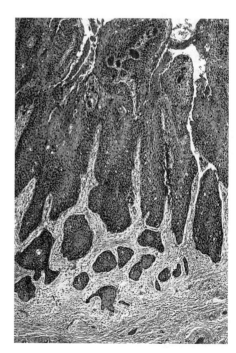

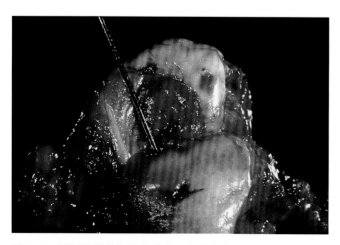

图1.43 浸润性鳞状细胞癌形成巨大的溃疡型肿块。

图1.44 阴道高分化鳞状细胞癌浸润浅层的间质。

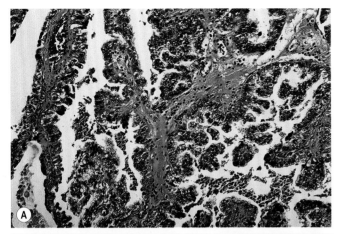
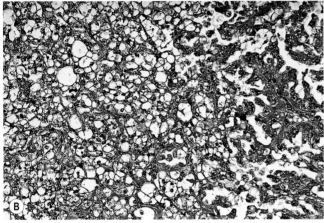

图1.45 阴道透明细胞癌。A，乳头状结构。B，显著的透明细胞特征。

透明细胞腺癌中可见输卵管 - 子宫内膜上皮（通常在肿瘤的边缘更为集中），其中 80% 存在非典型性改变[98]。

这些肿瘤的组织化学特征为：CK7、CAM5.2、34βE12、CEA、CD15、波形蛋白、bcl-2 和 CA-125 始终呈阳性，雌激素受体和 HER2/neu 呈强度不等的阳性，而 CK20 和孕激素受体呈阴性[100]。

不管显微镜下见到的组织学结构和细胞学特征如何，所有透明细胞癌的超微结构非常相似，与发生于老年女性的子宫内膜和卵巢的同名肿瘤相同[84]。

在分子遗传学水平，这些肿瘤具有广泛的不稳定性，表现为微卫星重复片段的体细胞突变[83]。

透明细胞（腺）癌的预后相对较好。小且无症状的肿瘤通常手术可以治愈。大、靠近切缘或浸润阴道壁深度＞3mm 的肿瘤易局部复发[96]。肿瘤可转移至盆腔淋巴结（有时是锁骨上淋巴结）和肺。Herbst 等[89] 的研究显示，在 24% 的患者，肿瘤持续存在或复发，16% 死亡。肿瘤可在原发性肿瘤治疗很久之后复发[92]。

其他类型的癌

疣状癌是一种分化非常好的鳞状细胞癌的变异型。同外阴和宫颈的疣状癌一样，阴道疣状癌可以局部浸润，但实际上从不发生淋巴结转移。局部扩散的范围可能非常广泛，可侵及直肠和尾骨[123]。阴道疣状癌应与尖锐湿疣鉴别，后者很少累及阴道；诊断标准与在外阴章节中描述的一样。在部分阴道疣状癌病例可以检测到 **HPV**[119]。

子宫内膜样腺癌是第二常见的阴道原发性腺癌类型，主要发生于阴道顶部[131]。大部分子宫内膜样腺癌被认为发生于阴道子宫内膜异位症基础上[111]，阴道存在子宫内膜异位是支持肿瘤为阴道原发的而非由子宫内膜扩散而来的重要依据。此外，大部分阴道子宫内膜样腺癌位于直肠阴道隔、不累及阴道或直肠黏膜，被认为可能起源于子宫内膜异位症。支持上述假设的事实有：子宫内膜异位症病变有时在癌发生的同时或之前发现[110]，并且众所周知，子宫内膜异位好发于直肠阴道隔[136]。

中肾（Wolff）腺癌是一种非常罕见的肿瘤，它位于阴道旁，沿着 Wolff 管衍化的 Gartner 管生长[102,112]。

阴道的**梭形细胞癌（肉瘤）**可能至少包括两种不同的疾病。一个是可被视为等同于上呼吸消化道的同名肿瘤，其中的上皮成分为鳞状细胞型的[124,182]（图 1.46）。另一个可能是中肾（Wolff）来源[129]，其中的上皮成分为腺上皮、网状或小管状；事实上，这种肿瘤也被称为**恶性中胚叶混合瘤**[102]。我们怀疑部分报道的发生于阴道的滑膜肉瘤、"滑膜样"和恶性 Müller 混合瘤可能属于上述两种类型中的一种[120,121,128,133]（尽管外阴也确实可发生滑膜肉瘤，见下文）。

阴道的**黏液腺癌**主要发生于中老年女性，偶尔发生

类固醇雌激素似乎与这种并发症无关。大多数患者表现为阴道出血和排液，但在 Herbst 等[89] 的研究中，有 16% 的患者没有症状。患者常伴有阴道腺病、宫颈外翻，偶尔与阴道或宫颈横嵴共存。这些特征高度提示，在 Müller 管下段的发育过程中存在 DES 相关紊乱。大体上，较大的肿瘤可累及大部分阴道。大多数肿瘤呈息肉状和结节状，其他一些呈扁平或溃疡性，表面有硬结或呈颗粒状[97]。大多数肿瘤在诊断时往往只有表浅浸润。

显微镜下，肿瘤由内衬透明细胞的小管和小囊组成，与实性和乳头状结构交替出现[95]（图 1.45）。核分裂象数目不定，但通常较少。因肿瘤细胞富含糖原，有时为脂肪，具有丰富的透明胞质。胞质内黏液缺如或极少。常见鞋钉样细胞突入腺腔之中。这些细胞可以在细胞学检查中发现[85,99]，但在大约 1/4 的患者，阴道细胞学涂片呈阴性。显微镜下主要应与微小腺体增生鉴别，后者可以见于阴道腺病和与妊娠或孕酮类药物相关的 Arias-Stella 反应。值得注意的是，尽管阴道腺病病灶黏液染色通常呈强阳性，但透明细胞腺癌却几乎总是呈阴性。对此现象的解释是：透明细胞癌起源于输卵管 - 子宫内膜型而非宫颈型腺病。下述研究支持这一假说，在 95% 的

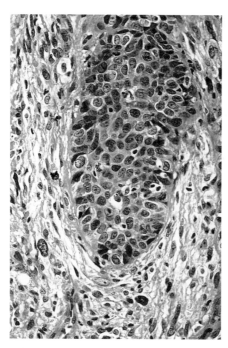

图1.46 阴道的梭形细胞（肉瘤样）癌。可见具有间叶样表现的细长细胞包绕界限清楚的上皮样细胞巢。

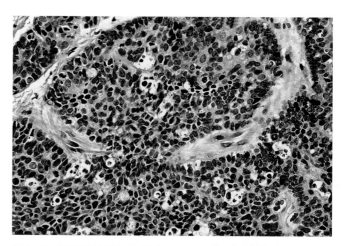

图1.47 阴道的基底细胞样癌。

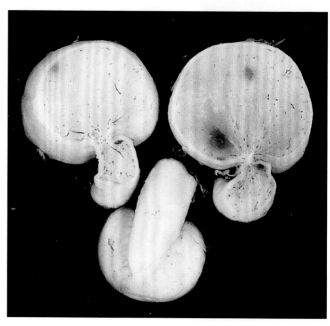

图1.48 阴道的纤维上皮性息肉的奇异的蘑菇样外观。（Courtesy of Dr Pedro J Grases Galofré; from Grases Galofré PJ. Patología ginecológica. Bases para el diagnóstico morfológico. Barcelona, 2002, Masson）

于宫颈内膜异位症的基础上[117]。其显微镜下表现与更为常见的宫颈内膜黏液腺癌相同[107]。在报道的少数病例中，肿瘤的形态类似于肠上皮[108,135]。

小细胞（神经内分泌）癌可以发生于阴道，可为单纯的小细胞成分，或伴有鳞状或腺样成分[104,113,114,118]。曾有发生于非典型性腺病背景之上的个案报道[122]。与发生在其他部位的小细胞神经内分泌癌一样，其电镜和免疫组织化学检查通常显示具有神经内分泌分化[109,127,134]。大部分病例采取放疗和化疗联合治疗[113]。也有表现为Merkel细胞表型的阴道神经内分泌癌的个案报道[105]。

已报道的发生于阴道的其他类型的癌有：尿路上皮（移行细胞）癌[103]（包括Paget样型[130]和被描述为乳头状鳞状移行细胞癌的亚型[126]）、浆液性（乳头状）腺癌[125]、淋巴上皮瘤样癌[106,116]和基底细胞样癌[115]（图1.47）。

间叶性肿瘤和瘤样病变

纤维上皮性息肉可以见于成年女性（尤其是妊娠期）或新生儿[159,165]。它们可能不是真性肿瘤，而是激素诱导下的上皮下疏松结缔组织局灶增生[138]；另外一些病例可能是肉芽组织的末期表现[150]（图1.48）。显微镜下，息肉以纤维血管为轴心，表面被覆正常的鳞状上皮（图1.49）。有时，间质明显水肿[138]。在另外一些情况下，细胞非常丰富和（或）含有散在分布的具有高度非典型性的星形间质细胞[137,145,160,168]（图1.50）。这些间质细胞的免疫组织化学染色显示波形蛋白、结蛋白和类固醇受体呈阳性，但肌

动蛋白通常呈阴性[151,161]。这种病变的临床表现、核的非典型性以及免疫组织化学显示结蛋白阳性可能会导致其被误诊为葡萄状横纹肌肉瘤或其他类型的恶性肿瘤[165,167]。其鉴别诊断特征为：纤维上皮性息肉在临床上生长缓慢、缺乏生发层、没有上皮浸润和横纹结构。

侵袭性血管黏液瘤可表现为突出于阴道内肿块，并可扩散到阴道旁软组织[176]。此病在12页已进行过详细的描述。

据报道，其他可发生于阴道、具有纤维母细胞／肌纤维母细胞特征的良性间叶性肿瘤包括：血管肌纤维母细胞瘤、浅表肌纤维母细胞瘤和孤立性纤维性肿瘤[157,164,178]。阴道血管肌纤维母细胞瘤的表现同外阴同名肿瘤，而浅表肌纤维母细胞瘤是这个部位由激素反应性

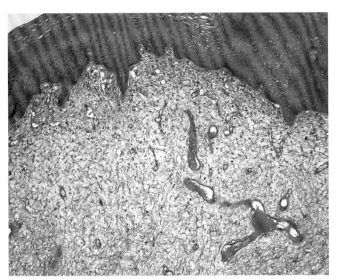

图1.49 阴道的纤维上皮性息肉，显示疏松的纤维血管间质被覆稍微增厚但无其他明显异常的鳞状上皮。

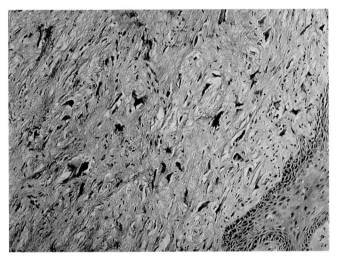

图1.50 一个阴道息肉中的非典型良性间质细胞。

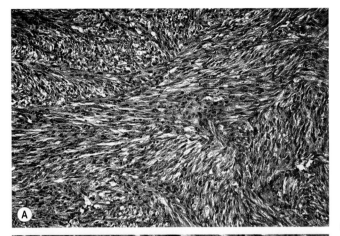

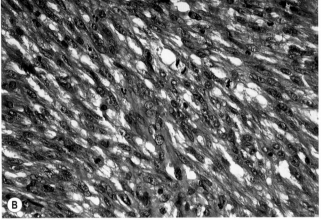

图1.51 A和B，术后梭形细胞结节的中倍观和高倍观。可见细胞极丰富且核分裂象活跃，但几乎没有多形性。

间质细胞形成的、一种少见的良性息肉样肿瘤亚型[166]。

术后梭形细胞结节是阴道的一种假肉瘤样病变，发生于子宫切除术或这个部位的其他外科手术后的几周内，表现为阴道穹隆部的、触之易出血的小的淡红色肿物[172,180]。显微镜下，可见溃疡形成、肉芽组织以及丰富的梭形细胞增生，其特征为束状生长，可见多量核分裂象和大量外渗的红细胞，导致肿物呈 Kaposi 肉瘤样外观[172]（图 1.51）。它可能与肉瘤（尤其是平滑肌肉瘤）和肉瘤样癌混淆。免疫组织化学染色上，低分子量角蛋白可能呈阳性，这一点可能导致这种病变的误诊。其识别线索是：具有独特的束状生长方式，出现 Kaposi 肉瘤样区域，细胞缺乏多形性，核分裂象尽管丰富，但却无非典型核分裂象，并且最为重要的是这个部位最近有手术史。

平滑肌瘤是阴道最常见的良性间叶性肿瘤[166,177]。患者为成人，肿瘤可以发生于阴道的任何部位。在个别病

例可以见到副神经节瘤样组织[162]。

阴道**平滑肌肉瘤**可能很大并有溃疡形成[146]。大多数病例的恶性特征仅仅表现为局部复发。Tavassoli 和 Norris[177] 应用的恶性标准是：出现中度到重度的非典型性，且每 10 个高倍视野的核分裂象 ≥ 5 个。分化差的肿瘤死亡率高[173]。

横纹肌瘤表现为一个息肉状肿块[141]。所有报道的病例均见于成年人，下文讨论葡萄状横纹肌肉瘤的一个重要鉴别点。显微镜下，肿瘤由编织状排列和排列紊乱的梭形到带状细胞组成，部分细胞可见横纹[149]（图 1.52）。核分裂象少见或缺如，上皮下没有肿瘤细胞聚集。

发生于阴道的**其他良性间叶性肿瘤**据报道有：血管瘤、血管外皮细胞瘤[156]、血管球瘤[175]、良性"triton"瘤[139]、血管肌脂肪瘤[144]、（富于细胞型）神经鞘瘤[147]和神经纤维瘤[148]。

葡萄状横纹肌肉瘤（葡萄状肉瘤）是一种少见的息肉样浸润性肿瘤，常常起源于阴道前壁[153]（图 1.53）。约 90% 的病例发生于 5 岁以下的女孩，且近 2/3 出现在 2 岁以内。大体上，肿瘤表现为成团的多个质软的息肉状肿物，类似于一串葡萄，也因此而得名。

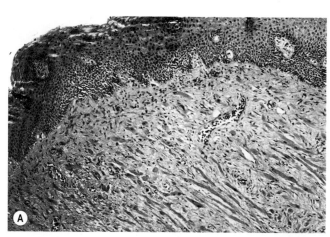

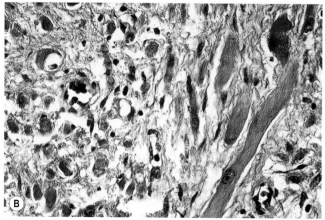

图1.52　A和B，阴道横纹肌瘤。正常鳞状上皮下成束排列的成熟骨骼肌细胞散在分布于间质内。

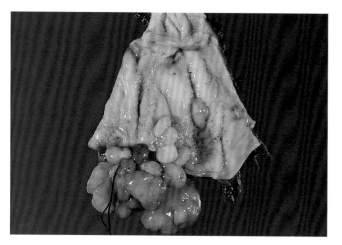

图1.53　阴道的葡萄状横纹肌肉瘤。葡萄状结构是其特征。

　　显微镜下，在黏液样间质中可见未分化的圆形或梭形细胞（图 1.54）。其中部分细胞包含呈亮嗜酸性颗粒状胞质，提示具有横纹肌母细胞分化。它们的球拍状或带状细胞形态类似于正常胚胎发育过程中的横纹肌细胞。横纹可有可无。一个重要的诊断特征是：血管周围、更重要的是鳞状上皮下可见密集排列的肿瘤细胞。后者形成一种独特的上皮下致密层（Nicholson"生发层"）（图

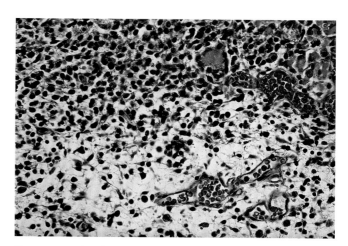

图1.54　胚胎性横纹肌肉瘤的显微镜下表现。应与小圆细胞肿瘤进行鉴别。

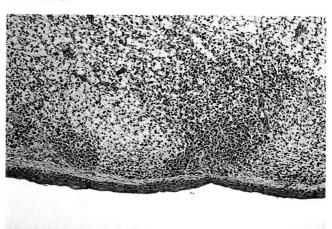

图1.55　葡萄状横纹肌肉瘤中的非肿瘤性上皮下的所谓的"新生层"。

1.55）。肿瘤也可侵犯被覆上皮。部分病例可见肿瘤性软骨，后者易发生于年龄较大的患者和（或）位于阴道较高位置或宫颈的肿瘤，据说提示预后较好。目前认为，葡萄状肉瘤是一种生长方式特殊的胚胎性横纹肌肉瘤，肿瘤细胞紧贴着上皮下生长和扩散。致死原因更常见于直接扩散而非远隔转移 [158]。在 Hilgers 等 [155] 审查的 15 例尸检病例中，约半数的病例其肿瘤局限于盆腔。

　　对这种肿瘤的治疗传统上采取根治性手术切除 [154,174]，但现在主要采取化疗，根据具体情况还可结合放疗和（或）手术治疗 [152]。

　　据报道，阴道的**其他原发性肉瘤**包括：**子宫内膜间质肉瘤** [170]、**恶性外周神经鞘瘤** [170]、**血管肉瘤** [171]（有时是放疗并发症 [142]）、**腺泡状软组织肉瘤** [140,143,165] 和 **Ewing 肉瘤／PNET** [179]。

黑色素细胞肿瘤

　　恶性黑色素瘤在老年女性可能作为一个阴道原发性

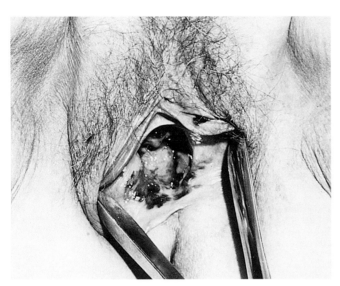

图1.56　阴道恶性黑色素瘤。（From Norris HJ, Taylor HB. Melanomas of the vagina. Am J Clin Pathol 1966, **46:** 420-426）

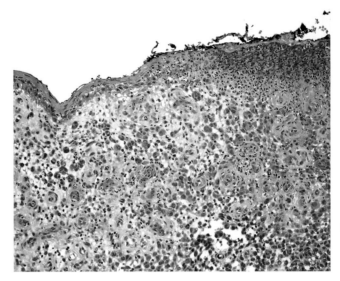

图1.57　阴道恶性黑色素瘤。肿瘤有未分化表现，肿瘤细胞大部分为无色素性细胞，表面有溃疡形成。

肿瘤发生[183,188,190,191]。其表现为质软的息肉状肿块，呈蓝色或黑色，常呈有溃疡形成[192]（图1.56）。大多数病例位于阴道下1/3和前侧壁[181]。显微镜下，尽管更容易出现比较明显的间变和多形性，但肿瘤形态与皮肤黑色素瘤基本相同（图1.57）。虽然上皮内雀斑样痣成分（"交界活性"）可能被肿瘤形成的溃疡破坏，但还是应当仔细寻找，以明确肿瘤起源于阴道。恶性黑色素瘤的预后非常差[184,185,187]。3%的正常阴道可见到黑色素细胞[189]，肿瘤很可能起源于这种细胞，有时会经过黑变病或非典型性黑色素细胞增生的先前阶段[182,186]。

　　普通型**蓝痣**可以是阴道的原发性病变[193]。

其他原发性肿瘤

　　卵黄囊瘤（又称为内胚窦瘤）的典型病例累及2岁以下的婴儿，较常见于阴道后壁或穹窿部[197,211]。临床上卵黄囊瘤可能与葡萄状横纹肌肉瘤类似[203]。显微镜下，最重要的是要与透明细胞（腺）癌鉴别，过去两者曾被混淆。免疫组织化学染色检查，SALL4和甲胎蛋白阳性支持为卵黄囊瘤，而leu-M1阳性支持为透明细胞癌[212]。在早年的研究中，多数阴道卵黄囊瘤患者死于全身广泛

转移[206]，但现在运用手术切除联合多种药物化疗（有时加上放疗），可获得许多病例长期治愈[201,208]。

　　恶性淋巴瘤可继发累及阴道，或有时阴道是唯一的受累部位；几乎所有病例均为非霍奇金淋巴瘤[196,199,207]。报道的弥漫性大B细胞淋巴瘤最多[210]。有伴有阴道软斑病的个案报道[209]。**急性粒细胞性白血病**（粒细胞肉瘤）也可累及阴道[199]。

　　阴道的或阴道旁区的其他原发性肿瘤非常少见，包括：**Brenner瘤**[194,195]和可能为Wolff起源的女性附件肿瘤[198]、**PEComa**[200]、肌上皮瘤[205]和胃肠道间质瘤（累及阴道壁或直肠阴道隔）[202,204]。

转移性肿瘤

　　阴道的**转移癌**最常来自宫颈和子宫内膜，其次来自卵巢、大肠和肾[1214,215,217]。部分病例是直接扩散而来的，还有一些则是远隔转移的结果。子宫内膜腺癌常常转移到阴道黏膜下，位于阴道的上1/3。对于伴有子宫增大的子宫腺癌，进行常规的术前放疗可以减少转移的发生。

　　其他可转移到阴道的肿瘤有：恶性黑色素瘤[213]和恶性滋养细胞肿瘤，包括上皮样滋养细胞肿瘤[216]。

参考文献

NORMAL ANATOMY

1 Belousova IE, Kazakov DV, Michal M. Ectopic sebaceous glands in the vagina. Int J Gynecol Pathol 2005, **24:** 193-195.

2 Hafez ESE, Evans TN (eds): The human vagina. New York, 1978, North-Holland.

3 Krantz KE. The gross and microscopic anatomy of the human vagina. Ann N Y Acad Sci 1959, **83:** 89-104.

4 McCluggage WG, Ganesan R, Hirschowitz L, Miller K, Rollason TP. Ectopic prostatic tissue in the uterine cervix and vagina: report of a series with a detailed immunohistochemical analysis. Am J Surg Pathol 2006, **30:** 209-215.

5 Robboy SJ, Bently RC. Vagina. In Mills SE (ed.): Histology for pathologists, ed. 3. Philadelphia, 2007, Lippincott Williams and Wilkins, pp. 999-1010.

6 Ulfelder H, Robboy SJ. The embryological development of the human vagina. Am J Obstet Gynecol 1976, **126:** 769-776.

ADENOSIS AND RELATED LESIONS

7 Antonioli DA, Burke L. Vaginal adenosis. Analysis of 325 biopsy specimens from 100 patients. Am J Clin Pathol 1975, **64:** 625-638.

8 Chattopadhyay I, Cruickshan DJ, Packer M. Non diethylstilbesterol induced vaginal adenosis – a case series and review of literature. Eur J Gynecol Oncol 2001, **22:** 260-262.

9 Fu YS, Reagan JW, Richart RM, Townsend DE. Nuclear DNA and histologic studies of genital lesions in diethylstilbestrol-exposed progeny. I. Intraepithelial squamous abnormalities. Am J Clin Pathol 1979, **72**: 503–520.

10 Hart WR, Townsend DE, Aldrich JO, Henderson BE, Roy M, Benton B. Histopathologic spectrum of vaginal adenosis and related changes in stilbestrol-exposed females. Cancer 1976, **37**: 763–775.

11 Herbst AL, Poskanzer DC, Robboy SJ, Friedlander L, Scully RE. Prenatal exposure to stilbestrol. A prospective comparison of exposed female offspring with unexposed controls. N Engl J Med 1975, **292**: 334–339.

12 Jefferies JA, Robboy SJ, O'Brien PC, Bergstralh EJ, Labarthe DR, Barnes AB, Noller KL, Hatab PA, Kaufman RH, Townsend DE. Structural anomalies of the cervix and vagina in women enrolled in the Diethylstilbestrol Adenosis (DESAD) Project. Am J Obstet Gynecol 1984, **148**: 59–66.

13 Kurman RJ, Scully RE. The incidence and histogenesis of vaginal adenosis. An autopsy study. Hum Pathol 1974, **5**: 265–276.

14 Merchant WJ, Gale J. Intestinal metaplasia in stilboestrol-induced vaginal adenosis. Histopathology 1993, **23**: 373–376.

15 Robboy SJ, Hill EC, Sandberg EC, Czernobilsky B. Vaginal adenosis in women born prior to the diethylstilbestrol era. Hum Pathol 1986, **17**: 488–492.

16 Robboy SJ, Scully RE, Welch WR, Herbst AL. Intrauterine diethylstilbestrol exposure and its consequences. Pathologic characteristics of vaginal adenosis, clear cell adenocarcinoma, and related lesions. Arch Pathol Lab Med 1977, **101**: 1–5.

17 Robboy SJ, Szyfelbein WM, Goellner JR, Kaufman RH, Taft PD, Richard RM, Gaffey TA, Prat J, Virata R, Hatab PA, McGorray SP, Noller KL, Townsend D, Lobarthe D, Barnes AB. Dysplasia and cytologic findings in 4589 young women enrolled in the Diethylstilbestrol Adenosis (DESAD) Project. Am J Obstet Gynecol 1981, **140**: 579–586.

18 Robboy SJ, Welch WR. Microglandular hyperplasia in vaginal adenosis associated with oral contraceptives and prenatal diethylstilbestrol exposure. Obstet Gynecol 1977, **49**: 430–434.

19 Sandberg EC. The incidence of distribution of occult vaginal adenosis. Trans Pac Coast Obstet Gynecol Soc 1967, **35**: 36–48.

20 Siders DB, Parrott MH, Abell MR. Gland cell prosoplasia (adenosis) of vagina. Am J Obstet Gynecol 1965, **91**: 190–203.

21 Sonek M, Bibbo M, Wied GL. Colposcopic findings in offspring of DES-treated mothers as related to onset of therapy. J Reprod Med 1976, **16**: 65–71.

OTHER NON-NEOPLASTIC LESIONS

22 Bilodeau B. Intravaginal prolapse of the fallopian tube following vaginal hysterectomy. Am J Obstet Gynecol 1982, **143**: 970–971.

23 Chalvardjan A, Picard L, Shaw R, Davey R, Cairns JD. Malacoplakia of the female genital tract. Am J Obstet Gynecol 1980, **138**: 391–394.

24 Danielson RW. Vaginal ulcers caused by tampons. Am J Obstet Gynecol 1983, **146**: 547–548.

25 Deppisch LM. Cysts of the vagina. Classification and clinical correlations. Obstet Gynecol 1975, **45**: 632–637.

26 Kramer K, Tobón H. Vaginitis emphysematosa. Arch Pathol Lab Med 1987, **111**: 746–749.

27 Martinka M, Allaire C, Clement PB. Endocervicosis presenting as a painful vaginal mass: a case report. Int J Gynecol Pathol 2002, **18**: 274–276.

28 Michal M, Rokyta Z, Mejchar B, Pelikan K, Kummel M, Mukensnabl P. Prolapse of the fallopian tube after hysterectomy associated with exuberant angiomyofibroblastic stroma response: a diagnostic pitfall. Virchows Arch 2000, **437**: 436–439.

29 Robboy SJ, Welch WR. Selected topics in the pathology of the vagina. Hum Pathol 1991, **22**: 868–878.

30 Silverberg SG, Frable WJ. Prolapse of fallopian tube into vaginal vault after hysterectomy. Histopathology, cytopathology, and differential diagnosis. Arch Pathol 1974, **97**: 100–103.

31 Sobel JD. Vaginal infections in adult women. Med Clin North Am 1990, **74**: 1573–1602.

32 Strate SM, Taylor WE, Forney JP, Silva FG. Xanthogranulomatous pseudotumor of the vagina. Evidence of a local response to an unusual bacterium (mucoid *Escherichia coli*). Am J Clin Pathol 1983, **79**: 637–643.

33 Tokyol C, Aktepe OC, Cevrio lu AS, Altindi M, Dilek FH. Bacterial vaginosis: comparison of Pap smear and microbiological test results. Mod Pathol 2004, **17**: 857–860.

BENIGN EPITHELIAL TUMORS

34 Branton PA, Tavassoli FA. Spindle cell epithelioma, the so-called mixed tumor of the vagina. A clinicopathologic, immunohistochemical, and ultrastructural analysis of 28 cases. Am J Surg Pathol 1993, **17**: 509–515.

35 Fox H, Wells M, Harris M, McWilliam LJ, Anderson GS. Enteric tumours of the lower female genital tract. A report of three cases. Histopathology 1988, **12**: 167–176.

36 Fukunaga M, Endo Y, Ishikawa E, Ushigome S. Mixed tumor of the vagina. Histopathology 1997, **28**: 457–461.

37 Kazakov DV, Stewart CJ, Kacerovska D, Leake R, Kreuzberg B, Chudacek Z, Hora M, Michal M. Prostatic-type tissue in the lower female genital tract: a morphologic spectrum, including vaginal tubulosquamous polyp, adenomyomatous hyperplasia of paraurethral Skene glands (female prostate), and ectopic lesion in the vulva. Am J Surg Pathol 2010, **34**: 950–955.

38 Kerner H, Munichor M. Papillary mullerian cystadenofibroma of the vagina. Histopathology 1997, **30**: 84–86.

39 McCluggage WG, Young RH. Tubulo-squamous polyp: a report of ten cases of a distinctive hitherto uncharacterized vaginal polyp. Am J Surg Pathol 2007, **31**: 1013–1019.

40 Mierau GW, Lovell MA, Wyatt-Ashmead J, Goin L. Benign müllerian papilloma of childhood. Ultrastruct Pathol 2005, **29**: 209–216.

41 Oliva E, Gonzalez L, Dionigi A, Young RH. Mixed tumors of the vagina: an immunohistochemical study of 13 cases with emphasis on the cell of origin and potential aid in differential diagnosis. Mod Pathol 2004, **17**: 1243–1250.

42 Sirota RL, Dickersin GR, Scully RE. Mixed tumors of the vagina. Am J Surg Pathol 1981, **5**: 413–422.

43 Skelton H, Smith KJ. Spindle cell epitheliomas of the vagina shows immunohistochemical staining supporting its origin from a primitive/ progenitor cell population. Arch Pathol Lab Med 2001, **125**: 547–550.

44 Ulbright TM, Alexander RW, Kraus FT. Intramural papilloma of the vagina. Evidence of müllerian histogenesis. Cancer 1981, **48**: 2260–2266.

45 Wright RG, Buntine DW, Forbes KL. Recurrent benign mixed tumor of the vagina. Gynecol Oncol 1991, **40**: 84–86.

SQUAMOUS INTRAEPITHELIAL LESIONS

46 Aho M, Vesterinen E, Meyer B, Purola E, Paavonen J. Natural history of vaginal intraepithelial neoplasia. Cancer 1991, **68**: 195–197.

47 Audet-Lapointe P, Body G, Vauclair R, Drouin P, Ayoub J. Vaginal intraepithelial neoplasia. Gynecol Oncol 1990, **36**: 232–239.

48 Benedet JL, Sanders BH. Carcinoma in situ of the vagina. Am J Obstet Gynecol 1984, **148**: 695–700.

49 Caglar H, Hertzog RW, Hreshchyshyn MM. Topical 5-fluorouracil treatment of vaginal intraepithelial neoplasia. Obstet Gynecol 1981, **58**: 580–583.

50 Kanbour AI, Klionsky B, Murphy AI. Carcinoma of the vagina following cervical cancer. Cancer 1974, **34**: 1838–1841.

51 Nwabineli NJ, Monaghan JM. Vaginal epithelial abnormalities in patients with CIN. Clinical and pathological features and management. Br J Obstet Gynaecol 1991, **98**: 25–29.

52 Sherman ME, Paull G. Vaginal intraepithelial neoplasia. Reproducibility of pathologic diagnosis and correlation of smears and biopsies. Acta Cytol 1993, **37**: 699–704.

53 Srodon M, Stoler MH, Baber GB, Kurman RJ. The distribution of low and high-risk HPV types in vulvar and vaginal intraepithelial neoplasia (VIN and VaIN). Am J Surg Pathol 2006, **30**: 1513–1518.

54 Weir MM, Bell DA, Young RH. Transitional cell metaplasia of the uterine cervix and vagina: an underrecognized lesion that may be confused with high-grade dysplasia: a report of 59 cases. Am J Surg Pathol 1997, **21**: 510–517.

INVASIVE SQUAMOUS CELL CARCINOMA

55 Bell J, Sevin B-U, Averette H, Nadji M. Vaginal cancer after hysterectomy for benign disease. Value of cytologic screening. Obstet Gynecol 1984, **64**: 699–702.

56 Benedet JL. Vaginal malignancy. Curr Opin Obstet Gynecol 1991, **3**: 73–77.

57 Choo YC, Anderson DG. Neoplasms of the vagina following cervical carcinoma. Gynecol Oncol 1982, **14**: 125–132.

58 Creasman WT, Phillips JL, Menck HR. The National Cancer Data Base Report on cancer in the vagina. Cancer 1998, **83**: 1033–1040.

59 Davis KP, Stanhope CR, Garton GR, Atkinson EJ, O'Brien PC. Invasive vaginal carcinoma. Analysis of early-stage disease. Gynecol Oncol 1991, **42**: 131–136.

60 Eddy GL, Singh KP, Gansler TS. Superficially invasive carcinoma of the vagina following treatment for cervical cancer. A report of six cases. Gynecol Oncol 1990, **36**: 376–379.

61 Houghton CRS, Iversen T. Squamous cell carcinoma of the vagina. A clinical study of the location of the tumor. Gynecol Oncol 1982, **13**: 365–372.

62 Ikenberg H, Runge M, Goppinger A, Pfeiderer A. Human papillomavirus DNA in invasive carcinoma of the vagina. Obstet Gynecol 1990, **76**: 432–438.

63 Kanbour AI, Klionsky B, Murphy AI. Carcinoma of the vagina following cervical cancer. Cancer 1974, **34**: 1838–1841.

64 Kucera H, Vavra N. Radiation management of primary carcinoma of the vagina. Clinical and histopathological variables associated with survival. Gynecol Oncol 1991, 40: 12–16.

65 Macnab JCM, Walkinshaw SA, Cordiner JW, Clements JB. Human papillomavirus in clinically and histologically normal tissue of patients with genital cancer. N Engl J Med 1986, 315: 1052–1058.

66 Manetta A, Gutrecht EL, Berman ML, Di Saia PJ. Primary invasive carcinoma of the vagina. Obstet Gynecol 1990, 76: 639–642.

67 Merino MJ. Vaginal cancer. The role of infectious and environmental factors. Am J Obstet Gynecol 1991, 165: 1255–1262.

68 Murad TM, Durant JR, Maddox WA, Dowling EA. The pathologic behavior of primary vaginal carcinoma and its relationship to cervical cancer. Cancer 1975, 35: 787–794.

69 Perez CA, Arneson AN, Dehner LP, Galakatos A. Radiation therapy in carcinoma of the vagina. Obstet Gynecol 1974, 44: 862–872.

70 Perez CA, Arneson AN, Galakatos A, Samanth HK. Malignant tumors of the vagina. Cancer 1973, 31: 36–44.

71 Peters WA III, Kumar NB, Morley GW. Carcinoma of the vagina. Factors influencing treatment outcome. Cancer 1985, 55: 892–897.

72 Peters WA III, Kumar NB, Morley GW. Microinvasive carcinoma of the vagina. A distinct clinical entity? Am J Obstet Gynecol 1985, 153: 505–507.

73 Piura B, Rabinovich A, Cohen Y, Glezerman M. Primary squamous cell carcinoma of the vagina: report of four cases and review of the literature. Eur J Gynecol Oncol 1998, 19: 60–63.

74 Prempree T, Viravathana T, Slawson RG, Wizenberg MJ, Cuccia CA. Radiation management of primary carcinoma of the vagina. Cancer 1977, 40: 109–118.

75 Reddy S, Lee MS, Graham JE, Yordan EL, Phillips R, Saxena VS, Hendrickson FR, Wilbanks GD. Radiation therapy in primary carcinoma of the vagina. Gynecol Oncol 1987, 26: 19–24.

76 Rotmensch J, Rosenshein N, Dillon M, Murphy A, Woodruff JD. Carcinoma arising in the neovagina. Case report and review of the literature. Obstet Gynecol 1983, 61: 534–538.

77 Rubin SC, Young J, Mikuta JJ. Squamous carcinoma of the vagina. Treatment complications and long-term follow-up. Gynecol Oncol 1985, 20: 346–353.

78 Rutledge F. Cancer of the vagina. Am J Obstet Gynecol 1967, 97: 635–655.

79 Spirtos NM, Doshi BP, Kapp DS, Teng N. Radiation therapy for primary squamous cell carcinoma of the vagina. Standford University experience. Gynecol Oncol 1989, 35: 20–26.

80 Steiner E, Woernle F, Kuhn W, Beckmann K, Schmidt M, Pilch H, Knapstein PG. Carcinoma of the neovagina: case report and review of the literature. Gynecol Oncol 2002, 84: 171–175.

81 Tarraza MH Jr, Muntz H, Decain M, Granai OC, Fuller A Jr. Patterns of recurrence of primary carcinoma of the vagina. Eur J Gynaecol Oncol 1991, 12: 89–92.

82 Whelton J, Kottmeier HL. Primary carcinoma of the vagina. A study of a Radiumhemmet series of 145 cases. Acta Obstet Gynecol Scand 1962, 41: 22–40.

CLEAR CELL (ADENO)CARCINOMA

83 Boyd J, Takahashi H, Waggoner SE, Jones LA, Hajek RA, Wharton JT, Liu FS, Fujino T, Barrett JC, McLachlan JA. Molecular genetic analysis of clear cell adenocarcinomas of the vagina and cervix associated and unassociated with diethylstilbestrol exposure in utero. Cancer 1996, 77: 507–513.

84 Dickersin GR, Welch WR, Erlandson R, Robboy SJ. Ultrastructure of 16 cases of clear cell adenocarcinoma of the vagina and cervix in young women. Cancer 1980, 45: 1615–1624.

85 Hanselaar AG, Boss EA, Massuger LF, Bernheim JL. Cytologic examination to detect clear cell adenocarcinoma of the vagina or cervix. Gynecol Oncol 1999, 75: 338–344.

86 Hanselaar A, van Loosbroek M, Schuurbiers O, Helmerhosrt T, Bulten J, Bernheim J. Clear cell adenocarcinoma of the vagina and cervix: an update of the Central Netherlands Registry showing twin age incidence peaks. Cancer 1997, 79: 2229–2236.

87 Herbst AL, Anderson D. Clear cell adenocarcinoma of the vagina and cervix secondary to intrauterine exposure to diethylstilbestrol. Semin Surg Oncol 1990, 6: 343–346.

88 Herbst AL, Anderson S, Hubby MM, Haenszel WM, Kaufmann RH, Noller KL. Risk factors for the development of diethylstilbestrol-associated clear cell adenocarcinoma. A case-control study. Am J Obstet Gynecol 1986, 154: 814–822.

89 Herbst AL, Robboy SJ, Scully RE, Poskanzer DC. Clear-cell adenocarcinoma of the vagina and cervix in girls. Analysis of 170 registry cases. Am J Obstet Gynecol 1974, 119: 713–724.

90 Herbst AL, Scully RE. Adenocarcinoma of the vagina in adolescence. A report of 7 cases including 6 clear-cell carcinomas (so-called mesonephromas). Cancer 1970, 25: 745–757.

91 Herbst AL, Ulfelder H, Poskanzer DC. Adenocarcinoma of the vagina. Association of maternal stilbestrol therapy with tumor appearance in young women. N Engl J Med 1971, 284: 878–881.

92 Jones WB, Tan LK, Lewis JL Jr. Late recurrence of clear cell adenocarcinoma of the vagina and cervix. A report of three cases. Gynecol Oncol 1993, 51: 266–271.

93 Matias-Guiu X, Lerma E, Prat J. Clear cell tumors of the female genital tract. Semin Diagn Pathol 1998, 14: 233–239.

94 Melnick S, Cole P, Anderson D, Herbst A. Rates and risks of diethylstilbestrol-related clear-cell adenocarcinoma of the vagina and cervix. An update. N Engl J Med 1987, 316: 514–516.

95 Nordqvist SRB, Fidler WJ Jr, Woodruff JM, Lewis JL. Clear cell adenocarcinoma of the cervix and vagina. A clinicopathologic study of 21 cases with and without a history of maternal ingestion of estrogens. Cancer 1976, 37: 858–871.

96 Robboy SJ, Herbst AL, Scully RE. Clear-cell adenocarcinoma of the vagina and cervix in young females. Analysis of 37 tumors that persisted or recurred after primary therapy. Cancer 1974, 34: 606–614.

97 Robboy SJ, Scully RE, Welch WR, Herbst AL. Intrauterine diethylstilbestrol exposure and its consequences. Pathologic characteristics of vaginal adenosis, clear cell adenocarcinoma, and related lesions. Arch Pathol Lab Med 1977, 101: 1–5.

98 Robboy SJ, Young RH, Welch WR, Truslow GV, Prat J, Herbst AL, Scully RE. Atypical vaginal adenosis and cervical ectropion. Association with clear cell adenocarcinoma in diethylstilbestrol-exposed offspring. Cancer 1984, 54: 869–875.

99 Taft PD, Robboy SJ, Herbst AL, Scully RE. Cytology of clear-cell adenocarcinoma of the genital tract in young females. Report of 95 cases from the registry. Acta Cytol (Baltimore) 1974, 18: 279–290.

100 Vang R, Whitaker BP, Farhood AI, Silva EG, Ro JY, Deavers MT. Immunohistochemical analysis of clear cell carcinoma of the gynaecologic tract. Int J Gynecol Pathol 2001, 20: 252–259.

101 Welch WR, Prat J, Robboy SJ, Herbst AL. Pathology of prenatal diethylstilbestrol exposure. Pathol Annu 1978, 13(Pt 1): 201–216.

OTHER CARCINOMA TYPES

102 Bagué S, Rodríguez IM, Prat J. Malignant mesonephric tumors of the female genital tract: a clinicopathologic study of 9 cases. Am J Surg Pathol 2004, 28: 601–607.

103 Bass PS, Birch B, Smart C, Theaker JM, Wells M. Low-grade transitional cell carcinoma of the vagina. An unusual cause of vaginal bleeding. Histopathology 1994, 24: 581–583.

104 Chafe W. Neuroepithelial small cell carcinoma of the vagina. Cancer 1989, 64: 1948–1951.

105 Coleman NM, Smith-Zagone MJ, Tanyi J, Anderson ML, Coleman RL, Dyson SW, Reed JA. Primary neuroendocrine carcinoma of the vagina with Merkel cell carcinoma phenotype. Am J Surg Pathol 2006, 30: 405–410.

106 Dietl J, Horny HP, Kaiserling E. Lymphoepithelioma-like carcinoma of the vagina. A case report with special reference to the immunophenotype of the tumor cells and tumor-infiltrating lymphoreticular cells. Int J Gynecol Pathol 1994, 13: 186–189.

107 Ebrahim S, Daponte A, Smith TH, Tiltman A, Guidozzi F. Primary mucinous adenocarcinomas of the vagina. Gynecol Oncol 2001, 80: 89–92.

108 Fox A, Wells M, Harris M, McWilliam LJ, Anderson GS. Enteric tumours of the lower female genital tract. A report of three cases. Histopathology 1988, 12: 167–176.

109 Fukushima M, Twiggs LB, Okagaki T. Mixed intestinal adenocarcinoma. Argentaffin carcinoma of the vagina. Gynecol Oncol 1986, 23: 387–394.

110 Granai CO, Walters MD, Safaii H, Jelen I, Madoc-Jones H, Moukhtar M. Malignant transformation of vaginal endometriosis. Obstet Gynecol 1984, 64: 592–595.

111 Haskel S, Chen SS, Spiegel G. Vaginal endometrioid adenocarcinoma arising in vaginal endometriosis. A case report and literature review. Gynecol Oncol 1989, 34: 232–236.

112 Hinchey WW, Silva EG, Guarda LA, Ordonez NG, Wharton JT. Paravaginal Wolffian duct (mesonephros) adenocarcinoma. A light and electron microscopic study. Am J Clin Pathol 1983, 80: 539–544.

113 Hopkins MP, Kumar NB, Lichter AS, Peters WA, Morley GW. Small cell carcinoma of the vagina with neuroendocrine features. A report of three cases. J Reprod Med 1989, 34: 486–491.

114 Kaminski JM, Anderson PR, Han AC, Mitra RK, Rosenblum NG, Edelson MI. Primary small cell carcinoma of the vagina. Gynecol Oncol 2003, 88: 451–455.

115 Li H, Heller DS, Sama J, Bolanowski PJ, Anderson J. Basaloid squamous cell carcinoma of the vagina metastasizing to the lung. A case report. J Reprod Med 2000, 45: 841–843.

116 McCluggage WG. Lymphoepithelioma-like carcinoma of the vagina. J Clin Pathol 2001, 54: 964–965.

117 McCluggage WG, Price JH, Dobbs SP. Primary adenocarcinoma of the vagina arising in endocervicosis. Int J Gynecol Pathol 2001, 20: 399–402.

118 Miliauskas JR, Leong AS. Small cell (neuroendocrine) carcinoma of the vagina. Histopathology 1992, 21: 371–374.

119 Okagaki T, Clark BA, Zachow KR, Twiggs LB, Ostrow RS, Pass F, Faras AJ. Presence of human papillomavirus in verrucous carcinoma (Ackerman) of the vagina. Immunocytochemical, ultrastructural, and DNA hybridization studies. Arch Pathol Lab Med 1984, **108**: 567–570.

120 Okagaki T, Ishida T, Hilgers RD. A malignant tumor of the vagina resembling synovial sarcoma. A light and electron microscopic study. Cancer 1976, **37**: 2306–2320.

121 Peters WA III, Kumar NB, Anderson WA, Morley GW. Primary sarcoma of the adult vagina. A clinicopathologic study. Obstet Gynecol 1985, **63**: 699–704.

122 Prasad CJ, Ray JA, Kessler S. Primary small cell carcinoma of the vagina arising in a background of atypical adenosis. Cancer 1992, **70**: 2484–2487.

123 Ramzy I, Smout MS, Collins JA. Verrucous carcinoma of the vagina. Am J Clin Pathol 1976, **65**: 644–653.

124 Raptis S, Haber G, Ferenczy A. Vaginal squamous cell carcinoma with sarcomatoid spindle cell features. Gynecol Oncol 1993, **49**: 100–106.

125 Riva C, Fabbri A, Facco C, Tibiletti MG, Guglielmin P, Capella C. Primary serous papillary adenocarcinomas of the vagina: a case report. Int J Gynecol Pathol 1998, **16**: 286–290.

126 Rose PG, Stoler MH, Abdul-Karin FW. Papillary squamotransitional cell carcinoma of the vagina. Int J Gynecol Pathol 1998, **17**: 372–375.

127 Rusthoven JJ, Daya D. Small-cell carcinoma of the vagina. A clinicopathologic study. Arch Pathol Lab Med 1990, **114**: 728–731.

128 Sebenik M, Yan Z, Khalbuss WE, Mittal K. Malignant mixed mullerian tumor of the vagina: case report with review of the literature, immunohistochemical study, and evaluation for human papilloma virus. Hum Pathol 2007, **38**: 1282–1288.

129 Shevchuk MM, Fenoglio CM, Lattes R, Frick HC II, Richart RM. Malignant mixed tumor of the vagina probably arising in mesonephric rests. Cancer 1978, **42**: 214–233.

130 Singer G, Hohl MK, Hering F, Anabitarte M. Transitional cell carcinoma of the vagina with pagetoid spread pattern. Hum Pathol 1998, **29**: 299–301.

131 Staats PN, Clement PB, Young RH. Primary endometrioid adenocarcinoma of the vagina: a clinicopathologic study of 18 cases. Am J Surg Pathol 2007, **31**: 1490–1501.

132 Steeper TA, Piscioli F, Rosai J. Squamous cell carcinoma with sarcoma-like stroma of the female genital tract. Clinicopathologic study of four cases. Cancer 1983, **52**: 890–898.

133 Takehara M, Hayakawa O, Itoh E, Sagae S, Suzuki Kudo R. A case of a malignant mixed tumor in the vagina. J Obstet Gynaecol Res 1998, **24**: 7–11.

134 Ulich TR, Liao S-Y, Layfield L, Romansky S, Cheng L, Lewin KJ. Endocrine and tumor differentiation markers in poorly differentiated small-cell carcinoids of the cervix and vagina. Arch Pathol Lab Med 1986, **110**: 1054–1057.

135 Yaghsezian H, Palazzo JP, Finkel GC, Carlson JA Jr, Talerman A. Primary vaginal adenocarcinoma of the intestinal type associated with adenosis. Gynecol Oncol 1992, **45**: 62–65.

136 Young EE, Gamble CH. Primary adenocarcinoma of the rectovaginal septum arising from endometriosis. Report of a case. Cancer 1969, **24**: 597–601.

MESENCHYMAL TUMORS AND TUMORLIKE CONDITIONS

137 Abdul-Karim FW, Cohen RE. Atypical stromal cells of lower female genital tract. Histopathology 1990, **17**: 249–253.

138 al-Nafussi AI, Rebello G, Hughes D, Blessing K. Benign vaginal polyp. A histological, histochemical and immunohistochemical study of 20 polyps with comparison to normal vaginal subepithelial layer. Histopathology 1992, **20**: 145–150.

139 Azzopardi JG, Eusebi V, Tison V, Betts CM. Neurofibroma with rhabdomyomatous differentiation. Benign 'triton' tumour of the vagina. Histopathology 1983, **7**: 561–572.

140 Carinelli SG, Giudici MN, Brioschi D, Cefis F. Alveolar soft part sarcoma of the vagina. Tumori 1990, **76**: 77–80.

141 Chabrel CM, Beilby JOW. Vaginal rhabdomyoma. Histopathology 1980, **4**: 645–651.

142 Chan WW, Sen Gupta SK. Postirradiation angiosarcoma of the vaginal vault. Arch Pathol Lab Med 1991, **115**: 527–528.

143 Chapman GW, Genda J, Williams T. Alveolar soft-part sarcoma of the vagina. Gynecol Oncol 1984, **18**: 125–129.

144 Chen KT. Angiomyolipoma of the vagina. Gynecol Oncol 1990, **37**: 302–304.

145 Chirayil SJ, Tobon H. Polyps of the vagina. A clinico-pathologic study of 18 cases. Cancer 1981, **47**: 2904–2907.

146 Ciaravino G, Kapp DS, Vela AM, Fulton RS, Lum BL, Teng NN, Roberts JA. Primary leiomyosarcoma of the vagina. A case report and literature review. Int J Gynecol Cancer 2000, **10**: 340–347.

147 Ellison DW, MacKenzie IZ, McGee JO. Cellular schwannoma of the vagina. Gynecol Oncol 1992, **46**: 119–121.

148 Gersell DJ, Fulling KH. Localized neurofibromatosis of the female genitourinary tract. Am J Surg Pathol 1989, **13**: 873–878.

149 Gold JH, Bossen EH. Benign vaginal rhabdomyoma. A light and electron microscopic study. Cancer 1976, **37**: 2283–2294.

150 Halvorsen TB, Johannesen E. Fibroepithelial polyps of the vagina. Are they old granulation tissue polyps? J Clin Pathol 1992, **45**: 235–240.

151 Hartmann CA, Sperling M, Stein H. So-called fibroepithelial polyps of the vagina exhibiting an unusual but uniform antigen profile characterized by expression of desmin and steroid hormone receptors but no muscle-specific actin or macrophage markers. Am J Clin Pathol 1990, **93**: 604–608.

152 Hays DM, Shimada H, Raney RB Jr, Tefft M, Newton W, Crist WM, Lawrence W Jr, Ragab A, Beltangady M, Maurer HM. Clinical staging and treatment results in rhabdomyosarcoma of the female genital tract among children and adolescents. Cancer 1988, **61**: 1893–1903.

153 Hays DM, Shimada H, Raney RB Jr, Tefft M, Newton W, Crist WM, Lawrence W Jr, Ragab A, Maurer HM. Sarcomas of the vagina and uterus. The Intergroup Rhabdomyosarcoma Study. J Pediatr Surg 1985, **20**: 718–724.

154 Hilgers RD. Pelvic exenteration for vaginal embryonal rhabdomyosarcoma. A review. Obstet Gynecol 1975, **45**: 175–180.

155 Hilgers R, Malkasian GD Jr, Soule EH. Embryonal rhabdomyosarcoma (botryoid type) of the vagina. A clinicopathologic review. Am J Obstet Gynecol 1970, **107**: 484–502.

156 Hiura M, Nogawa T, Nagai N, Yorishima M, Fujiwara A. Vaginal hemangiopericytoma. A light microscopic and ultrastructural study. Gynecol Oncol 1985, **21**: 376–384.

157 Laskin WB, Fetsch JF, Tavassoli FA. Superficial cervicovaginal myofibroblastoma: fourteen cases of a distinctive mesenchymal tumor arising from the specialised subepithelial stroma of the lower female genital tract. Hum Pathol 2001, **32**: 715–725.

158 Leuschner I, Harms D, Mattke A, Koscielniak E, Treuner J. Rhabdomyosarcoma of the urinary bladder and vagina: a clinicopathologic study with emphasis on recurrent disease: a report from the Kiel Pediatric Tumor Registry and the German CWS study. Am J Surg Pathol 2001, **25**: 856–864.

159 McCluggage WG. A review and update of morphologically bland vulvovaginal mesenchymal lesions. Int J Gynecol Pathol 2005, **24**: 26–38.

160 Miettinen M, Wahlstrom T, Vesterinen E, Saksela E. Vaginal polyps with pseudosarcomatous features. A clinicopathologic study of seven cases. Cancer 1983, **51**: 1148–1151.

161 Mucitelli DR, Charles EZ, Kraus FT. Vulvovaginal polyps. Histologic appearance, ultrastructure, immunocytochemical characteristics, and clinicopathologic correlations. Int J Gynecol Pathol 1990, **9**: 20–40.

162 Naidoo P. Vaginal leiomyoma with heterologous paragangliomatous elements. Int J Surg Pathol 2001, **8**: 359–365.

163 Nielsen GP, Oliva E, Young RH, Rosenberg AE, Dickersin GR, Scully RE. Alveolar soft-part sarcoma of the female genital tract. A report of nine cases and review of the literature. Int J Gynecol Pathol 1995, **14**: 283–292.

164 Nielsen GP, Rosenberg AE, Young RH, Dickersin GR, Clement PB, Scully RE. Angiomyofibroblastoma of the vulva and vagina. Mod Pathol 1996, **9**: 284–291.

165 Norris HJ, Taylor HB. Polyps of the vagina. Cancer 1966, **19**: 227–232.

166 Nucci MR, Fletcher CD. Vulvovaginal soft tissue tumors: update and review. Histopathology 2000, **36**: 97–108.

167 Nucci MR, Young RH, Fletcher CD. Cellular pseudosarcomatous fibroepithelial stromal polyps of the lower female genital tract: an underrecognized lesion often misdiagnosed as sarcoma. Am J Surg Pathol 2000, **24**: 231–240.

168 Ostor AG, Fortune DW, Riley CB. Fibroepithelial polyps with atypical stromal cells (pseudosarcoma botryoides) of vulva and vagina. A report of 13 cases. Int J Gynecol Pathol 1988, **7**: 351–360.

169 Pelosi G, Luzzatto F, Landoni F, Staffa N, Maggioni A, Braidotti P, Cabras A, Aiello A, Del Curto B, Viale G. Poorly differentiated synovial sarcoma of the vagina: first reported case with immunohistochemical, molecular and ultrastructural data. Histopathology 2007, **50**: 808–810.

170 Peters WA III, Kumar NB, Anderson WA, Morley GW. Primary sarcoma of the adult vagina. A clinicopathologic study. Obstet Gynecol 1985, **63**: 699–704.

171 Prempree T, Tang C-K, Hatef A, Forster S. Angiosarcoma of the vagina. A clinicopathologic report. A reappraisal of the radiation treatment of angiosarcomas of the female genital tract. Cancer 1983, **51**: 618–622.

172 Proppe KH, Scully RE, Rosai J. Postoperative spindle cell nodules of genitourinary tract resembling sarcomas. A report of eight cases. Am J Surg Pathol 1984, **8**: 101–108.

173 Rastogi BL, Bergman B, Angervall L. Primary leiomyosarcoma of the vagina. A study of five cases. Gynecol Oncol 1984, **18**: 77–86.

174 Rutledge F, Sullivan MP. Sarcoma botryoides. Ann N Y Acad Sci 1967, **142**: 694–708.

175 Spitzer M, Molho L, Seltzer VL, Lipper S. Vaginal glomus tumor. Case presentation and ultrastructural findings. Obstet Gynecol 1985, **66**: 86S–88S.

176 Steeper TA, Rosai J. Aggressive angiomyxoma of the female pelvis and perineum. Report of nine cases of a distinctive type of gynecologic soft tissue neoplasm. Am J Surg Pathol 1983, **7**: 463–475.

177 Tavassoli FA, Norris HJ. Smooth muscle tumors of the vagina. Obstet Gynecol 1979, **53**: 689–693.

178 Vadmal MS, Pellegrini AE. Solitary fibrous tumor of the vagina. Am J Dermatopathol 2000, **22**: 83–86.

179 Vang R, Taubenberger JK, Mannion CM, BiJwaard K, Malpica A, Ordonez NG, Tavassoli FA, Silver SA. Primary vulvar and vaginal extraosseous Ewing's sarcoma/peripheral neuroectodermal tumor: diagnostic confirmation with CD99 immunostaining and reverse transcriptase-polymerase chain reaction. Int J Gynecol Pathol 2000, **19**: 103–109.

180 Young RH, Clement PB. Pseudoneoplastic lesions of the lower female genital tract. Pathol Annu 1989, **24**(Pt 2): 189–226.

MELANOCYTIC TUMORS

181 Borazjani G, Prem KA, Okagaki T, Twiggs LB, Adcock LL. Primary malignant melanoma of the vagina. A clinicopathological analysis of 10 cases. Gynecol Oncol 1990, **37**: 264–267.

182 Bottles K, Lacey CG, Miller TR. Atypical melanocytic hyperplasia of the vagina. Gynecol Oncol 1984, **19**: 226–230.

183 Chung AF, Casey MJ, Flannery JT, Woodruff JM, Lewis JL Jr. Malignant melanoma of the vagina. Report of 19 cases. Obstet Gynecol 1980, **55**: 720–727.

184 Gupta D, Neto AG, Deavers MT, Silva EG, Malpica A. Metastatic melanoma of the vagina: clinicopathologic and immunohistochemical study of three cases and literature review. Int J Gynecol Pathol 2003, **22**: 136–140.

185 Hasumi K, Sakamoto G, Sugano H, Kasuga T, Masubuchi K. Primary malignant melanoma of the vagina. Study of four autopsy cases with ultrastructural findings. Cancer 1978, **42**: 2675–2686.

186 Kerley SW, Blute ML, Keeney GL. Multifocal malignant melanoma arising in vesicovaginal melanosis. Arch Pathol Lab Med 1991, **115**: 950–952.

187 Morrow CP, DiSaia PJ. Malignant melanoma of the female genitalia. A clinical analysis. Obstet Gynecol Surv 1976, **31**: 233–271.

188 Neven P, Shepherd JH, Masotina A, Fisher C, Lowe DG. Malignant melanoma of the vulva and vagina: a report of 23 cases presenting in 10-year period. Int J Gynecol Cancer 1994, **4**: 379–383.

189 Nigogosyan G, De La Pava S, Pickren JW. Melanoblasts in the vaginal mucosa. Origin for primary malignant melanoma. Cancer 1964, **17**: 912–913.

190 Norris HJ, Taylor HB. Melanomas of the vagina. Am J Clin Pathol 1966, **46**: 420–426.

191 Ragnarsson-Olding B, Johansson H, Rutqvist LE, Ringborg U. Malignant melanoma of the vulva and vagina. Trends in incidence, age distribution, and long-term survival among 245 consecutive cases in Sweden 1960–1984. Cancer 1993, **71**: 1893–1897.

192 Schmidt M, Honig A, Schwab M, Adam P, Dietl J. Primary vaginal melanoma: a case report and literature review. Eur J Gynaecol Oncol 2008, **29**: 285–288.

193 Tobon H, Murphy AI. Benign blue nevus of the vagina. Cancer 1977, **40**: 3174–3176.

OTHER PRIMARY TUMORS

194 Ben-Izhak O, Munichor M, Malkin L, Kerner H. Brenner tumor of the vagina. Int J Gynecol Pathol 1998, **17**: 79–82.

195 Chen KTK. Brenner tumor of the vagina. Diagn Gynecol Obstet 1981, **3**: 255–258.

196 Chorlton I, Karnei RF Jr, Norris HJ. Primary malignant reticuloendothelial disease involving the vagina, cervix, and corpus uteri. Obstet Gynecol 1974, **44**: 735–748.

197 Copeland LJ, Sneige N, Ordonex NG, Hancock KC, Gershenson DM, Saul PB, Kavanagh JJ. Endodermal sinus tumor of the vagina and cervix. Cancer 1985, **55**: 2558–2565.

198 Daya D, Murphy J, Simon G. Paravaginal female adnexal tumor of probable wolffian origin. Am J Clin Pathol 1994, **101**: 275–278.

199 Harris NL, Scully RE. Malignant lymphoma and granulocytic sarcoma of the uterus and vagina. A clinicopathologic analysis of 27 cases. Cancer 1984, **53**: 2530–2545.

200 Kalyanasundaram K, Parameswaran A, Mani R. Perivascular epithelioid tumor of urinary bladder and vagina. Ann Diagn Pathol 2005, **9**: 275–278.

201 Kohorn EI, McIntosh S, Lytton B, Knowlton AH, Merino M. Endodermal sinus tumor of the infant vagina. Gynecol Oncol 1985, **20**: 196–203.

202 Lam MM, Corless CL, Goldblum JR, Heinrich MC, Downs-Kelly E, Rubin BP. Extragastrointestinal stromal tumors presenting as vulvovaginal/rectovaginal septal masses: a diagnostic pitfall. Int J Gynecol Pathol 2006, **25**: 288–292.

203 Lopes LF, Chazan R, Sredni ST, de Camargo B. Endodermal sinus tumor of the vagina in children. Med Pediatr Oncol 1999, **32**: 377–381.

204 McCluggage WG. Recent developments in vulvovaginal pathology. Histopathology 2009, **54**: 156–173.

205 Meenakshi M, McCluggage WG. Myoepithelial neoplasms involving the vulva and vagina: report of 4 cases. Hum Pathol 2009, **40**: 1747–1753.

206 Norris HJ, Bagley GP, Taylor HB. Carcinoma of the infant vagina. A distinctive tumor. Arch Pathol 1970, **90**: 473–479.

207 Perren T, Farrant M, McCarthy K, Harper P, Wiltshaw E. Lymphomas of the cervix and upper vagina. A report of five cases and a review of the literature. Gynecol Oncol 1992, **44**: 87–95.

208 Rutledge F, Sullivan MP. Sarcoma botryoides. Ann N Y Acad Sci 1967, **142**: 694–708.

209 Skinnider BF, Clement PB, MacPherson N, Gascoyne RD, Viswanatha DS. Primary non-Hodgkin's lymphoma and malakoplakia of the vagina: a case report. Hum Pathol 1999, **30**: 871–874.

210 Vang R, Medeiros LJ, Silva EG, Gershenson DM, Deavers M. Non-Hodgkin's lymphoma involving the vagina: a clinicopathologic analysis of 14 patients. Am J Surg Pathol 2000, **24**: 719–725.

211 Young RH, Scully RE. Endodermal sinus tumor of the vagina. A report of nine cases and review of the literature. Gynecol Oncol 1984, **18**: 380–392.

212 Zirker TA, Silva EG, Morris M, Ordonez NG. Immunohistochemical differentiation of clear-cell carcinoma of the female genital tract and endodermal sinus tumor with the use of alpha-fetoprotein and Leu-M1. Am J Clin Pathol 1989, **91**: 511–514.

METASTATIC TUMORS

213 Gupta D, Malpica A, Deavers MT, Silva EG. Vaginal melanoma: a clinicopathologic and immunohistochemical study of 26 cases. Am J Surg Pathol 2002, **26**: 1450–1457.

214 Mazur MT, Hsueh S, Gersell DJ. Metastases to the female genital tract. Analysis of 325 cases. Cancer 1984, **53**: 1978–1984.

215 Nerdrum TA. Vaginal metastasis of hypernephroma. Report of three cases. Acta Obstet Gynecol Scand 1966, **45**: 515–524.

216 Ohira S, Yamazaki T, Hatano H, Harada O, Toki T, Konishi I. Epithelioid trophoblastic tumor metastatic to the vagina: an immunohistochemical and ultrastructural study. Int J Gynecol Pathol 2001, **19**: 381–386.

217 Stander RW. Vaginal metastasis following treatment of endometrial carcinoma. Am J Obstet Gynecol 1956, **71**: 776–779.

子宫-子宫颈

章 目 录

正常解剖学

子宫颈位于子宫的下半部分，通过宫颈管将子宫和阴道相连。宫颈可以分为突入阴道的部分（**宫颈阴道部**）和阴道穹窿以上的部分（**宫颈阴道上部**）。宫颈阴道部的外表面称为外宫颈，而与宫颈管有关的部分对应宫颈管内膜。宫颈管向外宫颈的开口称为**宫颈外口**，而大体上难以确定的宫颈管上界称为**宫颈内口** [4]。

外宫颈大部分区域被覆非角化型鳞状上皮，在生育年龄女性由三层组成：基底细胞层、中间带（海绵层）和表浅层。紧靠基底层上方的中间带部分称为**基底上层**，应用银染色可以清楚地显示这一层结构；一些作者认为，宫颈鳞状上皮的真正的"干细胞"位于基底上层而不是基底层 [13]。各层的形态学表现随着年龄不同而不同，绝经后期细胞萎缩，表现为核质比高，不要将这些变化误认为是宫颈上皮内瘤变（cervical intraepithelial neoplasia，CIN）的证据。

组织化学染色显示，基底层上方的细胞内含有不等量的糖原，组织切片 PAS 染色和临床应用碘（Lugol 或 Schiller）试验很容易证实这一点。免疫组织化学染色显示，基底层细胞低分子量角蛋白和组织多肽抗原（tissue polypeptide antigen，TPA）呈阳性，但高分子量（表皮型）角蛋白或套膜蛋白（involucrin）呈阴性 [5,6,10-12]。基底层上方的细胞对于后两个标志物呈阳性反应。基底细胞对雌激素受体也呈阳性反应 [7]。

宫颈管内膜的腺上皮黏膜是由一层分泌黏液的柱状细胞构成的，黏液的组织化学反应与月经周期的时相相关 [3]。在正常情况下，柱状上皮下方可见一层不明显的"贮备"细胞，这些细胞 TPA 染色也呈阳性 [5]。这些"贮备"细胞（特别是位于或邻近鳞柱交界处的贮备细胞）与鳞状上皮化生、CIN 和癌的发生密切相关。腺上皮对雌激素受体免疫反应呈阳性 [7]。除覆盖宫颈管表面以外，腺上皮还可陷入间质，形成长的裂隙（深度通常 ≤ 5mm，但有时可深达 1cm 或以上），通常被称为宫颈内膜腺体。

鳞状上皮和腺上皮会合的区域称为**鳞柱交界**（图1.58）。值得注意的是，鳞柱交界并不位于解剖学上的宫颈外口，而是位于相邻的外宫颈部位，这使其容易通过

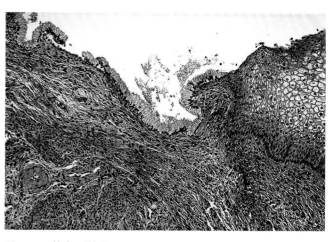

图1.58 外宫颈鳞状上皮细胞和宫颈内膜的产生黏液的腺上皮之间的移行带。

阴道镜进行检查。宫颈内膜覆盖外宫颈部的现象有时被称为**宫颈外翻**，可能会被不准确地称为**糜烂**。鳞柱交界是一个非常不稳定的区域，反复发生着一种上皮被另一种上皮取代的过程，Robert Meyer 将其喻为"上皮之间的战斗"。现今，这一区域被更切合实际地被称为**移行带**。

正常宫颈内膜和外宫颈部均可见散在分布的内分泌细胞[2,9]，外宫颈部的基底层偶尔还可见黑色素细胞[8]。

宫颈的间质主要由纤维组织构成，其间混杂着弹力纤维和散在的平滑肌纤维。间质细胞主要为 CD34 阳性细胞，而子宫内膜间质细胞为 CD10 阳性细胞，此点有助于明确肿瘤累及的部位[1]。

残件和异位

中肾管残件是 Wolff 管的残余，周围被宫颈内膜间质包绕，见于约 1/3 的女性。它们由内衬单层立方细胞的小管构成，管腔内常可见浓稠深染的强嗜酸性分泌物（图 1.59）。这些上皮细胞 PAX2 免疫反应呈阳性，此点可用于与宫颈腺癌和其他腺上皮增生性病变鉴别[16]。

可见于宫颈的**异位组织**包括**皮肤附属器**（皮脂腺和毛

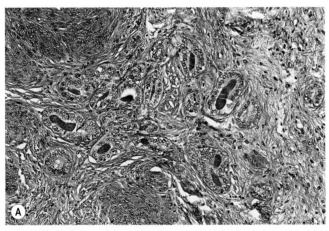

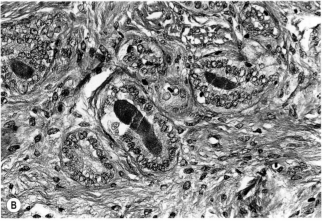

图1.59 A和B，宫颈内膜中发育充分的中肾管残件。注意腺腔内浓稠的嗜酸性分泌物，这是一个重要的诊断线索。

囊）[18]、**前列腺组织**（有时被称为"女性前列腺"）[14,15,17]和**成熟的软骨岛**[19]。后者（或许是化生而非异位）不要与混合性 Müller 肿瘤或葡萄状横纹肌肉瘤中的软骨成分混淆。

鳞状上皮化生和其他类型的化生

宫颈上皮可以发生各种类型的化生性改变，其表现与被累及的黏膜的类型有关。鳞状上皮化生显然是最常见的（以致有人认为它是一个正常所见），它们通常以移行带为中心；移行上皮化生可累及外宫颈部的鳞状上皮，而输卵管、输卵管子宫内膜和肠上皮化生发生于宫颈的腺上皮。

鳞状化生这一术语是指分泌黏液的腺上皮被复层鳞状上皮局灶或广泛取代，在其后期，从形态学上与正常情况下外宫颈部被覆的鳞状上皮无法区分（图 1.60）。其发病机制又被称为**组织分化异常**，多年来争议的热点话题。现在普遍认为，它们最常发生在贮备细胞增生和化生基础上。在另一些情况下，它们可能是外宫颈部原有的成熟鳞状上皮向宫颈黏膜生长的结果，或许是真性宫颈糜烂的一种愈合机制[29]。严格地说，后者不是一种化生性病变，而是一种"鳞状上皮化"过程。然而，无论这种改变的机制的假说如何，习惯上都用鳞状化生这一术语。

几乎所有生育年龄的女性的宫颈都会出现某种程度的鳞状上皮化生。最多见的是表层上皮一层受累，表现为宫颈内膜腺体表面被覆鳞状上皮。在其他一些情况下，这

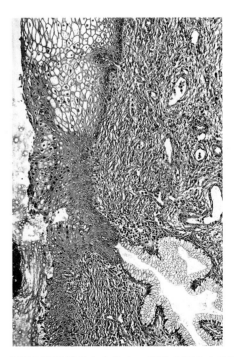

图1.60 宫颈内膜的鳞状上皮化生，累及表面上皮和腺体开口处。

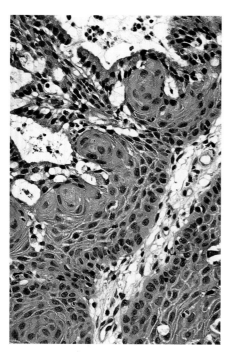

图1.61　宫颈鳞状上皮化生形成的复杂改变。它可能会被过诊断为鳞状细胞癌。

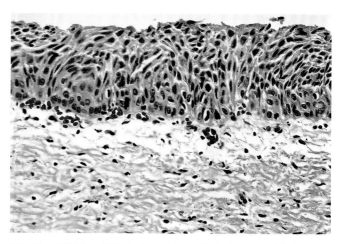

图1.62　宫颈上皮内瘤变（CIN）Ⅲ级的典型表现（原位癌）。

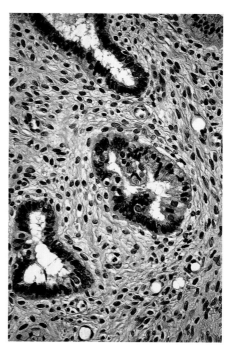

图1.63　宫颈内膜输卵管上皮化生。一些衬覆细胞是纤毛细胞。

种病变也可累及腺体部分，形成复杂的显微镜下表现，缺乏经验的病理医师可能会将其误诊为浸润癌（图 1.61）。

鳞状上皮的超微结构和免疫组织化学标志物与形态学变化具有**一致性**[25,42]。鳞状上皮化生具有多种变化，可能为同一病变的不同阶段的表现，被描述为**储备细胞增生**以及**不成熟、中间性**和**成熟**鳞状化生[21]。进一步细分，还存在非典型性不成熟化生，这种病变的特征是：不成熟化生的细胞同时伴有一定程度的细胞学非典型性[21,26,40]。免疫组织化学和克隆性分析显示，后者属于 CIN 的一种形态学表现[23,33,38]。

上述所有变化均有扁平结构特征，因此不同于 4 页描述的尖锐湿疣和其他乳头状病变，包括所谓的"乳头状不成熟性化生（不成熟性尖锐湿疣）"。

尽管大多数宫颈癌发生于既往存在鳞状上皮化生的部位，但鳞状化生本身并不意味着癌前病变。实事上，鳞状化生是如此常见，没有太大意义，以至于除非病变相当广泛和（或）累及腺体，在病理报告中我们通常会将其全然忽略。

子宫脱垂的宫颈常有一些不同的外观，临床上表现为"白斑"。显微镜下，病变主要累及外宫颈部，其特征为鳞状上皮出现颗粒层和角质层。这种病变与癌无关，**最好称之为角化病**。有时，上皮内出现散在的较大的浅染细胞，这种改变称为 **Paget 样角化不良**[37]。

移行上皮化生见于老年女性的外宫颈部，常常与萎缩有关。其形态学类似于移行（尿路）上皮，累及黏膜全层。细胞核为卵圆形，无非典型性。其长轴与表面垂

直排列，常有纵行的核沟[24,47]（图 1.62）。免疫组织化学染色显示这些细胞与正常尿路上皮一样，CK13、CK17 和 CK18 呈阳性，CK20 呈阴性[27]。其表型谱系与老年萎缩非常相似[41]。对这种病变是存有争议的，一些权威人士认为其完全是萎缩的 CIN。然而，形态学、细胞动力学和随访资料的综合结果并不支持这种说法[31,37]。

输卵管上皮化生是指宫颈内膜（通常来自上部）标本中出现正常输卵管的所有三种类型的细胞（即纤毛细胞、分泌细胞和闰细胞）[30,44]（图 1.63）。在多数情况下，化生的上皮同时具有输卵管和子宫内膜上皮的特征，被称为**输卵管子宫内膜（样）化生**[20,36,48]。腺体的位置可能较深在，形状不规则，囊状性扩张，和（或）伴有富

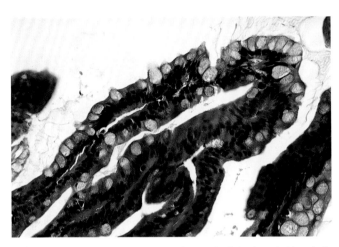

图1.64 宫颈的肠上皮化生。有多量的杯状细胞。这是一个非常罕见的病变。

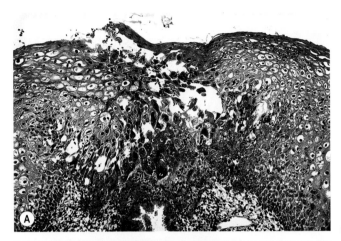

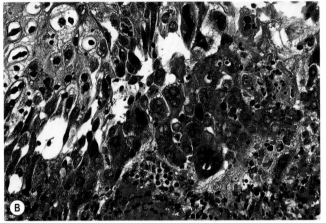

图1.65 A和B，宫颈单纯疱疹病毒感染的低倍观和高倍观。高倍显微镜下，可见明显的多核上皮细胞和核内包涵体。

于细胞的、水肿或呈黏液样的间质，这些可能会造成诊断困难[39]。这些改变通过细胞学涂片可以识别辨认[22]。

据说 MIB-l（Ki-67）和 P16^{INK4a} 联合染色对于鉴别原位和浸润性宫颈腺癌有一定帮助[36,43]。输卵管化生常常见于宫颈锥切术后，提示其为一种损伤后分化异常[28]。此外，曾有宫内己烯雌酚（diethylstilbestrol, DES）暴露史的女性出现假浸润改变，提示此病变为一种 DES 相关腺病[46]。

肠上皮化生较为罕见，可伴有黏液外渗进入间质[49]（图 1.64）。

非典型嗜酸细胞化生的特征是宫颈内膜腺体内出现大的立方形或多角形上皮细胞，胞质呈强嗜酸性、局灶空泡状，并有不同程度的核的非典型性[32,35]。这种改变的本质目前仍有争议，有些学者赞成将其解释为化生合并 CIN 的结果[35]。

炎症性病变

慢性宫颈炎在成年女性是非常常见的疾病，至少在组织学水平是这样的。病变多累及宫颈鳞柱上皮交界部位和宫颈内膜，可伴有充血、水肿、纤维化和上皮的化生性改变。病因多样[64]。大多数患者没有症状，但此病变仍具有重要意义，因其可通过上行性腔内扩散导致子宫内膜炎、输卵管炎和"盆腔炎症性疾病"，在妊娠期间可引起绒毛膜羊膜炎和其他并发症，并且在宫颈肿瘤的发生发展中可能也起一定作用。

目前认为**单纯疱疹病毒感染**相对常见。其宫颈活检的显微镜下表现通常为重度非特异性炎症伴溃疡形成（图 1.65A）。只有在极个别病例可见有核内包涵体的诊断性多核鳞状上皮细胞[63]（图 1.65B）。单纯疱疹病毒抗原免疫细胞化学染色呈阳性可以明确诊断[50,61]。

沙眼衣原体感染被公认是西方国家中目前最常见的性病。宫颈的显微镜下表现为：慢性非特异性炎症，上皮伴有反应性非典型性，有时可见明显的淋巴滤泡形成[59,67]。沙眼衣原体在常规组织切片中见不到，在细胞学涂片中也很难见到，但通过免疫细胞化学技术可以检出[67]。分离培养病原体被认为是确诊存在活动性感染的指标。衣原体性宫颈炎可能与 CIN 相关，但没有证据支持两者的因果关系[66]。

梅毒可以累及宫颈，通常表现为原发性下疳[66]。

阿米巴病在宫颈可以形成息肉样和溃疡性肿物，临床上与宫颈癌相似，有时也可以出现在宫颈癌患者[51,57]。

宫颈可以发生**放线菌病**，但需要与较为常见的假放线菌性放射状颗粒鉴别，后者是围绕微生物或无生物学活性物质形成的一种结构[55]。

血吸虫病常见于非洲和中美洲，可以累及女性生殖道的任何部分，包括宫颈[54]。

软斑病很少发生于宫颈，有时与子宫体、肾盂或肾脏疾病有关[56]。

蜡质样肉芽肿较常见于胆囊，宫颈极为罕见[52,65]。

宫颈**局灶性动脉炎**已有报道，伴有炎症和溃疡形成，并且明确局限于此解剖部位[58,60]。Wegner 肉芽肿病时也可累及宫颈[53]。

非肿瘤性腺体病变

宫颈息肉并非真性肿瘤,可能是慢性炎症性改变("慢性息肉样宫颈炎")。它们通常较小,但直径有时可达数厘米。显微镜下,可见扩张的宫颈腺体生长于水肿、炎症和纤维性间质内。表面上皮常有鳞状上皮化生。有趣的是,鳞状化生上皮灶常常 P16 免疫反应通常呈阳性,这也可能是导致过诊断的原因之一[71]。宫颈息肉可以发生 CIN,但发生率并不比宫颈其他部位高。偶尔,息肉可出现乳头状分支结构,此时可被诊断为**乳头状宫颈内膜炎**[99](图 1.66)。这种病变要与所谓的"表浅宫颈阴道肌纤维母细胞瘤"区别开来,后者也为良性病变,两者或许在组织发生上存在一定的相关性[83]。罕见情况下,伴有溃疡的宫颈息肉下可出现印戒样特征的细胞,这可能与局部缺血有关,不要过诊断为印戒细胞癌[89]。

Naboth 囊肿继发于炎症和相关病变所致的宫颈腺体堵塞。大体上,呈囊性,腔内充满黏液样物质。显微镜下,为囊性扩张的腺体,内衬扁平上皮,有时局灶上皮缺如。偶尔,腺体可延伸至宫颈壁深层,不要把这种现象误认为是恶性的[69]。

隧道样腺丛是宫颈腺体的局灶性增生,正如 Fluhmann 最初描述的,伴腺腔旁出芽性生长。由于腺腔内有浓稠的强嗜酸性分泌物积聚,可能伴有扩张[99](图1.67)。隧道样腺丛可以分为 **A 型(非囊性)**和 **B 型(囊性)**。有时,A 型隧道样腺丛伴有显著的腺体增生和一定程度的非典型性,但保留小叶结构,且几乎没有核分裂象[77]。有趣的是,A 型隧道样腺丛被发现可分泌胃型黏液。

宫颈内膜上皮**微小腺体性增生**最初报道见于口服避孕药的女性,少数见于妊娠期女性[82,97]。但是,此病变也可见于不伴有上述情况的女性,甚至是绝经后的女性[68]。事实上,人们对于宫颈微小腺体增生与口服避孕药或其他激素紊乱之间的确切关系仍存有疑问[73]。显微镜下,典型病变的特征为小腺体的复杂性增生,腺体衬覆扁平上皮细胞,没有或仅有轻微的非典型性(图 1.68)。病变常转变为鳞状上皮化生,因而显微镜下表现复杂,可能与癌混淆。其他可能导致过诊断的特征有:实性增生区域,假浸润结构,印戒细胞,灶状非典型增生,以及偶尔可见的核分裂象[100](图 1.69)。病变内的间质成分总是表现为慢性炎症。癌胚抗原(CEA)免疫细胞化学反应通常呈阴性,此点有助于与宫颈腺癌的鉴别诊断[96]。

Arias-Stella 反应见于妊娠期,可以累及宫颈腺体。核的异常与常见的子宫内膜变化相似,不要与恶性肿瘤混淆[70,86,90]。显微镜下,Arias-Stella 反应表现相当多样,可出现空泡状透明胞质、腺腔内上皮小簇状增生、鞋钉样细胞、嗜酸性胞质、丝状乳头、核内假包涵体以及腺腔内筛状生长。与透明细胞癌不同,Arias-Stella 反应不形成肿物,缺乏纤维性间质反应,且无浸润性生长[88]。

宫颈内膜表面上皮的**反应性非典型增生**见于因子宫内膜癌或因他疾病施行内膜诊刮术后。它们表现为细胞核复层、形成短的微乳头、鳞状上皮化生、鞋钉样细胞以及轻度细胞非典型性等,以上特征很多都与微小腺体增生相关。不应误认为内膜癌累及宫颈[92]。

弥漫性板层状宫颈内膜腺体增生(diffuse laminar endocervical glandular hyperplasia, DLEGH)是非肿瘤性病变,特征为宫颈壁内 1/3 可见中等大小、均匀分布、分化良好的宫颈内膜腺体增生,病变与下方的间质分界清楚,常伴有慢性炎症[78](图 1.70)。DLEGH 与恶性腺癌的鉴别点为:缺乏间质浸润、促纤维增生性间质反应和细胞非典型性[86]。

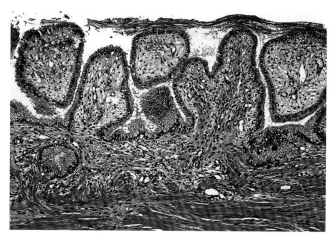

图1.66 慢性宫颈炎,表面呈乳头状结构。这种形态有时被称为乳头状宫颈炎。

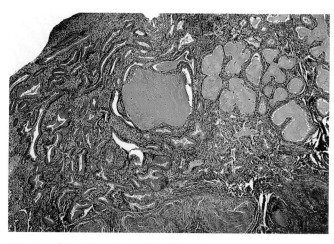

图1.67 囊性型为主的宫颈隧道样腺丛。

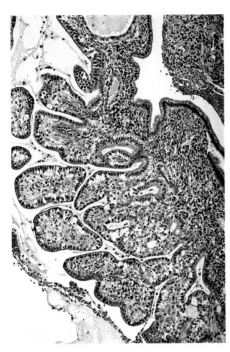

图1.68 宫颈微小腺体增生。本病常可见图中所示的乳头状结构。

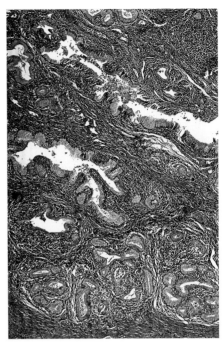

图1.70 弥漫性板层状宫颈腺体增生。可见腺体中等大小，间隔均匀，分化良好。

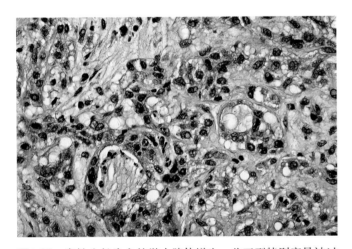

图1.69 实性生长为主的微小腺体增生。此亚型特别容易被过诊断为恶性病变。

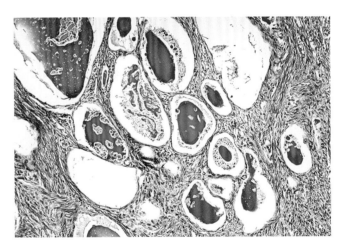

图1.71 包埋于宫颈间质内的囊性扩张的中肾管。腔内出现特征性的浓稠嗜酸性分泌物。

小叶状宫颈内膜腺体增生（lobular endocervical glandular hyperplasia, LEGH）的特征性变化是：小到中等大小的腺体的清晰的分叶状增生，并常以一个较大的腺体为中心[87]。部分病变分泌胃型黏液[80]。与恶性腺瘤不同，LEGH 没有不规则的间质浸润、促纤维增生性间质反应以及显著的细胞非典型性。有趣的是，LEGH 病变的表型与幽门腺的表型相似[84]。但是，基于免疫组织化学和分子遗传学特征的相似性[79,85]以及二者偶尔会相伴出现[80,98]，有人提出，LEGH 与恶性腺瘤（以及与其他宫颈黏液腺癌）在发病机制上可能存在相关性。

中肾管残件（在 39 页已经提到）可以出现囊性扩张或活跃的甚至是非典型增生性改变[74,76,94]（图 1.71）。此类腺体增生可呈小叶状、弥漫性或导管样结构[72]（图1.72）。这些结构还可继发罕见的恶性肿瘤（见 58 页）。少数情况下，CIN 可累及中肾管残件[91]。

中肾管乳头状瘤是发生于幼儿宫颈和阴道的罕见良性息肉样病变，尚不能确定此病变是否与中肾管残件有关[75,95]。显微镜下，病变位置表浅，纤细的结缔组织轴心表面被覆单层立方上皮，可能来源于 Müller 上皮（也可参见阴道章节）。

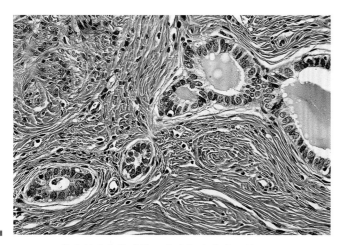

图1.72　增生的中肾管残件，伴有轻度非典型性。

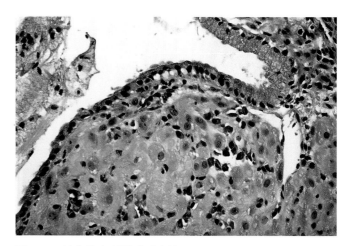

图1.73　异位的宫颈蜕膜反应灶。

非肿瘤性间质病变
（包括子宫内膜异位症和相关病变）

间质多核巨细胞可以出现在宫颈上皮下而被误诊为恶性肿瘤。病变常伴有水肿，形成模糊的息肉样外观[103,106]。这些细胞的本质是反应性纤维母细胞/肌纤维母细胞，类似于其他表面被覆黏膜部位的病变，如在外阴、阴道、肛门、口腔和鼻腔[101,109]。

妊娠期宫颈**蜕膜反应**通常表现为：宫颈黏膜的多发性、淡黄色或红色的、小的隆起性病变，质软、松脆，损伤后易出血。少数情况下进展为蕈状肿块，从大体上很难与癌鉴别[104]。显微镜下，蜕膜细胞的特征是：胞质丰富、淡染、颗粒状，细胞核形态温和（图1.73）。免疫染色角蛋白呈阴性。

胎盘部位结节表现为紧邻宫颈黏膜下的、界限清楚的玻璃样变病变[113]。它由胞质空泡状的中间型滋养细胞组成[110,115]。有时可见核的非典型性。这种病变可与癌和肿瘤性软骨混淆。免疫组织化学染色，滋养细胞角蛋白呈阳性（这是容易误诊为恶性肿瘤的另一个因素），但人胎盘催乳素（human placental lactogen, hPL）也呈阳性（见247页）。

宫颈的**子宫内膜异位症**表现为蓝色或红色结节，可导致子宫异常出血。这个诊断的确立需要同时见到子宫内膜腺体和间质。然而，这两种成分的比例在不同病例之间差异很大。有时，病变几乎完全由子宫内膜间质组成（"间质性子宫内膜异位症"），此时会与肿瘤混淆[105]。另一种引起混淆的情况是，位置表浅的异位子宫内膜可能会被误认为是宫颈腺体异型增生或腺体原位癌，活跃的分裂象可能是导致误诊的原因之一[102]。与宫颈输卵管子宫内膜化生不同的是，虽然稀少，它但总会有子宫内膜型间质出现，不过比较稀少。宫颈可出现一种类似于微型子宫的病变（"子宫样肿块"），可能是伴有活跃平滑肌化生的表浅子宫内膜异位症[108]。**宫颈内膜异位症**属于

本类病变的一种奇异变化，可表现为位置深在的宫颈肿块，类似于宫颈内膜腺癌[114]。

与结核或类风湿结节相似的**渐进性坏死性肉芽肿**可见于宫颈手术后[107]，组织学和发病机制可能与前列腺术后的病变相似。

旺炽的间叶反应可见于宫颈间质，继发于各种手术治疗，可能会与肉瘤混淆[111]。部分病例具有结节性筋膜炎样表现，可以看成是发生于生殖泌尿道的此类软组织病变。

宫颈间质（和子宫肌层）有时可出现**黏液样变**，本质可能是退行性变，不伴有任何其他病理改变[112]。

人类乳头状瘤病毒（HPV）和女性下生殖道

HPV与多种宫颈疾病有关，从相对良善的尖锐湿疣（见45页）到可能会致命的浸润性鳞状细胞癌[129,150,169]。值得注意的是，宫颈癌的独特之处在于，它是首个被证实为几乎全部由感染所致的人类恶性肿瘤[171]。HPV由一个DNA病毒家族构成，已经分离出60多种不同的病毒亚型，其中6型和11型最为常见。通过电子显微镜检查可以发现HPV（表现为核内结晶，偶尔为丝状包涵物），但特异性的鉴定依赖于免疫组织化学，或应用原位或DNA印迹杂交方法进行的分子病毒学分析[132,141,156,160,179]。后者现在被认为是一种检测HPV的"金标准"。杂交捕获HPV试验是其主要的竞争者，这是一种基于微板的信号放大杂交技术，应用低危型和高危型混合性探针能够检测近20种HPV基因型（见下文）[140]。

宫颈HPV感染是通过性传播的，多累及化生的鳞状上皮。宫颈HPV感染以长时间保持休眠状态，或在终末分化的鳞状上皮细胞内繁殖并释放病毒颗粒。

宫颈鳞状上皮HPV感染的形态学标志（正如最初由两位芬兰学者 Esco Purola 和 Eeva Savia 描述的那样）是

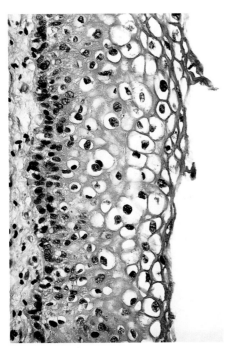

图1.74 宫颈鳞状上皮的挖空细胞改变，对HPV感染具有诊断意义。

挖空细胞形成，也叫非典型性挖空细胞（这两个术语是由 Leopold Koss 和 Grace Durfee 命名的）。这种变化被认为与病毒 E4 蛋白表达和由此引起的胞质内角蛋白基质破坏有关。挖空细胞是一种表层或中层的成熟鳞状细胞，有如下特征：有的核周有轮廓清楚空晕泡形成，周围的胞质致密、染色不均，胞核大，核膜呈波浪状（葡萄干样或梅干样），染色质凝聚成串，呈绳索样[146]（图1.74）。可见双核和多核细胞[161]。一些病变区域的细胞核出现这些变化（提示可能伴有二倍体或多倍体的 DNA 成分[173]）对于诊断挖空细胞（提示存在 HPV 感染的依据）十分重要，否则，其他类型的胞质透明（特别是与糖原积聚有关的）会被误诊为 HPV 感染[151,174]。这对于**绝经后鳞状上皮非典型性**病变尤为重要，后者可以出现非常明显的核周空晕[142]。事实上，有证据表明，基于宫颈活检的显微镜下表现诊断的 HPV 感染常常存在过诊断[116]。缺乏挖空细胞并不意味着没有 HPV 感染，事实上这种情况的确是存在的。此外，有时细胞核增大是细胞感染 HPV 后唯一的形态学异常，甚至偶尔会完全没有任何形态学改变[126,157,178]。

在 HPV 诱导的宫颈病变中，最困难、也最具有临床意义的问题是：CIN 与宫颈浸润癌的鉴别诊断、共存以及可能存在的因果关系[118,119,128,135,177]。回顾性研究发现，过去许多被诊断为宫颈轻度或中度异型增生的病（CIN Ⅰ 和 CIN Ⅱ）例应为 HPV 诱导的非典型性挖空细胞形成[121]。同样，HPV 相关病变常常同时伴有（或先于）CIN，或有时伴有浸润性宫颈癌[153,158]。实事上，世界范

围内高频的相关性[122]、解剖部位相邻[164]以及各自受累人群的年龄分布[130]，所有这些都提示两者之间具有潜在的依存关系，甚至或许就是同一疾病的连续过程[139,168]。而其他感染与宫颈癌之间的关系并不明显[123]。HPV 与宫颈肿瘤的相关性在鳞状上皮肿瘤中尤其显著，但在腺体原位癌、浸润性腺癌[127,133,134,147]以及腺鳞癌中也有记载[144]。人们相信，HPV 的 E6 和 E7 蛋白分别通过与P53 蛋白和 RB 易感基因产物相互作用，在这个过程中发挥了重要作用[125,159,169]。

在认识到非典型性挖空细胞的出现就等同于 HPV 感染后，有人认为，宫颈活检中出现这种改变提示良性过程。但事实并不一定都是这样。这些活检应根据 CIN 的诊断标准进行评估。HPV 相关的形态学改变应在诊断中提及，但不必据此修改诊断或临床治疗方案[143]。

在存在 HPV 感染的宫颈活检中，若出现基底细胞非典型性、细胞成熟紊乱以及异常核分裂象，则提示存在额外的 CIN[176,180]。高级别非典型性（CIN Ⅲ）、DNA 非整倍体、P53 过表达与HPV-l6 型感染之间存在明确相关性[131,136,137,170]。同样，在大多数浸润性宫颈癌和组织学正常的邻近上皮细胞内均可检出 HPV-16 基因组[149]。

目前，根据 HPV 与 CIN 和浸润性鳞状细胞癌的相关性将其分为几种主要类型。"高危型"（"致癌"）主要包括：HPV 16 和 18 型，但也包括 HPV 31、33、35、39、45、51、52、56、58、59、68、73 和 82 型。HPV 26、53 和 66 型被划归为"可能高危"一类，而 HPV 6、11、40、42、43、44、54、61、70、75、81 和 CP6108型则归为"低危"范畴[155]。最近一次大型评估结果显示，在宫颈浸润性癌中，HPV 亚型的分布情况是：HPV 16、18、31、33 和 45 型是世界范围内最常见的亚型，占据全部病例的85%[148]。HPV 基因型与组织学类型具有统计学显著相关性：HPV-16 与角化型密切相关，而非角化型相关的病毒亚型具有异质性[181]。目前，HPV 分型和宫颈细胞学普查同时进行[138,167]，而现阶段尚处于试验阶段的各种 HPV 疫苗将会对本病的发病率产生巨大影响，我们对这一点充满希望[124,145,166]。有趣的是，在所有宫颈鳞状细胞上皮内病变中，发现 HPV 感染的直接证据的概率与细胞非典型性具有负相关性，其中，CIN Ⅲ级的概率最低[120,163]。这些发现提示，病毒的复制需要在完好的鳞状上皮细胞内来完成。

这里还应提到的是，常常出现在宫颈癌中的 EB 病毒曾被认为在宫颈癌的发生中具有重要意义，但现在人们相信两者并无因果关系[165]。

尖锐湿疣是一种大体上呈息肉状的病变，显微镜下，其特征为乳头状增生，棘层增厚，挖空细胞形成，以及间质内不同程度的炎症细胞浸润。低倍显微镜下的特征性改变是：宫颈上皮呈波浪状外观。鳞状上皮常有轻度非典型性，但可以不提；如果非典型性较重，则需按扁平鳞状上

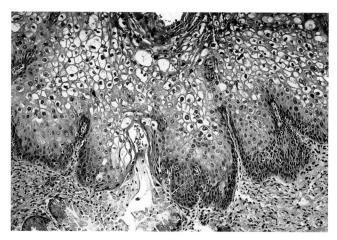

图1.75　HPV诱导的宫颈病变，特征为棘层肥厚、乳头状增生和挖空细胞形成。

皮内病变（即湿疣伴有 CIN Ⅱ 或Ⅲ级）进行评估和分级。

尖锐湿疣是 HPV 感染引起的病变（见 44 页）；70%～90% 的病例中可检测到 HPV-6 和 HPV-11，但偶尔也能检测到 HPV 的其他亚型，如 HPV-16。当伴有 HPV-16 感染时，常常存在高级别的细胞非典型性。

宫颈 HPV 感染的其他形态学改变（事实上较尖锐湿疣更为常见）包括被称为扁平湿疣、**刺状湿疣**和**内翻性**湿疣以及**疣状非典型性**的多种病变[175]。多数 HPV 感染的临床表现并不明显。这些临床上不同的病变却具有相似的显微镜下特征：基底层相对正常、副基底层扩张或增生、成熟有序、可见核分裂象（但几乎没有异常核分裂象）和挖空细胞形成（图 1.75）。湿疣的增殖指数高于炎症性或化生的宫颈鳞状上皮[154]，特别是在存在高危型 HPV 感染的病例[152]。

不成熟性尖锐湿疣（乳头状不成熟性化生）是指伴有类似不成熟鳞状化生但有纤细的丝状乳头结构[172]的细胞成分的病变（见 4 页）。这种病变被认为是由 HPV-6 或 HPV-11 感染所致。

鳞状上皮乳头状瘤是一个具有纤维血管轴心、表面被覆成熟鳞状上皮的息肉样病变。它又被称为纤维上皮性乳头状瘤、纤维上皮瘤和外宫颈息肉。显微镜下，病变无分枝状结构，更重要的是缺乏挖空细胞，这些可与尖锐湿疣鉴别开来。这种病变的本质尚不清楚，但鳞状上皮乳头状瘤可能至少在一些情况下就是湿疣，只是其中可提示存在 HPV 感染的形态学变化已经消失。鉴别诊断还包括乳头状 CIN（在此类病例中，息肉样病变和邻近的扁平上皮均有细胞非典型性）[162]、疣状癌（见 53 页）和高分化鳞状细胞癌（见 49 页）。

内翻性移行细胞（尿路上皮）乳头状瘤可发生于宫颈，形态上类似于更常发生于膀胱的内翻性移行细胞乳头状瘤[117]。此病变可能与 HPV 无关，但应作为宫颈其他良性息肉样病变的鉴别诊断。

肿　瘤

宫颈上皮内瘤变（CIN）

近年来，宫颈上皮内病变（由鳞状上皮组成，被认为是浸润癌的前驱病变）的命名系统取得了很大进展，至今仍在不断变化。这个概念具有重要的实践和历史意义，因为它代表了一个最重要的模型（一种被普遍认可并在最近得到了分子研究的强力支持的模型）[253]，根据这个模型，人们创立了"癌的前驱病变可用形态学辨识"的理论。这个理论的基本前提如下所述：

1. 几乎所有的浸润性宫颈癌在发生之前都会经历异常细胞局限于上皮内的时期（上皮内期）[212]。

2. 这些上皮内病变具有浸润癌的许多细胞学特征，主要表现为：细胞核增大，形状不规则，核深染，分裂活性增加；以及成熟方式改变。此外，胞质内糖原减少或缺失，这也是碘（Lugol 或 Schiller）染色浅或不染色的原因。

3. 这些病变的形态学异常是一个连续过程，可大致提示如果不治疗则进展为浸润癌的可能性[235]。这些形态学异常与免疫组织化学、细胞遗传学、DNA 倍体、细胞增殖和分子变化有关[195,198,226,257,260]。例如，放射自显影研究显示，正在进行 DNA 合成的细胞比例是一个连续谱系，它们与细胞的异型程度平行[249]。低级别病变通常为整倍体或多倍体，而高级别病变则一般为非整倍体[188,238,245]。同样人们发现，形态学异常与增殖细胞核抗原（proliferating cell nuclear antigen, PCNA）[230,254]、核仁组织区[218,261]、各种角蛋白、P53 蛋白[183,204,242]和 P16[INK4a] 蛋白[182,214]的异常表达[255,256]以及 RAS 癌基因[250]都具有相关性。现有的证据提示，这个过程由一系列连续事件构成，一些病例经过充分发展，最终演进为浸润性癌，而另外一些病例却停留在某个阶段，甚至可能完全消退。"多数严重病例会不可逆地演变为浸润癌"这一被广泛认可的假说并没有、可能也无法得到证实[119,232]。较轻的病变特别不稳定，可自行消退[201,247]（尽管细胞异型性显著的病例中可能并不常见[236]）。在一项经常被引用的研究中，保守治疗后的随访调查显示，在 62% 的病例病变消退，在 22% 的病例病变持续存在，在 16% 的病例进展为较严重的病变[233]。较严重的病变消退比例较低，可以持续很长一段时间。在一项经典研究中，Petersen[239]对 127 例未经治疗的、存在严重病变的患者进行了观察，第 2 年、第 5 年和第 9 年末分别有 11%、22% 和 33% 的患者进展为浸润癌。

4. 在绝大多数病例中，CIN 并不累及外宫颈部原有的鳞状上皮，而是累及移行带和宫颈口侧化生的鳞状上皮

[210]。事实上，病变总是累及表面上皮和腺体成分，但根据定义，一定没有间质浸润。病变常常突然中断，且病变累及的范围变化极大。偶尔，仅在上皮或宫颈息肉内可见微小病灶，单纯通过活检或息肉切除即可去除[192]；更为常见的是，病变累及宫颈的大部分区域。向上延伸至宫颈管者尤为常见[206]，但也可沿宫颈阴道部和阴道上部生长[200,243,259]或延伸至中肾残件[252]。在极其少见的情况下，病变可扩散至阴道口或到达宫腔，甚至累及输卵管[215,240,251]。有时，宫颈活检中见到的上皮内病变可能仅仅是近端浸润癌的周边病变，癌的主体只有通过宫颈管刮除术才能诊断。

5. 诊断这些病变的组织学标准不论在何种情况下都应该是相同的。这些病变发生于妊娠期女性时也是如此，尽管早期的看法有所不同，但目前认为这类病变通常并不会在产后消退。当浸润性鳞状细胞癌患者接受放疗后出现这些病变时，组织学诊断标准依然不变。约1/4的浸润性鳞状细胞癌患者放疗后可发现异常病变，它们有时也被称为**放疗后非典型性**或**异型增生**[224]。现有的证据提示，这不仅仅是正常上皮对放疗的反应，而根本就是一种异常黏膜表现形式。实际上，放疗后3年内出现放射后异型增生是预后不良的提示[264]。

6. 在少数病例中，CIN与腺体原位癌同时存在。这一现象的发生率在P53和RB蛋白低表达的CIN病例中明显高的多[223]。

上面列出的所有基本原则均已被接受，目前争论的焦点是：在2、3或4点中，到底存在几个可识别的步骤？它们的最佳命名系统是什么（图1.76至1.80）。

传统的方法将这些病变命名为异型增生或原位癌，并已毫无争议地沿用了半个世纪。当病变具有上述细胞非典型性的同时，部分细胞依然保留正常成熟的状态和基底层结构时，使用**异型增生**这一术语[193,203]。相反，当上皮全层均无分化（尽管偶尔部分表层细胞会变扁平）且基底层细胞结构紊乱时，使用**原位癌**这一术语[217,221,244]。基于病变的严重程度，可将异型增生进一步分为轻度、中度和重度。一些作者将原位癌进一步分为副

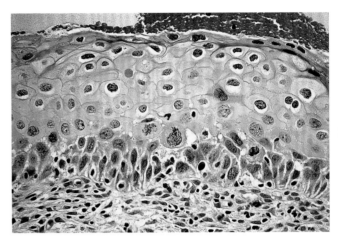

图1.77　伴有挖空细胞非典型性的CIN I。

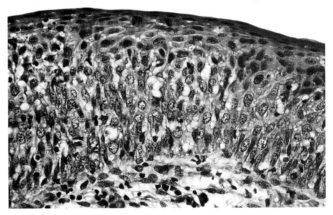

图1.78　CIN II（中度异型增生）。上皮下2/3细胞有增生和非典型性，但一些表层细胞的成熟依然十分明显。

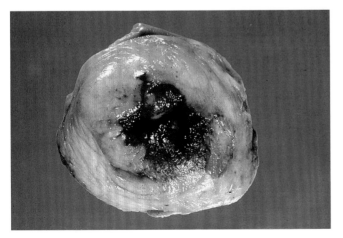

图1.76　广泛累及宫颈的原位癌（CIN III）的大体表现。
（Courtesy of Dr Hector Rodriguez-Martinez, Mexico City）

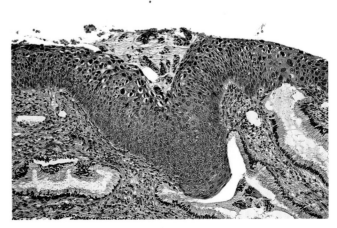

图1.79　CIN III广泛累及宫颈的表面上皮和腺体。

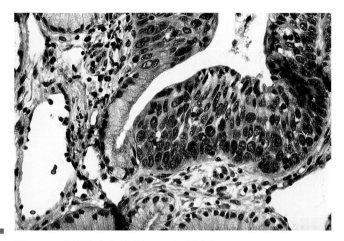

图1.80 宫颈腺上皮部分被CINⅢ所取代。

基底细胞型（51%）、角化细胞型（37%）、多形性细胞型（3%）和小细胞型（1.5%）[262]。

大部分有影响力、记录这些变化间相互关系以及进展为浸润癌的研究都使用了这一命名系统。然而，这个命名系统由于以下原因也受到了抨击：它所暗示的"异型增生与原位癌之间存在明显的生物学行为差异"可能并不存在，由此导致的完全不同的治疗方法（异型增生病例仅进行细胞学随访，而原位癌则进行手术治疗）似乎也并不合理[253]。重度异型增生和原位癌的鉴别标准相当微妙和主观，不同病理医师和医疗机构的诊断标准不同这一点已被反复证实[205,208,211]。

为了能够至少解决其中一部分问题，人们又提出了另一个替代术语，即**宫颈上皮内瘤变**（cervical intraepithelial neoplasia, CIN），并将其分为四级，后来又减少到三级：CIN Ⅰ相当于轻度异型增生，CIN Ⅱ相当于中度异型增生，而 CIN Ⅲ 则相当于重度异型增生和原位癌[245]。正当这一命名系统似乎最终将取代异型增生/原位癌时[189,194,207,258]，一个新的命名系统即 Bethesda 分类提了出来[213,234]。这个方案最初是为宫颈细胞学设计的（见46页），但也有人希望将其用于组织学标本[197]，应用**鳞状上皮内病变**（squamous intraepithelial lesion, SIL）作为总称，再进一步分为低级别和高级别 SIL。低级别病变相当于 CIN Ⅰ（也用于一些 HPV 引起的但不能诊断为 CIN 的病变，见35页）；而高级别病变则相当于 CIN Ⅱ 和 CIN Ⅲ。

新分类提出的依据之一是，CIN Ⅰ 经常难以与 HPV 相关的扁平湿疣鉴别，并可能因此造成 CIN 的过诊断[184]。为了能够继续使用 CIN 这一命名系统并能够同时解决上述问题，有人提议将这部分可疑病例称为"交界性 CIN"[202]或"CIN 伴有 HPV 相关改变"[246]。不论最终选择何种分类方法，人们希望它同时适用于细胞学和组织学样本。

在实际应用中，不管应用何种命名，假如能够确保患者获得严格的细胞学随访，那么这些宫颈病变可以在阴道镜的辅助下采取锥形切除术、电透热疗法、冷冻疗法、激光疗法或新近的圈套器电切除法获得有效治疗[196,220,227,229,231,263]。在多项研究中，锥形切除术可使90%以上的包括最严重类型的宫颈病变得到控制[188,194]。在最终确定此类病变的治疗时机和手术方式时，尽管组织学诊断非常重要，但它也仅仅是需要考虑的多种因素之一。病变范围、患者年龄、生育状况以及保留生育能力的需求等因素都要考虑在内。除了表面病变外，病变可能累及的深度也是必须考虑的因素。Anderson 和 Hartley[185] 经过计算发现，治疗对组织破坏的深度达到 2.92mm 时，95% 的病例的受累腺体可被完全切除，而当破坏深度达到 3.8mm 时，99.7% 的病例的所有受累腺体可被完全切除。对于所有低级别 CIN 患者是否均需治疗，人们尚存争论[248]。

在含有上述病变的宫颈活检的病理报告中，病理医师应该根据本医疗机构认可的命名系统，明确病变的程度、是否有宫颈腺体累及、是否存在 HPV 相关病变或其他伴随病变。在宫颈锥形切除标本的病理报告中，还应包括手术切缘的情况，其中宫颈内膜侧最为重要。切缘阳性和 CIN Ⅱ 或 CIN Ⅲ 累及腺体被认为是病变持续存在或复发的独立预测指征[199,225,237]，但在低级别 CIN（CIN Ⅰ 级）并非如此[191]。一个需要提及的好消息是，近来有经验的妇科病理医师自身和彼此之间评估 CIN 病变的吻合率明显增加，特别是加入 P16 或 ProEx C 免疫组织化学染色（检测 DNA 拓扑异构酶 Ⅱ -α 和微型染色体维持蛋白 -2 的表达）指标后[186,209,241]。

一旦病理医师对宫颈活检标本作出 CIN 的诊断，妇科医生就有责任去判断是否存在浸润癌，特别是对高级别病变的病例。充分的宫颈取材和正规的组织切片应该能够确定是否存在浸润癌。如果发现浸润癌，就应按常规进行治疗。当采取保守治疗时，必须进行长期（超过5年）随访和定期细胞学检查。一项研究发现，CIN Ⅲ 患者经过初始治疗后，随访细胞学检查持续异常者比细胞学正常者进展为浸润癌的概率高 25 倍[228]。

除了 HPV 相关的挖空细胞非典型性外，CIN 还应与活跃的鳞状上皮化生和移行上皮化生进行鉴别（见39页）。值得提及的还有在宫颈锥切术前用于勾画宫颈病变范围的碘试验，它可引起（特别是原本就异常的）上皮细胞皱缩、胞质嗜酸性变和空泡形成以及细胞核固缩[187]。

微小浸润性鳞状细胞癌

将间质浸润深度 ≤5mm 的浸润性鳞状细胞癌与其他浸润癌分开，称为"微小浸润癌"、"表浅浸润癌"或"癌伴有早期间质浸润"[271,281,283,284]（图 1.81）。它非常接近于 FIGO 分期系统中的 Ⅰ A 期癌，其定义为病变的最大浸润深度为 5mm，最大水平扩散范围为 7mm[267,290]。

无论使用何种命名方法，都需要将微小浸润癌与普通浸润癌区分开来。因为二者的自然病程有很大差异，

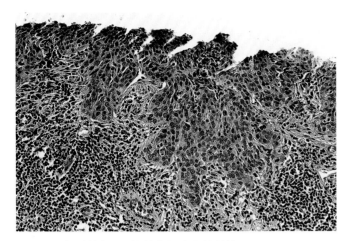

图1.81　宫颈微小浸润性鳞状细胞癌的低倍观。

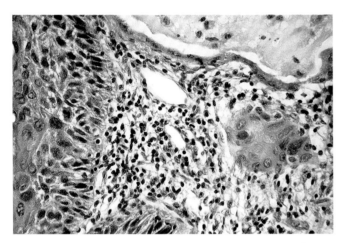

图1.82　CIN中有小灶状浸润。注意微小浸润成分有更为明显的鳞状分化特征。

前者更接近高级别 CIN ／原位癌 [266,277,285]。因此，虽然需要个体化治疗，但人们对此类患者一般采取保守治疗 [267,269,272,282,293]。微小浸润几乎总是起源于一个 CIN 病灶。大部分肿瘤位于宫颈前唇 [284]。已经强调的是，微小浸润灶内常出现细胞多形性，细胞出现明显的鳞状分化特征，核仁显著，以及单个细胞发生角化 [284]（图 1.82）。由于上述特征性改变很少同时出现于 CIN 病变内，因此，在明显的宫颈上皮内病变中发现这些特征时，应该注意寻找潜伏的早期浸润灶 [274]。另一个应该提示早期间质浸润的形态学表现是：出现富含酸性黏液物质、具有异染性特征的促纤维增生性间质 [275]。发生浸润处的基底膜已被破坏，传统上使用网织纤维染色来进行评估。现在也可应用免疫组织化学染色方法证实：既可单独着染如Ⅳ型胶原、层粘连蛋白或纤连蛋白等基底膜成分，又可联合应用角蛋白染色进行套染 [278,286,289,292]。

Benson 和 Norris [265] 在其文献综述中指出，微小浸润癌发生淋巴结转移的整体风险约为 1%。只要肿瘤的浸润深度 ≤ 5mm，即便存在淋巴管浸润和（或）间质

融合生长，肿瘤的预后也很好 [273,279,280,287,288]。Hasumi 等 [276] 对微小浸润癌的定义进行了进一步的细化和修正。他们发现，在 106 例浸润深度达 3mm 的患者中，只有 1 例（0.9%）发生了淋巴结转移，而在 29 例浸润深度为 3.1 ~ 5mm 的患者中，则有 4 例（13.19%）发生了淋巴结转移；基于这些发现，他们推荐对第一组患者采取保守（同对 CIN）手术治疗，而对第二组患者则进行积极的治疗（同浸润癌）。这篇文章和其他一些文章引发了仍然持续的关于微小浸润癌的确切定义的争议，目前多数作者倾向于浸润深度以 3mm 为界，这个标准目前已被 FIGO 分期系统引用（见第 1 章）[270,276,291,294]。有证据显示，肿瘤大小可能是定义微小浸润癌和预测淋巴结转移的更为可靠的标准 [268]。

浸润性鳞状细胞癌
一般特征

在大多数国家，宫颈浸润性鳞状细胞癌仍然是女性生殖道中最常见的恶性肿瘤，也是女性最常见的肿瘤 [295,306]。近半个世纪以来，宫颈鳞状细胞癌在美国黑人和白人中的发病率均有所下降，这可能与广泛开展宫颈细胞学普查有关，后者抵消了高危流行因素变化所致的预期增长 [297,306]。这种肿瘤似乎最常见于老年女性，但也可发生在年轻的白人女性，后者的发病率相对增高了 [301]。有证据表明，早婚、多产和经济水平低下与宫颈癌的高发病率有关 [296,302]。初次性交年龄可能是最重要的一个因素 [299,302]。宫颈浸润性鳞状细胞癌在犹太女性中发病率很低，而修女则不发生此病。

近年来，HPV 在几乎所有宫颈鳞状细胞癌发生中的重要作用已逐渐明朗（见 44 页）。事实上，正如前文所述，作为人类肿瘤的一个独特种类，宫颈癌是第一个被发现直接由感染导致的肿瘤。这项伟大发现不但让 Harald zur Hausen 在 2008 年实至名归地获得了诺贝尔奖，并使全球宫颈癌防治成为可能 [310]。然而，在大量感染高危型 HPV 女性中只有少数进展成宫颈癌，这一事实提示，还存在其他协同致病因素 [298]。或许其他一些病毒在部分病例中也起到了一定作用。

尽管目前并不认为两者具有因果关系 [307,308,312]，但 EB 病毒的确在统计学上与宫颈癌的发生具有相关性。感染人 T- 细胞白血病病毒（HTLV-l）和人免疫缺陷病毒（HIV）是宫颈癌的预后不良因素，且可能与临床快速进展相关，但尚未发现它们直接致癌的证据 [303,304,308,311,312]。

宿主的免疫因素决定了 HPV 感染能否持续存在和宫颈瘤变的演进（CIN 和浸润癌）。人们发现，位于 6 号染色体人白细胞共同抗原（HLA）区域的基因，与对高危型 HPV 转化的敏感性增高有关。存在免疫功能损害的人群，如接受器官移植后的免疫抑制治疗和 HIV 感染的人

群，发生 CIN 和浸润癌的风险会增加 5 ～ 10 倍 [305]。

口服避孕药和其他激素（包括宫内接触己烯雌酚）和宫颈癌发生之间的相关性仍有争论 [306]。

宫颈鳞状细胞癌可能与发生于下生殖道和上生殖道的、具有相似组织学改变的肿瘤相关。已经确定其中一些病例的不同部位的肿瘤具有相同的克隆性，支持肿瘤来源于宫颈、继而蔓延至生殖道其他部位 [300]。

形态学特征

大体上，宫颈癌呈息肉状或向深部浸润（图 1.83）。呈外生性生长的巨块型肿瘤侵犯周围组织的概率比呈浸润性生长的肿瘤要低。

因临床表现不明显或检查者的疏忽，部分肿瘤是在因良性病变切除子宫的病理检查中偶然发现的 [320]。还有一些宫颈癌发生于子宫体切除术后残留的宫颈（正因为此原因），目前已极少采取这种手术方法 [322]。

显微镜下，宫颈鳞状细胞癌存在以下三种主要类型：大细胞非角化型（图 1.84）、角化型和小细胞型 [314,317,324]，但也有混合型和中间型。小细胞型宫颈鳞状细胞癌应与小细胞性神经内分泌癌鉴别，后者的形态类似于肺的小细胞癌，具有神经内分泌分化特征；鉴别诊

断可能需要电镜和免疫组织化学检查（见 58 页）。

分化较好的角化型鳞状细胞癌与其他类型的鳞状细胞癌不同，它们明显缺乏提示与 HPV 或 CIN 相关的特征。此类罕见肿瘤常常较大，并在局部浸润生长 [323]。

部分宫颈鳞状细胞癌表现为特殊的乳头状生长方式；这部分鳞状细胞癌需要与疣状癌和湿疣样癌鉴别 [316]。

其他鳞状细胞癌可伴有棘层松解而形成假腺样结构 [313]。在另外一些病例，间质内可见淀粉样物质沉积 [319,327]。偶尔，宫颈鳞状细胞癌可出现大量分化成熟的嗜酸性粒细胞浸润，伴有或不伴有外周血嗜酸性粒细胞增多；有人提出其发生机制可能与肿瘤细胞产生的嗜酸性粒细胞趋化因子和嗜酸性粒细胞造血物质有关 [315,321]。

与肺癌和其他部位的癌有时会出现的情况相似，在少数常规染色切片提示鳞状细胞癌形态学特征的病例中，黏液卡红染色显示肿瘤细胞胞质内有散在的黏液小滴 [326]。对这部分肿瘤的命名多样，如黏液表皮样癌（一个令人误解的称谓）、腺鳞癌（反对者较少，但并不理想）和伴有黏液分泌的鳞状细胞癌 [318]。无论医师希望使用何种命名，重要的是应将其视为鳞状细胞癌的一种形态变化，而不应将其视为腺癌（见 54 页）。事实上，它的生物学行为与无黏液分泌的鳞状细胞癌似乎完全一样，因此，在这种情况下，黏液染色的应用价值十分有限 [326]。

尽管极为罕见，但也有在宫颈癌中出现皮脂腺分化特征的报道。

免疫组织化学和分子遗传学特征

免疫组织化学染色显示，宫颈鳞状细胞癌表达角蛋白（几乎 100% 的病例）、CEA（90%）[328]、p63（p53 的同系物，主要在基底细胞和不成熟鳞状上皮表达）[337] 和血型抗原 [336]。宫颈鳞状细胞癌表达角蛋白的种类某种程度上与亚型相关，但范围十分广泛 [335]。宫颈鳞状细胞癌还可表达组织蛋白酶 B（虽然不似在腺癌中那么常见）[332]、β-人绒毛膜促性腺激素（β-hCG）[330] 和甲状旁腺激素相关

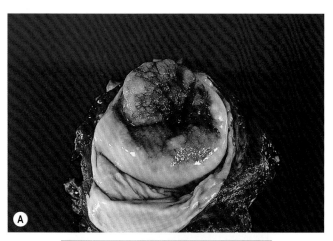

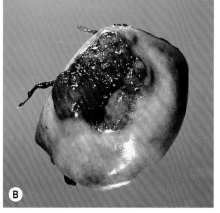

图1.83 A和B，宫颈浸润性鳞状细胞癌的大体表现。

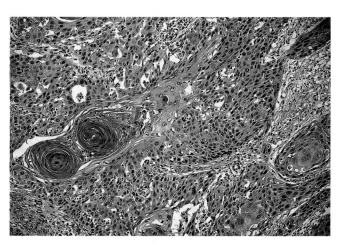

图1.84 普通型宫颈浸润性鳞状细胞癌的显微镜下表现。

基因（虽然这些肿瘤很少引起高钙血症）[329]。

与人类许多其他恶性肿瘤不同，宫颈鳞状细胞癌很少能检测到 TP53 基因突变；生物学上相关的 MDM2 基因也是如此[331]。尽管缺乏 TP53 突变，但其在宫颈癌中的功能是失活的，因为 HPV 相关的 E6 蛋白可与 P53 蛋白结合，进而导致其快速降解[334]。RB 基因的功能由于 HPV 相关 E7 蛋白与 RB 蛋白结合同样是失活的[334]。

DNA 研究显示，宫颈鳞状细胞癌中总是存在非整倍体，但在同一病变中常有显著的异质性[333]。

扩散和转移

宫颈癌扩散是特征性第直接蔓延至阴道、子宫体（子宫内膜或肌壁）、子宫旁组织、下尿道和宫骶韧带[339,344]（图 1.85）。

淋巴结转移也很常见，转移通常遵循一定的顺序。第一站为宫颈旁、下腹、闭孔和髂外淋巴结；第二站为骶骨、髂总、主动脉和腹股沟淋巴结[340]。淋巴结的累及率与疾病的分期直接相关。过去的研究认为血行转移罕见，但随着宫颈局部病变得到了越来越有效的控制，血行转移的发生率也有所增加[344]。肺（9%）和骨（4%）是最常见的转移部位[338,342,343]。宫颈癌卵巢转移比子宫内膜腺癌少见，但也可发生[346]。

单纯依靠形态学鉴别肺原发鳞状细胞癌与宫颈鳞状细胞癌肺转移十分困难，但应用 HPV DNA 原位杂交、HPV RNA 反转录原位 PCR 检测 HPV 或免疫组织化学 P16 染色对两者的鉴别有很大帮助[341,345]。

治　疗

浸润性宫颈癌可以采用外科手术、放疗、化疗或上述方式联合治疗[350,357,362]。治疗方法的选择取决于肿瘤的范围、患者的一般状况和患者就诊医疗机构的专长。对早期病变可采用子宫切除术或腔内放射治疗，可得到有效治疗[349,351]。随机研究结果显示，对 Ⅱa 期病变，采用单独放疗与放射 - 手术联合治疗的效果是相同的[360]。对早期病变也可采用阴道根治性子宫颈切除——一种可保留生育能力的手术方式，自宫颈内口或子宫体下段离断切除宫颈，同时切除阴道断端和宫旁组织。对此类手术标本推荐对整个宫颈内口／宫体下段行术中冰冻切片检查[352]。如果在因其他原因进行子宫单纯切除的标本中发现隐匿性宫颈浸润癌，应进行额外的治疗，通常再次采用根治性手术[355]。

如果病变没有迅速对放疗产生反应（1 ~ 3 个月内），则提示容易复发，应考虑采用辅助化疗[353]。后者还被尝试用于增加手术治疗机会，并作为一项术后辅助措施，已经取得了一些令人鼓舞的初步结果[354]。

在宫颈癌放疗后复发的病例中，应认真考虑行盆腔脏器去除术，因为有相当一部分患者的肿瘤会持续局限于盆腔内[358]。这种手术方式会摘除所有盆腔脏器并清扫盆腔侧壁淋巴结。在开腹手术中，外科医师应仔细检查上腹部，特别是主动脉周围，以获取肿瘤扩散到盆腔外的证据。在手术开始前，任何可疑的淋巴结或肝结节均应送至病理医师做冰冻切片检查。肉眼检查盆腔外肿大的结节并不可靠，而冰冻切片检查则会非常准确[343]。对外科手术标本应仔细检查淋巴结、手术侧切缘和局部肿瘤的范围。显微镜下，应检查淋巴结、血管和相邻器官是否被肿瘤累及。在对盆腔脏器去除术的标本进行病理检查时，淋巴结是否存在转移最具预后意义[361]。

其他行盆腔脏器去除术的指征包括：癌局灶侵及直肠、放疗后盆腔脏器严重坏死以及子宫内膜部位出现复发。对放疗后宫颈癌仍持续存在的患者，实施此种可怕的大手术能显著提高她们的 5 年生存率。早期的研究显示，5 年生存率约为 25%[348,356]，在其中一家医疗机构中达到 73% 这一值得关注的数字[359]。

由于肿瘤会出现一定程度的消退、胞质嗜酸性变、空泡变性和泡沫变性，对放化疗后手术标本进行显微镜下检查会很困难。瘤栓是此类标本中最重要的预后相关指标[363]。

预　后

宫颈癌的预后与以下一些因素有关：

1. **临床分期**。正如大多数其他人类恶性肿瘤一样，临床分期是影响预后的最重要因素[364]。
2. **淋巴结状况**。这是另外一个决定性因素，已被整合到分期方案中[374,382]。
3. 最大受累淋巴结的**大小**[376] 以及**阳性**淋巴结的数目[377]。
4. **原发性肿瘤的大小**，通过肿瘤最大径[379,386] 或容量测定技术[367] 的测量来表示。
5. **浸润深度**[375,388,392]。
6. **子宫内膜累及**。存在这种现象的病例的生存率降低 10% ~ 20%[385]。
7. **宫旁受累**，通过显微镜检查发现[378]。
8. **血管侵犯**[366,383,391,400]。
9. **组织学分级**。在常规染色切片中对肿瘤分化进行分级评估是否可以独立于临床分期仍存在争议[393,394]。无论是应用 Reagan-Ng 分级还是应用 Broders 分级[395,400]，即便两者有相关性，也一定很弱。
10. **组织学类型**。此参数的应用意义大致上与组织学分级相关。一些作者发现，大细胞非角化型宫颈鳞状细胞癌的预后较好，而小细胞型的预后较差[399]；但其他作者却发现，组织学类型与预后无关[369,370]。
11. **肿瘤相关组织嗜酸性粒细胞增多**（tumor-associated tissue eosinophilia, TATE）。一项研究发现，在宫颈癌的炎性背景中出现大量成熟嗜酸性粒细胞与生存促进有关[365]，

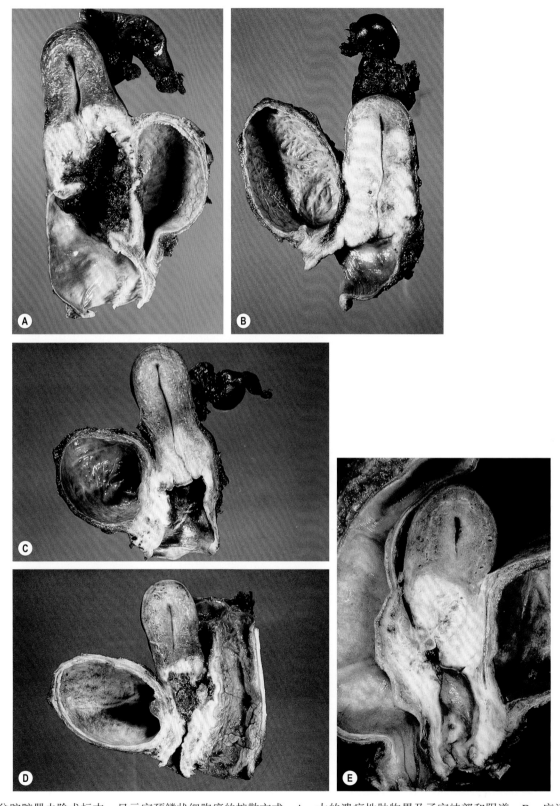

图1.85 盆腔脏器去除术标本，显示宫颈鳞状细胞癌的扩散方式。A，大的溃疡性肿物累及子宫峡部和阴道。B，广泛蔓延至子宫体。C，扩散到膀胱。D，扩散到膀胱和直肠。E，扩散到直肠壁并侵及直肠黏膜。（A–D, Courtesy of Dr Hector Rodriguez-Martinez, Mexico City, Mexico）

但在另外一项研究中，结果却刚好相反[398]。在其他部位，出现这种特征一般被认为是预后好的指标。

12. 免疫组织化学染色评估**角蛋白谱**。这个因素似乎对预后并无预测价值[397]。

13. **细胞增殖指数**。应用流式细胞仪检测发现，S 期所占百分数高与肿瘤细胞分化差和短期生存率降低相关[396]。

14. **血管生成**。微血管密度和预后之间的关系仍未得到证实[389]。

15. **HPV**。据信，HPV 在宫颈癌发生中是一个主要决定因素[372]。一项研究显示，感染中危型 HPV 的患者的 5 年无病生存率达 100%，而 HPV-16 阳性患者为 58%，HPV-18 阳性患者为 38%[380]。有人进一步提出，肿瘤细胞 HPV 检测阴性是预后不良的指征[387]。

16. **其他**。间质内出现 S-100 蛋白阳性的 Langerhans 细胞浸润[381]、1 号染色体等位缺失[368] 以及肿瘤细胞表达 HER2/neu[371,384]、RAS 癌基因[390] 和 Tn 抗原（MN 血型抗原的前体）[373] 均与预后不良相关。

　　这些因素中有多少具有独立的预后价值仍有待于进一步的研究证实。

其他组织学类型

　　疣状癌是高分化型鳞状细胞癌，呈息肉状生长方式，肿瘤细胞分化极好，具有局部侵袭能力，但不会发生转移。在一些病例中，癌可蔓延至宫腔[415]。疣状癌应与尖锐湿疣和伴有显著乳头状生长方式的普通型鳞状细胞癌鉴别[401,412]。

　　梭形细胞癌（又称为肉瘤样癌、鳞状细胞癌伴有肉瘤样间质、癌肉瘤）在形态学上类似于上呼吸 - 消化道的同名肿瘤[414]。它可能含有破骨细胞样巨细胞[411]，常常存在 HPV 感染的证据[405]。如果在肿瘤中出现可以辨认的上皮成分，则为鳞状细胞癌；它与恶性混合性 müller 源性肿瘤不同，后者的上皮成分常为腺上皮（107 页）。建议将这两种肿瘤（均可发生在宫颈）单独分类，尽管这两者都可能是伴有肉瘤样成分的癌（也可见阴道章节中的描述）。

　　基底细胞样（鳞状细胞）癌的特征为周边细胞呈明显的栅栏样排列，肿瘤细胞浸润性生长，间质反应轻[403]（图 1.86）。这种肿瘤的生物学行为具有侵袭性，正如上呼吸 - 消化道的同名肿瘤一样。因此，将这种肿瘤与 11 页讨论过的腺样囊性癌和腺样基底细胞癌清楚地区别开来十分重要[404]。

　　淋巴上皮瘤样癌类似于更为常见的上呼吸道的同名肿瘤。其特征为肿瘤细胞大，核呈空泡状，核仁明显，可见合体细胞，有显著的淋巴细胞浸润[406,410,417]。一些病例可以分泌 β-hCG，这在普通的鳞状细胞癌中偶尔也能发现[402]。这种肿瘤的发生是否与 EBV 或 HPV 有关仍存

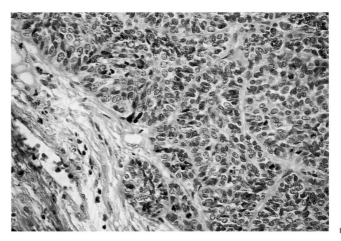

图 1.86　宫颈基底细胞样鳞状细胞癌。肿瘤呈境界清楚的巢状生长，周围细胞呈栅栏状排列。

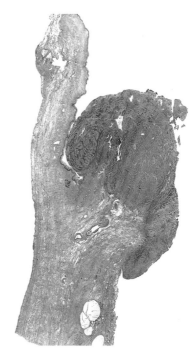

图 1.87　局限型宫颈癌的整体观，呈息肉样生长方式。间质浸润很少。

在争议[409,413,416]。此类肿瘤与日本学者描述的局限型宫颈癌存在相当大的重叠（图 1.87）[407]。

　　移行细胞癌可以发生于宫颈，与膀胱或卵巢的同名肿瘤十分相似，需要与**内翻性移行细胞乳头状瘤**鉴别，已有报道后者也可发生于宫颈。此外，移行细胞癌还要与乳头状鳞状细胞癌鉴别（见 6 页）。后一种鉴别诊断往往比较困难，因为这些肿瘤的移行细胞样区和鳞状细胞样区常常混合存在。对于两种细胞明显混杂存在的肿瘤，建议使用乳头状鳞状 - 移行细胞癌这一命名[408]。

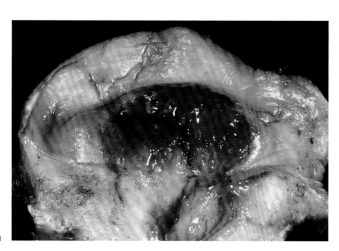

图1.88 宫颈腺癌的大体表现。

腺 癌

形态学和其他特征

原发性腺癌占全部宫颈癌的 5% ~ 15%。宫颈原发性腺癌在犹太女性的比率较高[436]，而且近年来在整体人群中的相对发病率有所上升，特别是在年轻女性[455,460,462,465,473]。有人认为，年轻女性长期口服避孕药与宫颈内膜肿瘤的发生相关[432,472]，但也有其他作者持反对意见[440]。

由于局部的解剖学特征，应用 Pap 涂片诊断宫颈腺癌比诊断鳞状细胞癌要困难一些。大体上，腺癌缺乏特征性改变（图 1.88）。显微镜下，其最常见的类型是分化较好的肿瘤细胞排列成腺样结构，伴有黏液分泌，部分黏液可以渗入间质[446,458,476-478]（图 1.89）。然而，肿瘤的分化程度多样，也可出现低分化腺癌。除了出现与正常宫颈内膜分泌黏液的相似特征外，宫颈癌可出现子宫内膜样或（乳头状）浆液性结构，这些将在组织学亚型一节中讨论（见 55 页）。

组织化学染色显示，几乎所有普通型宫颈腺癌的肿瘤细胞内均可见阿辛蓝和黏液卡红阳性物质[466]。其着色方式与正常宫颈内膜腺体不同但类似于腺体原位癌[434]。黏液蛋白染色显示，几乎 100% 的病例 MUC1 呈阳性，40% 的病例 MUC2 呈阳性，75% 的病例 MUC4 呈阳性，"大部分病例" MUC5AC 呈阳性[420]。角蛋白、CEA 和 EMA 总是呈阳性，而波形蛋白呈阴性[423-425,448]。另一个通常阳性的标志物是 p16ink4a，提示此类肿瘤与 HPV 感染相关[457,475]。仅 1/4 的病例有雌激素和孕激素受体表达[431]。P53 过表达较为常见[422,453]。胃、肠和胰胆管上皮细胞共同表达的一些标志物（如 M1 和组织蛋白酶 E）也常呈阳性[468]。约 1/4 的宫颈腺癌病例的肿瘤细胞表达 CDX2、CK20 或两者均为阳性，此种表达模式通常与伴有肠上皮分化相关，但也并非总是如此[461,467]。宫颈腺癌中也可出现嗜银细胞（可能是神经内分泌细胞）[449]、各种肽类激素[471]、乳腺球蛋白（尽管不如在子宫内膜癌中常见[459]）

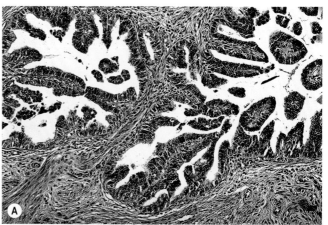

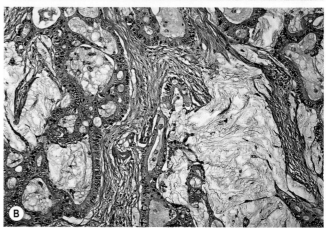

图1.89 普通型（A）和黏液性（B）宫颈腺癌的显微镜下表现。

和淀粉酶[435]。当应用IV型胶原或层粘连蛋白免疫组织化学染色来显示基底膜时，肿瘤细胞周围可能显示阳性，甚至在浸润癌中也可以呈阳性，但通常是不连续的[470,474]。

多数宫颈内膜腺癌中可检测到 HPV 感染（特别是 16 和 18 型）[430,469]。少数 HPV 阴性肿瘤多为非黏液型腺癌，发生于年龄较大的女性[469]。

宫颈腺癌可直接蔓延至宫体和阴道，并可转移至局域淋巴结，其分布方式与宫颈鳞状细胞癌基本类似（见上文）。宫颈腺癌也可以转移到卵巢，特别是当肿瘤蔓延到子宫下段时[463]。在以前报道的宫颈腺癌和卵巢黏液腺癌（少数情况下甚至是输卵管腺癌）共存的病例中[439,450]，有些可能只是宫颈癌伴上述脏器的转移[429]。

单纯放疗或放疗和手术联合治疗是宫颈腺癌的首选治疗方式[427,433,437]。腔内治疗后，在子宫切除标本中检出残余癌的概率远高于宫颈鳞状细胞癌[444]。宫颈腺癌的预后取决于临床分期、肿瘤量（以肿瘤的体积表示）、组织学分级和淋巴结状况[419,428,438,442,445,454]。多数研究显示，宫颈腺癌的整体预后比宫颈鳞状细胞癌差[438,447,456]。虽然子宫内膜样亚型被认为预后稍好[464]，但不同组织学亚型之间的预后没有明显差异[418]。淋巴结转移是预后不良的指征[421]。血清 CA-l25 水平升高、HER2/neu 和 nm23-H1 蛋白过表达也是预后不良的因素[426,443,452]，但 P21 的表达提示预后较好[451]。

与子宫内膜腺癌的鉴别诊断

宫颈内膜腺癌和子宫内膜腺癌之间的鉴别诊断可能非常困难，无论肿瘤是普通黏液分泌型还是本章即将提到的任何一种亚型[480,486]。以下几种特征支持肿瘤原发于宫颈内膜：

1. 宫颈腺体内出现腺体原位癌。
2. 胞质内有弥漫分布的大量黏液和 CEA，因为这两个标志物在子宫内膜癌中的表达仅为灶状或仅出现在腔面[482,483,485]。
3. 波形蛋白呈阴性[481]。
4. 雌激素或孕激素受体呈阴性或仅呈弱阳性[483,484]。
5. 原位杂交检测 HPV 呈阳性[484]。
6. P16 免疫反应呈阳性[479]。

CK7、CK20、34βE12 和 EMA 在鉴别诊断中没有意义[481,483]。

原位腺癌和微小浸润性腺癌

关于宫颈腺癌存在原位癌阶段的相关文献记载落后于鳞状细胞癌，但现在已被广泛认可[500,507]。也有人对宫颈腺体异型增生进行过描述[498,499,501,502,509,518]并建议将宫颈腺体异型增生和腺体原位癌归入"宫颈腺上皮内瘤变"这一命名系统中[493,515]，现在对这一概念仍有争议[494,497]。正如原位鳞状细胞癌（CIN Ⅲ）可以发展为浸润性鳞状细胞癌一样，一些原位腺癌病变被证明也可以发展为浸润性腺癌[489]。细胞学非典型性（表现为细胞核深染和多形性）和核分裂象增多是两个最具诊断意义的特征（图1.90）。出现大量凋亡小体是另一个诊断提示[488]。这些变化可以非常轻微并局限于宫颈内膜表面[517]。

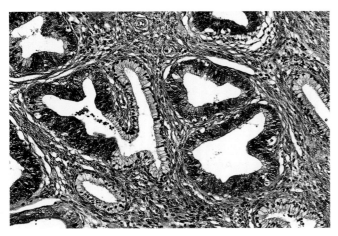

图1.90　原位腺癌，宫颈内膜腺体部分保留。

原位恶性腺体分泌的黏液可能类似于正常宫颈内膜腺体或肠黏膜杯状细胞分泌的黏液[493]。后者被称为宫颈肠型腺体原位癌，细胞一致性表达 CDX2[506]。大部分宫颈腺体原位癌 CEA 呈阳性，角蛋白的阳性率不到 50%，分泌性成分的阳性率只有 1/10，这些数字低于浸润性癌[496]。细胞增殖指数（通过 MIB-1 测定）升高，并有细胞周期相关分子异常表达，激素受体表达水平下降甚至缺如[503]。

宫颈腺体原位癌的一个重要的鉴别诊断是输卵管或输卵管 - 子宫内膜化生，由于输卵管型宫颈内膜腺体原位癌已有报道，两者的鉴别更为复杂[512]。免疫组织化学染色，癌细胞波形蛋白通常呈阴性、P16ink4 呈弥漫阳性、BCL-2 一般呈阴性、MIB-1 染色通常显示较高的增殖指数[490,505]。P16ink4 广泛强阳性支持宫颈腺体原位癌与 HPV 感染密切相关[511]。

几乎半数的宫颈浸润性腺癌和约 75% 的腺体原位癌伴有表面鳞状上皮的 CIN[492,504,514]。

宫颈原位腺癌可以选择宫颈锥形切除术治疗[487]。肿瘤周边的范围是肿瘤残留 / 复发的标志，因此在病理报告应包含此类信息，这点十分重要[495,510]。

宫颈微小浸润性腺癌的定义类似于前述的微小浸润性鳞状细胞癌，也采用诸如"早期阶段"和"早期浸润"这类术语[501,508,513]。常用的诊断标准是：原位腺癌伴有灶状间质浸润，且浸润深度不超过 5mm[501,508]。有人提出，出现肿瘤性腺体紧邻厚壁血管（是指厚壁血管与距离最近的腺体之间的距离等于或接近于血管壁的厚度）提示可能存在间质浸润[516]。微小浸润癌的治疗方案取决于病变的水平范围和是否累及血管[518]。由于此类肿瘤的生物学行为通常是惰性的，对大部分病例建议采取保守的手术治疗[491]。

宫颈腺癌的形态学亚型

子宫内膜样腺癌与发生在子宫内膜和卵巢的同名肿瘤十分相似。它可以是分化非常好的腺癌[529,598]，并可与卵巢或宫体的子宫内膜样腺癌同时或先后发生[552,560]。此型肿瘤的发生率似乎在逐渐升高[520]。鉴别诊断包括子宫内膜的子宫内膜样腺癌，后者累及宫颈的生长方式很容易被误诊为宫颈腺癌[592]。

乳头状浆液性癌与发生在子宫和卵巢的同名肿瘤类似，包括常常出现砂粒体[587,600]。

恶性腺瘤（微小偏离性腺癌）是宫颈腺癌的一种类型。其结构和细胞分化良好，以至于诊断恶性的依据只有宫颈壁深部出现外形不规则的扭曲腺体和肿瘤的浸润部分伴有间质反应[539,557,559,575]（图 1.91）。此外，约半数病例可见小灶状分化稍差的区域。可出现血管和神经束膜侵犯。肿瘤细胞主要产生中性黏液[548]。有作者通过超微结构观察证实，肿瘤细胞具有胃上皮表型[551]，组织化学染色也支持此结果[594]。多数病例可见少量的嗜银细胞[539]。与较常见的腺癌一样，恶性腺瘤 CEA 也呈阳性，这在与诸

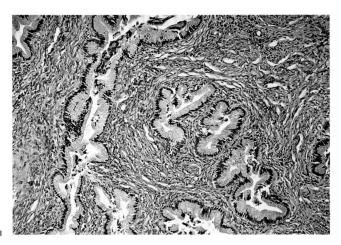

图1.91 所谓的宫颈"恶性腺瘤"（微小偏离性腺癌）。

如微小腺体增生等良性病变的鉴别诊断中具有重要意义[573,589]。稍带说明的是，尚无令人信服的证据表明，恶性腺瘤和普通腺癌与微小腺体增生之间有因果关系[501]。鉴别诊断还包括：宫颈内膜型宫颈腺肌瘤[540]和增生活跃的深在腺体（florid deep gland），这些病变缺乏细胞非典型性、无组织结构紊乱和促纤维增生性间质反应。近来，HIK1083 被发现可能是恶性腺瘤一个新的标志物[572]。

恶性腺瘤通常缺乏高危型 HPV 感染和 TP53 基因突变[595]。

恶性腺瘤约占整个宫颈内膜腺癌的 1%。一些病例伴有 Peutz-Jeghers 综合征[539,599]，而且发现半数以上的恶性腺瘤病例存在 STK11 基因（引起这个综合征的一种抑癌基因，位于 19p13.3）突变[564]。

绒毛状管状（乳头状）腺癌表现为外生性息肉状病变，伴有乳头形成，可以被覆宫颈内膜型、子宫内膜型或肠型上皮，细胞仅有轻度非典型性（图 1.92）。其表面部分的形态学特征与结直肠的绒毛状腺瘤十分相似[546]。多数病例伴有腺体原位癌和（或）CIN[556]，而且常有 HPV 感染的证据[554]。预后良好[597]，但只限于应用严格的组织结构和细胞学（细胞核形态温和）标准评估的病例[549]。

腺鳞（混合性）癌是伴有明确鳞状细胞癌成分的腺癌[524]（图 1.93 和 1.94）。这种类型的肿瘤在妊娠期似乎尤其常见。腺鳞癌和多数宫颈腺癌的细胞起源可能与宫颈普通型鳞状细胞癌是相同的（即柱状上皮下的储备细胞）[525,563,579]。

正如上述给出的定义，宫颈腺鳞癌需要与形态学上无腺样结构但组织化学染色显示细胞内有黏液的鳞状细胞癌鉴别（见 50 页）[532]。

有些研究结果显示，腺鳞癌的总体预后比纯粹的鳞状细胞癌或腺癌差，至少进展期的病例如此[532]。这可能与大多数腺鳞癌分化较差有关[537]。DNA 分析发现，在此类病变中高倍体干细胞所占比例较高，也支持这一说法[536]。然而，当把腺癌和鳞癌按组织学分级和临床分期对应分组

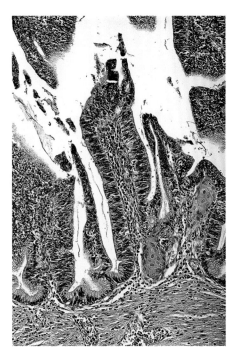

图1.92 宫颈内膜绒毛状管状腺癌。结构类似于结直肠的绒毛状腺瘤。

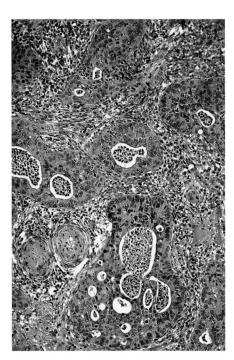

图1.93 宫颈腺鳞癌。

进行比较时，二者的预后并未发现存在显著差异[528,545]。

Auersperg 等[521]发现，在超微结构水平，大部分在显微镜下表现为未分化宫颈癌的病例仍可见鳞状和（或）腺上皮分化的特征。

毛玻璃样细胞癌是低分化腺鳞癌的一种特殊类型[541]。与其他宫颈肿瘤相比，这种肿瘤发生于较年轻的

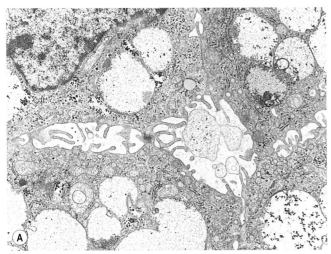

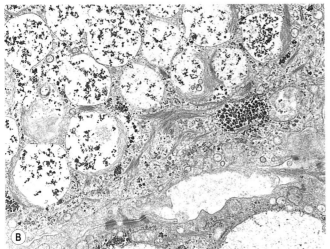

图 1.94　A 和 B，宫颈腺鳞癌的超微结构表现。A，肿瘤细胞内可见大的黏液分泌空泡、真性管腔结构和散在的糖原。B，注意除了可见分泌物外，还可见到张力微丝。

女性（平均年龄为 41 岁），并常与妊娠相关。肿瘤细胞胞质量中等、呈毛玻璃样或细颗粒状，细胞膜明显嗜酸性且 PAS 呈阳性，细胞核大，核仁明显。

　　核分裂象多见。邻近间质内常有显著的富于嗜酸性粒细胞的炎症细胞浸润，并可伴有外周血嗜酸性粒细胞增多。

　　虽然总能在超微结构中检测到，但纯粹的毛玻璃样细胞癌缺乏腺样或鳞状分化的特征 [596]。另外一些病例表现为分泌黏液的腺癌和（或）界限清楚的鳞状细胞癌灶混合存在，人们由此质疑：将毛玻璃样细胞癌视为一种特殊类型的肿瘤是否合理 [527,568]。免疫组织化学染色显示，肿瘤细胞表达的角蛋白谱与贮备细胞和宫颈不成熟鳞状上皮细胞表达的一致 [561]。此型肿瘤预后差，可能与其分化较差有关 [567,576]。

　　宫颈**黏液腺癌**的定义仍不明确。其免疫表型可以表现为胃型或肠型黏液上皮，对 CDX2、CK7、p16 和一个

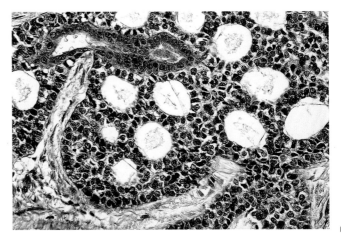

图 1.95　宫颈腺样囊性癌，表现为典型的筛状生长方式。

新的标志物 HIK1083 免疫反应呈阳性 [562,582,583]。此型肿瘤被认为比普通型宫颈腺癌的临床过程更具侵袭性 [562]。

　　腺样囊性癌是宫颈腺癌的一种特殊类型，好发于年龄较大、多产的黑人女性 [538]，预后相当差 [535,550]。其形态学表现和涎腺的同名肿瘤相似（图 1.94）。正如前者一样，这种肿瘤可以呈筛状（最常见）结构或以实性生长方式为主 [519]。

　　腺样基底细胞癌（肿瘤，上皮瘤）需要与腺样囊性癌和基底细胞（鳞状细胞）癌（见 11 页）鉴别。虽然它与腺样囊性癌具有许多共同的表型特征，但它与上述两种可能被混淆的肿瘤不同，腺样基底细胞癌恶性度很低 [542]。这种肿瘤不形成肿块，如果不伴有其他分化，也从不发生转移，所以常常为无意中的偶然发现 [523,534]。有文献报道，腺样基底细胞癌 HPV-16 持续呈阳性 [553]。其内常混有被称为腺样基底细胞增生的病变。Brainard 和 Hart [523] 提出将这两种病变归为一类，称为腺样基底细胞上皮瘤，以强调其惰性发展的本质。遗憾的是，腺样基底细胞癌有时被发现含有高级别的病变成分，后者可呈基底细胞样、纯粹的鳞状细胞分化、腺样囊性分化或小细胞神经内分泌分化特征。一旦出现上述表现，肿瘤将呈侵袭性行为 [577]。

　　宫颈**透明细胞癌**（以前称为中肾管癌）是 Müller 上皮来源的而非中肾来源的 [569]。在部分病例的宫颈鳞柱交界处发现了原位病变 [581]，以及其超微结构特征 [531] 似乎可为此观点提供可靠证据。其组织学特征是：腺体衬覆大细胞、胞质丰富、透明 [533]（图 1.96）。常见"鞋钉样"细胞突向腺腔，形成乳头状突起。大体上，肿瘤常为外生型的。宫颈透明细胞癌是年轻女性最常见的宫颈癌类型，但可发生于任何年龄组 [574]，70 岁时显示第二个发病高峰 [544]。此型肿瘤的预后相对较好。在 Hart 和 Norris [547] 研究的 13 例患者，5 年的实际生存率为 55%，10 年为 40%。宫颈透明细胞癌与宫内接触己烯雌酚的关系以及肿瘤的其他特征类似于阴道的同名肿瘤 [543,578,585]。

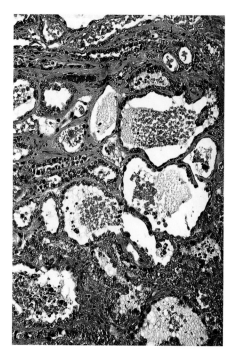

图1.96 宫颈透明细胞腺癌，显示腺管、微囊和管囊的结构特征。

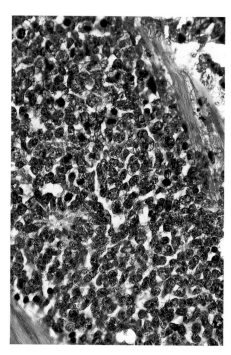

图1.98 宫颈高级别小细胞神经内分泌癌。

宫颈腺癌的**其他亚型**包括微囊型[591]、印戒细胞型[570,590]、小肠（肠）型[566,584]以及伴有绒毛膜癌和肝样分化型[586]，均极端罕见。

神经内分泌癌

少数宫颈癌表现出明确的神经内分泌分化，可通过常规形态学、超微结构、组织化学和（或）免疫组织化学检测。这些肿瘤的命名多样，被称为（非典型性）类癌、嗜银细胞癌、（肺外）小细胞癌、（神经）内分泌癌和伴有（神经）内分泌分化的癌，选择何种命名取决于肿瘤的分化程度、内分泌分化的比例以及观察者的倾向性[617,632]（图1.98）。或许，沿用其他部位有类似病理学改变的肿瘤的名称更为合适。例如，典型类癌（几乎不发生于宫颈）、非典型类癌、小细胞神经内分泌癌和大细胞神经内分泌癌[602,609,611,622]。另外一个值得注意的与其他部位肿瘤相似的特征是：普通型宫颈癌有时也表达神经内分泌标志物，但不应据此改变对此部分肿瘤的分型[608]。

宫颈神经内分泌癌患者的年龄分布特征与鳞状细胞癌的一致。两者均显示与 HPV 相关[601,624,631]。宫颈神经内分泌癌通常不伴有类癌综合征，但有部分病例可出现 Cushing 综合征[621]以及抗利尿激素（ADH）的异常分泌[618]。与鳞状细胞癌不同的是，宫颈神经内分泌癌的邻近上皮极少见到 CIN 病变[605,631]。宫颈内分泌细胞增生被认为可能是此类肿瘤的前驱病变[607]。

分化较好的神经内分泌癌可有器官样排列，伴有小梁状、岛状、腺管样和索条状结构。多数病例为纯粹的

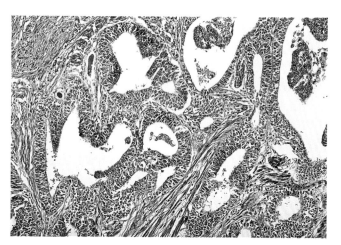

图1.97 宫颈中肾管腺癌。

然而，有证据表明，形态学上相似的肿瘤也可发生在没有己烯雌酚接触史的人群，特别是老年女性[558]。

中肾管（腺）癌是一类非常罕见的肿瘤。以往报道的大多数病例可能是 Müller 型腺癌或卵黄囊瘤。真正的中肾管癌常发生于中肾管增生组织（有时增生非常活跃并有非典型性）的附近，生长方式可以多样，可呈导管样（类似于子宫内膜样腺癌）、小管状、网状、实性、性索样和梭形[526,565,580]（图1.97）。免疫组织化学染色同中肾管残件，CD10 和钙网膜蛋白呈阳性[571]，不过这两个标志物尽管很有意义但并不完全特异[588]。若肿瘤性上皮成分与同质性或异质性肉瘤样成分混杂存在，则称为**恶性混合型中肾管肿瘤**[522]。

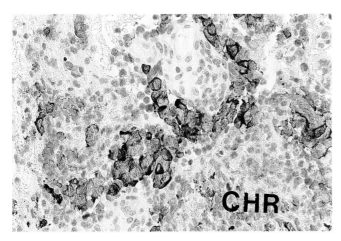

图1.99 宫颈神经内分泌癌，嗜铬素呈局灶强阳性。

神经内分泌肿瘤，但有的病例可与鳞状细胞癌[630]或腺癌[616,627,629]合并存在。混合性肿瘤有时也被称为双相分化的癌或混合性小细胞癌[614]。

许多病例可见嗜银（但非亲银）颗粒，特别是分化较好的病例。间质可见淀粉样物质沉积。超微结构观察，除了未分化肿瘤之外，几乎在所有病例均可见数量不等的、具有致密核心的内分泌颗粒。免疫组织化学染色，神经元特异性烯醇化酶（NSE）、CD56[604]、嗜铬素（仅见于分化较好的病例）、突触素、5-羟色胺和其他类型的神经内分泌标志物[633,634]以及各种肽类激素[635]可为阳性（图1.99）。肿瘤细胞也常表达角蛋白（符合其上皮来源特征）、CEA[635]、TTF-1（一个容易误导诊断的结果）[625]和P16，后者进一步在分子水平上证实了HPV参与此类肿瘤的发生。此外，肿瘤细胞常存在3p和11p的杂合性缺失[615,619,636]以及Rb蛋白表达缺失[613]。

组织学上和临床上，绝大多数宫颈神经内分泌肿瘤均呈侵袭性。对此类肿瘤的治疗，特别是对高级别病变，通常联合应用手术、放疗和化疗[628]。预后一般很差[601]。这类肿瘤的临床生物学行为与分化程度密切相关，小细胞癌的预后非常差[610,620,626]。当然，肿瘤的预后与临床分期的关系也很密切[606]。呈息肉样外观或由息肉病变继发而来的小细胞和大细胞神经内分泌癌的预后可能较好[603]。

细胞学

最广泛和最成功的临床细胞学应用就是通过这项技术诊断宫颈浸润癌和癌前病变。这项技术最初由罗马尼亚病理学家Aureli Babès描述，随后由George Papanicolaou在康奈尔大学推广使用，通常称其为Pap试验[654,663]（图1.100）。

大规模的细胞学筛查已经将宫颈癌的发现从临床期提前到了临床前期。这是一个既定的事实，尽管有人认为在引进细胞学诊断方法之前，宫颈癌的发生率已经下降

[645]。通过大范围的筛查，浸润性宫颈癌的总体发生率下降了38%~57%，而有临床表现宫颈癌（Ⅰb期~Ⅳ期）的发生率下降了67%[640,646]。在推广筛查前的年代，浸润性宫颈癌占所有确诊病例的80%左右，而现在其所占仅为不到20%，其余病例均处于上皮内（CIN）阶段[645]。因此，筛查人群的治愈率和浸润性宫颈癌患者的生存率得到了提高[642,645,646]。Christopherson和Scott[641]在一篇经常被引用的文章中报道：在小于60岁的女性中，与1955/1956年相比，1970/1971年间宫颈癌的死亡率下降了70%。

在20世纪60年代进行的几项大范围研究已经充分证实，宫颈细胞学的确诊率很高[658,673]。然而，在评估一些特别高的数据时，我们很难不怀疑：由一个人进行的细胞学标本和宫颈活检标本的诊断所产生的影响。为了避免这种潜意识的偏见，最好让两位不同的医师分别诊断这两种标本。Seybolt[664]证实了这个疑问，他将25例有问题的病例分配给8位细胞病理学医师，要求他们在不了解组织学改变的情况下解释细胞学病变。结果没有一个病例意见一致，甚至其中部分病例的判读存在着本质区别。由此得出的结论是，根据细胞学涂片并不总能明确宫颈的确切组织学变化。然而，更为重要的是，如果宫颈存在异常，绝大多数病例都是通过细胞学检查发现的。

技术因素对于获得满意结果是至关重要的。涂片应迅速固定并小心染色。在这一点上，风干涂片显然是不适合的。即使鳞状细胞能够被再次水化，也不能显示出保湿固定样本的细微结构特征。而腺细胞则更易失真。这要求标本应由经过专门训练的人来处理。患者自己通常是用吸量管制作样本，总是令人不尽满意。从患者自己获取的样本中检测到浸润性宫颈癌的概率与从医师获取的样本相比几乎相同，但准确率相当低。此外，不满意的样本比例接近20%[653]。除了常规检查外宫颈部和阴道后穹隆的分泌物外，还应当用一种特制的刷子[651]采集宫颈内膜标本进行检查，这对发现早期宫颈癌也十分重要。

一些特殊技术也可应用于细胞学涂片，包括免疫组织化学、原位杂交和DNA细胞计量术[643]。例如，宫颈涂片的MIB-1染色可提高宫颈低级别上皮内病变诊断的准确率[659,675]。宫颈涂片P16免疫染色有助于发现高级别鳞状上皮内病变[662]。

近年来，宫颈阴道细胞学的命名系统有所发展，有些术语是从组织病理学专业术语中改编而来的，但更多的来自细胞学专业本身。Papanicolaou的最初系统是将细胞非典型性依次分为五级。虽然这种命名方法曾经在这项技术建立时发挥过重要作用，但是由于它所提供的信息模糊，最终被舍弃。例如，一个"Ⅲ级"的宫颈涂片涵盖了从中度异型增生到浸润癌的所有病变。因此，在20世纪60年代，这个命名系统逐渐被另一种组织病理学中流行的命名系统取代，即阴性，良性非典型性，异型增生（轻度、中度或重度），原位癌，以及浸

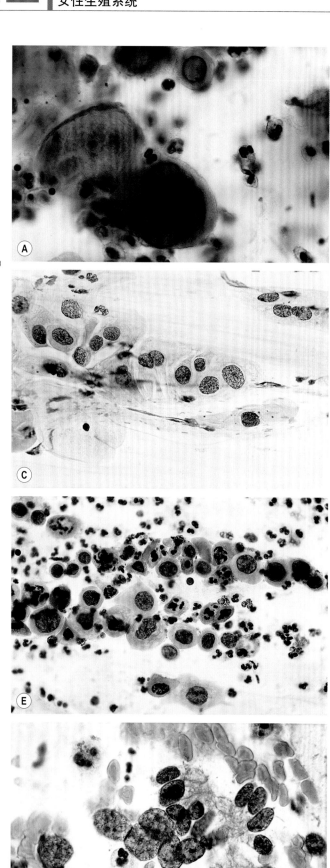

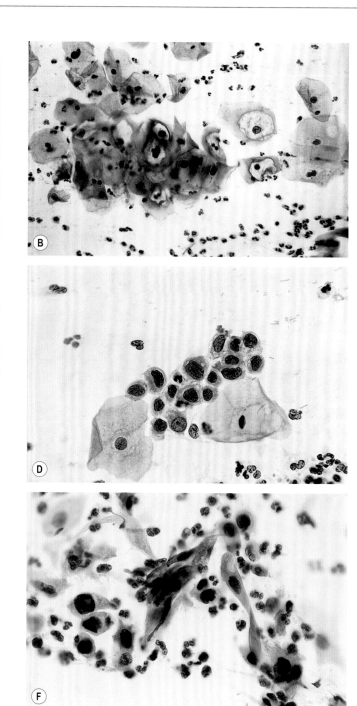

图1.100　Pap涂片见到的各种类型的宫颈病变。A，单纯疱疹病毒感染。B，HPV感染。C，CIN Ⅰ。D，CIN Ⅱ。E，CIN Ⅲ。F，浸润性鳞状细胞癌。G，腺癌。（Courtesy of L. Alasio, Milan, Italy）

润癌[664,665]。到了20世纪70年代，无论是对细胞学还是对组织学标本，许多机构都倾向于采用CIN系统（见46页）。1988年，Bethesda会议建议将鳞状上皮内病变（squamous intraepithelial lesion, SIL）分为如下几种类型：（1）意义不明的非典型鳞状细胞（ASCUS）；（2）低级别SIL；（3）高级别SIL；和（4）鳞状细胞癌[656,668,672]。在这个分类方法中，低级别SIL相当于HPV相关的细胞学变化、轻度异型增生和CINⅠ；而高级别SIL相当于中度和重度异型增生、原位癌以及CINⅡ和Ⅲ。将HPV相关变化（挖空细胞）和CINⅠ归入低级别SIL的理论基础是：这些病变存在许多相似之处，彼此之间的鉴别非常困难。而将CINⅡ和CINⅢ病变归入高级别SIL也是由于相似的原因。在同一个会议上，人们还提出了"意义不明的非典型鳞状细胞"（atypical squamous cells of undetermined significance, ASCUS）这一术语，用于诊断既不符合良性反应性改变，又不符合SIL诊断标准的病变。如此，与传统术语"非典型性"和"炎症性非典型性"相比，ASCUS的意义更加局限。

这一分类系统由于几种原因遭到了抨击，其中一个原因是，它将许多宫颈涂片的诊断归入低级别SIL，可能会导致对部分患者的过度治疗[639,649]。根据这些意见，这一分类系统于2001年做了相应的改进。为了有利于分层处理，只对高度怀疑存在高级别病变的女性进行严密的随访[667,669]。现在所用的分类方法如下：

1. 非典型性鳞状细胞：
   a. 意义不明的（ASC-US）
   b. 不能除外高级别鳞状上皮内病变（ASC-H）
2. 低级别鳞状上皮内病变（LGSIL）。
3. 高级别鳞状上皮内病变（HGSIL）。

对不能除外高级别鳞状上皮内病变（ASC-US）患者的处理原则是，重复两次细胞学试验、立即进行阴道镜检查或进行DNA检测高危型HPV[674]。

Pap试验的巨大成功导致部分临床医师对它的期望过高，公众也盲目无理地要求它能检测出每一个宫颈癌病例。人们不要忘记，它只是一个筛查试验，所以不可避免地有"假阴性率"[660,670]。产生"假阴性率"的原因包括：取样不足、筛查的时间不够、检测者疲劳以及筛查者和（或）病理医师的解释不够充分[655,661,666]。在上述原因中，后者仅会出现在极少数病例，这一点已被反复证实[663,666]。

宫颈癌筛查的创新领域包括：液基细胞学技术（ThinPrep; AutoCite）、计算机辅助筛查（AutoPap; PapNet）和分子试验检测高危型HPV[637,638,644,648,371]（见44页）。有人认为，由于HPV检测对于宫颈癌和癌前病变的筛查比宫颈细胞学更为敏感，因此可取代宫颈细胞学而成为宫颈癌普查的首选[652]。最近，作为一项更

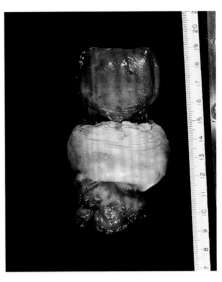

图1.101 宫颈葡萄状横纹肌肉瘤，可见葡萄样肿物向外突出。

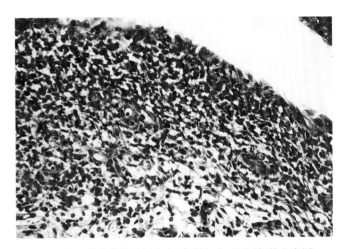

图1.102 宫颈葡萄状横纹肌肉瘤，宫颈上皮下可见领状生发层。

为精密、可用于细胞学样本的技术，检测人端粒酶基因（TERC）的扩增状态被用于独立筛查高级别鳞状上皮内病变（HSIL）[650]。现在已经广泛应用于无症状人群的筛查和宫颈癌患者保守手术或放疗后的随访[647,657]。

其他肿瘤和瘤样病变

各种类型的宫颈癌约占所有宫颈原发恶性肿瘤的99%，其余1%由其他各种不同类型的肿瘤组成。

葡萄状横纹肌肉瘤是胚胎性横纹肌肉瘤的一种亚型，见于儿童和青少年，表现为黏液样息肉状肿物，被覆菲薄的上皮[685,690,721]（图1.101和1.102）。肿瘤表现通常类似于阴道的同名肿瘤。然而，部分年龄偏大患者的肿瘤中可含有软骨成分，且预后较好[692]（图1.103）。

Müller混合瘤也表现为息肉状肿物，但一般多发生于老年女性，一项研究显示，其平均发病年龄为65岁[689]。部分病例的表现类似于更常见于宫体的同名肿瘤，但另一部分

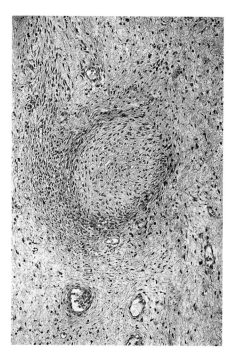

图1.103　葡萄状横纹肌肉瘤伴有软骨形成。与阴道葡萄状横纹肌肉瘤相比，这种特征更常见于宫颈。

病例可见呈腺样基底细胞或鳞状分化的上皮成分[689,725]。当出现后一种表现时，需要与梭形细胞（肉瘤样）癌鉴别。

Müller 腺肉瘤[699,712]和子宫内膜型**间质肉瘤**也可发生于宫颈（图 1.104）。前者有时会出现灶状卵巢性索样结构[708]，并且还包括分化较好的、最初被描述为**乳头状腺纤维瘤**的病变，现在认为它可能是腺肉瘤的良性亚型[677,749]。

平滑肌肿瘤无论是良性的还是恶性的，都可发生于宫颈（图 1.105）[742]，诊断标准同宫体的平滑肌肿瘤。但两者的比例可能略有不同（平滑肌肉瘤在宫颈的发生率相对较高）。部分报道的平滑肌肉瘤是黏液型平滑肌肉瘤[698]，而另外一些伴有黄瘤样外观[704]。

其他宫颈原发肿瘤和瘤样病变包括：畸胎瘤[706,714]、可能是胚胎来源的神经胶质息肉（胶质细胞异位，神经胶质瘤）[739]和神经节瘤[722]、卵黄囊（内胚窦）瘤（与葡萄状横纹肌肉瘤的临床表现很相似）[691]、绒毛膜癌[719]、皮脂腺癌[746]、**肾外 Wilms 瘤**[682]、**创伤性（切断术性）神经瘤**[681]（有些病例发生在产后）[743]、神经纤维瘤[701]、神经鞘瘤[705]（包括色素亚型）[741]、**恶性外周神经鞘瘤**[683,713]、孤立性纤维性肿瘤[734]、婴儿色素性神经外胚叶瘤[740]、黑变病（有时发生于 CIN 冷冻治疗后）[693,709,747]、蓝痣[730,744,750]（图 1.106）、细胞性蓝痣、恶性黑色素瘤[687,717]（包括促纤维组织增生性亚型[711]和与恶性外周神经鞘瘤相似的亚型[733]）、良性间叶瘤[745]、血管瘤[715]（图 1.107）、血管球瘤[679]、血管肉瘤[688]、骨肉瘤[684]、腺泡状软组织肉瘤[697,729,737]（有些肿瘤极小[732]，有些通过 TFE3 染色被确诊[736]）以及 **Ewing 肉瘤/原始神经外胚叶瘤**[686,724]（有时与其他成分同时存在[694]）。

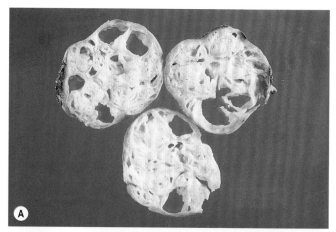

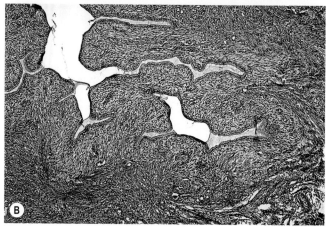

图1.104　A和B，宫颈Müller腺肉瘤。A，大体表现。这个肿瘤的分化非常好，诊断为腺纤维瘤。B，另一个病例的显微镜下表现，形态学表现与乳腺叶状肿瘤相似。（A, Courtesy of Dr Juan José Segura, San José, Costa Rica）

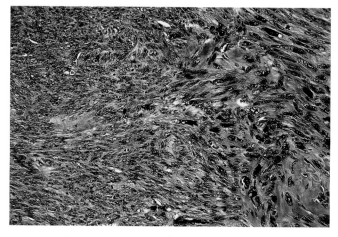

图1.105　宫颈分化差的平滑肌肉瘤。

宫颈**恶性淋巴瘤**表现为阴道出血和上皮下肿块，没有明显溃疡形成[718]。大部分为弥漫性大 B 细胞型淋巴瘤，多数伴有广泛纤维化[680,695,696,707,716,731]（图 1.108）。重要的鉴别诊断是**淋巴瘤样病变**，后者是伴随慢性宫颈炎出现的局灶淋巴细胞活跃增生，或为传染性单核细胞增多症的

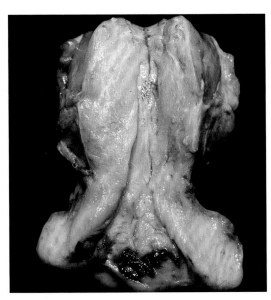

图1.106 宫颈蓝痣的大体表现。（Courtesy of Dr Luis Spitale, Córdoba, Argentina）

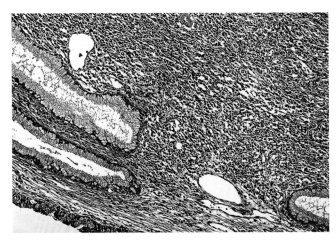

图1.108 宫颈弥漫性大细胞淋巴瘤，肿瘤细胞在正常宫颈内膜腺体之间生长。

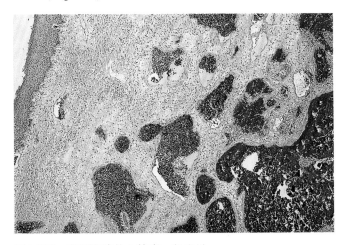

图1.107 宫颈海绵状血管瘤，很少见。

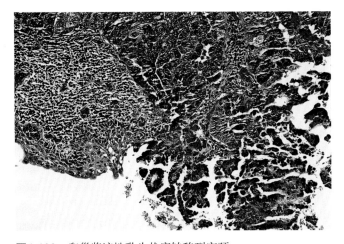

图1.109 卵巢浆液性乳头状癌转移到宫颈。

表现之一[723,748]。诊断依靠浸润细胞本质的多克隆性、成分多样（包括成熟的浆细胞、小淋巴细胞和中性粒细胞）、表面有溃疡形成以及轻度或没有硬化。尽管在有些病例中偶然发现细胞存在单克隆性，但到目前为止，随访的此部分患者仍表现为良性临床进展[702]。粒细胞肉瘤（绿色瘤）[676,700,738]、霍奇金淋巴瘤、炎性假瘤[678]、局灶淀粉样变[703]和 Rosai-Dorfman 病（伴有巨大淋巴结病的窦组织

细胞增生症）[728]也可表现为宫颈肿块。

宫颈转移癌（不包括子宫内膜癌的直接蔓延）可来自于生殖道或生殖道外器官。最常见的原发部位是卵巢、大肠、胃、乳腺和肾[710,720]（图1.109）。有些病例的临床和病理表现与原发性宫颈癌类似，包括浸润性和原位腺癌。了解临床病史可避免犯错。

有一种非常罕见的情况是与腹膜假黏液瘤和卵巢假黏液瘤有些类似，来自阑尾的转移性黏液性肿瘤表面可被覆有宫颈内膜（和子宫内膜）上皮[727]。

参考文献

NORMAL ANATOMY

1 Barroeta JE, Pasha TL, Acs G, Zhang PJ. Immunoprofile of endocervical and endometrial stromal cells and its potential application in localization of tumor involvement. Int J Gynecol Pathol 2007, 26: 76–82.

2 Fetissof F, Serres G, Arbeille B, de Muret A, Sam-Giao M, Lansac J. Argyrophilic cells and ectocervical epithelium. Int J Gynecol Pathol 1991, 10: 177–190.

3 Gilks CB, Reid PE, Clement PB, Owen DA. Histochemical changes in cervical mucus-secreting epithelium during the normal menstrual cycle. Fertil Steril 1989, 5: 286–291.

4 Hendrickson MR, Atkins KA, Kempson RL. Ulterus and fallopian tubes. In Mills SE (ed.): Histology for pathologists, ed. 3. Philadelphia, 2007, Lippincott Williams and Wilkins, pp. 1011–1062.

5 Loning T, Kuhler C, Caselitz J, Stegner HE. Keratin and tissue polypeptide antigen profiles of the cervical mucosa. Int J Gynecol Pathol 1983, 2: 105–112.

6 Malecha MJ, Miettinen M. Patterns of keratin subsets in normal and abnormal uterine cervical tissues. An immunohistochemical study. Int J Gynecol Pathol 1992, 11: 24–29.

7 Nonogaki H, Fujii S, Konishi I, Nanbu Y, Ozaki S, Ishikawa Y, Mori T. Estrogen receptor localization in normal and neoplastic epithelium of the uterine cervix. Cancer 1990, **66**: 2620–2627.

8 Osamura RY, Watanabe K, Oh M. Melanin-containing cells in the uterine cervix. Histochemical and electron-microscopic studies of two cases. Am J Clin Pathol 1980, **74**: 239–242.

9 Remadi S, MacGee W, Mégevand E, Chappuis P, Redard M, Seemayer TA. Resident neuroendocrine cells in the normal ectoendocervical epithelium: an immunohistochemical study of 100 cases using a microwave heating technique. Int J Surg Pathol 1997, **5**: 19–24.

10 Smedts F, Ramaekers F, Troyanovsky S, Pruszczynski M, Robben H, Lane B, Leigh I, Plantema F, Vooijs P. Basal-cell keratins in cervical reserve cells and a comparison to their expression in cervical intraepithelial neoplasia. Am J Pathol 1992, **140**: 601–612.

11 Warhol MJ, Antonioli DA, Pinkus GS, Burke L, Rice RH. Immunoperoxidase staining for involucrin. A potential diagnostic aid in cervicovaginal pathology. Hum Pathol 1982, **13**: 1095–1099.

12 Whittaker JR, Samy AM, Sunter JP, Sinha DP, Monaghan JM. Cytokeratin expression in cervical epithelium. An immunohistological study of normal, wart virus-infected and neoplastic tissue. Histopathology 1989, **14**: 151–160.

13 Zwillenberg LO. At 40 years of the 'Golden Chain'. Which are the stem cells in ectocervical epithelium? Gynecol Obstet Invest 1999, **46**: 247–251.

REMNANTS AND ECTOPIAS

14 McCluggage WG, Ganesan R, Hirschowitz L, Miller K, Rollason TP. Ectopic prostatic tissue in the uterine cervix and vagina: report of a series with a detailed immunohistochemical analysis. Am J Surg Pathol 2006, **30**: 209–215.

15 Nucci MR, Ferry JA, Young PR. Ectopic prostatic tissue in the uterine cervix: a report of four cases and review of ectopic prostatic tissue. Am J Surg Pathol 2000, **24**: 1224–1230.

16 Rabban JT, McAlhany S, Lerwill MF, Grenert JP, Zaloudek CJ. PAX2 distinguishes benign mesonephric and mullerian glandular lesions of the cervix from endocervical adenocarcinoma, including minimal deviation adenocarcinoma. Am J Surg Pathol 2010, **34**: 137–146.

17 Rath-Wolfson L, Koren R, Amiel A, Pardo J, Gal R. The 'female prostrate' in cervix uteri: a case report. Appl Immunhistochem 1998, **6**: 50–53.

18 Robledo M, Vazquez J, Contreras-Mejuto F, Lopez-Garcia G. Sebaceous glands and hair follicles in the cervix uteri. Histopathology 1992, **21**: 278–279.

19 Roth E, Taylor HB. Heterotopic cartilage in the uterus. Obstet Gynecol 1966, **27**: 838–844.

SQUAMOUS AND OTHER METAPLASIAS

20 al-Nafussi A, Rahilly M. The prevalence of tubo-endometrial metaplasia and adenomatoid proliferation. Histopathology 1993, **22**: 177–179.

21 Crum CP, Egawa K, Fu YS, Lancaster WD, Barron B, Levine RU, Fenoglio CM, Richart RM. Atypical immature metaplasia (AIM). A subset of human papilloma virus infection of the cervix. Cancer 1983, **51**: 2214–2219.

22 Ducatman BS, Wang HH, Jonasson JG, Hogan CL, Antonioli DA. Tubal metaplasia. A cytologic study with comparison to other neoplastic and non-neoplastic conditions of the endocervix. Diagn Cytopathol 1993, **9**: 95–103.

23 Duggan MA, Akbari M, Magliocco AM. Atypical immature cervical metaplasia: immunoprofiling and longitudinal outcome. Hum Pathol 2006, **37**: 1473–1481.

24 Egan AJM, Russell P. Transitional (urothelial) cell metaplasia of the uterine cervix: morphological assessment of 31 cases. Int J Gynecol Pathol 1997, **16**: 89–98.

25 Feldman D, Romney SL, Edgcomb J, Valentine T. Ultrastructure of normal, metaplastic, and abnormal human uterine cervix. Use of montages to study the topographical relationship of epithelial cells. Am J Obstet Gynecol 1984, **150**: 573–688.

26 Geng L, Connolly DC, Isaacson C, Ronnett BM, Cho KR. Atypical immature metaplasia (AIM) of the cervix: is it related to high-grade squamous intraepithelial lesion (HSIL)? Hum Pathol 1999, **30**: 345–351.

27 Harnden P, Kennedy W, Andrew AC, Southgate J. Immunophenotype of transitional metaplasia of the uterine cervix. Int J Gynecol Pathol 1999, **18**: 125–129.

28 Ismail SM. Cone biopsy causes cervical endometriosis and tubo-endometrioid metaplasia. Histopathology 1991, **18**: 107–114.

29 Johnson LD, Easterday CL, Gore H, Hertig AT. Histogenesis of carcinoma in situ of the uterine cervix. A preliminary report of the origin of carcinoma in situ in subcylindrical cell anaplasia. Cancer 1964, **17**: 213–229.

30 Jonasson JG, Wang HH, Antonioli DA, Ducatman BS. Tubal metaplasia of the uterine cervix. A prevalence study in patients with gynecologic pathologic findings. Int J Gynecol Pathol 1992, **11**: 89–95.

31 Jones MA. Transitional cell metaplasia and neoplasia in the female genital tract: an update. Adv Anat Pathol 1999, **5**: 106–113.

32 Jones MA, Young RH. Atypical oxyphilic metaplasia of the endocervical epithelium: a report of six cases. Int J Gynecol Pathol 1997, **16**: 99–102.

33 Kong CS, Balzer BL, Troxell ML, Patterson BK, Longacre TA. p16^INK4A immunohistochemistry is superior to HPV in situ hybridization for the detection of high-risk HPV in atypical squamous metaplasia. Am J Surg Pathol 2007, **31**: 33–43.

34 Koss LG. Transitional cell metaplasia of cervix: a misnomer. Am J Surg Pathol 1998, **22**: 774–776.

35 Ma L, Fisk JM, Zhang RR, Ulukus EC, Crum CP, Zheng W. Eosinophilic dysplasia of the cervix: a newly recognized variant of cervical squamous intraepithelial neoplasia. Am J Surg Pathol 2004, **28**: 1474–1484.

36 McCluggage WG, Maxwell P, McBride HA, Hamilton PW, Bharucha H. Monoclonal antibodies Ki-67 and M1B1 in the distinction of tuboendometrial metaplasia from endocervical adenocarcinoma and adenocarcinoma in situ in formalin-fixed material. Int J Gynecol Pathol 1995, **14**: 209–216.

37 Mittal K, Mesia A, Demopoulos RI. MIB-1 expression is useful in distinguishing dysplasia from atrophy in elderly women. Int J Gynecol Pathol 1999, **18**: 122–124.

38 Miyatake T, Ueda Y, Yoshino K, Shroyer KR, Kanao H, Sun H, Nakashima R, Kimura T, Wakasa T, Enomoto T. Clonality analysis and human papillomavirus infection in squamous metaplasia and atypical immature metaplasia of uterine cervix: is atypical immature

metaplasia a precursor to cervical intraepithelial neoplasia 3? Int J Gynecol Pathol 2007, **26**: 180–187.

39 Oliva E, Clement PB, Young RH. Tubal and tubo-endometrioid metaplasia of the uterine cervix. Unemphasized features that may cause problems in differential diagnosis – a report of 25 cases. Am J Clin Pathol 1995, **103**: 618–623.

40 Park JJ, Genest DR, Sun D, Crum CP. Atypical immature metaplastic-like proliferations of the cervix: diagnostic reproducibility and viral (HPV) correlates. Hum Pathol 1999, **30**: 1161–1165.

41 Park SH, Lee YH, Kim KR. The immunoexpressions of biomarkers (p16, Ki67, and PreEx™C) are beneficial for the differential diagnosis of transitional cell metaplasia from high grade cervical intraepithelial neoplasia of the uterine cervix in perimenopausal and postmenopausal women. Lab Invest 2009, **89**(Suppl 1): 231A.

42 Puts JJG, Moesker O, Kenemans P, Vooijs GP, Ramaekers FCS. Expression of cytokeratins in early neoplastic epithelial lesions of the uterine cervix. Int J Gynecol Pathol 1985, **4**: 300–313.

43 Samarawardana PN, Shroyer KR. Co-localization of p16^INK4a and MIB-1 distinguishes high grade premalignant lesions from tuboendometrial metaplasia in cervical mucosa. Lab Invest 2009, **89**(Suppl 1): 235A.

44 Suh KS, Silverberg SG. Tubal metaplasia of the uterine cervix. Int J Gynecol Pathol 1990, **9**: 122–128.

45 Val-Bernal JF, Pinto J, Garijo MF, Gomez MS. Pagetoid dyskeratosis of the cervix: an incidental histologic finding in uterine prolapse. Am J Surg Pathol 2000, **24**: 1518–1523.

46 Vang R, Vinh TN, Burks RT, Barner R, Kurman RJ, Ronnett BM. Pseudoinfiltrative tubal metaplasia of the endocervix: a potential form of in utero diethylstilbestrol exposure-related adenosis simulating minimal deviation adenocarcinoma. Int J Gynecol Pathol 2005, **24**: 391–398.

47 Weir MM, Bell DA, Young RH. Transitional cell metaplasia of the uterine cervix and vagina: an underrecognized lesion that may be confused with high-grade dysplasia: a report of 59 cases. Am J Surg Pathol 1997, **21**: 510–517.

48 Yeh IT, Bronner M, Li Volsi VA. Endometrial metaplasia of the uterine endocervix. Arch Pathol Lab Med 1993, **117**: 734–735.

49 Young RH, Clement PB. Pseudoneoplastic glandular lesions of the uterine cervix. Semin Diagn Pathol 1991, **8**: 234–249.

INFLAMMATORY LESIONS

50 Adams RL, Springall DR, Levene MM. The immunocytochemical detection of herpes simplex virus in cervical smears. A valuable technique for routine use. J Pathol 1984, **143**: 241–247.

51 Albores-Saavedra J, Rosas-Uribe A, Altramirano-Dimas M, Brandt H. Cancer with superimposed amebiasis. Am J Clin Pathol 1968, **49**: 677–682.

52 al Nafussi AI, Hughes D, Rebello G. Ceroid granuloma of the uterine cervix. Histopathology 1992, **21**: 282–284.

53 Bean SM, Conner MG. Wegener's granulomatosis of the uterine cervix: a case report and review of the literature. Int J Gynecol Pathol 2007, **26**: 95–98.

54 Berry A. A cytopathological and histopathological study of bilharziasis of the female genital tract. J Pathol Bacteriol 1966, **91**: 325–338.

55 Bhagavan BS, Ruffier J, Shinn B. Pseudoactinomycotic radiate granules in the lower female genital tract. Relationship to the Splendore–Hoeppli phenomenon. Hum Pathol 1982, 13: 898–904.

56 Chen KTK, Hendricks EJ. Malakoplakia of the female genital tract. Obstet Gynecol 1985, 65: 84S–87S.

57 Cohen C. Three cases of amoebiasis of the cervix uteri. J Obstet Gynaecol Br Commonw 1973, 80: 476–479.

58 Crow J, McWhinney N. Isolated arteritis of the cervix uteri. Br J Obstet Gynaecol 1979, 86: 393–398.

59 Kiviat NB, Paavonen JA, Wolner-Hanssen P, Critchlow CW, Stamm WE, Douglas J, Eschenbach DA, Corey LA, Holmes KK. Histopathology of endocervical infection caused by Chlamydia trachomatis, herpes simplex virus, Trichomonas vaginalis, and Neisseria gonorrhoeae. Hum Pathol 1990, 21: 831–837.

60 Marrogi AJ, Gersell DJ, Kraus FT. Localized asymptomatic giant cell arteritis of the female genital tract. Int J Gynecol Pathol 1991, 10: 51–58.

61 Marsella RC, Buckner SB, Bratthauer GL, O'Connor DM, O'Leary TJ. Identification of genital herpes simplex virus infection by immunoperoxidase staining. Appl Immunohistochem 1995, 3: 184–189.

62 Mitao M, Reumann W, Winkler B, Richart RM, Fujiwara A, Crum CP. Chlamydial cervicitis and cervical intraepithelial neoplasia. An immunohistochemical analysis. Gynecol Oncol 1984, 19: 90–97.

63 Naib ZM, Nahmias AJ, Josey WE. Cytology and histopathology of cervical herpes simplex infection. Cancer 1966, 19: 1026–1031.

64 Paavonen J, Critchlow CW, DeRouen T, Stevens CE, Kiviat N, Brunham RC, Staam WE, Kuo CC, Hyde KE, Corey L, Eschenbach DA, Holmes KK. Etiology of cervical inflammation. Am J Obstet Gynecol 1986, 154: 556–564.

65 Pikarsky E, Maly B, Maly A. Ceroid granuloma of the uterine cervix. Int J Gynecol Pathol 2002, 21: 191–193.

66 Tchertkoff V, Ober WB. Primary chancre of cervix uteri. N Y State J Med 1966, 66: 1921–1924.

67 Winkler B, Crum CP. Chlamydia trachomatis infection of the female genital tract. Pathogenetic and clinicopathologic correlations. Pathol Annu 1987, 22(Pt 1): 193–223.

NON-NEOPLASTIC GLANDULAR LESIONS

68 Chumas JC, Nelson B, Mann WJ, Chalas E, Kaplan CG. Microglandular hyperplasia of the uterine cervix. Obstet Gynecol 1985, 66: 406–409.

69 Clement PB, Young RH. Deep nabothian cysts of the uterine cervix. A possible source of confusion with minimal-deviation adenocarcinoma (adenoma malignum). Int J Gynecol Pathol 1989, 8: 340–348.

70 Cove H. The Arias-Stella reaction occurring in the endocervix in pregnancy. Recognition and comparison with an adenocarcinoma of the cervix. Am J Surg Pathol 1979, 3: 567–568.

71 Dube V, Nofech-Mozes S, Ismiil N, Saad RS, Ghorab Z, Khalifa MA. p16 immunohistochemical expression in squamous metaplasia of endocervical polyps. Lab Invest 2009, 89(Suppl 1): 212A.

72 Ferry JA, Scully RE. Mesonephric remnants, hyperplasia, and neoplasia in the uterine cervix. A study of 49 cases. Am J Surg Pathol 1990, 14: 1100–1111.

73 Greeley C, Schroeder S, Silverberg SG. Microglandular hyperplasia of the cervix. A true 'pill' lesion? Int J Gynecol Pathol 1995, 14: 50–54.

74 Inai K, Arihiro K, Tokuoka S, Katsube Y, Fujiwara A. Mesonephric duct hyperplasia of the uterus. Report of two cases and three other cases of mesonephric duct remnant with findings of mucin histochemistry and lectin binding immunohistochemistry. Acta Pathol Jpn 1989, 39: 457–464.

75 Janovski NA, Kasdon EJ. Benign mesonephric papillary and polypoid tumors of the cervix in childhood. J Pediatr 1963, 63: 211–216.

76 Jones MA, Andrews J, Tarraza HM. Mesonephric remnant hyperplasia of the cervix. A clinicopathologic analysis of 14 cases. Gynecol Oncol 1993, 49: 41–47.

77 Jones MA, Young RH. Endocervical type A (noncystic) tunnel clusters with cytologic atypia: a report of 14 cases. Am J Surg Pathol 1996, 20: 1312–1318.

78 Jones MA, Young RH, Scully RE. Diffuse laminar endocervical glandular hyperplasia. A benign lesion often confused with adenoma malignum (minimal deviation adenocarcinoma). Am J Surg Pathol 1991, 15: 1123–1129.

79 Kawauchi S, Kusuda T, Liu XP, Suehiro Y, Kaku T, Mikami Y, Takeshita M, Nakao M, Chochi Y, Sasaki K. Is lobular endocervical glandular hyperplasia a cancerous precursor of minimal deviation adenocarcinoma?: a comparative molecular-genetic and immunohistochemical study. Am J Surg Pathol 2008, 32: 1807–1815.

80 Kondo T, Hashi A, Murata S, Nakazawa T, Yuminamochi T, Nara M, Hoshi K, Katoh R. Endocervical adenocarcinomas associated with lobular endocervical glandular hyperplasia: a report of four cases with histochemical and immunohistochemical analyses. Mod Pathol 2005, 18: 1199–1210.

81 Kondo T, Hashi A, Murata SI, Fischer SE, Nara M, Nakazawa T, Yuminamochi T, Hoshi K, Katoh R. Gastric mucin is expressed in a subset of endocervical tunnel clusters: type A tunnel clusters of gastric phenotype. Histopathology 2007, 50: 843–850.

82 Kyriakos M, Kempson RL, Konikov NF. A clinical and pathologic study of endocervical lesions associated with oral contraceptives. Cancer 1968, 22: 99–110.

83 Laskin WB, Fetsch JF, Tavassoli FA. Superficial cervicovaginal myofibroblastoma: fourteen cases of a distinctive mesenchymal tumor arising from a specialized subepithelial stroma of the lower female genital tract. Hum Pathol 2001, 32: 715–725.

84 Mikami Y, Hata S, Melamed J, Fujiwara K, Manabe T. Lobular endocervical glandular hyperplasia is a metaplastic process with a pyloric gland phenotype. Histopathology 2001, 39: 364–372.

85 Mikami Y, Hata S, Melamed J, Fujiwara K, Manabe T. Lobular endocervical glandular hyperplasia is a metaplastic process with a pyloric gland phenotype. Histopathology 2001, 39: 364–372.

86 Nucci MR. Tumor-like glandular lesions of the uterine cervix. Int J Gynecol Pathol 2002, 21: 347–359.

87 Nucci MR, Clement PB, Young RH. Lobular endocervical glandular hyperplasia, not otherwise specified: a clinicopathologic analysis of thirteen cases of a distinctive pseudoneoplastic lesion and comparison with fourteen cases of adenoma malignum. Am J Surg Pathol 1999, 23: 886–891.

88 Nucci MR, Young RH. Arias-Stella reaction of the endocervix: a report of 18 cases with emphasis on its varied histology and differential diagnosis. Am J Surg Pathol 2004, 28: 608–612.

89 Ragazzi M, Carbonara C, Rosai J. Nonneoplastic signet-ring cells in the gallbladder and uterine cervix. A potential source of overdiagnosis. Hum Pathol 2009, 40: 326–331.

90 Rhatigan RM. Endocervical gland atypia secondary to Arias-Stella change. Arch Pathol Lab Med 1992, 116: 943–946.

91 Samaratunga H, Beresford A, Davison A. Squamous cell carcinoma in situ involving mesonephric remnants. A potential diagnostic pitfall. Am J Surg Pathol 1994, 18: 1265–1269.

92 Scott M, Lyness RW, McCluggage WG. Atypical reactive proliferation of endocervix: a common lesion associated with endometrial carcinoma and likely related to prior endometrial sampling. Mod Pathol 2006, 19: 470–474.

93 Segal GH, Hart WR. Cystic endocervical tunnel clusters. A clinicopathologic study of 29 cases of so-called adenomatous hyperplasia. Am J Surg Pathol 1990, 14: 895–903.

94 Seidman JD, Tavassoli FA. Mesonephric hyperplasia of the uterine cervix. A clinicopathologic study of 51 cases. Int J Gynecol Pathol 1995, 14: 293–299.

95 Selzer I, Nelson HM. Benign papilloma (polypoid tumor) of the cervix uteri in children. Report of 2 cases. Am J Obstet Gynecol 1962, 84: 165–169.

96 Speers WC, Picaso LG, Silverberg SG. Immunohistochemical localization of carcinoembryonic antigen in microglandular hyperplasia and adenocarcinoma of the endocervix. Am J Clin Pathol 1983, 79: 105–107.

97 Taylor HB, Irey NS, Norris HJ. Atypical endocervical hyperplasia in women taking oral contraceptives. JAMA 1967, 202: 637–639.

98 Tsuda H, Mikami Y, Kaku T, Hasegawa T, Akiyama F, Ohishi Y, Sasajima Y, Kasamatsu T. Reproducible and clinically meaningful differential diagnosis is possible between lobular endocervical glandular hyperplasia and 'adenoma malignum' based on common histopathological criteria. Pathol Int 2005, 55: 412–418.

99 Young RH, Clement PB. Pseudoneoplastic glandular lesions of the uterine cervix. Semin Diagn Pathol 1991, 8: 234–249.

100 Young RH, Scully RE. Atypical forms of microglandular hyperplasia of the cervix simulating carcinoma. A report of five cases and review of the literature. Am J Surg Pathol 1989, 13: 50–56.

NON-NEOPLASTIC STROMAL LESIONS (INCLUDING ENDOMETRIOSIS AND RELATED PROCESSES)

101 Abdul-Karim FW, Cohen RE. Atypical stromal cells of lower female genital tract. Histopathology 1990, 17: 249–253.

102 Baker PM, Clement PB, Bell DA, Young RH. Superficial endometriosis of the uterine cervix: a report of 20 cases of a process that may be confused with endocervical glandular dysplasia or adenocarcinoma in situ. Int J Gynecol Pathol 2002, 18: 198–205.

103 Clement PB. Multinucleated stromal giant cells of the uterine cervix. Arch Pathol Lab Med 1985, 109: 200–202.

104 Clement PB, Young RH, Scully RE. Nontrophoblastic pathology of the female genital tract and peritoneum associated with pregnancy. Semin Diagn Pathol 1989, **6**: 372–406.

105 Clement PB, Young RH, Scully RE. Stromal endometriosis of the uterine cervix. A variant of endometriosis that may simulate a sarcoma. Am J Surg Pathol 1990, **14**: 449–455.

106 Elliott GB, Elliott JDA. Superficial stromal reactions of lower genital tract. Arch Pathol 1973, **95**: 100–101.

107 Evans CS, Goldman RL, Klein HZ, Kohout ND. Necrobiotic granulomas of the uterine cervix. A probable postoperative reaction. Am J Surg Pathol 1984, **8**: 841–844.

108 Fukunaga M. Uterus-like mass in the uterine cervix: superficial cervical endometriosis with florid smooth muscle metaplasia? Virchows Arch 2001, **438**: 302–305.

109 Hariri J, Ingemanssen JL. Multinucleated stromal giant cells of the uterine cervix. Int J Gynecol Pathol 1993, **12**: 228–234.

110 Huettner PC, Gersell DJ. Placental site nodule. A clinicopathologic study of 38 cases. Int J Gynecol Pathol 1994, **13**: 191–198.

111 Kay S, Schneider V. Reactive spindle cell nodule of the endocervix simulating uterine sarcoma. Int J Gynecol Pathol 1985, **4**: 255–257.

112 McCluggage WG, Young RH. Myxoid change of the myometrium and cervical stroma: description of a hitherto unreported non-neoplastic phenomenon with discussion of myxoid uterine lesions. Int J Gynecol Pathol 2010, **29**: 351–357.

113 Van Dorpe J, Moerman P. Placental site nodule of the uterine cervix. Histopathology 1997, **29**: 379–382.

114 Young RH, Clement PB. Endocervicosis involving the uterine cervix: a report of four cases of a benign process that may be confused with deeply invasive endocervical adenocarcinoma. Int J Gynecol Pathol 2001, **19**: 322–328.

115 Young RH, Kurman RJ, Scully RE. Placental site nodules and plaques. A clinicopathologic analysis of 20 cases. Am J Surg Pathol 1990, **14**: 1001–1009.

HUMAN PAPILLOMA VIRUS (HPV) AND THE LOWER FEMALE GENITAL TRACT

116 Abadi MA, Ho GY, Burk RD, Romney SL, Kadish AS. Stringent criteria for histological diagnosis of koilocytosis fail to eliminate overdiagnosis of human papillomavirus infection and cervical intraepithelial neoplasia Grade 1. Hum Pathol 1998, **29**: 54–59.

117 Albores-Saavedra J, Young RH. Transitional cell neoplasms (carcinomas and inverted papillomas) of the uterine cervix. A report of four cases. Am J Surg Pathol 1995, **19**: 1138–1145.

118 Ambros RA, Kurman RJ. Current concepts in the relationship of human papillomavirus infection to the pathogenesis and classification of precancerous squamous lesions of the uterine cervix. Semin Diagn Pathol 1990, **7**: 158–172.

119 Arends MJ, Wyllie AH, Bird CC. Papillomaviruses and human cancer. Hum Pathol 1990, **21**: 686–698.

120 Bergeron C, Barrasso R, Beaudenon S, Flamant P, Croissant O, Orth G. Human papillomaviruses associated with cervical intraepithelial neoplasia. Great diversity and distinct distribution in low- and high-grade lesions. Am J Surg Pathol 1992, **16**: 641–649.

121 Binder MA, Cates GW, Emson HE, Valnicek SJ, MacLachlan TB, Schmidt EW, Popkin DR, Ferenczy A. The changing concepts of condyloma. A retrospective study of colposcopically directed cervical biopsies. Am J Obstet Gynecol 1985, **151**: 213–219.

122 Bosch FX, Manos MM, Muñoz N, Sherman M, Jansen AM, Peto J, Schiffman MH, Moreno V, Kurman R, Shah KV. International Biological Study on Cervical Cancer (IBSCC) Study Group: Prevalence of human papillomavirus in cervical cancer. A worldwide perspective. J Natl Cancer Inst 1995, **87**: 796–802.

123 Boyle CA, Lowell DM, Kelsey JL, Li Volsi VA, Boyle KE. Cervical intraepithelial neoplasia among women with papillomavirus infection compared to women with *Trichomonas* infection. Cancer 1989, **64**: 168–172.

124 Cain JM, Howett MK. Preventing cervical cancer. Science 2000, **288**: 1753–1794.

125 Chen JJ, Reid CE, Band V, Androphy EJ. Interaction of papillomavirus E6 oncoproteins with a putative calcium-binding protein. Science 1995, **269**: 529–531.

126 Colgan TJ, Percy ME, Suri M, Shier RM, Andrews DF, Lickrish GM. Human papillomavirus infection of morphologically normal cervical epithelium adjacent to squamous dysplasia and invasive carcinoma. Hum Pathol 1989, **20**: 316–319.

127 Cooper K, Herrington CS, Lo ES, Evans MF, McGee JO. Integration of human papillomavirus types 16 and 18 in cervical adenocarcinoma. J Clin Pathol 1992, **45**: 382–384.

128 Crum C. Genital papillomaviruses and related neoplasms. Causation, diagnosis and classification (Bethesda). Mod Pathol 1994, **7**: 138–145.

129 Crum CP. Contemporary theories of cervical carcinogenesis: the virus, the host, and the stem cell. Mod Pathol 2000, **13**: 243–251.

130 Crum CP, Egawa K, Barron B, Fenoglio CM, Levine RU, Richart RM. Human papilloma virus infection (condyloma) of the cervix and cervical intraepithelial neoplasia. A histopathologic and statistical analysis. Gynecol Oncol 1983, **15**: 88–94.

131 Crum CP, Ikenberg H, Richart RM, Gissman L. Human papilloma virus type 16 and early cervical neoplasia. N Engl J Med 1984, **310**: 880–883.

132 Delvenne P, Fontaine M, Delvenne C, Nikkels A, Boniver J. Detection of human papillomaviruses in paraffin-embedded biopsies of cervical intraepithelial lesions. Analysis by immunohistochemistry, in situ hybridization, and the polymerase chain reaction. Mod Pathol 1994, **7**: 113–119.

133 Duggan MA, Benoit JL, McGregor SE, Inoue M, Nation JG, Stuart GCE. Adenocarcinoma in situ of the endocervix. Human papillomavirus determination by dot blot hybridization and polymerase chain reaction amplification. Int J Gynecol Pathol 1994, **13**: 143–149.

134 Farnsworth A, Laverty C, Stoler MH. Human papillomavirus messenger RNA expression in adenocarcinoma in situ of the uterine cervix. Int J Gynecol Pathol 1989, **8**: 321–330.

135 Franco EL, Rohan TE, Villa LL. Epidemiologic evidence and human papillomavirus infection as a necessary cause of cervical cancer. J Natl Cancer Inst 1999, **91**: 506–511.

136 Franquemont DW, Ward BE, Andersen WA, Crum CP. Prediction of 'high-risk' cervical papillomavirus infection by biopsy morphology. Am J Clin Pathol 1989, **92**: 577–582.

137 Genest DR, Stein L, Cibas E, Sheets E, Zitz JC, Crum CP. A binary (Bethesda) system for classifying cervical cancer precursors. Criteria, reproducibility, and viral correlates. Hum Pathol 1993, **24**: 730–736.

138 Graf A, Cheung AL, Hauser-Kronberger C, Dandachi N, Tubbs RR, Dietze O, Hacker GW. Clinical relevance of HPV 16/18 testing methods in cervical squamous cell carcinoma. Appl Immunohistochem Mol Morphol 2000, **8**: 300–309.

139 Ho GYF, Burk RD, Klein S, Kadish AS, Chang CJ, Palan P, Basu J, Tachezy R, Lewis R, Romney S. Persistent cervical dysplasia. J Natl Cancer Inst 1995, **87**: 1365–1371.

140 Jenkins D. Diagnosing human papillomaviruses: recent advances. Curr Opin Infect Dis 2001, **14**: 53–62.

141 Johnson TL, Kim W, Plieth DA, Sarkar FH. Detection of HPV 16/18 DNA in cervical adenocarcinoma using polymerase chain reaction (PCR) methodology. Mod Pathol 1992, **5**: 35–40.

142 Jovanovic AS, McLachlin CM, Shen L, Welch WR, Crum CP. Postmenopausal squamous atypia. A spectrum including 'pseudo-koilocytosis.' Mod Pathol 1995, **8**: 408–412.

143 Kaufman R, Koss LG, Kurman RJ, Meisels A, Okagaki T, Patten SF, Reid R, Richart RM, Wied GL. Statement of caution in the interpretation of papilloma virus-associated lesions of the epithelium of uterine cervix. Am J Obstet Gynecol 1983, **146**: 125.

144 Kenny MB, Unger ER, Chenggis ML, Costa MJ. In situ hybridization for human papillomavirus DNA in uterine adenosquamous carcinoma with glassy cell features ('glassy cell carcinoma'). Am J Clin Pathol 1992, **98**: 180–187.

145 Koutsky LA, Ault KA, Wheeler CM, Brown DR, Barr E, Alvarez FB, Chiacchierini LM, Jansen KU. A controlled trial of human papillomavirus type 16 vaccine. N Engl J Med 2002, **347**: 1645–1651.

146 Lee KR, Minter LJ, Crum CP. Koilocytotic atypia in Papanicolaou smears: reproducibility and biopsy correlations. Cancer 1997, **81**: 10–15.

147 Leminen A, Paavonen J, Vesterinen E, Wahlstrom T, Rantala I, Lehtinen M. Human papillomavirus types 16 and 18 in adenocarcinoma of the uterine cervix. Am J Clin Pathol 1991, **95**: 647–652.

148 Lloveras B, Clavero O, Alejo M, Ordi J, de Sanjose S, Klaustermeier J, Quint W, Brunsveld JP, Guimera N, Alemany L, Garland S, Nessa A, Qiao YL, Grce M, Clavel C, Lombardi L, Ferrara A, Bhatla N, Jain A, Mariani L, Sasawaga T, Menendez C, Banjo K, Domingo EJ, Chou CY, Chicareon S, Usubutun A, Oliva E, Wright TC, Garcia V, Sanchez G, Munoz N, Bosch FX. The distribution of HPV types in invasive cervical carcinoma. Analysis of 9760 cases. Lab Invest 2009, **89**(Suppl 1): 225A. (See also Lancet Oncol 2010, **11**: 1048–1056.)

149 Macnab JCM, Walkinshaw SA, Cordiner JW, Clements JB. Human papilloma virus in clinically and histologically normal tissue of patients with genital cancer. N Engl J Med 1986, **315**: 1052–1058.

150 Milde-Langosch K, Riethdorf S, Loning T. Association of human papillomavirus infection with carcinoma of the cervix uteri and its precursor lesions: theoretical and practical implications. Virchows Arch 2000, **437**: 227–233.

151 Mittal KR, Chan W, Demopoulos RI. Sensitivity and specificity of various morphological features of cervical condylomas. An in situ hybridization study. Arch Pathol Lab Med 1990, **114**: 1038–1041.

152 Mittal K, Demopoulos RI, Tata M. A comparison of proliferative activity and atypical mitoses in cervical condylomas with various HPV types. Int J Gynecol Pathol 1998, **17**: 24–28.

153 Mittal KR, Miller HK, Lowell DM. Koilocytosis preceding squamous cell carcinoma in situ of uterine cervix. Am J Clin Pathol 1987, **87**: 243–245.

154 Mittal K, Palazzo J. Cervical condylomas show higher proliferation than do inflamed or metaplastic cervical squamous epithelium. Mod Pathol 1998, **11**: 780–783.

155 Munoz N, Bosch Z, de Sanjose S, Herrero R, Castellsangué X, Shah KV, Snijders PJF, Meijer CJ. Epidemiologic classification of human papillomavirus types associated with cervical cancer. N Engl J Med 2003, **348**: 518–527.

156 Nagai N, Nuovo G, Freidman D, Crum CP. Detection of papillomavirus nucleic acids in genital precancers with the in situ hybridization technique. Int J Gynecol Pathol 1987, **6**: 366–379.

157 Nuovo GJ. Human papillomavirus DNA in genital tract lesions histologically negative for condylomata. Analysis by in situ, Southern blot hybridization and the polymerase chain reaction. Am J Surg Pathol 1990, **14**: 643–651.

158 Nyeem R, Wilkinson EJ, Grover LJ. Condylomata acuminata of the cervix. Histopathology and association with cervical neoplasia. Int J Gynecol Pathol 1982, **1**: 246–257.

159 Paquette RL, Lee YY, Wilczynski SP, Karmakar A, Kizaki M, Miller CW, Koeffler HP. Mutations of p53 and human papillomavirus infection in cervical carcinoma. Cancer 1993, **72**: 1272–1280.

160 Poljak M, Seme K, Gale N. Detection of human papillomaviruses in tissue specimens. Adv Anat Pathol 1999, **5**: 216–234.

161 Prasad CJ, Sheets E, Selig AM, McArthur MC, Crum CP. The binucleate squamous cell. Histologic spectrum and relationship to low-grade squamous intraepithelial lesions. Mod Pathol 1993, **6**: 313–317.

162 Qizilbash AH. Papillary squamous tumors of the uterine cervix. A clinical and pathologic study of 21 cases. Am J Clin Pathol 1974, **61**: 508–520.

163 Richart RM, Nuovo GJ. Human papillomavirus DNA in situ hybridization may be used for the quality control of genital tract biopsies. Obstet Gynecol 1990, **75**: 223–226.

164 Saito K, Saito A, Fu YS, Smotkin D, Gupta J, Shah K. Topographic study of cervical condyloma and intraepithelial neoplasia. Cancer 1987, **59**: 2064–2070.

165 Sasagawa T, Shimakage M, Nakamura M, Sakaike J, Ishikawa H, Inoue M. Epstein–Barr virus (EBV) genes expression in cervical intraepithelial neoplasia and invasive cervical cancer: a comparative study with human papillomavirus (HPV) infection. Hum Pathol 2000, **31**: 318–326.

166 Saslow D, Castle PE, Cox JT, Davey DD, Einstein MH, Ferris DG, Goldie SJ, Harper DM, Kinney W, Moscicki A-B, Noller KL, Wheeler CM, Ades T, Andrews KS, Doroshenk MK, Kahn KG, Schmidt C, Shafey O, Smith RA, Partridge EE (for the Gynecologic Cancer Advisory Group), Garcia F. American Cancer Society Guideline for human papillomavirus (HPV) vaccine use to prevent cervical cancer and its precursors. CA Cancer J Clin 2007, **57**: 7–28.

167 Sawaya GF, Brown AD, Washington AE, Garber AM. Clinical practice. Current approaches to cervical-cancer screening. N Engl J Med 2001, **344**: 1603–1607.

168 Schiffman MH, Bauer HM, Hoover RN, Glass AG, Cadell DM, Rush BB, Scott DR, Sherman ME, Kurman RJ, Wacholder S, et al. Epidemiologic evidence showing that human papillomavirus infection causes most cervical intraepithelial neoplasia. J Natl Cancer Inst 1993, **85**: 958–964.

169 Stoler MH. Human papillomaviruses and cervical neoplasia: a model for carcinogenesis. Int J Gynecol Pathol 2000, **19**: 16–28.

170 ter Harmsel B, van Belkum A, Quint W, Pronk A, Kuijpers J, Ramaekers F, Tandon A, Smedts F. p53 and human papilloma virus type 16 in cervical intraepithelial neoplasia and carcinoma. Int J Gynecol Pathol 1995, **14**: 125–133.

171 Thomison J 3rd, Thomas LK, Shroyer KR. Human papillomavirus: molecular and cytologic/histologic aspects related to cervical intraepithelial neoplasia and carcinoma. Hum Pathol 2008, **39**: 154–166.

172 Trivijitslip P, Mosher R, Sheets EE, Sun D, Crum CP. Papillary immature metaplasia (immature condyloma) of the cervix: a clinicopathologic analysis and comparison with papillary squamous carcinoma. Hum Pathol 1998, **29**: 641–648.

173 Vallejos H, Delmistro AD, Kleinhaus S, Braunstein JD, Halwer M, Koss LG. Characterization of human papilloma virus types in condylomata acuminata in children by in situ hybridization. Lab Invest 1987, **56**: 611–615.

174 Ward BE, Burkett B, Petersen C, Nuckols ML, Brennan C, Birch LM, Crum CP. Cytologic correlates of cervical papillomavirus infection. Int J Gynecol Pathol 1990, **9**: 297–305.

175 Willett GD, Kurman RJ, Reid R, Greenberg M, Jenson AB, Lorincz AT. Correlation of the histologic appearance of intraepithelial neoplasia of the cervix with human papillomavirus types. Emphasis on low grade lesions including so-called flat condyloma. Int J Gynecol Pathol 1989, **8**: 18–25.

176 Winkler B, Crum CP, Fujii T, Ferenczy A, Boon M, Braun L, Lancaster WD, Richart RM. Koilocytotic lesions of the cervix. The relationship of mitotic abnormalities to the presence of papillomavirus antigens and nuclear DNA content. Cancer 1984, **53**: 1081–1087.

177 Wright TC Jr, Richart RM. Role of human papillomavirus in the pathogenesis of genital tract warts and cancer. Gynecol Oncol 1990, **37**: 151–164.

178 Yang GC, Demopoulos RI, Chan W, Mittal KR. Superficial nuclear enlargement without koilocytosis as an expression of human papillomavirus infection of the uterine cervix: an in situ hybridization study. Int J Gynecol Pathol 1992, **1**: 283–287.

179 Zehbe I, Rylander E, Edlund K, Wadell G, Wilander E. Detection of human papillomavirus in cervical intraepithelial neoplasia, using in situ hybridisation and various polymerase chain reaction techniques. Virchows Arch 1996, **428**: 151–157.

180 Ziol M, Di Tomaso C, Biaggi A, Tepper M, Piquet P, Carbillon L, Uzan M, Guettier C. Virological and biological characteristics of cervical intraepithelial neoplasia grade I with marked koilocytotic atypia. Hum Pathol 1998, **29**: 1068–1073.

181 Zuna RE, Dunn ST, Johnson JJ, Zhang RR, Bane BA, Walker JL, Gold MA, McMeekin DS, Allen RA. HPV genotypes and cervical carcinoma: analysis of 163 cases in a US population. Lab Invest 2009, **89**(Suppl 1): 243A.

TUMORS

CERVICAL INTRAEPITHELIAL NEOPLASIA (CIN)

182 Agoff SN, Lin P, Morihara J, Mao C, Kiviat NB, Koutsky LA. P16^{INK4a} expression correlates with degree of cervical neoplasia: a comparison with Ki-67 expression and detection of high-risk HPV types. Mod Pathol 2003, **16**: 665–673.

183 Akasofu M, Oda Y. Immunohistochemical detection of p53 in cervical epithelial lesions with or without infection of human papillomavirus types 16 and 18. Virchows Arch 1995, **425**: 593–602.

184 Al-Nafussi AI, Colquhoun MK. Mild cervical intraepithelial neoplasia (CIN 1). A histological overdiagnosis. Histopathology 1990, **17**: 557–561.

185 Anderson MC, Hartley RB. Cervical crypt involvement by intraepithelial neoplasia. Obstet Gynecol 1980, **55**: 546–550.

186 Badr RE, Walts AE, Chung F, Bose S. BD ProEx C: a sensitive and specific marker of HPV-associated squamous lesions of the cervix. Am J Surg Pathol 2008, **32**: 899–906.

187 Benda JA, Lamoreaux J, Johnson SR. Artifact associated with the use of strong iodine solution (Lugol's) in cone biopsies. Am J Surg Pathol 1987, **11**: 367–374.

188 Bibbo M, Dytch HE, Alenghat E, Bartels PH, Wied GL. DNA ploidy profiles as prognostic indicators in CIN lesions. Am J Clin Pathol 1989, **92**: 261–265.

189 Buckley CH, Butler EB, Fox H. Cervical intraepithelial neoplasia. J Clin Pathol 1982, **35**: 1–13.

190 Cai B, Ronnett BM, Stoler M, Ferenczy A, Kurman RJ, Sadow D, Alvarez F, Pearson J, Sings HL, Barr E, Liaw KL. Longitudinal evaluation of interobserver and intraobserver agreement of cervical intraepithelial neoplasia diagnosis among an experienced panel of gynecologic pathologists. Am J Surg Pathol 2007, **31**: 1854–1860.

191 Cardoza-Favarato G, Fadare O. High-grade squamous intraepithelial lesion (CIN 2 and 3) excised with negative margins by loop electrosurgical excision procedure: the significance of CIN 1 at the margins of excision. Hum Pathol 2007, **38**: 781–786.

192 Chin N, Platt AB, Nuovo GJ. Squamous intraepithelial lesions arising in benign endocervical polyps: a report of 9 cases with correlation to the Pap smears, HPV analysis, and immunoprofile. Int J Gynecol Pathol 2008, **27**: 582–590.

193 Christopherson WM. Dysplasia, carcinoma in situ, and microinvasive carcinoma of the uterine cervix. Hum Pathol 1977, **8**: 489–501.

194 Christopherson WM, Gray LA Sr. Dysplasia and preclinical carcinoma of the uterine cervix. Diagnosis and management. Semin Oncol 1982, **9**: 265–279.

195 Cooper K, Haffajee Z, Taylor L. Bcl-2 immunoreactivity, human papillomavirus DNA, and cervical intraepithelial neoplasia. Mod Pathol 1999, **12**: 612–617.

196 Coppleson M, Pixley E, Reid B. Colposcopy. A scientific and practical approach to the cervix in health and disease. Springfield, IL, 1971, Charles C Thomas.

197 Crum CP. Symposium part 1: should the Bethesda system terminology be used in diagnostic surgical pathology? Int J Gynecol Pathol 2002, **22**: 5–12.

198 de Boer CJ, van Dorst E, van Krieken H, Jansen-van Rhijn CM, Warnaar SO, Fleuren GJ, Litvinov SV. Changing roles of cadherins and catenins during progression of squamous intraepithelial lesions in the uterine cervix. Am J Pathol 1999, **155**: 505–515.

199 Demopoulos RI, Horowitz LF, Vamvakas EC. Endocervical gland involvement by cervical intraepithelial neoplasia grade III. Predictive value for residual and/or recurrent disease. Cancer 1991, **68**: 1932–1936.

200 Foote FW Jr, Stewart FW. The anatomical distribution of intraepithelial epidermoid carcinomas of the cervix. Cancer 1948, **1**: 431–440.

201 Fox CH. Biologic behavior of dysplasia and carcinoma in situ. Am J Obstet Gynecol 1967, **99**: 960–974.

202 Fox H, Buckley CH. Current problems in the pathology of intra-epithelial lesions of the uterine cervix. Histopathology 1990, **17**: 1–6.

203 Fu YS, Reagan JW, Richart RM. Definition of precursors. Gynecol Oncol 1981, **12**: S220–S231.

204 Giannoudis A, Herrington CS. Differential expression of p53 and p21 in low grade cervical squamous intraepithelial lesions infected with low, intermediate, and high risk human papillomaviruses. Cancer 2000, **89**: 1300–1307.

205 Govan ADT, Haines RM, Langley FA, Taylor CW, Woodcock AS. Changes in the epithelium of the cervix uteri. J Obstet Gynaecol Br Commonw 1968, **73**: 883–896.

206 Gusberg SB, Moore DB. The clinical pattern of intraepithelial carcinoma of the cervix and its pathologic background. Obstet Gynecol 1953, **2**: 1–14.

207 Heatley MK. How should we grade CIN? Histopathology 2002, **40**: 377–390.

208 Holmquist ND, McMahan CA, Williams OD. Variability in classification of carcinoma in situ of the uterine cervix. Arch Pathol 1967, **84**: 334–345.

209 Horn LC, Reichert A, Oster A, Arndal SF, Trunk MJ, Ridder R, Rassmussen OF, Bjelkenkrantz K, Christiansen P, Eck M, Lorey T, Skovlund VR, Ruediger T, Schneider V, Schmidt D. Immunostaining for p16INK4a used as a conjunctive tool improves interobserver agreement of the histologic diagnosis of cervical intraepithelial neoplasia. Am J Surg Pathol 2008, **32**: 502–512.

210 Howard L, Erickson CC, Stoddard LD. A study of the incidence and histogenesis of endocervical metaplasia and intraepithelial carcinoma. Cancer 1951, **4**: 1210–1223.

211 Ismail SM, Colclough AB, Dinnen JS, Eakins D, Evans DM, Gradwell E, O'Sullivan JP, Summerell JM, Newcombe R. Reporting cervical intra-epithelial neoplasia (CIN). Intra- and interpathologist variation and factors associated with disagreement. Histopathology 1990, **16**: 371–376.

212 Johnson LD, Nickerson RJ, Easterday CL, Stuart RS, Hertig AT. Epidemiologic evidence for the spectrum of change from dysplasia through carcinoma in situ to invasive cancer. Cancer 1968, **22**: 901–914.

213 Joste NE, Rushing L, Granados R, Zitz JC, Genest DR, Crum CP, Cibas ES. Bethesda classification of cervicovaginal smears: reproducibility and viral correlates. Hum Pathol 1996, **27**: 581–585.

214 Kalof AN, Evans MF, Simmons-Arnold L, Beatty BG, Cooper K. p16INK4A immunoexpression and HPV in situ hybridization signal patterns: potential markers of high-grade cervical intraepithelial neoplasia. Am J Surg Pathol 2005, **29**: 674–679.

215 Kanbour AI, Stock RJ. Squamous cell carcinoma in situ of the endometrium and fallopian tube as superficial extension of invasive cervical carcinoma. Cancer 1978, **42**: 570–580.

216 Killackey MA, Jones WB, Lewis JL. Diagnostic conization of the cervix. Review of 460 consecutive cases. Obstet Gynecol 1986, **67**: 766–770.

217 Klavins JV. Intra-epithelial carcinoma with differentiated surface cells and dysplasia. Definition and separation of these lesions. Acta Cytol (Baltimore) 1963, **7**: 351–356.

218 Kobayashi I, Matsuo K, Ishibashi Y, Kanda S, Sakai H. The proliferative activity in dysplasia and carcinoma in situ of the uterine cervix analyzed by proliferating cell nuclear antigen immunostaining and silver-binding argyrophilic nucleolar organizer region staining. Hum Pathol 1994, **25**: 198–202.

219 Kolstad P, Klein V. Long-term follow-up of 1121 cases of carcinoma in situ. Obstet Gynecol 1976, **48**: 125–129.

220 Kolstad P, Stafl A. Atlas of colposcopy. Baltimore, 1972, University Park Press.

221 Kraus FT. Gynecologic pathology. St Louis, 1967, C.V. Mosby, p. 174.

222 Kreiger JS, McCormack LJ. Graded treatment for in situ carcinoma of the uterine cervix. Am J Obstet Gynecol 1968, **101**: 171–182.

223 Kruse AJ, Skaland I, Munk AC, Janssen E, Gudlaugsson E, Baak JP. Low p53 and retinoblastoma protein expression in cervical intraepithelial neoplasia grade 3 lesions is associated with coexistent adenocarcinoma in situ. Hum Pathol 2008, **39**: 573–578.

224 Lesack D, Wahab I, Gilks CB. Radiation-induced atypia of endocervical epithelium: a histological, immunohistochemical and cytometric study. Int J Gynecol Pathol 1997, **15**: 242–247.

225 Livasy CA, Maygarden SJ, Rajaratnam CT, Novotny DB. Predictors of recurrent dysplasia after a cervical loop electrocautery excision procedure for CIN-3: a study of margin, endocervical gland, and quadrant involvement. Mod Pathol 1999, **12**: 233–238.

226 Lopez-Ferrer A, Alameda F, Barranco C, Garrido M, de Bolòs C. MUC4 expression is increased in dysplastic cervical disorders. Hum Pathol 2001, **32**: 1197–1202.

227 Matseoane S, Williams SB, Navarro C, Hedriana H, Mushayandebvu T. Diagnostic value of conization of the uterine cervix in the management of cervical neoplasia: a review of 756 consecutive patients. Gynecol Oncol 1992, **47**: 287–291.

228 McIndoe WA, McLean MR, Jones RW, Mullins PR. The invasive potential of carcinoma in situ of the cervix. Obstet Gynecol 1984, **64**: 451–458.

229 McIndoe GA, Robson MS, Tidy JA, Mason WP, Anderson MC. Laser excision rather than vaporization. The treatment of choice for cervical intraepithelial neoplasia. Obstet Gynecol 1989, **74**: 165–168.

230 Mittal KR, Demopoulos RI, Goswami S. Proliferating cell nuclear antigen (cyclin) expression in normal and abnormal cervical squamous epithelia. Am J Surg Pathol 1993, **17**: 117–122.

231 Montz FJ, Holschneider CH, Thompson LD. Large-loop excision of the transformation zone. Effect on the pathologic interpretation of resection margins. Obstet Gynecol 1993, **81**: 976–982.

232 Murphy WM, Coleman SA. The long-term course of carcinoma in situ of the uterine cervix. Cancer 1976, **38**: 957–963.

233 Nasiell K, Roger V, Nasiell M. Behavior of mild cervical dysplasia during long-term follow-up. Obstet Gynecol 1986, **67**: 665–669.

234 National Cancer Institute Workshop. The 1988 Bethesda System for reporting cervical/vaginal cytologic diagnoses. JAMA 1988, **262**: 931–932.

235 Ostor AG. Natural history of cervical intraepithelial neoplasia. A critical review. Int J Gynecol Pathol 1993, **12**: 186–192.

236 Park K, Ellenson LH, Pirog EC. Low-grade squamous intraepithelial lesions of the cervix with marked cytological atypia – clinical follow-up and human papillomavirus genotyping. Int J Gynecol Pathol 2007, **26**: 457–462.

237 Paterson-Brown S, Chappatte OA, Clark SK, Wright A, Maxwell P, Taub NA, Raju KS. The significance of cone biopsy resection margins. Gynecol Oncol 1992, **46**: 182–185.

238 Perticarari S, Presani G, Michelutti A, Facca MC, Alberico S, Mandruzzato GP. Flow cytometric analysis of DNA content in cervical lesions. Pathol Res Pract 1989, **185**: 686–688.

239 Petersen O. Spontaneous course of cervical precancerous conditions. Am J Obstet Gynecol 1956, **72**: 1063–1071.

240 Pins MR, Young RH, Crum CP, Leach IH, Scully RE. Cervical squamous cell carcinoma in situ with intraepithelial extension to the upper genital tract and invasion of tubes and ovaries: report of a case with human papilloma virus analysis. Int J Gynecol Pathol 1998, **16**: 272–278.

241 Pinto AP, Schlecht NF, Woo TY, Crum CP, Cibas ES. Biomarker (ProEx C, p16(INK4A), and MiB-1) distinction of high-grade squamous intraepithelial lesion from its mimics. Mod Pathol 2008, **21**: 1067–1074.

242 Pollanen R, Soini Y, Vahakangas K, Paakko P, Lehto VP. Aberrant p53 protein expression in cervical intra-epithelial neoplasia. Histopathology 1993, **23**: 471–474.

243 Przybora LA, Plutowa A. Histological topography of carcinoma in situ of the cervix uteri. Cancer 1959, **12**: 263–277.

244 Reagan JW, Seidemann IL, Saracusa Y. Cellular morphology of carcinoma in situ and dysplasia or atypical hyperplasia of the uterine cervix. Cancer 1953, **6**: 224–235.

245 Richart RM. Cervical intraepithelial neoplasia. Pathol Annu 1973, **8**: 301–328.

246 Richart RM. A modified terminology for cervical intraepithelial neoplasia. Obstet Gynecol 1990, **75**: 131–133.

247 Richart RM, Barron BA. A follow-up study of patients with cervical dysplasia. Am J Obstet Gynecol 1969, **105**: 386–393.

248 Richart RM, Wright TC Jr. Controversies in the management of low-grade cervical intraepithelial neoplasia. Cancer 1993, **71**: 1413–1421.

249 Rubio CA, Lagerlöf B. Autoradiographic studies of dysplasia and carcinoma in situ in cervical cones. Acta Pathol Microbiol Scand (A) 1974, **82**: 411–418.

250 Sagae S, Kudo R, Kuzumaki N, Hisada T, Mugikura Y, Nihei T, Takeda T, Hashimoto M. Ras oncogene expression and progression in intraepithelial neoplasia of the uterine cervix. Cancer 1990, **66**: 295–301.

251 Salm R. Superficial intra-uterine spread of intra-epithelial cervical carcinoma. J Pathol 1969, **97**: 719–723.

252 Samaratunga H, Beresford A, Davison A. Squamous cell carcinoma in situ involving mesonephric remnants. A potential diagnostic pitfall. Am J Surg Pathol 1994, **18**: 1265–1269.

253 Sherman ME, Kurman RJ. Intraepithelial carcinoma of the cervix: reflections on half a

century of progress. Cancer 1998, 83: 2243–2246.

254 Shurbaji MS, Brooks SK, Thurmond TS. Proliferating cell nuclear antigen immunoreactivity in cervical intraepithelial neoplasia and benign cervical epithelium. Am J Clin Pathol 1993, 100: 22–26.

255 Smedts F, Ramaekers F, Leube RE, Keijser K, Link M, Vooijs P. Expression of keratins 1, 6, 15, 16, and 20 in normal cervical epithelium, squamous metaplasia, cervical intraepithelial neoplasia, and cervical carcinoma. Am J Pathol 1993, 142: 403–412.

256 Smedts F, Ramaekers F, Robben H, Pruszczynski M, van Muijen G, Lane B, Leigh I, Vooijs P. Changing patterns of keratin expression during progression of cervical intraepithelial neoplasia. Am J Pathol 1990, 136: 657–668.

257 Southern SA, McDicken IW, Herrington CS. Loss of cytokeratin 14 expression is related to human papillomavirus type and lesion grade in squamous intraepithelial neoplasia of the cervix. Hum Pathol 2002, 32: 1351–1355.

258 Suprun HZ, Schwartz J, Spira H. Cervical intraepithelial neoplasia and associated condylomatous lesions. A preliminary report on 4,764 women from northern Israel. Acta Cytol (Baltimore) 1985, 29: 334–340.

259 Takeuchi A, McKay DB. The area of the cervix involved by carcinoma in situ and anaplasia (atypical hyperplasia). Obstet Gynecol 1960, 15: 134–145.

260 Tendler A, Kaufman HL, Kadish AS. Increased carcinoembryonic antigen expression in cervical intraepithelial neoplasia grade 3 and cervical squamous cell carcinoma. Hum Pathol 2000, 31: 1357–1362.

261 Thickett KM, Griffin NR, Griffiths AP, Wells M. A study of nucleolar organizer regions in cervical intraepithelial neoplasia and human papillomavirus infection. Int J Gynecol Pathol 1989, 8: 331–339.

262 Tweeddale DN, Roddick JW. Histologic types of squamous-cell carcinoma in situ of the cervix. Obstet Gynecol 1969, 33: 35–40.

263 Walton LA, Edelman DA, Fowler WC Jr, Photropulos GJ. Cryosurgery for the treatment of cervical intraepithelial neoplasm during the reproductive years. Obstet Gynecol 1980, 55: 353–357.

264 Wentz WB, Reagan JW. Clinical significance of postirradiation dysplasia of the uterine cervix. Am J Obstet Gynecol 1970, 106: 812–817.

MICROINVASIVE SQUAMOUS CELL CARCINOMA

265 Benson WL, Norris HJ. A critical review of the frequency of lymph node metastasis and death from microinvasive carcinoma of the cervix. Obstet Gynecol 1977, 49: 632–638.

266 Brudenell M, Cox BS, Taylor CW. The management of dysplasia, carcinoma in situ and microcarcinoma of the cervix. J Obstet Gynaecol Br Commonw 1973, 80: 673–679.

267 Burghardt E, Girardi F, Lahousen M, Pickel H, Tamussino K. Microinvasive carcinoma of the uterine cervix (International Federation of Gynecology and Obstetrics Stage IA). Cancer 1991, 67: 1037–1045.

268 Burke TW. Factors affecting recurrence and survival in stage I carcinoma of the uterine cervix. Oncology (Huntingt) 1992, 6: 111–119.

269 Christopherson WM, Gray LA, Parker JE. Microinvasive carcinoma of the uterine cervix. A long-term follow-up study of eighty cases. Cancer 1976, 38: 629–632.

270 Clement PB, Scully RE. Carcinoma of the cervix. Histologic types. Semin Oncol 1982, 9: 251–264.

271 Copeland LJ, Silva EG, Gershenson DM, Morris M, Young DC, Wharton JT. Superficially invasive squamous cell carcinoma of the cervix. Gynecol Oncol 1992, 45: 307–312.

272 Creasman WT, Fetter BF, Clarke-Pearson DL, Kaufmann L, Parker RT. Management of stage IA carcinoma of cervix. Am J Obstet Gynecol 1985, 153: 164–172.

273 Fennell RH. Review. Microinvasive carcinoma of the uterine cervix. Obstet Gynecol Surv 1978, 33: 406–411.

274 Genadry R, Olson J, Parmley T, Woodruff JD. The morphology of the earliest invasive cell in low genital tract epidermoid neoplasia. Obstet Gynecol 1978, 51: 718–722.

275 Hartveit F, Sandstad E. Stromal metachromasia. A marker for areas of infiltrating tumour growth? Histopathology 1982, 6: 423–428.

276 Hasumi K, Sakamoto A, Sugano H. Microinvasive carcinoma of the uterine cervix. Cancer 1980, 45: 928–931.

277 Jones WB, Mercer GO, Lewis JL Jr, Rubin SC, Hoskins WJ. Early invasive carcinoma of the cervix. Gynecol Oncol 1993, 51: 26–32.

278 Kudo R, Sato T, Mizuuchi H. Ultrastructural and immunohistochemical study of infiltration in microinvasive carcinoma of the uterine cervix. Gynecol Oncol 1990, 36: 23–29.

279 Langley FA, Crompton AC. Epithelial abnormalities of the cervix uteri. New York, 1973, Springer-Verlag.

280 Lehman MH Jr, Benson WL, Kurman RJ, Park RC. Microinvasive carcinoma of the cervix. Obstet Gynecol 1976, 48: 571–578.

281 Margulis RR, Ely CW Jr, Ladd JE. Diagnosis and management of stage IA (microinvasive) carcinoma of cervix. Obstet Gynecol 1967, 29: 529–538.

282 Morris M, Mitchell MF, Silva EG, Copeland LJ, Gershenson DM. Cervical conization as definitive therapy for early invasive squamous carcinoma of the cervix. Gynecol Oncol 1993, 51: 193–196.

283 Mussey E, Soule EH, Welch JS. Microinvasive carcinoma of the cervix. Am J Obstet Gynecol 1969, 104: 738–744.

284 Ng ABP, Reagan JW. Microinvasive carcinoma of the uterine cervix. Am J Clin Pathol 1969, 52: 511–529.

285 Ostor AG. Studies on 200 cases of early squamous carcinoma of the cervix. Int J Gynecol Pathol 1993, 12: 193–207.

286 Richards CJ, Furness PN. Basement membrane continuity in benign, premalignant and malignant epithelial conditions of the uterine cervix. Histopathology 1990, 16: 47–52.

287 Roche WD, Norris HJ. Microinvasive carcinoma of the cervix. The significance of lymphatic invasion and confluent patterns of stromal growth. Cancer 1975, 36: 180–186.

288 Rubio CA, Söderberg G, Einhorn N. Histological and follow-up studies in cases of micro-invasive carcinoma of the uterine cervix. Acta Pathol Microbiol Scand (A) 1974, 82: 397–410.

289 Rush D, Hyjek E, Baergen RN, Ellenson LH, Pirog EC. Detection of microinvasion in vulvar and cervical intraepithelial neoplasia using double immunostaining for cytokeratin and basement membrane components. Arch Pathol Lab Med 2005, 129: 747–753.

290 Sevin BU, Nadji M, Averette HE, Hilsenbeck S, Smith D, Lampe B. Microinvasive carcinoma of the cervix. Cancer 1992, 70: 2121–2128.

291 Simon NL, Gore H, Shingleton HM, Soong S-J, Orr JW, Hatch KD. Study of superficially invasive carcinoma of the cervix. Obstet Gynecol 1986, 68: 19–24.

292 Stewart CJ, McNicol AM. Distribution of type IV collagen immunoreactivity to assess questionable early stromal invasion. J Clin Pathol 1992, 45: 9–15.

293 Ueki M, Okamoto Y, Misaki O, Seiki Y, Kitsuki K, Ueda M, Sugimoto O. Conservative therapy for microinvasive carcinoma of the uterine cervix. Gynecol Oncol 1994, 53: 109–113.

294 van Nagell JR, Greenwell N, Powell DF, Donaldson ES, Hanson MB, Gay EC. Microinvasive carcinoma of the cervix. Am J Obstet Gynecol 1983, 145: 981–991.

INVASIVE SQUAMOUS CELL CARCINOMA

General features

295 Cannistra SA, Niloff JM. Cancer of the uterine cervix. N Engl J Med 1996, 334: 1030–1038.

296 Devesa SS. Descriptive epidemiology of cancer of the uterine cervix. Obstet Gynecol 1984, 63: 605–612.

297 Devesa SS, Young JL Jr, Brinton LA, Fraumeni JF Jr. Recent trends in cervix uteri cancer. Cancer 1989, 64: 2184–2190.

298 Hawes SE, Kiviat NB. Are genital infections and inflammation cofactors in the pathogenesis of invasive cervical cancer? J Nat Cancer Inst 2002, 94: 1592–1593.

299 Herrero R, Brinton LA, Reeves WC, Brenes MM, Tenorio F, de Britton RC, Gaitan E, Garcia M, Rawls WE. Sexual behavior, venereal diseases, hygiene practices, and invasive cervical cancer in a high-risk population. Cancer 1990, 65: 380–386.

300 Kushima M, Fujii H, Murakami K, Ota H, Matsumoto T, Motoyama T, Kiyokawa T, Ishikura H. Simultaneous squamous cell carcinomas of the uterine cervix and upper genital tract: loss heterozygosity analysis demonstrates clonal neoplasms of cervical origin. Int J Gynecol Pathol 2001, 20: 353–358.

301 Larsen NS. Invasive cervical cancer rising in young white females. J Natl Cancer Inst 1994, 86: 6–7.

302 La Vecchia C, Franceschi S, Decarli A, Fasoli M, Gentile A, Parazzini F, Regallo M. Sexual factors, venereal diseases, and the risk of intraepithelial and invasive cervical neoplasia. Cancer 1986, 58: 935–941.

303 Maiman M, Fruchter RG, Serur E, Remy JC, Feuer G, Boyce J. Human immunodeficiency virus infection and cervical neoplasia. Gynecol Oncol 1990, 38: 377–382.

304 Miyazaki K, Yamaguchi K, Tohya T, Ohba T, Takatsuki K, Okamura H. Human T-cell leukemia virus type I infection as an oncogenic and prognostic risk factor in cervical and vaginal carcinoma. Obstet Gynecol 1991, 77: 107–110.

305 Pfeifer JD. Molecular genetic testing in surgical pathology. Philadelphia, 2006, Lippincott Williams and Wilkins.

306 Piver MS. Invasive cervical cancer in the 1990s. Semin Surg Oncol 1990, 6: 359–363.

307 Rapp F, Jenkins FJ. Genital cancer and viruses. Gynecol Oncol 1981, 12: S25–S41.

308 Rellihan MA, Dooley DP, Burke TW, Berkland ME, Longfield RN. Rapidly progressing cervical cancer in a patient with human immunodeficiency virus infection. Gynecol Oncol 1990, 36: 435–438.

309 Sasagawa T, Shimakage M, Nakamura M, Sakaike J, Ishikawa H, Inoue M. Epstein–Barr virus (EBV) genes expression in cervical intraepithelial neoplasia and invasive cervical cancer: a comparative study with human papillomavirus (HPV) infection. Hum Pathol 2000, 31: 318–326.

310 Schiffman M, Castle PE. The promise of global cervical-cancer prevention. N Engl J Med 2005, **353**: 2101–2104.

311 Schwartz LB, Carcangiu ML, Bradham L, Schwartz PE. Rapidly progressive squamous cell carcinoma of the cervix coexisting with human immunodeficiency virus infection: clinical opinion. Gynecol Oncol 1991, **41**: 255–258.

312 Wong KY, Collins RJ, Srivastava G, Pittaluga S, Cheung AN, Wong LC. Epstein–Barr virus in carcinoma of the cervix. Int J Gynecol Pathol 1993, **12**: 224–227.

Morphologic features

313 Aho HJ, Talve L, Maenpaa J. Acantholytic squamous cell carcinoma of the uterine cervix with amyloid deposition. Int J Gynecol Pathol 1992, **11**: 150–155.

314 Benda JA. Pathology of cervical carcinoma and its prognostic implications. Semin Oncol 1994, **21**: 3–11.

315 Bostrom SG, Hart WR. Carcinomas of the cervix with intense stromal eosinophilia. Cancer 1981, **47**: 2887–2893.

316 Brinck U, Jakob C, Bau O, Fuzesi L. Papillary squamous cell carcinoma of the uterine cervix: report of three cases and a review of its classification. Int J Gynecol Pathol 2000, **19**: 231–235.

317 Clement PB, Scully RE. Carcinoma of the cervix. Histologic types. Semin Oncol 1982, **9**: 251–264.

318 Colgan TJ, Auger M, McLaughlin JR. Histopathologic classification of cervical carcinomas and recognition of mucin-secreting squamous carcinomas. Int J Gynecol Pathol 1993, **12**: 64–69.

319 Gondo T, Ishihara T, Kawano H, Uchino F, Takahashi M, Iwata T, Matsumoto N, Yokota T. Localized amyloidosis in squamous cell carcinoma of uterine cervix. Electron microscopic features of nodular and star-like amyloid deposits. Virchows Arch [A] 1993, **422**: 225–231.

320 Heller PB, Barnhill Dr, Mayer AR, Fontaine TP, Hoskins WJ, Park RC. Cervical carcinoma found incidentally in a uterus removed for benign indications. Obstet Gynecol 1986, **67**: 187–190.

321 Kapp DS, LiVolsi VA. Intense eosinophilic stromal infiltration in carcinoma of the uterine cervix. A clinicopathologic study of 14 cases. Gynecol Oncol 1983, **16**: 19–30.

322 Miller BE, Copeland LJ, Hamberger AD, Gershenson DM, Saul PB, Herson J, Rutledge FN. Carcinoma of the cervical stump. Gynecol Oncol 1984, **18**: 100–108.

323 Morrison C, Catania F, Wakely P, Nuovo GJ. Highly differentiated keratinising squamous cell cancer of the cervix: a rare, locally aggressive tumor not associated with human papillomavirus or squamous intraepithelial lesions. Am J Surg Pathol 2001, **25**: 1310–1315.

324 Ng ABP, Atkin NB. Histological cell type and DNA value in the prognosis of squamous cell cancer of uterine cervix. Br J Cancer 1973, **28**: 322–331.

325 Rizzardi C, Perin T, Schneider M, Rossi D, Brollo A, Melato M, Canzonieri V. Carcinoma of the uterine cervix with squamous and sebaceous differentiation. Int J Gynecol Pathol 2009, **28**: 292–295.

326 Samlal RA, Ten Kate FJ, Hart AA, Lammes FB. Do mucin-secreting squamous cell carcinomas of the uterine cervix metastasise more frequently to pelvic lymph nodes? A case-control study. Int J Gynecol Pathol 1998, **17**: 201–204.

327 Tsang WY, Chan JK. Amyloid-producing squamous cell carcinoma of the uterine cervix. Arch Pathol Lab Med 1993, **117**: 199–201.

Immunohistochemical and molecular genetic features

328 Bychkov V, Rothman M, Bardawil WA. Immunocytochemical localization of carcinoembryonic antigen (CEA), alpha-fetoprotein (AFP), and human chorionic gonadotropin (HCG) in cervical neoplasia. Am J Clin Pathol 1983, **79**: 414–420.

329 Dunne FP, Rollason T, Ratcliff WA, Marshall T, Heath DA. Parathyroid hormone-related protein gene expression in invasive cervical tumors. Cancer 1994, **74**: 83–89.

330 Hameed A, Miller DS, Muller CY, Coleman RL, Albores-Saavedra J. Frequent expression of beta-human chorionic gonadotropin (beta-hCG) in squamous cell carcinoma of the cervix. Int J Gynecol Pathol 1999, **18**: 381–386.

331 Kessis TD, Slebos RJ, Han SM, Shah K, Bosch XF, Munoz N, Hedrick L, Cho KR. p53 gene mutations and MDM2 amplification are uncommon in primary carcinomas of the uterine cervix. Am J Pathol 1993, **143**: 1398–1405.

332 Mitchell KM, Hale RJ, Buckley CH, Fox H, Smith D. Cathepsin-D expression in cervical carcinoma and its prognostic significance. Virchows Arch [A] 1993, **422**: 357–360.

333 Nguyen HN, Sevin BU, Averette HE, Ramos R, Ganjei P, Perras J. Evidence of tumor heterogeneity in cervical cancers and lymph node metastases as determined by flow cytometry. Cancer 1993, **71**: 2543–2550.

334 Pfeifer JD. Molecular genetic testing in surgical pathology. Philadelphia, 2006, Lippincott Williams and Wilkins.

335 Smedts F, Ramaekers F, Link M, Lauerova L, Troyanovsky S, Schijf C, Voojis GP. Detection of keratin subtypes in routinely processed cervical tissue. Implications for tumour classification and the study of cervix cancer aetiology. Virchows Arch 1994, **425**: 145–155.

336 To ACW, Soong S-J, Shingleton HM, Gore H, Wilkerson JA, Hatch KD, Phillips D, Dollar JR. Immunohistochemistry of the blood group A, B, H isoantigens and Oxford Ca antigen as prognostic markers for stage IB squamous cell carcinoma of the cervix. Cancer 1986, **58**: 2435–2439.

337 Wang TY, Chen BF, Yang YC, Chen H, Wang Y, Cviko A, Quade BJ, Sun D, Yang A, McKeon FD, Crum CP. Histologic and immunophenotypic classification of cervical carcinomas by expression of the p53 homologue p63: a study of 250 cases. Hum Pathol 2001, **32**: 479–486.

Spread and metastases

338 Barmeir E, Langer O, Levy JI, Nissenbaum M, DeMoor NG, Blumenthal NJ. Unusual skeletal metastases in carcinoma of the cervix. Gynecol Oncol 1985, **20**: 307–316.

339 Benedetti-Panici P, Maneschi F, D'Andrea G, Cutillo G, Rabitti C, Congiu M, Coronetta F, Capelli A. Early cervical carcinoma: the natural history of lymph node involvement redefined on the basis of thorough parametrectomy and giant section study. Cancer 2000, **88**: 2267–2274.

340 Henriksen E. The lymphatic spread of carcinoma of the cervix and the body of the uterus. Am J Obstet Gynecol 1949, **58**: 924–942.

341 Plaza JA, Ramirez NC, Nuovo GJ. Utility of HPV analysis for evaluation of possible

metastatic disease in women with cervical cancer. Int J Gynecol Pathol 2004, **23**: 7–12.

342 Ratanatharathorn V, Powers WE, Steverson N, Han I, Ahmad K, Grimm J. Bone metastasis from cervical cancer. Cancer 1994, **73**: 2372–2379.

343 Tellis CJ, Beechler CR. Pulmonary metastasis of carcinoma of the cervix. A retrospective study. Cancer 1982, **49**: 1705–1709.

344 Uqmakli A, Bonney WA Jr, Palladino A. The nonlymphatic metastases of carcinoma of the uterine cervix. A prospective analysis based on laparotomy. Cancer 1978, **41**: 1027–1033.

345 Wang CW, Wu TI, Yu CT, Wu YC, Teng YH, Chin SY, Lai CH, Chen TC. Usefulness of p16 for differentiating primary pulmonary squamous cell carcinoma from cervical squamous cell carcinoma metastatic to the lung. Am J Clin Pathol 2009, **131**: 715–722.

346 Young RH, Gersell DJ, Roth LM, Scully RE. Ovarian metastases from cervical carcinomas other than pure adenocarcinomas. A report of 12 cases. Cancer 1993, **71**: 407–418.

Treatment

347 Bjornsson BL, Nelson BE, Reale FR, Rose PG. Accuracy of frozen section for lymph node metastasis in patients undergoing radical hysterectomy for carcinoma of the cervix. Gynecol Oncol 1993, **51**: 50–53.

348 Bricker EM, Butcher HR Jr, Lawler WH Jr, McAfee CA. Surgical treatment of advanced and recurrent cancer of the pelvic viscera. An evaluation of ten years' experience. Ann Surg 1960, **152**: 388–402.

349 Hamberger AD, Fletcher GH, Wharton JT. Results of treatment of early stage I carcinoma of the uterine cervix with intracavitary radium alone. Cancer 1978, **41**: 980–985.

350 Holtz DO, Dunton C. Traditional management of invasive cervical cancer. Obstet Gynecol Clin North Am 2002, **29**: 645–657.

351 Hopkins MP, Morley GW. Radical hysterectomy versus radiation therapy for stage IB squamous cell cancer of the cervix. Cancer 1991, **68**: 272–277.

352 Ismiil N, Ghorab Z, Covens A, Nofech-Mozes S, Saad R, Dube V, Khalifa MA. Intraoperative margin assessment of the radical vaginal trachelectomy specimen. Gynecol Oncol 2009, **113**: 42–46.

353 Jacobs AJ, Faris C, Perez CA, Kao MS, Galakatos A, Camel HM. Short-term persistence of carcinoma of the uterine cervix after radiation. An indicator of long-term prognosis. Cancer 1986, **57**: 944–950.

354 Jones WB. New approaches to high-risk cervical cancer. Advanced cervical cancer. Cancer 1993, **71**: 1451–1459.

355 Kinney WK, Egorshin EV, Ballard DJ, Podratz KC. Long-term survival and sequelae after surgical management of invasive cervical carcinoma diagnosed at the time of simple hysterectomy. Gynecol Oncol 1992, **44**: 24–27.

356 Kiselow M, Butcher HR, Bricker EM. Results of the radical surgical treatment of advanced pelvic cancer. Ann Surg 1967, **166**: 428–437.

357 Morgan LS, Nelson JH. Surgical treatment of early cervical cancer. Semin Oncol 1982, **9**: 312–330.

358 Morley GW. Pelvic exenterative therapy and the treatment of recurrent carcinoma of the cervix. Semin Oncol 1982, **9**: 331–340.

359 Morley GW, Hopkins MP, Lindenauer SM, Roberts JA. Pelvic exenteration, University of Michigan. 100 patients at 5 years. Obstet Gynecol 1989, **74**: 934–943.

360 Perez CA, Camel HM, Kao MS, Hederman MA. Randomized study of preoperative radiation and surgery or irradiation alone in the

treatment of stage IB and IIA carcinoma of the uterine cervix. Final report. Gynecol Oncol 1987, **27**: 129–140.

361 Perez-Mesa C, Spjut HJ. Persistent postirradiation carcinoma of cervix uteri. A pathologic study of 83 pelvic exenteration specimens. Arch Pathol 1963, **75**: 462–474.

362 Thar TL, Million RR, Daly JW. Radiation treatment of carcinoma of the cervix. Semin Oncol 1982, **9**: 299–311.

363 Zannoni GF, Vellone VG, Carbone A. Morphological effects of radiochemotherapy on cervical carcinoma: a morphological study of 50 cases of hysterectomy specimens after neoadjuvant treatment. Int J Gynecol Pathol 2008, **27**: 274–281.

Prognosis

364 Baltzer J, Lohe KJ. What's new in prognosis of uterine cancer? Pathol Res Pract 1984, **178**: 635–641.

365 Bethwaite PB, Holloway LJ, Yeong ML, Thornton A. Effect of tumour associated tissue eosinophilia on survival of women with stage IB carcinoma of the uterine cervix. J Clin Pathol 1993, **46**: 1016–1020.

366 Boyce JG, Fruchter RG, Nicastri AD, DeRegt RH, Ambiavagar PC, Reinis M, Macasaet M, Rotman M. Vascular invasion in stage I carcinoma of the cervix. Cancer 1984, **53**: 1175–1180.

367 Burghardt E, Baltzer J, Tulusan AH, Haas J. Results of surgical treatment of 1028 cervical cancers studied with volumetry. Cancer 1992, **70**: 648–655.

368 Cheung TH, Chung TKJ, Poon CS, Hampton GM, Wand VW, Wong YF. Allelic loss on chromosome 1 is associated with tumor progression of cervical carcinoma. Cancer 1999, **86**: 1294–1298.

369 Goellner JR. Carcinoma of the cervix. Clinicopathologic correlation of 196 cases. Am J Clin Pathol 1976, **66**: 775–785.

370 Gunderson LL, Weems WS, Hebertson RM, Plenk HP. Correlation of histopathology with clinical results following radiation therapy for carcinoma of the cervix. Am J Roentgenol Radium Ther Nucl Med 1974, **120**: 74–87.

371 Hale RJ, Buckley CH, Fox H, Williams J. Prognostic value of c-erbB-2 expression in uterine cervical carcinoma. J Clin Pathol 1992, **45**: 594–596.

372 Herrington CS, Wells M. Can HPV typing predict the behaviour of cervical epithelial neoplasia? Histopathology 1997, **31**: 301–303.

373 Hirao T, Sakamoto Y, Kamada M, Hamada S, Aono T. Tn antigen, a marker of potential for metastasis of uterine cervix cancer cells. Cancer 1993, **72**: 154–159.

374 Hopkins MP, Morley GW. Prognostic factors in advanced stage squamous cell cancer of the cervix. Cancer 1993, **72**: 2389–2393.

375 Inoue T. Prognostic significance of the depth of invasion relating to nodal metastases, parametrial extension, and cell types. A study of 628 cases with stage IB, IIA, and IIB cervical carcinoma. Cancer 1984, **54**: 3035–3042.

376 Inoue T, Chihara T, Morita K. The prognostic significance of the size of the largest nodes in metastatic carcinoma from the uterine cervix. Gynecol Oncol 1984, **19**: 187–193.

377 Inoue T, Morita K. The prognostic significance of number of positive nodes in cervical carcinoma stages IB, IIA, and IIB. Cancer 1990, **65**: 1923–1927.

378 Inoue T, Okumura M. Prognostic significance of parametrial extension in patients with cervical carcinoma stages IB, IIA, and IIB. A study of 628 cases treated by radical hysterectomy and lymphadenectomy with or without postoperative irradiation. Cancer 1984, **54**: 1714–1719.

379 Kamura T, Tsukamoto N, Tsuruchi N, Saito T, Matsuyama T, Akazawa K, Nakano H. Multivariate analysis of the histopathologic prognostic factors of cervical cancer in patients undergoing radical hysterectomy. Cancer 1992, **69**: 181–186.

380 Lombard I, Vincent-Salomon A, Validire P, Zafrani B, de la Rochefordiere A, Clough K, Favre M, Pouillart P, Sastre-Garau X. Human papillomavirus genotype as a major determinant of the course of cervical cancer. J Clin Oncol 1998, **16**: 2613–2619.

381 Nakano T, Oka K, Takahashi T, Morita S, Arai T. Roles of Langerhans' cells and T-lymphocytes infiltrating cancer tissues in patients treated by radiation therapy for cervical cancer. Cancer 1992, **70**: 2839–2844.

382 Noguchi H, Shiozawa I, Sakai Y, Yamazaki T, Fukuta T. Pelvic lymph node metastasis of uterine cervical cancer. Gynecol Oncol 1987, **27**: 150–158.

383 Obermair A, Wanner C, Bilgi S, Speiser P, Reisenberger K, Kaider A, Kainz C, Leodolter S, Breitenecker G, Gitsch G. The influence of vascular space involvement on the prognosis of patients with stage IB cervical carcinoma: correlation of results from hematoxylin and eosin staining with results from immunostaining for factor VIII-related antigen. Cancer 1998, **82**: 689–696.

384 Oka K, Nakano T, Arai T. c-erbB-2 Oncoprotein expression is associated withpoor prognosis in squamous cell carcinoma of the cervix. Cancer 1994, **73**: 664–671.

385 Perez CA, Camel HM, Askin F, Breaux S. Endometrial extension of carcinoma of the uterine cervix. A prognostic factor that may modify staging. Cancer 1981, **48**: 170–180.

386 Perez CA, Grigsby PW, Nene SM, Camel HM, Galakatos A, Kao MS, Lockett MA. Effect of tumor size on the prognosis of carcinoma of the uterine cervix treated with irradiation alone. Cancer 1992, **69**: 2796–2806.

387 Riou G, Favre M, Jeannel D, Bourhis J, Le Doussal V, Orth G. Association between poor prognosis in early-stage invasive cervical carcinomas and non-detection of HPV DNA. Lancet 1990, **335**: 1171–1174.

388 Robert ME, Fu YS. Squamous cell carcinoma of the uterine cervix – a review with emphasis on prognostic factors and unusual variants. Semin Diagn Pathol 1990, **7**: 173–189.

389 Rutgers JL, Mattox TF, Vargas MP. Angiogenesis in uterine cervical squamous cell carcinoma. Int J Gynecol Pathol 1995, **14**: 114–118.

390 Sagae S, Kuzumaki N, Hisada T, Mugikura Y, Kudo R, Hashimoto M. ras Oncogene expression and prognosis of invasive squamous cell carcinomas of the uterine cervix. Cancer 1989, **63**: 1577–1582.

391 Sakuragi N, Takeda N, Hareyama H, Fujimoto T, Todo Y, Okamoto K, Takeda M, Wada S, Yamamoto R, Fujimoto S. A multivariate analysis of blood vessel invasion as predictor of ovarian and lymph node metastases in patients with cervical carcinoma. Cancer 2000, **88**: 2578–2583.

392 Samlal RA, van der Velden J, Ten Kate FJ, Schilthuis MS, Hart AA, Lamnes FB. Surgical pathology factors that predict recurrence in stage IB and IIA cervical carcinoma patients with negative pelvic lymph nodes. Cancer 1997, **80**: 1234–1240.

393 Smiley LM, Burke TW, Silva EG, Morris M, Gershenson DM, Wharton JT. Prognostic factors in stage IB squamous cervical cancer patients with low risk for recurrence. Obstet Gynecol 1991, **77**: 271–275.

394 Stendahl U, Eklund G, Willen R. Prognosis of invasive squamous cell carcinoma of the uterine cervix. A comparative study of the predictive values of clinical staging IB-III and a histopathologic malignancy grading system. Int J Gynecol Pathol 1983, **2**: 42–54.

395 Stock RJ, Zaino R, Bundy BN, Askin FB, Woodward J, Fetter B, Paulson JA, DiSaia PJ, Stehman FB. Evaluation and comparison of histopathologic grading systems of epithelial carcinoma of the uterine cervix; Gynecologic Oncology Group studies. Int J Gynecol Pathol 1994, **13**: 99–108.

396 Strang P. Cytogenetic and cytometric analyses in squamous cell carcinoma of the uterine cervix. Int J Gynecol Pathol 1989, **8**: 54–63.

397 van Bommel PF, Kenemans P, Helmerhorst TJ, Gallee MP, Ivanyi D. Expression of cytokeratin 10, 13, and involucrin as prognostic factors in low stage squamous cell carcinoma of the uterine cervix. Cancer 1994, **74**: 2314–2320.

398 van Driel WJ, Hogendoorn PC, Jansen FW, Zwinderman AH, Trimbos JB, Fleuren GJ. Tumor-associated eosinophilic infiltrate of cervical cancer is indicative for a less effective immune response. Hum Pathol 1996, **27**: 904–911.

399 Wentz WB, Lewis GC Jr. Correlation of histologic morphology and survival in cervical cancer following radiation therapy. Obstet Gynecol 1965, **26**: 228–232.

400 Zaino RJ, Ward S, Delgado G, Bundy B, Gore H, Fetter G, Ganjei P, Frauenhoffer E. Histopathologic predictors of the behavior of surgically treated stage IB squamous cell carcinoma of the cervix. A Gynecologic Oncology Group study. Cancer 1992, **69**: 1750–1758.

Other microscopic types

401 Brinck U, Jakob C, Bau O, Fuzesi L. Papillary squamous cell carcinoma of the uterine cervix: report of three cases and a review of its classification. Int J Gynecol Pathol 2000, **19**: 231–235.

402 Coleman RL, Lindberg G, Muller CY, Miller DS, Hameed A. Ectopic production and localization of beta-human chorionic gonadatropin in lymphoepithelioma-like carcinoma of the cervix: a case report. Int J Gynecol Pathol 2000, **19**: 179–182.

403 Daroca PJ Jr, Dhorandhar HN. Basaloid carcinoma of uterine cervix. Am J Surg Pathol 1980, **4**: 235–239.

404 Grayson W, Cooper K. A reappraisal of 'basaloid carcinoma' of the cervix, and the differential diagnosis of basaloid cervical neoplasms. Adv Anat Pathol 2002, **9**: 290–300.

405 Grayson W, Taylor LF, Cooper K. Carcinosarcoma of the uterine cervix: a report of eight cases with immunohistochemical analysis and evaluation of human papillomavirus status. Am J Surg Pathol 2001, **25**: 338–347.

406 Halpin TF, Hunter RE, Cohen MB. Lymphoepithelioma of the uterine cervix. Gynecol Oncol 1989, **34**: 101–105.

407 Hasumi K, Sugano H, Sakamoto G, Masubuchi K, Kubo H. Circumscribed carcinoma of the uterine cervix, with marked lymphocytic infiltration. Cancer 1977, **39**: 2503–2507.

408 Koenig C, Turnicky RP, Kankam CF, Tavassoli FA. Papillary squamotransitional cell carcinoma of the cervix: a report of 32 cases. Am J Surg Pathol 1997, **21**: 915–921.

409 Matorell MA, Julian JM, Calabuig C, Garcia-Garcia JA, Perez-Valles A. Lymphoepithelioma-like carcinoma of the uterine cervix. Arch Pathol Lab Med 2002, **126**: 1501–1505.

410 Mills SE, Austin MB, Randall ME. Lymphoepithelioma-like carcinoma of the uterine cervix. A distinctive, undifferentiated carcinoma with inflammatory stroma. Am J Surg Pathol 1985, **9**: 883–889.

411 Pang LC. Sarcomatoid squamous cell carcinoma of the uterine cervix with osteoclast-like giant cells: report of two cases. Int J Gynecol Pathol 1998, **17**: 174–177.

412 Randall ME, Andersen WA, Mills SE, Kim JAC. Papillary squamous cell carcinoma of the uterine cervix. A clinicopathologic study of nine cases. Int J Gynecol Pathol 1986, **5**: 1–10.

413 Song JS, Choi J, Lee YH, Kim KR. Lymphoepithelioma-like carcinomas in the uterine cervix and endometrium: a clinicopathologic study of 6 cases with evaluation of Epstein–Barr virus and human papilloma virus genomes. Lab Invest 2009, **89**(Suppl 1): 238A.

414 Steeper TA, Piscioli F, Rosai J. Squamous cell carcinoma with sarcoma-like stroma of the female genital tract. Cancer 1983, **52**: 890–898.

415 Tiltman AJ, Atad J. Verrucous carcinoma of the cervix with endometrial involvement. Int J Gynecol Pathol 1982, **1**: 221–226.

416 Tseng CJ, Pao CC, Tseng LH, Chang CT, Lai CH, Soong YK, Hsueh S, Jyu-Jen H. Lymphoepithelioma-like carcinoma of the uterine cervix: association with Epstein–Barr virus and human papillomavirus. Cancer 1997, **80**: 91–97.

417 Weinberg E, Hoisington S, Eastman AY, Rice DK, Malfetano J, Ross JS. Uterine cervical lymphoepithelial-like carcinoma. Absence of Epstein–Barr virus genomes. Am J Clin Pathol 1993, **99**: 195–199.

ADENOCARCINOMA

Morphologic and other features

418 Alfsen GC, Thorensen S, Kristensen GB, Skovlund E, Abeler VM. Histopathological subtyping of cervical adenocarcinoma reveals increasing incidence rates of endometrioid tumors in all age groups: a population based study with review of all nonsquamous cervical carcinomas in Norway from 1966 to 1970, 1976 to 1980, and 1986 to 1990. Cancer 2000, **89**: 1291–1299.

419 Angel C, Du Beshter B, Lin JY. Clinical presentation and management of stage I cervical adenocarcinoma. A 25 year experience. Gynecol Oncol 1992, **44**: 71–78.

420 Baker AC, Eltoum I, Curry RO, Stockard CR, Manne U, Grizzle WE, Chhieng D. Mucinous expression in benign and neoplastic glandular lesions of the uterine cervix. Arch Pathol Lab Med 2006, **130**: 1510–1515.

421 Berek JS, Hacker NF, Fu Y-S, Sokale JR, Leuchter RC, Lagasse LD. Adenocarcinoma of the uterine cervix. Histologic variables associated with lymph node metastasis and survival. Obstet Gynecol 1985, **65**: 46–52.

422 Cina SJ, Richardson MS, Austin RM, Kurman RJ. Immunohistochemical staining for Ki-67 antigen, carcinoembryonic antigen, and p53 in the differential diagnosis of glandular lesions of the cervix. Mod Pathol 1997, **10**: 176–180.

423 Cohen C, Shulman G, Budgeon LR. Endocervical and endometrial adenocarcinoma. An immunoperoxidase and histochemical study. Am J Surg Pathol 1982, **6**: 151–157.

424 Cooper P, Russell G, Wilson B. Adenocarcinoma of the endocervix. A histochemical study. Histopathology 1987, **11**: 1321–1330.

425 Dabbs DJ, Geisinger KR, Norris HT. Intermediate filaments in endometrial and endocervical carcinomas. The diagnostic utility of vimentin patterns. Am J Surg Pathol 1986, **10**: 568–576.

426 Duk JM, De Bruijn HW, Groenier KH, Fleuren GJ, Aalders JG. Adenocarcinoma of the uterine cervix. Prognostic significance of pretreatment serum CA 125, squamous cell carcinoma antigen, and carcinoembryonic antigen levels in relation to clinical and histopathologic tumor characteristics. Cancer 1990, **65**: 1830–1837.

427 Eifel PJ, Burke TW, Delclos L, Wharton JT, Oswald MJ. Early stage I adenocarcinoma of the uterine cervix. Treatment results in patients with tumors less than or equal to 4 cm in diameter. Gynecol Oncol 1991, **41**: 199–205.

428 Eifel PJ, Morris M, Oswald MJ, Wharton JT, Delclos L. Adenocarcinoma of the uterine cervix. Prognosis and patterns of failure in 367 cases. Cancer 1990, **65**: 2507–2514.

429 Elishaev E, Gilks CB, Miller D, Srodon M, Kurman RJ, Ronnett BM. Synchronous and metachronous endocervical and ovarian neoplasms: evidence supporting interpretation of the ovarian neoplasms as metastatic endocervical adenocarcinomas simulating primary ovarian surface epithelial neoplasms. Am J Surg Pathol 2005, **29**: 281–294.

430 Ferguson AW, Svoboda-Newman SM, Frank TS. Analysis of human papillomavirus infection and molecular alterations in adenocarcinoma of the cervix. Mod Pathol 1998, **11**: 11–18.

431 Fujiwara H, Tortolero-Luna G, Mitchell MF, Koulos JP, Wright TC. Adenocarcinoma of the cervix: expression and clinical significance of estrogen and progesterone receptors. Cancer 1997, **79**: 505–512.

432 Gallup DG, Abell MR. Invasive adenocarcinoma of the uterine cervix. Obstet Gynecol 1977, **49**: 596–603.

433 Greer BE, Figge DC, Tamimi HK, Cain JM. Stage IB adenocarcinoma of the cervix treated by radical hysterectomy and pelvic lymph node dissection. Am J Obstet Gynecol 1989, **160**: 1509–1513.

434 Griffin NR, Wells M. Characterisation of complex carbohydrates in cervical glandular intraepithelial neoplasia and invasive adenocarcinoma. Int J Gynecol Pathol 1994, **13**: 319–329.

435 Griffin NR, Wells M, Fox H. Modulation of the antigenicity of amylase in cervical glandular atypia, adenocarcinoma in situ and invasive adenocarcinoma. Histopathology 1989, **15**: 267–279.

436 Gusberg SB, Corscaden JA. The pathology and treatment of adenocarcinoma of the cervix. Cancer 1951, **4**: 1066–1072.

437 Hopkins MP, Schmidt RW, Roberts JA, Morley GW. The prognosis and treatment of stage I adenocarcinoma of the cervix. Obstet Gynecol 1988, **72**: 915–921.

438 Hopkins MP, Sutton P, Roberts JA. Prognostic features and treatment of endocervical adenocarcinoma of the cervix. Gynecol Oncol 1987, **27**: 69–75.

439 Jackson-York GL, Ramzy I. Synchronous papillary mucinous adenocarcinoma of the endocervix and fallopian tubes. Int J Gynecol Pathol 1992, **11**: 63–67.

440 Jones MW, Silverberg SG. Cervical adenocarcinoma in young women. Possible relationship to microglandular hyperplasia and use of oral contraceptives. Obstet Gynecol 1989, **73**: 984–989.

441 Kalir T, Simsir A, Demopoulos HB, Demopoulos RI. Obstacles to the early detection of endocervical adenocarcinoma. Int J Gynecol Pathol 2005, **24**: 399–403.

442 Kaspar HG, Dinh TV, Doherty MG, Hannigan EV, Kumar D. Clinical implications of tumor volume measurement in stage I adenocarcinoma of the cervix. Obstet Gynecol 1993, **81**: 296–300.

443 Kihana T, Tsuda H, Teshima S, Nomoto K, Tsugane S, Sonoda T, Matsuura S, Hirohashi S. Prognostic significance of the overexpression of c-erbB-2 protein in adenocarcinoma of the uterine cervix. Cancer 1994, **73**: 148–153.

444 Kjorstad KE, Bond B. Stage IB adenocarcinoma of the cervix. Metastatic potential and patterns of dissemination. Am J Obstet Gynecol 1984, **150**: 297–299.

445 Kleine W, Rau K, Schwoeorer D, Pfleiderer A. Prognosis of the adenocarcinoma of the cervix uteri: a comparative study. Gynecol Oncol 1989, **35**: 145–149.

446 Konishi I, Fujii S, Nanbu Y, Nonogaki H, Mori T. Mucin leakage into the cervical stroma may increase lymph node metastasis in mucin-producing cervical adenocarcinomas. Cancer 1990, **65**: 229–237.

447 Korhonen MO. Adenocarcinoma of the uterine cervix. Prognosis and prognostic significance of histology. Cancer 1984, **53**: 1760–1763.

448 Kudo R, Sasano H, Koizumi M, Orenstein JM, Silverberg SG. Immunohistochemical comparison of new monoclonal antibody 1C5 and carcinoembryonic antigen in the differential diagnosis of adenocarcinoma of the uterine cervix. Int J Gynecol Pathol 1990, **9**: 325–336.

449 Lee SJ, Rollason TP. Argyrophilic cells in cervical intraepithelial glandular neoplasia. Int J Gynecol Pathol 1994, **13**: 131–132.

450 LiVolsi VA, Merino MJ, Schwartz PE. Coexistent endocervical adenocarcinoma and mucinous adenocarcinoma of ovary. A clinicopathologic study of four cases. Int J Gynecol Pathol 1983, **1**: 391–402.

451 Lu X, Toki T, Konishi I, Nikaido T, Fujii S. Expression of p21WAF1/CIP1 in adenocarcinoma of the uterine cervix: a possible immunohistochemical marker of a favorable prognosis. Cancer 1998, **82**: 2409–2417.

452 Mandai M, Konishi I, Koshiyama M, Komatsu T, Yamamoto S, Nanbu K, Mori T, Fukumoto M. Altered expression of nm23-H1 and c-erbB-2 proteins have prognostic significance in adenocarcinoma but not in squamous cell carcinoma of the uterine cervix. Cancer 1995, **75**: 2523–2529.

453 McCluggage WG, McBride HA, Maxwell P, Bharucha H. Immunohistochemical detection of p53 and bcl-2 proteins in neoplastic and non-neoplastic endocervical glandular lesions. Int J Gynecol Pathol 1997, **16**: 22–27.

454 Matthews CM, Burke TW, Tornos C, Eifel PJ, Atkinson EN, Stringer CA, Morris M, Silva EG. Stage I cervical adenocarcinoma. Prognostic evaluation of surgically treated patients. Gynecol Oncol 1993, **49**: 19–23.

455 Miller BE, Flax SD, Arheart K, Photopulos G. The presentation of adenocarcinoma of the uterine cervix. Cancer 1993, **72**: 1281–1285.

456 Moberg PJ, Einhorn N, Silfversward C, Soderberg G. Adenocarcinoma of the uterine cervix. Cancer 1986, **57**: 407–410.

457 Negri G, Egarter-Vigl E, Kasal A, Romano F, Haitel A, Mian C. P16 INK4a is a useful marker for the diagnosis of adenocarcinoma of the cervix uteri and its precursors: an immunohistochemical study with immunocytochemical correlations. Am J Surg Pathol 2003, **27**: 187–193.

458 Nguyen GK, Daya D. Cervical adenocarcinoma and related lesions. Cytodiagnostic criteria and pitfalls. Pathol Annu 1993, **28**(Pt 2): 53–75.

459 Onuma K, Dabbs DJ, Bhargava R. Mammaglobin expression in the female genital tract: immunohistochemical analysis in benign

and neoplastic endocervix and endometrium. Int J Gynecol Pathol 2008, 27: 418–425.

460　Parazzini F, La Vecchia C. Epidemiology of adenocarcinoma of the cervix. Gynecol Oncol 1990, 39: 40–46.

461　Park KJ, Bramlage MP, Ellenson LH, Pirog EC. Immunoprofile of adenocarcinomas of the endometrium, endocervix, and ovary with mucinous differentiation. Appl Immunohistochem Mol Morphol 2009, 17: 8–11.

462　Reagan JW. Cellular pathology and uterine cancer. Ward Burdick Award Address. Am J Clin Pathol 1974, 62: 150–164.

463　Ronnett BM, Yemelyanova AV, Vang R, Gilks CB, Miller D, Gravitt PE, Kurman RJ. Endocervical adenocarcinomas with ovarian metastases: analysis of 29 cases with emphasis on minimally invasive cervical tumors and the ability of the metastases to simulate primary ovarian neoplasms. Am J Surg Pathol 2008, 32: 1835–1853.

464　Saigo PE, Cain JM, Kim WS, Gaynor JJ, Johnson K, Lewis JL. Prognostic factors in adenocarcinoma of the uterine cervix. Cancer 1986, 57: 1584–1593.

465　Shorrock K, Johnson J, Johnson IR. Epidemiological changes in cervical carcinoma with particular reference to mucin-secreting subtypes. Histopathology 1990, 17: 53–57.

466　Sorvari TE. A histochemical study of epithelial mucosubstances in endometrial and cervical adenocarcinomas. With reference to normal endometrium and cervical mucosa. Acta Pathol Microbiol Scand 1969, 207(Suppl): 1–85.

467　Sullivan LM, Smolkin ME, Frierson HF Jr, Galgano MT. Comprehensive evaluation of CDX2 in invasive cervical adenocarcinomas: immunopositivity in the absence of overt colorectal morphology. Am J Surg Pathol 2008, 32: 1608–1612.

468　Tenti P, Romagnoli S, Silini E, Zappatore R, Giunta P, Stella G, Carnevali L. Cervical adenocarcinomas express markers common to gastric, intestinal, and pancreatobiliary epithelial cells. Pathol Res Pract 1994, 190: 342–349.

469　Tenti P, Romagnoli S, Silini E, Zappatore R, Spinillo A, Giunta P, Cappelini A, Vesentini N, Zara C, Carnevali L. Human papillomavirus types 16 and 18 infection in infiltrating adenocarcinomas of the cervix. PCR analysis of 138 cases and correlation with histologic type and grade. Am J Clin Pathol 1996, 106: 52–56.

470　Toki N, Kaku T, Tsukamoto N, Matsumura M, Saito T, Kamura T, Matsuyama T, Nakano H. Distribution of basement membrane antigens in the uterine cervical adenocarcinomas. An immunohistochemical study. Gynecol Oncol 1990, 38: 17–21.

471　Ueda G, Yamasaki M, Inoue M, Tanaka Y, Hiramatsu K, Inoue Y, Abe Y. Immunohistochemical demonstration of peptide hormones in cervical adenocarcinomas with argyrophil cells. Int J Gynecol Pathol 1984, 2: 373–379.

472　Valente PT, Hanjani P. Endocervical neoplasia in long-term users of oral contraceptives. Clinical and pathologic observations. Obstet Gynecol 1986, 67: 695–704.

473　Vesterinen E, Forss M, Nieminen U. Increase of cervical adenocarcinoma. A report of 520 cases of cervical carcinoma including 112 tumors with glandular elements. Gynecol Oncol 1990, 33: 49–53.

474　Yavner DL, Dwyer IM, Hancock WW, Ehrmann RL. Basement membrane of cervical adenocarcinoma. An immunoperoxidase study of laminin and type IV collagen. Obstet Gynecol 1990, 76: 1014–1019.

475　Yemelyanova A, Ji H, Shih IeM, Wang TL, Wu LS, Ronnett BM. Utility of p16 expression for distinction of uterine serous carcinomas from endometrial endometrioid and endocervical adenocarcinomas: immunohistochemical analysis of 201 cases. Am J Surg Pathol 2009, 33: 1504–1514.

476　Young RH, Clement PB. Endocervical adenocarcinoma and its variants: their morphology and differential diagnosis. Histopathology 2002, 41: 185–207.

477　Young RH, Scully RE. Invasive adenocarcinoma and related tumors of the uterine cervix. Semin Diagn Pathol 1990, 7: 205–227.

478　Zaino RJ. Glandular lesions of the uterine cervix. Mod Pathol 2000, 13: 261–274.

Differential diagnosis with endometrial adenocarcinoma

479　Ansari-Lari MA, Staebler A, Zaino RJ, Shah KV, Ronnett BM. Distinction of endocervical and endometrial adenocarcinomas: immunohistochemical p16 expression correlated with human papillomavirus (HPV) DNA detection. Am J Surg Pathol 2004, 28: 160–167.

480　Caron C, Tetu B, Laberge P, Bellemare G, Raymond PE. Endocervical involvement by endometrial carcinoma on fractional curettage. A clinicopathological study of 37 cases. Mod Pathol 1991, 4: 644–647.

481　Castrilon DH, Lee KR, Nucci MR. Distinction between endometrial and endocervical adenocarcinoma: an immunohistochemical study. Int J Gynecol Pathol 2002, 21: 4–10.

482　Cohen C, Shulman G, Budgeon LR. Endocervical and endometrial adenocarcinoma. An immunoperoxidase and histochemical study. Am J Surg Pathol 1982, 6: 151–157.

483　McCluggage WG, Sumathi VP, McBride HA, Patterson A. A panel of immunohistochemical stains, including carcinoembryonic antigen, vimentin, and estrogen receptor, aids the distinction between primary endometrial and endocervical adenocarcinomas. Int J Gynecol Pathol 2002, 21: 11–15.

484　Staebler A, Sherman ME, Zaino RJ, Ronnett BM. Hormone receptor immunohistochemistry and human papillomavirus in situ hybridisation are useful for distinguishing endocervical and endometrial adenocarcinomas. Am J Surg Pathol 2002, 26: 998–1006.

485　Tamimi HR, Gown AM, Kim-Deobald J, Figge DC, Greer BE, Cain JM. The utility of immunocytochemistry in invasive adenocarcinoma of the cervix. Am J Obstet Gynecol 1992, 166: 1655–1661.

486　Zaino RJ. The fruits of our labours: distinguishing endometrial from endocervical adenocarcinoma. Int J Gynecol Pathol 2002, 21: 1–3.

In situ and microinvasive adenocarcinoma

487　Andersen ES, Arffmann E. Adenocarcinoma in situ of the uterine cervix. A clinico-pathologic study of 36 cases. Gynecol Oncol 1989, 35: 1–7.

488　Biscotti CV, Hart WR. Apoptotic bodies: a consistent morphologic feature of endocervical adenocarcinoma in situ. Am J Surg Pathol 1998, 22: 434–439.

489　Boon ME, Baak JPA, Kurver PJH, Overdiep SH, Verdonk GW. Adenocarcinoma in situ of the cervix. An underdiagnosed lesion. Cancer 1981, 48: 768–773.

490　Cameron RI, Maxwell P, Jenkins D, McCluggage WG. Immunohistochemical staining with MIB1, bcl2, and p16 assists in the distinction of cervical glandular intraepithelial neoplasia from tubo-endometrial metaplasia, endometriosis and microglandular hyperplasia. Histopathology 2002, 41: 313–321.

491　Ceballos KM, Shaw D, Daya D. Microinvasive cervical adenocarcinoma (FIGO stage 1A tumors): results of surgical staging and outcome analysis. Am J Surg Pathol 2006, 30: 370–374.

492　Colgan TJ, Lickrish GM. The topography and invasive potential of cervical adenocarcinoma in situ, with and without associated dysplasia. Gynecol Oncol 1990, 36: 246–249.

493　Gloor E, Hurlimann J. Cervical intraepithelial glandular neoplasia (adenocarcinoma in situ and glandular dysplasia). A correlative study of 23 cases with histologic grading, histochemical analysis of mucins, and immunohistochemical determination of the affinity for four lectins. Cancer 1986, 58: 1272–1280.

494　Goldstein NS, Ahmad E, Hussain M, Hankin RC, Perez-Reyes N. Endocervical glandular atypia. Does a preneoplastic lesion of adenocarcinoma in situ exist? Am J Clin Pathol 1998, 110: 200–209.

495　Goldstein NS, Mani A. The status and distance of cone biopsy margins as a predictor of excision adequacy for endocervical adenocarcinoma in situ. Am J Clin Pathol 1998, 109: 727–732.

496　Hurlimann J, Gloor E. Adenocarcinoma in situ and invasive adenocarcinoma of the uterine cervix. An immunohistologic study with antibodies specific for several epithelial markers. Cancer 1984, 54: 103–109.

497　Ioffe OB, Sagae S, Moritani S, Dahmoush L, Chen TT, Silverberg SG. Should pathologists diagnose endocervical preneoplastic lesions 'less than' adenocarcinoma in situ? Int J Gynecol Pathol 2002, 22: 18–21.

498　Jaworski RC. Endocervical glandular dysplasia, adenocarcinoma in situ, and early invasive (microinvasive) adenocarcinoma of the uterine cervix. Semin Diagn Pathol 1990, 7: 190–204.

499　Jaworski RC, Pacey NF, Greenberg ML, Osborn RA. The histologic diagnosis of adenocarcinoma in situ and related lesions of the cervix uteri. Adenocarcinoma in situ. Cancer 1988, 61: 1171–1181.

500　Jones MW, Silverberg SG. Cervical adenocarcinoma in young women. Possible relationship to microglandular hyperplasia and use of oral contraceptives. Obstet Gynecol 1989, 73: 984–989.

501　Lee KR, Flynn CE. Early invasive adenocarcinoma of the cervix. Cancer 2000, 89: 1048–1055.

502　Lee KR, Sun D, Crum CP. Endocervical intraepithelial glandular atypia (dysplasia): a histopathologic, human papillomavirus, and MIB-1 analysis of 25 cases. Hum Pathol 2000, 31: 656–664.

503　Lu X, Shiozawa T, Nakayama K, Toki T, Nikaido T, Fujii S. Abnormal expression of sex steroid receptors and cell cycle-related molecules in adenocarcinoma in situ of the uterine cervix. Int J Gynecol Pathol 1999, 18: 109–114.

504　Maier RC, Norris HJ. Coexistence of cervical intraepithelial neoplasia with primary adenocarcinoma of the endocervix. Obstet Gynecol 1980, 56: 361–364.

505　Marques T, Andrade LA, Vassallo J. Endocervical tubal metaplasia and adenocarcinoma in situ: role of immunohistochemistry for carcinoembryonic antigen and vimentin in differential diagnosis. Histopathology 1996, 28: 549–550.

506 McCluggage WG, Shah R, Connolly LE, McBride HA. Intestinal-type cervical adenocarcinoma in situ and adenocarcinoma exhibit a partial enteric immunophenotype with consistent expression of CDX2. Int J Gynecol Pathol 2008, **27**: 92–100.

507 Muntz HG, Bell DA, Lage JM, Goff BA, Feldman S, Rice LW. Adenocarcinoma in situ of the uterine cervix. Obstet Gynecol 1992, **80**: 935–939.

508 Ostor AG. Early invasive adenocarcinoma of the uterine cervix. Int J Gynecol Pathol 2000, **19**: 29–38.

509 Park KJ, Soslow RA. Current concepts in cervical pathology. Arch Pathol Lab Med 2009, **133**: 729–738.

510 Plotkin A, Khalifa MA, Ismiil N, Saad RS, Dube V, Ghorab Z, Nofech-Mozes S. The circumferential extent of disease should be reported in vervical adenocarcinoma in situ (AIS) excised by LEEP and cone biopsies. Lab Invest 2009, **89**(Suppl 1): 232A.

511 Riethdorf L, Riethdorf S, Lee KR, Cviko A, Loning T, Crum CP. Human papillomavirus, expression of p16INK4A, and early endocervical glandular neoplasia. Hum Pathol 2002, **33**: 899–904.

512 Schlesinger C, Silverberg SG. Endocervical adenocarcinoma in situ of tubal type and its relation to atypical tubal metaplasia. Int J Gynecol Pathol 1999, **18**: 1–4.

513 Teshima S, Shimosato Y, Kishi K, Kasamatsu T, Ohmi K, Uei Y. Early stage adenocarcinoma of the uterine cervix. Histopathologic analysis with consideration of histogenesis. Cancer 1985, **56**: 167–172.

514 Weisbrot IM, Stabinsky C, Davis AM. Adenocarcinoma in situ of the uterine cervix. Cancer 1972, **29**: 225–233.

515 Wells M, Brown LJR. Glandular lesions of the uterine cervix. The present state of our knowledge. Histopathology 1986, **10**: 777–792.

516 Wheeler DT, Kurman RJ. The relationship of glands to thick-wall blood vessels as a marker of invasion in endocervical adenocarcinoma. Int J Gynecol Pathol 2005, **24**: 125–130.

517 Witkiewicz A, Lee KR, Brodsky G, Cviko A, Brodsky J, Crum CP. Superficial (early) endocervical adenocarcinoma in situ: a study of 12 cases and comparison to conventional AIS. Am J Surg Pathol 2005, **29**: 1609–1614.

518 Zaino RJ. Adenocarcinoma in situ, glandular dysplasia, and early invasive adenocarcinoma of the uterine cervix. Int J Gynecol Pathol 2002, **21**: 314–326.

Morphologic variants of cervical adenocarcinoma

519 Albores-Saavedra J, Manivel C, Mora A, Vuitch F, Milchgrub S, Gould E. The solid variant of adenoid cystic carcinoma of the cervix. Int J Gynecol Pathol 1992, **11**: 2–10.

520 Alfsen GC, Kristensen GB, Skovlund E, Pettersen EO, Abeler VM. Histologic subtype has minor importance for overall survival in patients with adenocarcinoma of the uterine cervix: a population-based study of prognostic factors in 505 patients with nonsquamous cell carcinomas of the cervix. Cancer 2001, **92**: 2471–2483.

521 Auersperg N, Erber H, Worth A. Histologic variation among poorly differentiated invasive carcinomas of the human uterine cervix. J Natl Cancer Inst 1973, **51**: 1461–1477.

522 Bagué S, Rodríguez IM, Prat J. Malignant mesonephric tumors of the female genital tract: a clinicopathologic study of 9 cases. Am J Surg Pathol 2004, **28**: 601–607.

523 Brainard JA, Hart WR. Adenoid basal epitheliomas of the uterine cervix: a reevaluation of distinctive cervical basaloid lesions currently classified as adenoid basal carcinoma and adenoid basal hyperplasia. Am J Surg Pathol 1998, **22**: 965–975.

524 Choo YC, Naylor B. Coexistent squamous cell carcinoma and adenocarcinoma of the uterine cervix. Gynecol Oncol 1984, **17**: 168–174.

525 Christopherson WM, Nealon N, Gray LA Sr. Noninvasive precursor lesions of adenocarcinoma and mixed adenosquamous carcinoma of the cervix uteri. Cancer 1979, **44**: 975–983.

526 Clement PB, Young RH, Keh P, Östör AG, Scully RE. Malignant mesonephric neoplasms of the uterine cervix. A report of eight cases, including four with a malignant spindle cell component. Am J Surg Pathol 1995, **19**: 1158–1171.

527 Costa MJ, Kenny MB, Hewan-Lowe K, Judd R. Glassy cell features in adenosquamous carcinoma of the uterine cervix. Histologic, ultrastructural, immunohistochemical, and clinical findings. Am J Clin Pathol 1991, **96**: 520–528.

528 Costa MJ, Kenny MB, Judd R. Adenocarcinoma and adenosquamous carcinoma of the uterine cervix. Histologic and immunohistochemical features with clinical correlation. Int J Surg Pathol 1994, **1**: 181–190.

529 Costa MJ, McIlnay KR, Trelford J. Cervical carcinoma with glandular differentiation. Histological evaluation predicts disease recurrence in clinical Stage I or II patients. Hum Pathol 1995, **26**: 829–837.

530 Daya D, Young RH. Florid deep glands of the uterine cervix. Another mimic of adenoma malignum. Am J Clin Pathol 1995, **103**: 614–617.

531 Dickersin GR, Welch WR, Erlandson R, Robboy SJ. Ultrastructure of 16 cases of clear cell adenocarcinoma of the vagina and cervix in young women. Cancer 1980, **45**: 1615–1624.

532 Farley JH, Hickey KW, Carlson JW, Rose GS, Kost ER, Harrison TA. Adenosquamous histology predicts a poor outcome for patients with advanced-stage, but not early-stage, cervical carcinoma. Cancer 2003, **97**: 2196–2202.

533 Fawcett KJ, Dockerty MB, Hunt AB. Mesonephric carcinoma of the cervix uteri. Clinical and pathologic study. Am J Obstet Gynecol 1966, **95**: 1068–1079.

534 Ferry JA, Scully RE. 'Adenoid cystic' carcinoma and adenoid basal carcinoma of the uterine cervix. A study of 28 cases. Am J Surg Pathol 1988, **12**: 134–144.

535 Fowler WC Jr, Miles PA, Surwit EA, Edelman DA, Walton LA, Photopulos GJ. Adenoid cystic carcinoma of the cervix. Obstet Gynecol 1978, **52**: 337–342.

536 Fu YS, Reagan JW, Fu AS, Janiga KE. Adenocarcinoma and mixed carcinoma of the uterine cervix. II. Prognostic value of nuclear DNA analysis. Cancer 1982, **49**: 2571–2577.

537 Fu YS, Reagan JW, Hsiu JG, Storaasli JP, Wentz WB. Adenocarcinoma and mixed carcinoma of the uterine cervix. Cancer 1982, **49**: 2560–2570.

538 Gallager HS, Simpson CB, Ayala AG. Adenoid cystic carcinoma of the uterine cervix. Report of 4 cases. Cancer 1971, **27**: 1398–1402.

539 Gilks CB, Young RH, Aguirre P, De Lellis RA, Scully RE. Adenoma malignum (minimal deviation adenocarcinoma) of the uterine cervix. A clinicopathological and immunohistochemical analysis of 26 cases. Am J Surg Pathol 1989, **13**: 717–729.

540 Gilks CB, Young RH, Clement PB, Hart WR, Scully RE. Adenomyomas of the uterine cervix of endocervical type: a report of ten cases of a benign cervical tumor that may be confused with adenoma malignum [corrected]. Mod Pathol 1996, **9**: 220–224.

541 Glücksmann A, Cherry CP. Incidence, histology, and response to radiation of mixed carcinomas (adenoacanthomas) of the uterine cervix. Cancer 1956, **9**: 971–979.

542 Grayson W, Taylor LF, Cooper K. Adenoid cystic and adenoid basal carcinoma of the uterine cervix: comparative morphologic, mucin, and immunohistochemical profile of two rare neoplasms of putative 'reserve cell' origin. Am J Surg Pathol 1999, **23**: 448–458.

543 Hanselaar AG, Van Leusen ND, De Wilde PC, Vooijs GP. Clear cell adenocarcinoma of the vagina and cervix. A report of the Central Netherlands Registry with emphasis on early detection and prognosis. Cancer 1991, **67**: 1971–1978.

544 Hanselaar A, van Loosbroek M, Schuurbiers O, Helmerhorst T, Bulten J, Bernheim J. Clear cell adenocarcinoma of the vagina and cervix: an update of the central Netherlands registry showing twin age incidence peaks. Cancer 1997, **79**: 2229–2236.

545 Harrison TA, Sevin BU, Koechli O, Nguyen HN, Averette HE, Penalver M, Donato DM, Nadji M. Adenosquamous carcinoma of the cervix. Prognosis in early stage disease treated by radical hysterectomy. Gynecol Oncol 1993, **50**: 310–315.

546 Hart WR. Symposium Part II: special types of adenocarcinoma of the uterine cervix. Int J Gynecol Pathol 2002, **21**: 327–346.

547 Hart WR, Norris HJ. Mesonephric adenocarcinomas of the cervix. Cancer 1972, **29**: 106–113.

548 Hayashi I, Tsuda H, Shimoda T. Reappraisal of orthodox histochemistry for the diagnosis of minimal deviation adenocarcinoma of the cervix. Am J Surg Pathol 2000, **24**: 559–562.

549 Heatley MK. Villoglandular adenocarcinoma of the uterine cervix – a systematic review of the literature. Histopathology 2007, **51**: 268–269.

550 Hoskins WJ, Averette HE, Ng ABP, Yon JL. Adenoid cystic carcinoma of the cervix uteri. Report of six cases and review of literature. Gynecol Oncol 1979, **7**: 371–384.

551 Ishii K, Hidaka E, Katsuyama T, Ota H, Shiozawa T, Tzuchiya S. Ultrastructural features of adenoma malignum of the uterine cervix: demonstration of gastric phenotypes. Ultrastruct Pathol 2000, **23**: 375–381.

552 Jiang L, Malpica A, Deavers MT, Guo M, Villa LL, Nuovo G, Merino MJ, Silva EG. Endometrial endometrioid adenocarcinoma of the uterine corpus involving the cervix: some cases probably represent independent primaries. Int J Gynecol Pathol 2010, **29**: 146–156.

553 Jones MW, Kounelis S, Papadaki H, Bakker A, Swalsky PA, Finkelstein SD. The origin and molecular characterization of adenoid basal carcinoma of the uterine cervix. Int J Gynecol Pathol 1998, **16**: 301–306.

554 Jones MW, Kounelis S, Papadaki H, Bakker A, Swalsky PA, Woods J, Finkelstein SD. Well-differentiated villoglandular adenocarcinoma of the uterine cervix: oncogene/tumor suppressor gene alterations and human papillomavirus genotyping. Int J Gynecol Pathol 2000, **124**: 110–117.

555 Jones MW, Silverberg SG. Cervical adenocarcinoma in young women. Possible relationship to microglandular hyperplasia and use of oral contraceptives. Obstet Gynecol 1989, **73**: 984–989.

556 Jones MW, Silverberg SG, Kurman RJ. Well-differentiated villoglandular adenocarcinoma of the uterine cervix. A

clinicopathological study of 24 cases. Int J Gynecol Pathol 1993, 12: 1–7.

557 Kaku T, Enjoji M. Extremely well-differentiated adenocarcinoma ('adenoma malignum') of the cervix. Int J Gynecol Pathol 1983, 2: 28–41.

558 Kaminski PF, Maier RC. Clear cell adenocarcinoma of the cervix unrelated to diethylstilbestrol exposure. Obstet Gynecol 1983, 62: 720–727.

559 Kaminski PF, Norris HJ. Minimal deviation carcinoma (adenoma malignum) of the cervix. Int J Gynecol Pathol 1983, 2: 141–152.

560 Kaminski PF, Norris HJ. Coexistence of ovarian neoplasms and endocervical adenocarcinoma. Obstet Gynecol 1984, 64: 553–556.

561 Kato N, Katayama Y, Kaimori M, Motoyama T. Glassy cell carcinoma of the uterine cervix: histochemical, immunohistochemical, and molecular genetic observations. Int J Gynecol Pathol 2002, 21: 134–140.

562 Kojima A, Mikami Y, Sudo T, Yamaguchi S, Kusanagi Y, Ito M, Nishimura R. Gastric morphology and immunophenotype predict poor outcome in mucinous adenocarcinoma of the uterine cervix. Am J Surg Pathol 2007, 31: 664–672.

563 Kudo R, Sagae S, Hayakawa O, Ito E, Horimoto E, Hashimoto M. Morphology of adenocarcinoma in situ and microinvasive adenocarcinoma of the uterine cervix. A cytologic and ultrastructural study. Acta Cytol 1991, 35: 109–116.

564 Kuragaki C, Enomoto T, Ueno Y, Sun H, Fujita M, Nakashima R, Ueda Y, Wada H, Murata Y, Toki T, Konishi I, Fujii S. Mutations in the STK11 gene characterize minimal deviation adenocarcinoma of the uterine cervix. Lab Invest 2003, 83: 35–45.

565 Lang G, Dallenbach-Hellweg G. The histogenetic origin of cervical mesonephric hyperplasia and mesonephric adenocarcinoma of the uterine cervix studied with immunohistochemical methods. Int J Gynecol Pathol 1990, 9: 145–157.

566 Lee KR, Trainer TD. Adenocarcinoma of the uterine cervix of small intestinal type containing numerous Paneth cells. Arch Pathol Lab Med 1990, 114: 731–733.

567 Littman P, Clement PB, Henriksen B, Wang CC, Robboy SJ, Taft PD, Ulfelder H, Scully RE. Glassy cell carcinoma of the cervix. Cancer 1976, 37: 2238–2246.

568 Maier RC, Norris HJ. Glassy cell carcinoma of the cervix. Obstet Gynecol 1982, 60: 219–224.

569 Matias-Guiu X, Lerma E, Prat J. Clear cell tumors of the female genital tract. Semin Diagn Pathol 1998, 14: 233–239.

570 Mayorga M, Garcia-Valtuille A, Fernàndez F, Val-Bernal JF, Cabrera E. Adenocarcinoma of the uterine cervix with massive signet-ring cell differentiation. Int J Surg Pathol 1997, 5: 95–100.

571 McCluggage WG, Oliva E, Herrington CS, McBride H, Young RH. CD10 and calretinin staining of endocervical glandular lesions, endocervical stroma and endometrioid adenocarcinomas of the uterine corpus: CD10 positivity is characteristic of, but not specific for, mesonephric lesions and is not specific for, endometrial stroma. Histopathology 2003, 43: 144–150.

572 McCluggage WG. Immunohistochemistry as a diagnostic aid in cervical pathology. Pathology 2007, 39: 97–111.

573 Michael H, Grawe L, Kraus FT. Minimal deviation endocervical adenocarcinoma. Clinical and histologic features, immunohistochemical staining for carcino-embryonic antigen, and differentiation from confusing benign lesions. Int J Gynecol Pathol 1984, 3: 261–276.

574 Nordqvist SRB, Fidler WJ Jr, Woodruff JM, Lewis JL Jr. Clear cell adenocarcinoma of the cervix and vagina. A clinicopathologic study of 21 cases with and without a history of maternal ingestion of estrogens. Cancer 1976, 37: 858–871.

575 Norris HJ, McCauley KM. Unusual forms of adenocarcinoma of the cervix. An update. Pathol Annu 1993, 28(Pt 1): 73–95.

576 Pak HY, Yokota SB, Paladugu RR, Agliozzo CM. Glassy cell carcinoma of the cervix. Cytologic and clinicopathologic analysis. Cancer 1983, 52: 307–312.

577 Parwani AV, Smith Sehdev AE, Kurman RJ, Ronnett BM. Cervical adenoid basal tumors comprised of adenoid basal epithelioma associated with various types of invasive carcinoma: clinicopathologic features, human papillomavirus DNA detection, and P16 expression. Hum Pathol 2005, 36: 82–90.

578 Robboy SJ, Herbst AL, Scully RE. Vaginal and cervical abnormalities related to prenatal exposure to diethylstilbestrol (DES). In Blaustein A (ed.): Pathology of female genital tract. New York, 1977, Springer-Verlag, pp. 87–101.

579 Rollason TP, Cullimore J, Bradgate MG. A suggested columnar cell morphological equivalent of squamous carcinoma in situ with early stromal invasion. Int J Gynecol Pathol 1989, 8: 230–236.

580 Rosen Y, Dolan TE. Carcinoma of the cervix with cylindromatous features believed to arise in mesonephric duct. Cancer 1975, 36: 1739–1747.

581 Roth LM, Hornback NB. Clear-cell adenocarcinoma of the cervix in young women. Cancer 1974, 34: 1761–1768.

582 Saad RS, Ismiil N, Dubé V, Nofech-Mozes S, Khalifa MA. CDX-2 expression is a common event in primary intestinal-type endocervical adenocarcinoma. Am J Clin Pathol 2009, 132: 531–538.

583 Saad RS, Xu M, Ismiil N, Nofech-Mozes S, Dubé V, Ghorab Z, Khalifa MA. Immunophenotyping of intestinal type of cervical adenocarcinoma. Lab Invest 2009, 89(Suppl 1): 235A.

584 Savargaonkar PR, Hale RJ, Pope R, Fox H, Buckley CH. Enteric differentiation in cervical adenocarcinomas and its prognostic significance. Histopathology 1993, 23: 275–277.

585 Scully RE, Robboy SJ, Welch WR. Pathology and pathogenesis of diethylstilbestrol-related disorders of the female genital tract. In Herbst AL (ed.): Intrauterine exposure to diethylstilbestrol in the human. Chicago, IL, 1978, American College of Obstetricians and Gynecologists, pp. 8–22.

586 Shintaku M, Kariya M, Shime H, Ishikura H. Adenocarcinoma of the uterus cervix with choriocarcinomatous and hepatoid differentiation: report of a case. Int J Gynecol Pathol 2000, 19: 174–178.

587 Shintaku M, Ueda H. Serous papillary adenocarcinoma of the uterine cervix. Histopathology 1993, 22: 506–507.

588 Silver SA, Devouassoux-Shisheboran M, Mezzetti TP, Tavassoli FA. Mesonephric adenocarcinomas of the uterine cervix: a study of 11 cases with immunohistochemical findings. Am J Surg Pathol 2001, 25: 379–387.

589 Steeper TA, Wick MR. Minimal deviation adenocarcinoma of the uterine cervix ('adenoma malignum'). An immunohistochemical comparison with microglandular endocervical hyperplasia and conventional endocervical adenocarcinoma. Cancer 1986, 58: 1131–1138.

590 Suárez-Peñaranda JM, Abdulkader I, Barón-Duarte FJ, González Patiño E, Novo-Domínguez A, Varela-Durán J. Signet-ring cell carcinoma presenting in the uterine cervix: report of a primary and 2 metastatic cases. Int J Gynecol Pathol 2007, 26: 254–258.

591 Tambouret R, Bell DA, Young RH. Microcystic endocervical adenocarcinomas: a report of eight cases. Am J Surg Pathol 2000, 24: 369–374.

592 Tambouret R, Clement PB, Young RH. Endometrial endometrioid adenocarcinoma with a deceptive pattern of spread to the uterine cervix. A manifestation of stage IIB endometrial carcinoma liable to be misinterpreted as an independent carcinoma or a benign lesion. Am J Surg Pathol 2003, 27: 1080–1088.

593 Thelmo WL, Nicastri AD, Fruchter R, Spring H, Di Maio T, Boyce J. Mucoepidermoid carcinoma of uterine cervix stage IB. Long-term follow-up, histochemical and immunohistochemical study. Int J Gynecol Pathol 1990, 9: 316–324.

594 Toki T, Shiozawa T, Hosaka N, Ishii K, Nikaido T, Fujii S. Minimal deviation adenocarcinoma of the uterine cervix has abnormal expression of sex steroid receptors, CA125, and gastric mucin. Int J Gynecol Pathol 1997, 16: 111–116.

595 Toki T, Zhai YL, Park JS, Fujii S. Infrequent occurrence of high-risk human papillomavirus and of p53 mutation in minimal deviation adenocarcinoma of the cervix. Int J Gynecol Pathol 2002, 18: 215–219.

596 Ulbright TM, Gersell DJ. Glassy cell carcinoma of the uterine cervix. A light and electron microscopic study of five cases. Cancer 1983, 51: 2255–2263.

597 Young RH, Scully RE. Villoglandular papillary adenocarcinoma of the uterine cervix. A clinicopathologic analysis of 13 cases. Cancer 1989, 63: 1773–1779.

598 Young RH, Scully RE. Minimal-deviation endometrioid adenocarcinoma of the uterine cervix. A report of five cases of distinctive neoplasm that may be misinterpreted as benign. Am J Surg Pathol 1993, 17: 660–665.

599 Young RH, Welch WR, Dickersin GR, Scully RE. Ovarian sex-cord tumor with annular tubules. Cancer 1982, 50: 1384–1402.

600 Zhou C, Gilks CB, Hayes M, Clement PB. Papillary serous carcinoma of the uterine cervix: a clinicopathologic study of 17 cases. Am J Surg Pathol 1998, 22: 113–120.

NEUROENDOCRINE CARCINOMA

601 Abeler VM, Holm R, Nesland JM, Kjorstad KE. Small cell carcinoma of the cervix. A clinicopathologic study of 26 patients. Cancer 1994, 73: 672–677.

602 Albores-Saavedra J, Gersell D, Gilks B, Henson DE, Lindberg G, Santiago H, Scully RE, Silva E, Sobin LH, Tavassoli FJ, Travis WD, Woodruff JM. Terminology of endocrine tumors of the uterine cervix: results of workshop sponsored by the College of American Pathologists and the National Cancer Institute. Arch Pathol Lab Med 1997, 121: 34–39.

603 Albores-Saavedra J, Martinez-Benitez B, Luevano E. Small cell carcinomas and large cell neuroendocrine carcinomas of the endometrium and cervix: polypoid tumors and those arising in polyps may have a favorable prognosis. Int J Gynecol Pathol 2008, 27: 333–339.

604 Albores-Saavedra J, Latif S, Carrick KS, Alvarado-Cabrero I, Fowler MR. CD56 reactivity in small cell carcinoma of the uterine cervix. Int J Gynecol Pathol 2005, 24: 113–117.

605 Ambros RA, Park JS, Shah KV, Kurman RJ. Evaluation of histologic, morphometric, and immunohistochemical criteria in the differential diagnosis of small cell carcinomas of the cervix with particular reference to human papillomavirus types 16 and 18. Mod Pathol 1991, 4: 586–593.

606 Chan JK, Loizzi V, Burger RA, Rutgers J, Monk BJ. Prognostic factors in neuroendocrine small cell cervical carcinoma: a multivariate analysis. Cancer 2003, 97: 568–574.

607 Chan JK, Tsui WM, Tung SY, Ching RC. Endocrine cell hyperplasia of the uterine cervix. A precursor of neuroendocrine carcinoma of the cervix? Am J Clin Pathol 1989, 92: 825–830.

608 Chavez-Bianco A, Taja-Chayeb L, Cetina L, Chanona-Vilchis G, Trejo-Becerill C, Perez-Cardenaz E, Segura-Pacheco B, Acuna-Gonzales C, Duenas-Gonzales A. Neuroendocrine marker expression in cervical carcinomas of non-small cell type. Int J Gynecol Pathol 2002, 21: 368–374.

609 Conner MG, Richter H, Moran CA, Hameed A, Albores-Saavedra J. Small cell carcinoma of the cervix: a clinicopathologic and immunohistochemical study of 23 cases. Ann Diagn Pathol 2002, 6: 345–348.

610 Gersell DJ, Mazoujian G, Mutch DG, Rudloff MA. Small-cell undifferentiated carcinoma of the cervix. A clinicopathologic, ultrastructural, and immunocytochemical study of 15 cases. Am J Surg Pathol 1988, 12: 684–698.

611 Gilks CB, Young RH, Gersell DJ, Clement PB. Large cell (neuroendocrine) carcinoma of the uterine cervix: a clinicopathologic study of 12 cases. Am J Surg Pathol 1997, 21: 905–914.

612 Hammar SP, Insalaco SJ, Lee RB, Bockus DE, Remington FL, Yu A. Amphicrine carcinoma of the uterine cervix. Am J Clin Pathol 1992, 97: 516–522.

613 Herrington CS, Graham D, Southern SA, Bramdev A, Chetty R. Loss of retinoblastoma protein expression is frequent in small cell neuroendocrine carcinoma of the cervix and is unrelated to HPV type. Hum Pathol 1999, 30: 906–910.

614 Horn LC, Hentschel B, Bilek K, Richter CE, Einenkel J, Leo C. Mixed small cell carcinomas of the uterine cervix: prognostic impact of focal neuroendocrine differentiation but not of Ki-67 labeling index. Ann Diagn Pathol 2006, 10: 140–143.

615 Horn LC, Lindner K, Szepankiewicz G, Edelmann J, Hentschel B, Tannapfel A, Bilek K, Liebert UG, Richter CE, Einenkel J, Leo C. p16, p14, p53, and cyclin D1 expression and HPV analysis in small cell carcinomas of the uterine cervix. Int J Gynecol Pathol 2006, 25: 182–186.

616 Husain AN, Gattuso P, Abraham K, Castelli MJ. Synchronous adenocarcinoma and carcinoid of the uterine cervix. Immunohistochemical study of a case and review of literature. Gynecol Oncol 1990, 33: 125–128.

617 Ibrahim NBN, Briggs JC, Corbishley CM. Extrapulmonary oat cell carcinoma. Cancer 1984, 54: 1645–1661.

618 Ishibashi-Ueda H, Imakita M, Yutani C, Ohmichi M, Chiba Y, Kubo T, Waki M. Small cell carcinoma of the uterine cervix with syndrome of inappropriate antidiuretic hormone secretion. Mod Pathol 1996, 9: 397–400.

619 Ishida GM, Kato N, Hayasaka T, Saito M, Kobayashi H, Katayama Y, Sasou S, Yaegashi N, Kurachi H, Motoyama T. Small cell neuroendocrine carcinomas of the uterine cervix: a histological, immunohistochemical, and molecular genetic study. Int J Gynecol Pathol 2004, 23: 366–372.

620 Johannessen JV, Capella C, Solcia E, Davy M, Sobrinho-Simôes M. Endocrine cell carcinoma of the uterine cervix. Diagn Gynecol Obstet 1980, 2: 127–134.

621 Jones HW III, Plymate S, Gluck FB, Miles PA, Greene JF Jr. Small cell non-keratinizing carcinoma of the cervix associated with ACTH production. Cancer 1976, 38: 1629–1635.

622 Kawauchi S, Okuda S, Morioka H, Iwasaki F, Fukuma F, Chochi Y, Furuya T, Oga A, Sasaki K. Large cell neuroendocrine carcinoma of the uterine cervix with cytogenetic analysis by comparative genomic hybridization: a case study. Hum Pathol 2005, 36: 1096–1100.

623 Man YG, Mannion C, Kuhls E, Moinfar F, Bratthauer GL, Albores-Saavedra J, Tavassoli FA. Allelic losses at 3p and 11p are detected in both epithelial and stromal components of cervical small-cell neuroendocrine carcinoma. Appl Immunohistochem Mol Morphol 2001, 9: 340–345.

624 Mannion C, Park WS, Man YG, Zhuang Z, Albores-Saavedra J, Tavassoli FA. Endocrine tumors of the cervix: morphologic assessment, expression of human papillomavirus, and evaluation for loss of heterozygosity on 1p, 3p, 11q and 17p. Cancer 1998, 83: 1391–1400.

625 McCluggage WG, Kennedy K, Busam KJ. An immunohistochemical study of cervical neuroendocrine carcinomas: neoplasms that are commonly TTF1 positive and which may express CK20 and P63. Am J Surg Pathol 2010, 34: 525–532.

626 Miller B, Dockter M, el Torky M, Photopulos G. Small cel carcinoma of the cervix: a clinical and flow-cytometric study. Gynecol Oncol 1991, 42: 27–33.

627 Mullins JD, Hilliard GD. Cervical carcinoid ('argyrophil cell' carcinoma) associated with an endocervical adenocarcinoma. A light and ultrastructural study. Cancer 1981, 47: 785–790.

628 Sevin BU, Method MW, Nadji M, Lu Y, Averette HA. Efficacy of radical hysterectomy as treatment for patients with small cell carcinoma of the cervix. Cancer 1996, 77: 1489–1493.

629 Silva EG, Kott MM, Ordonez NG. Endocrine carcinoma intermediate cell type of the uterine cervix. Cancer 1984, 54: 1705–1713.

630 Stahl R, Demopoulos RI, Bigelow B. Carcinoid tumor within a squamous cell carcinoma of the cervix. Gynecol Oncol 1981, 11: 387–392.

631 Stoler MH, Mills SE, Gersell DJ, Walker AN. Small-cell neuroendocrine carcinoma of the cervix. A human papillomavirus type 18-associated cancer. Am J Surg Pathol 1991, 15: 28–32.

632 Tateishi R, Wada A, Hayakawa K, Hongo J, Ishii S, Terakawa N. Argyrophil cell carcinomas (apudomas) of the uterine cervix. Light and electron microscopic observations of 5 cases. Virchows Arch [A] 1975, 366: 257–274.

633 Ueda G, Shimizu C, Shimizu H, Saito J, Tanaka Y, Inoue M, Tanizawa O. An immunohistochemical study of small-cell and poorly differentiated carcinomas of the cervix using neuroendocrine markers. Gynecol Oncol 1989, 34: 164–169.

634 Ueda G, Yamasaki M, Inoue M, Tanaka Y, Inoue Y, Abe Y, Tanizawa O. Immunohistochemical demonstration of HNK-1-defined antigen in gynecologic tumors with argyrophilia. Int J Gynecol Pathol 1986, 5: 143–150.

635 Ulich TR, Liao S-Y, Layfield L, Romansky S, Cheng L, Lewin KJ. Endocrine and tumor differentiation markers in poorly differentiated small cell carcinoids of the cervix and vagina. Arch Pathol Lab Med 1986, 110: 1054–1057.

636 Wang HL, Lu DW. Detection of human papillomavirus DNA and expression of p16, Rb, and p53 proteins in small cell carcinomas of the uterine cervix. Am J Surg Pathol 2004, 28: 901–908.

CYTOLOGY

637 Baldwin P, Laskey R, Coleman N. Translational approaches to improving cervical screening. Nat Rev Cancer 2003, 3: 217–226.

638 Ball C, Madden JE. Update on cervical cancer screening. Current diagnostic and evidence-based management protocols. Postgrad Med 2003, 113: 59–70.

639 Bonfiglio TA. Atypical squamous cell of undetermined significance: a continuing controversy. Cancer 2002, 96: 125–127.

640 Christopherson WM, Mendez WM, Ahuja EM, Lundin FE, Barker JE. Cervix cancer control in Louisville, Kentucky. Cancer 1970, 26: 29–38.

641 Christopherson WM, Scott MA. Trends in mortality from uterine cancer in relation to mass screening. Acta Cytol (Baltimore) 1977, 21: 5–9.

642 Cramer DW. The role of cervical cytology in the declining morbidity and mortality of cervical cancer. Cancer 1974, 34: 2018–2027.

643 Davey DD, Gallion H, Jennings CD. DNA cytometry in postirradiation cervical-vaginal smears. Hum Pathol 1992, 23: 1027–1031.

644 de Cremoux P, Coste J, Sastre-Garau X, Thioux M, Bouillac C, Labbé S, Cartier I, Ziol M, Dosda A, Le Galès C, Molinié V, Vacher-Lavenu M-C, Cochand-Priollet B, Vielh P, Magdelénat H. Efficiency of the hybrid capture 2 HPV DNA test in cervical cancer screening. Am J Clin Pathol 2003, 120: 442–499.

645 Dickinson L, Mussey ME, Kurland LT. Evaluation of the effectiveness of cytologic screening for cervical cancer. II. Survival parameters before and after inception of screening. Mayo Clin Proc 1972, 47: 545–549.

646 Dickinson L, Mussey ME, Soule EH, Kurland LT. Evaluation of the effectiveness of cytologic screening for cervical cancer. I. Incidence and mortality trends in relation to screening. Mayo Clin Proc 1972, 47: 534–544.

647 Ducatman BS, Wang HH. The PAP smear: controversies in practice. London, 2002, Arnold.

648 Felix JC, Amezcua C. In vitro adjuncts to the pap smear. Obstet Gynecol Clin North Am 2002, 29: 685–699.

649 Herbst AL. The Bethesda System for cervical/vaginal cytologic diagnoses. A note of caution [editorial]. Obstet Gynecol 1990, 76: 449–450.

650 Heselmeyer-Haddad K, Janz V, Castle PE, Chaudhri N, White N, Wilber K, Morrison L, Auer G, Burroughs FH, Sherman ME, Ried T. Detection of genomic amplification of the human telomerase gene (TERC) in cytologic specimens as a genetic test for the diagnosis of cervical dysplasia. Am J Pathol 2003, 163: 1405–1416.

651 Hoffman MS, Sterghos S Jr, Gordy LW, Gunasekaran S, Cavanagh D. Evaluation of the cervical canal with the endocervical brush. Obstet Gynecol 1993, 82: 573–577.

652 Kinney W, Stoler MH, Castle PE. Special commentary: patient safety and the next generation of HPV DNA tests. Am J Clin Pathol 2010, 134: 193–199.

653 Klinken L, Koch F, Albrechtsen R. Comparison of pipette and smear methods in population screenings for carcinoma of the uterine cervix. Dan Med Bull 1972, 19: 138–140.

654 Koss LG. Diagnostic cytology and its histopathologic bases, ed. 3. Philadelphia, 1979, J.B. Lippincott.

655 Koss LG. The Papanicolaou test for cervical cancer detection. A triumph and a tragedy. JAMA 1989, **261**: 737–743.

656 Luff RD. The Bethesda System for reporting cervical/vaginal cytologic diagnoses. Report of the 1991 Bethesda workshop. The Bethesda System Editorial Committee. Hum Pathol 1992, **23**: 719–721.

657 Nguyen GK, Nguyen-Ho P, Husain M, Husain EM. Cervical squamous cell carcinoma and its precursor lesions: cytodiagnostic criteria and pitfalls. Anat Pathol 1998, **1**: 139–164.

658 Patten SF. Diagnostic cytology of the uterine cervix. Baltimore, 1969, Williams and Williams.

659 Pirog EC, Baergen RN, Soslow RA, Tam D, DeMattia AE, Chen YT, Issacson C. Diagnostic accuracy of cervical low-grade squamous intraepithelial lesions is improved with MIB-1 immunostaining. Am J Surg Pathol 2001, **26**: 70–75.

660 Ramzy I, Mody DR. Gynecologic cytology. Practical considerations and limitations. Clin Lab Med 1991, **11**: 271–292.

661 Robertson JH, Woodend B. Negative cytology preceding cervical cancer: causes and prevention. J Clin Pathol 1993, **46**: 700–702.

662 Schledermann D, Andersen BT, Bisgaard K, Dohse M, Ejersbo D, Hoelund B, Horal P, Lindh M, Ryd W. Are adjunctive markers useful in routine cervical cancer screening? Application of p16(INK4a) and HPV-PCR on ThinPrep samples with histological follow-up. Diagn Cytopathol 2008, **36**: 453–459.

663 Schneider V, Henry MR, Jimenez-Ayala M, Turnbull LS, Wright TC, International Consensus Conference on the fight against cervical cancer, IAC Task Force, Chicago, Illinois, USA. Cervical cancer screening, screening errors, and reporting. Acta Cytol 2001, **45**: 493–498.

664 Seybolt JF. Thoughts on 'the numbers game'. Acta Cytol (Baltimore) 1968, **12**: 271–273.

665 Seybolt JF, Johnson WD. Cervical cytodiagnostic problems. A survey. Am J Obstet Gynecol 1971, **109**: 1089–1103.

666 Sherman ME, Kelly D. High-grade squamous intraepithelial lesions and invasive carcinoma following the report of three negative Papanicolaou smears. Screening failures or rapid progression? Mod Pathol 1992, **5**: 337–342.

667 Smith JH. Bethesda 2001. Cytopathology 2002, **13**: 4–10.

668 Solomon D. The Bethesda Sytem for reporting cervical/vaginal cytologic diagnosis. An overview. Int J Gynecol Pathol 1991, **10**: 323–325.

669 Solomon D, Davey D, Kurman R, Moriarty A, O'Connor D, Prey M, Raab S, Sherman M, Wilbur D, Wright T Jr, Young N; Forum Group Members; Bethesda 2001 Workshop. The 2001 Bethesda System: terminology for reporting results of cervical cytology. JAMA 2002, **287**: 2114–2119.

670 Spitzer M. In vitro conventional cytology historical strengths and current limitations. Obstet Gynecol Clin North Am 2002, **29**: 673–683.

671 Stoler MH. Advances in cervical screening technology. Mod Pathol 2000, **13**: 275–284.

672 The Bethesda System for reporting cervical/vaginal cytologic diagnosis: revised after the second National Cancer Institute Workshop, April 29–30, 1991. Acta Cytol 1993, **37**: 115–124.

673 Wied GL, Legorreta G, Mohr D, Rauzy A. Cytology of invasive cervical carcinoma and carcinoma in situ. Ann N Y Acad Sci 1962, **97**: 759–766.

674 Wright TC Jr, Cox JT, Massad LS, Twiggs LB, Wilkinson EJ, ASCCP Sponsored Consensus Conference. 2001 Consensus Guidelines for the management of women with cervical cytological abnormalities. JAMA 2002, **287**: 2120–2129.

675 Zeng Z, Del Priore G, Cohen JM, Mittal K. MIB-1 expression in cervical Papanicolau tests correlates with dysplasia in subsequent cervical biopsies. Appl Immunohistochem Mol Morphol 2002, **10**: 15–19.

OTHER TUMORS AND TUMORLIKE CONDITIONS

676 Abeler V, Kjorstad KE, Langholm R, Marton PF. Granulocytic sarcoma (chloroma) of the uterine cervix. Report of two cases. Int J Gynecol Pathol 1983, **2**: 88–92.

677 Abell MR. Papillary adenofibroma of the uterine cervix. Am J Obstet Gynecol 1971, **110**: 991–993.

678 Abenoza P, Shek Y, Perrone T. Inflammatory pseudotumor of the cervix. Int J Gynecol Pathol 1994, **13**: 80–86.

679 Albores-Saavedra J, Gilcrease M. Glomus tumor of the uterine cervix. Int J Gynecol Pathol 1999, **18**: 69–72.

680 Aozasa K, Saeki K, Ohsawa M, Horiuchi K, Mishima K, Tsujimoto M. Malignant lymphoma of the uterus. Report of seven cases with immunohistochemical study. Cancer 1993, **72**: 1959–1964.

681 Barua R. Post-cone biopsy traumatic neuroma of the uterine cervix. Arch Pathol Lab Med 1989, **113**: 945–947.

682 Bell DA, Shimm DS, Gang DL. Wilms' tumor of the endocervix. Arch Pathol Lab Med 1985, **109**: 371–373.

683 Bernstein HB, Broman JH, Apicelli A, Kredentser DC. Primary malignant schwannoma of the uterine cervix: a case report and literature review. Gynecol Oncol 1999, **74**: 288–292.

684 Bloch T, Roth LM, Stehman FB, Hull MT, Schwenk GR Jr. Osteosarcoma of the uterine cervix associated with hyperplastic and atypical mesonephric rests. Cancer 1988, **62**: 1594–1600.

685 Brand E, Berek JS, Nieberg RK, Hacker NF. Rhabdomyosarcoma of the uterine cervix. Sarcoma botryoides. Cancer 1987, **60**: 1552–1560.

686 Cenacchi G, Pasquinelli G, Montanaro L, Cesaroli S, Vici M, Bisceglia M, Giangaspero F, Martinelli GN, Derenzini M. Primary endocervical extaosseous Ewing's sarcoma/PNET. Int J Gynecol Pathol 1998, **17**: 83–88.

687 Clark KC, Butz WR, Hapke MR. Primary malignant melanoma of the uterine cervix: case report with world literature review. Int J Gynecol Pathol 2002, **18**: 265–273.

688 Clement PB. Miscellaneous primary tumors and metastatic tumors of the uterine cervix. Semin Diagn Pathol 1990, **7**: 228–248.

689 Clement PB, Zubovits JT, Young RH, Scully RE. Malignant mullerian mixed tumors of the uterine cervix: a report of nine cases of a neoplasm with morphology often different from its counterpart in the corpus. Int J Gynecol Pathol 1998, **17**: 211–222.

690 Copeland LJ, Gershenson DM, Saul PB, Sneige N, Stringer CA, Edwards CL. Sarcoma botryoides of the female genital tract. Obstet Gynecol 1985, **66**: 262–266.

691 Copeland LJ, Sneige N, Ordonez NG, Hancock KC, Gershenson DM, Saul PB, Kavanagh JJ. Endodermal sinus tumor of the vagina and cervix. Cancer 1985, **55**: 2558–2565.

692 Daya DA, Scully RE. Sarcoma botryoides of the uterine cervix in young women: a clinicopathological study of 13 cases. Gynecol Oncol 1988, **29**: 290–304.

693 Deppisch LM. Cervical melanosis. Obstet Gynecol 1983, **62**: 525–526.

694 Euscher ED, Deavers MT, Lopez-Terrada D, Lazar AJ, Silva EG, Malpica A. Uterine tumors with neuroectodermal differentiation: a series of 17 cases and review of the literature. Am J Surg Pathol 2008, **32**: 219–228.

695 Ferry JA, Young RH. Malignant lymphoma, pseudolymphoma, and hematopoietic disorders of the female genital tract. Pathol Annu 1991, **26**(Pt 1): 227–263.

696 Ferry JA, Young RH. Malignant lymphoma of the genitourinary tract. Curr Diagn Pathol 1997, **4**: 145–169.

697 Foschini MP, Eusebi V, Tison V. Alveolar soft part sarcoma of the cervix uteri. A case report. Pathol Res Pract 1989, **184**: 354–358.

698 Fraga M, Prieto O, Garcia-Caballero T, Beiras A, Forteza J. Myxoid leiomyosarcoma of the uterine cervix. Histopathology 1994, **25**: 381–383.

699 Gallardo A, Prat J. Mullerian adenosarcoma: a clinicopathologic and immunohistochemical study of 55 cases challenging the existence of adenofibroma. Am J Surg Pathol 2009, **33**: 278–288.

700 Garcia MG, Deavers MT, Knoblock RJ, Chen W, Tsimberidou AM, Manning JT Jr, Medeiros LJ. Myeloid sarcoma involving the gynecologic tract: a report of 11 cases and review of the literature. Am J Clin Pathol 2006, **125**: 783–790.

701 Gersell DJ, Fulling KH. Localized neurofibromatosis of the female genitourinary tract. Am J Surg Pathol 1989, **13**: 873–878.

702 Geyer JT, Ferry JA, Harris NL, Young RH, Longtine JA, Zukerberg LR. Florid reactive lymphoid hyperplasia of the lower female genital tract (lymphoma-like lesions): a benign condition that frequently harbors clonal immunoglobulin heavy chain gene rearrangements. Am J Surg Pathol 2010, **34**: 161–168.

703 Gibbons D, Lindberg GM, Ashfaq R, Saboorian MH. Localized amyloidosis of the uterine cervix. Int J Gynecol Pathol 1998, **17**: 368–371.

704 Grayson W, Fourie J, Tiltman AJ. Xanthomatous leiomyosarcoma of the uterine cervix. Int J Gynecol Pathol 1998, **17**: 89–90.

705 Gwavava NJ, Traub AL. A neurilemmoma of the cervix. Br J Obstet Gynaecol 1980, **87**: 444–446.

706 Hanai J, Tsuji M. Uterine teratoma with lymphoid hyperplasia. Acta Pathol Jpn 1981, **31**: 153–159.

707 Harris NL, Scully RE. Malignant lymphoma and granulocytic sarcoma of the uterus and vagina. A clinicopathologic analysis of 27 cases. Cancer 1984, **53**: 2530–2545.

708 Hirschfield L, Kahn LB, Chen S, Winkler B, Rosenberg S. Müllerian adenosarcoma with ovarian sex cord-like differentiation. Cancer 1986, **57**: 1197–1200.

709 Hytiroglou P, Domingo J. Development of melanosis of uterine cervix after cryotherapy for epithelial dysplasia. A case report and brief review of the literature on pigmented lesions of the cervix. Am J Clin Pathol 1990, **93**: 802–805.

710 Imachi M, Tsukamoto N, Amagase H, Shigematsu T, Amada S, Nakano H. Metastatic adenocarcinoma to the uterine cervix from gastric cancer. A clinicopathologic analysis of 16 cases. Cancer 1993, **71**: 3472–3477.

711 Ishikura H, Kojo T, Ichimura H, Yoshiki T. Desmoplastic malignant melanoma of a uterine cervix: a rare primary malignancy in the uterus mimicking a sarcoma. Histopathology 1998, 33: 93–94.

712 Jones MW, Lefkowitz M. Adenosarcoma of the uterine cervix. A clinicopathological study of 12 cases. Int J Gynecol Pathol 1995, 14: 223–229.

713 Keel SB, Clement PB, Prat J, Young RH. Malignant schwannoma of the uterine cervix: a study of three cases. Int J Gynecol Pathol 1998, 17: 223–230.

714 Khoor A, Fleming MV, Purcell CA, Seidman JD, Ashton AH, Weaver DL. Mature teratoma of the uterine cervix with pulmonary differentiation. Arch Pathol Lab Med 1995, 119: 848–850.

715 Kondi-Pafiti A, Kairi-Vassilatou E, Spanidou-Carvouni H, Kontongianni K, Dimopoulou K, Goula K. Vascular tumors of the female genital tract: a clinicopathological study of nine cases. Eur J Gynaecol Oncol 2003, 24: 48–50.

716 Kosari F, Daneshbod Y, Parwaresch R, Krams M, Wacker HH. Lymphomas of the female genital tract: a study of 186 cases and review of the literature. Am J Surg Pathol 2005, 29: 1512–1520.

717 Kristiansen SB, Anderson R, Cohen DM. Primary malignant melanoma of the cervix and review of the literature. Gynecol Oncol 1992, 47: 398–403.

718 Lagoo AS, Robboy SJ. Lymphoma of the female genital tract: current status. Int J Gynecol Pathol 2006, 25: 1–21.

719 Lee JD, Chang TC, Lai YM, Hsueh S, Soong YK. Choriocarcinoma of the cervix. Acta Obstet Gynecol Scand 1992, 71: 479–481.

720 Lemoine NR, Hall PA. Epithelial tumors metastatic to the uterine cervix. A study of 33 cases and review of the literature. Cancer 1986, 57: 2002–2005.

721 Loughlin KR, Retik AB, Weinstein HJ, Colodny AH, Shamberger RC, Delorey M, Tarbell N, Cassady JR, Hendren WH. Genitourinary rhabdomyosarcoma in children. Cancer 1989, 63: 1600–1606.

722 Luevano-Flores E, Sotelo J, Tena-Suck M. Glial polyp (glioma) of the uterine cervix. Report of a case with demonstration of glial fibrillary acidic protein. Gynecol Oncol 1985, 21: 385–390.

723 Ma J, Shi QL, Zhou XJ, Meng K, Chen JY, Huang WB. Lymphoma-like lesion of the uterine cervix: report of 12 cases of a rare entity. Int J Gynecol Pathol 2007, 26: 194–198.

724 Malpica A, Moran CA. Primitive neuroectodermal tumor of the cervix: a clinicopathologic and immunohistochemical study of two cases. Ann Diagn Pathol 2002, 6: 281–287.

725 Mathoulin-Portier MP, Pernault-Llorca F, Labit-Bouvier C, Charafe E, Martin F, Hassoun J, Jacquemier J. Malignant mullerian mixed tumor of the uterine cervix and adenoid cystic component. Int J Gynecol Pathol 1998, 17: 91–92.

726 McCluggage WG, Hurrell DP, Kennedy K. Metastatic carcinomas in the cervix mimicking primary cervical adenocarcinoma and adenocarcinoma in situ: report of a series of cases. Am J Surg Pathol 2010, 34: 735–741.

727 Moore WF, Bentley RC, Kim KR, Olatidoye B, Gray SR, Robboy SJ. Goblet-cell mucinous epithelium lining the endometrium and endocervix: evidence of a metastasis from an appendiceal primary tumor through the use of cytokeratin-7 and -20 immunostains. Int J Gynecol Pathol 1998, 17: 363–367.

728 Murray J, Fox H. Rosai–Dorfman disease of the uterine cervix. Int J Gynecol Pathol 1991, 10: 209–213.

729 Nielsen GP, Oliva E, Young RH, Rosenberg AE, Dickersin GR, Scully RE. Alveolar soft-part sarcoma of the female genital tract. A report of nine cases and review of the literature. Int J Gynecol Pathol 1995, 14: 283–292.

730 Patel DS, Bhagavan BS. Blue nevus of the uterine cervix. Hum Pathol 1985, 16: 79–86.

731 Perren T, Farrant M, McCarthy K, Harper P, Wiltshaw E. Lymphomas of the cervix and upper vagina: a report of five cases and a review of the literature. Gynecol Oncol 1992, 44: 87–95.

732 Petersson F, Michal M. Minute alveolar soft part sarcoma of the endocervix: the smallest ever published case. Appl Immunohistochem Mol Morphol 2009, 17: 553–556.

733 Pusceddu S, Bajetta E, Buzzoni R, Carcangiu ML, Platania M, Del Vecchio M, Ditto A. Primary uterine cervix melanoma resembling malignant peripheral nerve sheath tumor: a case report. Int J Gynecol Pathol 2008, 27: 596–600.

734 Rahimi K, Shaw PA, Chetty R. Solitary fibrous tumor of the uterine cervix. Int J Gynecol Pathol 2010, 29: 189–192.

735 Rivasi F, Botticelli L, Bettelli SR, Masellis G. Alveolar rhabdomyosarcoma of the uterine cervix. A case report confirmed by FKHR break-apart rearrangement using a fluorescence in situ hybridization probe on paraffin-embedded tissues. Int J Gynecol Pathol 2008, 27: 442–446.

736 Roma AA, Yang B, Senior ME, Goldblum JR. TFE3 immunoreactivity in alveolar soft part sarcoma of the uterine cervix: case report. Int J Gynecol Pathol 2005, 24: 131–135.

737 Sahin AA, Silva EG, Ordonez NG. Alveolar soft part sarcoma of the uterine cervix. Mod Pathol 1989, 2: 676–680.

738 Seo IS, Hull MT, Pak HY. Granulocytic sarcoma of the cervix as a primary manifestation. Case without overt leukemic features for 26 months. Cancer 1977, 40: 3030–3037.

739 Siddon A, Hui P. Glial heterotopia of the uterine cervix: DNA genotyping confirmation of its fetal origin. Int J Gynecol Pathol 2010, 29: 394–397.

740 Sobel N, Carcangiu ML. Primary pigmented neuroectodermal tumor of the uterine cervix. Int J Surg Pathol 1994, 2: 31–36.

741 Terzakis JA, Opher E, Melamed J, Santagada E, Sloan D. Pigmented melanocytic schwannoma of the uterine cervix. Ultrastruct Pathol 1990, 14: 357–366.

742 Tiltman AJ. Leiomyomas of the uterine cervix: a study of frequency. Int J Gynecol Pathol 1998, 17: 231–234.

743 Tiltman AJ, Duffield MS. Postpartum microneuromas of the uterine cervix. Histopathology 1996, 28: 153–156.

744 Uehara T, Izumo T, Kishi K, Takayama S, Kasuga T. Stromal melanocytic foci ('blue nevus') in step sections of the uterine cervix. Acta Pathol Jpn 1991, 41: 751–756.

745 Volpe R, Canzonieri V, Gloghini A, Carbone A. 'Lipoleiomyoma with metaplastic cartilage' (benign mesenchymoma) of the uterine cervix. Pathol Res Pract 1992, 188: 799–801.

746 Yamazaka K, Ishikura H, Matsui H, Seki K, Sekiya S. Sebaceous carcinoma of the uterine cervix: a case report. Int J Gynecol Pathol 2002, 22: 92–94.

747 Yilmaz AG, Chandler P, Hahm GK, O'Toole RV, Niemann TH. Melanosis of the uterine cervix: a report of two cases and discussion of pigmented cervical lesions. Int J Gynecol Pathol 1999, 18: 73–76.

748 Young RH, Harris NL, Scully RE. Lymphoma-like lesions of the lower female genital tract. A report of 16 cases. Int J Gynecol Pathol 1985, 4: 289–299.

749 Zaloudek CJ, Norris HJ. Adenofibroma and adenosarcoma of the uterus. Cancer 1981, 48: 354–366.

750 Zevallos-Giampietri EA, Barrionuevo C. Common blue nevus of the uterine cervix: case report and review. Appl Immunohistochem Mol Morphol 2004, 12: 79–82.

子宫-子宫体

章 目 录

正常解剖学

　　成年未产妇的子宫呈中空梨形，重 40 ~ 80g，最长径为 7 ~ 8cm。它分为**宫颈**（在本章前一节已讨论）和宫体。子宫体朝向输卵管入口的部分称**宫底**。子宫底两侧有输卵管开口处称为**宫角**。宫体和宫颈的连接处称为**峡部或子宫下段**。

　　宫腔呈三角形，长约6cm。宫腔内衬子宫黏膜，构成子宫的内层（子宫内膜）。子宫有较厚的肌层，外被浆膜，浆膜层延伸至腹膜反折。在大体检查时有助于辨认子宫全切标本前后位的两个标志是 :（1）子宫后壁反折较前壁反折为低 ; 以及（2）输卵管与子宫相连处位于圆韧带后方[29]。

　　子宫的淋巴引流的淋巴结之间存在丰富的交通网，主要包括 : 子宫旁和宫颈旁淋巴结 ; 髂内（下腹动脉）、髂外和髂总淋巴结 ; 主动脉周淋巴结 ; 以及腹股沟淋巴结。

　　子宫内膜由腺体和间质组成，分为深层的**基底层**和表面的**功能层**。基底层类似于其他上皮的储备细胞层，它能保证月经后子宫内膜的再生。基底层由增生能力较弱的腺体和梭形细胞间质构成。功能层又可再分为两层，（靠近表面的）**致密层**和（靠近基底的）**海绵层**。间质主要由子宫内膜间质细胞（随月经周期发生明显变化，见下文）和血管（其中螺旋小动脉最具特征性）构成。其他成分还有间质粒细胞（是 T 淋巴细胞或巨噬细胞的一个亚群）和数目不定的间质泡沫细胞（含脂质的细胞，其组织来源尚有争议）。子宫内膜间质细胞免疫表达谱为 CD10 为主和 CD34 的表达，而宫颈间质细胞的表达谱正好相反[6]。这个差异不受细胞周期的影响，有助于定位子宫肿瘤的来源部位。子宫内膜腺体的表型谱将与该处发生的各类病理性改变一起讨论[15,17] ; 需提醒读者警惕的是，子宫内膜细胞也可表达两个与乳腺和肺 / 甲状腺相关的标志物，即乳珠蛋白（mammaglobin）和甲状腺转录因子 1（TTF-1）[18,23]。

　　在生育年龄，正常子宫内膜在排卵周期中会发生一系列连续的变化，以利于受精卵着床[11]（图 1.110）。如果卵子没有受精，增殖的子宫内膜将随月经脱落，如此周而复始。正常子宫内膜周期包括内膜腺体和间质的变化，病理医师可以通过显微镜下检查来判断月经周期所处的阶段[19]。Noyes 等 [20-22] 在一系列的经典论文中提出

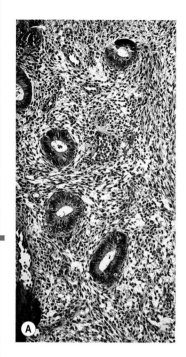 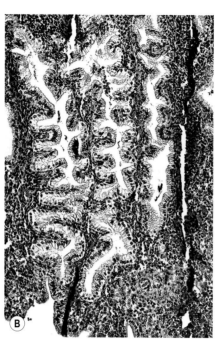

图1.110 正常子宫内膜。A，增生期。B，分泌期。

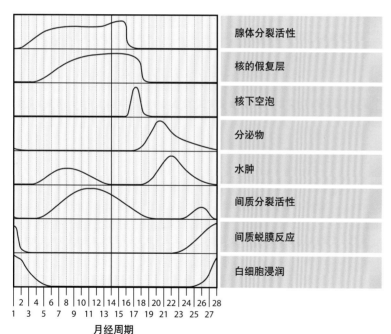

	腺体分裂活性
	核的假复层
	核下空泡
	分泌物
	水肿
	间质分裂活性
	间质蜕膜反应
	白细胞浸润

2 4 6 8 10 12 14 16 18 20 22 24 26 28
1 3 5 7 9 11 13 15 17 19 21 23 25 27

月经周期

图1.111 子宫内膜的周期性改变。有用的形态学变化的大致关系。（After Latour, from the classic article by Noyes RW, Hertig AT, Rock J. Dating the endometrial biopsy. Fertil Steril 1950, **1**: 3–25）

了一个特异性标准，可用来准确判断子宫内膜所处的时段（图 1.111 和框 1.1）。

通常，功能性子宫内膜的变化是较为一致的[20]。如果不是的话，则应以处于周期最晚的区域来判定子宫内膜所处的日期，而不是看整体的变化[21]。表面上皮对激素不如腺上皮敏感。放射自显影技术显示，功能层上 1/3 的细胞在第 8 ~ 10 天时增生最为活跃，到第 19 天时降低到最低水平[8]。出现核下空泡这一改变被认为是排卵的证据，在切片中至少 50% 的功能层腺体应出现核下空

泡。明显致密的间质可以类似于前蜕膜。月经期（以及间质病理性破碎）较早的征象之一是：在腺上皮的基底部出现了核碎片[7]。组织退变（从第 26 天起开始）区域可见大量中性粒细胞浸润，这在月经周期的其他时间内却很少见；应当将它们同前面提过的间质中的粒细胞区分开，后者粒细胞氯乙酸酯酶染色呈阴性[24]。

在月经后期和刮宫后的标本中可见到细胞核密集、鳞状上皮样表现以及局灶性嗜酸性胞质，不要与恶性病变或其他病理性改变混淆。在极少数情况下，血管腔内可见到

增生期

增生早期（第4~7天）——表面为再生的上皮，薄；腺体直而短，腺腔狭窄；间质致密，可见一些核分裂象和体积大的细胞核

增生中期（第8~10天）——表面上皮呈柱状；腺体长而弯曲；间质有不同程度的水肿；间质裸核细胞可见大量核分裂象

增生晚期（第11~14天）——表面上皮呈波浪状；腺体扭曲，生长活跃，呈假复层；间质中等致密，生长也活跃

分泌期

排卵后36~48小时——无明显微镜下改变

第16天——上皮细胞出现核下空泡

第17天——上皮细胞核整齐，平行排列，核上可见均质的胞质，核下可见大的空泡

第18天——空泡变小，核靠近细胞基底部

第19天——空泡几乎消失，腺腔中出现分泌物

第20天——腺腔内嗜酸性分泌物达到高峰

第21天——组织出现水肿，变化相当突然

第22天——水肿达到高峰

第23天——螺旋小动脉变得十分明显

第24天——前蜕膜细胞聚集在螺旋小动脉周围

第25天——表面上皮下出现前蜕膜细胞

第26天——发育良好的前蜕膜细胞呈实性片块状生长；出现多核细胞浸润

第27天——多形核细胞浸润明显；开始出现灶性坏死和出血

第28天——坏死和出血显著

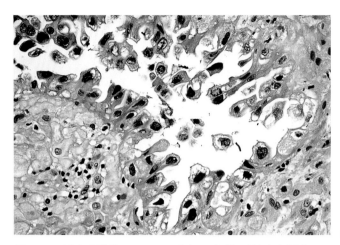

图1.112 子宫内膜的Arias-Stella反应，不要与恶性病变混淆。

核分裂象[2]。这些变化几乎总是呈灶性分布的，并可发生于宫颈、宫颈息肉、腺肌症和子宫内膜异位症的病变中[1]。它们较常见于流产后刮宫标本中（占此类病例的20%~70%，可持续数周），也可见于正常或异位妊娠、水泡状胎块、绒毛膜癌以及（少数情况下）外源性激素治疗后[5,8,13]。在水泡状胎块和绒毛膜癌中，子宫内膜细胞中可见巨大的细胞核。最重要的鉴别诊断是浆液性和透明细胞型子宫内膜癌。对此，Ki-67和P53免疫染色有些帮助，两者在Arias-Stella反应中通常均为阴性[27]。

另外一个有意思的妊娠相关的子宫内膜变化（常伴有Arias-Stella反应）是：在局灶的腺细胞中出现透明核，与病毒包涵体相似；这些变化是由于正常的核染色质被与生物素发生免疫反应的纤细的丝网状结构所取代所致[14,26,28]。

个别情况下，在缺少外源性或内源性过量黄体酮的绝经后子宫内膜也可出现"特发性"蜕膜反应[7]。

子宫肌层的中间部分含有丰富的血管；这个特征大体检查即可发现，据此可将肌壁分为血管上、血管和血管下三个部分。有时在肌壁可见一种特殊的血管结构，即在裂隙样结构中出现明显的游离动脉，这一结构被认为是静脉腔[16]。

刮宫术和活检

传统上采用**宫颈扩张**（dilatation）和**刮宫术**（curettage）（D&C）的方法获得子宫内膜组织用于诊断。如果合理操作，内膜病变（除非病变仅限于宫角深部）几乎很少被漏检。这种方法一直被用于检查和鉴定局限性病变，如息肉和癌[38]。通过**分段刮宫**可以获取子宫内膜肿瘤蔓延至宫颈内膜的信息（即在同一次操作中分别刮出宫颈内膜和子宫内膜组织）。应首先刮取宫颈内膜，以最大限度地降低来自子宫内膜的污染。然而，即使采取了这种预防措施，有时也会在宫颈内膜活检标本中发

月经期子宫内膜，这种情况更容易导致过诊断[5]。值得注意的是，与月经无关，子宫内膜也可以出现在子宫肌层的血管中[25]。

子宫内膜的基底层不易受黄体酮的影响。因此，在月经期前活检寻找分泌活性（排卵）的证据时，如果仅有基底层，就不能作出正确的评估。同样，子宫下段内膜对激素刺激也不敏感，故不适用于判定月经周期的时间段[10]。子宫下段内膜逐渐移行为宫颈内膜，在宫颈扩张和刮宫术的样本中可见到混杂存在的子宫内膜-宫颈内膜腺体和间质。

在预计月经来潮前约2天取活检，对于确定无排卵周期是最有价值的。

一旦出现前蜕膜反应，又有腺体分泌和间质水肿，即在子宫内膜标本中同时出现这三种表现，则表明受精卵已经着床，这种形态称为**妊娠性增生**[12]。**Arias-Stella反应**是这种现象的过度表现，最初由秘鲁的病理医生Javier Arias-Stella发现，后者曾在其著作中做过详细描述[3]。在Arias-Stella反应中，子宫内膜腺体呈分泌期或增殖期变化，伴有显著的核的变化，表现为细胞核深染和体积明显增大（图1.112）。还可出现正常的和异常的

现游离的小块肿瘤组织，而实际上并不存在宫颈浸润。因此，我们报告肿瘤累及宫颈的原则是：在**同一组织块中**同时见到癌组织和正常宫颈腺体。否则，就单纯地报告送检的宫颈活检样本中有癌组织，让临床医师根据刮宫时所见决定其意义。

目前更倾向于用子宫内膜活检来替代 D&C，其可用来评估不孕症或痛经患者[30,36]。此外，这种方法（可在宫腔镜引导下进行）是检查有可疑子宫内膜增生或癌变的患者的首选方法[32]。Kahler 等[37] 在一项有 160 例病例的前瞻性研究中发现，子宫内膜活检取样成功（137 例）的病例中除 6 例外其余病例的内膜活检组织均真实反映了子宫内膜的情况，这在随后的 D&C 或子宫全切标本中得到了证实。而且，当活检组织取样足够充分时，不存在子宫内膜癌漏诊的情况。使用 Pipelle 方法单变量分析研究发现，子宫内膜癌的准确检测率在绝经后女性中为 99.6%，在绝经前为 91%[33]。另外一个问题是，比较采用子宫内膜活检和子宫切除样本进行子宫内膜癌分级的准确性。一项研究发现，Ⅰ级的符合率为 45%，Ⅱ级为 63.3%，Ⅲ级为 75.6%，整体为 64.5%[40]。

刮宫后子宫内膜再生速度非常快。绝大多数情况下 2 ~ 3 天内就可完全恢复[39]。也有个别情况，如出现宫腔粘连，导致无月经或其他月经异常，这种情况称为 **Asherman 综合征**，最常见于产后或流产后的刮宫，通常认为是子宫亚临床感染的结果[31,35]。

在宫腔镜取样组织中可见到一个有意思的人工假象，即**假脂肪瘤病**，等同于胃肠道较常发生的同类病变。这是由空气或其他气体进入子宫内膜内形成的脂肪浸润外观[41]。

一个极其罕见的情况是：在经子宫内膜活检诊断为腺癌的子宫全切标本中未能找到肿瘤。这个令人沮丧的情况被称为**消失的子宫内膜癌**（等同于在前列腺中描述的同类现象），可能是由于肿瘤极其微小，大部分或全部肿瘤成分均在活检时已被取走[34]。

激素治疗的影响

雌激素治疗

外源性雌激素治疗可以有效地刺激周期性或绝经后子宫内膜[49]。15% ~ 30% 的绝经后女性在单独接受雌激素治疗后出现子宫内膜增生，其中一些病例出现非典型性增生[43,48,50]。而且，病例对照研究表明，外源性雌激素治疗和继发性子宫内膜腺癌之间有一定的联系[42,44]。这些人群被认为发生癌的风险提高了 4 ~ 8 倍[46,51]。在治疗中加入孕激素可以保护子宫内膜，从而减少增生和癌的发生率[47]。

值得庆幸的是，与未接受外源性雌激素治疗的绝经后女性发生的肿瘤相比，这部分肿瘤绝大部分分化好，表浅，而且预后很好[45]。

孕激素类药物

孕激素类药物出于治疗和避孕目的而广泛应用，随之出现了一种新的子宫内膜形态学变化[54,60]。病理医师应全面了解药物和其他因素可能引起的子宫内膜的各种变化，以防将这种变化与病理性改变混淆。这些药物作用于腺体和间质，给药方式对它们的影响比所用药物本身对它们的影响更大[59]。在**联合治疗方案**中，孕激素和雌激素的混合药片要连续服用。连续性服用可以达到治疗目的，**周期性服用**（服用 20 或 21 天，间隔 7 或 8 天）可以避孕或治疗[54]。**续贯治疗方案**是先服用雌激素类为主的药物 14 或 16 天，再服用孕激素类为主的药物 5 或 6 天，现已不再使用。这些在正常子宫内膜上发生的变化是可预见的。

在**连续性联合治疗方案**中，腺体小而直且不活跃，无核分裂象或分泌现象。间质非常明显，伴有水肿，有一些中性粒细胞浸润，呈明显的假蜕膜样改变[52]（图 l9.113）。后者可出现坏死的蜕膜碎片，可依据其腺体完全萎缩的改变与妊娠蜕膜区别开来。间质反应可以非常旺炽。异位的子宫内膜灶也有类似的反应。在镜下观察任何盆腔脏器病变时，尤其是在冰冻切片，必须牢记这一点。

在**周期性联合治疗方案**中，几乎没有腺体增生的证据。腺体只有一个短暂的、分泌功能不健全的阶段，大约在第 14 或 15 天时达到高峰，随后腺体便开始退化[61]。约在周期的第 20 天（治疗的第 15 天），间质出现假蜕膜改变。螺旋小动脉的形成受到抑制。随着治疗时间的延长，腺体的分泌和间质假蜕膜样变变得不明显或完全减退。间质萎缩呈纤维母细胞样表现，可以形成特征性的小的息肉样突起，表面覆盖萎缩的上皮。在极少数情况下，在服用避孕药的人中可见到局灶 Arias-Stella 样腺体变化特征。大多数情况下，停用激素后几周，子宫内膜可恢复正常状态。

序贯治疗方案与正常周期几乎同步，故会出现相似

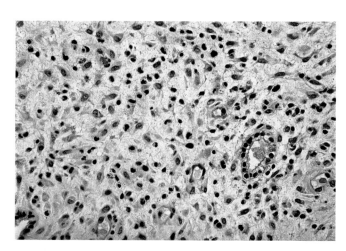

图 1.113　长期服用避孕药后子宫内膜的典型表现。可见腺体稀少且萎缩，间质明显且具有蜕膜的特征。

的子宫内膜形态学改变[57]。腺体有增生，继而迂曲，出现良好的分泌改变。间质表现出不明显的假蜕膜样改变。在周期的第 26 天（治疗结束后的第 1 天），序贯的治疗所诱导的子宫内膜的组织学形态与正常月经周期第 18 或 19 天的子宫内膜改变大致一样。随后会出现间质的退行性变和崩解，产生停药后出血。

1976 年，美国和加拿大停用了序贯治疗方案，因为一些研究提示其会促进子宫内膜腺癌的发生[53,63,64]。这种并发症也许不是序贯使用激素治疗的直接后果，而是纯雌激素类治疗和联合治疗之间的差异的直接后果。大多数这类肿瘤分化较好，且非常表浅，预后通常较好。

无论使用何种方案，长期使用避孕药还存在其他一些并发症。英国和美国的早期研究结果已经显示，血栓性静脉炎和肺栓塞的发病率会有所增加[62,65]。形态学上，血管的变化范围较广，累及动脉和静脉，包括出现血栓和内皮增生，导致血管内膜增厚[56]。应用当前的给药方案后，这些并发症的发生率已稳步下降。

曼月乐（左炔诺孕酮），越来越多地被用于治疗子宫内膜增生症，可诱导子宫内膜出现多种变化，如假蜕膜样变、黏液变、溃疡、炎性浸润、间质玻璃样变结节、表面上皮微乳头改变、蜕膜梗死、退行性钙化和其他变化[55]。

孕激素受体调节剂，被用于治疗子宫内膜异位症和子宫平滑肌瘤，仅引起轻微的或暂时的子宫内膜变化[58]。

他莫昔芬

他莫昔芬是一种人工合成的抗雌激素药物，用于治疗和预防乳腺癌。它既能拮抗卵巢分泌雌激素对子宫内膜的作用，又能在卵巢不分泌雌激素时反而起到雌激素作用[68,71,72]。使用此药与子宫内膜增殖性病变如增生症、息肉和恶性肿瘤发生率的升高相关[67,69]，但由于后者并不十分常见，目前认为尚不需要对服用该药物的人群进行子宫内膜常规活检[66]。

根据 Kennedy 等人[70]的观点，他莫昔芬相关性子宫内膜病变的特征性的改变有：腺体沿着息肉的长轴有极向的排列，出现新生的细胞层，常常出现各类化生性变化，鹿角形腺体，小腺体，以及黏液样变。他们认为这些形态学改变没有一项具有诊断意义，但若这些改变同时出现，则提示服用他莫昔芬的可能性大。在专项研究中，与自发性肿瘤相比，他莫昔芬相关性子宫内膜腺癌被认为特征性地表现为 α- 雌激素受体表达水平较低，而孕激素受体表达水平较高，且 β- 雌激素受体的表达较为常见[73]。

子宫内膜炎

急性子宫内膜炎通常与流产、产后及使用各种器械有关。病理医师很少见到淋球菌性子宫内膜炎，因为其生命力非常短暂。应当记住的是，在月经周期的第 26、27 和 28 天，子宫内膜中出现中性粒细胞属正常情况[108]。

慢性子宫内膜炎的特征为淋巴细胞和浆细胞浸润（常伴有少量嗜酸性粒细胞[74]），其可发生于妊娠或流产后，或因放置宫内避孕器（intrauterine device, IUD），或伴发于黏液脓性宫颈炎和（或）盆腔炎症性疾病（pelvic inflammatory disease, PID）[106,110]。如果临床上怀疑这个诊断，应做细菌培养。其最常见的症状是阴道出血和盆腔疼痛[110]。需要强调的是，在子宫内膜功能层内出现有或没有生发中心的淋巴滤泡是一种正常现象，因此不应将其作为慢性子宫内膜炎的诊断依据。事实上，有作者认为其在正常子宫内膜中比在异常子宫内膜中更为常见[113]。因此，辨认浆细胞是诊断慢性子宫内膜炎的最重要的指标，其可通过传统的形态学标准，或者通过有人提出的免疫染色方法检测免疫球蛋白[86]、CD38[100]、VS38[100] 或 syndecan-1[77] 的表达情况来辨认（图 1.114）。事实上，有些作者将其命名为慢性浆细胞性子宫内膜炎[117]。然而，应当记住的是，部分功能异常性子宫出血病例中并不存在子宫内膜炎，但可见到散在的浆细胞和间质灶性崩解[92]。

每当缺乏正常的月经周期性改变，有灶性单核细胞浸润，腺腔内有炎细胞，间质致密，间质细胞呈放射状增生，或出现灶性坏死或钙化，均应考虑可能为炎症并寻找浆细胞（图 1.115）。腺体的变化通常伴有炎症反应，以至于无法进行子宫内膜的按日诊断。子宫内膜表面出现中性粒细胞浸润是提示存在 PID 的指标，尤其是当同时在子宫间质内找到浆细胞时[99]。

除非炎症非常严重，大部分类型的子宫内膜炎（结节病除外，见下文）一般均不累及子宫肌层。

为避孕而放置的**宫内避孕器（IUD）**会导致多种生物学变化[85,115]。过去的一组研究显示，在应用聚乙烯 IUD 的患者中，仅 29% 的有症状的和 40% 的无症状的患者的子宫内膜活检是正常的[104]。最常见的改变是局灶

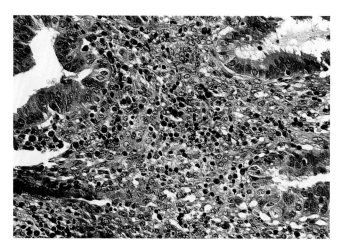

图1.114　慢性子宫内膜炎，可见间质内富于淋巴细胞和浆细胞的炎症细胞浸润。

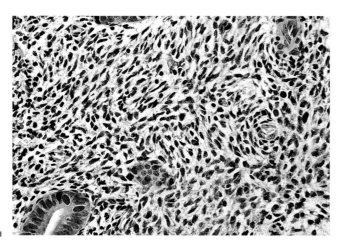

图1.115　子宫内膜间质细胞呈卵圆形到梭形，偶尔为放射状增生，是慢性子宫内膜炎的诊断线索。

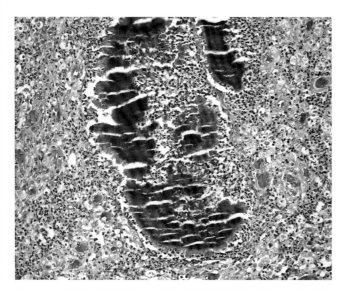

图1.116　宫内避孕器（IUD）相关性子宫放线菌病。可见病变已经播散到盆腔。

性或广泛性慢性子宫内膜炎，并可伴有坏死和鳞状上皮化生[109,112]。偶尔，炎症可通过输卵管播散导致盆腔炎症性疾病，并有时会出现输卵管 - 卵巢脓肿[119,121]。放线菌是病原体之一[80,83,103]（图1.116）。这种微生物可在组织学切片或细胞学涂片中检测到[94]，但要注意与假放线菌放射性颗粒鉴别，后者缺乏中心分枝状细丝和白喉样结构[81]。这些变化也可继发于上避孕环（Mirena Coil）之后，详见上一节中的描述。

子宫积脓是指脓液聚积在宫腔内。它是阻塞合并感染的结果。Whiteley and Hamlett[122]复查了35例绝经后子宫积脓患者，其中仅有5例继发于癌，其余30例是由于老年性闭锁、手术或烧灼术导致的良性宫颈狭窄所致。

子宫积血是指血液在宫腔内积聚，通常是由宫颈闭塞所致。它可导致子宫内膜消失，代之以片状含有脂质的

组织细胞，当病变弥漫时称为**组织细胞性**或**黄色肉芽肿性子宫内膜炎**；而当病变局限时则被称为**结节性组织细胞增殖**[82,98]；不要与在子宫内膜腺癌中较常见的间质组织细胞反应混淆，后者可自发产生或于放疗后发生[111]。

有时组织细胞胞质中可见黄棕色色素，这类病变被称为含蜡样质的**组织细胞肉芽肿**[98]。

子宫内膜结核在美国罕见，但在世界其他地方仍然常见。常表现为月经失调。其组织学诊断是根据在结核结节中发现抗酸杆菌或通过细菌培养作出。见到浆细胞和白细胞可能提示出现继发感染[93]。结核结节可能很难找到，除非进行多层次的刮宫检查。由于肉芽肿多集中出现在子宫内膜功能层的浅层，所以建议在分泌晚期取活检。

衣原体感染现在认为是一种主要通过性传播的疾病；伴有子宫内膜炎的病例通过免疫组织化学[105,123]或PCR[118]方法证实子宫内膜上皮细胞内存在衣原体抗原可以确认。这些病例伴有严重的急性和（或）慢性炎症。常有多量浆细胞浸润，事实上已经有人提出，出现大量浆细胞提示存在衣原体感染[107]。

子宫内膜的**病毒感染**比通常认为的更为常见。巨细胞病毒性子宫内膜炎和弥漫性乳头状瘤病（湿疣）均有文献报道[87,120]；前者可呈肉芽肿性炎改变[90]。

子宫球孢子菌病在美国已有几例报道，表现为局灶性感染。它可能来源于临床症状不明显且完全消退的原发性肺部感染[84,95]。

局灶性坏死性子宫内膜炎是指出现于绝经前女性的片块状子宫内膜坏死性病变，无浆细胞浸润；但其是否是一个真正的独立疾病仍有待于进一步观察[79]。

子宫内膜的**术后肉芽肿**已有描述，发生于子宫内膜部分切除术后；这种病变被认为可能相当于男性经尿道切除（transurethral resection, TUR）治疗后出现在前列腺和膀胱的病变[75,116]。

子宫内膜软斑病也有报道，有时表现为复发性病变，偶尔伴有子宫内膜腺癌[102]。

子宫可发生**结节病**，但其诊断仍需通过排除诊断得出[96]（图1.117）。与结核病不同，它的肉芽肿性反应通常会扩散到子宫肌层[88]。肉芽肿性子宫内膜炎也可继发于宫腔镜子宫内膜切除术后[76]。

巨细胞性动脉炎可累及老年女性的子宫和其他女性的生殖器官，可以是孤立性表现，也可以是全身巨细胞性动脉炎的局部表现[78,89,91]。前者较后者常见[91]，但有时女性生殖系统病变可为系统性结节性动脉周围炎的首发表现[101]。

滤泡性子宫肌炎属于盆腔炎症性疾病的一个表现[97]。

化　生

子宫内膜腺体和间质常发生各种化生性改变，其中

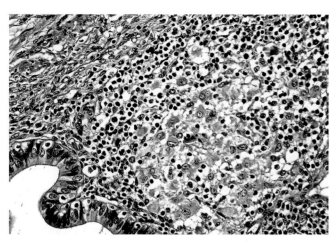

图1.117 子宫内膜非干酪性肉芽肿，符合结节病。

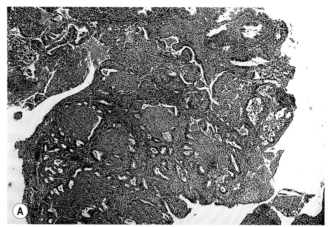

多数是激素诱导的。常伴有子宫内膜腺体增生性改变，也可单独发生，所以要对其单独进行评估。不要将化生本身看成是存在肿瘤性病变的证据。同时，也应认识到，子宫内膜化生与子宫内膜增生一样，可能与子宫内膜腺癌相关，其在子宫内膜癌高危人群中（如美国）比在低危人群中（如日本）更为常见[137]。此外，其对 P53 免疫反应可呈阳性，尽管通常较弱，且不一致[143]。化生性改变存在如下几种：

1. **鳞状化生**。鳞状化生可见于正常或增生的子宫内膜，有时伴有子宫平滑肌瘤或息肉[129]。明显的角化非常罕见（**子宫鱼鳞癣**）。比较常见的是出现非角化的鳞状细胞，或者弥漫性分布（腺棘皮病）[112]，或者呈鱼卵样聚集（桑葚状）[114]（图 1.118）。多见于绝经前女性，以及那些接受外源性激素治疗或伴有多囊卵巢病的患者[129,139]。这种改变不同于伴有鳞状化生的高分化子宫内膜腺癌（"腺棘癌"），因为其腺体成分为良性表现[134]。成桑葚样结构的组织处于无功能反应状态，提示其缺乏性激素受体，增殖指数极低[138]。令人惊讶的是，其对肠转录因子 CDX2 免疫反应呈阳性[136]。

2. **纤毛细胞（输卵管）化生**。正常子宫内膜可见散在的纤毛细胞。当出现大量纤毛细胞时，形态上与输卵管上皮相似，故被称为纤毛细胞（输卵管）化生[147]（图1.119）。纤毛细胞化生可见于正常脏器，但更常见于子宫内膜增生时。偶尔，此种病变可伴有细胞核非典型性（非典型输卵管化生），但即便如此，其也不能被看做是子宫内膜腺癌发生的高危因素[142]。

3. **乳头状化生（合体细胞性乳头状增生，乳头状合体细胞改变）**。这种变化的特征是：嗜酸性细胞沿表面上皮聚集成合体细胞和乳头状结构（图 1.120）。它通常见于长期的雌激素刺激[144]。人们对这种变化的看法不同，有人认为是化生，有人认为是增生，还有人认

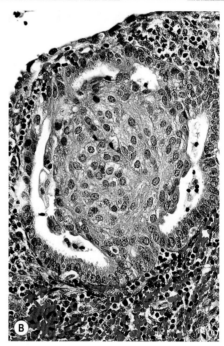

图1.118 A和B，子宫内膜鳞状化生伴有桑葚样结构。

为是与急性子宫内膜崩解相关的退行性改变[133,152]。后者是当前支持的观点[148]。

4. **黏液性化生**。在这种情况下，子宫内膜在形态学、组织化学和超微结构上都变得与宫颈内膜相似[131,146]（图 1.121）。主要的鉴别诊断是黏液性子宫内膜腺癌[141]。

5. **嗜酸细胞（嗜酸性）化生**。这是雌激素诱导的另一种变化，其特征是细胞胞质呈强嗜酸性[124]。由于缺乏核非典型性，故其不同于子宫内膜非典型性增生和非常罕见的嗜酸细胞癌[134,135,149]。其常伴有黏液性化生，并与后者一样，可表达 MUC5AC[140]。必须指出的是，胃肠型黏液标志物的表达在正常或异常子宫内膜（当然还有宫颈）并不少见[125]。

6. **鞋钉状和透明细胞（中肾管或中肾管样）化生**。在这

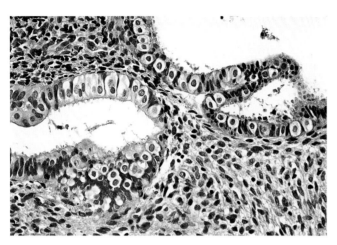

图1.119 子宫内膜输卵管化生。可见构成正常输卵管黏膜上皮的三种细胞。

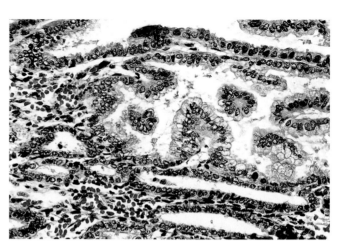

图1.121 子宫内膜黏液化生。注意细胞呈柱状，胞核位于基底部，胞质富含黏液。

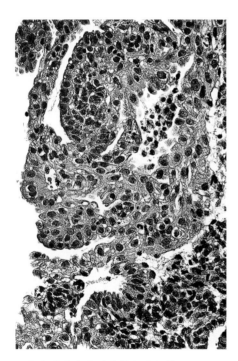

图1.120 子宫内膜乳头状（合体细胞）化生。

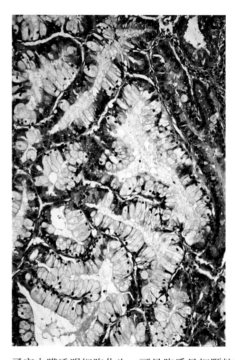

图1.122 子宫内膜透明细胞化生。可见胞质呈细颗粒状。

些关系密切的化生性病变中，上皮细胞呈高柱状，胞质透明，细胞核位于顶端（图1.122）。要注意与透明细胞（中肾管）腺癌进行鉴别[135]。

7. **肠化生**。这是一种极其罕见的化生，表现为子宫内膜类似于肠黏膜[151]。

8. **Arias-Stella 反应**。见正常解剖学项下。

9. **间质化生**。间质化生包括在子宫内膜间质中形成岛屿状平滑肌[127]、软骨[145]和骨[126]。需要注意的是，在某些情况下，出现软骨或骨组织可能是胎儿残留的结果[150]。

腺肌症和子宫内膜异位症

腺肌症是指在子宫肌壁深层出现岛屿状子宫内膜腺体和间质；而**子宫内膜异位症**是指子宫内膜组织出现在子宫以外的部位[205]。通常认为这两种病变密切相关，但它们的组织学表现甚至可能还有发病机制存在一定的差异。此外，它们通常各自独立发生。在多数病例中，腺肌症是由子宫内膜的非功能（基底）层组成，有时（或许是常常）与子宫内膜相连，有人认为它是一种复杂的子宫内膜憩室病。另一方面，子宫内膜异位症是由子宫内膜功能层组成的，因此，它也经历类似于正常子宫内膜的增生期、分泌期和月经期变化。然而，通过常规形态学技术、免疫组织化学和细胞增殖指数标志物研究发现，不论是育龄期女性还是绝经后女性，异位子宫内膜的增殖活性通常高于正常子宫内膜[156,179,204]。因此，分泌期相关标志物（如CD44s）在此种病变中的表达水平下降[191]。腺肌症在绝经后的女性中非常罕见，除了与他莫昔芬相关的病例，后者常出现间质纤维化、腺体扩张和各类化生性改变[185]。

多年来提出了多种子宫内膜异位症的发病机制，包括来源于先天性 Müller 或 Wollff 残件，子宫内膜种植（自发性或由子宫输卵管照相术引起），淋巴管或血源性扩散，以及浆膜化生[181,208]。子宫内膜异位症的各种发病机制都有道理，取决于病变的性质和部位，但是，代表第二 Müller 系统的盆腔间皮所发生的化生性变化可能是最普遍的和最重要的机制[190]。有意思的是，在评估X 染色体失活时发现，子宫内膜异位性囊肿为克隆性的，并表现为杂合缺失[203,205]。

子宫内膜异位症和腺肌症均可引起盆腔疼痛，并且特征性地与月经周期相关[166,183]。30% ~ 40% 的子宫内膜异位症患者有不孕症，但其确切的机制尚不清楚。极个别情况下，腺肌症可导致妊娠时子宫破裂。

大体上，**腺肌症**表现为子宫增大，呈球形，这是由于其通常伴有子宫肌层的增厚[166,183]。子宫增大通常是不对称的。其在子宫切面的境界不清，但当在明显肥厚的肌壁内见到小的凹陷性囊性病变时（图 1.123），应考虑腺肌症的可能。在老年女性，即使有广泛的腺肌症，子宫也可以表现为萎缩。伴有腺肌症的子宫平滑肌瘤本身可能被腺肌症累及。

腺肌症的镜下诊断取决于病理医师各自采用的标准，事实上有些标准非常随意[197]。正常情况下，子宫内膜和子宫肌层之间的界线是不规则的，也没有黏膜下层；子宫内膜基底层伸入子宫肌层浅层应视为一种正常现象。按照惯例，当子宫肌层中出现子宫内膜腺体和间质且它们距离子宫内膜 - 肌层交界至少一个低倍视野时，才能诊断为腺肌症（图 1.124）。

显微镜下，腺肌症的子宫内膜通常呈增生期表现，符合基底层的特征。当周围正常的子宫内膜处于分泌期时，1/4 的腺肌症病灶内的子宫内膜也表现为分泌期[187]。正常子宫内膜发生的任何病变都可以累及腺肌症病灶，包括增生和腺癌[206]。认识到这种现象非常重要，可以避免将子宫内膜原位癌或浅表癌累及腺肌症病灶误认为是恶性肿瘤的深处浸润[172]。出现子宫内膜腺癌累及腺肌症病灶似乎不会影响肿瘤的预后[173]，尽管也有人认为伴有腺肌症的子宫内膜腺癌出现肌层浸润的可能性更大[175]。

腺肌症可出现血管累及，切勿将其误认为恶性病变[186]。

一些小的腺肌症病灶主要由子宫内膜间质构成（**间**

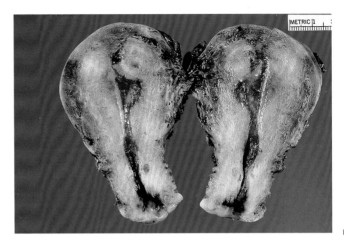

图1.123 子宫腺肌病的大体表现，可见肌壁不规则增厚，其内可见小出血灶。

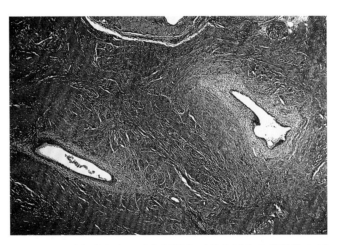

图1.124 子宫腺肌病。子宫肌层内可见由子宫内膜腺体和间质构成的病灶。

质性腺肌症、不完全性腺肌症或伴有稀少腺体的腺肌症）[157]（图 1.125）；然而，如果在肌层中出现完全由子宫内膜间质构成的较大病灶，则可能是子宫内膜间质肉瘤[171]。

子宫内膜异位症见于 1% ~ 7% 的美国女性[155,159]，是引起盆腔疼痛和继发不孕的主要原因[170]。它可发生于宫颈、阴道、外阴、直肠阴道隔、卵巢、输卵管、子宫韧带、阑尾、小肠和大肠、膀胱和输尿管、盆腔腹膜、疝囊、淋巴结、肾以及皮肤，甚至于骨骼肌、外周神经、胸膜、肺和鼻腔（图 1.126 和 1.127）。子宫内膜异位症在不同部位的特征性改变在相应的章节分别讨论。特发性皮肤子宫内膜异位症局限于脐和腹股沟区[201]。其他部位，如下腹壁，几乎总是发生于手术瘢痕处（特别是剖宫产的切口）。

大体上，子宫内膜异位症表现为蓝色囊性小结节，周围常有纤维化。个别情况下，它可以表现为多发性息肉样肿物，大体上与肿瘤性病变类似（**息肉样子宫内膜异位**

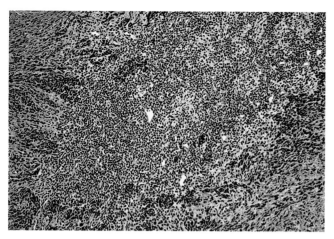

图1.125   所谓的"间质性腺肌病"。子宫深肌层内可见由子宫内膜间质构成的界限不清的岛屿状结构。

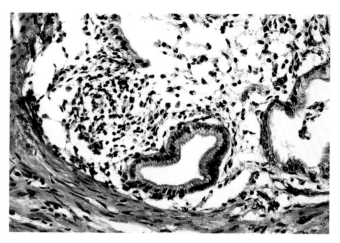

图1.128   所谓的"宫颈内膜异位症"。其间质与子宫内膜间质相似，但腺体是宫颈型腺体。

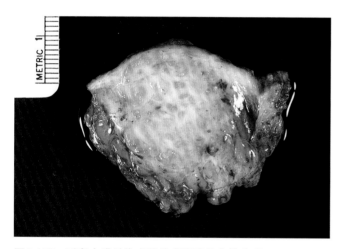

图1.126   子宫内膜异位症累及前腹壁的大体表现。

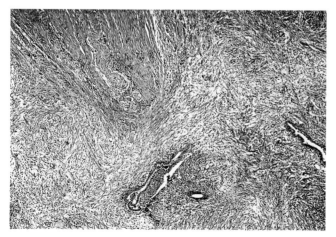

图1.127   子宫内膜异位症累及脐部。

或**子宫内膜异位性息肉病**）[188,193]。此类肿块也可见于结肠、输尿管、卵巢、子宫浆膜、输卵管和其他几个部位[193]。

显微镜下，可见子宫内膜腺体和间质，常常埋在致密的纤维团块之中，其中可有新鲜和陈旧性出血[161]。子宫内膜异位症的间质成分可发生平滑肌化生[168]。因此，对于其所形成的结节性病灶是否是一个微型子宫仍有争议，这种改变在腹腔的几个部位（卵巢、小肠等）均可见到，并被看做是伴有间质平滑肌化生的子宫内膜异位症的一种特殊类型或 Müller 管的一种畸形[153,176,198]。

子宫内膜异位症还存在其他形态学变异型，对其中一部分的解释仍令人困惑，包括微小间质结节、间质弹力纤维变性、显著的黏液变、神经束膜受累以及周围新生的骨骼肌[162,164,165,195]。异位的子宫内膜病灶可出现显著的黏液性化生，这种变化易被误诊为高分化黏液腺癌。这种变化曾被认为是宫颈内膜型上皮化生，被称为**子宫颈内膜异位症**[161]（图 1.128）。

虽然有确切的淋巴结子宫内膜异位症的病例报道，但大多数此类病例的病变均局限于淋巴结的被膜区或皮质区，病变腺体由纤毛或无纤毛立方上皮构成，而没有内膜间质[167]，这些特征更像输卵管，而不像子宫内膜上皮，称为**输卵管内膜异位症**更合适。其见于约 14% 的女性的淋巴结，但在男性中从未发现这样的病变[177]。

输卵管内膜异位症特别常见于盆腔腹膜，这与卵巢表面发生的肿瘤有关，这将在第 182 页讨论。此外，它还可表现为显著的囊性肿块，并且累及穿透整个子宫壁[163,207]。

有时，子宫内膜异位症与宫颈内膜异位症和（或）输卵管内膜异位症合并发生，称为 **Müller 上皮异位症**[199]。

同腺肌症一样，子宫内膜异位症可随着正常子宫内膜发生化生性、增生性和非典型性改变[169,196]。更重要的是，它能发生恶变[174,178]。最常见的是子宫内膜样癌和透明细胞癌[154,158,188,202]，子宫内膜间质肉瘤和恶性 Müller

混合瘤也有报道 [160]。

普通的子宫内膜异位症和输卵管内膜异位症均可发生浆液性或子宫内膜样良性和交界性肿瘤 [184,189,192,194]。

子宫内膜异位症相关的肿瘤的最常见部位是卵巢、盆腔腹膜、直肠阴道隔和肠壁 [200,202]。

子宫内膜异位症的治疗视患者具体情况而定，可用激素或手术治疗 [180]。目前认为，对于微小和轻度子宫内膜异位症，采取腹腔镜切除术治疗能提高不孕女性的生育能力 [182]。

功能异常性子宫出血和增生

正常月经的定义是分泌期子宫内膜出血，这与排卵周期相关，不超过 5 天。任何不符合此标准的出血均被视为**异常子宫出血**。其中一些出血是由明确的病变所致，如子宫内膜异位症、黏膜下肌瘤、子宫内膜息肉或癌，尤其是在绝经后的患者。大多数研究发现，5% ~ 15% 的绝经后子宫出血与子宫内膜癌相关，相似的比例是由子宫内膜息肉所致 [238,250]。超过半数的绝经后子宫出血刮宫时的唯一所见是萎缩的子宫内膜 [220]、子宫血管的退行性变和子宫血管的其他一些变化 [237,240]。

育龄女性非器质性原因所致的出血归属于一大类不十分明确的病变，称为**功能异常性子宫出血**。对于病理医师而言，检查刮宫或子宫内膜活检的标本常令人感到挫败。有时，由于能够得到的临床资料很少，或取材是在月经周期不恰当的时候进行的，病理医师无法发现异常，所能发现的改变至多只能证实妇科医师已知的信息，即患者有异常出血。这些改变包括：在子宫内膜间质中见到纤维蛋白团块（通常不出现在正常月经期的子宫内膜）[251]，或在致密的间质细胞成分中见到崩解碎片（这个过程称为**间质崩解**），以及腺体基底部凋亡小体的数目增多（所谓的 Bernirschke 颗粒）[258]。

另一方面，如果病理医师能够得到全面的临床资料，且活检的时机得当，检查结果才有意义 [221,222]。功能异常性子宫出血的病例可以分为两大类：一类伴有排卵，另一类没有排卵，后者较为常见。排卵和无排卵周期交替出现的混杂改变常见于绝经前的患者。

在有排卵的功能异常性子宫出血病例中，发生出血可能是由于**子宫内膜增生期功能不全**。后者可通过观察到的子宫内膜形态和预计的月经周期形态学变化不同（如月经周期第 14 天的子宫内膜的形态学表现为第 4 ~ 7 天的改变），或增生期的形态学特征（如核的假复层或核分裂活性）不明显来确定。

应用类似的标准可以辨认**分泌期功能不全**（分泌期子宫内膜发育不全，黄体期不足）所致的出血。传统上主张刮宫或活检应在排卵后第 12 天或在预期的月经前 2 天进行。然而，有些学者认为，在排卵后第 7 天或第 8 天较

早取活检可能更有意义 [219,242]。Noyes[249] 认为，应当至少在两个月经周期中取活检，以基础体温的变化和下次月经的开始作为测定分泌期长短的参照。从子宫内膜活检推测出的"日期"延迟要达到 2 天以上才能考虑发育不全的分泌期子宫内膜的诊断。伴随发生的形态学变化轻微，主要是腺上皮细胞核细长、深染 [260]。激素治疗常可校正这种病变 [227,242]。

见于有排卵出血病例的另一类缺陷被称为**子宫内膜不规则脱落**。这个术语指的是有规律的持续出现月经过多，出血期可达 7 天或以上，但整个月经周期并未延长。这是由于分泌期子宫内膜脱落延迟所致，正常时子宫内膜脱落应在月经的第 4 天完成 [239]。取活检应当在月经出血开始后的第 5 天或以后进行，诊断有赖于在见到破碎的月经期和（或）增生早期子宫内膜之外发现残留的分泌期子宫内膜。

膜性痛经比较少见，其特征是在月经刚开始的数天有子宫内膜管型排出并引起疼痛。显微镜下，子宫内膜管型表现为蜕膜。这种疾病被认为是高孕前反应的结果，也可以是给予高剂量孕激素诱导所致 [230]。

无排卵周期在其早期阶段就可辨认，即在应当表现为分泌期子宫内膜变化时，出现的是增生期子宫内膜。最常见的是长期持续性雌激素刺激导致的**子宫内膜增生**。各种程度的子宫内膜增生均可发生，从仅与正常的增生活跃的子宫内膜难以鉴别的病变（所谓的**子宫内膜增生紊乱**），到类似于腺癌表现的非典型增生 [244]。多年来对子宫内膜增生已经提出了许多种分类方法（框 1.2）。目前多倾向于采用 WHO 认可的分类方法，后者最初是由 Kurman 和 Norris[235] 提出的。它考虑了组织结构和细胞学特征，根据结构变化将其分为**单纯性和复合性**，再根据细胞学变化进一步分为**典型性和非典型性**（图 1.129）。后一个标准被认为是最有意义的。这种分类方法由于复杂且可重复性差而受到批评 [255,265,266]。替代的分类方法是将四类减至二类。第一类是子宫内膜增生，被视为良性病变，激素治疗有效，发生癌的风险几乎可以忽略；第二类（一部分人称其为子宫内膜肿瘤，另一部分人称其为子宫内膜上皮内肿瘤）被视为癌前病变，具有转化为浸润癌的高风险（约 30%）[216,223,243,246,252]。2002 年召开的 WHO 会议接受了对 Kurman-Norris 分类方法的批评，但是觉得目前还没有一种方法能够取代它。一个特别值得注意的问题是，诊断单纯性非典型性增生的可重复性差，而且它们很少发生；然而，仍然决定保留这一分类 [245]。

无论应用哪种分类方法，都应**对囊性**子宫内膜腺体的意义做出评价，因为其并非诊断子宫内膜增生必需的。当然，传统上认为其与 WHO 分类中的单纯性增生（以前称为"瑞士干酪样增生"）相关。然而，部分囊性子宫内膜腺体并未增生，有的反而完全萎缩，可以通过 MIB-1 染色证实 [210]。后一种情况称为**囊性子宫内膜萎缩**，过去称为"退化性增生"），被认为可能是既往存在

Campbell和Barter（1961）[218]

良性增生
非典型性增生，Ⅰ型
非典型性增生，Ⅱ型
非典型性增生，Ⅲ型

Beutler、Dockerty和Randall（1963）[217]

囊性增生
腺性增生
腺性增生伴有非典型性上皮增生

Gusberg和Kaplan（1963）[231]

轻度腺瘤性增生
中度腺瘤性增生
重度腺瘤性增生

Gore和Hertig（1966）[229]

囊性增生
腺瘤性增生
间变
原位癌

Vellios（1972）[262]

囊性增生
腺瘤性增生
非典型性增生

Tavassoli和Kraus（1978）[259]

囊性增生
腺瘤性增生
非典型性增生

Hendrickson和Kempson（1980）[232]

增生
　无非典型性
　伴有轻度非典型性
　伴有中度非典型性
　伴有重度非典型性

Kurman和Norris（1986）[236]

增生
　单纯性
　复合性
非典型性增生
　单纯性
　复合性

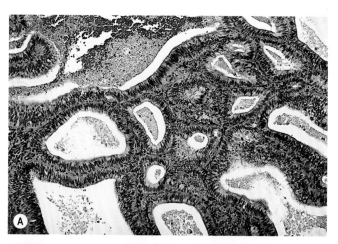

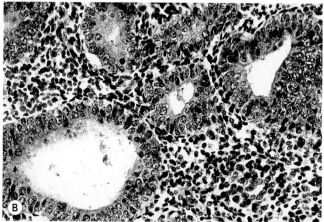

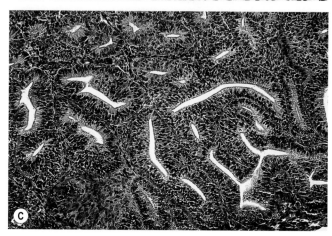

图1.129　各种类型的子宫内膜增生：A，单纯性，无非典型性。B，单纯性伴有非典型性。C，复杂性。

囊性增生的终末阶段。

　　子宫内膜增生最常见于绝经期和围绝经期的女性。然而，它也可见于比较年轻的患者，甚至青少年[236]。其中部分可能是由于Stein-Leventhal综合征以及分泌雌激素的卵巢肿瘤引起的雌激素刺激所致。

　　高度增生和高分化腺癌的鉴别可能非常困难，主要是因为子宫内膜增生和癌在形态学、超微结构、免疫细胞化学和分子遗传学水平上表现为同一疾病的不同阶段[214,225,228,232,256]。支持为癌的镜下特征包括：显著的多形性伴有极性消失，排列紊乱的腺体有复杂的分支结构，广泛的乳头状结构，腺体融合成实性或筛状结构，以及纤维化的间质（表1.1）[233,234,248,253,254]。Fox和Buckley[226]提

表1.1　子宫内膜增生和腺癌之间的形态学鉴别标准

组织学标准	腺瘤样增生	非典型性增生	腺癌
核			
外形	光滑，卵圆形	不规则	不规则
大小	一致	大，大小不同	大，大小不同
核仁	小，圆形	大，不规则	大，不规则
核分裂象	间质和腺体均多见	多见	数量不同
胞质	丰富，双染性	有时稀少；可以非常丰富，强嗜酸性	少，淡染，双染性
腺体			
内衬上皮	高柱状，单层	复层，极向消失	极向消失
外形	扩张，不规则，伴有外突和内折	不规则，腺体内成簇，但没有搭桥	不规则，伴有筛状结构和腺腔内搭桥
大小	多样	多样	多样
间质	通常丰富，富于细胞	少，密集	少

Adapted from Tavassoli F, Kraus FT. Endometrial lesions in uteri resected for atypical endometrial hyperplasia. Am J Clin Pathol 1978, **70:** 770–779.

出了腺体内出现没有间质支持的真正的细胞桥结构以及腺腔内出现中性粒细胞和核碎片的重要性。定量形态学（尤其是核的形态测定）、免疫组织化学、流式细胞学或其他技术能否对解决这个难题有所帮助或取代常规形态学，仍有待于观察[211-213,224,241,247]。

在一项常被引用的研究中，Gore 和 Hertig[229] 将特征性表现为子宫内膜腺体由具有丰富嗜酸性胞质的大细胞构成的子宫内膜增生命名为**原位癌**。由于关于这种变化必然会进展为浸润性腺癌的假说一直未得到证实，加之其有时通过激素治疗可以逆转[257]，现在大部分人认为，这种变化以及类似的变化[209,257] 是伴有或不伴有化生的子宫内膜增生的一种形态学变异型[248,259]。的确，在子宫内膜增生的背景中出现各种类型的化生性改变（鳞状、纤毛、透明细胞和其他）并不少见。正如已经提及的（见 85 页），重要的是要单独评估化生性改变并对增生进行单独分类。存在化生性改变的子宫内膜并不一定会发展成增生性病变；同样，有灶性鳞状或其他类型的化生的增生性子宫内膜并不一定发展成恶性。另一种有时会与增生混淆的病变（以及实际上是局限性增生性病变）是腺瘤样息肉，其特征是具有致密的纤维性间质以及厚壁血管[264]（见 93 页）。

非典型性分泌性增生是指分泌期子宫内膜具有组织结构异常和细胞学非典型性，非典型性腺体类似于正常月经周期第 16 ~ 17 天的腺体[215,263]。应当将此种变化与 Arias-Stella 反应和激素治疗引起的普通性增生区别开来。主要的

鉴别要点包括：腺体密度增加、结构不规则、核的非典型性以及 Ki-67 指数升高[261]。这种病变的自然病程尚不甚清楚。根据我们的经验，采用保守性治疗似乎更为合适。

与癌的关系

增生与癌的关系一直是争论的热点[274,281,282,287]。根据已经积累的大量经验，可做如下一些可靠的说明：

1. **多数子宫内膜样型子宫内膜癌病例在发生之前都存在增生阶段。** 在较年轻的女性和（或）在分化较好的肿瘤病例尤其如此，几乎 100% 都是这样。Hertig 和 Sommers[275] 发表于 1949 年的经典研究发现，所有子宫内膜腺癌患者在发展为癌的 15 年或稍短的时间内，通过刮宫获取足够的检查材料均可显示存在子宫内膜的结构异常。

2. **总的说来，只有相当少一部分的子宫内膜增生患者会进一步发展为癌**[276]。而大部分患者对孕激素治疗有效[273]。因此，仅仅出现增生不作为子宫切除的依据。

3. **增生越严重，发展成（或伴发）癌的可能性就越大**[283,286]。**细胞学**变化尤其如此，虽然同时伴有**组织结构**变化时更有意义[277]。在被广泛接受的 WHO 标准中，子宫内膜增生背景中出现如下三个中的一个或以上的特征即可诊断为高分化腺癌：（1）腺体融合；（2）广泛的乳头状结构；（3）纤维化的间质反应[278]。通过

常规的形态学评估和形态测定技术可显示子宫内膜重度非典型增生和腺癌之间的相关性[268]。还有人提出，GLUT-1 更易在非典型子宫内膜增生和腺癌中表达[267]。

单纯性增生（常常伴有囊性改变）的病例发生癌的风险非常小。在过去的一项对 544 例绝经前女性的随访长达 24 年的研究中，不到 0.4% 的女性发展成癌[279]。相反，在有复杂性和非典型性增生的女性中，15% 左右发展为癌，在有些研究甚至达到 30%[269,270,272,277]。Tavassoli 和 Kraus[285] 分析了 48 例子宫切除标本的病理学所见，这些病例均是在经刮宫诊断为子宫内膜非典型增生（包括所谓的"原位腺癌"）后 1~6 个月内施行手术切除的。其中 12 例（25%）诊断为高分化腺癌，出现肌层浸润的只有 1 例，且深度仅为 2mm。其他大多数病例表现为持续性的增生。由此作者认为，尽管子宫内膜非典型增生有一定的发展为癌的风险，但是通过药物（孕激素治疗）或手术（子宫切除）治疗易被根除。激素治疗在控制大多数子宫内膜增生病变及在手术高度危险的绝经后患者避免进行子宫切除中的巨大功效已被反复证实[271,284]。

在子宫内膜活检样本表现为子宫内膜复杂性非典型增生伴原位腺癌的子宫切除标本中，检出子宫内膜腺癌的概率较高[280]。

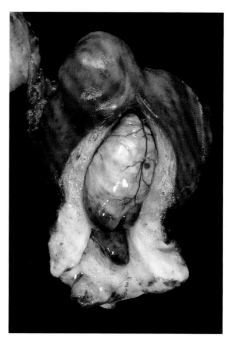

图1.130　充满宫腔的巨大子宫内膜息肉。还可见较小的宫颈内膜息肉和一个浆膜下平滑肌瘤。（Courtesy of Dr Pedro J Grases Galofrè; from Grases Galofrè PJ. Patologia ginecològica. Bases para el diagnòstic morfològico. Barcelona, 2002, Masson）

肿　瘤

子宫内膜息肉

绝大多数子宫内膜息肉并非真正的肿痛，而可能是子宫内膜增生形成的界限清楚的病灶，可能是由于间质成分激素受体表达下降所致[303]。大体上，息肉突向宫腔，并常出现继发改变（图 1.130）。腺体常有某种程度的囊性改变。它们可内衬包含核分裂象的活跃假复层上皮，或内衬不活跃的扁平上皮，后者见于绝经后女性（图 1.131）。

息肉的腺体和间质对孕激素的刺激没有反应，在整个月经周期中可以保持其完整性。在 D&C 样本中，通常只能获取息肉的碎片，通过检查间质可将其与子宫内膜增生鉴别开来。子宫内膜增生时其间质细胞活跃，核大呈空泡状，偶见核分裂象。而息肉的间质则由梭形（纤维母细胞样）细胞构成，含有丰富的细胞外结缔组织和大的厚壁血管。然而，有时息肉间质细胞较丰富，核分裂活跃，即类似于子宫内膜增生[295]。某些息肉样病变可以表现为单纯性或复杂性乳头状子宫内膜增生，将其视为局限性子宫内膜增生或子宫内膜息肉伴有增生性改变则是个人选择问题[298]。此外，典型的子宫内膜息肉常常与增生共存。所有这些均提示这两种病变具有共同的发病机制。在息肉中出现非典型复杂性增生或癌时，即便病变仅局限于息肉

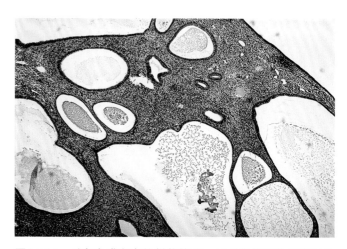

图1.131　子宫内膜息肉的低倍镜观，显示腺体囊性扩张以及伴有厚壁血管的纤维性间质。

内，应考虑行子宫切除，特别是在绝经后女性[304]。

个别情况下，子宫内膜息肉的间质内可见散在的非典型性（奇异性）细胞[290,310]。

接触他莫昔芬（tamoxifen）后子宫内膜息肉的发生率升高。其特征为多发性，体积大，并有纤维化、间质蜕膜样变和黏液性化生[289,297,307]（图 1.132）（见 83 页）。在分子学水平，据说 KRAS 基因突变率较高[294]。

在极少数情况下，息肉由功能性子宫内膜构成。诊

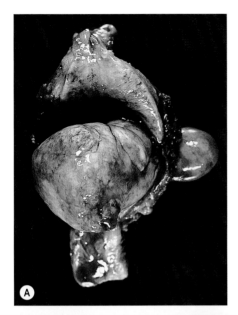

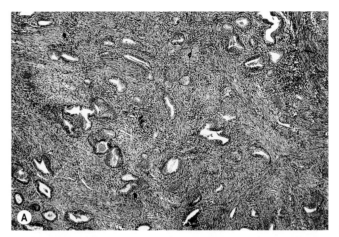

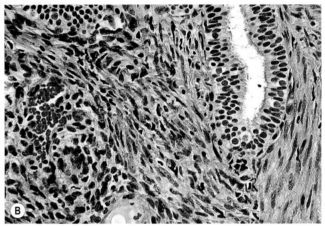

图1.133　A和B，子宫内膜腺肌瘤性息肉的低倍观和高倍观。

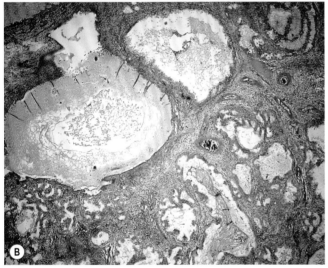

图1.132　他莫昔芬相关性子宫内膜息肉。A，大体表现。B，镜下表现。

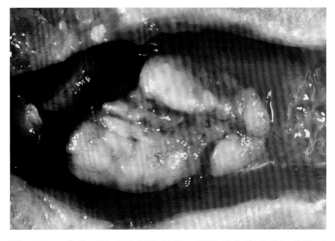

图1.134　非典型性息肉样腺肌瘤。可见其大体表现与普通的息肉没有本质区别。

断主要依据病变的大体特征而不是腺体和间质的镜下形态特征作出，因此，单凭 D&C 样本很难甚至不可能作出正确的诊断。

　　子宫内膜息肉恶性变罕见，但确有发生。部分病例表现为原位癌或浸润性浆液性癌[301]（见 98 页）。

　　子宫内膜息肉除了惯常所见的腺体和间质外，还含有平滑肌纤维（与血管壁无关），这种息肉称为**腺肌瘤性息肉**（又称为息肉样腺肌瘤）[293]。其特征是质地硬，呈灰色（图 1.133）。其一个比较重要的变异型是**非典型性息肉样腺肌瘤**（又称为非典型性息肉样腺肌纤维瘤）[296,299,300,309,311]。它们主要发生于绝经前的女性（平均年龄为 40 岁），表现为异常子宫出血（图 1.134）。一些病例伴有 Turner 综合征[288]。显微镜下，可见子宫内膜间质和平滑肌之间的腺体表现为不

同程度的增生和非典型性，有时近似于原位癌的表现（"具有低度恶性潜能"）[299]（图 1.135）。危险在于将其误诊为腺癌伴有肌层侵犯。CD10 免疫染色有助于鉴别诊断，息肉样腺肌瘤的间质成分为阴性，而侵及肌层的腺体周围的相邻间

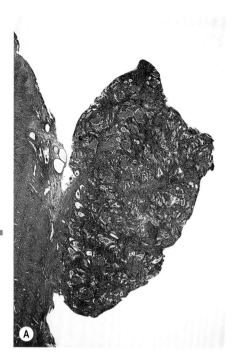
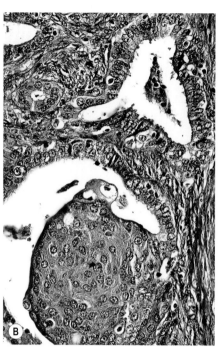

图1.135　A和B，非典型性息肉样腺肌瘤的低倍整体观和高倍镜下表现。注意腺体结构复杂，有化生性改变和非典型性。

质细胞通常为阳性（所谓的指状着色模式）[305]。其生物学行为通常呈良性，但有局部复发、癌变[292,308]以及与子宫内膜或卵巢的子宫内膜样癌共存的病例报道[291,302]。

　　在分子学水平，非典型性息肉样腺肌瘤和复杂性腺体增生具有几种相同的改变[306]。

子宫内膜癌

一般和临床特征

　　子宫内膜癌是发达国家最常见的妇科恶性肿瘤[340]。其发病率在美国和加拿大最高，但近年来其发病率和死亡率均有所下降。子宫内膜癌通常发生于老年人，诊断时80%的病例为绝经后女性[332]。然而，任何年龄组均可发生，甚至有宫内妊娠伴发子宫内膜癌的病例报道[333]。40岁及更为年轻的女性所发生的子宫内膜腺癌多为子宫内膜样型，高到中分化，临床分期早[320]。相反，老年患者确诊时多为2级或3级，临床为进展期[324]。

　　现在认为，根据发病机制可将子宫内膜癌分成两种类型：迄今比较常见的一型是由于过量雌激素刺激、在子宫内膜增生的背景上发生的；另外一型为原发性病变[312,316,323,326,337]。第一种类型的高危人群包括：肥胖、糖尿病、高血压和不孕患者；无排卵（包括 Stein-Leventhal综合征）和功能异常性出血患者；长期使用雌激素的女性；接受他莫昔芬治疗的乳腺癌患者（见下文）；存在重度子宫内膜增生的女性；以及功能性颗粒细胞瘤和卵泡膜细胞瘤患者，后者的相关性很低[322,330,335]。

　　在大多数 Stein-Leventhal 综合征患者中，其子宫内膜的病理改变为增生，且药物治疗后可以消退[325]。然而，已有数个发展为癌的记录完整的病例报道；这些癌几乎均为高分化癌，即使有肌层浸润也是微小浸润。有人指出，在刮宫后通过重建排卵周期治疗，病变是可逆的，主张对这些患者进行保守治疗[318]。在伴有 Stein-Leventhal 综合征的高分化腺癌患者中，没有一例出现转移、局部复发或致死，这一点也支持采用上述治疗原则。这种情况非常类似于子宫内膜病变和功能性卵巢肿瘤之间的关系（见201页）。

　　性腺发育不良（Turner 综合征）也可以伴发子宫内膜腺癌，通常为高分化腺癌。McCarty 等[327]总结了13例报道的病例，发现其中11例接受过雌激素替代疗法，通常是大剂量和长期的治疗。尚不清楚这是长期使用雌激素的并发症还是 Turner 表型的一种少见表现。值得注意的是，几乎2/3的癌中存在鳞状上皮分化[314]。

　　遗传性非息肉病性结肠癌（HNPCC，Lynch syndrome）患者子宫内膜癌的发生率升高，常在年轻时发病[321]。很多此类病例的子宫内膜样分化不明显，为高级别肿瘤[313]。其常常出现类 Crohn 样淋巴反应、淋巴管外渗及肿瘤浸润淋巴细胞[339]。

　　部分子宫内膜癌病例，无论是子宫内膜样型，还是乳头状浆液性型，可出现在因其他原因进行盆腔照射数年之后，但其为自发性还是为照射诱导尚不清楚[329,331,334]。

　　近来，有几项报道支持：长期接受他莫昔芬治疗的乳腺癌患者发生子宫内膜腺癌的风险会升高[315,319]；有两项研究显示，这些病例中有相当一部分为高级别肿瘤，且预后较差[317,328,336]，而其他研究则认为这些病例主要是低级别的子宫内膜样腺癌[338]。

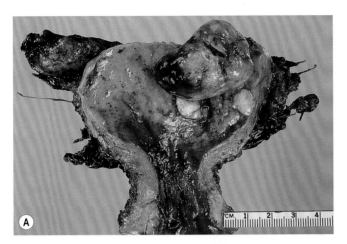

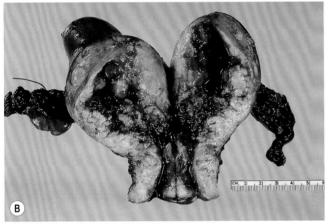

图1.136　A和B，子宫内膜样腺癌的大体表现。A图表现为息肉样，B图为广泛浸润。

病理学特征

　　大体上，子宫内膜癌可以形成基底较宽的息肉样肿物或弥漫性浸润子宫肌层（图1.136）。一般而言，有广泛肌层侵犯的子宫体积会增大，临床检查可以发现。然而也有例外情况，有时癌浸润至深肌层而子宫体积却大小正常，这种生长方式与宫颈的恶性腺瘤类似[362]，被描述为"微小偏离性浸润"[358]。

　　任何部位的子宫内膜均可发生子宫内膜癌，在较年轻女性更易发生于子宫下段（峡部）[350]。在此提一下，发生在峡部的肿瘤应该归入子宫内膜癌的范畴而不是宫颈癌[355]。局限于宫角的、较小的癌在活检中或即便是D&C检查也可能遗漏。

　　显微镜下，约80%的子宫内膜恶性上皮性肿瘤为普通型腺癌，后者通常分为高分化（Ⅰ级，50%）、中分化（Ⅱ级，35%）和低分化（Ⅲ级，15%）肿瘤（图1.137A至C）。FIGO三级分级方法主要基于肿瘤生长方式（腺样和实性区域的相对比例），但同时也对核的非典型性做出了限定[372]。近来又提出了一种主要根据组织结构将肿瘤分为两级（低级别和高级别）的替代分类方法[349,360]。

　　分化较好的肿瘤的光镜和电镜特征与非肿瘤性子宫内膜非常相似[343,348]，因此，将其命名为"子宫内膜样"。超过1/4的子宫内膜样癌具有乳头状（绒毛腺管状）结构，位于表面或浸润的区域[341,342]（图1.137D）。此类肿瘤应与高度侵袭性的乳头状浆液性癌严格区分开来（见98页）[344,345,371]。另外，还有一种变异型是有非绒毛性小乳头的子宫内膜样腺癌。这些乳头来自于普通的子宫内膜样腺癌，或来自其绒毛腺管状变异型的绒毛状突起[363]。应注意的是，子宫内膜样腺癌的最表浅部分的形态学与子宫内膜的各种增生性和化生性病变表现非常相似[354]。腺腔内可见细胞碎片，与结肠癌相似，俗称为"脏坏死"。出现这种碎片与高级别的组织学、肌层侵犯以及峡部蔓延相关[369]。

　　子宫内膜腺癌的间质通常有纤维组织增生，偶尔可完全不明显，即便是在广泛浸润的肿瘤[357]。可见泡沫细胞集聚，可能是肿瘤坏死所致，而且其可以作为提示存在癌的一个较好的标志[352]。然而，在子宫内膜增生性及非增生性上皮性病变中也可见到泡沫细胞。泡沫细胞为组织细胞表型而非子宫内膜间质细胞表型[368]。其脂肪染色呈阳性，黏液染色呈阴性，与良性子宫内膜息肉间质内有时会出现的黏液阳性的巨噬细胞不同[367]。

　　子宫内膜样腺癌周边的非肿瘤性子宫内膜常有增生性改变，极少情况下会表现为正常的增生期或分泌期改变，当出现后者这样的情况时，癌被认为是发生于"孕激素抗拒"的内膜[366]。

　　癌出现肌层浸润的概率和范围与其组织学分级直接相关[361]。高级别的肿瘤与出现宫颈及淋巴管血管累及密切相关[365]。应注意的是，要将真正的肿瘤肌层浸润与子宫内膜 - 肌层交界处的延伸以及非典型性或恶性病变累及已存在的腺肌症病灶区别开来[353]；在肌层内增生的子宫内膜腺体周围见到子宫内膜间质则可确定为后一种情况[351]。有人提出，CD10免疫染色可能有助于鉴别诊断，CD10染色能显示腺肌症病变周围的子宫内膜间质成分[364]。然而，同时需警惕的是，腺癌浸润灶周边的间质CD10免疫反应也可为阳性[370]。10%以上的子宫内膜癌累及宫颈，通常是直接蔓延浸润[347,359]，但有时也可能是D&C检查所致的种植转移[346]。宫颈浸润可以大体上非常明显，也可以仅在显微镜下才能发现，可侵犯表面、纤维性间质或两者均侵犯[356,359]。出现宫颈累及及其类型影响肿瘤分期，最好通过分段刮宫术来检查。需注意将真正的宫颈侵犯与游离的肿瘤碎片区分开来，否则会导致假阳性率增高[356]。

　　子宫内膜癌与宫颈内膜癌的鉴别诊断在55页讨论。

变异型和其他组织学类型

　　子宫内膜腺癌具有许多种形态学类型。其中如腺棘癌、腺鳞癌、分泌性癌和纤毛细胞癌被认为是普通型（"子宫内膜样"）腺癌的变异型。另外一些特别是乳头状浆液性

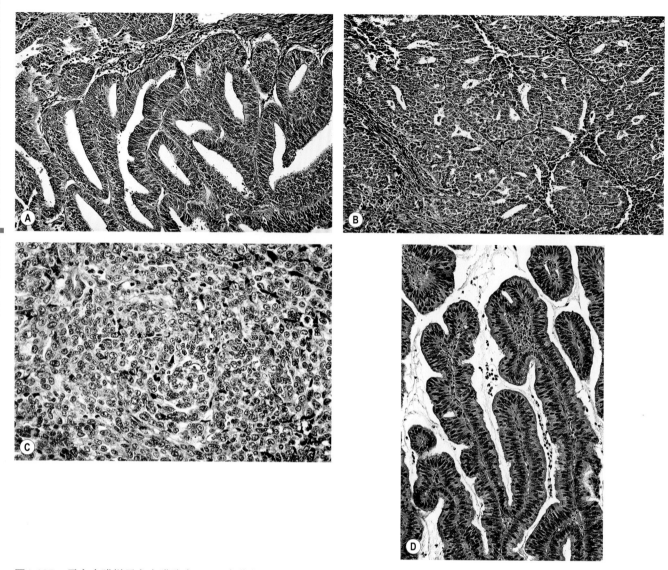

图1.137 子宫内膜样子宫内膜腺癌。A，高分化。B，中分化。C，低分化。D，伴有绒毛腺管状结构。

癌、透明细胞癌和黏液腺癌，则被认为是非子宫内膜样型，尽管它们中的任意一种都可与子宫内膜样腺癌并存。

腺棘癌是指高分化子宫内膜样腺癌中含有同样高分化（良性表现）的鳞状上皮成分，后者来源于肿瘤腺体的化生（图1.138）。其自然病程与相似分化程度但不存在鳞状分化的普通型腺癌基本一致 [470]。

腺鳞（混合性）癌是指子宫内膜样癌中含有恶性表现的鳞状上皮成分 [425]（图1.139）。一些研究发现，这种类型的肿瘤的发生率其实很高，可占据全部子宫癌的30%，并有上升趋势 [425,426]，但是我们及另外一部分学者的经验并非如此 [376,397]。腺鳞癌的预后被认为比腺癌或腺棘癌差。然而几项研究表明，处于同一分期和组织学分级的纯粹的腺癌、腺棘癌以及腺鳞癌的预后彼此之间并无差异 [443,469]。因此，腺鳞癌的预后不好似乎是由于绝大部分腺鳞癌为高级别腺癌，而腺棘癌恰好相反。换句话说，一旦子宫内膜

腺癌依据临床分期及组织学分级被分为高分化、中分化或低分化，出现局灶鳞状上皮成分以及其分化如何似乎就没有那么重要了 [469]。形态学研究提示——并且得到了免疫细胞化学研究的支持，腺棘癌和腺鳞癌是同一肿瘤中出现的不同程度的鳞状上皮化生，而非两个独立的病种 [463]。

毛玻璃样细胞癌是一种特殊类型的腺鳞癌，在子宫内膜偶有报道，其形态与宫颈较常发生的毛玻璃样细胞癌相似 [384,396]。

分泌性癌的特征是：肿瘤性腺体有核下空泡形成，类似于正常月经周期第17天的分泌期子宫内膜，而邻近未受累的子宫内膜常为分泌晚期表现 [454]（图1.140）。这种肿瘤并未被认为是子宫内膜癌的一种特殊类型，而可能是高分化子宫内膜样癌广泛性或局灶性出现的形态学表现，通常为孕激素刺激的结果。应当与后面描述的透明细胞癌和其他伴有透明细胞特征的子宫内膜样腺癌区分开 [383,412,447]。

　　纤毛细胞癌是子宫内膜腺癌的一种极其少见的变异型，主要由纤毛细胞组成[398]，需要与较为常见的纤毛细胞化生区分开（见 85 页）。

　　黏液腺癌这个亚型的特征是有大量黏液分泌[420]（图1.141）。可以通过其结构和细胞学非典型性与黏液化生区别开来，但偶尔也可出现具有欺骗性的温和表现[458]。应当注意的是，普通的子宫内膜腺癌中常可见散在分布的黏液阳性病灶，这并非提示肿瘤一定是宫颈内膜来源的[452]。

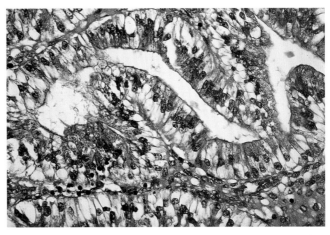

图1.140　子宫内膜分泌性癌。这种高分化病变是子宫内膜样腺癌的一种变型，肿瘤细胞胞质透明或呈细颗粒状。应与透明细胞癌鉴别。

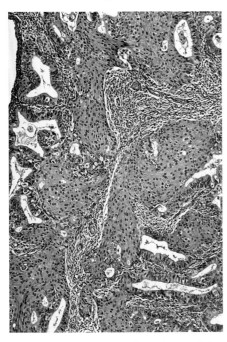

图1.138　高分化子宫内膜样腺癌伴有鳞状上皮化生（所谓的"腺棘瘤"）。

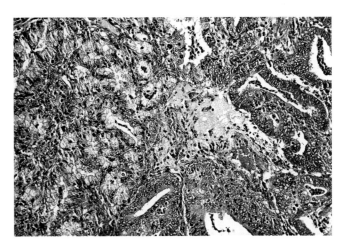

图1.141　子宫内膜黏液性腺癌。

图1.139　A和B，子宫内膜样子宫内膜腺癌伴有鳞状上皮化生。与图1.138不同，鳞状成分具有明显的非典型性细胞学改变。

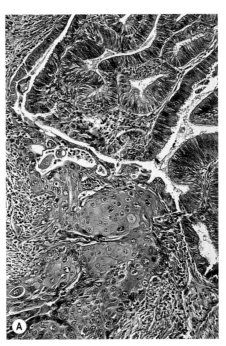

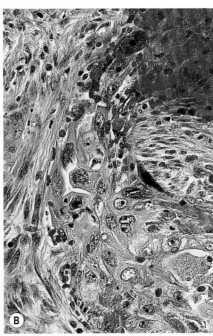

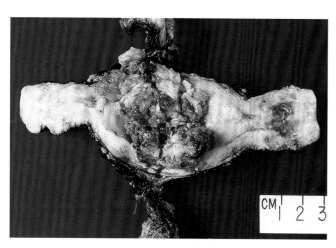

图1.142　子宫内膜乳头状浆液性癌的大体表现。可见肿瘤充满宫腔。

根据形态学或组织化学特征并不能明确子宫内膜黏液性腺癌和原发性宫颈内膜腺癌的区别（在 55 页进一步讨论），而要根据不同的活检和分段刮宫[440]。然而，这些肿瘤所产生黏液的某些组织化学特征提示其为肠源性分化[416]。

偶尔，黏液性或混合性黏液-子宫内膜样腺癌可表现出明显的**微腺体**结构，伴有腺腔内嗜酸性黏液性分泌物和显著的急性炎症反应，整体表现类似于宫颈内膜微小腺体增生[468,471]。

乳头状浆液性癌以前也称为管状癌，是一种高度侵袭性的子宫内膜腺癌，与卵巢的乳头状浆液性癌非常相似[395,399,408]（图 1.142）。其特征是：肿瘤呈复杂的乳头状生长方式，高级别的细胞学非典型性（多形性，核深染，巨大核仁），大量的核分裂象，广泛坏死，砂粒体形成（30%的病例），以及明显的肌层侵犯（图 1.143）。应当与已经提到的（且更为常见的）伴有绒毛管状结构的子宫内膜腺癌区分开，两者具有几种共同的结构特征[386]（见 95 页）。一个至关重要的问题是：乳头状浆液性癌总是具有高级别的细胞学特征，在 Pap 涂片上也非常明显[411]。相反，乳头结构可以非常稀少，肿瘤主要表现为小管状腺样结构，此时需与子宫内膜样癌鉴别[385]。这里应指出的是，出现砂粒体并不一定代表是浆液性乳头状癌，因为偶尔在子宫内膜样癌中也可见到砂粒体[431]。

子宫乳头状浆液性癌可与子宫的子宫内膜样腺癌或卵巢浆液性癌共存[380]，或局限于子宫内膜息肉中，或完全位于黏膜内（微小浆液性癌）[380,382,387,403,437,445,446,455,464]（图 1.144）。子宫内膜腺体异常增生被认为可能是浆液性癌的前驱病变[414,472,473]。

P53 免疫组织化学染色呈弥漫强阳性是浆液性癌的特征性表现之一。此特征通常与 P16 片状表达以及缺乏激素受体表达相关[427,467]。与卵巢的浆液性癌不同，WT1表达罕见[389]。

部分子宫浆液性癌可见于宫颈癌放疗治疗后[430]。

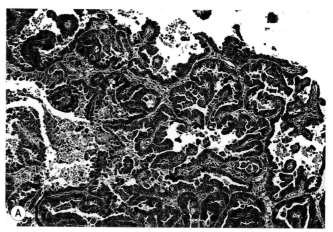

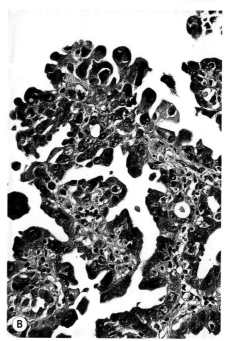

图1.143　A和B，浆液性癌的低倍观和高倍观。注意细胞的高核分级。

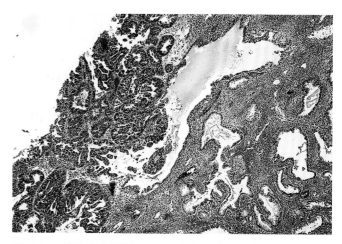

图1.144　浆液性癌局限于他莫昔芬相关性子宫内膜息肉的表面部分。

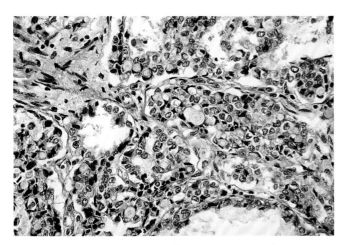

图1.145　子宫内膜透明细胞癌。

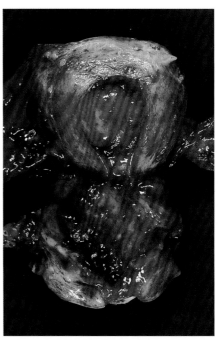

图1.147　子宫内膜小细胞神经内分泌癌的大体表现。可见肿物为红色、鱼肉样，质地较软。

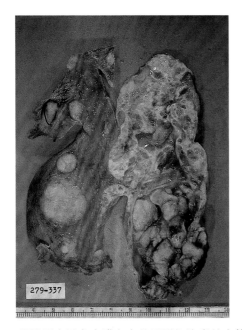

图1.146　累及巨大子宫内膜息肉的透明细胞癌的大体表现。
（Courtesy of Dr Juan José Segura, San José, Costa Rica）

透明细胞癌由体积较大的透明细胞构成，细胞境界清楚，含有数量不等但通常为多量的糖原[412,419]（图1.145）。透明细胞癌中所见到的乳头状结构和"鞋钉"细胞与发生于卵巢、宫颈和阴道的同名肿瘤的一致。然而，在子宫内膜腺癌表浅区域内可见到透明细胞成分，为普通腺癌的局灶性变化，个别情况下甚至可出现于良性的子宫内膜息肉[412]和基本正常的子宫内膜内[391]，这些显然支持其为 Müller 来源而非中肾管来源（图1.146）。透明细胞癌的超微结构和免疫组织化学特征也支持这一说法[413,439,441,459]。大部分患者是绝经后女性，似乎与宫内接触已烯雌酚无关，因为阴道和宫颈也会发生类似的肿瘤。

尽管早期文献强调，透明细胞癌与普通型（"子宫内膜样"）腺癌有相似之处[412,450]，但是现在认为，无论是在形态学上还是在自然病程上，它与乳头状浆液性癌的关系更加密切[381,417]。现已提出一个可能的前驱病变，其特征为伴有透明和（或）嗜酸性胞质，细胞核有不同程度的非典型性[390]。

未分化癌可能是发生在子宫内膜的子宫内膜样、浆液性和其他形态学类型的终极表现[438]。上皮细胞呈实性片状生长，无明显分化特征[374,448]。由于其预后较差，需要与子宫内膜样腺癌3级区别开来，这点十分重要[378]。未分化癌与低级别子宫内膜样腺癌之间的相关性被认为是肿瘤去分化的一种表现形式[449]。有些未分化癌被报道发生于年轻女性，其临床表现为快速进展[453]。

小细胞神经内分泌癌大体检查通常表现为巨大的（有时呈息肉样）、边界不清的浸润性生长的肿物（图1.147）。显微镜下，其形态与较常见于宫颈的小细胞癌类似（图1.148）。它可为普通子宫内膜样或浆液性腺癌的局灶表现，也可作为 Müller 混合瘤的一种成分[420,432,444]（图1.149）。免疫组织化学染色，NSE 和低分子量角蛋白通常呈阳性，有时嗜铬素和突触素也呈阳性。超微结构检查可见致密核心分泌颗粒。其生物学行为极具侵袭性[460]。同在肺、宫颈和其他部位一样，肿瘤具有高级别的神经内分泌特征，但主要由中等大小细胞构成，可为纯粹的子宫内膜样腺癌或与其混合存在[374,423]。在这种情况下应当注意的是，在25% ~ 50%的典型子宫内膜腺癌中应用嗜银染色法可以检测到存在少量内分泌细胞[379,451]。其中一部分细胞含有嗜铬素、NSE、5-羟色胺（5-HT）、生长抑素、促肾上腺皮

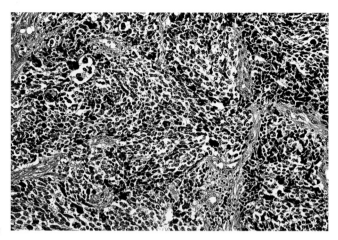

图1.148　子宫内膜小细胞神经内分泌癌呈弥漫性生长。

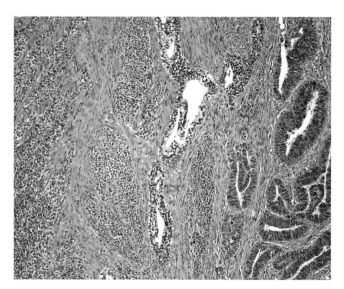

图1.149　子宫内膜小细胞神经内分泌癌与子宫内膜样腺癌混合存在，这是一种常见的组合。

质激素（ACTH）和吲哚胺颗粒[375,406]。

　　子宫内膜的纯粹**鳞状细胞癌**极少见[373,407]。在这种情况下除外宫颈癌蔓延到宫体尤为重要[433]。部分病例为伴有子宫积脓的老年女性，推测发生于先前存在的子宫内膜鳞状化生的基础之上[400]。另外一些病例的发生推测可能与来自宫颈的异位黏液腺有关[465]。有肿瘤伴有梭形细胞（肉瘤样）改变[466]或表现为疣状癌的个例报道[442]。

　　巨细胞癌是高级别子宫内膜腺癌的一种罕见的多形性类型，其特征是：奇异的多核巨细胞松散地排列成片状或巢状[409,422]。其可与分化较好的子宫内膜样或透明细胞癌成分并存[436]。

　　伴有滋养细胞（绒毛膜癌）分化的子宫内膜癌应与先前才提到的巨细胞癌以及绒毛膜癌区分开[410]。在这种肿瘤中，多核合体滋养细胞样细胞 hCG 免疫反应呈强阳性[401]。其非滋养叶细胞区浆液性形态更为常见，而子宫内

膜样形态较为少见[401]。一个相关而更为罕见的表现是：子宫内膜癌分泌甲胎蛋白[456]。

　　嗜酸细胞癌是子宫内膜样癌的一种罕见变异型，其特征是：肿瘤主要或完全由大的嗜酸性细胞构成[435]。

　　伴有支持细胞（性索样）分化的子宫内膜样癌已有报道，与较常见的卵巢子宫内膜样肿瘤相似[388,457]。需与类似于卵巢性索肿瘤的子宫肿瘤区别开来（见 105 页）。已提出用**索状和玻璃样子宫内膜样癌**这一命名提示其两种特征性的形态学表现[424]。

　　移行细胞（尿路上皮）癌的结构和细胞学特征与发生于下尿道的尿路上皮癌相似，但其常保留 Müller 特征。它几乎总是与一种或另外一种较常见的组织学类型混合存在[392,415,418]。有意思的是，由于细胞学上的相似性，子宫内膜移行细胞癌与卵巢的 Brenner 瘤彼此相关[394]。

　　发生于子宫内膜的**肝样腺癌**已有报道，伴有甲胎蛋白的产生[402]。

　　印戒细胞腺癌已被描述为一种原发性的子宫肿瘤[421]。在作出这个诊断之前，须除外转移癌（特别是来源于乳腺和胃）以及酷似印戒细胞的空泡变的蜕膜细胞和间质组织细胞[405]。

　　淋巴上皮样癌与发生在其他部位的同名肿瘤类似。已报道的少数几个病例中均未发现 EBV 感染的证据[461]。

　　子宫的**横纹肌样肿瘤**至少在部分病例是去分化的子宫内膜腺癌，其偶尔和普通的子宫内膜腺癌并存也强有力地支持这一说法[393]。

　　子宫内膜的**中肾管腺癌**是真正起源于 Wolff 残件的肿瘤，因此与上述的透明细胞癌无关（过去后者被称为中肾管癌，这是不准确的），据描述其表现为子宫肌层的肿块[428,462]。

细胞学

　　大规模普查在减少浸润性宫颈癌的发生方面取得了成功，但很遗憾的是，在子宫内膜癌并未获得同样的效果[476]。常规的 Pap 涂片筛查对此类肿瘤并不那么有效，阳性率仅为 50%[475]。宫颈刮取物检查的阳性率为 60%，阴道分泌物的阳性检出率为 75%[483,485]。在宫颈细胞学标本中出现正常子宫内膜细胞，提示可能有子宫内膜增生或子宫内膜癌，应进行子宫内膜组织学检查[480]。采用几种细胞学检查技术可提高阳性率，如子宫内膜吸取术、塞子涂片法、子宫内膜灌洗术、子宫内膜刷片、喷洗技术以及吸引刮宫术[474,477-479]。在这些技术中，多数人喜欢应用后一种技术，因为它准确性高且容易被患者接受[477]。然而，上面提到的任何一种方法在广泛应用于大规模普查时都存在问题[481,482,484]。

组织化学和免疫组织化学特征

　　免疫组织化学染色方面，普通的（子宫内膜样）子

宫内膜腺癌肿瘤细胞表达角蛋白（尤其是角蛋白 7、8、18 和 19）[500,501]、波形蛋白（65% 到 80% 以上的病例）[489,490]、PAX8[510]、CEA（低于宫颈癌，而且通常局限于鳞状上皮化生区域）[512]、CA-125[503]、IgA 和分泌成分[509]、MUC1（通常不表达 MUC2 和 MUC5AC）[504]、荆豆素、凝集素 I 以及淀粉酶（12% 的病例）[511]。它们常同时表达角蛋白和波形蛋白[504]。一部分肿瘤细胞还含有胶质原纤维酸性蛋白（GFAP）[501]。

大部分子宫内膜腺癌表达雌激素和孕激素受体[487,493,505]。子宫内膜样腺癌的阳性率最高，其次是浆液性乳头状癌和透明细胞癌[491]。高度恶性的腺鳞癌总是呈阴性[497]。在子宫内膜样癌及其大部分变异型中，激素受体的表达与 FIGO 分期、FIGO 分级以及核分级相关[496]。雌激素和孕激素受体的阳性程度通常相似[488]。约 20% 的子宫内膜癌病例有 HER2/neu 的过表达[506]。免疫组织化学染色显示，约半数的腺癌病例表达 CD117（c-kit），而正常增生期子宫内膜 90% 以上为阳性[492]。GLUT-1，一种葡萄糖转运增强因子，在多数非典型性增生和腺癌病例中有异常表达（特别是浆液性癌[495]），但据信在正常或无非典型性的单纯性和复合性增生的子宫内膜不表达[513]。细胞黏附分子 β- 连环蛋白和 E- 钙粘着蛋白的表达与组织学类型有关，两者在子宫内膜样癌中呈阳性，而在乳头状浆液性癌中呈阴性[507]。相反，癌胚胎蛋白 IMP3 与浆液性癌的相关性比其与子宫内膜样癌更为密切[516]。

最近发现，WT-1 具有诊断意义，其在卵巢乳头状浆液性癌及其转移癌中几乎总是呈阳性，但在子宫内膜的乳头状浆液性癌[486,494,498] 和其他类型的原发性子宫内膜癌[514] 中通常呈阴性。另一个有诊断意义的标志物是 IMP3，其呈阳性则提示为浆液性癌（或联合 IMP3+/PTEN+）[499]。一个有代表性的潜在陷阱是 TTF-1 的表达，其通常作为肺癌和甲状腺癌的标志，但在子宫内膜（和宫颈）腺癌中也可能表达[508,513]。

分子遗传学特征

目前在子宫内膜样腺癌中已经检测到的主要的遗传学异常包括：微卫星灶不稳定性（28% 的病例）以及 PTEN 基因（1/3 到半数病例）、PIK3CA 基因（36% ～ 39% 的病例）、KRAS 基因（26% 的病例）和 CTNNB1（β- 连环蛋白）基因（13% ～ 22% 的病例）的突变。而非子宫内膜样癌（特别是浆液性癌）常存在 TP53 突变和几个染色体的杂合缺失[517,520,523,528,529,533-537]。P53 的过表达被发现与激素受体表达呈负相关[522,525]。这些差异提示，这两类主要的子宫内膜肿瘤可能具有不同的发病机制[514,516,526,533]。

其他报道的子宫内膜腺癌的遗传学异常包括：P21（waf1/cip-1，一种与细胞周期依赖性激酶复合物结合的核蛋白）表达下降[530]、β1C 整合素（参与维持正常组织形态的一组广泛存在的细胞黏附分子家族成员之一）表达下调[527]、COX-2 在低分化肿瘤中过表达[521]、DCC 表达缺失[531]、Rb2/p130 表达下调[534] 以及在高级别肿瘤中端粒酶活性增强[518]。

约 1/4 的病例 DNA 呈非整倍体，这部分肿瘤多为手术分期较晚和组织学分级较高，伴有子宫深肌层侵犯和淋巴结转移。与预期的一样，乳头状浆液性癌通常为 DNA 非整倍体[532]。

扩散和转移

子宫内膜癌局部扩散的两个最常见的部位是子宫肌层和宫颈，两者均有重要的预后意义[553]（见 103 页）。根据肌层侵犯程度即浸润深度不超过和超过 1/2 肌壁将其分为两期。这个看似直观的指标实际上有很多潜在的不准确性[538]。子宫肌壁的弓状血管丛有助于浸润深度的测量，肿瘤侵犯至或穿透弓状血管丛可作为提示肿瘤浸润深度超过 50% 肌壁的指标[554]。如果同时存在子宫腺肌症，则很难判断肿瘤的浸润深度。一方面，肿瘤可累及腺肌症病灶，可能会被误认为肿瘤的深肌层浸润；另一方面，肿瘤累及腺肌症病灶被认为可作为提示存在真正的肌层侵犯的指标[544]。

子宫内膜癌常侵犯宫颈。此为重要的预后相关指标，应与反应性宫颈非典型增生区别开来，后者可伴随子宫内膜癌发生，可能与之前的子宫内膜取样有关[550]。

淋巴管血管侵犯是子宫内膜癌的最重要的扩散途径。在这里需要提醒的是，有时在腹腔镜子宫切除标本中由于人工假象会出现血管的假侵犯，其特征是：在子宫肌层外的厚壁血管或肌层内扩张的血管腔内见到不明显的肿瘤碎片。这些肿瘤碎片与血管壁是分开的，血管周围无炎细胞浸润，且在肌壁裂口内也可见到肿瘤碎片。这种人工假象似乎可以明确判断，但其产生的机制以及这究竟是谁的错（外科医生还是病理医生）尚不清楚[543,546,548]。

子宫内膜样腺癌向子宫外扩散的最常见部位是盆腔、主动脉旁淋巴结和卵巢（见下一节）。淋巴结转移见于 5% ～ 25% 的临床 I 期患者，且在高级别的浸润性肿瘤（即便肿瘤较表浅）、体积较大和（或）浸润较深的肿瘤（无论其分级如何）、有宫颈累及以及伴有血管侵犯的肿瘤中更为常见[540,542,549]。

乳头状浆液性癌尤其更倾向于沿淋巴管扩散。肿瘤早期甚至是上皮内肿瘤阶段即可发生腹膜表面（特别是盆腔部位的）的累及[552]。对这部分病例的分子学分析显示，肿瘤为克隆性的，提示其为同一肿瘤起源，继发早期扩散[539,547,553]。

子宫内膜癌的另一个扩散途径是沿输卵管扩散[551]。在这里另一个需要警惕的是，少数情况下，伴有鳞状上皮化生的子宫内膜癌的角质成分脱落至宫腔内，并经输卵管种植于腹膜表面，进而形成异物性肉芽肿[541]。在没有发现存活的肿瘤细胞时，不应将其看做是发生转移的证据。

对此部分患者的随访数据显示，出现这类角质肉芽肿并无预后意义，应与真正的活的肿瘤细胞种植区分别开来[545]。

子宫内膜癌最常见的复发部位是阴道穹窿和盆腔。子宫内膜的乳头状浆液性癌和卵巢的浆液性癌一样，可在整个腹腔内扩散转移。肿瘤转移至膀胱时可与膀胱的原发性肿瘤十分相似[555]。

子宫内膜癌的远处转移常见于肺、肝、骨、中枢神经系统和皮肤。后者易于发生在头颈部，尤其是头皮。

子宫癌和其他生殖道癌共存

约8%的子宫内膜癌同时伴有卵巢癌。当它们的组织学形态相似时，事实上常常如此，很难确定它们是两个独立的肿瘤，还是其中一个肿瘤是由另外一个肿瘤转移而来。支持卵巢肿瘤为转移瘤的特征有：肿瘤体积较小，双侧受累，多结节生长，出现表面种植，以及卵巢间质中有明显的淋巴管或血管侵犯[560]。在这种情况下，免疫组织化学和DNA流式细胞学分析的作用有限[560]。另一方面，评估克隆性的分子学研究（杂合缺失，PTEN突变，微卫星不稳定性）可提供相关信息[562]。综合这些评估结果，似乎两种情况均可出现，但子宫和卵巢同时发生相互独立的肿瘤比子宫内膜癌转移至卵巢更为常见，至少在子宫内膜样癌中是这样[557-559,561]。

子宫内膜样癌被认为可同时累及子宫体和输卵管。在约半数的病例，输卵管肿瘤位于输卵管末端或伞端，且部分肿瘤为原位病变[556]。

治 疗

子宫内膜癌的通常治疗方式是行经腹子宫切除和双侧输卵管-卵巢切除术。如果出现以下任何一种情况，包括肌层浸润深度超过50%，肿瘤分级为Ⅲ级，累及宫颈，子宫外扩散，组织学类型不好（浆液性、透明细胞或未分化型），或可触及肿大淋巴结，只要可能，均应进行手术分期（包括盆腔和主动脉旁淋巴结活检）[574]。直到最近，放射治疗仍常规与外科手术治疗联合（术前或术后），但是现在已不再提倡，除了在具有预后不良因素而处于高复发风险的患者[575]。与对子宫切除标本进行组织病理学研究发现的一样，对于局限于子宫内膜的肿瘤，放疗常常可以消除，而当肿瘤浸润肌层时罕见有效[573]。放疗后复发的肿瘤的激素受体表达水平下降，而P53表达上调[571]。孕激素类药物尽管不能达到治愈效果，但是偶尔能使原发瘤及转移瘤暂时显著消退[565,567]。高分化的肿瘤通常对孕激素治疗有反应，有时可完全消退；这一点与我们前面所说的一致，即组织学分化程度与雌激素和孕激素受体的表达水平相关。高分化癌孕激素治疗后腺体-间质比值下降、腺样细胞成分减少、分裂象减少或缺如、细胞学非典型性消失以及多种胞质变化，包括黏液性、分泌性、鳞状上皮以及嗜酸性化生[577]。

乳头状浆液性癌的治疗方法包括：子宫切除联合双侧输卵管-卵巢切除术，网膜切除术以及手术分期，包括腹腔细胞学检查和盆腔，主动脉旁淋巴结活检。除了微小浸润癌以外，术后常进行其他辅助治疗[566,568-570,576]。

肿瘤复发可表现为局部复发（50%）、远处转移（28%）或两者均有（21%）；中位间隔时间是1～2年[564]。局部复发采取冲击式放疗可能获得成功[572]。

预 后

子宫内膜腺癌的重要预后因素如下所述：

1. **肿瘤分期**，FIGO系统[586,587,610,631]。指的是手术分期，因为临床分期常常低估疾病的严重程度[628]。手术分期包括：寻找腹腔内微小肿瘤播散，细胞学检查评估，必要时可以进行免疫组织化学检查[584]。

2. **子宫肌壁浸润深度**，已纳入分期系统中。肿瘤浸润深度超过肌层1/2的预后差于浸润深度不到1/2的预后[590,596,599,601]。对后者（ⅠB期肿瘤）而言，浸润深度不超过肌层的1/3和超过1/3但不到1/2的肿瘤之间的预后没有明显差异[578]。

3. **组织学分级**，FIGO系统[599,611,619,626]。如前所述，这种分类方法主要是基于结构而不是核的特征，但不包括乳头状浆液性癌和透明细胞癌，它们已被定义为高级别肿瘤[630]。在FIGO系统中加入核的特征这一参数加强了其预后意义[582]。组织学分级和浸润程度之间具有相关性（高分化肿瘤通常比较表浅），且对于处于同一分期的患者，组织学分级与生存率相关[608]。高级别肿瘤的预后差，无论其为何种组织学亚型[620]。

4. **宫颈蔓延**。不管病变的性质和范围如何，有宫颈蔓延的患者的预后较差[594,606]。

5. **雌激素依赖性**。与慢性雌激素刺激有关或可能源于其的肿瘤预后较好。这组肿瘤包括年轻患者（小于40岁）多见的肿瘤，以及与Stein-Leventhal综合征、功能性卵巢肿瘤和外源性雌激素治疗相关的肿瘤[583,605,613]。同样，非肿瘤部分的子宫内膜表现为增生的腺癌其预后也好于无此种表现者[583]。

6. **组织学类型**。在各种形态学变异型中，乳头状浆液性癌和透明细胞癌的侵袭性最强，前者易向上腹部转移[615]。腺鳞癌也是高度恶性的肿瘤，但可能仅仅反映了它们是分化较差的肿瘤。相反，Ⅰ级子宫内膜样腺癌、腺棘癌和分泌性癌的预后非常好，可能与它们的高分化本质有关[590,624,629]。

7. **淋巴管侵犯**。肿瘤扩散到淋巴管是预后不良的提示[598,609]，特别是当侵犯严重时（弥漫性或多灶性）[597]。

8. **血管侵犯**。在Ⅰ期腺癌中，血管侵犯是重要的预后因素[603,609,621]。这种特征常常伴有血管周围淋巴细胞浸润[579]。

9. **激素受体状况**。多变量分析表明，雌激素受体状况

（通过生物化学方法或免疫组织化学方法检测）是预测复发和存活率的重要因素[589,592,595]。

10. **P53 过表达**。这个参数与肿瘤类型、分级和分期有关[581,616,618]。

11. **HER-2/neu 表达**。这个癌基因的过度表达被认为与总体生存率下降有关[600]。

12. **表皮生长因子受体**。这种标志物的表达与高组织学分级和生存率较短有关[612]。

13. **DNA 倍体**。非整倍体肿瘤的组织学分级和临床分期高，预后不良。肿瘤的非整倍体被认为具有独立的预后意义[580,588,602,607,627]。一些研究已经证实其与年龄和肿瘤分期一样，是判断预后的最重要指标之一[613]。

14. **细胞增殖**。研究发现，肿瘤细胞增殖程度是一个重要的预后指征，可通过检测处于 S 期的肿瘤细胞比例来确定[622]。在 I 期 I 级腺癌中，多量核分裂象也提示肿瘤具侵袭性[625]。

15. **Rb 基因**。pRb2/p130 水平下降被认为与肿瘤复发和死亡的风险增高有关，且其独立于肿瘤分期和 DNA 倍体状况[623]。

16. **血管形成**。一项研究发现，血管密度是子宫内膜癌的一项独立预后因素[604]。

17. **其他**。其他被认为能提示预后好的指标有：波形蛋白呈阳性[591]、S100A1 免疫反应呈阳性[593]、Langerhans 细胞浸润[591]、p170（一种细胞周期相关抗原）低表达[585]以及缺乏 hMLH1（一种错配修复基因）[614]。

子宫内膜间质肿瘤

由子宫内膜间质构成的肿瘤多发生于中年女性（平均年龄为 45 岁），常表现为阴道出血[657]。

显微镜下，肿瘤均由均一的小细胞构成，这些细胞非常类似于子宫内膜间质细胞，每个细胞都有网状纤维包绕，并且特征性地围绕着那些类似于螺旋小动脉的小血管（图 1.150）。以前，出现显著血管化的病例有时被误诊为血管外皮瘤。子宫内膜间质肿瘤的其他常见特征包括局灶性玻璃样变和散在的泡沫细胞[699]。组织学变异（除了下面详细描述的那些外）包括：出现显著的纤维化和黏液成分[692]、脂肪化生[638]、含有丰富嗜酸性胞质的上皮样细胞成分[690]、散在分布的合体细胞样肿瘤细胞[638,697]以及乳头/假乳头形成[679]。

超微结构和表型检查均证实，子宫内膜间质肿瘤细胞类似于正常的子宫内膜间质细胞[634,652]。这些细胞含有雌激素和孕激素受体，而且对孕激素药物治疗有反应[696,703]。它们的免疫组织化学检测结果多样。波形蛋白（波形蛋白）和 CD10 几乎总是呈阳性，肌动蛋白也常呈阳性，角蛋白（特别是 CK19）和结蛋白可局灶呈阳性，但不一定，S-100 蛋白通常呈阴性[633,640,651,656,659,681,682,700]。

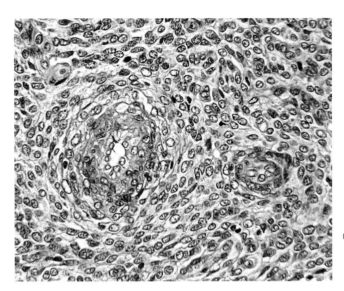

图 1.150　子宫内膜间质肿瘤的典型镜下改变，显示形态良善的卵圆形细胞围绕螺旋小动脉排列。

对于此类肿瘤的诊断和鉴别诊断，三个重要的标志物是 CD10（恒定呈阳性）、h- 钙调结合蛋白和 HDAC8（总是呈阴性，不同于平滑肌肿瘤，见下文）[643,650,677,686,695]。

根据肿瘤边缘可将子宫内膜间质肿瘤分为：（1）具有推挤性边缘的良性肿瘤（子宫内膜间质结节）；（2）边缘呈浸润性的恶性肿瘤（子宫内膜间质肉瘤）[666,685,689]。

子宫内膜间质结节大体上表现为孤立性的、境界清楚的肿物，质地较软，特征为呈黄色-橘黄色（图 1.151）。它们不侵犯静脉、淋巴管或子宫肌层，预后非常好。在 Tavassoli 和 Norris[702] 的研究中，60 例即使边缘有些不规则，出现大量核分裂象或灶性腺样结构，也均未出现复发。下面列出的边缘显著不规则但缺乏子宫内膜间质肉瘤典型的且通常是广泛浸润的病例，被称为**子宫内膜间质肿瘤伴有局部浸润**[653]。其生物学行为似乎与一般的子宫内膜间质结节一样，比较温和。子宫内膜间质结节通常特征性地携有 t（7;17），从而形成 IAZF1-JJAZ1 融合基因[648,672]。

子宫内膜间质肉瘤传统上被称为**淋巴管内间质肌病**，浸润子宫肌层，尤其容易侵犯淋巴管（图 1.152 和 1.153）。后一特征有时大体检查也能发现，表现为扩张的腔隙中充满淡黄色、绳索状或球状肿块。其也可以表现为息肉样肿物（图 1.154）。肿瘤可局部蔓延累及阔韧带、输卵管和卵巢。其低倍镜下表现非常有特征性，表现为界限清楚的肿瘤岛，边缘成角，广泛浸润肌层，有些类似于胸腺瘤（背景完全不同）的低倍镜所见。

有人提出根据核分裂象数目（分别为 < 10 个 / 10HPF 和 ≥ 10 个 / 10HPF）将子宫内膜间质肉瘤进一步分为低度和高度恶性两种，他们发现，两组的肿瘤转归

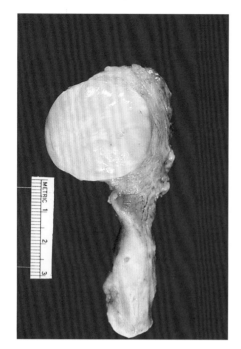

图1.151 子宫内膜间质结节。病变的特征是界限清楚，呈黄色。

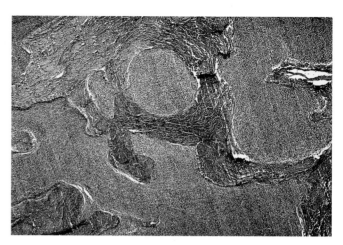

图1.153 子宫内膜间质肉瘤的典型低倍镜下表现。

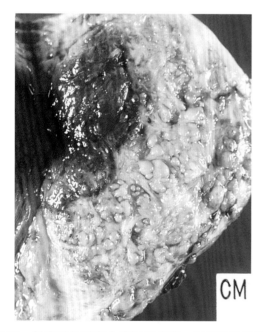

图1.152 低度恶性子宫内膜间质肉瘤，显示弥漫性浸润肌层，表现为突出于切面的小结节。

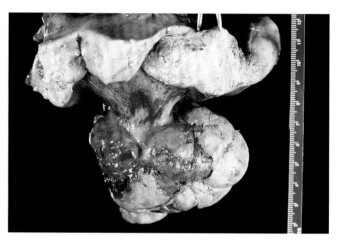

图1.154 低度恶性子宫内膜间质肉瘤，表现为宫腔内巨大的息肉样肿块。这种生长方式在这种肿瘤中比较少见。

根据这样的定义诊断的子宫内膜间质肉瘤其自然病程表现为缓慢的临床进展，反复的局部复发（在盆腔、卵巢、肠壁、其他腹腔内部位和前腹壁），偶尔发生转移[632]（图 1.155 和 1.156）。曾有肿瘤累及胎盘的个例报道，非常不可思议[665]。

肿瘤大小、子宫外扩散以及核分裂活性是重要的预后因素。不管肿瘤为何种类型，直径小于 4cm 的子宫内膜间质肿瘤几乎不会复发，首次手术时肿瘤局限于子宫者的复发也极其罕见。正如已经指出的那样，核分裂活性与预后相关，但似乎并不如以前认为的那样重要[642]。DNA 倍体分析也被认为具有预后意义[636,654,661]。

有关子宫内膜间质肿瘤和子宫平滑肌肿瘤之间的关系和鉴别诊断是一个特别有意思而又十分困难的问题（由于两者的组织学发生相近，也不足为奇）。正如下面的事实所显示的，即使是在非肿瘤性病变中，在子宫内膜间质中也可见到灶状平滑肌"化生"，而在子宫肌层中

存在明显差异[685]。然而，近来一些较大的研究并不支持这一分类标准，目前倾向于将整个这一组肿瘤均视为子宫内膜间质肉瘤，而核分裂活性只是评估预后的形态学指标之一，高级别子宫肉瘤这一术语保留，并将其用于一种完全不同的肿瘤，尽管少见情况下，一种肿瘤可进展为另一种肿瘤[687]。

可见到灶状子宫内膜间质（与腺肌症无关）。至于鉴别诊断，主要需与上皮样平滑肌肿瘤鉴别开来；支持为子宫内膜间质肿瘤的特征是：多结节的生长方式，螺旋小动脉（部分血管壁玻璃样变性），缺乏或无明显的大的厚壁血管和裂隙样结构，CD10免疫反应呈阳性，以及h-钙调结合蛋白、结蛋白和催产素受体的免疫反应呈阴性[643,653,676,686,691]。遗传学上，约50%的病例携有t（7;17），形成IAZF1-JJAZ1融合基因（与在子宫内膜结节中所发现的特征一样，不同之处在于未重排的JJAZ1等位基因同时沉默）；约6%的病例存在t（6;7），形成IAZF1-PHF1融合基因[648,672]。通过荧光原位杂交（FISH）或反转录聚合酶链反应（RT-PCR）技术检测这些遗传学特征

有助于子宫内膜间质肉瘤的诊断。

另一个相关问题是，一定数量的间叶性子宫肿瘤表现出子宫内膜间质和平滑肌分化两种特征。如果在典型的子宫内膜间质肿瘤中出现灶状不明显的平滑肌分化，在诊断时可忽略不计[705]。如果平滑肌成分较多（占肿瘤的1/3或以上），就应称为**混合性平滑肌-间质肿瘤**[688,702]；这可能相当于以前文献中所说的**（结节性）间质肌瘤**[694,701]。平滑肌分化的区域常有胶原沉积，形成特征性的"星芒状"结构。与子宫平滑肌瘤相比，这些肿瘤的生物学行为似乎与子宫内膜间质肿瘤更为接近，但整体而言属于惰性肿瘤[688]。这种肿瘤的另一个变异型极为罕见，表现出平滑肌和骨骼肌两种分化；重要的是不要将这种病变与恶性Müller混合瘤混淆[638,675]。

子宫内膜间质肿瘤可以出现上皮样结构，表现为实性团块、腺样结构或相互吻合的条索。部分结构与卵巢性索肿瘤（特别是颗粒细胞瘤）相似，含有这种成分的肿瘤称为**类似于卵巢性索肿瘤的子宫肿瘤**（uterine tumors resembling ovarian sex-cord tumors, UTROSCT）[644,646]（图1.157A）。部分病例具有上皮样网状结构，与卵巢网相似[684]。超微结构和免疫组织化学检查在不同的研究报道中差异很大，从肌源性到上皮性说法不一[674]。然而，至少部分病例的表型确实显示为性索分化，包括对抑制素、CD99和Melan-A免疫反应呈阳性[637,647,663,668]。以此种结构为主，而几乎没有其他成分的子宫肿瘤（Ⅱ型UTROSCT）其生物学行为通常是良性的[644]，但偶尔也有其发生转移的报道[641]。

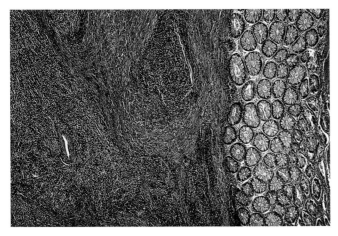

图1.155 子宫内膜间质肉瘤转移至大肠肠壁。

图1.156 A和B，子宫内膜间质肉瘤转移至肺的低倍观和高倍观。这个病变容易被误诊为梭形细胞类癌、血管外皮细胞瘤或孤立性纤维性肿瘤。

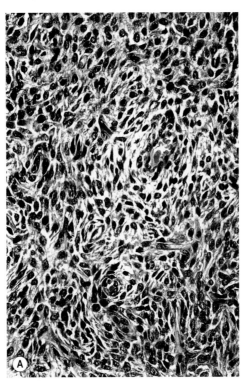
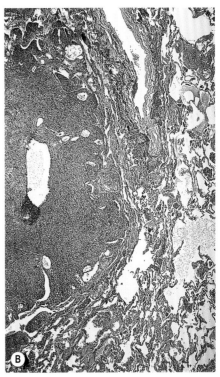

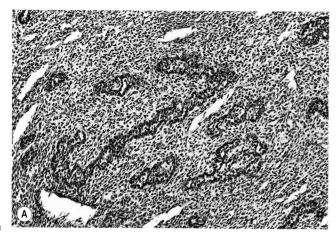

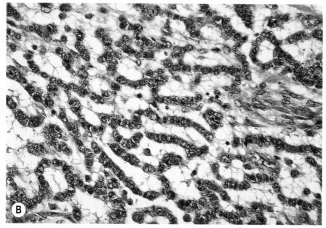

图1.157　A，子宫内膜间质肉瘤伴有类似于卵巢性索肿瘤的结构。B，所谓的子宫"丛状肿瘤"。这种病变可能与子宫内膜间质肿瘤有关，但是对它的组织发生仍有争议。

那些被称为**丛状肿瘤**或**小瘤**以及各种被认为是来源于子宫内膜间质[671]、肌纤维母细胞[658]和平滑肌[660,664]的子宫肿瘤，都是密切相关的肿瘤。因此提出相似的组织学发生也就不足为奇了（图1.157B）。超微结构[660]和免疫组织化学证据（包括肌动蛋白和结蛋白呈阳性）[639,671]提示，它们为伴有肌分化特征的性索样性质[683]。这种病变总是偶然发现的，通常不到1cm，生物学行为总是良性的。

在子宫内膜间质肿瘤中可以见到的另外一种不同类型的上皮样结构是**灶性子宫内膜样腺体**，可表现为良性、非典型性或癌[645,678]（图1.158）。

个别情况下，子宫内膜间质肿瘤也可发生于存在子宫内膜腺癌病变的子宫。事实上，这两种肿瘤可以同时存在[670]。重要的是不要将这种表现误认为恶性 Müller 混合瘤。

具有子宫内膜间质肿瘤表现的肿瘤可见于宫颈[680]、卵巢（见207页）、盆腔和腹膜后[704]。其中部分病例可伴有子宫内膜异位症，也许这些肿瘤就是来源于异位的

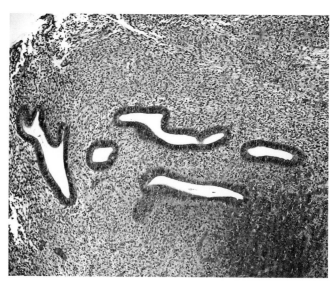

图1.158　子宫内膜间质肉瘤的腹膜转移，伴有良性的子宫内膜腺体。

子宫内膜[698]。这些位于子宫外的肿瘤可以具有上述子宫肿瘤的形态学特征和变异型，包括卵巢性索样结构和子宫内膜样腺体增生[673]。

需要注意的是，在诊断原发性子宫外子宫内膜间质肿瘤之前，应除外子宫病变的转移，需了解此类转移灶通常为孤立性的，并且可能出现在原发肿瘤切除数年甚至数十年之后，而原发性肿瘤（使得问题更加复杂）可能被误诊为表现不典型的平滑肌肿瘤[633,667]。之前已经见过许多这样的病例累及机体的几个部位，主要在肺，但也可见于肠壁、后腹膜甚至四肢深部软组织，被诊断为血管外皮细胞瘤、单向分化的滑膜肉瘤、孤立性纤维性肿瘤、淋巴管平滑肌瘤病以及间叶性囊性错构瘤[663]。其诊断线索有：肿瘤的低倍镜观呈多结节分布，形态温和、一致的卵圆形肿瘤细胞，出现螺旋小动脉样血管，以及肿瘤细胞间有粗大胶原纤维沉积[689]。免疫组织化学染色雌激素受体、孕激素受体和CD10呈阳性可进一步证实诊断。避免漏诊的最好的办法仅仅只是应想到：这种肿瘤可发生于任何一个非预期的部位，Lauren V. Ackerman 习惯将这种情况称为"来自伊斯坦布尔的人"[693]。

低分化子宫内膜（间质）肉瘤也称为"**未分化子宫内膜肉瘤**"，表现为显著的核的多形性和非典型性，缺乏子宫内膜间质肉瘤的血管生长方式和其他特征性改变（图1.159）。这是一个完全不同的肿瘤，具有很强的侵袭性，而且实际上可能与恶性 Müller 混合瘤密切相关，与后者的肉瘤样成分非常相似[649,655,657,669,706]。

恶性Müller混合瘤（癌肉瘤）

恶性 Müller 混合瘤（malignant mixed müllerian tumor,

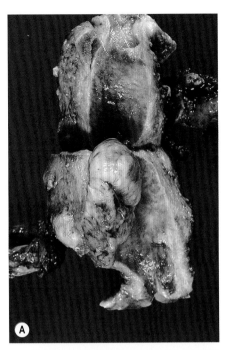

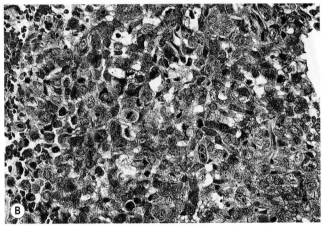

图1.159　A和B，高度恶性的子宫内膜肉瘤的大体和镜下表现。

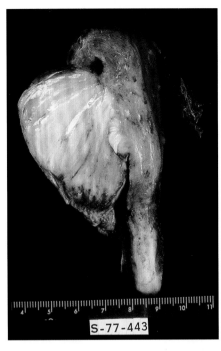

图1.160　子宫恶性Müller混合瘤形成的巨大息肉样肿块。

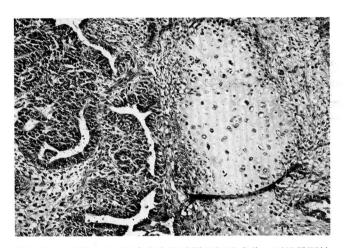

图1.161　子宫Müller混合瘤中的腺样和间叶成分。可见异源性成分软骨形成。

MMMT）几乎总是发生于绝经后女性，尽管也有例外情况发生[711]。MMMT表现为子宫出血和增大。最常发生于宫底后壁[708,734,736]。大体上，肿瘤体积较大，质软，呈息肉样生长，侵及子宫内膜和肌层，有时突向宫颈（图1.160）。肿瘤中常灶性坏死及出血。

　　显微镜下，MMMT的特征是**癌和肉瘤样成分混合存在，呈特征性的双相表现**。癌的成分通常是腺癌，不论是子宫内膜样、透明细胞性还是乳头状浆液性（特别是后者）[741]。它们通常分化较差，为高级别肿瘤。因此，当在子宫内膜活检样本中发现此类结构时，均应仔细寻找间质成分，尤其是伴有广泛出血和坏死时。还可见到鳞状上皮细胞、未分化的和原始神经外胚层结构[725,747]。据报道，部分病例有黑色素细胞[707]和卵黄囊分化[740]。

　　肉瘤成分的表现是将这些肿瘤划分为同源性和异源性

肿瘤的基础，这种分类方法由来已久。在同源性肿瘤中，恶性间质成分由类似于子宫内膜间质细胞的圆形细胞构成，或由类似于平滑肌肉瘤或纤维肉瘤的梭形细胞构成。在异源性肿瘤中，还可出现特殊的异源性间叶成分（如骨骼肌、软骨、骨或脂肪）（图1.161）。当观察到肿瘤细胞有横纹或免疫细胞化学染色显示肿瘤细胞骨骼肌标志物呈阳性时，才可提出肿瘤有横纹肌肉瘤成分（图1.162）。这种成分在部分病例中非常明显，甚至远远超过上皮样成分而类似于真正的横纹肌肉瘤[716]。相反，样本中的肉瘤样成分可能非常不明显以致被完全漏掉，而被误诊为普通的腺癌。这在腹膜转移病变中尤为如此，因为转移灶内间质成分稀少甚

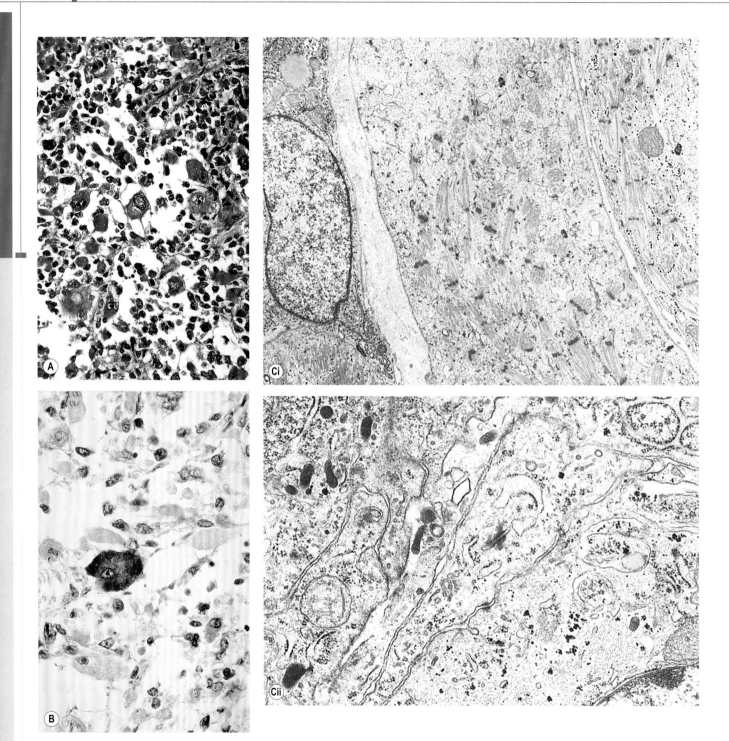

图1.162　子宫Müller混合瘤中的骨骼肌成分，见于HE染色（A）和肌球蛋白免疫染色（B）。C，恶性Müller混合瘤。C（i）图显示横纹肌肉瘤分化特征。注意Z带结构。C（ii）显示上皮样分化；可见核旁微丝，与在子宫内膜样子宫内膜癌中所见一致。

至完全缺如。肿瘤中的上皮样成分由于能形成乳头结构并出现砂粒体，具有与乳头状浆液性癌完全一样的特征，所以可能会与卵巢的转移癌混淆。顺便说一下，子宫 MMMT 和卵巢浆液性腺癌并存的病例已有报道[729]。在极个别情况下，其中可有横纹肌样成分[733]。

事实上，MMMT 的上皮成分具有最大的浸润和转

移能力，其微血管密度高于肉瘤样成分也可间接地提示这一点[718,748]，由此说明应把这些肿瘤看成是癌而不是肉瘤，类似于现在已被接受的发生于上呼吸消化道和其他部位的伴有肉瘤样间质的癌[709,741,744]。免疫组织化学和超微结构研究支持这种观点：在上皮区域总能检测到角蛋白的表达；但在超过半数病例的肉瘤成分中也可检

测到角蛋白[724]；电镜检查显示，混合性上皮／间质细胞与仅具有上皮或间质特征的细胞共存[714,731]。此外，另一个支持点是：癌和肉瘤成分的P53表达模式和突变类型是一样的，如果肿瘤是双克隆性就很难解释这一点了[713,728,730]。在MMMT中常有表达的其他标志物有CD10（位于肉瘤样成分中[732]）和HER2/neu[712]。

MMMT与畸胎瘤的鉴别很容易，因其通常发生于老年女性，并且缺乏皮肤附属器、神经胶质、甲状腺和其他组织；然而，正如已经提到的那样，在个别情况下，其也可含有神经外胚层成分[725]。还应将其与葡萄状横纹肌肉瘤（葡萄状肉瘤）区分开来。后者发生于儿童或青少年的宫颈或阴道，有骨骼肌分化，但缺少癌的成分。

MMMT是一种高度侵袭性肿瘤，或许比子宫内膜癌中的高级别和预后差的变异型更具侵袭性[723]。常出现盆腔扩散、淋巴管和血管侵犯以及沿淋巴管和血源性的远处转移。如果手术时肿瘤侵及或超出子宫浆膜层，预后将非常差。手术时肿瘤仅限于子宫肌层的内1/2的患者治愈可能也较高[721]。这也意味着病理医师要对切除的子宫进行全面取材。不幸的是，半数以上的病例均有隐匿的转移灶[719,746]。

数个研究发现，单纯由同源性间质成分构成的肿瘤其预后稍好于伴有异源性成分者[721,734,736,738]。然而，需要指出的是，两者之间的差异通常很小，有些研究认为完全没有差异，而肿瘤分期影响重大[710,722,743]。全面考虑各种因素，我们有必要再次说明，分期仍然是最重要的预后因素[726]。治疗可选择子宫全切加双侧输卵管-卵巢切除和盆腔淋巴结清扫术，术后通常进行一些辅助治疗。肿瘤对放疗和化疗的反应通常较差，尽管也有一些鼓舞人心的报道[727]。肺和腹腔是肿瘤最常见的复发部位[743]。

Norris和Taylor[735]的研究结果令人不安，他们发现，30%的伴有异源性成分的恶性Müller混合瘤患者和13%的同源性Müller混合瘤患者既往曾有盆腔照射病史，后者通常被用来治疗一些良性疾病。他们和Doss等[717]的研究均发现，从照射到确诊为肿瘤的中位间隔时间是16.4年。相对于那些无照射治疗病史的患者而言，照射后子宫肉瘤较易发生于年轻女性，且易早期发生盆腔扩散[720,745]。

MMMT和其他肉瘤样子宫恶性肿瘤也与慢性雌激素刺激（卵巢卵泡膜细胞瘤、多囊性卵巢疾病和长期雌激素治疗）有关[737]。

MMMT也可发生于子宫外脏器，最常见于卵巢和盆腔脏器。其形态学和免疫表型特征与发生在子宫的肿瘤相似[715,739]。

Müller腺肉瘤和相关肿瘤

Müller腺肉瘤是子宫肿瘤的一种独特类型，通常被认为是MMMT的一个低度恶性变异型[751,754,763]。与

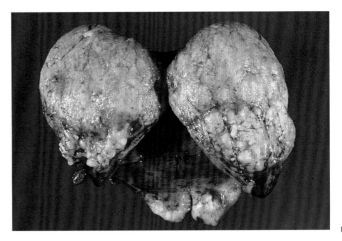

图1.163　Müller腺肉瘤。与普通的恶性Müller混合瘤相比，其肿瘤坏死和出血程度较轻。

MMMT一样，其也通常见于年老女性，表现为巨大的息肉状肿块，充满整个宫腔，壁内结节较为少见（图1.163）。显微镜下，它也是由上皮和间质成分混合构成的，其最明显的特征是上皮（腺样）成分为良性表现，有时与乳腺的叶状肿瘤非常类似（图1.164）。光镜和电镜检查显示，其间质成分通常与子宫内膜间质相似[759,764]。通常，其不会出现典型的MMMT那样的奇异型和未分化特征，尽管在约20%的病例中可以见到多核巨细胞和异源性成分。异源性成分常为骨骼肌，但一些特殊的成分如血管肉瘤也可见到[749,765]。间质广泛纤维化会导致假良性外观[754]。

我们不倾向于将Müller腺肉瘤看做是MMMT的一种类型，而更愿意将其看做是具有可诱导腺体形成和（或）增生的子宫内膜间质肉瘤的一种变型。支持这种观点的证据如下：（1）两者的免疫表型谱几乎完全一致[770]；（2）肿瘤中偶尔可见到平滑肌化生和性索样分化（子宫内膜肉瘤的两个众所周知的特征）[753,757,761]；（3）在有些典型的腺肉瘤病例中，纯粹的肉瘤成分可过度生长，其细胞分级和核分裂指数均高于普通腺肉瘤中的肉瘤样成分（图1.165）。这一点与众所周知的乳腺叶状肿瘤的认识上的发展类似，也进一步说明了两种肿瘤的相似性。这些伴有肉瘤过度生长的Müller腺肉瘤侵袭性强，常伴有术后复发或转移，容易致死[750,763]。

有报道认为，一些Müller腺肉瘤的发生与他莫昔芬治疗有关[756]。有意思的是，报道的一系列伴有肉瘤过度生长的Müller腺肉瘤病例都来自华盛顿特区的大主教区[768]。

子宫腺纤维瘤和相关的乳头状腺纤维瘤、乳头状囊腺纤维瘤、脂肪腺纤维瘤和腺肌瘤病[760,762,769,772,773]通常均被认为是Müller腺肉瘤对应的良性肿瘤，但这两组肿瘤之间的界限非常明确（图1.166）。事实上，具有子宫腺纤维瘤特征的肿瘤偶尔可侵及子宫肌层和盆腔静脉[755]。这些

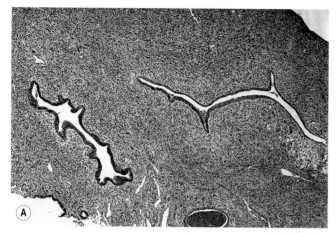

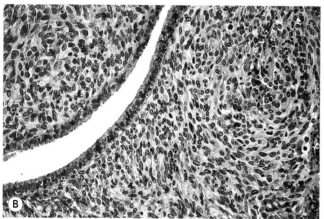

图1.164　A和B，Müller腺肉瘤的低倍和高倍所见，与乳腺叶状肿瘤十分相似。

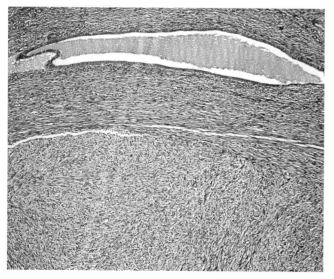

图1.165　Müller腺肉瘤（上）伴有肉瘤性过度生长（下）。

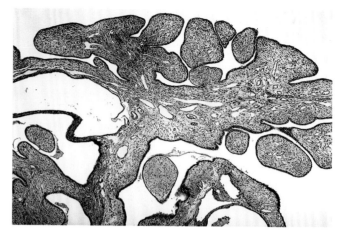

图1.166　子宫乳头状腺纤维瘤。这个病变处于Müller腺肉瘤肿瘤谱系中的末端。

肿瘤的鉴别问题与区分良性和恶性乳腺叶状肿瘤时遇到的问题一样。有助于区分 Müller 腺肉瘤和 Müller 腺纤维瘤的标准包括：间质细胞核分裂象 ≥ 2 个 / 10 个高倍视野，明显富于细胞的间质，以及间质细胞明显的非典型性[751]。腺癌累及乳头状腺纤维瘤的病例也有报道[766]。

　　与 MMMT 和子宫内膜间质肉瘤一样，Müller 腺肉瘤也可以发生在子宫体之外的部位。已经有发生在宫颈、卵巢、圆韧带和阔韧带以及盆壁的病例报道[752,771]。

　　有一种被认为形态学上与 Müller 腺肉瘤对应的肿瘤，即由恶性上皮和良性间质构成的肿瘤，被称为 Müller 癌纤维瘤或癌间叶瘤[767]。这种相似性非常巧妙，但可能无法证实。

平滑肌瘤

　　子宫**平滑肌瘤**非常常见，整体发病率为 4% ~ 11%，但在 50 岁以上的女性中发病率上升到近 40%。出现明显的临床症状在经产妇中不如在未经产妇中常见，且在绝经前女性不如在绝经后女性常见[801]。绝经后平滑肌瘤缩小，这可能与纤维化以及单个肿瘤细胞体积缩小有关[779,780]。伴有平滑肌瘤的子宫的正常肌层的雌激素受体表达水平较高，这可能与其发病机制有关[804]。平滑肌瘤在黑人女性中更为常见，且通常为多发性的（图 1.167）。

　　多数平滑肌瘤体积较小，甚至检测不到；对 100 例子宫切除标本进行的系统仔细的检查发现，77 例有平滑肌瘤，且其中 84% 的病例是多发性的[778]。

　　这些肿瘤可发生于浆膜下、肌壁内或黏膜下（图 1.168），是否出现症状与肿瘤的大小和部位有关。传统的教科书（和其他传统的教科书一样，仅仅部分是对的）认为，黏膜下平滑肌瘤可引起子宫出血（由于子宫内膜溃疡形成），肌壁间平滑肌瘤可导致月经过多（因其妨碍肌层收缩），而浆膜下平滑肌瘤通常没有症状。平滑肌瘤可以

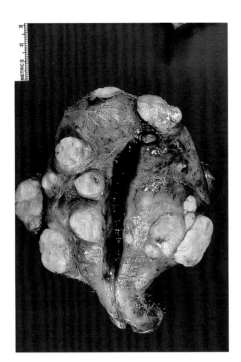

图1.167 子宫多发性平滑肌瘤。

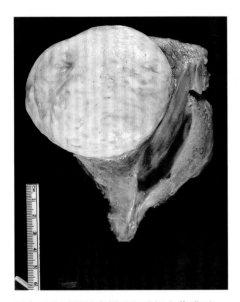

图1.168 子宫巨大平滑肌瘤累及肌壁间和浆膜下。

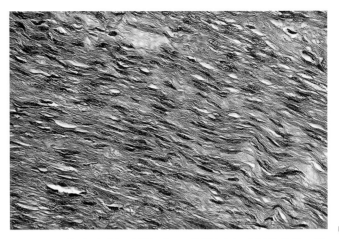

图1.169 普通型子宫平滑肌瘤,可见肿瘤细胞呈长梭形,胞质呈细丝状、嗜酸性。

很大,阻塞宫腔,影响妊娠,或引起炎症性并发症。少数情况下,子宫平滑肌瘤可伴有红细胞增多症,其可在肿瘤切除后消退("肌瘤性红细胞增多综合征")[798]。这些肿瘤的体积通常很大,被认为是促红细胞生成素的来源[803]。

黏膜下平滑肌瘤常出现继发性子宫内膜改变,从腺体变形到萎缩及溃疡形成均可见到。它可以充满整个宫腔,并且可发生于宫颈管,呈息肉样生长("新生肌瘤")。在这些情况下,肿瘤的表面常会有溃疡形成和感染,其大体表现与恶性肿瘤相似。

当刮宫标本中只出现少许小的平滑肌碎片时,很难

作出平滑肌瘤的诊断。除非这些平滑肌碎片中细胞成分明显增多或有明确的玻璃样变性,否则在大多数情况下无法确定它们是来源于黏膜下平滑肌瘤,还是由于术者过度用力刮出了一些子宫表浅的正常平滑肌组织。

大体上,典型的平滑肌瘤切面呈生丝绸样外观。显微镜下,肿瘤由交错排列的平滑肌束构成,并由不等量的血管丰富的结缔组织分隔(图1.169)。超微结构检查可见不同程度的平滑肌细胞分化特征[789]。个别情况下,肿瘤内可见到骨骼肌样细胞(然而,这些细胞无横纹,且不表达Myogenin;见横纹肌变异型)以及横纹肌样细胞[802]。间质含有散在分布的淋巴细胞。与其他部位的平滑肌瘤相比,子宫平滑肌瘤的肥大细胞常常比较明显[791,795]。平均而言,其在富于细胞性和奇异性平滑肌瘤中的数量明显多于在普通的平滑肌瘤或平滑肌肉瘤中的数量[800]。

子宫平滑肌瘤常有细胞遗传学改变。最恒定出现的改变是:6p重组(累及HMGA1基因)、7q缺失、+12(累及HMGA2基因)和t(12;14)(累及HMGA2基因)[781,785,792,799]。这些变化可引起高活动性蛋白HMGA1和HMGA2的表达中断或失调,进而参与肿瘤的发生[788,793]。

子宫平滑肌瘤(包括下面列举的大部分变型)的治疗方法不一,取决于肿瘤的大小和数目、患者的年龄以及对生育的要求。大多数无症状的平滑肌瘤无需切除。子宫平滑肌瘤恶变非常罕见,实际上可以忽略不计[797]。有症状的肿瘤可以通过子宫切除治疗,对于有生育要求的患者采取肌瘤切除术[775]。药物治疗包括应用促性腺激素释放激素类,如长效醋酸亮丙瑞林(leuprolide)。这种药物可使平滑肌瘤体积变小,可能是缺血性损伤和细胞萎缩的结果[782],但它不会引起明显的细胞多形性或核分裂活性增加[776,837,784,804]。也有在超微结构水平发现细胞体积减小和胶原化增加的报道[630]。其他一些作者发现,肿瘤内有以T细胞为主的淋巴细胞浸润[774,790]和血管炎[796]。免疫组织化学染色显示,亮丙瑞林治疗的平滑肌瘤的细

胞增殖指数和激素受体表达下调[806]。

子宫平滑肌瘤的另外一种治疗方法是进行三丙烯明胶微球动脉栓塞[807]。这种治疗会导致大片坏死，有时伴有钙化、血栓形成以及对注射物产生的异物反应[777,794]。梗死型的坏死改变也可见于氨甲环酸（一种抗纤溶制剂）治疗的子宫平滑肌瘤[786]。

平滑肌瘤的变异型

既往描述的多种子宫平滑肌瘤变异型的确存在。这些变异型大部分是由于发生了继发性改变所致，见于约65%的病例。这些继发性变化包括玻璃样变性（63%）、黏液样变（19%）、钙化（8%）、囊性变（4%）以及脂肪变性（3%）。这些变化的出现与临床症状没有关系[862]。

红色变性出现于3%的病例中，可导致腹痛、呕吐和发热。这种病变的大体特征是表面隆起，呈均一的暗红色外观，显微镜下表现为广泛的凝固性坏死。常常与妊娠和使用避孕药有关（图1.170）。

卒中性平滑肌瘤的发病机制与红色变性相关。见于服用避孕药的患者，其特征是：在富于细胞的平滑肌结节内见到新鲜的星形出血带，核分裂象罕见或缺如[855]。这种变异型的变化多样，有些与恶性肿瘤相似[844]。

水肿变性的特征是水肿液积聚，常常伴有胶原沉积。病变可以表现为弥漫性、结节周围性或其他类型[820,821]（图1.171和1.172）。其表现可能与静脉内平滑肌瘤病或黏液性平滑肌肉瘤相似[820]。与后者相比，伴有水肿变性的平滑肌瘤具有纤细的纤维状结构而没有粗大的束状排列的结构，且细胞外的物质是水肿液而不是黏多糖。

黏液性平滑肌瘤需与水肿变性及黏液性平滑肌肉瘤鉴别。后者的诊断是基于出现肌壁的破坏性侵犯以及恶性肿瘤的普遍特征[843]。

伴有淋巴组织浸润的平滑肌瘤与恶性淋巴瘤相似，其内含有大量的炎症成分，由小淋巴细胞、免疫母细胞和浆细胞构成[813]。有时可见到生发中心。周围的子宫肌层相对正常[830,833]。这种类型还有另外一个变型，即伴有大量嗜酸细胞浸润的平滑肌瘤[874]。部分伴有炎症细胞浸润的平滑肌瘤可采用亮丙瑞林治疗。

富于细胞性平滑肌瘤是指肿瘤细胞成分增加，但缺乏凝固性坏死、非典型性或多量的核分裂象（图1.173）。其自然病程看上去与普通的平滑肌瘤一样。其需与平滑肌肉瘤和子宫内膜间质肿瘤鉴别[861]。在细胞遗传学水平，富于细胞性平滑肌瘤存在1号染色体短臂的几乎完全缺失[825]。

非典型性、奇异性、合体细胞性或多形性平滑肌瘤含有奇异型肿瘤细胞，其大小和形状各异，核深染，有多核细胞，但无凝固性坏死或核分裂活性增加（图1.174）[827]。少数情况下，整个肿瘤都由此种形态的细胞组成。肿瘤可以自然发生，但通常见于服用孕激素类复合物的人群[829,864]。通常认为出现合体细胞为一种退变的表现，但此类细胞仍有活跃的增殖能力[872]。

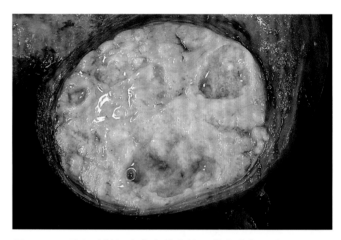

图1.171 子宫平滑肌瘤有水肿变性，囊腔形成。（Courtesy of Dr Pedro J Grases Galofré; from Grases Galofré PJ. Patología ginecológica. Bases para el diagnóstico morfológico. Barcelona, 2002, Masson）

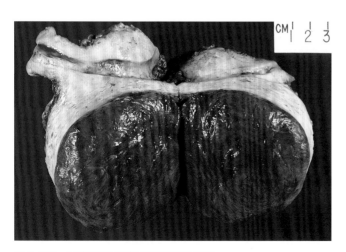

图1.170 子宫平滑肌瘤有广泛红色变性。

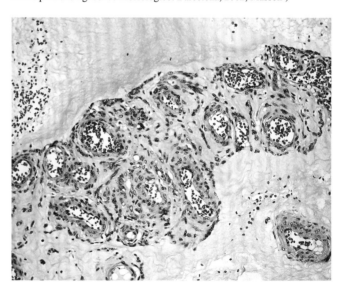

图1.172 子宫平滑肌瘤的所谓的"结节周围性水肿变性"。

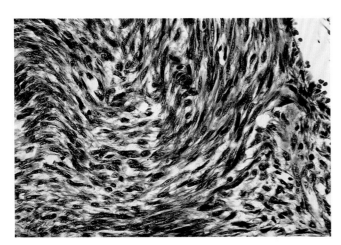

图1.173 富于细胞性子宫平滑肌瘤。无细胞多形性、过多的核分裂象或坏死。

核分裂活跃的平滑肌瘤是指每10个高倍视野见到5～15个核分裂象但缺乏凝固性坏死或细胞学非典型性的子宫平滑肌瘤[860,865]（图1.175）。我们将在第118页进行更详细的讨论。

个别情况下，子宫平滑肌瘤可以发生**颗粒细胞改变**。我们曾经在1例子宫肌层内有多发性小平滑肌瘤的病例中见到这样的改变。超微结构研究不仅一方面证实了肿瘤细胞的平滑肌本质，而且另一方面也显示了其溶酶体样颗粒细胞改变。

平滑肌脂肪瘤（脂肪平滑肌瘤）由平滑肌和成熟脂肪组织混合构成[838,863,866,875]（图1.176）。其中部分肿瘤以及更为罕见的**脂肪瘤**被认为是平滑肌瘤的脂肪化生[863,871]。鉴别诊断包括富于脂肪组织的血管平滑肌脂肪瘤（PEComas），后者HMB45呈阳性（见下文）[849]。有脂肪肌脂肪瘤发展为脂肪肉瘤的病例报道[849]。与此相关的另外一种变型是**腺脂肪平滑肌瘤**，对其组织发生还不清楚，但其具有侵袭性的生物学行为[847,870]。

栅栏状平滑肌瘤的特征是肿瘤细胞胞核呈栅栏状排列，类似于神经鞘瘤[818]。

上皮样（透明细胞）平滑肌瘤又称为良性平滑肌母细胞瘤，部分或完全由圆形或多角形细胞构成，其表现类似于胃肠道的较为常见的同类肿瘤（图1.177）。然而，其与后者（已经归于GIST的范畴）不同的是其CD117呈阴性。其中上皮样细胞、透明细胞以及丛状结构常常混合存在，这些足以提示它们是同一疾病的各类变异[837,842]。有时可以见到向典型平滑肌的移行。超微结构研究支持此种特殊的肿瘤和其他几种形态特殊的子宫肌层肿瘤均为平滑肌源性的[826,851,852,876]。形态学上类似的肿瘤可发生在圆韧带[810]。

绒毛叶状分割性平滑肌瘤之所以这样命名是因为其大体表现类似于胎盘组织。这种肿瘤表现为外生性生长的巨大瘤块，从宫壁蔓延至阔韧带和盆腔[816,869]。其镜下表

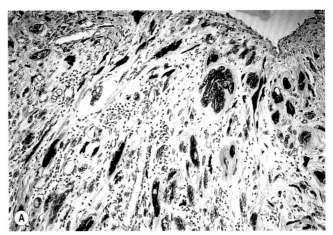

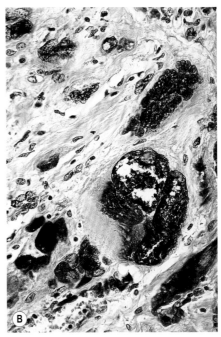

图1.174 A和B，奇异型子宫平滑肌瘤的两个视野。部分肿瘤细胞核增大，几乎肉眼即可见。

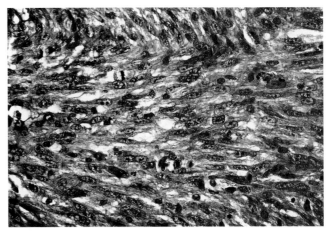

图1.175 核分裂活跃的子宫平滑肌瘤。肿瘤无多形性或坏死。

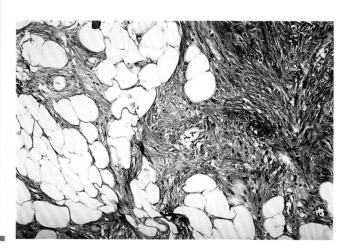

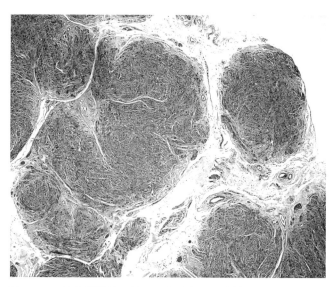

图1.176　子宫平滑肌脂肪瘤由成熟的平滑肌和脂肪组织构成。

图1.178　具有所谓的"绒毛叶状分割型"大体表现的子宫平滑肌瘤，镜下表现为微结节状结构。

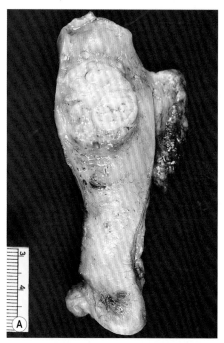

现为伴有广泛变性的平滑肌瘤（图1.178）。尽管表现为分割状结构，但缺乏血管浸润，属于良性病变。这种平滑肌瘤存在变异，可以表现为绒毛叶样结构而无分割[868]，也可以仅有分割而无绒毛叶样结构[832,867]。无论相信与否，的确存在绒毛叶样水肿性静脉内平滑肌瘤病[840]。

　　寄生性平滑肌瘤是指与子宫分离的平滑肌瘤，它们是从网膜、盆腔壁或其他腹内脏器（如盲肠壁）处获得血管连接。发生在女性低位腹膜后的具有良性生物学行为的平滑肌肿瘤可能属于这个范畴，因为无论是否发生于子宫肌层，它们都是由子宫肌层类型的平滑肌构成的[812]。

　　伴有骨骼肌分化的平滑肌瘤曾有个例报道[831,850]。

　　血管平滑肌瘤为子宫平滑肌瘤的一个变异型，特征性地表现为梭形细胞围绕子宫肌层血管成旋涡状排列，与发生于软组织的同名肿瘤相似。此类肿瘤被认为起源于子宫肌层间叶细胞（与其他子宫平滑肌瘤一样），而非血管壁的平滑肌细胞[848]。我们曾见过此类肿瘤的一种变异型，其细胞为独特的血管球样表现（**血管球肌瘤**）。

　　弥漫性平滑肌瘤病是指几乎整个子宫肌层布满无数个境界不清的平滑肌瘤，许多仅为镜下可见[819,853]。通过对1例这种病变进行克隆性分析证实，这些微小平滑肌瘤均为相互独立的肿瘤[811]。这种病变极其罕见，可能等同于所谓的"**秧苗（seeding）平滑肌瘤**"，需与**原发性子宫肌层肥大**或**子宫肌层增生**区别，后者是指子宫重量超过120g但完全缺乏子宫肌层的瘤样病变[822,846]，近来发现其存在一种非典型变异型（"**子宫肌层发育不良**"）。

　　静脉内平滑肌瘤病非常少见，特征是在子宫和盆腔静脉腔内有成熟的平滑肌生长[835,857]（图1.179和1.180）。其常伴有典型的子宫平滑肌瘤，并且可能继发于它们[856]。其临床和大体特征类似于子宫内膜间质肉

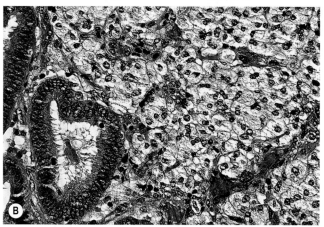

图1.177　子宫透明细胞性平滑肌瘤（良性平滑肌母细胞瘤）。A，大体表现；B，镜下表现。肿瘤细胞呈圆形，胞质透明为人工假象。

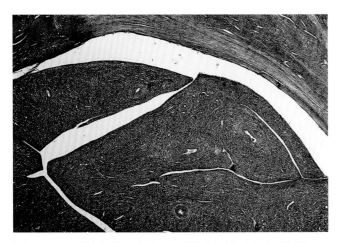

图1.179 静脉内平滑肌瘤病，血管腔内充满了成熟平滑肌。

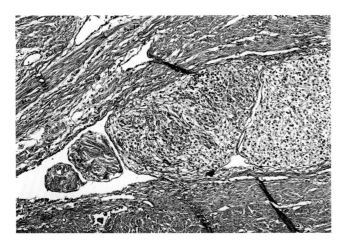

图1.180 静脉内平滑肌瘤病由透明的平滑肌细胞构成。

瘤，但大体检查静脉受累比较明显。显微镜下，静脉内平滑肌瘤病由细长的平滑肌细胞构成，而子宫内膜间质肉瘤则由圆形或卵圆形的子宫内膜间质细胞构成。鉴于偶尔报道的混合性肿瘤（混合性平滑肌-间质肿瘤）以及子宫内膜间质和子宫肌层平滑肌之间有密切关系，因此这两种病变在组织发生上可能相关。核分裂象罕见或缺如。肿瘤沿血管生长常常延伸至阔韧带以及子宫和髂静脉内；肿瘤也可进一步沿着下腔静脉生长甚至到达右心房[815]。然而，远处转移非常罕见，而且长期预后非常好[854]。显微镜下，静脉内肿物表现为平滑肌脂肪瘤[814]以及静脉内平滑肌瘤病伴有肺内平滑肌瘤转移的病例已有描述[845]。

良性转移性平滑肌瘤是指具有典型平滑肌瘤特征的子宫肿瘤（有时富于细胞，但总是缺乏凝固性坏死、核分裂活性增加以及显著的非典型性）伴有肺内、局部淋巴结或其他部位出现类似的结节性病变，推测可能是由子宫转移而来[808]。子宫外结节与原发的子宫肿瘤一样呈良性表现，或显示平滑肌肉瘤或恶性潜能未定的平滑肌肿瘤

（STUMP）的特征[828]。子宫切除术与出现肺内结节的平均时间间隔为15年。肺内结节常为多发性的，平均大小约为2cm。患者较普通的平滑肌肉瘤患者年轻，且临床进展较为温和，切除"转移"病灶后中位生存时间为94个月[841]。有时候可能是对原发肿瘤的取样不足，但是在多数情况下，子宫外病灶的镜下表现非常温和，提示其无法用于解释整个疾病。顺便说一下，此类肿瘤的激素受体水平（高）和增生活性（低）也与普通平滑肌瘤相似，唯一的区别或许是常有p53的过表达[839,841]以及19号和22号染色体长臂缺失[858]。另外一个已经提出的可能性是：宫外病灶为一类独立的肿瘤[817]。然而，肿瘤克隆分析结果支持肺部结节是由子宫肿瘤转移而来的[859,873]。

尽管其发生机制尚未明确，但是以上的描述却是完全可信的。肿瘤的生物学行为通常为良性，但又能导致同样"良性"表现的转移灶，这样的例子当然也存在，涎腺良性混合瘤就是一个最好的例证。我们必须接受这样一个事实，即肿瘤不一定必须要有传统意义上的恶性形态学改变才能发生转移。至于这一节中讨论的这种特殊的肿瘤，应该称为转移性平滑肌瘤还是类似于平滑肌瘤的低度恶性的平滑肌肉瘤，取决于命名是根据形态学改变（在这种情况下，应称为平滑肌瘤）还是根据生物学行为（在这种情况下，应称为平滑肌肉瘤）。在这一方面，借此机会可以引用著名生物学家、动物学家、人文学家和广受欢迎的作家Julian Huxley的一段话，1955年他在Sloan-Kettering学院进行"癌症生物学"演讲时，当讨论到单独根据形态学对病变进行命名的原则时，他说"这似乎是墨守成规的令人遗憾的例子。癌症（恶性肿瘤）必须按照肿瘤细胞的行为而不是其形态学进行有效的命名；否则这种命名就不再具有生物学意义"[836]。

这使人又想起了克里弗兰临床医院的外科医师/病理医师Allen Graham早在1924年对于甲状腺的类似情况所做的评论，即考虑到"单纯从形态学和单纯从生物学方面来解释癌当存在不可调和的学术冲突"时，就会发现"诸如转移性腺瘤等这样的术语是一类令人困惑的、误导人的、不准确的、没有应用价值的术语，应予以废除"[834]。已经过去了几乎一个世纪，但是这种"无法调和的冲突"仍然存在。

平滑肌肉瘤

临床和大体特征

平滑肌肉瘤患者的平均年龄要大于平滑肌瘤患者（中位年龄为54岁），尽管其也可发生在较年轻的女性[703a]。平滑肌肉瘤的部分流行病学特征与子宫内膜癌相同，提示无拮抗性雌激素刺激在其中发生作用[878]。一个由来已久的假设，即绝大多数平滑肌肉瘤来源于先前存在的平滑肌瘤，可能是不正确的，正如绝大部分平滑肌肉瘤是孤立性的，并未伴有其他平滑肌瘤病变[879]。部分

平滑肌肉瘤在大体上类似于普通的平滑肌瘤，但绝大部分质软或呈鱼肉样，伴有坏死或出血区域以及浸润的迹象[877]（图1.181）。

组织学特征

显微镜下，典型的平滑肌肉瘤细胞非常丰富，伴有核的非典型性和多形性，核分裂象活跃（部分为异型核分裂象），并且伴有坏死（图1.182）[881]。然而，并不是所有的平滑肌肉瘤均同时出现以上所有特征，某些病例可能仅仅显示其中一种或几种改变[880]。关于这些标准在平滑肌瘤和平滑肌肉瘤的鉴别诊断中的相对重要性在下一节专门讨论。

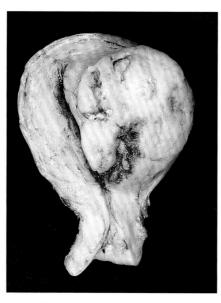

图1.181　子宫平滑肌肉瘤形成巨大的子宫肌壁间和黏膜下肿块，伴有灶状出血和坏死。

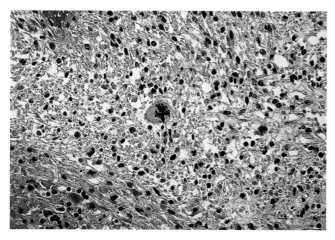

图1.182　子宫平滑肌肉瘤细胞显微镜下显示富于细胞、细胞多形性病理性核分裂象和坏死。

超微结构、免疫组织化学和分子遗传学特征

超微结构和免疫组织化学检查结果支持平滑肌肉瘤具有平滑肌细胞的特征[883,887]。它们恒定对平滑肌肌动蛋白和普通肌肉肌动蛋白、结蛋白、钙调理蛋白、h-钙介质素和波形蛋白免疫反应呈阳性[893]。对低分子量角蛋白（CAM5.2）和上皮膜抗原（EMA）免疫反应也常呈阳性[884]，这一特征可能会导致误诊，特别是当肿瘤细胞具有上皮样特征时[892]。肿瘤细胞也表达雌激素和孕激素受体，但是表达强度不如平滑肌瘤[888,894]。平滑肌肉瘤一致表达的另外一个分子为催产素受体，其表达方式类似于平滑肌瘤，而不同于子宫内膜间质肿瘤[886]。有人发现，平滑肌肉瘤伴有细胞黏附分子CD44的缺失，而正常子宫肌层和平滑肌瘤表达CD44[890]。子宫平滑肌肉瘤的免疫组织化学特征与子宫外平滑肌肉瘤有些不同（发生于骨盆区域的除外），至少部分可能是由于前者对雌激素的依赖性所致[891]。

在分子遗传学水平，无相关证据支持平滑肌肉瘤是由平滑肌瘤发展而来的[882]。与软组织的同名肿瘤相比，子宫的平滑肌肉瘤表型复杂。1q32和10q22存在点突变发生位点的聚集[882]。与平滑肌瘤不同，其常发生TP53基因突变，导致P53蛋白的过表达[885,889,894]。

平滑肌肉瘤的变异型

上皮样（透明细胞）平滑肌肉瘤（恶性平滑肌母细胞瘤）的镜下改变类似于胃肠道的同名肿瘤，其中多数现在已经归入GIST的范畴[895,898,900]。与GIST不同的是，子宫上皮样平滑肌肉瘤CD117通常呈阴性。其主要的鉴别诊断是所对应的良性病变，即上皮样（透明细胞）平滑肌瘤。通常应用的标准（见下文）有诸如体积较大、浸润性边缘、核分裂象活跃以及出现坏死和缺乏玻璃样变性[898,900]。鉴别诊断还包括子宫内膜间质肿瘤和转移癌[901]。

黏液样平滑肌肉瘤可以发生在子宫壁、阔韧带和盆腔的其他部位[897]。大体检查呈胶样外观，边界清楚，具有欺骗性。显微镜下表现为浸润性生长。间质呈高度的黏液样改变，肿瘤细胞排列成典型的平滑肌束并与难以归类的间叶细胞交替排列（图1.183）。主要的鉴别诊断（重要的）是伴有水肿变性的平滑肌瘤（见112页）。过去，黏液样平滑肌肉瘤常被误诊为平滑肌瘤，而现在却恰好相反。对此需要特别指出的，用于普通平滑肌肉瘤的核分裂象计数标准（见下文）并不适用，因为无论核分裂象是罕见的（这是常见情况）还是大量的，黏液样平滑肌肉瘤总是易于复发和转移[897,899]。

伴有破骨细胞样巨细胞的平滑肌肉瘤。此亚型在子宫比在其他可发生恶性平滑肌肿瘤的部位更为常见（图1.184）。免疫组织化学检测可证实肿瘤细胞具有平滑肌

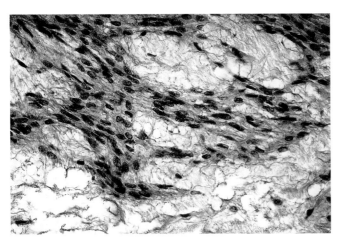

图1.183 子宫黏液样平滑肌肉瘤。（Courtesy of Dr Robert E Scully, Boston）

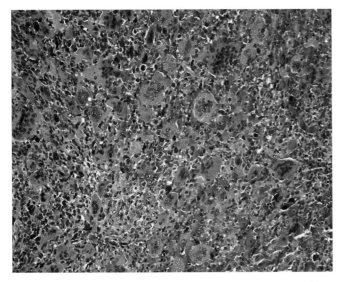

图1.184 子宫恶性巨细胞瘤。它被认为是伴有破骨细胞样巨细胞的平滑肌肉瘤的一种变异型。

细胞的特征，据此可将其与所谓的"恶性巨细胞瘤"区分开来[903]。

静脉内平滑肌肉瘤病非常罕见，可以将其看做静脉内平滑肌瘤病对应的恶性肿瘤[896]。

平滑肌肉瘤伴有骨骼肌分化极其罕见，与有时在子宫内膜间质肉瘤中的所见相似[902]。

扩散、转移、治疗和预后

子宫平滑肌肉瘤通常在盆腔内扩散，并可发生远处转移至肺、骨和其他部位[907]。个别情况下，也可出现淋巴结转移。标准的治疗是经腹腔全子宫切除术加双侧输卵管 - 卵巢切除术。预后因素如下所述：

1. **肿瘤分期**。肿瘤扩散至子宫外部位是预后不良的指标[909]。一项对 20 例出现子宫外扩散的子宫平滑肌肉瘤患者的研究发现，无一例生存期超过 29 个月[905]。

2. **肿瘤大小**。对于局限于宫体的肿瘤，这是一个十分重要的预后因子[904]。

3. **组织学分级**。病例的生存和肿瘤组织学分级之间并非恒定相关。用于软组织肉瘤的分级方法并不适合于子宫平滑肌肉瘤[908]。

4. **DNA 倍体**。有证据显示，经流式细胞检查确定的 DNA 倍体数可能与预后密切相关[906,910]。

子宫平滑肌肿瘤的形态学和生物学行为之间的关系

大部分子宫平滑肌肿瘤的良恶性很容易划分[923,934]。然而，有些病变却很难定位，令人备受折磨。形态学上的难度，同时也是明确诊断的主要标准，有如下几点：

1. **坏死**。平滑肌肿瘤中可见两种类型的坏死，分别命名为凝固性坏死和玻璃样坏死。在凝固性坏死中，存活的肿瘤突然过渡为坏死的区域。其低倍镜下典型表现是，残存的肿瘤细胞围绕大血管呈套袖状分布，周围为大片的肿瘤坏死区。高倍镜下，细胞核坏死的两种典型形态学改变（核固缩和核碎裂）非常明显。在玻璃样坏死中，有类似于进行性梗死的独特的带状结构：中心为"温和"的坏死（即罕见核碎屑的坏死），周围可见肉芽组织，两者之间有一层玻璃样变的胶原。目前认为，上述定义的凝固性坏死是此类肿瘤的最重要的预后因子。由于坏死（或者说是一种特殊类型的坏死）在这里具有如此重要的意义，或许值得对其进行较为详细的讨论，就从选择的有些令人质疑的术语开始，这些术语来自 Majno 和 Joris 有关细胞死亡的学术观点[924]。这些作者指出，凝固性坏死这一术语是由 Conheim 于 1877 年最先提出的，受到 Weigert 的工作的影响，指的是我们今天所称的白色梗死病变，并被错误地认为是坏死和纤维蛋白凝固联合作用的结果。因此，如果应用凝固性坏死这一术语，其应等同于白色（贫血性）梗死，而不是与之相反。至于"玻璃样"坏死这一术语也不太好，因为"玻璃样"一词是指任何均质性的嗜酸性物质沉积，无论是在细胞内还是在细胞外（如在 Mallory 的酒精性玻璃样变）。另外一个值得质疑的状况是，它也用于沉积于梗死前肉芽组织的胶原，因此取决于梗死所处的阶段。事实上这两种类型的坏死之间的主要形态学差异似乎是：凝固性坏死具有显著的嗜苏木素性核碎屑（核碎裂和核固缩），而玻璃样坏死的表现比较均一（"温和"），难以见到残存的细胞核（核溶解）。有人提出将凝固性坏死改名为"肿瘤细胞坏死"[916]，但这并无太大改善，因为这两种类型的坏死主要都是肿瘤细胞发生坏死。

撇开语义不说，Bell 等[912]的观察具有重要的诊断意义，并且可能具有充分的生物学基础，因为核碎裂和核固缩一般都是凋亡的特征，而核溶解则是缺血和其他类型的突然死亡（Majno 将其称为谋杀或肿瘤导致的死亡）的一个特征[924]。

2. **核分裂活性**。尽管必须承认，由于缺乏标准化，可重复性差，且测定方法不够准确，核分裂活性仍然是一个重要标准[914,929,930]。核分裂活性易受切片厚度、放大倍数、肿瘤细胞大小、肿瘤细胞与间质的比例以及观察者自身的标准的影响[913]。至于后者，新手常见的错误是：常常将散在分布于平滑肌肿瘤中的固缩核（无论是来源于淋巴细胞、肥大细胞还是来源于平滑肌细胞）当做核分裂象。从理论上讲，另一个造成误差的原因是，切除与固定之间的时间间隔，但这一点似乎并不那么重要。消除这些不准确因素的最佳办法是用其在肿瘤细胞中所占的百分数来代表核分裂象的数目，如同常用的计算胸苷标记的细胞核或增殖（Ki-67）指数那样。另一个可能的改进是：通过免疫组织化学方法检测其他分裂象标志物，如 PHH3[915]。对于目前所用的方法，有一些实用的手段可提高准确性。其中一种方法是：扫描切片中最活跃的区域，对此区域连续计数 10 个视野中的核分裂象，并至少重复四次。另一种有效的方法是：对肿瘤进行充分取样。Kempson[914]建议至少观察 10 张切片，或者无论肿瘤大小，每一个厘米直径取一张切片。切片的实际厚度应尽可能接近切片机上标志的 5 微米。"高倍视野"（HPF）通常是指 10 倍的目镜和 40 倍的物镜。如果观察者应用 15 倍的目镜和（或）63 倍的物镜，则应做出调整。辨认核分裂象应有严格的标准。多中心形态学测量乳腺癌项目的成员提出了如下标准[933]：

   1. 必须缺乏核膜，这样的细胞一定过了分裂前期。
   2. 必须出现核染色质透明、毛刺状（染色质浓缩），或者在平铺（中期／后期）或散在的凝块（末期）中呈凝块状（分裂中期开始）。有规律的延伸伴有中空带，支持不是核分裂象。
   3. 两条平行而又明确分开的染色体凝块应被计数为分离的核分裂象，然而，很明显这只是一个核分裂象。将来应用图像分析方法自动计数核分裂象时应考虑到这一点。

3. **非典型性**。这是指多形性（意指大小和形状明显不同）和核深染，在低倍镜下观察就已经非常明显。非典型性分为局灶性或广泛性，并被分为轻度、中度和重度三级（需要承认操作的主观性）。

4. **细胞构成**。这个术语无需解释，确定细胞构成同样主观的。这是这里最不重要的一个参数。

5. **肿瘤边缘**。即肿瘤与周围子宫肌层的关系。

单独或联合应用这些评估标准可以相当准确，但并不能确实可靠地预测肿瘤的行为。需要注意以下几点：

1. 形态学因素的重要性依次为凝固性坏死、核分裂活性增高、多形性和细胞构成。
2. 细胞丰富但缺乏其他标准的肿瘤应被看做良性的富于细胞性的平滑肌瘤（见 112 页）。
3. 伴有非典型性的肿瘤（即便显著且弥漫）如果缺乏凝固性坏死和核分裂象，也不应被看做是恶性的。它们属于一个范畴，如果为局灶性病变，分别被命名为**非典型性**、**奇异性**、**合体细胞性**或**多形性**平滑肌瘤，如果病变广泛，则归入**交界性病变**。
4. 伴有核分裂活性增高（多达 15 个／10HPF）但缺乏凝固性坏死和非典型性的肿瘤，应被看做是**核分裂活跃的平滑肌瘤**（见 113 页）。
5. 伴有凝固性坏死和弥漫性非典型性以及（或）核分裂活性增高（> 10 个／10HPF）的肿瘤，应看做是平滑肌肉瘤。
6. 伴有凝固性坏死但既无非典型性也无核分裂活性增高的肿瘤应归入**"交界性"**的范畴（见下文）。
7. 伴有弥漫性中度到重度非典型性且核分裂象超过 10 个／10HPF 的肿瘤，应该诊断为平滑肌肉瘤，即使缺乏凝固性坏死。

这些建议主要是根据 Richard Kempson 及其工作组成员（Bari、Hendrikson、Zaloudek、Bell、Longacre 和其他人）35 年来细致而又艰苦的工作提出的[912,916,918,919,923]。表 1.2 以简单的形式给读者列出了这些标准，其编排与原文略有不同。另外一个不同就是保留了"STUMP"这一范畴，因为我们和其他人[917]均认为它能最好地表达运用当前手段无法准确预测肿瘤生物学行为的那部分子宫平滑肌肿瘤。对于这种说法最好的证据是：存在这样一种类型的肿瘤，没有任何诊断平滑肌肉瘤的形态学特征，但却扩散到远隔器官（良性转移性平滑肌瘤，见 115 页）。我们的观点是，为了更好地为患者和临床医师服务（而且也应该尽量反映真实情况），应该废除将肿瘤分为良性（平滑肌瘤）和恶性（平滑肌肉瘤）的传统的两分类方法（引入交界性病变这一概念后已略有改进），转换成另外一种命名方法，即将其简单地称为平滑肌肿瘤，然后通过仔细评估本节中讨论的参数和其他一些所有可能有帮助的参数，来评估（理想上用百分数表达）肿瘤复发和转移的可能性。一旦某种疾病分类学发生了根本性改变，而且只要我们自身接受，就不得不接受以上的建议。

还有另外两点需要说明。这些针对普通类型的子宫平滑肌肿瘤诊断的参数并不能原封不动地用于特殊类型

表1.2　子宫平滑肌肿瘤的标准和诊断术语（freely adapted from the work of Richard Kempson and his co-workers）

凝固性坏死	核分裂象／10HPF	非典型性		诊断
存在	>10	中度到重度（局灶性和弥漫性）		平滑肌肉瘤
		无到轻度		平滑肌肉瘤
	≤10	中度到重度（局灶性和弥漫性）		平滑肌肉瘤
		无到轻度		STUMP[a]
缺乏	>10	中度到重度	弥漫性	平滑肌肉瘤
			局灶性	STUMP[b]
		无到轻度		核分裂活跃的平滑肌瘤（允许多达15个／10HPF）
	≤10	中度到重度	弥漫性	STUMP[c]
			局灶性	平滑肌瘤[d]
		无到轻度		平滑肌瘤

[a]在这里归入STUMP范畴的三种肿瘤中，这种肿瘤的生物学行为最有可能为恶性。实际上在Kempson的方案中，它被看做可能是平滑肌肉瘤。另外一个需要考虑的可能性是：由于扭转或其他原因引起的平滑肌瘤梗死。
[b]在Kempson的方案中，核分裂象>15个／10HPF才被看做是STUMP。
[c]在Kempson的方案中被称为"具有低度复发风险的非典型平滑肌瘤"。
[d]在Kempson的方案中被称为"经验有限的平滑肌瘤"。

的平滑肌肿瘤。如大多数黏液性平滑肌肉瘤即使缺乏凝固性坏死、活跃的核分裂象以及重度非典型性，也可以明确诊断。

另外一点需要说明是，有望获到的有关这些肿瘤的表型和基因型特征的大量信息将有助于病理医师准确评估预后和提出治疗建议[920]。有关这些方面已经有了一些看法，下面的一些特征通常见于平滑肌肉瘤，而几乎不会见于平滑肌瘤：10号染色体杂合性缺失[927]，表达galectin-3及其结合位点[928]，雌激素和孕激素受体表达水平低下[935]，CD44缺失[926]，γ-平滑肌同型肌动蛋白基因表达缺乏[932]，以及表达p16[911,921,925]。后者看上去似乎特别有意义[922]。

虽然所有这些发现均令人振奋，但是公平地说，无论如何命名，明确某个子宫平滑肌肿瘤所属的某个既定预后类别，现在仍然主要取决于由来已久的形态学标准。

平滑肌肿瘤和PEComas

近来描述了一类非常有意思的子宫肿瘤，其形态学表现符合平滑肌肿瘤，但肿瘤细胞特征性地表现为血管周上皮样和（或）透明细胞，有时伴有显著的玻璃样变，且HMB45免疫反应呈阳性[938,943,947]。随之而来的争议是：此类肿瘤应被看做上皮样平滑肌瘤的一个变异型，还是应被看做血管周上皮样透明细胞／血管平滑肌脂肪瘤／PEComa家族成员之一[944,947]。其中部分肿瘤常伴发盆腔淋巴血管瘤病和（或）发生于存在结节性硬化症的患者，这有力地证实了其与PEComa家族的关系[939,941,942,948]。对于具有平滑肌和子宫内膜间质肿瘤（通常为恶性的）的形态学和免疫表型特征并应作出相应诊断的子宫肿瘤，当其肿瘤细胞除了表达平滑肌和子宫内膜间质标志物（包括偶尔出现的性索样结构[937]）外，还表达HMB45及相关标志如Mart-1（Melan-A）[940,946]时，情况就不是非常清楚了。或许明智的做法是对此类问题持保留意见，除非获得其他一些信息。应暂且将其诊断为平滑肌肿瘤，并将其归入合适的类型（梭形或上皮样；良性、STUMP或恶性），同时在报告中加入相应的备注，因为肿瘤的形态学及HMB45的表达提示其与当前命名为PEComas[945]的肿瘤家族在组织起源上有关系。顺带提一下，这个难题并非仅在子宫体才会碰到。同样的结果以及争议也见于发生于肾脏被膜的同名肿瘤。

从实用角度而言，值得注意的是，这些肿瘤表现局部侵袭性和转移[936]。

肿瘤的复发和（或）转移与肿瘤的大小、核分裂活性以及坏死密切相关[938]。

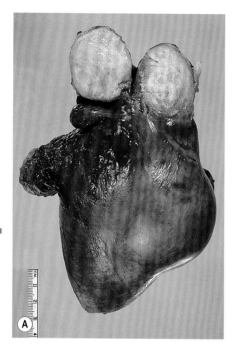
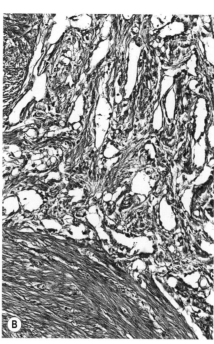

图1.185 A和B，子宫的腺瘤样瘤。A，大体表现。其位于子宫角是特征性的。B，显微镜下可见内衬扁平间叶细胞的管状结构。

其他肿瘤和瘤样病变

术后梭形细胞结节也可见于子宫内膜，类似于发生于阴道的病变[958]。

特发性肉芽肿与更常见于卵巢的同类病变（这里被称为特发性卵巢皮质肉芽肿）相似，偶尔也可见于子宫。多数病例表现为多灶性，多累及子宫肌壁[986]。

髓外造血可在缺乏任何血液系统疾病或系统性疾病的情况下发生于子宫［见下文的粒细胞（髓细胞）肉瘤］[1013]。大部分报道的病例被发现主要发生在子宫内膜息肉或平滑肌瘤中，且伴有慢性贫血[977]。

黏液样变在无任何病变时也可见于子宫肌壁[992]。

腺瘤样瘤等同于更常见于输卵管的同类病变，有时也可见于子宫肌壁，通常位于浆膜下并接近子宫角处[999,1024]。个别情况下，在刮宫标本中可以发现明显的腺瘤样瘤。这些肿瘤通常较小（直径平均为2cm）。显微镜下，肿瘤可呈腺样、血管瘤样、实性和囊性结构，这些结构可单独存在或联合出现[1003,1006]（图1.185）。囊性结构为主的病例可与淋巴管瘤相似。其常伴有平滑肌肥大，易与平滑肌瘤混淆。超微结构和免疫组织化学（包括钙网膜蛋白、血栓调节蛋白、WT1和D2-40）检查可证实其间皮的本质[991,1002,1010,1012,1016,1018]，此外，其偶尔可与其他间皮来源的病变如良性多囊性间皮瘤共存，也进一步支持这一说法[954]。

子宫壁中的**动静脉瘘**可以形成大的搏动性肿物。血管造影可显示血管间交通[990]。

除了已经描述过的，其他**良性间叶性肿瘤**极其罕见。它们包括子宫内膜的**血管瘤**[983]、**孤立性纤维性肿瘤**（部

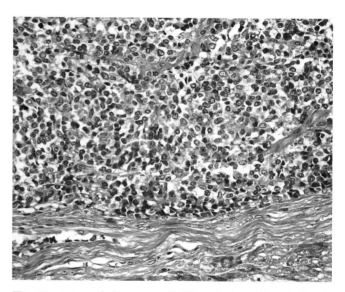

图1.186 Ewing肉瘤／PNET表现为一个子宫肿块，这是一个最不常见的发现。

分伴有低糖血症）[1023,1028]以及**脂肪瘤**。后者至少在某些情况下可能来源于平滑肌瘤的脂肪化生[1005,1008]。

除了已经描述过的，子宫还能发生其他各种类型的**肉瘤**。它们包括**软骨肉瘤**[957]、**骨肉瘤**[963]、**横纹肌肉瘤**[967,968,1001,1004]、**恶性外周神经鞘膜瘤**[961]、**血管肉瘤**[953,995,1011]、**所谓的恶性纤维组织细胞瘤**[956]、**恶性间叶肿瘤**（起源于平滑肌瘤）[962]、**腺泡状软组织肉瘤**[976]和**GIST**[1022]、**所谓的杆状肉瘤**[949]、**Ewing肉瘤／PNET**[960,980,1027]**以及伴有神经外胚层分化但缺乏EWSR1基因重排的肿瘤**[966,971]（图1.186）。上述这些肉瘤部分继

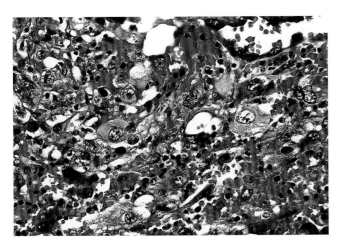

图1.187　发生于平滑肌内的上皮样血管肉瘤。

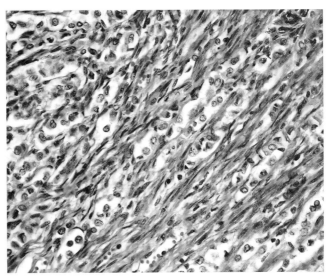

图1.189　乳腺小叶癌转移到子宫肌层。注意呈印度列队生长方式。

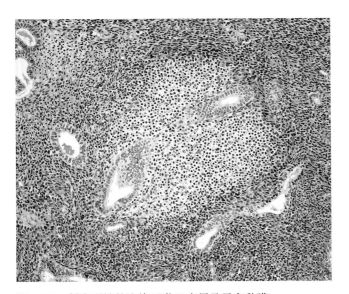

图1.188　低度恶性的边缘区淋巴瘤累及子宫黏膜。

发于宫颈癌或其他恶性肿瘤放疗后[997]。部分血管肉瘤表现为为上皮样型，角蛋白免疫反应呈阳性，并且明显发生于平滑肌瘤内[1019]（图 1.187）。

　　在作出子宫肉瘤的诊断之前（特别是如果肿瘤具有明显的多形性和（或）伴有异源性成分时），应该充分取材以除外伴有显著肉瘤样成分的 MMMT 的可能性。

　　恶性淋巴瘤可以原发于子宫内膜（包括子宫内膜息肉[1009]）、子宫肌层或两者均有[970,978,989,1026]。患者的典型表现是出血和肿块形成。大多数肿瘤是弥漫性大 B 细胞淋巴瘤[951,987,1026]。原发于子宫的低度恶性 B 细胞淋巴瘤（包括边缘区 B 细胞淋巴瘤）[979,1025]（图 1.188）、T 细胞淋巴瘤[993]、霍奇金淋巴瘤[982]、亲血管性淋巴瘤[959]以及血管内

大 B 细胞淋巴瘤[1017]也有报道。恶性淋巴瘤应与子宫内膜的反应性淋巴组织增生（淋巴瘤样病变）[974,1029]、平滑肌瘤伴有显著的淋巴组织浸润（见上文）以及炎性假瘤/炎症性肌纤维母细胞瘤[975,1007]鉴别。在这些良性病变中，大的淋巴细胞通常伴有浆细胞、小淋巴细胞和（或）中性粒细胞[969]。粒细胞肉瘤和浆细胞瘤/骨髓瘤也可累及子宫，偶尔甚至为疾病的首发表现[972,978,1000,1014]。

　　其他极其少见的子宫原发性肿瘤有 Brenner 瘤[952]（镜下与卵巢 Brenner 瘤相似，有时呈息肉样结构）[950]、肾外 Wilms 瘤（伴有或不伴有畸胎瘤样特征）[973,998]、促结缔组织增生性小细胞肿瘤（个人观察）、神经胶质瘤[1030]、类癌[955]、副神经节瘤[1031]（包括色素变异型[1020]）以及卵黄囊（内胚窦）瘤[985]。

　　来自盆腔外的转移癌可累及子宫，表现为子宫出血。乳腺、胃肠道、肾和皮肤（黑色素瘤）是最常见的原发部位[988,994,1015]。子宫肌层比子宫内膜更易受累（图 1.189），有时平滑肌瘤中可以出现转移性肿瘤；然而，在子宫内膜刮除样本中发现恶性成分并不少见，尤其是乳腺小叶癌转移到子宫的病例[1021]，神经内分泌癌和其他肿瘤转移到子宫也不少见[984]。在个别情况下，阑尾的高分化黏液性肿瘤可以覆盖子宫内膜表面，形成假黏液瘤外观[996]。有时，转移性乳腺小叶癌可以累及他莫昔芬相关性子宫内膜息肉[981]，以及可见到黑色素瘤转移至子宫腺肌瘤病变中[964]。

参考文献

NORMAL ANATOMY

1 Arias-Stella J. Atypical endometrial changes produced by chorionic tissue. Hum Pathol 1972, **3**: 450–453.

2 Arias-Stella J Jr, Arias-Velasquez A, Arias-Stella J. Normal and abnormal mitoses in the atypical endometrial change associated with chorionic tissue effect. Am J Surg Pathol 1994, **18**: 694–701.

3 Arias-Stella J. Historia de un descubrimiento científico en un país en desarrollo. Universidad Peruana Cayetano Heredia, 2009, Lima, Peru.

4 Azzopardi JC, Zayid I. Synthetic progestogen-oestrogen therapy and uterine changes. J Clin Pathol 1967, **20**: 731–738.

5 Banks ER, Mills SE, Frierson HF Jr. Uterine intravascular menstrual endometrium simulating malignancy. Am J Surg Pathol 1991, **15**: 407–412.

6 Barroeta JE, Pasha TL, Acs G, Zhang PJ. Immunoprofile of endocervical and endometrial stromal cells and its potential application in localization of tumor involvement. Int J Gynecol Pathol 2007, **26**: 76–82.

7 Clement PB, Scully RE. Idiopathic postmenopausal decidual reaction of the endometrium. A clinicopathologic analysis of four cases. Int J Gynecol Pathol 1988, **7**: 152–161.

8 Dallenbach-Hellweg G, Poulsen HE. Atlas of endometrial histopathology, ed. 2. Berlin, 1996, Springer, p. 225.

9 Ehrmann RL. Histologic dating of the endometrium. J Reprod Med 1969, **3**: 179–200.

10 Ferenczy A, Bertrand G, Gelfand MM. Proliferation kinetics of human endometrium during the normal menstrual cycle. Am J Obstet Gynecol 1979, **133**: 859–867.

11 Hendrickson MR, Atkins KA, Kempson RL. Uterus and fallopian tubes. In Mills SE (ed.): Histology for pathologists, ed. 3. Philadelphia, 2007, Lippincott Williams and Wilkins, 2007, pp. 1011–1062.

12 Hertig AT. Gestational hyperplasia of the endometrium. A morphologic correlation of ova, endometrium, and corpora lutea during early pregnancy. Lab Invest 1964, **13**: 1153–1191.

13 Huettner PC, Gersell DJ. Arias-Stella reaction in nonpregnant women. A clinicopathologic study of nine cases. Int J Gynecol Pathol 1994, **13**: 241–247.

14 Mazur MT, Hendrickson MR, Kempson RL. Optically clear nuclei. An alteration of endometrial epithelium in the presence of trophoblast. Am J Surg Pathol 1983, **7**: 415–423.

15 McCluggage WG. Immunohistochemical and functional biomarkers of value in female genital tract lesions. Int J Gynecol Pathol 2006, **25**: 101–120.

16 Merchant S, Malpica A, Deavers MT, Czapar C, Gershenson D, Silva EG. Vessels within vessels in the myometrium. Am J Surg Pathol 2002, **26**: 232–236.

17 Mittal K, Soslow R, McCluggage WG. Application of immunohistochemistry to gynecologic pathology. Arch Pathol Lab Med 2008, **132**: 402–423.

18 Niu HL, Pasha TL, Pawel BR, LiVolsi VA, Zhang PJ. Thyroid transcription factor-1 expression in normal gynecologic tissues and its potential significance. Int J Gynecol Pathol 2009, **28**: 301–307.

19 Norris HJ, Hertig AT, Abell MR. The uterus. Baltimore, 1973, Williams and Wilkins.

20 Noyes RW. Uniformity of secretory endometrium. Study of multiple sections from 100 uteri removed at operation. Fertil Steril 1956, **7**: 103–109.

21 Noyes RW, Haman JO. Accuracy of endometrial dating. Fertil Steril 1954, **4**: 504–517.

22 Noyes RW, Hertig AT, Rock J. Dating the endometrial biopsy. Fertil Steril 1950, **1**: 3–25.

23 Onuma K, Dabbs DJ, Bhargava R. Mammaglobin expression in the female genital tract: immunohistochemical analysis in benign and neoplastic endocervix and endometrium. Int J Gynecol Pathol 2008, **27**: 418–425.

24 Poropatich C, Rojas M, Silverberg SG. Polymorphonuclear leukocytes in the endometrium during the normal menstrual cycle. Int J Gynecol Pathol 1987, **6**: 230–234.

25 Sahin AA, Silva EG, Landon G, Ordonez NG, Gershenson DM. Endometrial tissue in myometrial vessels not associated with menstruation. Int J Gynecol Pathol 1989, **8**: 139–146.

26 Sickel JZ, di Sant'Agnese PA. Anomalous immunostaining of 'optically clear' nuclei in gestational endometrium. A potential pitfall in the diagnosis of pregnancy-related herpesvirus infection. Arch Pathol Lab Med 1994, **118**: 831–833.

27 Vang R, Barner R, Wheeler DT, Strauss BL. Immunohistochemical staining for Ki-67 and p53 helps distinguish endometrial Arias-Stella reaction from high-grade carcinoma, including clear cell carcinoma. Int J Gynecol Pathol 2004, **23**: 223–233.

28 Yokoyama S, Kashima K, Inoue S, Daa T, Nakayama I, Moriuchi A. Biotin-containing intranuclear inclusions in endometrial glands during gestation and puerperium. Am J Clin Pathol 1993, **99**: 13–17.

29 Young ES, Diaz-Arrastia C, Castro CY. The hysterectomy. Ann Diagn Pathol. 2005, **9**: 202–208.

CURETTAGE AND BIOPSY

30 Baitlon D, Hadley JO. Endometrial biopsy. Pathologic findings in 3600 biopsies from selected patients. Am J Clin Pathol 1975, **63**: 9–15.

31 Carmichael DE. Asherman's syndrome. Obstet Gynecol 1970, **36**: 922–928.

32 Chambers JT, Chambers SK. Endometrial sampling. When? Where? Why? With what? Clin Obstet Gynecol 1992, **35**: 28–39.

33 Dijkhuizen FP, Mol BW, Brolmann HA, Heintz AP. The accuracy of endometrial sampling in the diagnosis of patients with endometrial carcinoma and hyperplasia: a meta-analysis. Cancer 2000, **89**: 1765–1772.

34 Dubé V, Macdonald D, Allingham-Hawkins DJ, Kamel-Reid S, Colgan TJ. Vanishing endometrial carcinoma. Int J Gynecol Pathol 2007, **26**: 271–277.

35 Foix A, Bruno RO, Davison T, Lema B. The pathology of postcurettage intrauterine adhesions. Am J Obstet Gynecol 1966, **96**: 1027–1033.

36 Hofmeister FJ, Vondrak B, Barbo DM. The value of the endometrial biopsy. A study of 14,655 office endometrial biopsies. Am J Obstet Gynecol 1966, **95**: 91–98.

37 Kahler VL, Creasy RK, Morris JA. Value of the endometrial biopsy. Obstet Gynecol 1969, **34**: 91–95.

38 Lampe B, Kürzl R, Hantschmann P. Reliability of tumor typing of endometrial carcinoma in prehysterectomy curettage. Int J Gynecol Pathol 1995, **14**: 2–6.

39 McLennan CE. Endometrial regeneration after curettage. Am J Obstet Gynecol 1969, **104**: 185–194.

40 Mitchard J, Hirschowitz L. Concordance of FIGO grade of endometrial adenocarcinomas in biopsy and hysterectomy specimens. Histopathology 2003, **42**: 372–378.

41 Unger ZM, Gonzalez JL, Hanissian PD, Schned AR. Pseudolipomatosis in hysteroscopically resected tissues from the gynecologic tract: pathologic description and frequency. Am J Surg Pathol 2009, **33**: 1187–1190.

EFFECTS OF HORMONE ADMINISTRATION

ESTROGEN THERAPY

42 Antunes CM, Strolley PD, Rosenshein NB, Davies JL, Tonascia JA, Brown C, Burnett L, Rutledge A, Pokempner M, Garcia R. Endometrial cancer and estrogen use. Report of a large case-control study. N Engl J Med 1979, **300**: 9–13.

43 Deligdisch L. Hormonal pathology of the endometrium. Mod Pathol 2000, **13**: 285–294.

44 Gordon J, Reagan JW, Finkle WD, Ziel HK. Estrogen and endometrial carcinoma. An independent pathology review supporting original risk estimate. N Engl J Med 1977, **297**: 570–571.

45 Silverberg SG, Mullen D, Faraci JA, Makowski EL, Miller A, Finch JL, Sutherland JV. Endometrial carcinoma. Clinical–pathologic comparison of cases in post-menopausal women receiving and not receiving exogenous estrogens. Cancer 1980, **45**: 3018–3026.

46 Smith DC, Prentice R, Thompson DJ, Herrmann WL. Association of exogenous estrogen and endometrial carcinoma. N Engl J Med 1975, **293**: 1164–1166.

47 Studd JWW, Thom MH, Paterson MEL, Wade-Evans T. The prevention and treatment of endometrial pathology in postmenopausal women receiving exogenous estrogens. In Pasetto N, Paoletti R, Ambrus JL (eds): The menopause and postmenopause. Lancaster, 1980, MTP Press, pp. 127–139.

48 Whitehead MI, King RJB, McQueen J, Campbell S. Endometrial histology and biochemistry in climacteric women during oestrogen and oestrogen/progestogen therapy. J R Soc Med 1979, **72**: 322–327.

49 Whitehead MI, Townsend PT, Pryse-Davies J, Ryder TA, King RJB. Effects of estrogens and progestins on the biochemistry and morphology of the post-menopausal endometrium. N Engl J Med 1981, **305**: 1599–1605.

50 Wright TC, Holinka CF, Ferenczy A, Gatsonis CA, Mutter GL, Nicosia S, Richart RM. Estradiol-induced hyperplasia in endometrial

biopsies from women on hormone replacement therapy. Am J Surg Pathol 2002, **26**: 1269–1275.

51 Ziel HK, Finkle WD. Increased risk of endometrial carcinoma among users of conjugated estrogens. N Engl J Med 1975, **293**: 1167–1170.

PROGESTATIONAL AGENTS

52 Azzopardi JG, Zayid I. Synthetic progestogen–oestrogen therapy and uterine changes. J Clin Pathol 1967, **20**: 731–738.

53 Cohen CJ, Deppe G. Endometrial carcinoma and oral contraceptive agents. Obstet Gynecol 1977, **49**: 390–392.

54 Deligdisch L. Effects of hormone therapy on the endometrium. Mod Pathol 1993, **6**: 94–106.

55 Hejmadi RK, Chaudhri S, Ganesan R, Rollason TP. Morphologic changes in the endometrium associated with the use of the mirena coil: a retrospective study of 106 cases. Int J Surg Pathol 2007, **15**: 148–154.

56 Irey NS, Manion WC, Taylor HB. Vascular lesions in women taking oral contraceptives. Arch Pathol 1970, **89**: 1–8.

57 Maqueo M, Becerra C, Munguia H, Goldzieher JW. Endometrial histology and vaginal cytology during oral contraception with sequential estrogen and progestin. Am J Obstet Gynecol 1964, **90**: 396–400.

58 Mutter GL, Bergeron C, Deligdisch L, Ferenczy A, Glant M, Merino M, Williams AR, Blithe DL. The spectrum of endometrial pathology induced by progesterone receptor modulators. Mod Pathol 2008, **21**: 591–598.

59 Ober WB. Synthetic progestogen-oestrogen preparations and endometrial morphology. J Clin Pathol 1966, **19**: 138–147.

60 Ober WB. Effects of oral and intrauterine administration of contraceptives on the uterus. Hum Pathol 1977, **8**: 513–527.

61 Rice-Wray E, Aranda-Rosell A, Maqueo M, Goldzieher JW. Comparison of the long-term endometrial effects of synthetic progestins used in fertility control. Am J Obstet Gynecol 1963, **87**: 429–433.

62 Sartwell PE, Masi AT, Arthes FG, Greene GR, Smith HE. Thromboembolism and oral contraceptives. An epidemiological case-control study. Am J Epidemiol 1969, **90**: 365–380.

63 Silverberg SG, Makowski EL. Endometrial carcinoma in young women taking oral contraceptive agents. Obstet Gynecol 1975, **46**: 503–506.

64 Silverberg SG, Makowski EL, Roche WD. Endometrial carcinoma in women under 40 years of age. Comparison of cases in oral contraceptive users and non-users. Cancer 1977, **39**: 592–598.

65 Vessey MP, Doll R. Investigation of relation between use of oral contraceptives and thromboembolic disease. A further report. Br Med J 1969, **2**: 651–657.

TAMOXIFEN

66 Barakat RR, Goóewski TA, Almadrones L, Saigo PE, Venkatram E, Hudis C, Hoskins WJ. Effect of adjuvant tamoxifen on the endometrium in women with breast cancer: a prospective study using office endometrial biopsy. J Clin Oncol 2000, **18**: 3459–3463.

67 Carcangiu ML. Uterine pathology in tamoxifen-treated patients with breast cancer. Anat Pathol 1998, **2**: 53–70.

68 Hachisuga T, Hideshima T, Kawarabayashi T, Eguchi F, Emoto M, Shirakusa T. Expression of steroid receptors, Ki-67, and epidermal growth factor receptor in tamoxifen-treated endometrium. Int J Gynecol Pathol 1999, **18**: 297–303.

69 Ismail SM. Endometrial pathology associated with prolonged tamoxifen therapy: a review. Adv Anat Pathol 1996, **3**: 266–271.

70 Kennedy MM, Baigrie CF, Manek S. Tamoxifen and the endometrium: review of 102 cases and comparison with HRT-related and non-HRT related endometrial pathology. Int J Gynecol Pathol 1999, **18**: 130–137.

71 Leslie KK, Walter SA, Torkko K, Stephens JK, Thompson C, Singh M. Effect of tamoxifen on endometrial histology, hormone receptors, and cervical cytology: a prospective study with follow-up. Appl Immunohistochem Mol Morphol 2007, **15**: 284–293.

72 Seidman JD, Kurman RJ. Tamoxifen and the endometrium. Int J Gynecol Pathol 1999, **18**: 293–296.

73 Wilder JD, Shahin S, Khattar N, Wilder DM, Yin J, Rushing RS, Beaven R, Kaetzel C, van Nagell Jr, Kryscio RJ, Lele SM. Tamoxifen-associated malignant endometrial tumors: pathologic features and expression of hormone receptors estrogen-alpha, estrogen-beta, and progesterone: a case controlled study [abstract]. Mod Pathol 2003, **16**: 214a.

ENDOMETRITIS

74 Adegboyega PA, Pei Y, McLarty J. Relationship between eosinophils and chronic endometritis. Hum Pathol 2010, **41**: 33–37.

75 Almoujahed MO, Briski LE, Prysak M, Johnson LB, Khatib R. Uterine granulomas. Clinical and pathologic features. Am J Clin Pathol 2002, **117**: 771–775.

76 Ashworth MT, Moss CI, Kenyon WE. Granulomatous endometritis following hysteroscopic resection of the endometrium. Histopathology 1991, **18**: 185–187.

77 Bayer-Garner IB, Nickell JA, Korourian S. Routine syndecan-1 immunohistochemistry aids in the diagnosis of chronic endometritis. Arch Pathol Lab Med 2004, **128**: 1000–1003.

78 Bell DA, Mondschein M, Scully RE. Giant cell arteritis of the female genital tract. A report of three cases. Am J Surg Pathol 1986, **10**: 696–701.

79 Bennett AE, Rathore S, Rhatigan RM. Focal necrotizing endometritis: a clinicopathologic study of 15 cases. Int J Gynecol Pathol 2002, **18**: 220–225.

80 Bhagavan BS, Gupta PK. Genital actinomyosis and intrauterine contraceptive devices. Cytopathologic diagnosis and clinical significance. Hum Pathol 1978, **9**: 567–578.

81 Bhagavan BS, Ruffier J, Shinn B. Pseudoactinomycotic radiate granules in the lower female genital tract. Relationship to the Splendore–Hoeppli phenomenon. Hum Pathol 1982, **13**: 898–904.

82 Buckley CH, Fox H. Histiocytic endometritis. Histopathology 1980, **4**: 105–110.

83 Burkman R, Schlesselman S, McCaffrey L, Gupta PK, Spence M. The relationship of genital tract *Actinomyces* and the development of pelvic inflammatory disease. Am J Obstet Gynecol 1982, **143**: 585–589.

84 Bylund DJ, Nanfro JJ, Marsh WL. Coccidioidomycosis of the female genital tract. Arch Pathol Lab Med 1986, **110**: 232–235.

85 Corfman PA, Segal SJ. Biologic effects of intrauterine devices. Am J Obstet Gynecol 1968, **100**: 448–459.

86 Crum CP, Egawa K, Fenoglio CM, Richart RM. Chronic endometritis. The role of immunohistochemistry in the detection of plasma cells. Am J Obstet Gynecol 1983, **147**: 812–815.

87 Dehner LP, Askin FB. Cytomegalovirus endometritis. Obstet Gynecol 1975, **45**: 211–214.

88 Di Carlo FJ Jr, Di Carlo JP, Robboy SJ, Lyons MM. Sarcoidosis of the uterus. Arch Pathol Lab Med 1989, **113**: 941–943.

89 Francke ML, Mihaescu A, Chaubert P. Isolated necrotizing arteritis of the female genital tract: a clinicopathologic and immunohistochemical study of 11 cases. Int J Gynecol Pathol 1998, **17**: 193–200.

90 Frank TS, Himebaugh KS, Wilson MD. Granulomatous endometritis associated with histologically occult cytomegalovirus in a healthy patient. Am J Surg Pathol 1992, **16**: 716–720.

91 Ganesan R, Ferryman SR, Meier L, Rollason TP. Vasculitis of the female genital tract with clinicopathologic correlation: a study of 46 cases with follow-up. Int J Gynecol Pathol 2000, **19**: 258–265.

92 Gilmore H, Fleischhacker D, Hecht JL. Diagnosis of chronic endometritis in biopsies with stromal breakdown. Hum Pathol 2007, **38**: 581–584.

93 Govan ADT. Tuberculous endometritis. J Pathol Bacteriol 1962, **83**: 363–372.

94 Gupta PK. Intrauterine contraceptive devices. Vaginal cytology, pathologic changes and clinical implications. Acta Cytol (Baltimore) 1982, **26**: 571–613.

95 Hart WR, Prins RP, Tsai JC. Isolated coccidioidomycosis of the uterus. Hum Pathol 1976, **7**: 235–239.

96 Ho K-L. Sarcoidosis of the uterus. Hum Pathol 1978, **10**: 219–222.

97 Ismail SM. Follicular myometritis. A previously undescribed component of pelvic inflammatory disease. Histopathology 1990, **16**: 91–93.

98 Kim KR, Lee YH, Ro JY. Nodular histocytic hyperplasia of the endometrium. Int J Gyncol Pathol 2002, **21**: 141–146.

99 Kiviat NB, Wolner-Hanssen P, Eschenbach DA, Wasserheit JN, Paavonen JA, Bell TA, Critchlow CW, Stamm WE, Moore DE, Holmes KK. Endometrial histopathology in patients with culture-proved upper genital tract infection and laparoscopically diagnosed acute salpingitis. Am J Surg Pathol 1990, **14**: 167–175.

100 Leong AS, Vinyuvat S, Leong FW, Suthipintawong C. Anti-CD38 and VS38 antibodies for the detection of plasma cells in the diagnosis of chronic endometritis. Appl Immunohistochem 1997, **5**: 189–193.

101 Lombard CM, Moore MH, Seifer DB. Diagnosis of systemic polyarteritis nodosa following total abdominal hysterectomy and bilateral salpingo-oophorectomy. A case report. Int J Gynecol Pathol 1986, **5**: 63–68.

102 Molnar JJ, Poliak A. Recurrent endometrial malakoplakia. Am J Clin Pathol 1983, **80**: 762–764.

103 Müller-Holzner E, Ruth NR, Abfalter E, Schröcksnadel H, Dapunt O, Martin-Sances L, Nogales FF. IUD-associated pelvic actinomycosis. A report of five cases. Int J Gynecol Pathol 1995, **14**: 70–74.

104 Ober WB, Sobrero AJ, Kurman R, Gold S. Endometrial morphology and polyethylene intrauterine devices. A study of 200 endometrial biopsies. Obstet Gynecol 1968,

32: 782–793.

105 Paavonen J, Aine R, Teisala K, Heinonen PK, Punnonen R. Comparison of endometrial biopsy and peritoneal fluid cytologic testing with laparoscopy in the diagnosis of acute pelvic inflammatory disease. Am J Obstet Gynecol 1985, 151: 645–650.

106 Paavonen J, Kiviat N, Brunham RC, Stevens CE, Kuo C-C, Stamm WE, Miettinen A, Soules M, Eschenbach DA, Holmes KK. Prevalence and manifestations of endometritis among women with cervicitis. Am J Obstet Gynecol 1985, 152: 280–286.

107 Paukku M, Puolakkainen M, Paavonen T, Paavonen J. Plasma cell endometritis is associated with Chlamydia trachomatis infection. Am J Clin Pathol 1999, 112: 211–215.

108 Poropatich C, Rojas M, Silverberg SG. Polymorphonuclear leukocytes in the endometrium during the normal menstrual cycle. Int J Gynecol Pathol 1987, 6: 230–234.

109 Risse EKJ, Beerthuizen RJCM, Vooijs GP. Cytologic and histologic findings in women using an IUD. Obstet Gynecol 1981, 58: 569–573.

110 Rotterdam H. Chronic endometritis. A clinicopathologic study. Pathol Annu 1978, 13(Pt 2): 209–231.

111 Russack V, Lammers RJ. Xanthogranulo-matous endometritis. Report of six cases and a proposed mechanism of development. Arch Pathol Lab Med 1990, 114: 929–932.

112 Schmidt WA. IUDs, inflammation, and infection. Assessment after two decades of IUD use. Hum Pathol 1982, 13: 878–881.

113 Sen DK, Fox H. The lymphoid tissue of the endometrium. Gynaecologia (Basel) 1967, 163: 371–378.

114 Shintaku M, Sasaki M, Baba Y. Ceroid-containing histiocytic granuloma of the endometrium. Histopathology 1991, 18: 169–172.

115 Silverberg SG, Haukkamaa M, Arko H, Nilsson CG, Luukkainen T. Endometrial morphology during long-term use of levonorgestrel-releasing intrauterine devices. Int J Gynecol Pathol 1986, 5: 235–241.

116 Silvernagel SW, Harshbarger KE, Shevlin DW. Postoperative granulomas of the endometrium: histological features after endometrial ablation. Ann Diagn Pathol 1999, 1: 82–90.

117 Smith M, Hagerty KA, Skipper B, Bocklage T. Chronic endometritis: a combined histopathologic and clinical review of cases from 2002 to 2007. Int J Gynecol Pathol 2010, 29: 44–50.

118 Stern RA, Svoboda-Newman SM, Frank TS. Analysis of chronic endometritis for Chlamydia trachomatis by polymerase chain reaction. Hum Pathol 1996, 27: 1085–1088.

119 Taylor ES, McMillan JH, Greer BE, Droegemueller W, Thompson HE. The intrauterine device and tubo-ovarian abscess. Am J Obstet Gynecol 1975, 123: 338–347.

120 Venkataseshan VS, Woo TH. Diffuse viral papillomatosis (condyloma) of the uterine cavity. Int J Gynecol Pathol 1985, 4: 370–377.

121 Westrom L, Bengtsson LP, Mardh P. The risk of pelvic inflammatory disease in women using intrauterine contraceptive devices as compared to non-users. Lancet 1976, 2: 221–224.

122 Whiteley PF, Hamlett JD. Pyometra – a reappraisal. Am J Obstet Gynecol 1971, 109: 108–112.

123 Winkler B, Reumann W, Mitao M, Gallo L, Richart RM, Crum CP. Chlamydial endometritis. A histological and immunohistochemical analysis. Am J Surg Pathol 1984, 8: 771–778.

METAPLASIA

124 Abell MR. Endometrial biopsy. Normal and abnormal diagnostic characteristics. In Gold JJ (ed.): Gynecologic endocrinology. New York, 1975, Harper and Row, pp. 156–190.

125 Axelson G, Nassar A, Giorgadze T. Gastrointestinal mucin expression in glandular epithelia of the uterus. Lab Invest 2009, 89(Suppl 1): 206A–207A.

126 Bhatia NN, Hoshiko MG. Uterine osseous metaplasia. Obstet Gynecol 1982, 60: 256–259.

127 Bird CC, Willis RA. The production of smooth muscle by the endometrial stroma of the adult human uterus. J Pathol Bacteriol 1965, 90: 75–81.

128 Blaustein A. Morular metaplasia misdiagnosed as adenoacanthoma in young women with polycystic ovarian disease. Am J Surg Pathol 1982, 6: 223–228.

129 Bomze EJ, Friedman NB. Squamous metaplasia and adenoacanthosis of the endometrium. Obstet Gynecol 1967, 30: 619–625.

130 Crum CP, Richart RM, Fenoglio CM. Adenoacanthosis of the endometrium. A clinicopathologic study in premenopausal women. Am J Surg Pathol 1981, 5: 15–20.

131 Demopoulos RI, Greco MA. Mucinous metaplasia of the endometrium. Ultrastructural and histochemical characteristics. Int J Gynecol Pathol 1983, 1: 383–390.

132 Dutra FR. Intraglandular morules of the endometrium. Am J Clin Pathol 1959, 31: 60–65.

133 Gersell DJ. Endometrial papillary syncytial change. Another perspective. Am J Clin Pathol 1993, 99: 656–657.

134 Hendrickson MR, Kempson RL. Surgical pathology of the uterine corpus. In Bennington JL (ed.): Major problems in pathology, vol. 12. Philadelphia, 1980, W.B. Saunders, pp. 418–438.

135 Hendrickson MR, Kempson RL. Endometrial epithelial metaplasias. Proliferations frequently misdiagnosed as adenocarcinoma. Report of 89 cases and proposed classification. Am J Surg Pathol 1980, 4: 525–542.

136 Houghton O, Connolly LE, McCluggage WG. Morules in endometrioid proliferations of the uterus and ovary consistently express the intestinal transcription factor CDX2. Histopathology 2008, 53: 156–165.

137 Kaku T, Silverberg SG, Tsukamoto N, Tsuruchi N, Kamura T, Saito T, Nakano H. Association of endometrial epithelial metaplasias with endometrial carcinoma and hyperplasia in Japanese and American women. Int J Gynecol Pathol 1993, 12: 297–300.

138 Lin MC, Lomo L, Baak JP, Eng C, Ince TA, Crum CP, Mutter GL. Squamous morules are functionally inert elements of premalignant endometrial neoplasia. Mod Pathol 2009, 22: 167–174.

139 Miranda MC, Mazur MT. Endometrial squamous metaplasia. An unusual response to progestin therapy of hyperplasia. Arch Pathol Lab Med 1995, 119: 458–460.

140 Moritani S, Kushima R, Ichihara S, Okabe H, Hattori T, Kobayashi TK, Silverberg SG. Eosinophilic cell change of the endometrium: a possible relationship to mucinous differentiation. Mod Pathol 2005, 18: 1243–1248.

141 Nucci MR, Prasad CJ, Crum CP, Mutter GL. Mucinous endometrial epithelial proliferations: a morphologic spectrum of changes with diverse clinical significance. Mod Pathol 2000, 12: 1137–1142.

142 Peng SL, Simon RA, Quddus MR, Zhang C, Lawrence WD, Sung CJ. Atypical tubal metaplasia in endometrial samplings is not associated with increased risk of developing hyperplasia or carcinoma: a long term follow-up study of 63 cases. Lab Invest 2009, 89(Suppl 1): 231A.

143 Quddus MR, Sung CJ, Zheng W, Lauchlan SC. P53 immunoreactivity in endometrial metaplasia with dysfunctional uterine bleeding. Histopathology 1999, 35: 44–49.

144 Rorat E, Wallach RC. Papillary metaplasia of the endometrium. Clinical and histopathologic considerations. Obstet Gynecol 1984, 64: 90S–92S.

145 Roth E, Taylor HB. Heterotopic cartilage in the uterus. Obstet Gynecol 1966, 27: 838–844.

146 Salm R. Mucin production of the normal and abnormal endometrium. Arch Pathol 1962, 73: 30–39.

147 Schueller EF. Ciliated epithelia of the human uterine mucosa. Obstet Gynecol 1968, 31: 215–223.

148 Shah SS, Mazur MT. Endometrial eosinophilic syncytial change related to breakdown: immunohistochemical evidence suggests a regressive process. Int J Gynecol Pathol 2008, 27: 534–538.

149 Silver SA, Cheung AN, Tavassoli FA. Oncocytic metaplasia and carcinoma of the endometrium: an immunohistochemical and ultrastructural study. Int J Gynecol Pathol 1999, 18: 12–19.

150 Tyagi SP, Saxena K, Rizvi R, Langley FA. Foetal remnants in the uterus and their relation to other uterine heterotopia. Histopathology 1979, 3: 339–345.

151 Wells M, Tiltman A. Intestinal metaplasia of the endometrium. Histopathology 1989, 15: 431–433.

152 Zaman SS, Mazur MT. Endometrial papillary syncytial change. A nonspecific alteration associated with active breakdown. Am J Clin Pathol 1993, 99: 741–745.

ADENOMYOSIS AND ENDOMETRIOSIS

153 Ahmed AA, Swan RW, Owen A, Kraus FT, Patrick F. Uterus-like mass arising in broad ligament: a metaplasia or mullerian duct anomaly? Int J Gynecol Pathol 1998, 16: 279–281.

154 Ahn GH, Scully RE. Clear cell carcinoma of the inguinal region arising from endometriosis. Cancer 1991, 67: 116–120.

155 Barbieri RL. Etiology and epidemiology of endometriosis. Am J Obstet Gynecol 1990, 162: 565–567.

156 Bergqvist A, Ljungberg O, Myhre E. Human endometrium and endometriotic tissue obtained simultaneously. A comparative histological study. Int J Gynecol Pathol 1984, 3: 135–145.

157 Black M, Ali R, Stringer A, Deavers MT,

Malpica A, Silva EG. Uterine adenomyosis, complete and incomplete [abstract]. Mod Pathol 2003, **16**: 182a.

158 Brooks JJ, Wheeler JE. Malignancy arising in extragonadal endometriosis. A case report and summary of the world literature. Cancer 1977, **40**: 3065–3073.

159 Bulun SE. Endometriosis. N Engl J Med 2009, **360**: 268–279.

160 Chumas JC, Thanning L, Mann WJ. Malignant mixed müllerian tumor arising in extragenital endometriosis. Report of a case and review of the literature. Gynecol Oncol 1986, **23**: 227–233.

161 Clement PB. Pathology of endometriosis. Pathol Annu 1990, **25**(Pt 1): 245–295.

162 Clement PB, Granai CO, Young RH, Scully RE. Endometriosis with myxoid change. A case simulating pseudomyxoma peritonei. Am J Surg Pathol 1994, **18**: 849–853.

163 Clement PB, Young RH. Florid cystic endosalpingiosis with tumor-like manifestations: a report of four cases including the first reported cases of transmural endosalpingiosis of the uterus. Am J Surg Pathol 1999, **23**: 166–175.

164 Clement PB, Young RH. Two previously unemphasized features of endometriosis: micronodular stromal endometriosis and endometriosis with stromal elastosis. Int J Surg Pathol 2001, **8**: 223–227.

165 Colella R, Mameli MG, Bellezza G, Sordo RD, Cavaliere A, Sidoni A. Endometriosis-associated skeletal muscle regeneration: a hitherto undescribed entity and a potential diagnostic pitfall. Am J Surg Pathol 2010, **34**: 10–17.

166 Emge LA. The elusive adenomyosis of the uterus. Its historical past and its present stage of recognition. Am J Obstet Gynecol 1962, **83**: 1541–1563.

167 Ferguson BR, Bennington JL, Haber SL. Histochemistry of mucosubstances and histology of mixed müllerian pelvic lymph node glandular inclusions. Evidence for histogenesis by müllerian metaplasia of coelomic epithelium. Obstet Gynecol 1969, **33**: 617–625.

168 Fukunaga M. Smooth muscle metaplasia in ovarian endometriosis. Histopathology 2000, **36**: 348–352.

169 Fukunaga M, Ushigome S. Epithelial metaplastic changes in ovarian endometriosis. Mod Pathol 1998, **11**: 784–788.

170 Giudice LC. Endometriosis. N Engl J Med 2010, **362**: 2389–2398.

171 Goldblum JR, Clement PB, Hart WR. Adenomyosis with sparse glands. A potential mimic of low-grade endometrial stromal. Am J Clin Pathol 1995, **103**: 218–223.

172 Hall JB, Young RH, Nelson JH. The prognostic significance of adenomyosis in endometrial carcinoma. Gynecol Oncol 1984, **17**: 32–40.

173 Hanley K, Dustin S, Stoler M, Atkins K. The significance of adenomyosis involved by tumor in otherwise low stage endometrioid adenocarcinomas. Int J Gynecol Pathol 2010, **29**: 445–451.

174 Heaps JM, Nieberg RK, Berek JS. Malignant neoplasms arising in endometriosis. Obstet Gynecol 1990, **75**: 1023–1028.

175 Ismiil ND, Rasty G, Ghorab Z, Nofech-Mozes S, Bernardini M, Thomas G, Ackerman I, Covens A, Khalifa MA. Adenomyosis is associated with myometrial invasion by FIGO 1 endometrial adenocarcinoma. Int J Gynecol Pathol 2007, **26**: 278–283.

176 Jung WY, Shin BK, Kim I. Uterine adenomyoma with uterus-like features: a report of two cases. Int J Surg Pathol 2002, **10**: 163–166.

177 Karp LA, Czernobilsky B. Glandular inclusions in pelvic and abdominal paraaortic lymph nodes. Am J Clin Pathol 1969, **52**: 212–218.

178 Leiman G. Carcinoma ex endometriosis: the jury is still out. Adv Anat Pathol 1996, **3**: 362–366.

179 Li SF, Nakayama K, Masuzawa H, Fujii S. The number of proliferating cell nuclear antigen positive cells in endometriotic lesions differs from that in the endometrium. Analysis of PCNA positive cells during the menstrual cycle and in post-menopause. Virchows Arch [A] 1993, **423**: 257–263.

180 Lu PY, Ory SJ. Endometriosis. Current management. Mayo Clin Proc 1995, **70**: 453–463.

181 Mai KT, Yazdi HM, Perkins DG, Parks W. Development of endometriosis from embryonic duct remnants. Hum Pathol 1998, **29**: 319–322.

182 Marcoux S, Maheux R, Berube S. Laparoscopic surgery in infertile women with minimal or mild endometriosis. Canadian Collaborative Group on Endometriosis. N Engl J Med 1997, **337**: 217–222.

183 Mathur BBL, Shah BS, Bhende YM. Adenomyosis uteri. Am J Obstet Gynecol 1962, **84**: 1820–1829.

184 McCluggage WG, Bryson C, Lamki H, Boyle DD. Benign, borderline, and malignant endometrioid neoplasia arising in endometriosis in association with tamoxifen therapy. Int J Gynecol Pathol 2000, **19**: 276–279.

185 McCluggage WG, Desai V, Manek S. Tamoxifen associated postmenopausal adenomyosis exhibits stromal fibrosis, glandular dilatation and epithelial metaplasia. Histopathology 2000, **37**: 340–346.

186 Meenakshi M, McCluggage WG. Vascular involvement in adenomyosis: report of a large series of a common phenomenon with observations on the pathogenesis of adenomyosis. Int J Gynecol Pathol 2010, **29**: 117–121.

187 Molitor JJ. Adenomyosis. A clinical and pathological appraisal. Am J Obstet Gynecol 1971, **110**: 275–284.

188 Mostoufizadeh M, Scully RE. Malignant tumors arising in endometriosis. Clin Obstet Gynecol 1980, **23**: 951–963.

189 Nagai Y, Kishimoto T, Nikaido T, Nishihara K, Matsumoto T, Suzuki C, Ogishima T, Kuwahara Y, Hurukata Y, Mizunuma M, Nakata Y, Ishikura H. Squamous predominance in mixed-epithelial papillary cystadenomas of borderline malignancy of Mullerian type arising in endometriotic cysts: a study of four cases. Am J Surg Pathol 2003, **27**: 242–247.

190 Nakayama K, Masuzawa H, Li SF, Yoshikawa F, Toki T, Nikaido T, Silverberg SG, Fujii S. Immunohistochemical analysis of the peritoneum adjacent to endometriotic lesions using antibodies for Ber-EP4 antigen, estrogen receptors, and progesterone receptors. Implication of peritoneal metaplasia in the pathogenesis of endometriosis. Int J Gynecol Pathol 1994, **13**: 348–358.

191 Nothnick WB, Fan F, Iczkowski KA, Ashwell R, Thomas P, Tawfik OW. CD44s expression is reduced in endometriotic lesions compared to eutopic endometrium in women with endometriosis. Int J Gynecol Pathol 2001, **20**: 140–146.

192 Nuovo M, Bayani E, Gerold T, Leong M, Mir R. Endometrioid cystadenofibroma developing in juxtahepatic endometriosis: a case report. Int J Surg Pathol 1998, **6**: 109–112.

193 Parker RL, Dadmanesh F, Young RH, Clement PB. Polypoid endometriosis: a clinicopathologic analysis of 24 cases and a review of the literature. Am J Surg Pathol 2004, **28**: 285–297.

194 Prade M, Spatz A, Bentledy R, Duvillard P, Bognel C, Robboy SJ. Borderline and malignant serous tumor arising in pelvic lymph nodes. Evidence of origin in benign glandular inclusions. Int J Gynecol Pathol 1995, **14**: 87–91.

195 Roth LM. Endometriosis with perineural involvement. Am J Clin Pathol 1973, **59**: 807–809.

196 Seidman JD. Prognostic importance of hyperplasia and atypia in endometriosis. Int J Gynecol Pathol 1996, **15**: 1–9.

197 Seidman JD, Kjerulff KH. Pathologic findings from the Maryland Women's Health Study: practice patterns in the diagnosis of adenomyosis. Int J Gynecol Pathol 1997, **15**: 217–221.

198 Shutter J. Uterus-like ovarian mass presenting near menarche. Int J Gynecol Pathol 2005, **24**: 382–384.

199 Sinkre P, Hoang MP, Albores-Saavedra J. Mullerianosis of inguinal lymph nodes: report of a case. Int J Gynecol Pathol 2002, **21**: 60–64.

200 Slavin RE, Krum R, Van Dinh T. Endometriosis-associated intestinal tumors: a clinical and pathologic study of 6 cases and review of the literature. Hum Pathol 2000, **31**: 456–463.

201 Steck WD, Helwig EB. Cutaneous endometriosis. JAMA 1965, **191**: 167–170.

202 Stern RC, Dash R, Bentley RC, Snyder MJ, Haney AF, Robboy SJ. Malignancy in endometriosis: frequency and comparison of ovarian and extraovarian types. Int J Gynecol Pathol 2001, **20**: 133–139.

203 Tamura M, Fukaya T, Murakami T, Uehara S, Yajima A. Analysis of clonality in human endometriotic cysts based on evaluation of X chromosome inactivation in archival formalin-fixed, paraffin-embedded tissue. Lab Invest 1998, **78**: 213–218.

204 Toki T, Horiuchi A, Li SF, Nakayama K, Silverberg SG, Fujii S. Proliferative activity of postmenopausal endometriosis: a histopathologic and immunocytochemical study. Int J Gynecol Pathol 1996, **15**: 45–53.

205 Wells M. Recent advances in endometriosis with emphasis on pathogenesis, molecular pathology, and neoplastic transformation. Int J Gynecol Pathol 2004, **23**: 316–320.

206 Winkelman J, Robinson R. Adenocarcinoma of endometrium involving adenomyosis. Report of an unusual case and review of the literature. Cancer 1966, **19**: 901–908.

207 Youssef AH, Ganesan R, Rollason TP. Florid cystic endosalpingiosis of the uterus. Histopathology 2006, **49**: 546–548.

208 Zheng W, Li N, Wang J, Ulukus EC, Ulukus M, Arici A, Liang SX. Initial endometriosis showing direct morphologic evidence of metaplasia in the pathogenesis of ovarian endometriosis. Int J Gynecol Pathol 2005, **24**: 164–172.

DYSFUNCTIONAL UTERINE BLEEDING AND HYPERPLASIA

209 Abell MR. Adenocarcinoma (gland-cell carcinoma) in situ of endometrium. Pathol Res Pract 1982, **174**: 221–236.

210 Ambros RA. Simple hyperplasia of the endometrium: an evaluation of proliferative activity by Ki-67 immunostaining. Int J Gynecol Pathol 2000, **19**: 206–211.

211 Ausems EWMA, van der Kamp J-K, Baak JPA. Nuclear morphometry in the determination of the prognosis of marked atypical endometrial hyperplasia. Int J Gynecol Pathol 1985, **4**: 180–185.

212 Baak JPA, Kurver PHJ, Diegenbach PC, Delemarre JFM, Brekelmans ECM, Nieuwlaat JE. Discrimination of hyperplasia and carcinoma of the endometrium by quantitative microscopy – a feasibility study. Histopathology 1981, **5**: 61–68.

213 Baak JP, Wisse-Brekelmans EC, Fleege JC, van der Putten HW, Bezemer PD. Assessment of the risk on endometrial cancer in hyperplasia, by means of morphological and morphometrical features. Pathol Res Pract 1992, **188**: 856–859.

214 Baloglu H, Cannizzaro LA, Jones J, Koss LG. Atypical endometrial hyperplasia shares genomic abnormalities with endometrioid carcinoma by comparative genomic hybridisation. Hum Pathol 2001, **32**: 615–622.

215 Bell CD, Ostrezega E. The significance of secretory features and coincident hyperplastic changes in endometrial biopsy specimens. Hum Pathol 1987, **18**: 830–838.

216 Bergeron C, Nogales FF, Masseroli M, Abeler V, Duvillard P, Muller-Holzner E, Pickartz H, Wells M. A multicentric European study testing the reproductivity of the WHO classification of endometrial hyperplasia with a proposal of a simplified working classification for biopsy and curettage specimens. Am J Surg Pathol 1999, **23**: 1102–1108.

217 Beutler HK, Dockerty MB, Randall L. Precancerous lesions of the endometrium. Am J Obstet Gynecol 1963, **86**: 433–443.

218 Campbell PE, Barter RA. The significance of atypical endometrial hyperplasia. J Obstet Gynaecol Br Commonw 1961, **68**: 668–672.

219 Castelbaum AJ, Wheeler J, Coutifaris CB, Mastroianni L Jr, Lessey BA. Timing of the endometrial biopsy may be critical for the accurate diagnosis of luteal phase deficiency. Fertil Steril 1994, **61**: 443–447.

220 Choo YC, Mak KC, Hsu C, Wong TS, Ma HK. Postmenopausal uterine bleeding of nonorganic cause. Obstet Gynecol 1985, **66**: 225–228.

221 Dallenbach-Hellweg G. The endometrium of infertility. Pathol Res Pract 1984, **178**: 527–537.

222 Dallenbach-Hellweg G. Histopathology of the endometrium (English translation by FD Dallenbach), ed. 3. New York, 1985, Springer-Verlag.

223 Dietel M. The histological diagnosis of endometrial hyperplasia: is there a need to simplify? Virchows Arch 2001, **439**: 604–608.

224 Feichter GE, Hoffken H, Heep J, Haag D, Heberling D, Brandt H, Rummel H, Goerttler KL. DNA-flow-cytometric measurements on the normal, atrophic, hyperplastic and neoplastic human endometrium. Virchows Arch [A] 1982, **398**: 53–65.

225 Fenoglio CM, Crum CP, Ferenczy A. Endometrial hyperplasia and carcinoma. Are ultrastructural, biochemical and immunocytochemical studies useful in distinguishing between them? Pathol Res Pract 1982, **174**: 257–284.

226 Fox H, Buckley CH. The endometrial hyperplasias and their relationship to endometrial neoplasia. Histopathology 1982, **6**: 493–510.

227 Gillam JS. Study of the inadequate secretion phase endometrium. Fertil Steril 1955, **6**: 18–36.

228 Gordon MD, Ireland K. Pathology of hyperplasia and carcinoma of the endometrium. Semin Oncol 1994, **21**: 64–70.

229 Gore H, Hertig AT. Carcinoma in situ of the endometrium. Am J Obstet Gynecol 1966, **94**: 135–155.

230 Greenblatt RB, Hammond DO, Clark SL. Membranous dysmenorrhea. Studies in etiology and treatment. Am J Obstet Gynecol 1954, **68**: 835–844.

231 Gusberg SB, Kaplan AL. Precursors of corpus cancer. IV. Adenomatous hyperplasia as stage 0 carcinoma of the endometrium. Am J Obstet Gynecol 1963, **87**: 662–667.

232 Hendrickson MR, Kempson RL. Surgical pathology of the uterine corpus. In Bennington JL (ed.): Major problems in pathology, vol. 12. Philadelphia, 1980, W.B. Saunders, pp. 285–318.

233 Hendrickson MR, Ross JC, Kempson RL. Toward the development of morphologic criteria for well-differentiated adenocarcinoma of the endometrium. Am J Surg Pathol 1983, **7**: 819–838.

234 Kurman RJ, Norris HJ. Evaluation of criteria for distinguishing atypical endometrial hyperplasia from well-differentiated carcinoma. Cancer 1982, **49**: 2547–2559.

235 Kurman RJ, Norris HJ. Endometrium. In Henson DE, Albores-Saavedra J (eds): The pathology of incipient neoplasia. Philadelphia, 1986, W.B. Saunders, pp. 265–277.

236 Lee KR, Scully RE. Complex endometrial hyperplasia and carcinoma in adolescents and young women 15 to 20 years of age. A report of 10 cases. Int J Gynecol Pathol 1989, **8**: 201–213.

237 Loghavi S, Silva EG. Abnormal myometrial vasculature explains some cases of menorrhagia. Lab Invest 2009, **89**(Suppl 1): 225A.

238 McElin TW, Bird CC, Reeves BD, Scott RC. Diagnostic dilation and curettage. A 20-year survey. Obstet Gynecol 1969, **33**: 807–812.

239 McLennan CE, Rydell AH. Extent of endometrial shedding during normal menstruation. Obstet Gynecol 1965, **26**: 605–621.

240 Meyer WC, Malkasian GD, Dockerty MB, Decker DG. Postmenopausal bleeding from atrophic endometrium. Obstet Gynecol 1971, **38**: 731–738.

241 Michael H, Kotylo PA, Mohr M, Roth LM. DNA ploidy, cell cycle kinetics, and low versus high grade atypia in endometrial hyperplasia. Am J Clin Pathol 1996, **106**: 22–28.

242 Moszkowski E, Woodruff JD, Jones GES. The inadequate luteal phase. Am J Obstet Gynecol 1962, **83**: 363–372.

243 Mutter GL. Endometrial intraepithelial neoplasia (EIN): will it bring order to chaos? The Endometrial Collaborative Group. Gynecol Oncol 2000, **76**: 287–290.

244 Mutter GL. Histopathology of genetically defined endometrial precancers. Int J Gynecol Pathol 2001, **19**: 301–309.

245 Mutter GL, Nogales F, Kurman R, Silverberg S, Tavassoli F. Endometrial cancer. In Tavassoli FA, Stratton MR (eds): WHO classification of tumors: pathology and genetics, tumors of the breast and female genital organs. Lyon, 2002, IARC Press.

246 Mutter GL, Zaino RJ, Baak JP, Bentley RC, Robboy SJ. Benign endometrial hyperplasia sequence and endometrial intraepithelial neoplasia. Int J Gynecol Pathol 2007, **26**: 103–114.

247 Norris HJ, Becker RL, Mikel UV. A comparative morphometric and cytophotometric study of endometrial hyperplasia, atypical hyperplasia, and endometrial carcinoma. Hum Pathol 1989, **20**: 219–223.

248 Norris HJ, Tavassoli FA, Kurman RJ. Endometrial hyperplasia and carcinoma. Diagnostic considerations. Am J Surg Pathol 1983, **7**: 839–847.

249 Noyes RW. The underdeveloped secretory endometrium. Am J Obstet Gynecol 1962, **83**: 363–372.

250 Pacheco JC, Kempers RD. Etiology of postmenopausal bleeding. Obstet Gynecol 1968, **32**: 40–46.

251 Picoff RC, Luginbuhl WH. Fibrin in the endometrial stroma. Its relation to uterine bleeding. Am J Obstet Gynecol 1964, **88**: 642–646.

252 Sherman ME, Ronnett BM, Ioffe OB, Richesson DA, Rush BB, Glass AG, Chatterjee N, Duggan MA, Lacey JV Jr. Reproducibility of biopsy diagnoses of endometrial hyperplasia: evidence supporting a simplified classification. Int J Gynecol Pathol 2008, **27**: 318–325.

253 Silverberg SG. Hyperplasia and carcinoma of the endometrium. Semin Diagn Pathol 1988, **5**: 135–153.

254 Silverberg SG. Problems in the differential diagnosis of endometrial hyperplasia and carcinoma. Mod Pathol 2000, **13**: 309–327.

255 Skov BG, Broholm H, Engel U, Franzmann MB, Nielsen AL, Lauritzen AF, Skov T. Comparison of the reproducibility of the WHO classifications of 1975 and 1994 of endometrial hyperplasia. Int J Gynecol Pathol 1997, **16**: 33–37.

256 Söderström K-O. Lectin binding to human endometrial hyperplasias and adenocarcinoma. Int J Gynecol Pathol 1987, **6**: 356–365.

257 Sommers SC. Defining the pathology of endometrial hyperplasia, dysplasia and carcinoma. Pathol Res Pract 1982, **174**: 175–197.

258 Stewart CJ, Campbell-Brown M, Critchley HO, Farquharson MA. Endometrial apoptosis in patients with dysfunctional uterine bleeding. Histopathology 1999, **34**: 99–105.

259 Tavassoli F, Kraus FT. Endometrial lesions in uteri resected for atypical endometrial hyperplasia. Am J Clin Pathol 1978, **70**: 770–779.

260 Thornburgh I, Anderson MC. The endometrial deficient secretory phase. Histopathology 1997, **30**: 11–15.

261 Truskinovsky AM, Lifschitz-Mercer B, Czernobilsky B. Hyperplasia and carcinoma, with or without secretory changes, in secretory endometrium: a diagnostic challenge. Lab Invest 2009, **89**(Suppl 1): 239A.

262 Vellios F. Endometrial hyperplasias, precursors of endometrial carcinoma. Pathol Annu 1972, 7: 201–229.

263 Welch WR, Scully RE. Precancerous lesions of the endometrium. Hum Pathol 1977, 8: 503–512.

264 Winkler B, Alvarez S, Richart RM, Crum CP. Pitfalls in the diagnosis of endometrial neoplasia. Obstet Gynecol 1984, 64: 185–194.

265 Zaino RJ. Endometrial hyperplasia: is it time for a quantum leap to a new classification? Int J Gynecol Pathol 2001, 19: 314–321.

266 Zaino RJ, Kauderer J, Trimble CL, Silverberg SG, Curtin JP, Lim PC, Gallup DG. Reproducibility of the diagnosis of atypical endometrial hyperplasia: a Gynecologic Oncology Group study. Cancer 2006, 106: 804–811.

RELATIONSHIP WITH CARCINOMA

267 Ashton-Sager A, Paulino AF, Afify AM. GLUT-1 is preferentially expressed in atypical endometrial hyperplasia and endometrial adenocarcinoma. Appl Immunohistochem Mol Morphol 2006, 14: 187–192.

268 Baak JP, Wisse-Brekelmans EC, Fleege JC, van der Putten HW, Bezemer PD. Assessment of the risk on endometrial cancer in hyperplasia, by means of morphological and morphometrical features. Pathol Res Pract 1992, 188: 856–859.

269 Chamlian LD, Taylor HB. Endometrial hyperplasia in young women. Obstet Gynecol 1970, 36: 659–666.

270 Dietel M. The histological diagnosis of endometrial hyperplasia: is there a need to simplify? Virchows Arch 2001, 439: 604–608.

271 Gal D. Hormonal therapy for lesions of the endometrium. Semin Oncol 1986, 13: 33–36.

272 Gusberg SB, Kaplan AL. Precursors of corpus cancer. IV. Adenomatous hyperplasia as stage 0 carcinoma of the endometrium. Am J Obstet Gynecol 1963, 87: 662–667.

273 Hardesty J, Xie QM, Casey MJ, Bewtra C. Factors affecting treatment response of endometrial hyperplasia. Lab Invest 2009, 89(Suppl 1): 217A.

274 Henson DE, Albores-Saavedra J. Pathology of incipient neoplasia, ed. 3. New York, 2001, Oxford University Press, p. 839.

275 Hertig AT, Sommers SC. Genesis of endometrial carcinoma. I. Study of prior biopsies. Cancer 1949, 2: 946–956.

276 Horn LC, Meinel A, Handzel R, Einenkel J. Histopathology of endometrial hyperplasia and endometrial carcinoma: an update. Ann Diagn Pathol 2007, 11: 297–311.

277 Kurman RJ, Kaminski PF, Norris HJ. The behavior of endometrial hyperplasia. A long-term study of 'untreated' hyperplasia in 170 patients. Cancer 1985, 56: 403–412.

278 Mazur MT. Endometrial hyperplasia/adenocarcinoma. a conventional approach. Ann Diagn Pathol 2005, 9: 174–181.

279 McBride JM. Pre-menopausal cystic hyperplasia and endometrial carcinoma. J Obstet Gynaecol Br Emp 1959, 66: 288–296.

280 Mittal K, Sebenik M, Irwin C, Yan Z, Popiolek D, Curtin J, Palazzo J. Presence of endometrial adenocarcinoma in situ in complex atypical endometrial hyperplasia is associated with increased incidence of endometrial carcinoma in subsequent hysterectomy. Mod Pathol 2009, 22: 37–42.

281 Scully RE. Definition of precursors in gynecologic cancer. Cancer 1981, 48: 531–537.

282 Silverberg SG. Hyperplasia and carcinoma of the endometrium. Semin Diagn Pathol 1988, 5: 135–153.

283 Sivridis E, Giatromanolaki A. Prognostic aspects on endometrial hyperplasia and neoplasia. Virchows Arch 2001, 439: 118–126.

284 Steiner G, Kistner RW, Craig JM. Histological effects of progestins on hyperplasia and carcinoma in situ of the endometrium – further observations. Metabolism 1965, 14: 356–386.

285 Tavassoli F, Kraus FT. Endometrial lesions in uteri resected for atypical endometrial hyperplasia. Am J Clin Pathol 1978, 70: 770–779.

286 Trimble CL, Kauderer J, Zaino R, Silverberg S, Lim PC, Burke JJ 2nd, Alberts D, Curtin J. Concurrent endometrial carcinoma in women with a biopsy diagnosis of atypical endometrial hyperplasia: a Gynecologic Oncology Group study. Cancer 2006, 106: 812–819.

287 Vellios F. Endometrial hyperplasias, precursors of endometrial carcinoma. Pathol Annu 1972, 7: 201–229.

TUMORS

ENDOMETRIAL POLYPS

288 Clement PB, Young RH. Atypical polypoid adenomyoma of the uterus associated with Turner's syndrome. A report of three cases, including a review of 'estrogen-associated' endometrial neoplasms and neoplasms associated with Turner's syndrome. Int J Gynecol Pathol 1987, 6: 104–113.

289 Corley D, Rowe J, Curtis MT, Hogan WM, Noumoff JS, Livolsi VA. Postmenopausal bleeding from unusual endometrial polyps in women on chronic tamoxifen therapy. Obstet Gynecol 1992, 79: 111–116.

290 Creagh TM, Krausz T, Flanagan AM. Atypical stromal cells in a hyperplastic endometrial polyp. Histopathology 1995, 27: 386–387.

291 Duggan MA, Rowlands C, Kneafsey PD, Nation JG, Stuart GCE. Uterine atypical polypoid adenomyoma and ovarian endometrioid carcinoma. Metastatic disease or dual primaries? Int J Gynecol Pathol 1995, 14: 81–86.

292 Fukunaga M, Endo Y, Ushigome S, Ishikawa E. Atypical polypoid adenomyomas of the uterus. Histopathology 1995, 27: 35–42.

293 Gilks CB, Clement PB, Hart WR, Young RH. Uterine adenomyomas excluding atypical polypoid adenomyomas and adenomyomas of endocervical type: a clinicopathologic study of 30 cases of an underemphasized lesion that may cause diagnostic problems with brief consideration of adenomyomas of other female genital tract sites. Int J Gynecol Pathol 2000, 19: 195–205.

294 Hachisuga T, Miyakawa T, Tsujioka H, Horiuchi S, Emoto M, Kawarabayashi T. K-ras mutation in tamoxifen-related endometrial polyps. Cancer 2003, 98: 1890–1897.

295 Hattab EM, Allam-Nandyala P, Rhatigan RM. The stromal component of large endometrial polyps. Int J Gynecol Pathol 1999, 18: 332–337.

296 Heatley MK. Atypical polypoid adenomyoma: a systematic review of the English literature. Histopathology 2006, 48: 609–610.

297 Kennedy MM, Baigrie CF, Manek S. Tamoxifen and the endometrium: review of 102 cases and comparison with HRT-related and non-HRT related endometrial pathology. Int J Gynecol Pathol 1999, 18: 130–137.

298 Lehman MB, Hart WR. Simple and complex hyperplastic papillary proliferations of the endometrium: a clinicopathologic study of nine cases of apparently localized papillary lesions with fibrovascular stromal cores and epithelial metaplasia. Am J Surg Pathol 2001, 25: 1347–1354.

299 Longacre TA, Chung MH, Rouse RV, Hendrickson MR. Atypical polypoid adenomyofibromas (atypical polypoid adenomyomas) of the uterus: a clinicopathologic study of 55 cases. Am J Surg Pathol 1996, 20: 1–20.

300 Mazur MT. Atypical polypoid adenomyomas of the endometrium. Am J Surg Pathol 1981, 5: 473–482.

301 McCluggage WG, Sumathi VP, McManus DT. Uterine serous carcinoma and endometrial intraepithelial carcinoma arising in endometrial polyps: report of 5 cases, including 2 associated with tamoxifen therapy. Hum Pathol 2003, 34: 939–943.

302 Mittal KR, Peng XC, Wallach RC, Demopoulos RI. Coexistent atypical polypoid adenomyoma and endometrial adenocarcinoma. Hum Pathol 1995, 26: 574–575.

303 Mittal K, Schwartz L, Goswami S, Demopoulos R. Estrogen and progesterone receptor expression in endometrial polyps. Int J Gynecol Pathol 1996, 15: 345–347.

304 Mittal K, Da Costa D. Endometrial hyperplasia and carcinoma in endometrial polyps: clinicopathologic and follow-up findings. Int J Gynecol Pathol 2008, 27: 45–48.

305 Ohishi Y, Kaku T, Kobayashi H, Aishima S, Umekita Y, Wake N, Tsuneyoshi M. CD10 immunostaining distinguishes atypical polypoid adenomyofibroma (atypical polypoid adenomyoma) from endometrial carcinoma invading the myometrium. Hum Pathol 2008, 39: 1446–1453.

306 Ota S, Catasus L, Matius-Guiu X, Bussaglia E, Lagarda H, Pons C, Munoz J, Kamura T, Prat J. Molecular pathology of atypical polypoid adenomyoma of the uterus. Hum Pathol 2003, 34: 784–788.

307 Schlesinger C, Kamoi S, Ascher SM, Kendell M, Lage JM, Silverberg SG. Endometrial polyps: a comparison study of patients receiving tamoxifen with two control groups. Int J Gynecol Pathol 1998, 17: 302–311.

308 Staros EB, Shilkitus WF. Atypical polypoid adenomyoma with carcinomatous transformation. A case report. Surg Pathol 1991, 4: 157–166.

309 Tahlan A, Nanda A, Mohan H. Uterine adenomyoma: a clinicopathologic review of 26 cases and a review of the literature. Int J Gynecol Pathol 2006, 25: 361–365.

310 Tai LH, Tavassoli FA. Endometrial polyps with atypical (bizarre) stromal cells. Am J Surg Pathol 2002, 26: 505–509.

311 Young RH, Treger T, Scully RE. Atypical polypoid adenomyoma of the uterus. A report of 27 cases. Am J Clin Pathol 1986, 86: 139–145.

ENDOMETRIAL CARCINOMA

General and clinical features

312 Beckner ME, Mori T, Silverberg SG. Endometrial carcinoma. Nontumor factors in prognosis. Int J Gynecol Pathol 1985, 4: 131–145.

313 Carcangiu ML, Radice P, Casalini P, Bertario L, Merola M, Sala P. Lynch syndrome – related endometrial carcinomas show a high frequency of nonendometrioid types

and of high FIGO grade endometrioid types. Int J Surg Pathol 2010, 18: 21–26.

314 Clement PB, Young RH. Atypical polypoid adenomyoma of the uterus associated with Turner's syndrome. A report of three cases, including a review of 'estrogen-associated' endometrial neoplasms and neoplasms associated with Turner's syndrome. Int J Gynecol Pathol 1987, 6: 104–113.

315 Dallenbach-Hellweg G, Hahn U. Mucinous and clear cell adenocarcinomas of the endometrium in patients receiving antiestrogens (tamoxifen) and gestagens. Int J Gynecol Pathol 1995, 14: 7–15.

316 Deligdisch L, Cohen CJ. Histologic correlates and virulence implications of endometrial carcinoma associated with adenomatous hyperplasia. Cancer 1985, 56: 1452–1455.

317 Deligdisch L, Kalir T, Cohen CJ, de Latour M, Le Bouedec G, Penault-Llorca F. Endometrial histopathology in 700 patients treated with tamoxifen for breast cancer. Gynecol Oncol 2000, 78: 181–186.

318 Fechner RE, Kaufman RH. Endometrial adenocarcinoma in Stein–Leventhal syndrome. Cancer 1974, 34: 444–452.

319 Fisher B, Costantino JP, Redmond CK, Fisher ER, Wickerham DL, Cronin WM. Endometrial cancer in tamoxifen-treated breast cancer patients. Findings from the National Surgical Adjuvant Breast and Bowel Project (NSABP) B-14. J Natl Cancer Inst 1994, 86: 527–537.

320 Garg K, Shih K, Barakat R, Zhou Q, Iasonos A, Soslow RA. Endometrial carcinomas in women aged 40 years and younger: tumors associated with loss of DNA mismatch repair proteins comprise a distinct clinicopathologic subset. Am J Surg Pathol 2009, 33: 1869–1877.

321 Garg K, Soslow RA. Lynch syndrome (hereditary non-polyposis colorectal cancer) and endometrial carcinoma. J Clin Pathol 2009, 62: 679–684.

322 Geisler HE, Huber CP, Rogers S. Carcinoma of the endometrium in premenopausal women. Am J Obstet Gynecol 1969, 104: 657–663.

323 Gusberg SB. The changing nature of endometrial cancer. N Engl J Med 1980, 302: 709–732.

324 Hafezi S, Nofech-Mozes S, Ismiil N, Dube V, Saad RS, Ghorab Z, Khalifa MA. Endometrioid endometrial adenocarcinoma (EEA) in elderly women: a clinic-pathologic study. Lab Invest 2009, 89(Suppl 1): 216A.

325 Kaufman RH, Abbott JP, Wall JA. The endometrium before and after wedge resection of the ovaries in the Stein–Leventhal syndrome. Am J Obstet Gynecol 1959, 77: 1271–1285.

326 Kurman RJ, McConnell TG. Precursors of endometrial and ovarian carcinoma. Virchows Arch 2010, 456: 1–12.

327 McCarty KS Jr, Barton TK, Peete CH Jr, Creasman WT. Gonadal dysgenesis with adenocarcinoma of the endometrium. An electron microscopic and steroid receptor analyses with a review of the literature. Cancer 1978, 42: 512–520.

328 Magriples U, Naftolin F, Schwartz PE, Carcangiu ML. High-grade endometrial carcinoma in tamoxifen-treated breast cancer patients. J Clin Oncol 1993, 11: 485–490.

329 Parkash V, Carcangiu ML. Uterine papillary serous carcinoma after radiation therapy for carcinoma of the cervix. Cancer 1992, 69: 496–501.

330 Robboy SJ, Miller AW III, Kurman RJ. The pathologic features and behavior of endometrial carcinoma associated with exogenous estrogen administration. Pathol Res Pract 1982, 174: 237–256.

331 Rodriguez J, Hart WR. Endometrial cancers occurring 10 or more years after pelvic irradiation for carcinoma. Int J Gynecol Pathol 1982, 1: 135–144.

332 Rose PG. Endometrial carcinoma. N Engl J Med 1996, 335: 640–649.

333 Schammel DP, Mittal KR, Kaplan K, Deligdisch L, Tavassoli FA. Endometrial adenocarcinoma associated with intrauterine pregnancy: a report of five cases and a review of the literature. Int J Gynecol Pathol 1998, 17: 327–335.

334 Seidman JD, Kumar D, Cosin JA, Winter WE 3rd, Cargill C, Boice CR. Carcinomas of the female genital tract occurring after pelvic irradiation: a report of 15 cases. Int J Gynecol Pathol 2006, 25: 293–297.

335 Shapiro S, Kelly JP, Rosenberg L, Kaufman DW, Helmrich SP, Rosenshein NB, Lewis JL, Knapp RC, Stolley PD, Schottenfeld D. Risk of localized and widespread endometrial cancer in relation to recent and discontinued use of conjugated estrogens. N Engl J Med 1985, 313: 969–972.

336 Silva EG, Tornos CS, Follen-Mitchell M. Malignant neoplasms of the uterine corpus in patients treated for breast carcinoma. The effects of tamoxifen. Int J Gynecol Pathol 1994, 13: 248–258.

337 Silverberg SG. The endometrium. Arch Pathol Lab Med 2007, 131: 372–382.

338 Turbiner J, Moreno-Bueno G, Dahiya S, Sánchez-Estevez C, Hardisson D, Prat J, Oliva E, Palacios J. Clinicopathological and molecular analysis of endometrial carcinoma associated with tamoxifen. Mod Pathol 2008, 21: 925–936.

339 van den Bos M, van den Hoven M, Jongejan E, van der Leij F, Michels M, Schakenraad S, Aben K, Hoogerbrugge N, Ligtenberg M, van Krieken JH. More differences between HNPCC-related and sporadic carcinomas from the endometrium as compared to the colon. Am J Surg Pathol 2004, 28: 706–711.

340 Voigt LF, Weiss NS. Epidemiology of endometrial cancer. Cancer Treat Res 1989, 49: 1–21.

Pathologic features

341 Ambros RA, Ballouk F, Malfetano JH, Ross JS. Significance of papillary (villoglandular) differentiation in endometrioid carcinoma of the uterus. Am J Surg Pathol 1994, 18: 569–575.

342 Chen JL, Trost DC, Wilkinson EJ. Endometrial papillary adenocarcinomas. Two clinicopathological types. Int J Gynecol Pathol 1985, 4: 279–288.

343 Clement PB. Pathology of the uterine corpus. Hum Pathol 1991, 22: 776–791.

344 Clement PB, Young RH. Endometrioid carcinomas of the uterine corpus: a review of its pathology with emphasis on recent advances and problematic aspects. Adv Anat Pathol 2002, 9: 145–184.

345 Esteller M, Garcia A, Martinez-Palones JM, Xercavins J, Reventos J. Clinicopathologic features and genetic alterations in endometrioid carcinoma of the uterus with villoglandular differentiation. Am J Clin Pathol 1999, 111: 336–342.

346 Fanning J, Alvarez PM, Tsukada Y, Piver MS. Cervical implantation metastasis by endometrial adenocarcinoma. Cancer 1991, 68: 1335–1339.

347 Frauenhoffer EE, Zaino RJ, Wolff TV, Whitney CE. Value of endocervical curettage in the staging of endometrial carcinoma. Int J Gynecol Pathol 1987, 6: 195–202.

348 Gospel C. Ultrastructure of endometrial carcinoma. Review of fourteen cases. Cancer 1971, 28: 745–754.

349 Guan H, Arabi H, Hayek K, Bandyopadhyay S, Fathallah L, Feng JN, Ali-Fehmi R. A binary grading system for endometrial carcinoma compared with existing grading systems. Lab Invest 2009, 89(Suppl 1): 216A.

350 Hachisuga T, Fukuda K, Iwasaka T, Hirakawa T, Kawarabayashi T, Tsuneyoshi M. Endometrial adenocarcinomas of the uterine corpus in women younger than 50 years of age can be divided into two distinct clinical and pathologic entities based on anatomic location. Cancer 2001, 92: 2578–2584.

351 Hall JB, Young RH, Nelson JH. The prognostic significance of adenomyosis in endometrial carcinoma. Gynecol Oncol 1984, 17: 32–40.

352 Isaacson PG, Pilot LM Jr, Gooselaw JG. Foam cells in the stroma in carcinoma of the endometrium. Obstet Gynecol 1964, 23: 9–11.

353 Jacques SM, Lawrence WD. Endometrial adenocarcinoma with variable-level myometrial involvement limited to adenomyosis. A clinicopathologic study of 23 cases. Gynecol Oncol 1990, 37: 401–407.

354 Jacques SM, Qureshi F, Lawrence WD. Surface epithelial changes in endometrial adenocarcinoma. Diagnostic pitfalls in curettage specimens. Int J Gynecol Pathol 1995, 14: 191–197.

355 Jacques SM, Qureshi F, Ramirez NC, Malviya VK, Lawrence WD. Tumors of uterine isthmus: clinicopathologic features and immunohistochemical characterization of p53 expression and hormone receptors. Int J Gynecol Pathol 1997, 16: 38–44.

356 Kadar NRD, Kohorn EI, LiVolsi VA, Kapp DS. Histologic variants of cervical involvement by endometrial carcinoma. Obstet Gynecol 1982, 59: 85–93.

357 Kalyanasundaram K, Ganesan R, Perunovic B, McCluggage WG. Diffusely infiltrating endometrial carcinomas with no stromal response: report of a series, including cases with cervical and ovarian involvement and emphasis on the potential for misdiagnosis. Int J Surg Pathol 2010, 18: 138–143.

358 Landry D, Mai KT, Senterman MK, Perkins DG, Yazdi HM, Veinot JP, Thomas J. Endometrioid adenocarcinoma of the uterus with a minimal deviation invasive pattern. Histopathology 2002, 42: 77–82.

359 Larson DM, Copeland LJ, Gallagher HS, Gershenson DM, Freedman RS, Wharton JT, Kline RC. Nature of cervical involvement in endometrial carcinoma. Cancer 1987, 59: 959–962.

360 Lax SF, Kurman RJ, Pizer ES, Wu L, Ronnett BM. A binary architectural grading system for uterine endometrial endometrioid carcinoma has superior reproducibility compared with FIGO grading and identifies subsets of advance-stage tumors with favourable and unfavourable prognosis. Am J Surg Pathol 2000, 24: 1201–1208.

361 Longacre TA, Chung MH, Jensen DN, Hendrickson MR. Proposed criteria for the diagnosis of well-differentiated endometrial carcinoma. A diagnostic test for myoinvasion. Am J Surg Pathol 1995, 19: 371–406.

362 Longacre TA, Hendrickson MR. Diffusely infiltrative endometrial adenocarcinoma: an adenoma malignum pattern of myoinvasion. Am J Surg Pathol 1999, 23: 69–78.

363 Murray SK, Young RH, Scully RE. Uterine endometrioid carcinoma with small nonvillous papillae: an analysis of 26 cases of a favourable-prognosis tumor to be

distinguished from serous carcinoma. Int J Surg Pathol 2001, **8**: 279–289.

364 Nascimento AF, Hirsch MS, Cviko A, Quade BJ, Nucci MR. The role of CD10 staining in distinguishing invasive endometrial adenocarcinoma from adenocarcinoma involving adenomyosis. Mod Pathol 2003, **16**: 22–27.

365 Nofech-Mozes S, Ghorab Z, Ismiil N, Ackerman I, Thomas G, Barbera L, Covens A, Khalifa MA. Endometrial endometrioid adenocarcinoma: a pathologic analysis of 827 consecutive cases. Am J Clin Pathol 2008, **129**: 110–114.

366 Risberg B, Grontoft O, Westholm B. Origin of carcinoma in secretory endometrium – a study using a whole-organ sectioning technique. Gynecol Oncol 1983, **15**: 32–41.

367 Salm R. Macrophages in endometrial lesions. J Pathol Bacteriol 1962, **83**: 405–409.

368 Silver SA, Sherman ME. Morphologic and immunophenotypic characterization of foam cells in endometrial lesions. Int J Gynecol Pathol 1998, **17**: 140–145.

369 Simon RA, Peng SL, Sung CJ, Lawrence WD, Zhang C. Glandular intraluminal debris in endometrioid adencarcinoma of the endometrium correlates with tumor grade and stage: a clinicopathologic study of 115 cases. Lab Invest 2009, **89**(Suppl 1): 237A.

370 Srodon M, Klein WM, Kurman RJ. CD10 immunostaining does not distinguish endometrial carcinoma invading myometrium from carcinoma involving adenomyosis. Am J Surg Pathol 2003, **27**: 786–789.

371 Zaino RJ, Kurman RJ, Brunetto VL, Morrow CP, Bentley RC, Cappellari JO, Bitterman P. Villoglandular adenocarcinoma of the endometrium: a clinicopathologic study of 61 cases: a Gynecologic Oncology Group Study. Am J Surg Pathol 1998, **22**: 1379–1385.

372 Zaino RJ, Kurman RJ, Diana KL, Morrow CP. The utility of the revised International Federation of Gynecology and Obstetrics histologic grading of endometrial adenocarcinoma using a defined nuclear grading system. A Gynecologic Oncology Group study. Cancer 1995, **75**: 81–86.

Variants and other microscopic types

373 Abeler V, Kjorstad KE. Endometrial squamous cell carcinoma. Report of three cases and review of the literature. Gynecol Oncol 1990, **36**: 321–326.

374 Abeler VM, Kjorstad KE, Nesland JM. Undifferentiated carcinoma of the endometrium. A histopathologic and clinical study of 31 cases. Cancer 1991, **68**: 98–105.

375 Aguirre P, Scully RE, Wolfe HJ, DeLellis RA. Endometrial carcinoma with argyrophil cells. A histochemical and immunohistochemical analysis. Hum Pathol 1984, **15**: 210–217.

376 Alberhasky RC, Connelly PJ, Christopherson WM. Carcinoma of the endometrium. IV. Mixed adenosquamous carcinoma. A clinical–pathological study of 68 cases with long-term follow-up. Am J Clin Pathol 1982, **77**: 655–664.

377 Albores-Saavedra J, Martinez-Benitez B, Luevano E. Small cell carcinomas and large cell neuroendocrine carcinomas of the endometrium and cervix: polypoid tumors and those arising in polyps may have a favorable prognosis. Int J Gynecol Pathol 2008, **27**: 333–339.

378 Altrabulsi B, Malpica A, Deavers MT, Bodurka DC, Broaddus R, Silva EG. Undifferentiated carcinoma of the endometrium. Am J Surg Pathol 2005, **29**: 1316–1321.

379 Bannatyne P, Russell P, Wills EJ. Argyrophilia and endometrial carcinoma. Int J Gynecol Pathol 1983, **2**: 235–254.

380 Carcangiu ML, Chambers JT. Uterine papillary serous carcinoma. A study on 108 cases with emphasis on the prognostic significance of associated endometrioid carcinoma, absence of invasion, and concomitant ovarian carcinoma. Gynecol Oncol 1992, **47**: 298–305.

381 Carcangiu ML, Chambers JT. Early pathologic stage clear cell carcinoma and uterine papillary serous carcinoma of the endometrium. Comparison of clinicopathologic features and survival. Int J Gynecol Pathol 1995, **14**: 30–38.

382 Carcangiu ML, Tan LK, Chambers JT. Stage 1A uterine serous carcinoma: a study of 13 cases. Am J Surg Pathol 1998, **21**: 1507–1514.

383 Christopherson WM, Alberhasky RC, Connelly PJ. Carcinoma of the endometrium. I. A clinicopathologic study of clear cell carcinoma and secretory carcinoma. Cancer 1982, **49**: 1511–1523.

384 Christopherson WM, Alberhasky RC, Connelly PJ. Glassy cell carcinoma of the endometrium. Hum Pathol 1982, **13**: 418–421.

385 Darvishian F, Hummer AJ, Thaler HT, Bhargava R, Linkov I, Asher M, Soslow RA. Serous endometrial cancers that mimic endometrioid adenocarcinomas: a clinicopathologic and immunohistochemical study of a group of problematic cases. Am J Surg Pathol 2004, **28**: 1568–1578.

386 Deligdisch L, Gil J, Heller D, Cohen CJ. Two types of endometrial papillary neoplasm. A morphometric study. Pathol Res Pract 1992, **188**: 473–477.

387 Dotto J, Tavassoli FA. Serous intraepithelial carcinoma arising in an endometrial polyp: a proposal for modification of terminology. Int J Surg Pathol 2008, **16**: 8–10.

388 Eichhorn JH, Young RH, Clement PB. Sertoliform endometrial adenocarcinoma: a study of four cases. Int J Gynecol Pathol 1996, **15**: 119–126.

389 Euscher ED, Malpica A, Deavers MT, Silva EG. Differential expression of WT-1 in serous carcinomas in the peritoneum with or without associated serous carcinoma in endometrial polyps. Am J Surg Pathol 2005, **29**: 1074–1078.

390 Fadare O, Liang SX, Ulukus EC, Chambers SK, Zheng W. Precursors of endometrial clear cell carcinoma. Am J Surg Pathol 2006, **30**: 1519–1530.

391 Fechner RE. Endometrium with pattern of mesonephroma. Report of a case. Obstet Gynecol 1968, **31**: 485–490.

392 Fukunaga M, Ushigome S. Transitional cell carcinoma of the endometrium. Histopathology 1998, **32**: 284–286.

393 Gaertner EM, Farley JH, Taylor RR, Silver SA. Collision of uterine rhaboid tumor and endometrial adenocarcinoma: a case report and review of the literature. Int J Gynecol Pathol 1999, **18**: 396–401.

394 Giordano G, D'Adda T, Gnetti L, Merisio C, Raboni S. Transitional cell carcinoma of the endometrium associated with benign ovarian Brenner tumor: a case report with immunohistochemistry molecular analysis and a review of the literature. Int J Gynecol Pathol 2007, **26**: 298–304.

395 Gitsch G, Friedlander ML, Wain GV, Hacker NF. Uterine papillary serous carcinoma. A clinical study. Cancer 1995, **75**: 2239–2243.

396 Hachisuga T, Sugimori H, Kaku T, Matsukuma K, Tsukamoto N, Nakano H. Glassy cell carcinoma of the endometrium. Gynecol Oncol 1990, **36**: 134–138.

397 Haqqani MT, Fox H. Adenosquamous carcinoma of the endometrium. J Clin Pathol 1976, **29**: 959–966.

398 Hendrickson MR, Kempson RL. Ciliated carcinoma – a variant of endometrial adenocarcinoma. A report of 10 cases. Int J Gynecol Pathol 1983, **2**: 1–12.

399 Hendrickson M, Ross J, Eifel P, Martinez A, Kempson R. Uterine papillary serous carcinoma. A highly malignant form of endometrial adenocarcinoma. Am J Surg Pathol 1982, **6**: 93–108.

400 Hopkin ID, Harlow RA, Stevens PJ. Squamous carcinoma of the body of the uterus. Br J Cancer 1970, **24**: 71–76.

401 Horn LC, Hänel C, Bartholdt E, Dietel J. Mixed serous carcinoma of the endometrium with trophoblastic differentiation: analysis of the p53 tumor suppressor gene suggests stem cell origin. Ann Diagn Pathol 2008, **12**: 1–3.

402 Hoshida Y, Nagakawa T, Mano S, Taguchi K, Aozasa K. Hepatoid adenocarcinoma of the endometrium associated with alpha-fetoprotein production. Int J Gynecol Pathol 1997, **15**: 266–269.

403 Hui P, Kelly M, O'Malley DM, Tavassoli F, Schwartz PE. Minimal uterine serous carcinoma: a clinicopathological study of 40 cases. Mod Pathol 2005, **18**: 75–82.

404 Huntsman DG, Clement PB, Gilks CB, Scully RE. Small-cell carcinoma of the endometrium. A clinicopathological study of sixteen cases. Am J Surg Pathol 1994, **18**: 364–375.

405 Iezzoni GC, Mills SE. Nonneoplastic endometrial signet-ring cells. Vacuolated decidual cells and stromal histiocytes mimicking adenocarcinoma. Am J Clin Pathol 2001, **115**: 249–255.

406 Inoue M, DeLellis RA, Scully RE. Immunohistochemical demonstration of chromogranin in endometrial carcinomas with argyrophil cells. Hum Pathol 1986, **17**: 841–847.

407 Jeffers MD, McDonald GS, McGuinness EP. Primary squamous cell carcinoma of the endometrium. Histopathology 1991, **19**: 177–179.

408 Jeffrey JF, Krepart GV, Lotocki RJ. Papillary serous adenocarcinoma of the endometrium. Obstet Gynecol 1986, **67**: 670–674.

409 Jones MA, Young RH, Scully RE. Endometrial adenocarcinoma with a component of giant cell carcinoma. Int J Gynecol Pathol 1991, **10**: 260–270.

410 Kalir T, Seijo L, Deligdisch L, Cohen C. Endometrial adenocarcinoma with choriocarcinomatous differentiation in an elderly virginal woman. Int J Gynecol Pathol 1995, **14**: 266–269.

411 Kuebler DL, Nikrui N, Bell DA. Cytologic features of endometrial papillary serous carcinoma. Acta Cytol 1989, **33**: 120–126.

412 Kurman RJ, Scully RE. Clear cell carcinoma of the endometrium. An analysis of 21 cases. Cancer 1976, **37**: 872–882.

413 Lax SF, Pizer ES, Ronnett BM, Kurman RJ. Clear cell carcinoma of the endometrium is characterized by a distinctive profile of p53, Ki-67, estrogen, and progesterone receptor expression. Hum Pathol 1998, **29**: 551–558.

414 Liang SX, Chambers SK, Cheng L, Zhang S, Zhou Y, Zheng W. Endometrial glandular dysplasia: a putative precursor lesion of uterine papillary serous carcinoma. Part II: molecular features. Int J Surg Pathol 2004, **12**: 319–331.

415 Lininger RA, Ashfaq F, Albores-Saavedra J, Tavassoli FA. Transitional cell carcinoma of the endometrium and endometrial carcinoma with transitional cell differentiation. Cancer 1997, **79**: 1933–1943.

416 McCluggage WG, Roberts N, Bharucha H. Enteric differentiation in endometrial adenocarcinomas. A mucin histochemical study. Int J Gynecol Pathol 1995, **14**: 255–260.

417 Malpica A, Tornos C, Burke TW, Silva EG. Low-stage clear-cell carcinoma of the endometrium. Am J Surg Pathol 1995, **19**: 769–774.

418 Mariño-Enríquez A, González-Rocha T, Burgos E, Stolnicu S, Mendiola M, Nogales FF, Hardisson D. Transitional cell carcinoma of the endometrium and endometrial carcinoma with transitional cell differentiation: a clinicopathologic study of 5 cases and review of the literature. Hum Pathol 2008, **39**: 1606–1613.

419 Matias-Guiu X, Lerma E, Prat J. Clear cell tumors of the female genital tract. Semin Diagn Pathol 1998, **14**: 233–239.

420 Melhem MF, Tobon H. Mucinous adenocarcinoma of the endometrium. A clinico-pathological review of 18 cases. Int J Gynecol Pathol 1987, **6**: 347–355.

421 Mooney EE, Robboy SJ, Hammond CB, Berchuck A, Bentley RC. Signet-ring cell carcinoma of the endometrium: a primary tumor masquerading as a metastasis. Int J Gynecol Pathol 1997, **16**: 169–172.

422 Mulligan AM, Plotkin A, Rouzbahman M, Soslow RA, Gilks CB, Clarke BA. Endometrial giant cell carcinoma: a case series and review of the spectrum of endometrial neoplasms containing giant cells. Am J Surg Pathol 2010, **34**: 1132–1138.

423 Mulvany NJ, Allen DG. Combined large cell neuroendocrine and endometrioid carcinoma of the endometrium. Int J Gynecol Pathol 2008, **27**: 49–57.

424 Murray SK, Clement PB, Young RH. Endometrioid carcinomas of the uterine corpus with sex cord-like formations, hyalinization, and other unusual morphologic features: a report of 31 cases of a neoplasm that may be confused with carcinosarcoma and other uterine neoplasms. Am J Surg Pathol 2005, **29**: 157–166.

425 Ng ABP. Mixed carcinoma of the endometrium. Am J Obstet Gynecol 1968, **102**: 506–515.

426 Ng ABP, Reagan JW, Storassli JP, Wentz WB. Mixed adenosquamous carcinoma of the endometrium. Am J Clin Pathol 1973, **59**: 765–781.

427 Nofech-Mozes S, Khalifa MA, Ismiil N, Saad RS, Hanna WM, Covens A, Ghorab Z. Immunophenotyping of serous carcinoma of the female genital tract. Mod Pathol 2008, **21**: 1147–1155.

428 Ordi J, Nogales FF, Palacin A, Marquez M, Pahisa J, Vanrell JA, Cardesa A. Mesonephric adenocarcinoma of the uterine corpus: CD10 expression as evidence of mesonephric differentiation. Am J Surg Pathol 2001, **25**: 1540–1545.

429 Park KJ, Bramlage MP, Ellenson LH, Pirog EC. Immunoprofile of adenocarcinomas of the endometrium, endocervix, and ovary with mucinous differentiation. Appl Immunohistochem Mol Morphol 2009, **17**: 8–11.

430 Parkash V, Carcangiu ML. Uterine papillary serous carcinoma after radiation therapy for carcinoma of the cervix. Cancer 1992, **69**: 496–501.

431 Parkash V, Carcangiu ML. Endometrioid endometrial adenocarcinoma with psammoma bodies. Am J Surg Pathol 1997, **21**: 399–406.

432 Paz RA, Frigerio B, Sundblad AS, Eusebi V. Small-cell (oat cell) carcinoma of the endometrium. Arch Pathol Lab Med 1985, **109**: 270–272.

433 Peison B, Benisch B, Fox H. Invasive keratinising squamous cell carcinoma of the endometrium as extension of invasive cervical squamous cell carcinoma. Int J Surg Pathol 1997, **4**: 189–192.

434 Pesce C, Merino MJ, Chambers JT, Nogales F. Endometrial carcinoma with trophoblastic differentiation. An aggressive form of uterine cancer. Cancer 1991, **68**: 1799–1802.

435 Pitman MB, Young RH, Clement PB, Dickersin GR, Scully RE. Endometrioid carcinoma of the ovary and endometrium, oxyphilic cell type. A report of nine cases. Int J Gynecol Pathol 1994, **13**: 290–301.

436 Plotkin A, Rasty G, Rouzbahman M, Gilks CB, Clarke BA. Endometrial giant cell adenocarcinoma. Lab Invest 2009, **89**(Suppl 1): 232A.

437 Rabban JT, Zaloudek CJ. Minimal uterine serous carcinoma: current concepts in diagnosis and prognosis. Pathology 2007, **39**: 125–133.

438 Roh MH, Yassin Y, Miron A, Crum CP, Hirsch MS. High grade serous and endometrioid carcinoma: a convergence of two pathways in pelvic cancer differentiation. Lab Invest 2009, **89**(Suppl 1): 234A.

439 Rorat E, Ferenczy A, Richart RM. The ultrastructure of clear cell adenocarcinoma of endometrium. Cancer 1974, **33**: 880–887.

440 Ross JC, Eifel PJ, Cox RS, Kempson RL, Hendrickson MR. Primary mucinous adenocarcinoma of the endometrium. A clinicopathologic and histochemical study. Am J Surg Pathol 1983, **7**: 715–729.

441 Roth LM. Clear-cell adenocarcinoma of the female genital tract. A light and electron microscopic study. Cancer 1974, **33**: 990–1001.

442 Ryder DE. Verrucous carcinoma of the endometrium – a unique neoplasm with long survival. Obstet Gynecol 1982, **59**: 78S–80S.

443 Salazar OM, DePapp EW, Bonfiglio TA, Feldstein ML, Rubin P, Rudolph JH. Adenosquamous carcinoma of the endometrium. An entity with an inherent poor prognosis? Cancer 1977, **40**: 119–130.

444 Shaco-Levy R, Manor E, Piura B, Ariel I. An unusual composite endometrial tumor combining papillary serous carcinoma and small cell carcinoma. Am J Surg Pathol 2004, **28**: 1103–1106.

445 Sherman ME, Bitterman P, Rosenshein NB, Delgado G, Kurman RJ. Uterine serous carcinoma. A morphologically diverse neoplasm with unifying clinicopathologic features. Am J Surg Pathol 1992, **16**: 600–610.

446 Silva EG, Jenkins R. Serous carcinoma in endometrial polyps. Mod Pathol 1990, **3**: 120–128.

447 Silva EG, Young RH. Endometrioid neoplasms with clear cells: a report of 21 cases in which the alteration is not of typical secretory type. Am J Surg Pathol 2007, **31**: 1203–1208.

448 Silva EG, Deavers MT, Malpica A. Undifferentiated carcinoma of the endometrium: a review. Pathology 2007, **39**: 134–138.

449 Silva EG, Deavers MT, Bodurka DC, Malpica A. Association of low-grade endometrioid carcinoma of the uterus and ovary with

undifferentiated carcinoma: a new type of dedifferentiated carcinoma? Int J Gynecol Pathol 2006, **25**: 52–58.

450 Silverberg SG, DeGiorgi LS. Clear cell carcinoma of the endometrium. Cancer 1973, **31**: 1127–1140.

451 Sivridis E, Buckley CH, Fox H. Argyrophil cells in normal, hyperplastic, and neoplastic endometrium. J Clin Pathol 1984, **37**: 378–381.

452 Sorvari TE. A histochemical study of epithelial mucosubstances in endometrial and cervical adenocarcinomas. With reference to normal endometrium and cervical mucosa. Acta Pathol Microbiol Scand 1969, **207**(Suppl): 56–60.

453 Tafe LJ, Garg K, Chew I, Tornos C, Soslow RA. Endometrial and ovarian carcinomas with undifferentiated components: clinically aggressive and frequently underrecognized neoplasms. Mod Pathol 2010, **23**: 781–789.

454 Tobon H, Watkins GJ. Secretory adenocarcinoma of the endometrium. Int J Gynecol Pathol 1985, **4**: 328–335.

455 Trahan S, Têtu B, Raymond PE. Serous papillary carcinoma of the endometrium arising from endometrial polyps: a clinical, histological, and immunohistochemical study of 13 cases. Hum Pathol 2005, **36**: 1316–1321.

456 Tran TA, Ortiz HB, Holloway RW, Bigsby GE, Finkler NJ. Alpha-fetoprotein-producing serous carcinoma of the uterus metastasizing to the ovaries, mimicking primary ovarian yolk sac tumor: a case report and review of the literature. Int J Gynecol Pathol 2007, **26**: 66–70.

457 Usadi RS, Bentley RC. Endometrioid carcinoma of the endometrium with sertoliform differentiation. Int J Gynecol Pathol 1995, **14**: 360–364.

458 Vang R, Tavassoli FA. Proliferative mucinous lesions of the endometrium: analysis of existing criteria for diagnosing carcinoma in biopsies and curettings. Int J Surg Pathol 2003, **11**: 261–270.

459 Vang R, Whitaker BP, Farhood AI, Silva EG, Ro RJ, Deavers MT. Immunohistochemical analysis of clear cell carcinoma of the gynecologic tract. Int J Gynecol Pathol 2001, **20**: 252–259.

460 van Hoeven KH, Hudock JA, Woodruff JM, Suhrland MJ. Small cell neuroendocrine carcinoma of the endometrium. Int J Gynecol Pathol 1995, **14**: 21–29.

461 Vargas MP, Merino MJ. Lymphoepithelio-malike carcinoma: an usual variant of endometrial cancer; a report of two cases. Int J Gynecol Pathol 1998, **17**: 272–276.

462 Wani Y, Notohara K, Tsukayama C. Mesonephric adenocarcinoma of the uterine corpus: a case report and review of the literature. Int J Gynecol Pathol 2008, **27**: 346–352.

463 Warhol MJ, Rice RH, Pinkus GS, Robboy SJ. Evaluation of squamous epithelium in adenoacanthoma and adenosquamous carcinoma of the endometrium. Immunoperoxidase analysis of involucrin and keratin localization. Int J Gynecol Pathol 1984, **3**: 82–91.

464 Wheeler DT, Bell KA, Kurman RJ, Sherman ME. Minimal uterine serous carcinoma: diagnosis and clinicopathologic correlation. Am J Surg Pathol 2000, **24**: 797–806.

465 Yamamoto Y, Izumi K, Otsuka H, Kishi Y, Mimura T, Okitsu O. Primary squamous cell carcinoma of the endometrium. A case report and a suggestion of new histogenesis. Int J Gynecol Pathol 1995, **14**: 75–80.

466 Yamashina M, Kobara TY. Primary squamous cell carcinoma with its spindle cell variant in the endometrium. A case report and review of literature. Cancer 1986, **57**: 340–345.

467 Yemelyanova A, Ji H, Shih IeM, Wang TL, Wu LS, Ronnett BM. Utility of p16 expression for distinction of uterine serous carcinomas from endometrial endometrioid and endocervical adenocarcinomas: immunohistochemical analysis of 201 cases. Am J Surg Pathol 2009, **33**: 1504–1514.

468 Young RH, Scully RE. Uterine carcinomas simulating microglandular hyperplasia. A report of six cases. Am J Surg Pathol 1994, **16**: 1092–1097.

469 Zaino RJ, Kurman RJ. Squamous differentiation in carcinoma of the endometrium. A critical appraisal of adenoacanthoma and adenosquamous carcinoma. Semin Diagn Pathol 1988, **5**: 154–171.

470 Zaino RJ, Kurman R, Herbold D, Gliedman J, Bundy BN, Voet R, Advani H. The significance of squamous differentiation in endometrial carcinoma. Data from a Gynecologic Oncology Group study. Cancer 1991, **68**: 2293–2302.

471 Zaloudek C, Hayashi GM, Ryan IP, Powell CB, Miller TR. Microglandular adenocarcinoma of the endometrium: a form of mucinous adenocarcinoma that may be confused with microglandular hyperplasia of the cervix. Int J Gynecol Pathol 1997, **16**: 52–59.

472 Zheng W, Liang SX, Yu H, Rutherford T, Chambers SK, Schwartz PE. Endometrial glandular dysplasia: a newly defined precursor lesion of uterine papillary serous carcinoma. Part I: morphologic features. Int J Surg Pathol 2004, **12**: 207–223.

473 Zheng W, Liang SX, Yi X, Ulukus EC, Davis JR, Chambers SK. Occurrence of endometrial glandular dysplasia precedes uterine papillary serous carcinoma. Int J Gynecol Pathol 2007, **26**: 38–52.

Cytology

474 Bibbo M, Shanklin DR, Wied L. Endometrial cytology on jet wash material. J Reprod Med 1972, **8**: 90–96.

475 Burk JR, Lehman HF, Wolf FS. Inadequacy of Papanicolaou smears in the detection of endometrial cancer. N Engl J Med 1974, **291**: 191–192.

476 Christopherson WM, Mendez WM, Ahuja EM, Lundin FE, Parker JE. Cervix cancer control in Louisville, Kentucky. Cancer 1970, **26**: 29–38.

477 Gusberg SB, Milano C. Detection of endometrial carcinoma and its precursors. Cancer 1981, **47**: 1173–1175.

478 Hibbard LT, Schwinn CP. Diagnosis of endometrial jet washings. Am J Obstet Gynecol 1971, **111**: 1039–1042.

479 Isaacs JH, Wilmoite RW. Aspiration cytology of the endometrium. Office and hospital sampling procedures. Am J Obstet Gynecol 1974, **118**: 679–687.

480 Ng ABP, Reagan JW, Hawliczek CT, Wentz BW. Significance of endometrial cells in the detection of endometrial carcinoma and its precursors. Acta Cytol (Baltimore) 1974, **18**: 356–361.

481 Reagan JW. Can screening for endometrial cancer be justified? [editorial]. Acta Cytol (Baltimore) 1980, **24**: 87–89.

482 Reagan JW. Cytologic aspects of endometrial neoplasia. Acta Cytol 1980, **24**: 488–489.

483 Reagan JW, Ng ABP. The cells of uterine adenocarcinoma. Baltimore, 1965, Williams and Wilkins.

484 Rodrigues MA, Rubin A, Koss LG, Harris J. Evaluation of endometrial jet wash technique (Gravlee) in 303 patients in a community hospital. Obstet Gynecol 1974, **43**: 392–399.

485 Vuopala S. Diagnostic accuracy and clinical applicability of cytological and histological methods for investigating endometrial carcinoma. Acta Obstet Gynecol Scand 1977, **70**(Suppl): 1–72.

Histochemical and immunohistochemical features

486 Al-Hussaini M, Stockman A, Foster H, McCluggage WG. WT-1 assists in distinguishing ovarian from uterine serous carcinoma and in distinguishing between serous and endometrioid ovarian carcinoma. Histopathology 2004, **44**: 109–115.

487 Brustein S, Fruchter R, Greene GL, Pertschuk LP. Immunocytochemical assay of progesterone receptors in paraffin-embedded specimens of endometrial carcinoma and hyperplasia. A preliminary evaluation. Mod Pathol 1989, **2**: 449–455.

488 Carcangiu ML, Chambers JT, Voynick IM, Pirro M, Schwartz PE. Immunohistochemical evaluation of estrogen and progesterone receptor content in 183 patients with endometrial carcinoma. Part I. Clinical and histologic correlations. Am J Clin Pathol 1990, **94**: 247–254.

489 Dabbs DJ, Geisinger KR, Norris HT. Intermediate filaments in endometrial and endocervical carcinomas. The diagnostic utility of vimentin patterns. Am J Surg Pathol 1986, **10**: 568–576.

490 Dabbs DJ, Sturtz K, Zaino RJ. The immunohistochemical discrimination of endometrioid adenocarcinomas. Hum Pathol 1996, **27**: 172–177.

491 Demopoulos RI, Mesia AF, Mittal K, Vamvakas E. Immunohistochemical comparison of uterine papillary serous and papillary endometrioid carcinoma: clues to pathogenesis. Int J Gynecol Pathol 2002, **18**: 233–237.

492 Elmore LW, Domson K, Moore BS, Kornstein M, Burks RT. Expression of c-kit (CD117) in benign and malignant human endometrial epithelium. Arch Pathol Lab Med 2001, **125**: 146–151.

493 Geisinger KR, Marshall RB, Kute TE, Homesley HD. Correlation of female sex steroid hormone receptors with histologic and ultrastructural differentiation in adenocarcinoma of the endometrium. Cancer 1986, **58**: 1506–1517.

494 Goldstein NS, Uzieblo A. WT1 immunoreactivity in uterine papillary serous carcinomas is different from ovarian serous carcinomas. Am J Clin Pathol 2002, **117**: 541–545.

495 Idrees MT, Schlosshauer P, Li G, Burstein DE. GLUT1 and p63 expression in endometrial intraepithelial and uterine serous papillary carcinoma. Histopathology 2006, **49**: 75–81.

496 Kounelis S, Kapranos N, Kouri E, Coppola D, Papadaki H, Jones MW. Immunohistochemical profile of endometrial adenocarcinoma: a study of 61 cases and review of the literature. Mod Pathol 2000, **13**: 379–388.

497 Lax SF, Pizer ES, Ronnett BM, Kurman RJ. Comparison of estrogen and progesterone receptor, Ki-67, and p53 immunoreactivity in uterine endometrioid carcinoma and endometrioid carcinoma with squamous, mucinous, secretory, and ciliated cell differentiaton. Hum Pathol 1998, **29**: 924–931.

498 McCluggage WG. WT1 is of value in ascertaining the site of origin of serous carcinomas within the female genital tract. Int J Gynecol Pathol 2004, **23**: 97–99.

499 Mhawech-Fauceglia P, Herrmann FR, Rai H, Tchabo N, Lele S, Izevbaye I, Odunsi K, Cheney RT. IMP3 distinguishes uterine serous carcinoma from endometrial endometrioid adenocarcinoma. Am J Clin Pathol 2010, **133**: 899–908.

500 Moll R, Levy R, Czernobilsky B, Hohlweg-Majert P, Dallenbach-Hellweg G, Franke WW. Cytokeratins of normal epithelia and some neoplasms of the female genital tract. Lab Invest 1983, **49**: 599–610.

501 Moll R, Pitz S, Levy R, Weikel W, Franke WW, Czernobilsky B. Complexity of expression of intermediate filament proteins, including glial filament protein, in endometrial and ovarian adenocarcinomas. Hum Pathol 1991, **22**: 989–1001.

502 Morrison C, Merati K, Marsh WL Jr, De Lott L, Cohn DE, Young G, Frankel WL. The mucin expression profile of endometrial carcinoma and correlation with clinical-pathologic parameters. Appl Immunohistochem Mol Morphol 2007, **15**: 426–431.

503 Podczaski E, Kaminski PF, Zaino R. CA 125 and CA 19-9 immunolocalization in normal, hyperplastic, and carcinomatous endometrium. Cancer 1993, **71**: 2551–2556.

504 Puts JJG, Moesker O, Aldeweireldt J, Vooijs GP, Ramaekers FCS. Application of antibodies to intermediate filament proteins in simple and complex tumors of the female genital tract. Int J Gynecol Pathol 1987, **6**: 257–274.

505 Reid-Nicholson M, Iyengar P, Hummer AJ, Linkov I, Asher M, Soslow RA. Immunophenotypic diversity of endometrial adenocarcinomas: implications for differential diagnosis. Mod Pathol 2006, **19**: 1091–1100.

506 Rolitsky CD, Theil KS, McGaughy VR, Copeland LJ, Niemann TH. HER-2/neu amplification and overexpression in endometrial carcinoma. Int J Gynecol Pathol 1999, **18**: 138–143.

507 Schlosshauer PW, Ellenson LH, Soslow RA. Beta-catenin and E-cadherin expression patterns in high-grade endometrial carcinoma are associated with histological subtype. Mod Pathol 2002, **15**: 1032–1037.

508 Siami K, McCluggage WG, Ordonez NG, Euscher ED, Malpica A, Sneige N, Silva EG, Deavers MT. Thyroid transcription factor-1 expression in endometrial and endocervical adenocarcinomas. Am J Surg Pathol 2007, **31**: 1759–1763.

509 Takeda A, Matsuyama M, Kuzuya K, Chihara T, Ariyoshi Y, Suchi T, Kato K. Secretory component and IgA in endometrial adenocarcinomas. An immunohistochemical study. Acta Pathol Jpn 1983, **33**: 725–732.

510 Tong GX, Devaraj K, Hamele-Bena D, Yu WM, Turk A, Chen X, Wright JD, Greenebaum E. PAX8: a marker for carcinoma of Müllerian origin in serous effusions. Diagn Cytopathol 2010, Jul 6. [Epub ahead of print]

511 Ueda G, Yamasaki M, Inoue M, Tanaka Y, Inoue Y, Nishino T, Ogawa M. Immunohistochemical demonstration of amylase in endometrial carcinomas. Int J Gynecol Pathol 1986, **5**: 47–51.

512 Ueda S, Tsubura A, Izumi H, Sasaki M, Morii S. Immunohistochemical studies on carcinoembryonic antigen in adenocarcinomas of the uterus. Acta Pathol Jpn 1983, **33**: 59–69.

513 Wang BY, Kalir T, Sabo E, Sherman DE, Cohen C, Burstein DE. Immunohistochemical

staining of GLUT1 in benign, hyperplastic, and malignant endometrial epithelia. Cancer 2000, **88**: 2774–2781.

514 Zhang PJ, Williams E, Pasha T, Acs G. WT1 is expressed in serous, but not in endometrioid, clear cell or mucinous carcinomas of the peritoneum, fallopian tube, ovaries and endometrium [abstract]. Mod Pathol 2003, **16**: 216a. (See also Int J Gynecol Pathol 2004, **23**: 110–118).

515 Zhang PJ, Gao HG, Pasha TL, Litzky L, Livolsi VA. TTF-1 expression in ovarian and uterine epithelial neoplasia and its potential significance, an immunohistochemical assessment with multiple monoclonal antibodies and different secondary detection systems. Int J Gynecol Pathol 2009, **28**: 10–18.

516 Zheng W, Yi X, Fadare O, Liang SX, Martel M, Schwartz PE, Jiang Z. The oncofetal protein IMP3: a novel biomarker for endometrial serous carcinoma. Am J Surg Pathol 2008, **32**: 304–315.

Molecular genetic features

517 Ali IU. Gatekeeper for endometrium: the PTEN tumor suppressor gene. J Nat Cancer Inst 2000, **92**: 861–863.

518 Bonatz G, Frahm SO, Klapper W, Helfenstein A, Heidorn K, Jonat W, Krupp G, Parwaresch R, Rudolph P. High telomerase activity is associated with cell cycle deregulation and rapid progression in endometrioid adenocarcinoma of the uterus. Hum Pathol 2001, **32**: 605–614.

519 Burton JL, Wells M. Recent advances in the histopathology and molecular pathology of carcinoma of the endometrium. Histopathology 1998, **33**: 297–303.

520 Bussaglia E, del Rio E, Matias-Guiu X, Prat J. PTEN mutations in endometrial carcinomas: a molecular and clinicopathologic analysis of 38 cases. Hum Pathol 2000, **31**: 312–317.

521 Cao QJ, Einstein MH, Anderson PS, Runowicz CD, Balan R, Jones JG. Expression of COX-2, Ki-67, cyclin D1, and P21 in endometrioid carcinomas. Int J Gynecol Pathol 2002, **21**: 147–154.

522 Fernando SSE, Wu X, Perera LS. P53 Overexpression and steroid hormone receptor status in endometrial carcinoma. Int J Surg Pathol 2000, **8**: 213–222.

523 Hayes MP, Pirog EC, Ellenson LH. Molecular gynecologic pathology. In Tubbs RR, Stoler MH (eds): Cell and tissue based molecular pathology. Philadelphia, 2009, Churchill Livingstone, pp. 393–410.

524 Hendrick Ellenson L. The molecular biology of endometrial tumorigenesis: does it have a message? Int J Gynecol Pathol 2000, **19**: 314–321.

525 Koshiyama M, Konishi I, Wang DP, Mandai M, Komatsu T, Yamamoto S, Nanbu K, Naito MF, Mori T. Immunohistochemical analysis of p53 protein over-expression in endometrial carcinomas. Inverse correlation with sex steroid receptor status. Virchows Arch [A] 1993, **423**: 265–271.

526 Koul A, Willen R, Bendhal PO, Nilbert M, Borg A. Distinct sites of gene alterations in endometrial carcinoma implicate alternate modes of tumorigenesis. Cancer 2002, **94**: 2369–2379.

527 Lovecchio M, Maiorano E, Vacca RA, Loverro G, Fanelli M, Resta L, Stefanelli S, Selvaggi L, Marra E, Perlino E. β1C integrin expression in human endometrial proliferative diseases. Am J Pathol 2003, **163**: 2453–2553.

528 Machin P, Catasus L, Pons C, Munoz J, Matias-Guiu X, Prat J. CTNNB1 mutations and beta-catenin expression in endometrial carcinoma. Hum Pathol 2002, **33**: 206–212.

529 Matias-Guiu X, Catasus L, Bussaglia E, Lagarda H, Garcia A, Pons C, Munoz J, Arguelles R, Machin P, Prat J. Molecular pathology of endometrial hyperplasia and carcinoma. Hum Pathol 2001, **32**: 569–577.

530 Palazzo JP, Mercer WE, Kovatich AJ, McHugh M. Immunohistochemical localization of p21 (WAF1/CIP1) in normal, hyperplastic, and neoplastic uterine tissues. Hum Pathol 1997, **28**: 60–66.

531 Ronnett BM, Burks RT, Cho KR, Hedrick L. DCC genetic alterations and expression in endometrial carcinoma. Mod Pathol 1997, **10**: 38–46.

532 Sasano H, Comeford J, Wilkinson DS, Schwartz A, Garrett CT. Serous papillary adenocarcinoma of the endometrium. Analysis of proto-oncogene amplification, flow cytometry, estrogen and progesterone receptors, and immunohistochemistry. Cancer 1990, **65**: 1545–1551.

533 Sherman ME. Theories of endometrial carcinogenesis: a multidisciplinary approach. Mod Pathol 2000, **13**: 295–308.

534 Susini T, Massi D, Paglierani M, Masciullo V, Scambia G, Giordano A, Amunni G, Massi G, Taddei GL. Expression of the retinoblastoma-related gene Rb2/p130 is downregulated in atypical endometrial hyperplasia and adenocarcinoma. Hum Pathol 2001, **32**: 360–367.

535 Tashiro H, Lax SF, Gaudin PB, Isacson C, Cho KR, Hedrick L. Microsatellite instability is uncommon in uterine serous carcinoma. Am J Pathol 1997, **150**: 75–79.

536 Tritz D, Pieretti M, Turner S, Powell D. Loss of heterozygosity in usual and special variant carcinomas of the endometrium. Hum Pathol 1997, **28**: 607–612.

537 Watanabe Y, Nakajima H, Nozaki K, Ueda H, Obata K, Hoshiai H, Noda K. Clinicopathologic and immunohistochemical features and microsatellite status of endometrial cancer of the uterine isthmus. Int J Gynecol Pathol 2001, **20**: 368–373.

Spread and metastases

538 Ali A, Black D, Soslow RA. Difficulties in assessing the depth of myometrial invasion in endometrial carcinoma. Int J Gynecol Pathol 2007, **26**: 115–123.

539 Baergen RN, Warren CD, Isaacson C, Ellenson LH. Early uterine serous carcinoma: clonal origin of extrauterine disease. Int J Gynecol Pathol 2001, **20**: 214–219.

540 Boronow RC, Morrow CP, Creasman WT, Disaia PJ, Silverberg SG, Miller A, Blessing JA. Surgical staging in endometrial cancer. Clinical–pathologic findings of a prospective study. Obstet Gynecol 1984, **63**: 825–832.

541 Chen KTK, Kostich ND, Rosai J. Peritoneal foreign body granulomas to keratin in uterine adenoacanthoma. Arch Pathol Lab Med 1978, **102**: 174–177.

542 Creasman WI, Morrow CP, Bundy BN, Homesley HD, Graham JE, Heller PB. Surgical pathologic spread patterns of endometrial cancer. Cancer 1987, **60**: 2035–2041.

543 Folkins AK, Nevadunsky NS, Saleemuddin A, Jarboe EA, Muto MG, Feltmate CM, Crum CP, Hirsch MS. Evaluation of vascular space involvement in endometrial adenocarcinomas: laparoscopic vs abdominal hysterectomies. Mod Pathol 2010, **23**: 1073–1079.

544 Ismiil N, Rasty G, Ghorab Z, Nofech-Mozes S, Bernardini M, Ackerman I, Thomas G, Covens A, Khalifa MA. Adenomyosis involved by endometrial adenocarcinoma is a significant risk factor for deep myometrial invasion. Ann Diagn Pathol 2007, **11**: 252–257.

545 Kim KR, Scully RE. Peritoneal keratin granulomas with carcinomas of endometrium and ovary and atypical polypoid adenomyoma of endometrium. A clinicopathological analysis of 22 cases. Am J Surg Pathol 1990, **14**: 925–932.

546 Kitahara S, Walsh C, Frumovitz M, Malpica A, Silva EG. Vascular pseudoinvasion in laparoscopic hysterectomy specimens for endometrial carcinoma: a grossing artifact? Am J Surg Pathol 2009, **33**: 298–303.

547 Kupryjanczyk J, Thor AD, Beauchamp R, Poremba C, Scully RE, Yandell DW. Ovarian, peritoneal, and endometrial serous carcinoma: clonal origin of multifocal disease. Mod Pathol 1996, **9**: 166–173.

548 Logani S, Herdman AV, Little JV, Moller KA. Vascular 'pseudo invasion' in laparoscopic hysterectomy specimens: a diagnostic pitfall. Am J Surg Pathol 2008, **32**: 560–565.

549 Schink JC, Rademaker AW, Miller DS, Lurain JR. Tumor size in endometrial cancer. Cancer 1991, **67**: 2791–2794.

550 Scott M, Lyness RW, McCluggage WG. Atypical reactive proliferation of endocervix: a common lesion associated with endometrial carcinoma and likely related to prior endometrial sampling. Mod Pathol 2006, **19**: 470–474.

551 Snyder MJ, Bentley R, Robboy SJ. Transtubal spread of serous adenocarcinoma of the endometrium: an underrecognized mechanism of metastasis. Int J Gynecol Pathol 2006, **25**: 155–160.

552 Soslow RA, Pirog E, Isaacson C. Endometrial intraepithelial carcinoma with associated peritoneal carcinomatosis. Am J Surg Pathol 2000, **24**: 726–732.

553 Tambouret R, Clement PB, Young RH. Endometrial endometrioid adenocarcinoma with a deceptive pattern of spread to the uterine cervix. A manifestation of stage IIB endometrial carcinoma liable to be misinterpreted as an independent carcinoma or a benign lesion. Am J Surg Pathol 2003, **27**: 1080–1088.

554 Williams JW, Hirschowitz L. Assessment of uterine wall thickness and position of the vascular plexus in the deep myometrium: implications for the measurement of depth of myometrial invasion of endometrial carcinomas. Int J Gynecol Pathol 2006, **25**: 59–64.

555 Young RH, Johnston WH. Serous adenocarcinoma of the uterus metastatic to the urinary bladder mimicking primary bladder neoplasia. A report of a case. Am J Surg Pathol 1990, **14**: 877–880.

Coexistent uterine and other genital tract carcinomas

556 Culton LK, Deavers MT, Silva EG, Liu J, Malpica A. Endometrioid carcinoma simultaneously involving the uterus and the fallopian tube: a clinicopathologic study of 13 cases. Am J Surg Pathol 2006, **30**: 844–849.

557 Emmert-Buck MR, Chuaqui R, Zhuang Z, Nogales F, Liotta LA, Merino MJ. Molecular analysis of synchronous uterine and ovarian endometrioid tumors. Int J Gynecol Pathol 1997, **16**: 143–148.

558 Fujii H, Matsumoto T, Yoshida M, Furugen Y, Takagaki T, Iwabuchi K, Nakata Y, Takagi Y, Moriya Y, Ohtsuji N, Ohtsuji M, Hirose S, Shirai T. Genetics of synchronous uterine and ovarian endometrioid carcinoma: combined analyses of loss of heterozygosity, PTEN mutations, and microsatellite instability. Hum Pathol 2002, **33**: 421–428.

559 Fujita M, Endomoto T, Wada H, Inoue M, Okudaira Y, Shroyer KR. Application of clonal analysis. Differential diagnosis for synchronous primary ovarian and endometrial cancers and metastatic cancer. Am J Clin Pathol 1996, **105**: 350–359.

560 Prat J, Matias-Guiu X, Barreto J. Simultaneous carcinoma involving the endometrium and the ovary. A clinicopathologic, immunohistochemical, and DNA flow cytometric study of 18 cases. Cancer 1991, **68**: 2455–2459.

561 Press MF. Are synchronous uterine and ovarian carcinomas independent primary tumors? Adv Anat Pathol 1997, **4**: 370–372.

562 Ricci R, Komminoth P, Bannwart F, Torhorst J, Wight E, Heitz PU, Caduff RF. PTEN as a molecular marker to distinguish metastatic from primary synchronous endometrioid carcinomas of the ovary and uterus. Diagn Mol Pathol 2003, **12**: 71–78.

563 Singh N. Synchronous tumours of the female genital tract. Histopathology 2010, **56**: 277–285.

Treatment

564 Aalders JG, Abeler V, Kolstad P. Recurrent adenocarcinoma of the endometrium. A clinical and histopathological study of 379 patients. Gynecol Oncol 1984, **17**: 85–103.

565 Baekelandt M. Hormonal treatment of endometrial carcinoma. Expert Rev Anticancer Ther 2002, **2**: 106–112.

566 Frank AH, Tseng PC, Haffty BG, Papadopoulos DP, Kacinski BM, Dowling SW, Carcangiu ML, Kohorn EI, Chambers JT, Chambers SK, et al. Adjuvant whole-abdominal radiation therapy in uterine papillary serous carcinoma. Cancer 1991, **68**: 1516–1519.

567 Kim YB, Holschneider CH, Ghosh K, Nieberg RK, Montz FJ. Progestin alone as primary treatment of endometrial carcinoma in premenopausal women: report of seven cases and review of the literature. Cancer 1997, **79**: 320–327.

568 Levine DA, Hoskins WJ. Update in the management of endometrial cancer. Cancer J 2002, **8**: S31–S40.

569 Lim P, Al Kushi A, Gilks B, Wong F, Aquino-Parsons C. Early stage uterine papillary serous carcinoma of the endometrium: effect of adjuvant whole abdominal radiotherapy and pathologic parameters and outcome. Cancer 2001, **91**: 752–757.

570 Price FV, Chambers SK, Carcangiu ML, Kohorn EI, Schwartz PE, Chambers JT. Intravenous cisplatin, doxorubicin, and cyclophosphamide in the treatment of uterine papillary serous carcinoma (UPSC). Gynecol Oncol 1993, **51**: 383–389.

571 Santacana M, Pallares J, Lopez S, Yeramian A, Dolcet X, Oliva E, Matias-Guiu X. Immunohistochemical features of post-radiation recurrences of endometrioid carcinomas of the endometrium. Lab Invest 2009, 89(Suppl 1): 236A.

572 Sears JD, Greven KM, Hoen HM, Randall ME. Prognostic factors and treatment outcome for patients with locally recurrent endometrial cancer. Cancer 1994, **74**: 1303–1308.

573 Silverberg SG, DeGiorgi LS. Histopathologic analysis of preoperative radiation therapy in endometrial carcinoma. Am J Obstet Gynecol 1974, **119**: 698–704.

574 Sonoda Y. Optimal therapy and management of endometrial cancer. Expert Rev Anticancer Ther 2003, **3**: 37–47.

575 Tewari KS, DiSaia PJ. Radiation therapy for gynecologic cancer. J Obstet Gynaecol Res 2003, **28**: 123–140.

576 Trope C, Kristensen GB, Abeler VM. Clear-cell and papillary serous cancer: treatment options. Best Pract Res Clin Obstet Gynaecol 2001, **15**: 433–446.

577 Wheeler DT, Bristow RE, Kurman RJ. Histologic alterations in endometrial hyperplasia and well-differentiated carcinoma treated with progestins. Am J Surg Pathol 2007, **31**: 988–998.

Prognosis

578 Alektiar KM, McKee A, Lin O, Vankatraman E, Zelefsky MJ, Mychalczak BR, McKee B, Hiskins WJ, Barakat RR. The significance of the amount of myometrial invasion in patients with stage IB endometrial carcinoma. Cancer 2002, **95**: 316–321.

579 Ambros RA, Kurman RJ. Combined assessment of vascular and myometrial invasion as a model to predict prognosis in stage I endometrioid adenocarcinoma of the uterine corpus. Cancer 1992, **69**: 1424–1431.

580 Ambros RA, Kurman RJ. Identification of patients with stage I uterine endometrioid adenocarcinoma at high risk of recurrence by DNA ploidy, myometrial invasion, and vascular invasion. Gynecol Oncol 1992, **45**: 235–239.

581 Ambros RA, Vigna PA, Figge J, Kallakury BV, Mastrangelo A, Eastman AY, Malfetano J, Figge HL, Ross JS. Observations on tumor and metastatic suppressor gene status in endometrial carcinoma with particular emphasis on p53. Cancer 1994, **73**: 1686–1692.

582 Ayhan A, Taskiran C, Yuce K, Kucukali T. The prognostic value of nuclear grading and the revised FIGO grading of endometrial adenocarcinoma. Int J Gynecol Pathol 2002, **22**: 71–74.

583 Beckner ME, Mori T, Silverberg SG. Endometrial carcinoma. Nontumor factors in prognosis. Int J Gynecol Pathol 1985, **4**: 131–145.

584 Benevolo M, Mariani L, Vocaturo G, Vasselli S, Natali PG, Mottolese M. Independent prognostic value of peritoneal immunocytodiagnosis in endometrial carcinoma. Am J Surg Pathol 2000, **24**: 241–247.

585 Bonatz G, Luttes J, Hamann S, Mettler L, Jonat W, Parwaresch R. Immunohistochemical assessment of p170 provides prognostic information in endometrial carcinoma. Histopathology 1999, **34**: 43–50.

586 Boronow RC. Advances in diagnosis, staging, and management of cervical and endometrial cancer, stages I and II. Cancer 1990, **65**: 648–659.

587 Boronow RC, Morrow CP, Creasman WT, DiSaia PJ, Silverberg SG, Miller A, Blessing JA. Surgical staging in endometrial cancer. Clinical–pathologic findings of a prospective study. Obstet Gynecol 1984, **63**: 825–832.

588 Britton LC, Wilson TO, Gaffey TA, Cha SS, Wieand HS, Podratz KC. DNA ploidy in endometrial carcinoma. Major objective prognostic factor. Mayo Clin Proc 1990, **65**: 643–650.

589 Chambers JT, Carcangiu ML, Voynick IM, Schwartz PE. Immunohistochemical evaluation of estrogen and progesterone receptor content in 183 patients with endometrial carcinoma. Part II. Correlation between biochemical and immunohisto-chemical methods and survival. Am J Clin Pathol 1990, **94**: 255–260.

590 Christopherson WM, Connelly PJ, Alberhasky RC. Carcinoma of the endometrium. V. An analysis of prognosticators in patients with favorable subtypes and stage I disease. Cancer 1983, **51**: 1705–1709.

591 Coppola D, Fu L, Nicosia SV, Kounelis S, Jones M. Prognostic significance of p53, bcl-2, vimentin, and S100 protein-positive Langerhans cells in endometrial carcinoma. Hum Pathol 1998, **29**: 455–462.

592 Creasman WT. Prognostic significance of hormone receptors in endometrial cancer. Cancer 1993, **71**: 1467–1470.

593 DeRycke MS, Andersen JD, Harrington KM, Pambuccian SE, Kalloger SE, Boylan KL, Argenta PA, Skubitz AP. S100A1 expression in ovarian and endometrial endometrioid carcinomas is a prognostic indicator of relapse-free survival. Am J Clin Pathol 2009, **132**: 846–856.

594 Fanning J, Alvarez PM, Tsukada Y, Piver MS. Prognostic significance of the extent of cervical involvement by endometrial cancer. Gynecol Oncol 1991, **40**: 46–47.

595 Gehrig PA, Van Le L, Olatidoye B, Geradts J. Estrogen receptor status, determined by immunohistochemistry, as a predictor of the recurrence of stage I endometrial carcinoma. Cancer 2000, **86**: 2083–2089.

596 Greven KM, Lanciano RM, Corn B, Case D, Randall ME. Pathologic stage III endometrial carcinoma. Prognostic factors and patterns of recurrence. Cancer 1993, **71**: 3697–3702.

597 Hachisuga T, Kaku T, Fukuda K, Eguchi F, Emoto M, Kamura T, Iwasaka T, Kawarabayashi T, Sugimori H, Mori M. The grading in lymphovascular space invasion in endometrial carcinoma. Cancer 2000, **86**: 2090–2097.

598 Hanson MB, Van Nagell JR, Powell DE, Donaldson ES, Gallion H, Merhige M, Pavlik EJ. The prognostic significance of lymph-vascular space invasion in stage I endometrial cancer. Cancer 1985, **55**: 1753–1757.

599 Hendrickson M, Ross J, Eifel PJ, Cox RS, Martinez A, Kempson R. Adenocarcinoma of the endometrium. Analysis of 256 cases with carcinoma limited to the uterine corpus. Pathology review and analysis of prognostic variables. Gynecol Oncol 1982, **13**: 373–392.

600 Hetzel DJ, Wilson TO, Keeney GL, Roche PC, Cha SS, Podratz KC. HER-2/neu expression. A major prognostic factor in endometrial cancer. Gynecol Oncol 1992, **47**: 179–185.

601 Homesley HD, Zaino R. Endometrial cancer. Prognostic factors. Semin Oncol 1994, **21**: 71–78.

602 Ikeda M, Watanabe Y, Nanjoh T, Noda K. Evaluation of DNA ploidy in endometrial cancer. Gynecol Oncol 1993, **50**: 25–29.

603 Inoue Y, Obata K, Abe K, Ohmura G, Doh K, Yoshioka T, Hoshiai H, Noda K. The prognostic significance of vascular invasion by endometrial carcinoma. Cancer 1996, **78**: 1447–1451.

604 Kaku T, Kamura T, Kinukawa N, Kobayashi H, Sakai K, Tsuruchi N, Saito T, Kawauchi S, Tsuneyoshi M, Nakano H. Angiogenesis in endometrial carcinoma. Cancer 1997, **80**: 741–747.

605 Kempson RL, Pokorny GE. Adenocarcinoma of the endometrium in women aged forty and younger. Cancer 1968, **21**: 650–662.

606 Larson DM, Copeland LJ, Gallagher HS, Gershenson DM, Freedman RS, Wharton JT, Kline RC. Nature of cervical involvement in endometrial carcinoma. Cancer 1987, **59**: 959–962.

607 Lukes AS, Kohler MF, Pieper CF, Kerns BJ, Bentley R, Rodriguez GC, Soper JT,

Clarke-Pearson DL, Bast RC Jr, Berchuck A. Multivariable analysis of DNA ploidy, p53, and HER-2/neu as prognostic factors in endometrial cancer. Cancer 1994, **73**: 2380–2385.

608 Malkasian GD Jr. Carcinoma of the endometrium. Effect of stage and grade on survival. Cancer 1978, 41: 996–1001.

609 Mannelqvist M, Stefansson I, Salvesen HB, Akslen LA. Importance of tumour cell invasion in blood and lymphatic vasculature among patients with endometrial carcinoma. Histopathology 2009, 54: 174–183.

610 Mikuta JJ. International Federation of Gynecology and Obstetrics staging of endometrial cancer 1988. Cancer 1993, **71**: 1460–1463.

611 Ng ABP, Reagan JW. Incidence and prognosis of endometrial carcinoma by histologic grade and extent. Obstet Gynecol 1970, **35**: 437–443.

612 Niikura H, Sasano H, Matsunaga G, Watanabe K, Ito K, Sato S, Yajima A. Prognostic value of epidermal growth factor receptor expression in endometrioid endometrial carcinoma. Hum Pathol 1995, 26: 892–896.

613 Nordstrom B, Strang P, Lindgren A, Bergstrom R, Tribukait B. Carcinoma of the endometrium: do the nuclear grade and DNA ploidy provide more prognostic information than do the FIGO and WHO classifications? Int J Gynecol Pathol 1997, 15: 191–201.

614 Peiro G, Diebold J, Mayr D, Baretton GB, Kimming R, Schmidt M, Lohrs U. Prognostic relevance of hMLH1, hMSH2, and BAX protein expression in endometrial carcinoma. Mod Pathol 2001, 14: 777–783.

615 Prat J. Prognostic parameters of endometrial carcinoma. Hum Pathol 2004, 35: 649–662.

616 Reinartz JJ, George E, Lindgren BR, Niehans GA. Expression of p53, transforming growth factor alpha, epidermal growth factor receptor, and c-erbB-2 in endometrial carcinoma and correlation with survival and known predictors of survival. Hum Pathol 1994, 25: 1075–1083.

617 Robboy SJ, Miller AW III, Kurman RJ. The pathologic features and behavior of endometrial carcinoma associated with exogenous estrogen administration. Pathol Res Pract 1982, **174**: 237–256.

618 Sasano H, Watanabe K, Ito K, Sato S, Yajima A. New concepts in the diagnosis and prognosis of endometrial carcinoma. Pathol Annu 1995, 29(Pt 2): 31–49.

619 Sidawy MK, Silverberg SG. Endometrial carcinoma. Pathologic factors of therapeutic and prognostic significance. Pathol Annu 1992, 27: 153–185.

620 Soslow RA, Bissonnette JP, Wilton A, Ferguson SE, Alektiar KM, Duska LR, Oliva E. Clinicopathologic analysis of 187 high-grade endometrial carcinomas of different histologic subtypes: similar outcomes belie distinctive biologic differences. Am J Surg Pathol 2007, **31**: 979–987.

621 Stefansson IM, Salvesen HB, Immervoll H, Akslen LA. Prognostic impact of histological grade and vascular invasion compared with tumour cell proliferation in endometrial carcinoma of endometrioid type. Histopathology 2004, 44: 472–479.

622 Stendahl U, Strang P, Wagenius G, Bergstrom R, Tribukait B. Prognostic significance of proliferation in endometrial adenocarcinomas. A multivariate analysis of clinical and flow cytometric variables. Int J Gynecol Pathol 1991, 10: 271–284.

623 Susini T, Baldi F, Howard CM, Baldi A, Taddei G, Massi D, Rapi S, Savino L, Massi G, Giordano A. Expression of the retinoblastoma-related gene Rb2/p130 correlates with clinical outcome in endometrial cancer. J Clin Oncol 1998, 16: 1085–1093.

624 Tobon H, Watkins GJ. Secretory adenocarcinoma of the endometrium. Int J Gynecol Pathol 1985, 4: 328–335.

625 Tornos C, Silva EG, el-Naggar A, Burke TW. Aggressive stage I grade I endometrial carcinoma. Cancer 1992, 70: 790–798.

626 Zaino RJ. Pathologic indicators of prognosis in endometrial adenocarcinoma. Selected aspects emphasizing the GOG experience. Gynecologic Oncology Group. Pathol Annu 1995, 30(Pt 1): 1–28.

627 Zaino RJ, Davis AT, Ohlsson-Wilhelm BM, Brunetto VL. DNA content is an independent prognostic indicator in endometrial adenocarcinoma: a Gynecologic Oncology Group study. Int J Gynecol Pathol 1998, 17: 312–319.

628 Zaino RJ, Kurman RJ, Diana KL, Morrow CP. Pathologic models to predict outcome for women with endometrial adenocarcinoma: the importance of the distinction between surgical stage and clinical stage – a Gynecologic Oncology Group study. Cancer 1996, 77: 1115–1121.

629 Zaino RJ, Kurman R, Herbold D, Gliedman J, Bundy BN, Voet R, Advani H. The significance of squamous differentiation in endometrial carcinoma. Data from a Gynecologic Oncology Group study. Cancer 1991, 68: 2293–2302.

630 Zaino RJ, Silverberg SG, Norris HJ, Bundy BN, Morrow CP, Okagaki T. The prognostic value of nuclear versus architectural grading in endometrial adenocarcinoma. A Gynecologic Oncology Group study. Int J Gynecol Pathol 1994, 13: 29–36.

631 Zaino RJ. FIGO staging of endometrial adenocarcinoma: a critical review and proposal. Int J Gynecol Pathol 2009, 28: 1–9.

ENDOMETRIAL STROMAL TUMORS

632 Abrams J, Talcott J, Corson JM. Pulmonary metastases in patients with low-grade endometrial stromal sarcoma. Clinicopathologic findings with immunohistochemical characterization. Am J Surg Pathol 1989, 13: 133–140.

633 Adegboyega PA, Qiu S. Immunohistochemical profiling of cytokeratin expression by endometrial stroma sarcoma. Hum Pathol 2008, 39: 1459–1464.

634 Akhtar M, Kim PY, Young I. Ultrastructure of endometrial stromal sarcoma. Cancer 1975, 35: 406–412.

635 Aubry MC, Myers JL, Colby TV, Leslie KO, Tazelaar HD. Endometrial stromal sarcoma metastatic to the lung: a detailed analysis of 16 patients. Am J Surg Pathol 2002, 26: 440–449.

636 August CZ, Bauer KD, Lurain J, Murad T. Neoplasms of endometrial stroma. Histopathologic and flow cytometric analysis with clinical correlation. Hum Pathol 1989, 20: 232–237.

637 Baker RJ, Hildebrandt RH, Rouse RV, Hendrickson MR, Longacre TA. Inhibin and CD99 (MIC2) expression in uterine stromal neoplasms with sex-cord-like elements. Hum Pathol 1999, 30: 671–679.

638 Baker PM, Moch H, Oliva E. Unusual morphologic features of endometrial stromal tumors: a report of 2 cases. Am J Surg Pathol 2005, 29: 1394–1398.

639 Balaton AJ, Vuong PN, Vaury P, Baviera EE. Plexiform tumorlet of the uterus. Immunohistological evidence for a smooth muscle origin. Histopathology 1986, **10**: 749–754.

640 Bhargava R, Shia J, Hummer AJ, Thaler HT, Tornos C, Soslow RA. Distinction of endometrial stromal sarcomas from 'hemangiopericytomatous' tumors using a panel of immunohistochemical stains. Mod Pathol 2005, 18: 40–47.

641 Biermann K, Heukamp LC, Büttner R, Zhou H. Uterine tumor resembling an ovarian sex cord tumor associated with metastasis. Int J Gynecol Pathol 2008, 27: 58–60.

642 Chang KL, Crabtree GS, Lim-Tan SK, Kempson RL, Hendrickson MR. Primary uterine endometrial stromal neoplasms. A clinicopathologic study of 117 cases. Am J Surg Pathol 1994, 14: 415–438.

643 Chu PG, Arber DA, Weiss LM, Chang KL. Utility of CD10 in distinguishing between endometrial stromal sarcoma and uterine smooth muscle tumors: an immunohistochemical comparison of 34 cases. Mod Pathol 2001, 14: 465–471.

644 Clement PB, Scully RE. Uterine tumors resembling ovarian sex-cord tumors. A clinicopathologic analysis of fourteen cases. Am J Clin Pathol 1976, 66: 512–525.

645 Clement PB, Scully RE. Endometrial stromal sarcomas of the uterus with extensive endometrioid glandular differentiation. A report of three cases that caused problems in differential diagnosis. Int J Gynecol Pathol 1992, 11: 163–173.

646 Czernobilsky B. Uterine tumors resembling ovarian sex cord tumors: an update. Int J Gynecol Pathol 2008, 27: 229–235.

647 Czernobilsky B, Mamet Y, David MB, Atlas I, Gitstein G, Lifschitz-Mercer B. Uterine retiform Sertoli–Leydig cell tumor: report of a case providing additional evidence that uterine tumors resembling ovarian sex cord tumors have a histologic and immunohistochemical phenotype of genuine sex cord tumors. Int J Gynecol Pathol 2005, 24: 335–340.

648 Dal Cin P. Cytogenetics of mesenchymal tumors of the female genital tract. Surg Pathol Clin 2009, 2: 813–821.

649 De Fusco PA, Gaffey TA, Malkasian GD Jr, Long HJ, Cha SS. Endometrial stromal sarcoma. Review of Mayo Clinic experience, 1945–1980. Gynecol Oncol 1989, 35: 8–14.

650 deLeval L, Waltregny D, Boniver J, Young RH, Castronovo V, Oliva E. Use of histone deacetylase 8 (HDAC8), a new marker of smooth muscle differentiation, in the classification of mesenchymal tumors of the uterus. Am J Surg Pathol 2006, 30: 319–327.

651 Devaney K, Tavassoli FA. Immunohistochemistry as a diagnostic aid in the interpretation of unusual mesenchymal tumors of the uterus. Mod Pathol 1991, 4: 225–231.

652 Dickersin GR, Scully RE. Role of electron microscopy in metastatic endometrial stromal tumors. Ultrastruct Pathol 1993, 17: 377–403.

653 Dionigi A, Oliva E, Clement PB, Young RH. Endometrial stromal nodules and endometrial stromal tumors with limited infiltration: a clinicopathologic study of 50 cases. Am J Surg Pathol 2002, 26: 567–581.

654 el-Naggar AK, Abdul-Karim FW, Silva EG, McLemore D, Garnsey L. Uterine stromal neoplasms. A clinicopathologic and DNA flow cytometric correlation. Hum Pathol 1991, 22: 897–903.

655 Evans HL. Endometrial stromal sarcoma and poorly differentiated endometrial sarcoma. Cancer 1982, 50: 2170–2182.

656 Farhood AI, Abrams J. Immunohistochemistry of endometrial stromal sarcoma. Hum Pathol 1991, 22: 224–230.

657 Fekete PS, Vellios F. The clinical and histologic spectrum of endometrial stromal neoplasms. A report of 41 cases. Int J Gynecol Pathol 1984, 3: 198–212.

658 Fisher ER, Paulson JD, Gregorio RM. The myofibroblastic nature of the uterine plexiform tumor. Arch Pathol Lab Med 1978, 102: 477–480.

659 Franquemont DW, Frierson HF Jr, Mills SE. An immunohistochemical study of normal endometrial stroma and endometrial stromal neoplasms. Evidence for smooth muscle differentiation. Am J Surg Pathol 1991, 15: 861–870.

660 Goodhue WW, Susin M, Kramer EE. Smooth muscle origin of uterine plexiform tumors. Ultrastructural and histochemical evidence. Arch Pathol 1974, 97: 263–268.

661 Hitchcock CL, Norris HJ. Flow cytometric analysis of endometrial stromal sarcoma. Am J Clin Pathol 1992, 97: 267–271.

662 Irving JA, Carinelli S, Prat J. Uterine tumors resembling ovarian sex cord tumors are polyphenotypic neoplasms with true sex cord differentiation. Mod Pathol 2006, 19: 17–24.

663 Itoh T, Mochizuki M, Kumazaki S, Ishihara T, Fukayama M. Cystic pulmonary metastases of endometrial stromal sarcoma of the uterus, mimicking lymphangiomyomatosis: a case report with immunohistochemistry of HMB45. Pathol Int 1997, 47: 725–729.

664 Kaminski PF, Tavassoli FA. Plexiform tumorlet. A clinical and pathologic study of 15 cases with ultrastructural observations. Int J Gynecol Pathol 1984, 3: 124–134.

665 Katsanis WA, O'Connor DM, Gibb RK, Bendon RW. Endometrial stromal sarcoma involving the placenta. Ann Diagn Pathol 1999, 3: 301–305.

666 Kempson RL, Hendrickson MR. Smooth muscle, endometrial stromal, and mixed Mullerian tumors of the uterus. Mod Pathol 2000, 13: 328–342.

667 Kolda TF, Ro JY, Ordonez NG, Tornos C, Park YW, Hyman WJ, Ayala AG. Endometrial stromal sarcoma presenting as extrauterine metastases: a morphologic and immunohistochemical approach to diagnosis. Int J Surg Pathol 1997, 5: 105–110.

668 Krishnamurthy S, Jungbluth AA, Busam KJ, Rosai J. Uterine tumors resembling ovarian sex-cord tumors have an immunophenotype consistent with true sex-cord differentiation. Am J Surg Pathol 1998, 22: 1078–1082.

669 Kurihara S, Oda Y, Ohishi Y, Iwasa A, Takahira T, Kaneki E, Kobayashi H, Wake N, Tsuneyoshi M. Endometrial stromal sarcomas and related high-grade sarcomas: immunohistochemical and molecular genetic study of 31 cases. Am J Surg Pathol 2008, 32: 1228–1238.

670 Lam KY, Khoo US, Cheung A. Collision of endometrioid carcinoma and stromal sarcoma of the uterus: a report of two cases. Int J Gynecol Pathol 1999, 18: 77–81.

671 Larbig GG, Clemmer JJ, Koss LG, Foote FW. Plexiform tumorlets of endometrial stromal origin. Am J Clin Pathol 1965, 44: 32–35.

672 Lee CH, Ali R, Gilks CB. Molecular genetics of mesenchymal tumors of the female genital tract. Surg Pathol Clin 2009, 2: 823–834.

673 Levine PH, Abou-Nassar S, Mittal K. Extrauterine low-grade endometrial stromal sarcoma with florid endometrioid glandular differentiation. Int J Gynecol Pathol 2001, 20: 395–398.

674 Lillemoe TJ, Perrone T, Norris HJ, Dehner LP. Myogenous phenotype of epithelial-like areas in endometrial stromal sarcomas. Arch Pathol Lab Med 1991, 115: 215–219.

675 Lloreta J, Prat J. Ultrastructure of an endometrial stromal nodule with skeletal muscle. Ultrastruct Pathol 1993, 17: 405–410.

676 Loddenkemper C, Mechsner S, Foss H-D, Dallenbach FE, Anagnostopoulos I, Ebert AD, Stein H. Use of oxytocin receptor expression in distinguishing between uterine smooth muscle tumors and endometrial stromal sarcoma. Am J Surg Pathol 2003, 27: 1458–1462.

677 McCluggage WG, Sumathi VP, Maxwell P. CD10 is a sensitive and diagnostically useful immunohistochemical marker of normal endometrial stroma and of endometrial stromal neoplasms. Histopathology 2001, 39: 273–278.

678 McCluggage WG, Ganesan R, Herrington CS. Endometrial stromal sarcomas with extensive endometrioid glandular differentiation: report of a series with emphasis on the potential for misdiagnosis and discussion of the differential diagnosis. Histopathology 2009, 54: 365–373.

679 McCluggage WG, Young RH. Endometrial stromal sarcomas with true papillae and pseudopapillae. Int J Gynecol Pathol 2008, 27: 555–561.

680 Mazur MT, Askin FB. Endolymphatic stromal myosis. Unique presentation and ultrastructural study. Cancer 1978, 42: 2661–2667.

681 Moinfar F, Gogg-Kamerer M, Sommersacher A, Regitnig P, Man YG, Zatloukal K, Denk H, Tavassoli FA. Endometrial stromal sarcomas frequently express epidermal growth factor receptor (EGFR, HER-1): potential basis for a new therapeutic approach. Am J Surg Pathol 2005, 29: 485–489.

682 Moinfar F, Regitnig P, Tabrizi AD, Denk H, Tavassoli FA. Expression of androgen receptors in benign and malignant endometrial stromal neoplasms. Virchows Arch 2004, 444: 410–414.

683 Nogales FF, Nicolae A, García-Galvis OF, Aneiros-Fernández J, Salas-Molina J, Stolnicu S. Uterine and extrauterine plexiform tumourlets are sex-cord-like tumours with myoid features. Histopathology 2009, 54: 497–500.

684 Nogales FF, Stolnicu S, Harilal KR, Mooney E, García-Galvis OF. Retiform uterine tumours resembling ovarian sex cord tumours. A comparative immunohistochemical study with retiform structures of the female genital tract. Histopathology 2009, 54: 471–477.

685 Norris HJ, Taylor HB. Mesenchymal tumors of the uterus. I, A clinical and pathological study of 53 endometrial stromal tumors. Cancer 1966, 19: 755–766.

686 Nucci MR, O'Connell JT, Heuttner PC, Cviko A, Sun D, Quade BJ. H-Caldesmon expression effectively distinguishes endometrial stromal tumors from uterine smooth muscle tumors. Am J Surg Pathol 2001, 25: 455–463.

687 Ohta Y, Suzuki T, Omatsu M, Hamatani S, Shiokawa A, Kushima M, Ota H. Transition from low-grade endometrial stromal sarcoma to high-grade endometrial stromal sarcoma. Int J Gynecol Pathol 2010, 29: 374–377.

688 Oliva E, Clement PB, Young RH, Scully RE. Mixed endometrial stromal and smooth muscle tumors of the uterus: a clinicopathologic study of 15 cases. Am J Surg Pathol 1998, 22: 997–1005.

689 Oliva E, Clement PB, Young RH. Endometrial stromal tumors: an update on a group of tumors with a protean phenotype. Adv Anat Pathol 2000, 7: 257–281.

690 Oliva E, Clement PB, Young RH. Epithelioid endometrial and endometrioid stromal tumors: a report of four cases emphasising their distinction from epithelioid smooth muscle tumors and other oxyphilic uterine and extrauterine tumors. Int J Gynecol Pathol 2002, 21: 48–55.

691 Oliva E, Young RH, Amin MB, Clement PB. An immunohistochemical analysis of endometrial stromal and smooth muscle tumors of the uterus: a study of 54 cases emphasizing the importance of using a panel because of overlap in immunoreactivity for individual antibodies. Am J Surg Pathol 2002, 26: 403–412.

692 Oliva E, Young RH, Clement PB, Scully RE. Myxoid and fibrous endometrial stromal tumors of the uterus: a report of 10 cases. Int J Gynecol Pathol 1999, 18: 310–319.

693 Rosai J, Lauren V Dr. Lauren V. Ackerman and his man from Istanbul. Semin Diagn Pathol 2003; 20: 247–248.

694 Roth LM, Senteny GE. Stromomyoma of the uterus. Ultrastruct Pathol 1985, 9: 137–143.

695 Rush DS, Tan J, Baergen RN, Soslow RA. h-Caldesmon, a novel smooth muscle-specific antibody, distinguishes between cellular leiomyoma and endometrial stromal sarcoma. Am J Surg Pathol 2001, 25: 253–258.

696 Sabini G, Chumas JC, Mann WJ. Steroid hormone receptors in endometrial stromal sarcomas. A biochemical and immunohistochemical study. Am J Clin Pathol 1992, 97: 381–386.

697 Shah R, McCluggage WG. Symplastic atypia in neoplastic and non-neoplastic endometrial stroma: report of 3 cases with a review of atypical symplastic cells within the female genital tract. Int J Gynecol Pathol 2009, 28: 334–337.

698 Shiraki M, Otis CN, Powell JL. Endometrial stromal sarcoma arising from ovarian and extraovarian endometriosis – report of two cases and review of the literature. Surg Pathol 1991, 4: 333–343.

699 Suarez Vilela D, Izquierdo Garcia FM. Foam cells and histiocytes in endometrial stromal tumours. Histopathology 1998, 32: 568–569.

700 Sumathi VP, Al-Hussaini M, Connolly LE, Fullerton L, McCluggage WG. Endometrial stromal neoplasms are immunoreactive with WT-1 antibody. Int J Gynecol Pathol 2004, 23: 241–247.

701 Tang C-K, Toker C, Ances IG. Stromomyoma of the uterus. Cancer 1979, 43: 308–316.

702 Tavassoli FA, Norris HJ. Mesenchymal tumours of the uterus. VII. A clinicopathological study of 60 endometrial stromal nodules. Histopathology 1981, 5: 1–10.

703 Tsukamoto N, Kamura T, Matsukuma K, Imachi M, Uchino H, Saito T, Ono M. Endolymphatic stromal myosis. A case with positive estrogen and progesterone receptors and good response to progestins. Gynecol Oncol 1985, 20: 120–128.

704 Ulbright TM, Kraus FT. Endometrial stromal tumors of extra-uterine tissue. Am J Clin Pathol 1981, 76: 371–377.

705 Yilmaz A, Rush DS, Soslow RA. Endometrial stromal sarcomas with unusual histologic features: a report of 24 primary and metastatic tumors emphasizing fibroblastic and smooth muscle differentiation. Am J Surg Pathol 2002, 26: 1142–1150.

706 Yoonessi M, Hart WR. Endometrial stromal sarcomas. Cancer 1977, **40**: 898–906.

MALIGNANT MIXED MÜLLERIAN TUMOR (CARCINOSARCOMA)

707 Amant F, Moerman P, Davel GH, De Vos R, Vergote I, Lindeque BG, de Jonge E. Uterine carcinosarcoma with melanocytic differentiation. Int J Gynecol Pathol 2001, **20**: 186–190.

708 Barwick KW, LiVolsi VA. Malignant mixed müllerian tumors of the uterus. Am J Surg Pathol 1979, **3**: 125–135.

709 Bitterman P, Chun B, Kurman RJ. The significance of epithelial differentiation in mixed mesodermal tumors of the uterus. A clinicopathologic and immunohistochemical study. Am J Surg Pathol 1990, **4**: 317–328.

710 Chuang JT, Van Velden DJJ, Graham JB. Carcinosarcoma and mixed mesodermal tumor of the uterine corpus. Review of 49 cases. Obstet Gynecol 1970, **35**: 769–780.

711 Chumas JC, Mann WJ, Tseng L. Malignant mixed müllerian tumor of the endometrium in a young woman with polycystic ovaries. Cancer 1983, **52**: 1478–1481.

712 Costa MJ, Walls J. Epidermal growth factor receptor and c-erbB-2 oncoprotein expression in female genital tract carcinosarcomas (malignant mixed Mullerian tumors): clinicopathologic study of 82 cases. Cancer 1996, **77**: 533–542.

713 Costa MJ, Vogelsan J, Young LJ. p53 gene mutation in female genital tract carcinosarcomas (malignant mixed müllerian tumors). A clinicopathologic study of 74 cases. Mod Pathol 1994, **7**: 619–627.

714 de Brito PA, Silverberg SG, Orenstein JM. Carcinosarcoma (malignant mixed müllerian [mesodermal] tumor) of the female genital tract. Immunohistochemical and ultrastructural analysis of 28 cases. Hum Pathol 1993, **24**: 132–142.

715 Dellers EA, Valente PT, Edmonds PR, Balsara G. Extrauterine mixed mesodermal tumors. An immunohistochemical study. Arch Pathol Lab Med 1991, **115**: 918–920.

716 Donner LR. Uterine carcinosarcoma with complete sarcomatous overgrowth mimicking pure embryonal rhabdomyosarcoma. Int J Gynecol Pathol 2002, **22**: 89–91.

717 Doss LL, Llorens AS, Henriquez EM. Carcinosarcoma of the uterus. A 40-year experience from the state of Missouri. Gynecol Oncol 1984, **18**: 43–53.

718 Emoto M, Iwasaki H, Ishiguro M, Kikuchi M, Horiuchi S, Saito T, Tsukamoto N, Kawarabayashi T. Angiogenesis in carcinosarcomas of the uterus: differences in the microvessel density and expression of vascular endothelial growth factor between the epithelial and mesenchymal elements. Hum Pathol 1999, **30**: 1232–1241.

719 Euscher ED, Malpica A. Histology and pattern of recurrence in uterine malignant mixed mullerian tumor. Lab Invest 2009, **89**(Suppl 1): 213A.

720 Fehr PE, Prem KA. Malignancy of the uterine corpus following irradiation therapy for squamous cell carcinoma of the cervix. Am J Obstet Gynecol 1974, **119**: 685–692.

721 Ferguson SE, Tornos C, Hummer A, Barakat RR, Soslow RA. Prognostic features of surgical stage I uterine carcinosarcoma. Am J Surg Pathol 2007, **31**: 1653–1661.

722 Gagne E, Tetu B, Blondeau L, Raymond PE, Blais R. Morphologic prognostic factors of malignant mixed müllerian tumor of the uterus. A clinicopathologic study of 58 cases. Mod Pathol 1989, **2**: 433–438.

723 George E, Lillemoe TJ, Twiggs LB, Perrone T. Malignant mixed müllerian tumor versus high-grade endometrial carcinoma and aggressive variants of endometrial carcinoma. A comparative analysis of survival. Int J Gynecol Pathol 1995, **14**: 39–44.

724 George E, Manivel JC, Dehner LP, Wick MR. Malignant mixed müllerian tumors. An immunohistochemical study of 47 cases, with histogenetic considerations and clinical correlation. Hum Pathol 1991, **22**: 215–223.

725 Gersell DJ, Duncan DA, Fulling KH. Malignant mixed müllerian tumor of the uterus with neuroectodermal differentiation. Int J Gynecol Pathol 1989, **8**: 169–178.

726 Iwasa Y, Haga H, Konishi I, Kobashi Y, Higuchi K, Katsuyama E, Minamiguchi S, Yamabe H. Prognostic factors in uterine carcinosarcoma: a clinicopathologic study of 25 patients. Cancer 1998, **82**: 512–519.

727 Kohorn EI, Schwartz PE, Chambers JT, Peschel RE, Kapp DS, Merino M. Adjuvant therapy in mixed müllerian tumors of the uterus. Gynecol Oncol 1986, **23**: 212–221.

728 Kounelis S, Jones MW, Papadaki H, Bakker A, Swalsky P, Finkelstein SD. Carcinosarcomas (malignant mixed mullerian tumors) of the female genital tract: comparative molecular analysis of epithelial and mesenchymal components. Hum Pathol 1998, **29**: 82–87.

729 Krigman HR, Coogan AC, Marks JR. Simultaneous endometrial malignant mixed mesodermal tumor and ovarian serous adenocarcinoma. Arch Pathol Lab Med 1995, **119**: 99–103.

730 Mayall P, Rutty K, Campbell F, Goddard H. p53 immunostaining suggests that uterine carcinosarcomas are monoclonal. Histopathology 1994, **24**: 211–214.

731 Meis JM, Lawrence WD. The immunohistochemical profile of malignant mixed müllerian tumor. Overlap with endometrial adenocarcinoma. Am J Clin Pathol 1990, **94**: 1–7.

732 Mikami Y, Hata S, Kiyokawa T, Minabe T. Expression of CD10 in malignant mullerian mixed tumors and adenosarcomas: an immunohistochemical study. Mod Pathol 2002, **15**: 923–930.

733 Mount SL, Lee KR, Taatjes DJ. Carcinosarcoma (malignant mixed müllerian tumor) of the uterus with a rhabdoid tumor component. An immunohistochemical, ultrastructural, and immunoelectron microscopic case study. Am J Clin Pathol 1995, **103**: 235–239.

734 Norris HJ, Roth E, Taylor HB. Mesenchymal tumors of the uterus. II. A clinical and pathologic study of 31 mixed mesodermal tumors. Obstet Gynecol 1966, **28**: 57–63.

735 Norris HJ, Taylor HB. Postirradiation sarcoma of the uterus. Obstet Gynecol 1965, **26**: 689–694.

736 Norris NJ, Taylor HB. Mesenchymal tumors of the uterus. III. A clinical and pathologic study of 31 carcinosarcomas. Cancer 1966, **19**: 1459–1465.

737 Press MF, Scully RE. Endometrial 'sarcomas' complicating ovarian thecoma, polycystic ovarian disease and estrogen therapy. Gynecol Oncol 1985, **21**: 135–154.

738 Schaepman-van Geuns EJ. Mixed tumors and carcinosarcomas of the uterus evaluated five years after treatment. Cancer 1970, **25**: 72–77.

739 Shen DH, Khoo US, Xue WC, Ngan HY, Wang JL, Liu VW, Chan YK, Cheung AN. Primary peritoneal malignant mixed mullerian tumors: a clinicopathologic immunohistochemical, and genetic study. Cancer 2001, **91**: 1052–1060.

740 Shokeir MO, Noel SM, Clement PB. Malignant Müllerian mixed tumor of the uterus with a prominent alpha-fetoprotein-producing component of yolk sac tumor. Mod Pathol 1996, **9**: 647–651.

741 Silverberg SG, Major FJ, Blessing JA, Fetter B, Askin FB, Liao SY, Miller A. Carcinosarcoma (malignant mixed mesodermal tumor) of the uterus. A Gynecologic Oncology Group pathologic study of 203 cases. Int J Gynecol Pathol 1990, **9**: 1–19.

742 Spanos WJ, Peters LJ, Oswald MJ. Patterns of recurrence in malignant mixed müllerian tumor of the uterus. Cancer 1986, **57**: 155–159.

743 Spanos WJ, Wharton JT, Gomez L, Fletcher GH, Oswald MJ. Malignant mixed müllerian tumors of the uterus. Cancer 1984, **53**: 311–316.

744 Sreenan JJ, Hart WR. Carcinosarcomas of the female genital tract. A pathologic study of 29 metastatic tumors – further evidence for the dominant role of the epithelial component and the conversion theory of histogenesis. Am J Surg Pathol 1995, **19**: 666–674.

745 Varela-Duran J, Nochomovitz LE, Prem KA, Dehner LP. Postirradiation mixed müllerian tumors of the uterus. A comparative clinicopathologic study. Cancer 1980, **45**: 1625–1631.

746 Yamada SD, Burger RA, Brewster WR, Anton D, Kohler MF, Monk BJ. Pathologic variables and adjuvant therapy as predictor of recurrence and survival for patients with surgically evaluated carcinosarcoma of the uterus. Cancer 2000, **88**: 2782–2786.

747 Yorokoglu K, Aktas S, Gore O, Ozen E. Malignant mixed mullerian tumor of the uterus with prominent neuroectodermal differentiation: a case report. Int J Surg Pathol 1998, **6**: 155–158.

748 Yoshida Y, Kurokawa T, Fukuno N, Kishikawa Y, Kamitani N, Kotsuj F. Markers of apoptosis and angiogenesis indicate that carcinomatous components play an important role in the malignant behaviour of uterine carcinosarcoma. Hum Pathol 2001, **31**: 1448–1454.

MÜLLERIAN ADENOSARCOMA AND RELATED TUMORS

749 Chen KTK. Rhabdomyosarcomatous uterine adenosarcoma. Int J Gynecol Pathol 1985, **4**: 146–152.

750 Clement PB. Müllerian adenosarcomas of the uterus with sarcomatous overgrowth. A clinicopathological analysis of 10 cases. Am J Surg Pathol 1989, **13**: 28–38.

751 Clement PB, Scully RE. Müllerian adenosarcoma of the uterus. A clinicopathologic analysis of ten cases of a distinctive type of müllerian mixed tumor. Cancer 1974, **34**: 1138–1149.

752 Clement PB, Scully RE. Extrauterine mesodermal (müllerian) adenosarcoma. A clinicopathologic analysis of five cases. Am J Clin Pathol 1978, **69**: 276–283.

753 Clement PB, Scully RE. Müllerian adenosarcomas of the uterus with sex cord-like elements. A clinicopathologic analysis of eight cases. Am J Clin Pathol 1989, **91**: 664–672.

754 Clement PB, Scully RE. Müllerian adenosarcoma of the uterus. A clinicopathologic analysis of 100 cases with a review of the literature. Hum Pathol 1990, **21**: 363–381.

755 Clement PB, Scully RE. Müllerian adenofibroma of the uterus with invasion of

myometrium and pelvic veins. Int J Gynecol Pathol 1990, **9**: 363–371.

756 Clement PB, Oliva E, Young RH. Mullerian adenosarcoma of the uterine corpus associated with tamoxifen therapy: a report of six cases and a review of tamoxifen-associated endometrial lesions. Int J Gynecol Pathol 1997, **15**: 222–229.

757 Fehmian C, Jones J, Kress Y, Abadi M. Adenosarcoma of the uterus with extensive smooth muscle differentiation: ultrastructural study and review of the literature. Ultrastruct Pathol 1997, **21**: 73–90.

758 Gallardo A, Prat J. Mullerian adenosarcoma: a clinicopathologic and immunohistochemical study of 55 cases challenging the existence of adenofibroma. Am J Surg Pathol 2009, **33**: 278–288.

759 Gloor E. Müllerian adenosarcoma of the uterus. Am J Surg Pathol 1979, **3**: 203–209.

760 Grimalt M, Arguelles M, Ferenczy A. Papillary cyst-adenofibroma of endometrium. A histochemical and ultrastructural study. Cancer 1975, **36**: 137–144.

761 Hirschfield L, Kahn LB, Chen S, Winkler B, Rosenberg S. Müllerian adenosarcoma with ovarian sex cord-like differentiation. A light and electron-microscopic study. Cancer 1986, **57**: 1197–1200.

762 Horie Y, Ikawa S, Kadowaki K, Minagawa Y, Kigawa J, Terakawa N. Lipoadenofibroma of the uterine corpus. Report of a new variant of adenofibroma (benign müllerian mixed tumor). Arch Pathol Lab Med 1995, **119**: 274–276.

763 Kaku T, Silverberg SG, Major FJ, Miller A, Fetter B, Brady MF. Adenosarcoma of the uterus. A Gynecologic Oncology Group clinicopathologic study of 31 cases. Int J Gynecol Pathol 1992, **11**: 75–88.

764 Katzenstein AA, Askin FB, Feldman PS. Müllerian adenosarcoma of the uterus. An ultrastructural study of four cases. Cancer 1977, **40**: 2233–2242.

765 Lack EE, Bitterman P, Sundeen JT. Müllerian adenosarcoma of the uterus with pure angiosarcoma. Case report. Hum Pathol 1991, **22**: 1289–1291.

766 Miller KN, McClure SP. Papillary adenofibroma of the uterus. Report of a case involved by adenocarcinoma and review of the literature. Am J Clin Pathol 1992, **97**: 806–809.

767 Peters WM, Wells MJ, Bryce FC. Müllerian clear cell carcinofibroma of the uterine corpus. Histopathology 1984, **8**: 1069–1078.

768 Seidman JD, Wasserman CS, Aye LM, MacKoul PJ, O'Leary TJ. Cluster of uterine mullerian adenosarcoma in the Washington, DC metropolitan area with high incidence of sarcomatous overgrowth. Am J Surg Pathol 1999, **23**: 809–814.

769 Silverberg SG. Adenomyomatosis of endometrium and endocervix. A hamartoma? Am J Clin Pathol 1975, **64**: 192–199.

770 Soslow RA, Ali A, Oliva E. Mullerian adenosarcomas: an immunophenotypic analysis of 35 cases. Am J Surg Pathol 2008, **32**: 1013–1021.

771 Valdez VA, Planas AT, Lopez VF, Goldberg M, Herrera NE. Adenosarcoma of uterus and ovary. A clinicopathologic study of two cases. Cancer 1979, **43**: 1439–1447.

772 Vellios F, Ng ABP, Reagan JW. Papillary adenofibroma of the uterus. A benign mesodermal mixed tumor of müllerian origin. Am J Clin Pathol 1973, **60**: 543–551.

773 Zaloudek CJ, Norris HJ. Adenofibroma and adenosarcoma of the uterus. A clinicopathologic study of 35 cases. Cancer 1981, **48**: 354–366.

LEIOMYOMA

774 Bardsley V, Cooper P, Peat DS. Massive lymphocytic infiltration of uterine leiomyomas associated with GnRH agonist treatment. Histopathology 1998, **33**: 80–82.

775 Brown JM, Malkasian GD Jr, Symmonds RE. Abdominal myomectomy. Am J Obstet Gynecol 1967, **99**: 126–129.

776 Colgan TJ, Pendergast S, Le Blanc M. The histopathology of uterine leiomyomas following treatment with gonadotropin-releasing hormone analogues. Hum Pathol 1993, **24**: 1073–1077.

777 Colgan TJ, Pron G, Mocarski EJM, Bennett JD, Asch MR, Common A. Pathologic features of uteri and leiomyomas following uterine artery embolization for leiomyomas. Am J Surg Pathol 2003, **27**: 167–177.

778 Cramer SF, Patel A. The frequency of uterine leiomyomas. Am J Clin Pathol 1990, **94**: 435–438.

779 Cramer SF, Horiszny J, Patel A, Sigrist S. The relation of fibrous degeneration to menopausal status in small uterine leiomyomas with evidence for postmenopausal origin of seeding myomas. Mod Pathol 1997, **9**: 774–780.

780 Cramer SF, Marchetti C, Freedman J, Padela A. Relationships of myoma cell size and menopausal status in small uterine leiomyomas. Arch Pathol Lab Med 2000, **124**: 1448–1453.

781 Dal Cin P. Cytogenetics of mesenchymal tumors of the female genital tract. Surg Pathol Clin 2009, **2**: 813–821.

782 Demopoulus RI, Jones KY, Mittal KR, Vamvakas EC. Histology of leiomyomata in patients treated with leuprolide acetate. Int J Gynecol Pathol 1997, **16**: 131–137.

783 Friedman AJ, Hoffman DI, Comite F, Browneller RW, Miller JD. Treatment of leiomyomata uteri with leuprolide acetate depot. A double-blind, placebo-controlled, multicenter study. The Leuprolide Study Group. Obstet Gynecol 1991, **77**: 720–725.

784 Gutmann JN, Thornton KL, Diamond MP, Carcangiu ML. Evaluation of leuprolide acetate treatment on histopathology of uterine myomata. Fertil Steril 1994, **61**: 622–626.

785 Hu J, Surti U. Subgroups of uterine leiomyomas based on cytogenetic analysis. Hum Pathol 1991, **22**: 1009–1016.

786 Ip PP, Lam KW, Cheung CL, Yeung MC, Pun TC, Chan QK, Cheung AN. Tranexamic acid-associated necrosis and intralesional thrombosis of uterine leiomyomas: a clinicopathologic study of 147 cases emphasizing the importance of drug-induced necrosis and early infarcts in leiomyomas. Am J Surg Pathol 2007, **31**: 1215–1224.

787 Kalir T, Goldstein M, Dottino P, Brodman M, Gordon R, Deligdisch L, Wu H, Gil J. Morphometric and electron-microscopic analyses of the effects of gonadotropin-releasing hormone agonists on uterine leiomyomas. Arch Pathol Lab Med 1998, **122**: 442–446.

788 Klotzbucher M, Wasserfall A, Fuhrmann U. Misexpresson of wild-type and truncated isoforms of the high-mobility group I proteins HMBI-C and HMGI(Y) in uterine leiomyomas. Am J Pathol 1999, **155**: 1535–1542.

789 Konishi I, Fujii S, Ban C, Okuda Y, Okamura H, Tojo S. Ultrastructural study of minute uterine leiomyomas. Int J Gynecol Pathol 1983, **2**: 113–120.

790 Laforga JB, Aranda FI. Uterine leiomyomas with T-cell infiltration associated with GnRH agonist goserelin. Histopathology 1999, **34**: 471–472.

791 Lascano EF. Mast cells in human tumors. Cancer 1958, **11**: 1110–1114.

792 Lee CH, Ali R, Gilks CB. Molecular genetics of mesenchymal tumors of the female genital tract. Surg Pathol Clin 2009, **2**: 823–834.

793 Ligon AH, Morton CC. Genetics of uterine leiomyomata. Genes Chromosomes Cancer 2000, **28**: 235–245.

794 McCluggage WG, Ellis PK, McClure N, Walker WJ, Jackson PA, Manek S. Pathologic features of uterine leiomyomas following uterine artery embolization. Int J Gynecol Pathol 2000, **19**: 342–347.

795 Maluf HM, Gersell DJ. Uterine leiomyomas with high content of mast cells. Arch Pathol Lab Med 1994, **118**: 712–714.

796 McClean G, McCluggage WG. Unusual morphologic features of uterine leiomyomas treated with gonadotropin-releasing hormone agonists: massive lymphoid infiltration and vasculitis. Int J Surg Pathol 2003, **11**: 339–344.

797 Mittal K, Popiolek D, Demopoulos RI. Uterine myxoid leiomyosarcoma within a leiomyoma. Hum Pathol 2000, **31**: 398–400.

798 Nedwich A, Frumin A, Meranze DR. Erythrocytosis associated with uterine myomas. Am J Obstet Gynecol 1962, **84**: 174–178.

799 Nilbert M, Heim S, Mandahl N, Flodérus UM, Willén H, Mitelman F. Karyotypic rearrangements in 20 uterine leiomyomas. Cytogenet Cell Genet 1988, **49**: 300–304.

800 Orii A, Mori A, Zhai YL, Toki T, Nikaido T, Fujii S. Mast cells in smooth muscle tumors of the uterus. Int J Gynecol Pathol 1998, **17**: 336–342.

801 Parazzini F, La Vecchia C, Negri E, Cecchetti G, Fedele L. Epidemiologic characteristics of women with uterine fibroids. A case-control study. Obstet Gynecol 1988, **72**: 853–857.

802 Parker RL, Young RH, Clement PB. Skeletal muscle-like and rhabdoid cells in uterine leiomyomas. Int J Gynecol Pathol 2005, **24**: 319–325.

803 Pollio F, Staibano S, Mansueto G, De Rosa G, Persico F, De Falco M, Di Lieto A. Erythropoietin and erythropoietin receptor system in a large uterine myoma of a patient with myomatous erythrocytosis syndrome: possible relationship with the pathogenesis of unusual tumor size. Hum Pathol 2005, **36**: 120–127.

804 Richards PA, Tiltman AJ. Anatomical variation of the oestrogen receptor in the non-neoplastic myometrium of fibromyomatous uteri. Virchows Arch 1996, **428**: 347–351.

805 Sreenan JJ, Prayson RA, Biscotti CV, Thornton MH, Easley KA, Hart WR. Histopathologic findings in 107 uterine leiomyomas treated with leuprolide acetate compared with 126 controls. Am J Surg Pathol 1996, **20**: 427–432.

806 Vu K, Greenspan DL, Wu TC, Zacur HA, Kurman RJ. Cellular proliferation, estrogen receptor, progesterone receptor, and bcl-2 expression in GnRH agonist-treated uterine leiomyomas. Hum Pathol 1998, **29**: 359–363.

807 Weichert W, Denkert C, Gauruder-Burmester A, Kurzeja R, Hamm B, Dietel M, Kroencke TJ. Uterine arterial embolization with tris-acryl gelatin microspheres: a histopathologic evaluation. Am J Surg Pathol 2005, **29**: 955–961.

Leiomyoma variants

808 Abell MR, Littler ER. Benign metastasizing uterine leiomyoma. Multiple lymph nodal metastases. Cancer 1975, **36**: 2206–2213.

809 Aung T, Goto M, Nomoto M, Kitajima S, Douchi T, Yoshinaga M, Yonezawa S. Uterine lipoleiomyoma: a histopathological review of 17 cases. Pathol Int 2004, **54**: 751–758.

810 Bakotic BW, Cabello-Inchausti B, Willis IH, Suster S. Clear-cell epithelioid leiomyoma of the round ligament. Mod Pathol 1999, **12**: 912–918.

811 Baschinsky DY, Isa A, Niemann TH, Prior TW, Lucas JG, Frankel WL. Diffuse leiomyomatosis of the uterus: a case report with clonality analysis. Hum Pathol 2000, **31**: 1429–1432.

812 Billings SD, Folpe AL, Weiss SW. Do leiomyomas of deep soft tissue exist? An analysis of highly differentiated smooth muscle tumors of deep soft tissue supporting two distinct subtypes. Am J Surg Pathol 2001, **25**: 1134–1142.

813 Botsis D, Koliopoulos C, Kondi-Pafitis A, Creatsas G. Frequency, histological, and immunohistochemical properties of massive inflammatory lymphocytic infiltration of leiomyomas of the uterus: an entity causing diagnostic difficulties. Int J Gynecol Pathol 2005, **24**: 326–329.

814 Brescia RJ, Tazelaar HD, Hobbs J, Miller AW. Intravascular lipoleiomyomatosis. A report of two cases. Hum Pathol 1989, **20**: 252–256.

815 Canzonieri V, D'Amore ES, Bartoloni G, Piazza M, Blandamura S, Carbone A. Leiomyomatosis with vascular invasion. A unified pathogenesis regarding leiomyoma with vascular microinvasion, benign metastasizing leiomyoma and intravenous leiomyomatosis. Virchows Arch 1994, **425**: 541–545.

816 Cheuk W, Chan JK, Liu JY. Cotyledonoid leiomyoma: a benign uterine tumor with alarming gross appearance. Arch Pathol Lab Med 2002, **126**: 210–213.

817 Cho KR, Woodruff JD, Epstein JI. Leiomyoma of the uterus with multiple extrauterine smooth muscle tumors: a case report suggesting multifocal origin. Hum Pathol 1989, **20**: 80–82.

818 Clement PB. The pathology of uterine smooth muscle tumors and mixed endometrial stromal-smooth muscle tumors: a selective review with emphasis on recent advances. Int J Gynecol Pathol 2000, **19**: 39–55.

819 Clement PB, Young RH. Diffuse leiomyomatosis of the uterus. A report of four cases. Int J Gynecol Pathol 1987, **6**: 322–330.

820 Clement PB, Young RH, Scully RE. Diffuse, perinodular, and other patterns of hydropic degeneration within and adjacent to uterine leiomyomas. Problems in differential diagnosis. Am J Surg Pathol 1992, **16**: 26–32.

821 Coad JE, Sulaiman RA, Das K, Staley N. Perinodular hydropic degeneration of a uterine leiomyoma: a diagnostic challenge. Hum Pathol 1997, **28**: 249–251.

822 Cramer SF, Patel A. Myometrial hyperplasia. Proposed criteria for a discrete morphological entity. Mod Pathol 1995, **8**: 71–77.

823 Cramer SF, Newcomb PM, Bonfiglio TA. Myometrial dysplasia (atypical myometrial hyperplasia). Hum Pathol 2007, **38**: 652–655.

824 Cramer SF, Mann L, Calianese E, Daley J, Williamson K. Association of seedling myomas with myometrial hyperplasia. Hum Pathol 2009, **40**: 218–225.

825 Dal Cin P, Christacos N, Morton CC, Quade BJ. Cellular leiomyoma: a genetically distinct entity among benign uterine tumors [abstract]. Mod Pathol 2003, **16**: 187a.

826 Dickersin GR, Selig MK, Park YN. The many faces of smooth muscle neoplasms in a gynecological sampling: an ultrastructural study. Ultrastruct Pathol 1997, **21**: 109–134.

827 Downes KA, Hart WR. Bizarre leiomyomas of the uterus: a comprehensive pathologic study of 24 cases with long-term follow-up. Am J Surg Pathol 1997, **21**: 1261–1270.

828 Esteban JM, Allen WM, Schaerf RH. Benign metastasising leiomyoma of the uterus: histologic and immunohistochemical characterization of primary and metastatic lesions. Arch Pathol Lab Med 1999, **123**: 960–962.

829 Fechner RE. Atypical leiomyomas and synthetic progestin therapy. Am J Clin Pathol 1968, **49**: 697–703.

830 Ferry JA, Harris NL, Scully RE. Uterine leiomyomas with lymphoid infiltration simulating lymphoma. A report of seven cases. Int J Gynecol Pathol 1989, **8**: 263–270.

831 Fornelli A, Pasquinelli G, Eusebi V. Leiomyoma of the uterus showing skeletal muscle differentiation: a case report. Hum Pathol 1999, **30**: 356–359.

832 Fukunaga M, Ushigome S. Dissecting leiomyoma of the uterus with extrauterine extension. Histopathology 1998, **32**: 160–164.

833 Gilks CB, Taylor GP, Clement PB. Inflammatory pseudotumor of the uterus. Int J Gynecol Pathol 1987, **6**: 275–286.

834 Graham A. Malignant epithelial tumors of the thyroid; with special reference to invasion of blood vessels. Surg Gynecol Obstet 1924, **39**: 781–790.

835 Harper RS, Scully RE. Intravenous leiomyomatosis of the uterus. Am J Clin Pathol 1965, **4**: 45–51.

836 Huxley J. Biological aspects of cancer. New York, 1958, Harcourt, Brace, p. 14.

837 Hyde KE, Geisinger KR, Marshall RB, Jones TL. The clear-cell variant of uterine epithelioid leiomyoma. An immunohistologic and ultrastructural study. Arch Pathol Lab Med 1989, **113**: 551–553.

838 Jacobs DS, Cohen H, Johnson JS. Lipoleiomyomas of the uterus. Am J Clin Pathol 1965, **44**: 45–51.

839 Jautzke G, Muller-Ruchholtz E, Thalmann U. Immunohistological detection of estrogen and progesterone receptors in multiple and well differentiated leiomyomatous lung tumors in women with uterine leiomyomas (so-called benign metastasising leiomyomas). A report on 5 cases. Pathol Res Pract 1997, **192**: 215–223.

840 Jordan LB, Al-Nafussi A, Beattie G. Cotyledonoid hydropic intravenous leiomyomatosis: a new variant leiomyoma. Histopathology 2002, **40**: 245–252.

841 Kayser K, Zink S, Schneider T, Dienemann H, Andre S, Kaltner H, Schuring MP, Zick Y, Gabius HJ. Benign metastasising leiomyoma of the uterus: documentation of clinical, immunohistochemical and lectin-histochemical data of ten cases. Virchows Arch 2000, **437**: 284–292.

842 Kurman RJ, Norris HJ. Mesenchymal tumors of the uterus. VI. Epithelioid smooth muscle tumors including leiomyoblastoma and clear-cell leiomyoma. A clinical and pathologic analysis of 26 cases. Cancer 1976, **37**: 1853–1865.

843 Lamb CA, Young RH. Myxoid leiomyomas of the uterus: a report of 14 cases. Lab Invest 2009, **89**(Suppl 1): 223A.

844 Lamb CA, Young RH. Apoplectic change in uterine leiomyomas: an analysis of 70 cases highlighting previously underemphasized aspects. Lab Invest 2009, **89**(Suppl 1): 223A.

845 Lee HJ, Choi J, Kim KR. Pulmonary benign metastasizing leiomyoma associated with intravenous leiomyomatosis of the uterus: clinical behavior and genomic changes supporting a transportation theory. Int J Gynecol Pathol 2008, **27**: 340–345.

846 Lemis PL, Lee ABH, Easler RE. Myometrial hypertrophy. A clinical pathologic study and review of the literature. Am J Obstet Gynecol 1962, **84**: 1032–1041.

847 McCluggage WG, Hamal P, Traub AI, Walsh MY. Uterine adenolipoleimioma: a rare hamartomatous lesion. Int J Gynecol Pathol 2000, **19**: 183–185.

848 McCluggage WG, Boyde A. Uterine angioleiomyomas: a report of 3 cases of a distinctive benign leiomyoma variant. Int J Surg Pathol 2007, **15**: 262–265.

849 McDonald AG, Cin PD, Ganguly A, Campbell S, Imai Y, Rosenberg AE, Oliva E. Liposarcoma arising in uterine lipoleiomyoma: a report of three cases. Lab Invest 2009, **89**(Suppl 1): 228A.

850 Martin-Reay DG, Christ ML, La Pata RE. Uterine leiomyoma with skeletal-muscle differentiation. Report of a case. Am J Clin Pathol 1991, **96**: 344–347.

851 Mazur MT. Clear cell leiomyoma (leiomyoblastoma) of the uterus. Ultrastructural observations. Ultrastruct Pathol 1986, **10**: 249–255.

852 Mazur MT, Kraus FT. Histogenesis of morphologic variations in tumors of the uterine wall. Am J Surg Pathol 1980, **4**: 59–74.

853 Mulvany NJ, Ostör AG, Ross I. Diffuse leiomyomatosis of the uterus. Histopathology 1995, **27**: 175–179.

854 Mulvany NJ, Slavin JL, Ostor AG, Fortune DW. Intravenous leiomyomatosis of the uterus. A clinicopathologic study of 22 cases. Int J Gynecol Pathol 1994, **13**: 1–9.

855 Myles JL, Hart HR. Apoplectic leiomyomas of the uterus. Am J Surg Pathol 1985, **9**: 798–805.

856 Nogales FF, Novano N, Martinez de Victoria JM, Contreras F, Redondo C, Herraiz MA, Seco MA, Velasco A. Uterine intravascular leiomyomatosis. An update and report of seven cases. Int J Gynecol Pathol 1987, **6**: 331–339.

857 Norris HJ, Parmley T. Mesenchymal tumors of the uterus. V. Intravenous leiomyomatosis. A clinical and pathologic study of 14 cases. Cancer 1975, **36**: 2164–2178.

858 Nucci MR, Drapkin R, Dal Cin P, Fletcher CD, Fletcher JA. Distinctive cytogenetic profile in benign metastasizing leiomyoma: pathogenetic implications. Am J Surg Pathol 2007, **31**: 737–743.

859 Patton KT, Cheng L, Papavero V, Blum MG, Yeldandi AV, Adley BP, Luan C, Diaz LK, Hui P, Yang XJ. Benign metastasizing leiomyoma: clonality, telomere length and clinicopathologic analysis. Mod Pathol 2006, **19**: 130–140.

860 O'Connor DM, Norris HJ. Mitotically active

leiomyomas of the uterus. Hum Pathol 1990, 21: 223–227.

861 Oliva E, Young RH, Clement PB, Bhan AK, Scully RE. Cellular benign mesenchymal tumors of the uterus. A comparative morphologic and immunohistochemical analysis of 33 highly cellular leiomyomas and six endometrial stromal nodules, two frequently confused tumors. Am J Surg Pathol 1995, 19: 769–774.

862 Persaud V, Arjoon PD. Uterine leiomyoma. Incidence of degenerative change and a correlation of associated symptoms. Obstet Gynecol 1970, 35: 432–436.

863 Pounder DJ. Fatty tumours of the uterus. J Clin Pathol 1982, 35: 1380–1383.

864 Prakash S, Scully RE. Sarcoma-like pseudopregnancy. Changes in uterine leiomyoma. Report of a case resulting from prolonged norethindrone therapy. Obstet Gynecol 1964, 24: 106–110.

865 Prayson RA, Hart WR. Mitotically active leiomyomas of the uterus. Am J Clin Pathol 1992, 97: 14–20.

866 Resta L, Maiorano E, Piscitelli D, Botticella MA. Lipomatous tumors of the uterus. Clinico-pathological features of 10 cases with immunocytochemical study of histogenesis. Pathol Res Pract 1994, 190: 378–383.

867 Roth LM, Reed RJ. Dissecting leiomyomas of the uterus other than cotyledonoid dissecting leiomyomas: a report of eight cases. Am J Surg Pathol 1999, 23: 1032–1039.

868 Roth LM, Reed RJ. Cotyledonoid leiomyoma of the uterus: report of a case. Int J Gynecol Pathol 2000, 19: 272–275.

869 Roth LM, Reed RJ, Sternberg WH. Cotyledonoid dissecting leiomyoma of the uterus: the Sternberg tumor. Am J Surg Pathol 1996, 20: 1455–1461.

870 Shaco-Levy R, Piura B. Uterine adenolipoleiomyoma: a tumor with potential of aggressive behavior. Int J Gynecol Pathol 2008, 27: 252–257.

871 Shintaku M. Lipoleiomyomatous tumors of the uterus: a heterogeneous group? Histopathological study of five cases. Pathol Int 1997, 46: 498–502.

872 Sun X, Mittal K. MIB-1 (Ki-67), estrogen receptor, progesterone receptor, and p53 expression in atypical cells in uterine symplastic leiomyomas. Int J Gynecol Pathol 2009, 29: 51–54.

873 Tietze L, Gunther K, Horbe A, Pawlik C, Klosterhalfen B, Handt S, Merkelbach-Bruse S. Benign metastasising leiomyoma: a cytogenetically balanced but clonal disease. Hum Pathol 2000, 31: 126–128.

874 Vang R, Medeiros LJ, Samoszuk M, Deavers MT. Uterine leiomyomas with eosinophils: a clinicopathologic study of 3 cases. Int J Gynecol Pathol 2001, 20: 239–243.

875 Wang X, Kumar D, Seidman JD. Uterine lipoleiomyomas: a clinicopathologic study of 50 cases. Int J Gynecol Pathol 2006, 25: 239–242.

876 Watanabe K, Ogura G, Suzuki T. Leiomyoblastoma of the uterus: an immunohistochemical and electron microscopic study of distinctive tumors with immature smooth muscle cell differentiation mimicking fetal uterine myocytes. Histopathology 2001, 42: 379–386.

LEIOMYOSARCOMA

Clinical and gross features

877 Christopherson WM, Williamson EO, Gray LA. Leiomyosarcoma of the uterus. Cancer 1972, 29: 70–75.

878 Schwartz SM, Weiss NS, Daling JR, Gammon MD, Liff JM, Watt J, Lynch CF, Newcomb PA, Armstrong BK, Thompson WD. Exogenous sex hormone use, correlates of endogenous hormone levels, and the incidence of histologic types of sarcoma of the uterus. Cancer 1996, 77: 717–724.

879 Taylor HB, Norris HJ. Mesenchymal tumors of the uterus. IV. Diagnosis and prognosis of leiomyosarcomas. Arch Pathol 1966, 82: 40–44.

Microscopic features

880 Downes KA, Hart WR. Bizarre leiomyomas of the uterus: a comprehensive pathologic study of 24 cases with long-term follow-up. Am J Surg Pathol 1997, 21: 1261–1270.

881 Moinfar F, Azodi M, Tavassoli FA. Uterine sarcomas. Pathology 2007, 39: 55–71.

Electron microscopic, immunohistochemical, and molecular genetic features

882 Dal Cin P. Cytogenetics of mesenchymal tumors of the female genital tract. Surg Pathol Clin 2009, 2: 813–821.

883 Dickersin GR, Selig MK, Park YN. The many faces of smooth muscle neoplasms in a gynaecological sampling: an ultrastructural study. Ultrastruct Pathol 1997, 21: 109–134.

884 Iwata J, Fletcher CM. Immunohistochemical detection of cytokeratin and epithelial membrane antigen in leiomyosarcoma: a systematic study of 100 cases. Pathol Int 2000, 50: 7–14.

885 Lee CH, Ali R, Gilks CB. Molecular genetics of mesenchymal tumors of the female genital tract. Surg Pathol Clin 2009, 2: 823–834.

886 Loddenkemper C, Mechsner S, Foss H-D, Dallenbach FE, Anagnostopoulos I, Ebert AD, Stein H. Use of oxytocin receptor expression in distinguishing between uterine smooth muscle tumors and endometrial stromal sarcoma. Am J Surg Pathol 2003, 27: 1458–1462.

887 Marshall RJ, Braye SG. Alpha-1-antitrypsin, alpha-1-antichymotrypsin, actin, and myosin in uterine sarcomas. Int J Gynecol Pathol 1985, 4: 346–354.

888 Mittal K, Iovine RI. MIB-1 (Ki-67), p53, estrogen receptor, and progesterone receptor expression in uterine smooth muscle tumors. Hum Pathol 2001, 32: 984–987.

889 Niemann TH, Raab SS, Lenel JC, Rodgers JR, Robinson RA. p53 protein over-expression in smooth muscle tumors of the uterus. Hum Pathol 1995, 26: 375–379.

890 Poncelet C, Walker F, Modelenat P, Bringuier AF, Scoazec JY, Feldmann G, Darai E. Expression of CD44 standard and isoforms V3 and V6 in uterine smooth muscle tumors: a possible diagnostic tool for the diagnosis of leiomyosarcoma. Hum Pathol 2001, 32: 1190–1196.

891 Rao UN, Finkelstein SD, Jones MW. Comparative immunohistochemical and molecular analysis of uterine and extrauterine leiomyosarcomas. Mod Pathol 1999, 12: 1001–1009.

892 Rizeq MN, van de Rijn M, Hendrickson MR, Rouse RV. A comparative immunohisto-chemical study of uterine smooth muscle neoplasms with emphasis on the epithelioid variant. Hum Pathol 1994, 25: 671–677.

893 Watanabe K, Tajino T, Sekiguchi M, Suzuki T. h-caldesmon as a specific marker for smooth muscle tumors. Comparison with other smooth muscle markers in bone tumors. Am J Clin Pathol 2000, 113: 663–668.

894 Zhai YL, Kobayashi Y, Mori A, Orii A, Nikaido T, Konishi I, Fujii S. Expression of steroid receptors, Ki-67, and p53 in uterine leiomyosarcoma. Int J Gynecol Pathol 1999, 18: 20–28.

Leiomyosarcoma variants

895 Buscema J, Carpenter SE, Rosenshein NB, Woodruff JD. Epithelioid leiomyosarcoma of the uterus. Cancer 1986, 7: 1192–1196.

896 Coard KC, Fletcher HM. Leiomyosarcoma of the uterus with a florid intravascular component ('intravenous leiomyosarcomatosis'). Int J Gynecol Pathol 2002, 21: 182–185.

897 King E, Dickersin GR, Scully RE. Myxoid leiomyosarcoma of the uterus. Am J Surg Pathol 1982, 6: 589–598.

898 Kurman RJ, Norris HJ. Mesenchymal tumors of the uterus. VI. Epithelioid smooth muscle tumors including leiomyoblastoma and clear cell leiomyoma. A clinical and pathologic analysis of 26 cases. Cancer 1976, 37: 1853–1865.

899 Pounder DJ, Iyer PV. Uterine leiomyosarcoma with myxoid stroma. Arch Pathol Lab Med 1985, 109: 762–764.

900 Prayson RA, Goldblum JR, Hart WR. Epithelioid smooth-muscle tumors of the uterus: a clinicopathologic study of 18 patients. Am J Surg Pathol 1997, 21: 383–391.

901 Seidman JD, Yetter RA, Papadimitriou JC. Epithelioid component of uterine leiomyosarcoma simulating metastatic carcinoma. Arch Pathol Lab Med 1992, 116: 287–290.

902 Shintaku M, Sekiyama K. Leiomyosarcoma of the uterus with focal rhabdomyosarcomatous differentiation. Int J Gynecol Pathol 2004, 23: 188–192.

903 Watanabe K, Hiraki H, Ohishi M, Mashiko K, Saginoya H, Suzuki T. Uterine leiomyosarcoma with osteoclast-like giant cells. Histopathological and cytological observations. Pathol Int 1997, 46: 656–660.

Spread, metastases, treatment, and prognosis

904 Abeler VM, Røyne O, Thoresen S, Danielsen HE, Nesland JM, Kristensen GB. Uterine sarcomas in Norway. A histopathological and prognostic survey of a total population from 1970 to 2000 including 419 patients. Histopathology 2009, 54: 355–364.

905 Bartsich EG, Bowe ET, Moore JG. Leiomyosarcoma of the uterus. A 50-year review of 42 cases. Obstet Gynecol 1968, 32: 101–106.

906 Jeffers MD, Oakes SJ, Richmond JA, Macauley EM. Proliferation, ploidy and prognosis in uterine smooth muscle tumours. Histopathology 1997, 29: 217–223.

907 Lucas DR, Kolodziej P, Gross ML, Mott MP, Budev H, Zalupski MM, Ryan JR. Metastatic uterine leiomyosarcoma to bone: a clinicopathologic study. Int J Surg Pathol 1997, 4: 159–168.

908 Pautier P, Genestie C, Rey A, Morice P, Roche B, Lhommé C, Haie-Meder C, Duvillard P. Analysis of clinicopathologic prognostic factors for 157 uterine sarcomas and evaluation of a grading score validated for soft tissue sarcoma. Cancer 2000, 88: 1425–1431.

909 Salazar OM, Bonfiglio TA, Patten SF, Keller BE, Feldstein M, Dunne ME, Rudolph J. Uterine sarcomas. Natural history,

treatment and prognosis. Cancer 1978, **42**: 1152–1160.

910 Tsushima K, Stanhope CR, Gaffey TA, Lieber MM. Uterine leiomyosarcomas and benign smooth muscle tumors. Usefulness of nuclear DNA patterns studied by flow cytometry. Mayo Clin Proc 1988, **63**: 248–255.

RELATIONSHIP BETWEEN MORPHOLOGY AND BEHAVIOR OF UTERINE SMOOTH MUSCLE TUMORS

911 Atkins KA, Arronte N, Darus CJ, Rice LW. The use of p16 in enhancing the histologic classification of uterine smooth muscle tumors. Am J Surg Pathol 2008, **32**: 98–102.

912 Bell SW, Kempson RL, Hendrickson MR. Problematic uterine smooth muscle neoplasms. A clinicopathologic study of 213 cases. Am J Surg Pathol 1994, **18**: 535–558.

913 Donhuijsen K. Mitosis counts. Reproducibility and significance in grading of malignancy. Hum Pathol 1986, **17**: 1122–1125.

914 Editorials. Mitosis counting – I. (Scully RE et al) Mitosis counting – II. (Kempson RL) Mitosis counting – III. (Norris HJ). Hum Pathol 1976, **7**: 481–484.

915 Evason KJ, Rabban JT. The mitosis marker anti-phosphohistone h3 (phh3) distinguishes bizarre leiomyoma from leiomyosarcoma and predicts behavior in uterine smooth muscle tumors. Lab Invest 2009, **89**(Suppl 1): 213A.

916 Hart WR. Problematic uterine smooth muscle neoplasms. Am J Surg Pathol 1997, **21**: 252–255.

917 Ip PP, Cheung AN, Clement PB. Uterine smooth muscle tumors of uncertain malignant potential (STUMP): a clinicopathologic analysis of 16 cases. Am J Surg Pathol 2009, **33**: 992–1005.

918 Kempson RL, Bari W. Uterine sarcomas. Classification, diagnosis, and prognosis. Hum Pathol 1970, **1**: 331–349.

919 Kempson RL, Hendrickson MR. Smooth muscle, endometrial stromal, and mixed Mullerian tumors of the uterus. Mod Pathol 2000, **13**: 328–342.

920 Layfield LJ, Liu K, Dodge R, Barsky SH. Uterine smooth muscle tumors: utility of classification by proliferation, ploidy, and prognostic markers versus traditional histopathology. Arch Pathol Lab Med 2000, **124**: 221–227.

921 Lee CH, Turbin DA, Sung YC, Espinosa I, Montgomery K, van de Rijn M, Gilks CB. A panel of antibodies to determine site of origin and malignancy in smooth muscle tumors. Mod Pathol 2009, **22**: 1519–1531.

922 Lee CH, Sung V, Montgomery K, van de Rijn M, Gilks CB. Immunohistochemical profiling of 312 gynecologic and soft tissue smooth muscle tumors. Lab Invest 2009, **89**(Suppl 1): 223A–224A.

923 Longacre TA, Hendrickson MR, Kempson RL. Predicting clinical outcome for uterine smooth muscle neoplasms with a reasonable degree of certainty. Adv Anat Pathol 1997, **4**: 95–104.

924 Majno G, Joris I. Apoptosis, oncosis, and necrosis. Am J Pathol 1995, **146**: 3–15.

925 O'Neill CJ, McBride HA, Connolly LE, McCluggage WG. Uterine leiomyosarcomas are characterized by high p16, p53 and MIB1 expression in comparison with usual leiomyomas, leiomyoma variants and smooth muscle tumours of uncertain malignant potential. Histopathology 2007, **50**: 851–858.

926 Poncelet C, Walker F, Modelenat P, Bringuier AF, Scoazec JY, Feldman G, Darai E. Expression of CD44 standard and isoforms V3 and V6 in uterine smooth muscle tumors: a possible diagnostic tool for the diagnosis of leiomyosarcoma. Hum Pathol 2001, **32**: 1190–1196.

927 Quade BJ, Pinto AP, Howard DR, Petters III WA, Crum CP. Frequent loss of heterozygosity for chromosome 10 in uterine leiomyosarcoma in contrast to leiomyoma. Am J Pathol 1999, **154**: 945–950.

928 Schwarz G, Remmelink M, Decaestecker C, Gielen I, Budel V, Burchert M, Darro F, Danguy A, Gabius HJ, Salmon I, Kiss R. Galectin fingerprinting in tumor diagnosis. Differential expression of galectin-3 and galectin-3 binding sites, but not galectin-1, in benign vs malignant uterine smooth muscle tumors. Am J Clin Pathol 1999, **111**: 623–631.

929 Silverberg SG. Reproducibility of the mitosis count in the histologic diagnosis of smooth muscle tumors of the uterus. Hum Pathol 1976, **7**: 451–454.

930 Thunnissen FBJM, Ambergen AW, Koss M, Travis WD, O'Leary TJ, Ellis IO. Mitotic counting in surgical pathology: sampling bias, heterogeneity and statistical uncertainty. Histopathology 2001, **39**: 1–8.

931 Toledo G, Oliva E. Smooth muscle tumors of the uterus: a practical approach. Arch Pathol Lab Med 2008, **132**: 595–605.

932 Trzyna W, McHugh M, McCue P, McHugh KM. Molecular determination of the malignant potential of smooth muscle neoplasms. Cancer 1997, **80**: 211–217.

933 van Diest PJ, Baak JP, Matze-Cok P, Wisse-Brekelmans EC, van Galen CM, Kurver PH, Bellot SM, Fijnheer J, van Gorp LH, Kwee WS, et al. Reproducibility of mitosis counting in 2,469 breast cancer specimens: results from the Multicenter Morphometric Mammary Carcinoma Project. Hum Pathol 1992, **23**: 603–607.

934 Wilkinson N, Rollason TP. Recent advances in the pathology of smooth muscle tumors of the uterus. Histopathology 2001, **39**: 331–341.

935 Zhai YL, Kobayashi Y, Mori A, Orii A, Nikaido T, Konishi I, Fujii S. Expression of steroid receptors, Ki-67, and p53 in uterine leiomyosarcoma. Int J Gynecol Pathol 1999, **18**: 20–28.

SMOOTH MUSCLE TUMORS AND PECOMAS

936 Bosincu L, Rocca PC, Martignoni G, Nogales FF, Longa L, Maccioni A, Massarelli G. Perivascular epithelioid cell (PEC) tumors of the uterus: a clinicopathologic study of two cases with aggressive features. Mod Pathol 2005, **18**: 1336–1342.

937 Carvalho FM, Carvalho JP, Maluf FC, Bacchi CE. A new morphological variant of uterine PEComas with sex-cord-like pattern and WT1 expression: more doubts about the existence of uterine PEComas. Ann Diagn Pathol 2010, **14**: 129–132.

938 Folpe AL, Mentzel T, Lehr HA, Fisher C, Balzer BL, Weiss SW. Perivascular epithelioid cell neoplasms of soft tissue and gynecologic origin: a clinicopathologic study of 26 cases and review of the literature. Am J Surg Pathol 2005, **29**: 1558–1575.

939 Gyure KA, Hart WR, Kennedy AW. Lymphangiomyomatosis of the uterus associated with tuberous sclerosis and malignant neoplasia of the female genital tract. A report of two cases. Int J Gynecol Pathol 1995, **14**: 344–351.

940 Hurrell DP, McCluggage WG. Uterine leiomyosarcoma with HMB45+ clear cell areas: report of two cases. Histopathology 2005, **47**: 540–542.

941 Jameson CF. Angiomyoma of the uterus in a patient with tuberous sclerosis. Histopathology 1990, **16**: 202–203.

942 Liang SX, Pearl M, Liu J, Hwang S, Tornos C. 'Malignant' uterine perivascular epithelioid cell tumor, pelvic lymph node lymphangioleiomyomatosis, and gynecological pecomatosis in a patient with tuberous sclerosis: a case report and review of the literature. Int J Gynecol Pathol 2008, **27**: 86–90.

943 Michal M, Zamecnik M. Hyalinized uterine mesenchymal neoplasms with HMB-45-positive epithelioid cells: epithelioid leiomyomas or angiomyolipomas? Report of four cases. Int J Surg Pathol 2000, **8**: 323–328.

944 Ruco LP, Pilozzi E, Wedard BM, Marzullo A, D'Andrea V, de Antoni E, Silvestrini G, Bonetti F. Epithelioid lymphangioleiomyomatosis-like tumour of the uterus in a patient without tuberous sclerosis: a lesion mimicking epithelioid leiomyosarcoma. Histopathology 1998, **33**: 91–93.

945 Silva EG, Deavers MT, Bodurka DC, Malpica A. Uterine epithelioid leiomyosarcomas with clear cells: reactivity with HMB-45 and the concept of PEComa. Am J Surg Pathol 2004, **28**: 244–249.

946 Simpson KW, Albores-Saavedra J. HMB-45 reactivity in conventional uterine leiomyosarcomas. Am J Surg Pathol 2007, **31**: 95–98.

947 Vang R, Kempson RL. Perivascular epithelioid cell tumor ('PE Coma') of the uterus: a subset of HMB-45 positive epithelioid mesenchymal neoplasms with an uncertain relationship to pure smooth muscle tumors. Am J Surg Pathol 2001, **26**: 1–13.

948 Yavuz E, Cakr C, Tuzlal S, Ahskal B, Topuz S, Ilhan R. Uterine perivascular epithelioid cell tumor coexisting with pulmonary lymphangioleiomyomatosis and renal angiomyolipoma: a case report. Appl Immunohistochem Mol Morphol 2008, **16**: 405–409.

OTHER TUMORS AND TUMORLIKE CONDITIONS

949 Al-Hussaini M, Hirschowitz L, McCluggage WG. Uterine neoplasms composed of rhabdoid cells do not exhibit loss of INI1 immunoreactivity and are not related to childhood malignant rhabdoid tumor. Int J Gynecol Pathol 2008, **27**: 236–242.

950 Angeles-Angeles A, Gutierrez-Villalobos LG, Lome-Maldonado C, Jimenez-Moreno A. Polypoid brenner tumor of the uterus. Int J Gynecol Pathol 2002, **21**: 86–87.

951 Aozasa K, Saeki K, Ohsawa M, Horiuchi K, Mishima K, Tsujimoto M. Malignant lymphoma of the uterus. Report of seven cases with immunohistochemical study. Cancer 1993, **72**: 1959–1964.

952 Arhelger RB, Bocian JJ. Brenner tumor of the uterus. Cancer 1976, **38**: 1741–1743.

953 Cardinale L, Mirra M, Galli C, Goldblum JR, Pizzolitto S, Falconieri G. Angiosarcoma of the uterus: report of 2 new cases with deviant clinicopathologic features and review of the literature. Ann Diagn Pathol 2008, **12**: 217–221.

954 Chan JKC, Fong MH. Composite multicystic

mesothelioma and adenomatoid tumour of the uterus: different morphological manifestations of the same process? Histopathology 1997, 29: 375–377.

955 Chetty R, Clark SP, Bhathal PS. Carcinoid tumor of the uterine corpus. Virchows Arch A Pathol Anat Histopathol 1993, 422: 93–95.

956 Chou S-T, Fortune D, Beischer NA, McLeish G, Castles LA, McKelvie BA, Planner RS. Primary malignant fibrous histiocytoma of the uterus – ultrastructural and immunocytochemical studies of two cases. Pathology 1985, 17: 36–40.

957 Clement PB. Chondrosarcoma of the uterus. Report of a case and review of the literature. Hum Pathol 1978, 9: 726–732.

958 Clement PB. Postoperative spindle-cell nodule of the endometrium. Arch Pathol Lab Med 1988, 112: 566–568.

959 Davey DD, Munn R, Smith LW, Cibull ML. Angiotropic lymphoma. Presentation in uterine vessels with cytogenetic studies. Arch Pathol Lab Med 1990, 114: 879–882.

960 Daya D, Lukka H, Clement PB. Primitive neuroectodermal tumors of the uterus. A report of four cases. Hum Pathol 1992, 23: 1120–1129.

961 de A Focchi GR, Cuatrecasas M, Prat J. Malignant peripheral nerve sheath tumor of the uterine corpus: a case report. Int J Gynecol Pathol 2007, 26: 437–440.

962 den Bakker MA, Hegt VN, Sleddens HB, Nuijten AS, Dinjens WN. Malignant mesenchymoma of the uterus, arising in a leiomyoma. Histopathology 2002, 40: 65–70.

963 De Young B, Bitterman P, Lack EE. Primary osteosarcoma of the uterus. Report of a case with immunohistochemical study. Mod Pathol 1992, 5: 212–215.

964 Di Tommaso L, Rahal D, Bresciani G, Roncalli M. Cutaneous melanoma metastatic to uterine adenomyoma: report of a case. Int J Surg Pathol 2005, 13: 223–225.

965 Donner LR. Uterine carcinosarcoma with complete sarcomatous overgrowth mimicking pure embryonal rhabdomyosarcoma. Int J Gynecol Pathol 2002, 22: 89–91.

966 Euscher ED, Deavers MT, Lopez-Terrada D, Lazar AJ, Silva EG, Malpica A. Uterine tumors with neuroectodermal differentiation: a series of 17 cases and review of the literature. Am J Surg Pathol 2008, 32: 219–228.

967 Fadare O, Bonvicino A, Martel M, Renshaw IL, Azodi M, Parkash V. Pleomorphic rhabdomyosarcoma of the uterine corpus: a clinicopathologic study of 4 cases and a review of the literature. Int J Gynecol Pathol 2010, 29: 122–134.

968 Ferguson SE, Gerald W, Barakat RR, Chi DS, Soslow RA. Clinicopathologic features of rhabdomyosarcoma of gynecologic origin in adults. Am J Surg Pathol 2007, 31: 382–389.

969 Ferry JA, Young RH. Malignant lymphoma, pseudolymphoma, and hematopoietic disorders of the female genital tract. Pathol Annu 1991, 26: 227–263.

970 Ferry JA, Young RH. Malignant lymphoma of the genitourinary tract. Curr Diagn Pathol 1997, 4: 145–169.

971 Fraggetta F, Magro G, Vasquez E. Primitive neuroectodermal tumor of the uterus with focal cartilaginous differentiation. Histopathology 1997, 30: 483–485.

972 Garcia MG, Deavers MT, Knoblock RJ, Chen W, Tsimberidou AM, Manning JT Jr, Medeiros LJ. Myeloid sarcoma involving the gynecologic tract: a report of 11 cases and review of the literature. Am J Clin Pathol 2006, 125: 783–790.

973 García-Galvis OF, Stolnicu S, Muñoz E, Aneiros-Fernández J, Alaggio R, Nogales FF. Adult extrarenal Wilms tumor of the uterus with teratoid features. Hum Pathol 2009, 40: 418–424.

974 Geyer JT, Ferry JA, Harris NL, Young RH, Longtine JA, Zukerberg LR. Florid reactive lymphoid hyperplasia of the lower female genital tract (lymphoma-like lesion): a benign condition that frequently harbors clonal immunoglobulin heavy chain gene rearrangements. Am J Surg Pathol 2010, 34: 161–168.

975 Gilks CB, Taylor GP, Clement PB. Inflammatory pseudotumor of the uterus. Int J Gynecol Pathol 1987, 6: 275–286.

976 Gray GF, Glick AD, Kurtin PJ, Jones HW III. Alveolar soft part sarcoma of the uterus. Hum Pathol 1986, 17: 297–300.

977 Gru AA, Hassan A, Pfeifer JD, Huettner PC. Uterine extramedullary hematopoiesis: what is the clinical significance? Int J Gynecol Pathol 2010, 29: 366–373.

978 Harris NL, Scully RE. Malignant lymphoma and granulocytic sarcoma of the uterus and vagina. Cancer 1984, 53: 2530–2545.

979 Heeren JH, Croonen AM, Pijnenborg JM. Primary extranodal marginal zone B-cell lymphoma of the female genital tract: a case report and literature review. Int J Gynecol Pathol 2008, 27: 243–246.

980 Hendrickson MR, Scheithauer BW. Primitive neuroectodermal tumor of the endometrium. Report of two cases, one with electron microscopic observations. Int J Gynecol Pathol 1986, 5: 249–259.

981 Houghton JP, Ioffe OB, Silverberg SG, McGrady B, McCluggage WG. Metastatic breast lobular carcinoma involving tamoxifen-associated endometrial polyps: report of two cases and review of tamoxifen-associated polypoid uterine lesions. Mod Pathol 2003, 16: 395–398.

982 Hung LHY, Kurtz DM. Hodgkin's disease of the endometrium. Arch Pathol Lab Med 1985, 109: 952–953.

983 Johnson C, Reid-Nicholson M, Deligdisch L, Grinblat S, Natarajan S. Capillary hemangioma of the endometrium: a case report and review of the literature. Arch Pathol Lab Med 2005, 129: 1326–1329.

984 Jordan CD, Andrews SJ, Memoli VA. Well-differentiated pulmonary neuroendocrine carcinoma metastatic to the endometrium: a case report. Mod Pathol 1997, 9: 1066–1070.

985 Joseph MG, Fellows FG, Hearn SA. Primary endodermal sinus tumor of the endometrium. A clinicopathologic, immunocytochemical, and ultrastructural study. Cancer 1990, 65: 297–302.

986 Kelly P, McCluggage WG. Idiopathic uterine granulomas: report of a series with morphological similarities to idiopathic ovarian cortical granulomas. Int J Gynecol Pathol 2006, 25: 243–246.

987 Kosari F, Daneshbod Y, Parwaresch R, Krams M, Wacker HH. Lymphomas of the female genital tract: a study of 186 cases and review of the literature. Am J Surg Pathol 2005, 29: 1512–1520.

988 Kumar NB, Hart WR. Metastases to the uterine corpus from extragenital cancers. Cancer 1982, 50: 2163–2169.

989 Lagoo AS, Robboy SJ. Lymphoma of the female genital tract: current status. Int J Gynecol Pathol 2006, 25: 1–21.

990 Liggins GC. Uterine arteriovenous fistula. Obstet Gynecol 1964, 23: 214–217.

991 McAlhany SJ, Rabban JT. Expression of D2-40, a marker of mesothelial and lymphatic endothelial differentiation, in adenomatoid tumors: a potential diagnostic pitfall in distinguishing from lymphatic tumors. Lab Invest 2009, 89(Suppl 1): 227A.

992 McCluggage WG, Young RH. Myxoid change of the myometrium and cervical stroma: description of a hitherto unreported non-neoplastic phenomenon with discussion of myxoid uterine lesions. Int J Gynecol Pathol 2010, 29: 351–357.

993 Masunaga A, Abe M, Tsuji E, Suzuki U, Ohgida T, Toyama M, Nakamura H, Mori S, Sugawara I, Itoyama S. Primary uterine T-cell lymphoma. Int J Gynecol Pathol 1998, 17: 376–379.

994 Mazur MT, Hsueh S, Gersell DJ. Metastases to the female genital tract. Cancer 1984, 53: 1978–1984.

995 Milne DS, Hinshaw K, Malcolm AJ, Hilton P. Primary angiosarcoma of the uterus. A case report. Histopathology 1994, 16: 203–205.

996 Moore WF, Bentley RC, Kim KR, Olatidoye B, Gray SR, Robboy SJ. Goblet-cell mucinous epithelium lining the endometrium and endocervix: evidence of a metastasis from an appendiceal primary tumor through the use of cytokeratin-7 and -20 immunostains. Int J Gynecol Pathol 1998, 17: 363–367.

997 Morrel B, Mulder AF, Chadha S, Tjokrowardojo AJ, Wijnen JA. Angiosarcoma of the uterus following radiotherapy for squamous cell carcinoma of the cervix. Eur J Obstet Gynecol Reprod Biol 1993, 49: 193–197.

998 Muc RS, Grayson W, Grobbelaar JJ. Adult extrarenal Wilms tumor occurring in the uterus. Arch Pathol Lab Med 2001, 125: 1081–1083.

999 Nogales FF, Isaac A, Hardisson D, Bosincu L, Palacios J, Ordi J, Mendoza E, Manzarbetia F, Olivera H, O'Valle F, Krasevic M, Marquez M. Adenomatoid tumors of the uterus: an analysis of 60 cases. Int J Gynecol Pathol 2002, 21: 34–40.

1000 Oliva E, Ferry JA, Young RH, Prat J, Srigley JR, Scully RE. Granulocytic sarcoma of the female genital tract: a clinicopathologic study of 11 cases. Am J Surg Pathol 1997, 21: 1156–1165.

1001 Ordi J, Stamatakos MD, Tavassoli FA. Pure pleomorphic rhabdomyosarcomas of the uterus. Int J Gynecol Pathol 1998, 16: 369–377.

1002 Otis CN. Uterine adenomatoid tumors: immunohistochemical characteristics with emphasis on Ber-EP4 immunoreactivity and distinction from adenocarcinoma. Int J Gynecol Pathol 1996, 15: 146–151.

1003 Palacios J, Suarez Manrique A, Ruiz Villaespesa A, Burgos Lizaldez E, Gamallo Amat C. Cystic adenomatoid tumor of the uterus. Int J Gynecol Pathol 1991, 10: 296–301.

1004 Podczaski E, Sees J, Kaminski P, Sorosky J, Larson JE, De Geest K, Zaino RJ, Mortel R. Rhabdomyosarcoma of the uterus in a postmenopausal patient. Gynecol Oncol 1990, 37: 439–442.

1005 Pounder DJ. Fatty tumours of the uterus. J Clin Pathol 1982, 35: 1380–1383.

1006 Quigley JC, Hart WR. Adenomatoid tumors of the uterus. Am J Clin Pathol 1981, 76: 627–635.

1007 Rabban JT, Zaloudek CJ, Shekitka KM, Tavassoli FA. Inflammatory myofibroblastic tumor of the uterus: a clinicopathologic study of 6 cases emphasizing distinction from aggressive mesenchymal tumors. Am J Surg

Pathol 2005, **29**: 1348–1355.

1008 Resta L, Maiorano E, Piscitelli D, Botticella MA. Lipomatous tumors of the uterus. Clinico-pathological features of 10 cases with immunocytochemical study of histogenesis. Pathol Res Pract 1994, **190**: 378–383.

1009 Rittenbach J, Cao JD, Weiss LM, Rowsell EH, Chick W, Wang J. Primary diffuse large B-cell lymphoma of the uterus presenting solely as an endometrial polyp. Int J Gynecol Pathol 2005, **24**: 347–351.

1010 Sangoi AR, McKenney JK, Schwartz EJ, Rouse RV, Longacre TA. Adenomatoid tumors of the female and male genital tracts: a clinicopathological and immunohistochemical study of 44 cases. Mod Pathol 2009, **22**: 1228–1235.

1011 Schammel DP, Tavassoli FA. Uterine angiosarcomas: a morphologic and immunohistochemcial study of four cases. Am J Surg Pathol 1998, **22**: 246–250.

1012 Shintaku M, Sasaki M, Honda T. Thrombomodulin immunoreactivity in adenomatoid tumour of the uterus. Histopathology 1997, **28**: 375–377.

1013 Sirgi KE, Swanson PE, Gersell DJ. Extramedullary hematopoiesis in the endometrium. Report of four cases and review of the literature. Am J Clin Pathol 1994, **101**: 643–646.

1014 Smith NL, Baird DB, Strausbauch PH. Endometrial involvement by multiple myeloma. Int J Gynecol Pathol 1997, **16**: 173–175.

1015 Stemmermann GN. Extrapelvic carcinoma metastatic to the uterus. Am J Obstet Gynecol 1961, **82**: 1261–1266.

1016 Stephenson TJ, Mill PM. Adenomatoid tumours. An immunohistochemical and ultrastructural appraisal of their histogenesis. J Pathol 1986, **148**: 327–335.

1017 Sur M, Ross C, Moens F, Daya D. Intravascular large B-cell lymphoma of the uterus: a diagnostic challenge. Int J Gynecol Pathol 2005, **24**: 201–203.

1018 Suzuki T, Yoshida Y, Kaku T, Kikuchi K, Mori M. Adenomatoid tumor of the uterus. Ultrastructural, histochemical, and immunohistochemical analysis. Arch Pathol Lab Med 1985, **109**: 1049–1051.

1019 Tallini G, Price FV, Carcangiu ML. Epithelioid angiosarcoma arising in uterine leiomyomas. Am J Clin Pathol 1993, **100**: 514–518.

1020 Tavassoli FA. Melanotic paraganglioma of the uterus. Cancer 1986, **58**: 942–948.

1021 Taxy JB, Trujillo YP. Breast cancer metastatic to the uterus. Clinical manifestations of a rare event. Arch Pathol Lab Med 1994, **118**: 819–821.

1022 Terada T. Gastrointestinal stromal tumor of the uterus: a case report with genetic analyses of c-kit and PDGFRA genes. Int J Gynecol Pathol 2009, **28**: 29–34.

1023 Thaung C, Shanks J, Eyden B, Fitzmaurice R. Solitary fibrous tumour of the uterus. Histopathology 2006, **49**: 199–201.

1024 Tiltman AJ. Adenomatoid tumours of the uterus. Histopathology 1980, **4**: 437–443.

1025 van de Rijn M, Kamel OW, Chang PP, Lee A, Warnke RA, Salhany KE. Primary low-grade endometrial B-cell lymphoma. Am J Surg Pathol 1997, **21**: 187–194.

1026 Vang R, Medeiros LJ, Ha CS, Deavers S. Non-Hodgkin's lymphoma involving the uterus: a clinicopathologic analysis of 26 cases. Mod Pathol 2000, **13**: 19–28.

1027 Varghese L, Arnesen M, Boente M. Primitive neuroectodermal tumor of the uterus: a case report and review of literature. Int J Gynecol Pathol 2006, **25**: 373–377.

1028 Wakami K, Tateyama H, Kawashima H, Matsuno T, Kamiya Y, Jin-No Y, Kimura G, Eimoto T. Solitary fibrous tumor of the uterus producing high-molecular-weight insulin-like growth factor II and associated with hypoglycemia. Int J Gynecol Pathol 2005, **24**: 79–84.

1029 Young RH, Harris NL, Scully RE. Lymphoma-like lesions of the lower female genital tract. A report of 16 cases. Int J Gynecol Pathol 1985, **4**: 289–299.

1030 Young RH, Kleinman GM, Scully RE. Glioma of the uterus. Am J Surg Pathol 1981, **5**: 695–699.

1031 Young TW, Thrasher TV. Nonchromaffin paraganglioma of the uterus. Arch Pathol Lab Med 1982, **106**: 608–609.

输卵管（包括阔韧带和圆韧带）

章 目 录

正常解剖学

输卵管是一个长 11 ~ 12cm 的中空管状结构，贯穿阔韧带的顶端，横跨子宫角和卵巢之间。被分为四个部分：**壁内段**（位子宫壁内）、**峡部**（长 2 ~ 3cm，壁厚）、**壶腹部**（薄壁扩张区）和**漏斗部**（末端呈喇叭形，通过输卵管管口开放于腹膜腔，并因伞端结构具有流苏样外观）。后者有一种结构被称为卵巢伞，输卵管借此依附于卵巢。

输卵管内表面被覆黏膜，纵向排列，分支折叠（称为**皱襞**），并汇合成输卵管伞。此黏膜的组织学特征与输卵管镜所见密切相关[4]。显微镜下，输卵管黏膜由三种特征性的细胞构成：**分泌细胞、纤毛细胞**和**插入（钉）细胞**[3]。免疫组织化学证实，上皮分泌淀粉酶[1]，类似于卵巢表面被覆上皮，黏膜上皮细胞还表达卵泡刺激素（follicle-stimulating hormone, FSH）受体[8]。特殊情况下可见内分泌细胞。正常的输卵管上皮可有轻度的增生活性，但似乎与月经周期并不同步。在月经期和分娩后几天内，输卵管黏膜中通常会有中性粒细胞浸润，这可能是对出血和坏死碎片的一种反应（生理性输卵管炎）。细菌培养为阴性，所以不要把它与细菌性或其他感染性输卵管炎混淆[6,7]。

输卵管的肌壁由内环层和外纵层组成；靠近子宫输卵管连接处的峡部还有内纵层。

输卵管的淋巴循环自输卵管系膜离开输卵管肌壁，在此与子宫和卵巢的输出淋巴管汇合，然后沿卵巢血管行走，最后终止于主动脉旁淋巴结。其他淋巴管走行于阔韧带内，并引流至髂内淋巴结；从输卵管壶腹部引流出一条独立的淋巴管走行于阔韧带中，并终止于臀上淋巴结。

阔韧带是腹膜皱襞，在子宫两侧对子宫起支持作用，并由此延伸到骨盆壁。阔韧带由卵巢系膜、子宫系膜和输卵管系膜组成。阔韧带及其邻近区域包含各种与müller 和中肾（Wolff）系统有关的管状结构，有可能形成大体可见的明显囊肿[5]。这些结构大多衬覆 müller 型上皮，基于所在的位置和推测的组织发生，可发生卵巢

冠囊肿、paratubal cyst（hydatid of Morgagni）、浆膜下层 müller 囊肿、Kobelt 囊肿（囊状附件）、paroöphoron 囊状附件和卵巢网囊囊肿[2]（见 161 页）。Walthard 细胞巢也可以是囊性的，但其本质不同（可能是间皮性的），将在 156 页讨论。

圆韧带是一个纤维性条索，与子宫体的侧上缘连接，越过髂外血管和腹股沟韧带，从腹股沟环深部离开腹腔。由此沿腹股沟管行走并固定于大阴唇。圆韧带位于输卵管前面，有助于协助维持子宫的前倾位。

炎　症

输卵管的**细菌感染**是一种常见疾病，发病率一直在上升。它可发生于侵入性操作（如刮宫或放置宫内避孕环）之后，常伴有子宫内膜异位症[29]，但大多数病例属于上行性感染，通常是性传播所致[31]（图 1.190）。炎症可导致输卵管皱襞融合和开口模糊不清（图 1.191A）。输卵管伞端和壁内段及峡部（较少见）均可发生阻塞并由此导致不孕[16]。显微镜下，粘连的上皮成分形成复杂的腺样结构，容易被误诊为恶性肿瘤[11]（图 1.191B）。

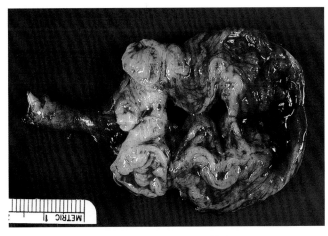

图 1.190　慢性输卵管炎伴急性发作的大体表现。

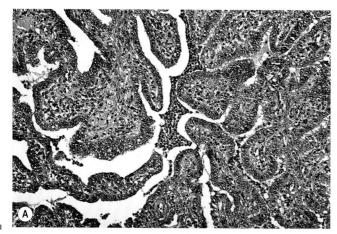

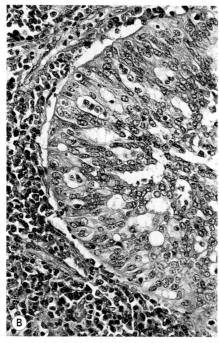

图1.191 慢性输卵管炎。A，可见大量炎细胞浸润所致的绒毛肿胀。B，显著的继发性反应性黏膜增生，类似于恶性病变。

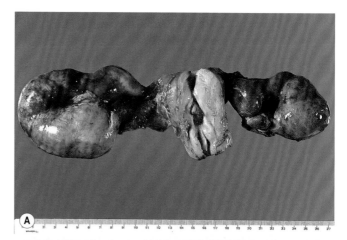

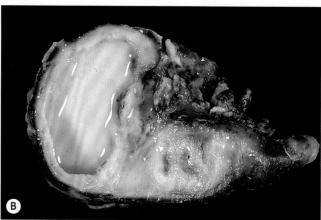

图1.192 A和B，输卵管积脓的外表面和切面。（**A**, Courtesy of Dr RA Cooke, Brisbane, Australia; from Cooke RA, Stewart B. Colour atlas of anatomical pathology. Edinburgh, 2004, Churchill Livingstone; **B**, Courtesy of Dr Pedro J Grases Galofrè; from Grases Galofrè PJ. Patologia ginecològica. Bases para el diagnòstico morfològico. Barcelona, 2002, Masson）

管腔常扩张并充满分泌物或脓液（**输卵管积脓**）（图1.192）。罕见情况下，管腔内大量的积血可形成输卵管血肿，此时需要与更为常见的、继发于输卵管妊娠破裂的出血鉴别。慢性输卵管炎的管壁显著纤维化，浆膜粘连明显。炎性渗出物可扩散至卵巢，形成**输卵管 - 卵巢脓肿**，并使盆腔的解剖学关系模糊不清（图1.193）。脓肿的破裂可致局灶性或弥漫性腹膜炎，必须立即进行外科处理[23,27]。**输卵管积水**通常被认为是化脓性输卵管炎的终末期改变。此时，脓液已被重吸收，取而代之的是浆液性渗出物[12]。大体上呈烧瓶样外观（图1.194）。例外情况下，病变仅局限于输卵管的子宫壁内段。在病变累及处，管壁薄、纤维化，平滑肌层萎缩甚至消失。上皮扁平或局灶性缺失。

盆腔炎症性疾病（pelvic inflammatory disease, PID）

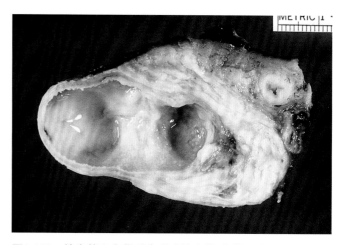

图1.193 输卵管和卵巢融合形成输卵管-卵巢脓肿。

是盆腔区域炎症性疾病的通称，输卵管是病变中心和炎症的可能起源部位[22,26,33]。在 204 例宫颈淋球菌感染伴

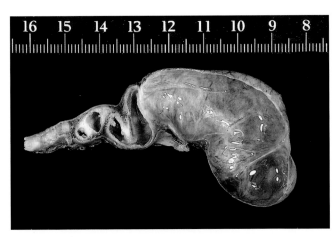

图1.194 输卵管积水的大体表现，呈典型的烧瓶状。（Courtesy of Dr Pedro J Grases Galofré; from Grases Galofré PJ. Patología ginecológica. Bases para el diagnóstico morfológico. Barcelona, 2002, Masson）

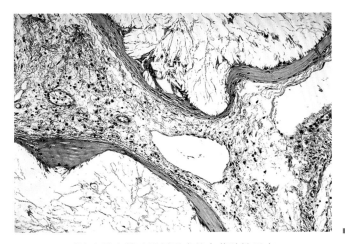

图1.196 对注入输卵管造影剂形成的肉芽肿性反应。

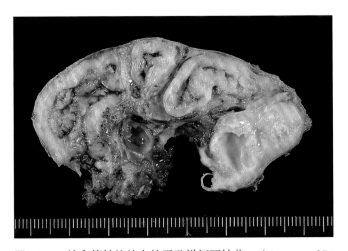

图1.195 输卵管结核的大的干酪样坏死结节。（Courtesy of Dr Pedro J Grases Galofré; from Grases Galofré PJ. Patología ginecológica. Bases para el diagnóstico morfológico. Barcelona, 2002, Masson）

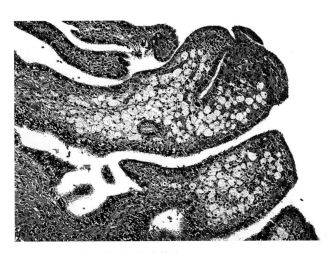

图1.197 黄色肉芽肿性输卵管炎。

急性 PID 患者中，Eschenbach 等发现[15]，91 例患者的输卵管可检出淋球菌。衣原体感染也常见，总计超过 20%，甚至可能占一半的病例[32,34]。在慢性输卵管炎伴明显淋巴滤泡增生的病例，应怀疑衣原体感染的可能性[32]。其他大部分病例为输卵管腹膜腔的多重微生物感染（源于脆弱拟杆菌、类链球菌、类球菌和其他微生物感染）。大肠杆菌是既已形成的输卵管 - 卵巢脓肿中最常检测到的微生物。在 Mickal 等[23] 研究的 93 例病例中，仅有 1 例分离出淋球菌。然而，这个发现并不能排除它在严重感染发生前作为启动因素的可能性，这是因为淋球菌的检出率与输卵管炎发作的次数成反比[30]。

输卵管**结核**来源于血源性播散。患者多年轻，常有不孕症[17,20]。在晚期病例，双侧输卵管均被干酪性结核结节取代（图 1.195）。伴随着肉芽肿性炎，输卵管黏膜可出现非常显著的腺瘤样增生，容易误诊为癌。在约 80% 的病例，子宫内膜会同时受累[24]。

输卵管**肉芽肿性炎**也可由血吸虫、蛲虫、放线菌、粗球孢子菌和其他微生物引起[14]。**结节病和 Crohn 病**也可累及输卵管。

由于诊断或治疗而导入的**异物**可产生奇异的肉芽肿性反应（图 1.196）。Rubin 试验后对碘油的反应可引发黏膜显著增生与肿瘤类似。推进子宫探头可将润滑油带进输卵管，形成**脂质肉芽肿**[12]。

黄色肉芽肿（假黄色瘤）性输卵管炎的特征是：输卵管皱襞因泡沫细胞浸润而增宽（图 1.197）。有些作者试图鉴别黄色肉芽肿和假黄色瘤，但可行性不大[21]。由于部分病例可能是由子宫内膜异位所致，因此，"输卵管炎"这一诊断名词或许并不准确[18]；部分作者由此更倾向于将其称为"假黄瘤性输卵管病"[25]。

巨细胞动脉炎偶尔见于绝经后女性的输卵管、卵巢和子宫，可为孤立性病变（较常见），也可为全身性免疫介导的疾病的一种表现 [9,19,25]。

扭 转

输卵管和卵巢扭转通常继发于炎症或肿瘤，偶尔可发生于原本正常的器官，外科手术看到的是出血性梗死。这种情况可发生于成年人 [37]，也可见于婴儿和儿童 [36,38]。在儿童，发生于正常附件的扭转大约为发生于卵巢囊肿或肿瘤的 1/3 [35]。如果手术（可以采用腹腔镜）及时，扭转松解后附件的功能可完全恢复。未做手术的病例可自行复位或发生坏死和钙化，随之可与子宫分离。如果这种情况发生于先前正常的附件，可能是由于漏斗骨盆韧带沿着卵巢韧带的边缘延伸、致使输卵管和卵巢悬吊于一个非常细窄的蒂上所致。

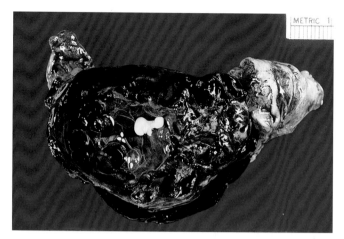

图1.198　输卵管妊娠破裂伴显著出血（输卵管积血），血凝块中央可见小胚胎。

输卵管妊娠

近年来，输卵管妊娠（宫外孕）的发生率明显上升 [40]。这常常是慢性输卵管炎的后果，其可导致输卵管皱襞黏膜的炎性损伤和卵子的滞留 [48,56]。另外有少部分患者的病因是先天性的输卵管异常、输卵管功能性紊乱和结节性输卵管峡炎 [48,51]。不孕史会增加输卵管妊娠的风险 [61]，但人工流产对随后妊娠发生输卵管妊娠的风险并无明显影响 [49]。输卵管妊娠时，滋养细胞和输卵管上皮可表达高水平的 trophinin、tastin 和 bystin，这三种分子被认为与人胚胎植入相关，此现象可能具有病因学意义 [53]。

在输卵管妊娠时，胚囊完全由输卵管组织构成，而没有卵巢或韧带内组织。受精卵种植于输卵管上皮后（通常位于壶腹部 - 峡部或输卵管中部），绒毛和绒毛外（中间型）滋养细胞可在管腔内显著生长 [59] 或插入输卵管壁，正如发生于子宫的情况一样 [48,57]，只是此处肌壁更薄。滋养细胞侵犯肌层和血管是没有临床意义的常见现象。绒毛可以发生水肿和有极向的滋养细胞增生，此现象不应过诊断为水泡状胎块 [42]。与宫内妊娠时子宫动脉的表现类似，种植部位的输卵管动脉可有类似于动脉粥样硬化的改变 [41]。输卵管上皮可有透明细胞增生 [60]。尽管个别输卵管妊娠可以维持到足月 [44]，但通常的结局是流产。母体的血管破入胚囊，可形成输卵管血肿（图 1.198）。当输卵管血肿较大时，会很难发现妊娠产物；因此，需要对输卵管内的凝血块进行多量取材。由于滋养细胞侵袭输卵管管壁，可以发生输卵管破裂（通常在接近第 2 个月末），这样可致严重的腹腔内出血。这种破裂可以导致活跃的反应性间皮增生，伴有乳头或砂粒体形成。这些变化应被看做是反应性的，而不要误以为是卵巢浆液性肿瘤的转移或种植。坏死的滋养层细胞可存在很长时间，表现为玻璃样变的绒毛残影 [50]。偶尔，这些残存组织可能出现与子宫体被称为**胎盘部位结节**的病变相对应的形态学改变 [43,54]。

通常治疗输卵管妊娠的方法是输卵管切除术，大多数手术可在腹腔镜下进行 [47,52]。80% 的病例可以保留同侧卵巢。有些病例可采取节段性输卵管切除术；其中一些人会再次发生输卵管妊娠，这与先前存在的疾病有关，而非手术所造成 [58]。使用保守性腹腔镜手术治疗输卵管异位妊娠可能会导致滋养层细胞的输卵管外种植，并伴随术后血清 β-hCG 滴度的持续性高水平 [46]。罕见情况下，对异位妊娠破裂实施输卵管切除术后会继发胎儿成分在网膜的沉积 [45]。

当输卵管妊娠物尚**存活**时，内膜刮宫可有妊娠反应，有时伴有 Arias-Stella 反应。异位妊娠和过期流产或不全流产之间的鉴别诊断要点是：前者缺少胎儿成分、绒毛或滋养细胞（除了在同时存在宫内妊娠和异位妊娠的极少见情况下）。在异位妊娠病例的子宫内膜中看不到扩张的、玻璃样变的螺旋动脉和纤维素样物质，因此，它们的出现是宫内妊娠的有力指标 [55]。

当没有在常规染色的刮宫标本中看到明显的滋养层细胞成分时，应进一步进行 hCG、人胎盘催乳素（human placental lactogen, hPL）和角蛋白的免疫细胞化学染色 [39,55]。如果什么也没发现而输卵管有肿块，应假定为输卵管妊娠并进行腹腔镜或剖腹探查。胚胎或胎儿的死亡常导致子宫内蜕膜组织的排出、上皮的再生和月经周期的重建。因此，对于有附件肿物的患者，其子宫内膜呈增殖期、分泌期或月经期变化并不能排除异位妊娠的可能性。

其他非肿瘤性病变

Walthard 细胞巢是小的、有光泽的、扁平或立方形细胞的圆形聚集，形态类似于移行上皮，位于输卵管浆膜面 [80]，有时伴有囊状改变。它们可能是间皮来源的，而不是 Müller 或中肾来源的 [80]。在卵巢肿瘤患者，不要将它们误认为浆膜种植。

输卵管旁囊肿传统上被称为 **Morgagni 囊**，是一种常见的小圆形囊肿，其蒂附着于输卵管伞端。它们的壁薄如纸，内容物为清亮的液体。偶尔体积会很大并发生扭转 [82]。大多数囊内被覆含纤毛细胞和分泌细胞的输卵管柱状上皮，有时突向囊腔呈乳头状，被覆一层薄的平滑肌 [64]。它们的表现与 Müller 型结构来源一致。其他输卵管旁囊肿衬扁平细胞，外覆一层薄的纤维壁，被认为是间皮来源的 [77]。

子宫内膜异位症常以肌壁间或浆膜结节形式累及输卵管 [78]。应当注意的是，在这种情况下，输卵管子宫内膜异位的最常见的表现是：灶状输卵管上皮被子宫内膜所取代 [73]；然而，值得怀疑的是，这种病变是否等同于一般的输卵管子宫内膜异位。

有报道称，**Müller 病**（子宫内膜异位症＋输卵管内膜异位症＋宫颈内膜异位症）可发生于输卵管系膜 [68]。

输卵管内膜异位症这一名词最初用于描述输卵管上皮出现在输卵管以外的部位。根据此定义，输卵管内膜异位症病变的最常见部位是近输卵管伞端的卵巢表面，这可能是由于炎性粘连所致。有时，这些病变继发于外科手术，如经阴道子宫切除术后。继 Burmeister 等 [65] 报道之后，这个名词更常用于描述位于腹膜、但也可见于淋巴结和盆腔其他部位、由不同病因所致的一组病变，形态学表现为内衬输卵管上皮的小囊状结构，它们可能是由间皮及其下间叶组织增生紊乱所致。由于这些病变常常伴有卵巢的浆液性肿瘤，在本章的下一节将作更为详细的讨论。

输卵管黏膜的**蜕膜反应**是剖宫产手术时输卵管结扎标本中的一种常见现象；它表现为小的蜕膜细胞结节状聚集，被覆扁平上皮，有时伴有炎症细胞浸润（图1.199）。据报道，激素治疗后也会有类似的改变 [71]。

输卵管上皮 **Arias-Stella 反应**可伴发于宫内妊娠或输卵管妊娠 [70]。

结节性输卵管峡炎通常累及双侧输卵管，大体上，表现为输卵管峡部的境界清楚的结节状增粗 [67]。显微镜下，可见囊性扩张的腺样结构，周围围绕肥大的平滑肌束（图1.200）。放射影像学和立体结构重建研究显示，这些囊性结构与输卵管管腔相通。尽管传统上认为这是炎症的结果（因而得名），但有可靠证据表明其病因与子宫腺肌症相似 [63]。近一半此类患者会出现不孕，也可发生异位妊娠 [69]。

输卵管绝育术可以导致一系列的形态学改变，包括近侧输卵管管腔扩张，皱襞变薄，慢性炎症伴有假息肉形成，以及输卵管远侧的皱襞增厚 [74]。形态变化随绝育时间不同而不同 [79]。

输卵管黏膜可发生一些类型的**化生性改变**。移行细胞（尿路上皮）化生通常位于伞端，可以类似于原位癌。与后者的鉴别点包括：细胞大小和形状均一，核质比小，核没有异型性，可见核沟，分裂象罕见，没有 P53 过表达或 MIB-1 表达增高 [66,72]。**嗜酸细胞化生**（有时可伴黏液变性）表现为境界清楚的乳头状结构，偶尔见于分娩后切除的输卵管 [62,75]（图1.201），为良性病变。虽然之前有"化生性乳头状瘤"的命名，但我们赞同此病变是非肿瘤性的。**黏液性改变**也可见于伴有阑尾和卵巢黏液性肿瘤的输卵管内，其本质可能也是化生性改变 [83]。

乳头状内皮增生可出现在输卵管血管内，类似于血管肉瘤。与其他部位相同，它是血栓机化和再通的表现 [76]。

输卵管下垂至阴道顶点可继发于经阴道子宫切除术后。显微镜下可与侵袭性血管黏液瘤相似 [81]。

上皮增生性病变

上皮增生性病变可见于输卵管结扎或切除标本的组织学检查中。可见下列一个或多个特征：细胞核密集、复层化，极向消失，有轻到中度非典型性，偶尔可见核

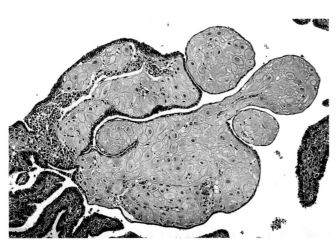

图1.199　输卵管异位性蜕膜反应，妊娠时常见。

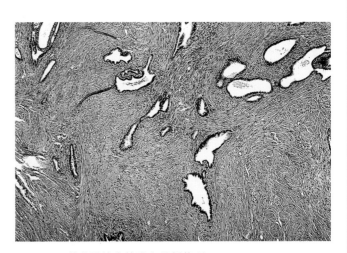

图1.200　结节性输卵管峡炎的低倍观。

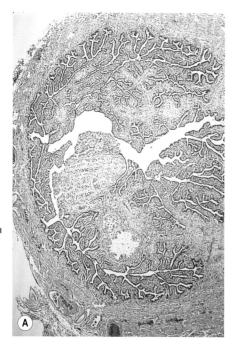

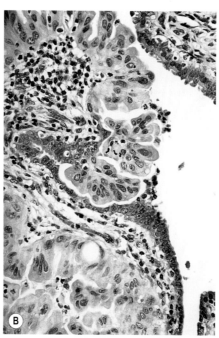

图1.201　A和B，所谓的输卵管的化生性乳头状瘤。此病变发生于妊娠的女性，其特征是嗜酸性上皮呈乳头状增生，这可能是一种非肿瘤性病变。

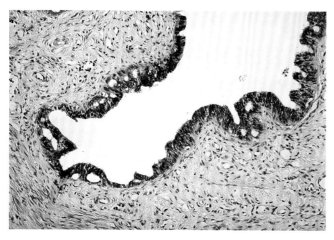

图1.202　一位患者的输卵管上皮增生，此患者的同侧卵巢为交界性浆液性肿瘤。

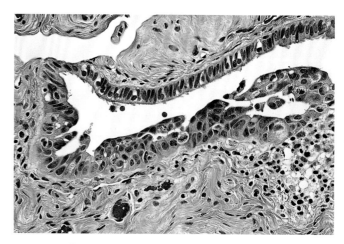

图1.203　输卵管上皮原位癌。卵巢未受累。

分裂象、嗜酸性化生和乳头形成[88,94,95]（图1.202）。轻度的上述改变非常常见，有研究显示，83%的送检输卵管可见轻度上皮增生性病变[97]。较严重的增生性病变罕见，它们曾被称为**腺瘤样增生、非典型增生、原位癌**和**上皮内癌**，被认为可能是输卵管癌（和卵巢癌）的前驱病变[90,94]（图1.203）。非典型增生的诊断需要核具有中-重度异型性；原位癌的诊断要观察到"细胞学上足以诊断恶性的细胞核"和病理性核分裂象[97]。

部分上述改变与其他病变或状况相关，如输卵管炎、外源性或内源性雌激素刺激（包括服用他莫昔芬）以及卵巢交界性浆液性肿瘤[87,91,92,96,97]。尤其有趣的是，在对有BRCA1/BRCA2基因突变女性进行预防性卵巢和输卵管切除时，其输卵管可见上皮增生性病变[93]。一项包含

26名女性这类研究中，有2例具有异型增生，2例出现输卵管原位癌，患者均为BRCA1基因突变携带者[85]。在一项同一组病例更新的研究中，病例数增至50例，其中检出3例输卵管原位癌和1例浸润性输卵管癌[85]，比例明显高于对照组。这些发现与其他研究的结果类似，提示此类患者在预防性切除卵巢的同时应切除输卵管，说明对标本需要进行彻底而详细的组织学水平的检查[86]。

癌

传统上认为，原发性输卵管癌非常罕见，仅占女性生殖道原发性恶性肿瘤的1%[119]。然而，通过标准化的巨检步骤（grossing protocol）和更多早期病变的检出，

最近的一些研究显示，原发性输卵管癌已大约达到附件肿瘤的 15%[127]。有趣是，很高比例的卵巢和"原发性腹膜"的浆液性癌可能来源于输卵管伞端，此问题在 164 页进行讨论[102,116,120]。

大多数输卵管癌发生于绝经后，术前很少能作出正确诊断。患者人群常没有生育史。肿瘤可见于双侧输卵管，但对侧输卵管正常或有输卵管积水更常见。患者常常有同时发生输卵管炎或之前发生输卵管炎的病史和（或）形态学证据，上述事实可能具有一定的病因学意义[106]。异常阴道出血是最常见的临床表现[110]。不到一半的病例可见典型的三联征：疼痛、阴道排液和可触及附件肿物。例外情况下，淋巴结转移为首发症状[108]。仅少数患者的宫颈阴道细胞学检查呈阳性[112]，但子宫内膜细胞学涂片发现恶性细胞的比例很高[122]。大体上，输卵管增粗并有纤维性粘连，外观类似慢性输卵管炎。输卵管伞端开放或闭锁，并可能具有预后意义（见下文），应在报告中注明。一些肿瘤生长在伞端，因此即使肿瘤未侵犯管壁也可直接暴露于腹膜腔[98,130]。切面可见实性或乳头状肿瘤填充于管腔内（图1.204）。显微镜下，所有发生于卵巢的主要肿瘤类型（及其变异型）均可发生于输卵管。最常见的是浆液性（乳头状）癌[123]（图 1.205）。其他肿瘤类型，如子宫内膜样癌（第二常见的类型，包括梭形细胞型、嗜酸细胞型、腺棘癌、腺鳞癌和鳞状细胞癌）、黏液性癌、浆黏液癌、透明细胞癌、移行细胞癌和肝样癌等均有报道[99,101,105,109,111,114,124-126,128]。典型的子宫内膜样癌是突向输卵管腔的肿物，其显微镜下特征类似于所谓的"中肾来源的女性附件肿瘤"[104]。与发生于女性生殖道其他部位的肿瘤一样，输卵管浆液性癌通常表达 WT1。

传统上，广泛累及子宫内膜和输卵管的癌被归类为子宫内膜来源的癌，广泛累及卵巢和输卵管的癌被视为卵巢癌。但正如之前所述（见第 102 页），最近这些假定已受到巨大挑战[102,116,120]。大多数已经报道的同时累及输卵管和子宫的、解剖学不连续的子宫内膜样癌，通常仅累及单侧输卵管且位于伞端[103]。

输卵管癌的预后主要依赖于临床分期而不是组织学分级[99]。现在采用的分期方案是根据卵巢癌的 FIGO 分期方案修订的。

肿瘤侵犯输卵管浆膜、卵巢或子宫体、盆腔和腹腔其他器官很常见，提示预后差[100,121]。5 年存活率在 Ⅰ 期肿瘤高达 77%，Ⅱ 期约为 40%，Ⅲ 期约为 20%[107,133,115,117,118]。输卵管伞端未闭合是另一个提示预后不良的因素[99]。对于 Ⅰ 期肿瘤，预后相关因素包括：是否侵及输卵管壁、侵犯深度和肿瘤在输卵管内的位置（在伞端较在其他部位的预后差）[98,99]。在超过 80% 的病例，肿瘤最初的复发位于腹腔内，这正是卵巢癌的扩散方式。

交界性上皮肿瘤也可出现于输卵管，与发生在卵巢的一样，可以分为浆液性、子宫内膜样和黏液性[99,129]。

其他肿瘤

腺瘤样瘤是一种良性肿瘤，通常较小，可位于输卵管壁内或子宫近宫角处浆膜下[149]。其大体和显微镜下特征完全与附睾的腺瘤样瘤相同。肿瘤边界不清，边缘似有浸润，可被误诊为癌[154]。平滑肌可以出现显著的增生，因此可能掩盖肿瘤的真正本质（图 1.206）。基于超微结构和免疫组织化学（表达钙网膜蛋白、WT1、CK5/6 和 D2-40[149,150]）研究，人们目前普遍认同 Pierre Masson 当初的推断，认为此肿瘤来自于间皮（而不是中肾、Müller 或内皮来源），是一种主要局限于生殖系统的、独特的良性间皮瘤亚型[142,148]。然而，必须考虑到的是，在这些病变中至少有部分是反应性结节状间皮增生。

输卵管系膜**乳头状囊腺瘤**曾见于有 von Hippel-Lindau

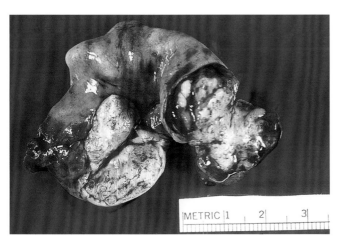

图1.204 输卵管腺癌，腔内充满肿瘤，使输卵管肿大。

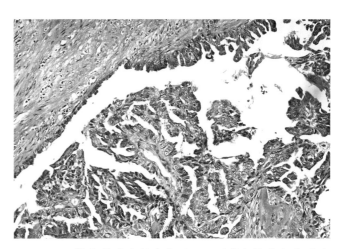

图1.205 输卵管腺癌的高倍观，显示特征性的复杂乳头结构。

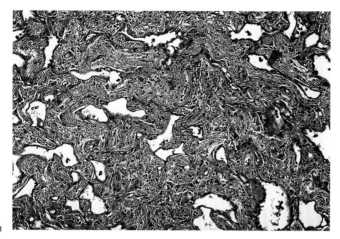

图1.206　伴有平滑肌增生的输卵管腺瘤样瘤。

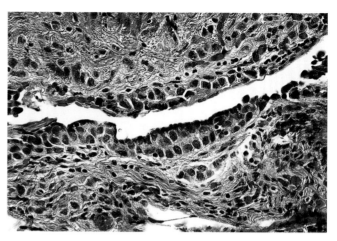

图1.208　输卵管上皮下转移性乳腺小叶癌。

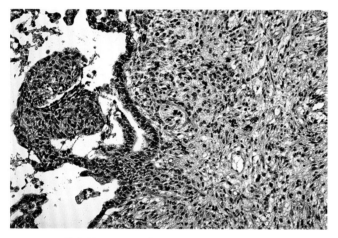

图1.207　输卵管的恶性混合性Müller肿瘤，显示典型的双相表现。

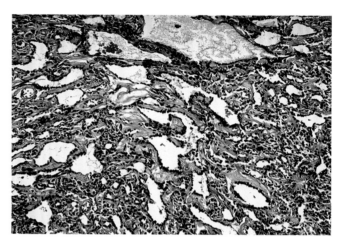

图1.209　阔韧带的中肾附件肿瘤，低倍镜下可见特征性的筛状结构。

病的女性患者[133]。这些病例有 VHL 基因的等位缺失[152]。

输卵管的**黏液性病变**是由一组不同的疾病组成的，包括黏液性化生（见上文）、黏液性囊腺瘤、"交界性黏液性肿瘤"和黏液腺癌。其中有些病变发生在 Peutz-Jeghers 综合征患者，另外一些伴有女性生殖系统其他部位（如宫颈内口）的原位或浸润性腺癌，还有一些与阑尾的黏液性肿瘤相关[140,151]。后者可能是阑尾原发性肿瘤的输卵管转移或种植。

大约已经有 50 例关于输卵管的**畸胎瘤**的报道，几乎全部为囊性和良性畸胎瘤[138]；其中 1 例伴有类癌成分，另外 1 例完全由成熟的甲状腺组织构成（输卵管甲状腺肿）[137]。其他良性的输卵管肿瘤均很少见，如**平滑肌瘤、血管瘤、腺纤维瘤**[131,132,141]、**伴有环状小管状结构的性索间质肿瘤**（伴有子宫内膜异位）[136]和**乳头状瘤**[135]。后者应与更为常见的、因炎症和雌激素过多引发的乳头状增生鉴别。

除了癌以外，恶性肿瘤还有**恶性 Müller 混合瘤（癌肉瘤）**[133,139,141,143,146]（有时为双侧的）[153]（图 1.207）、**平滑肌肉瘤、妊娠绒毛膜癌**[147]和**滑膜肉瘤**[145]。前三种

肿瘤的大体和显微镜下特征均类似于更为常见的子宫肿瘤；在鉴别诊断中总是应考虑到子宫肿瘤扩散到输卵管的可能性。发生于输卵管的淋巴瘤几乎总是全身性疾病的一种表现。卵巢和子宫癌**继发输卵管侵犯**总是要比原发性输卵管癌常见的多。除了有个别例外[144]，大多数输卵管**转移性肿瘤**均来源于生殖器官（图 1.208）。

阔韧带和圆韧带的肿瘤和瘤样病变

圆韧带和阔韧带极少出现原发性疾病[160,166]。横纹肌发育异常是一种偶尔见到且无明确意义的病变，可能是异常持续存在的韧带横纹肌母细胞[161]。

来源于 Müller 或中肾（Wolff）残件的囊肿可见于阔韧带内或其周围组织，这在 146 页已提到过。

来源于**中肾的女性附件肿瘤（Wolff 附件肿瘤）**最初被认为是阔韧带的一种独特病变，后来在卵巢中也有描述（见 206 页）。这种肿瘤的最典型的生长方式是：肿瘤位于

阔韧带内，或凭借蒂悬挂于阔韧带或输卵管上。大体上，肿瘤主要呈实性。显微镜下，由弥漫分布或呈小梁状和管状生长的上皮细胞组成（图 1.209）。可见核分裂象和被膜浸润，但预后通常较好[162,14]。如名称所示，此种肿瘤被认为是中肾（Wolff）来源的，因此本该被称为中肾肿瘤。但人们担心这样的术语可能会与许多以前被称为中肾、却与中肾系统无关的女性生殖道病变混淆。

见于阔韧带且不伴有子宫或卵巢疾病的**其他肿瘤和瘤样病变**有：**子宫内膜异位**（包括被称为子宫样包块的可能相关病变）[155]、**交界性浆液性肿瘤**[157]、**浆液性癌、子宫内膜样癌、透明细胞癌和黏液性癌**[156,158]、**乳头状囊腺瘤**和其他伴有 von Hippel-Lindau 病的肿瘤[163,165]、**室管膜瘤**[159]、**平滑肌肿瘤**以及其他**间叶性肿瘤**。这个部位的一些癌被认为是起源于子宫内膜异位病灶[158]。

参考文献

NORMAL ANATOMY

1 Bruns DE, Mills SE, Savory J. Amylase in fallopian tube and serous ovarian neoplasms. Immunohistochemical localization. Arch Pathol Lab Med 1982, **106**: 17–20.

2 Gardner GH, Greene RR, Peckham B. Normal and cystic structures of the broad ligament. Am J Obstet Gynecol 1948, **55**: 917–939.

3 Hendrickson MR, Atkins KA, Kempson RL. Uterus and fallopian tubes. In Mills SE (ed.): Histology for pathologists, ed. 3. Philadelphia, 2007, Lippincott Williams and Wilkins, pp. 1011–1062.

4 Hershlag A, Seifer DB, Carcangiu ML, Patton DL, Diamond MP, De Cherney AH. Salpingoscopy. Light microscopic and electron microscopic correlations (published erratum appears in Obstet Gynecol 1991 May; 77: 809–810). Obstet Gynecol 1991, **77**: 399–405.

5 Hunt JL, Lynn AA. Histologic features of surgically removed fallopian tubes. Arch Pathol Lab Med 2002, **126**: 951–955.

6 Nassberg S, McKay DG, Hertig AT. Physiologic salpingitis. Am J Obstet Gynecol 1954, **67**: 130–137.

7 Rubin A, Czernobilsky B. Tubal ligation. A bacteriologic, histologic and clinical study. Obstet Gynecol 1970, **36**: 199–203.

8 Zheng W, Magid MS, Kramer EE, Chen YT. Follicle-stimulating hormone receptor is expressed in human ovarian surface epithelium and fallopian tube. Am J Pathol 1996, **148**: 47–53.

INFLAMMATION

9 Bell DA, Mondschein M, Scully RE. Giant cell arteritis of the female genital tract. A report of three cases. Am J Surg Pathol 1986, **10**: 696–701.

10 Charonis G, Larsson PG. Prolonged use of intrauterine contraceptive device as a risk factor for tubo-ovarian abscess. Acta Obstet Gynecol Scand 2009, **88**: 680–684.

11 Cheung ANY, Young RH, Scully RE. Pseudocarcinomatous hyperplasia of the fallopian tube associated with salpingitis. A report of 14 cases. Am J Surg Pathol 1994, **18**: 1125–1130.

12 David A, Garcia C-S, Czernobilsky B. Human hydrosalpinx. Histologic study and chemical composition of fluid. Am J Obstet Gynecol 1969, **105**: 400–411.

13 Elliott GB, Brody H, Elliott KA. Implications of 'lipoid salpingitis'. Fertil Steril 1965, **16**: 541–548.

14 Erthan Y, Zekioglu O, Ozdemir N, Sen S. Unilateral salpingitis due to enterobious vermicularis. Int J Gynecol Pathol 2000, **19**: 188–189.

15 Eschenbach DA, Buchanan TM, Pollock HM, Forsyth PS, Alexander ER, Lin JS, Wang SP, Wentworth BB, McCormack WM, Holmes KK. Polymicrobial etiology of acute pelvic inflammatory disease. N Engl J Med 1975, **29**: 166–171.

16 Fortier KJ, Haney AF. The pathologic spectrum of uterotubal junction obstruction. Obstet Gynecol 1985, **65**: 93–98.

17 Francis WAJ. Female genital tuberculosis. A review of 135 cases. J Obstet Gynaecol Br Commonw 1964, **71**: 418–428.

18 Furuya M, Murakami T, Sato O, Kikuchi K, Tanaka S, Shimizu M, Yoshiki T. Pseudoxanthomatous salpingitis of the fallopian tube: a report of four cases and a literature review. Int J Gynecol Pathol 2002, **21**: 56–59.

19 Ganesan R, Ferryman SR, Meier L, Rollason TP. Vasculitis of the female genital tract with clinicopathologic correlation: a study of 46 cases with follow-up. Int J Gynecol Pathol 2000, **19**: 258–265.

20 Henderson DN, Harkins JL, Stitt JF. Pelvic tuberculosis. Am J Obstet Gynecol 1966, **94**: 630–633.

21 Kostopoulou E, Daponte A, Kallitsaris A, Papamichali R, Kalodimos G, Messinis IE, Koukoulis G. Xanthogranulomatous salpingitis: report of three cases and comparison with a case of pseudoxanthomatous salpingitis. Clin Exp Obstet Gynecol 2008, **35**: 291–294.

22 McCormack WM. Pelvic inflammatory disease. N Engl J Med 1994, **330**: 115–119.

23 Mickal A, Sellmann AH, Beebe JL. Ruptured tuboovarian abscess. Am J Obstet Gynecol 1968, **100**: 432–436.

24 Nogales-Ortiz F, Tarancón I, Nogales FF Jr. The pathology of female genital tuberculosis. Obstet Gynecol 1979, **53**: 422–428.

25 Onuma K, Chu CT, Dabbs GJ. Asymptomatic giant-cell (temporal) arteritis involving the bilateral adnexa: case report and literature review. Int J Gynecol Pathol 2007, **26**: 352–355.

26 Paavonen J. Pelvic inflammatory disease. From diagnosis to prevention. Dermatol Clin 1998, **16**: 747–756.

27 Pedowitz R, Bloomfield RD. Ruptured adnexal abscess (tuboovarian) with generalized peritonitis. Am J Obstet Gynecol 1964, **88**: 721–729.

28 Seidman JD, Oberer S, Bitterman P, Aisner SC. Pathogenesis of pseudoxanthomatous salpingiosis. Mod Pathol 1993, **6**: 53–55.

29 Seidman JD, Sherman ME, Bell KA, Katabuchi H, O'Leary TJ, Kurman RJ. Salpingitis, salpingoliths, and serous tumors of the ovaries: is there a connection? Int J Gynecol Pathol 2002, **21**: 101–107.

30 Sweet RL, Draper DL, Hadley WK. Etiology of acute salpingitis. Influence of episode number and duration of symptoms. Obstet Gynecol 1981, **58**: 62–68.

31 Thor AD, Young RH, Clement PB. Pathology of the fallopian tube, broad ligament, peritoneum, and pelvic soft tissues. Hum Pathol 1991, **22**: 856–867.

32 Wallace TM, Hart WR. Acute chlamydial salpingitis with ascites and adnexal mass simulating a malignant neoplasm. Int J Gynecol Pathol 1991, **10**: 394–401.

33 Washington AE, Aral SO, Wolner-Hanssen P, Grimes DA, Holmes KK. Assessing risk for pelvic inflammatory disease and its sequelae. JAMA 1991, **266**: 2581–2586.

34 Winkler B, Reumann W, Mitao M, Gallo L, Richart RM, Crum CP. Immunoperoxidase localization of chlamydial antigens in acute salpingiris. Am J Obstet Gynecol 1985, **152**: 275–278.

TORSION

35 Breech LL, Hillard PJ. Adnexal torsion in pediatric and adolescent girls. Curr Opin Obstet Gynecol 2005, **17**: 483–489.

36 Grosfeld JL. Torsion of normal ovary in the first two years of life. Am J Surg 1969, **117**: 726–727.

37 Hansen OH. Isolated torsion of the fallopian tube. Acta Obstet Gynecol Scand 1970, **49**: 3–6.

38 James DF, Barber HRK, Graber EA. Torsion of normal uterine adnexa in children. Report of three cases. Obstet Gynecol 1970, **35**: 226–230.

TUBAL PREGNANCY

39 Angel E, Davis JR, Nagle RB. Immunohistochemical demonstration of placental hormones in the diagnosis of uterine versus ectopic pregnancy. Am J Clin Pathol 1985, **84**: 705–709.

40 Barnhart KT. Ectopic pregnancy. N Engl J Med 2009, **361**: 379–387.

41 Blaustein A, Shenker L. Vascular lesions of the uterine tube in ectopic pregnancy. Obstet Gynecol 1967, **30**: 551–555.

42 Burton JL, Lidbury EA, Gillespie AM, Tidy JA, Smith O, Lawry J, Hancock BW, Wells M. Over-diagnosis of hydatidiform mole in early tubal ectopic pregnancy. Histopathology 2001, **38**: 409–417.

43 Campello TR, Fittipaldi H, O'Valle F, Carvia RE, Nogales FF. Extrauterine (tubal) placental site nodule. Histopathology 1998, **32**: 562–565.

44 Chokroverty M, Caballes RL, Gear PE. An unruptured tubal pregnancy at term. Arch Pathol Lab Med 1986, 110: 250–251.

45 Deheragoda MG, Baithun S. Omental deposits of fetal parts as a sequal to salpingectomy for ruptured ectopic pregnancy. Histopathology 2006, 49: 426.

46 Doss BJ, Jacques SM, Qureshi F, Ramirez NC, Lawrence WD. Extratubal secondary trophoblastic implants: clinicopathologic correlation and review of the literature. Hum Pathol 1998, 29: 184–187.

47 Goldrath MH, Platt LD. Treatment of ectopic tubal pregnancies by laparoscopy. J Am Assoc Gynecol Laparosc 2002, 9: 409–413.

48 Green LK, Kott ML. Histopathologic findings in ectopic tubal pregnancy. Int J Gynecol 1989, 8: 255–262.

49 Holt VL, Daling JR, Voigt LF, McKnight B, Stergachis A, Chu J, Weiss NS. Induced abortion and the risk of subsequent ectopic pregnancy. Am J Public Health 1989, 79: 1234–1238.

50 Jacques SM, Qureshi F, Ramirez NC, Lawrence WD. Retained trophoblastic tissue in fallopian tubes: a consequence of unsuspected ectopic pregnancies. Int J Gynecol Pathol 1998, 16: 219–224.

51 Majmudar B, Henderson PH, Semple E. Salpingitis isthmica nodosa. A high-risk for tubal pregnancy. Obstet Gynecol 1983, 62: 73–78.

52 Mohamed H, Maiti S, Phillips G. Laparoscopic management of ectopic pregnancy: a 5-year experience. J Obstet Gynaecol 2002, 22: 411–414.

53 Nakyama J, Aoki D, Suga T, Akama TO, Ishizone S, Yamaguchi H, Imakawa K, Nadano D, Fazleabas AT, Katsuyama T, Nozawa S, Fukuda MN. Implantation-dependent expression of trophinin by maternal fallopian tube epithelia during tubal pregnancies: possible role of human chorionic gonadotropin on ectopic pregnancy. Am J Pathol 2003, 163: 2211–2219.

54 Nayar R, Snell J, Silverberg SG, Lage JM. Placental site nodule occurring in a fallopian tube. Hum Pathol 1997, 27: 1243–1245.

55 O'Connor DM, Kurman RJ. Intermediate trophoblast in uterine curettings in the diagnosis of ectopic pregnancy. Obstet Gynecol 1988, 72: 665–670.

56 Pauerstein CJ, Croxatto HB, Eddy CA, Ramzy I, Walters MD. Anatomy and pathology of tubal pregnancy. Obstet Gynecol 1986, 67: 301–308.

57 Randall S, Buckley CH, Fox H. Placentation in the fallopian tube. Int J Gynecol Pathol 1987, 6: 132–139.

58 Stock RJ. Histopathology of fallopian tubes with recurrent tubal pregnancy. Obstet Gynecol 1990, 75: 9–14.

59 Stock RJ. Tubal pregnancy. Associated histopathology. Obstet Gynecol Clin North Am 1991, 18: 73–94.

60 Tziortziotis DV, Bouros AC, Ziogas VS, Young RH. Clear cell hyperplasia of the fallopian tube epithelium associated with ectopic pregnancy: report of a case. Int J Gynecol Pathol 1997, 16: 79–80.

61 Yang CP, Chow WH, Daling JR, Weiss NS, Moore DE. Does prior infertility increase the risk of tubal pregnancy? Fertil Steril 1987, 48: 62–66.

OTHER NON-NEOPLASTIC PROCESSES

62 Bartnik J, Powell WS, Moriber-Katz S, Amenta PS. Metaplastic papillary tumor of the fallopian tube. Case report,
immunohistochemical features, and review of the literature. Arch Pathol Lab Med 1989, 113: 545–547.

63 Benjamin CL, Beaver DC. Pathogenesis of salpingitis isthmica nodosa. Am J Clin Pathol 1951, 21: 212–222.

64 Bransilver BR, Ferenczy A, Richart RM. Female genital tract remnants. An ultrastructural comparison of hydatid of Morgagni and mesonephric ducts and tubules. Arch Pathol 1973, 96: 255–261.

65 Burmeister RE, Fechner RE, Franklin RR. Endosalpingiosis of the peritoneum. Obstet Gynecol 1969, 34: 310–318.

66 Egan AJM, Russell P. Transitional (urothelial) cell metaplasia of the fallopian tube mucosa: morphological assessment of three cases. Int J Gynecol Pathol 1996, 15: 72–76.

67 Jenkins CS, Williams SR, Schmidt GE. Salpingitis isthmica nodosa: a review of the literature, discussion of clinical significance, and consideration of patient management. Fertil Steril 1993, 60: 599–607.

68 Lim S, Kim JY, Park K, Kim BR, Ahn G. Mullerianosis of the mesosalpinx: a case report. Int J Gynecol Pathol 2003, 22: 209–212.

69 Majmudar B, Henderson PH, Semple E. Salpingitis isthmica nodosa. A high-risk for tubal pregnancy. Obstet Gynecol 1983, 62: 73–78.

70 Milchgrub S, Sandstad J. Arias-Stella reaction in fallopian tube epithelium. A light and electron microscopic study with a review of the literature. Am J Clin Pathol 1991, 95: 892–895.

71 Mills SE, Fechner RE. Stromal and epithelial changes in the fallopian tube following hormonal therapy. Hum Pathol 1980, 11: 583–584.

72 Rabban JT, Crawford B, Chen LM, Powell CB, Zaloudek CJ. Transitional cell metaplasia of fallopian tube fimbriae: a potential mimic of early tubal carcinoma in risk reduction salpingo-oophorectomies from women with BRCA mutations. Am J Surg Pathol 2009, 33: 111–119.

73 Rubin IC, Lisa JR, Trinidad S. Further observations of ectopic endometrium of fallopian tube. Surg Gynecol Obstet 1956, 103: 469–474.

74 Rubin A, Czernobilsky B. Tubal ligation. A bacteriologic, histologic and clinical study. Obstet Gynecol 1970, 36: 199–203.

75 Saffos RO, Rhatigan RM, Scully RE. Metaplastic papillary tumor of the fallopian tube – a distinctive lesion of pregnancy. Am J Clin Pathol 1980, 74: 232–236.

76 Safneck JR, Alguacil-Garcia A, Paraskevas M. Papillary endothelial hyperplasia of adnexal vasculature. Histopathology 1996, 28: 157–161.

77 Samaha M, Woodruff JD. Paratubal cysts. Frequency, histogenesis, and associated clinical features. Obstet Gynecol 1985, 65: 691–694.

78 Sheldon RS, Wilson RB, Dockerty MB. Serosal endometriosis of fallopian tubes. Am J Obstet Gynecol 1967, 99: 882–884.

79 Stock RJ. Histopathologic changes in fallopian tubes subsequent to sterilization procedures. Int J Gynecol Pathol 1983, 2: 13–27.

80 Teoh TB. The structure and development of Walthard nests. J Pathol Bacteriol 1953, 66: 433–439.

81 Varnholt H, Otis CN, Nucci MR, Johari VP. Fallopian tube prolapse mimicking aggressive angiomyxoma. Int J Gynecol Pathol 2005, 24: 292–294.

82 Wittich AC. Hydatid of Morgagni with torsion diagnosed during cesarean delivery. A case report. J Reprod Med 2002, 47: 680–682.

83 Wong AK, Seidman JD, Barbuto DA, McPhaul LW, Silva EG. Mucinous metaplasia of the fallopian tube: a diagnostic pitfall mimicking metastasis. Int J Gynecol Pathol 2011, 30: 36–40.

PROLIFERATIVE EPITHELIAL LESIONS

84 Aziz S, Kuperstein G, Rosen B, Cole D, Nedelcu R, McLaughlin J, Narod SA. A genetic epidemiological study of carcinoma of the fallopian tube. Gynecol Oncol 2001, 80: 341–345.

85 Carcangiu ML, Peissel B, Pasini B, Spatti G, Radice P, Manoukian S. Incidental carcinomas in prophylactic specimens in BRCA1 and BRCA2 germ-line mutation carriers, with emphasis on fallopian tube lesions: report of 6 cases and review of the literature. Am J Surg Pathol 2006, 30: 1222–1230.

86 Carcangiu ML, Radice P, Manoukian S, Spatti G, Gobbo M, Pensotti V, Crucianelli R, Pasini B. Atypical epithelial proliferation in fallopian tubes in prophylactic salpingo-oophorectomy specimens from BRCA1 and BRCA2 germline mutation carriers. Int J Gynecol Pathol 2004, 23: 35–40.

87 Colgan TJ. Challenges in the early diagnosis and staging of fallopian-tube carcinomas associated with BRCA mutations. Int J Gynecol Pathol 2003, 22: 109–120.

88 Moore SW, Enterline HT. Significance of proliferative epithelial lesions of the uterine tube. Obstet Gynecol 1975, 45: 385–390.

89 Paley PJ, Swisher EM, Garcia RL, Agoff SN, Greer BE, Peters KL, Goff BA. Occult cancer of the fallopian tube in BRCA-1 germline mutation carriers at prophylactic oophorectomy: a case for recommending hysterectomy at surgical prophylaxis. Gynecol Oncol 2001, 80: 176–180.

90 Pickel H, Reich O, Tamussino K. Bilateral atypical hyperplasia of the fallopian tube associated with tamoxifen: a report of two cases. Int J Gynecol Pathol 1998, 17: 284–285.

91 Piek JM, van Diest PJ, Zweemer RP, Jansen JW, Poort-Keesom RJ, Menko FH, Gille JJ, Jongsma AP, Pals G, Kenemans P, Verheijen RH. Dysplastic changes in prophylactically removed fallopian tubes of women predisposed to developing ovarian cancer. J Pathol 2001, 195: 451–456.

92 Robey SS, Silva EG. Epithelial hyperplasia of the fallopian tube. Its association with serous borderline tumors of the ovary. Int J Gynecol Pathol 1989, 8: 214–220.

93 Shaw PA, Rouzbahman M, Pizer ES, Pintilie ES, Begley H. Candidate serous cancer precursors in fallopian tube epithelium of BRCA1/2 mutation carriers. Mod Pathol 2009, 22: 1133–1138.

94 Stern J, Buscema J, Parmley T, Woodruff JD, Rosenshein NB. Atypical epithelial proliferations in the fallopian tube. Am J Obstet Gynecol 1981, 140: 309–312.

95 Woodruff JD, Pauerstein CJ. The fallopian tube. Structure, function, pathology, and management. Baltimore, 1969, Williams and Wilkins.

96 Yanai-Inbar I, Silverberg SG. Mucosal epithelial proliferation of the fallopian tube: prevalence, clinical associations, and optimal strategy for histopathologic assessment. Int J Gynecol Pathol 2000, 19: 139–144.

97 Yanai-Inbar I, Siriaunkgul S, Silverberg SG. Mucosal epithelial proliferation of the fallopian tube. A particular association with

ovarian serous tumor of low malignant potential? Int J Gynecol Pathol 1995, 14: 107–113.

CARCINOMA

98 Alvarado-Cabrero I, Navani SS,Young RH, Scully RE. Tumors of the fimbriated end of the fallopian tube: a clinicopathologic analysis of 20 cases, including nine carcinomas. Int J Gynecol Pathol 1997, 16: 189–196.

99 Alvarado-Cabrero I, Young RH, Vamvakas EC, Scully RE. Carcinoma of the fallopian tube: a clinicopathological study of 105 cases with observations on staging and prognostic factors. Gynecol Oncol 1999, 72: 367–379.

100 Baekelandt M, Jorunn Nesbakken A, Kristensen GB, Tropè CG, Abeler VM. Carcinoma of the fallopian tube. Cancer 2000, 89: 2076–2084.

101 Cheung A, So K, Ngan H, Wong L. Primary squamous cell carcinoma of fallopian tube. Int J Gynecol Pathol 1994, 13: 92–95.

102 Crum CP, Drapkin R, Kindelberger D, Medeiros F, Miron A, Lee Y. Lessons from BRCA: the tubal fimbria emerges as an origin for pelvic serous cancer. Clin Med Res 2007, 5: 35–44.

103 Culton LK, Deavers MT, Silva EG, Liu J, Malpica A. Endometrioid carcinoma simultaneously involving the uterus and the fallopian tube: a clinicopathologic study of 13 cases. Am J Surg Pathol 2006, 30: 844–849.

104 Daya D, Young RH, Scully RE. Endometrioid carcinoma of the fallopian tube resembling an adnexal tumor of probable wolffian origin. A report of six cases. Int J Gynecol Pathol 1992, 11: 122–130.

105 De la Torre FJ, Rojo F, Garcia A. Clear cells carcinoma of fallopian tubes associated with tubal endometriosis. Case report and review. Arch Gynecol Obstet 2002, 266: 172–174.

106 Demopoulos RI, Aronov R, Mesia A. Clues to the pathogenesis of fallopian tube carcinoma: a morphological and immunohistochemical case control study. Int J Gynecol Pathol 2001, 20: 128–132.

107 Eddy GL, Copeland LJ, Gershenson DM, Atkinson EN, Wharton JT, Rutledge FN. Fallopian tube carcinoma. Obstet Gynecol 1984, 64: 546–552.

108 Euscher ED, Silva EG, Deavers MT, Elishaev E, Gershenson DM, Malpica A. Serous carcinoma of the ovary, fallopian tube, or peritoneum presenting as lymphadenopathy. Am J Surg Pathol 2004, 28: 1217–1223.

109 Fukunaga M, Fujiwara Y, Naito Z. Hepatoid carcinoma with serous component of the fallopian tube: a case report with immunohistochemical and ultrastructural studies. Int J Gynecol Pathol 2006, 25: 233–237.

110 Hirai Y, Kaku S, Teshima H, Shimizu Y, Chen JT, Hamada T, Fujimoto I, Yamauchi K, Sakamoto A, Hasumi K, et al. Clinical study of primary carcinoma of the fallopian tube. Experience with 15 cases. Gynecol Oncol 1989, 34: 20–26.

111 Koshiyama M, Konishi I, Yoshida M, Wang D-P, Mandal M, Mori I, Fuji S. Transitional cell carcinoma of the fallopian tube. A light and electron microscopic study. Int J Gynecol Pathol 1994, 13: 175–180.

112 Lehto L. Cytology of the human fallopian tube. Acta Obstet Gynecol Scand 1963, 42(Suppl 14): 1–95.

113 McMurray EH, Jacobs AJ, Perez CA, Camel HM, Kao M-S, Galakatos A. Carcinoma of the fallopian tube. Management and sites of failure. Cancer 1986, 58: 2070–2075.

114 Navani SS, Alvarado-Cabrero I, Young RH, Scully RE. Endometrioid carcinoma of the fallopian tube: a clinicopathologic analysis of 26 cases. Gynecol Oncol 1996, 63: 371–378.

115 Podratz KC, Podczaski ES, Gaffey TA, O'Brien PC, Schray MF, Malkasian GD. Primary carcinoma of the fallopian tube. Am J Obstet Gynecol 1986, 154: 1319–1326.

116 Przybycin CG, Kurman RJ, Ronnett BM, Shih IeM, Vang R. Are all pelvic (nonuterine) serous carcinomas of tubal origin? Am J Surg Pathol 2010 34: 1407–1416.

117 Roberts JA, Lifshitz S. Primary adenocarcinoma of the fallopian tube. Gynecol Oncol 1982, 13: 301–308.

118 Rose PG, Piver MS, Tsukada Y. Fallopian tube cancer. The Roswell Park experience. Cancer 1990, 66: 2661–2667.

119 Rosenblatt KA, Weiss NS, Schwartz SM. Incidence of malignant fallopian tube tumors. Gynecol Oncol 1989, 35: 236–239.

120 Salvador S, Gilks B, Köbel M, Huntsman D, Rosen B, Miller C. The fallopian tube: primary site of most pelvic high-grade serous carcinomas. Int J Gynecol Cancer 2009, 19: 58–64.

121 Schiller HM, Silverberg SG. Staging and prognosis in primary carcinoma of the fallopian tube. Cancer 1971, 28: 389–395.

122 Takashina T, Ito E, Kudo R. Cytologic diagnosis of primary tubal cancer. Acta Cytol (Baltimore) 1984, 29: 367–372.

123 Talamo TS, Bender BL, Ellis LD, Scioscia EA. Adenocarcinoma of the fallopian tube. An ultrastructural study. Virchows Arch [A] 1982, 397: 363–368.

124 Thor AD, Young RH, Clement PB. Pathology of the fallopian tube, broad ligament, peritoneum, and pelvic soft tissues. Hum Pathol 1991, 22: 856–867.

125 Uehira K, Hashimoto H, Tsuneyoshi M, Enjoji M. Transitional cell carcinoma pattern in primary carcinoma of the fallopian tube. Cancer 1993, 72: 2447–2456.

126 Voet RL, Lifshitz S. Primary clear cell adenocarcinoma of the fallopian tube. Light microscopic and ultrastructural findings. Int J Gynecol Pathol 1982, 1: 292–298.

127 Wilcox R, Gwin K, Montag A. The incidence of fallopian tube primaries reaches 15% of all adnexal tumors when standardized grossing protocols are followed. Lab Invest 2009, 89(Suppl 1): 241A.

128 Young RH. Neoplasms of the fallopian tube and broad ligament: a selective survey including historical perspective and emphasising recent developments. Pathology 2007, 39: 112–124.

129 Zheng W, Wolf S, Kramer EE, Cox KA, Hoda SA. Borderline papillary serous tumor of the fallopian tube. Am J Surg Pathol 1996, 20: 30–35.

OTHER TUMORS

130 Alvarado-Cabrero I, Navani SS,Young RH, Scully RE. Tumors of the fimbriated end of the fallopian tube: a clinicopathologic analysis of 20 cases, including nine carcinomas. Int J Gynecol Pathol 1997, 16: 189–196.

131 Bossuyt V, Medeiros F, Drapkin R, Folkins AK, Crum CP, Nucci MR. Adenofibroma of the fimbria: a common entity that is indistinguishable from ovarian adenofibroma. Int J Gynecol Pathol 2008, 27: 390–397.

132 Carlson J, Ackerman B, Wheeler J. Malignant mixed mullerian tumor of the fallopian tube. Cancer 1993, 71: 187–192.

133 Gersell DJ, King TC. Papillary cystadenoma of the mesosalpinx in von Hippel–Lindau disease. Am J Surg Pathol 1988, 12: 145–149.

134 Gisser SD. Obstructing fallopian tube papilloma. Int J Gynecol Pathol 1986, 5: 179–182.

135 Griffith LM, Carcangiu ML. Sex cord tumor with annular tubules associated with endometriosis of the fallopian tube. Am J Clin Pathol 1991, 96: 259–262.

136 Hoda SA, Huvos AG. Struma salpingis associated with struma ovarii. Am J Surg Pathol 1993, 17: 1187–1189.

137 Horn T, Jao W, Keh PC. Benign cystic teratoma of the fallopian tube [letter to the Editor]. Arch Pathol Lab Med 1983, 107: 48.

138 Imachi M, Tsukamoto N, Shigematsu T, Watanabe T, Uehira K, Amada S, Umezu T, Nakano M. Malignant mixed Mullerian tumor of the fallopian tube. Report of two cases and review of literature. Gynecol Oncol 1992, 47: 114–124.

139 Jackson-York GL, Ramzy I. Synchronous papillary mucinous adenocarcinoma of the endocervix and fallopian tubes. Int J Gynecol Pathol 1991, 10: 394–401.

140 Kanbour AI, Burgess F, Salazar H. Intramural adenofibroma of the fallopian tube light and electron microscopy. Cancer 1973, 31: 1433–1439.

141 Li S, Zimmerman RL, LiVolsi VA. Mixed malignant germ cell tumor of the fallopian tube. Int J Gynecol Pathol 1999, 18: 183–185.

142 Mackay B, Bennington JL, Skoglund RW. The adenomatoid tumor. Fine structural evidence for a mesothelial origin. Cancer 1971, 27: 109–115.

143 Manes JL, Taylor HB. Carcinosarcoma and mixed müllerian tumors of the fallopian tube. Report of four cases. Cancer 1976, 38: 1687–1693.

144 Mazur MT, Hsueh S, Gersell DJ. Metastases to the female genital tract. Analysis of 325 cases. Cancer 1984, 53: 1978–1984.

145 Mitsuhashi A, Nagai Y, Suzuka K, Yamazawa K, Nojima T, Nikaido T, Ishikura H, Matsui H, Shozu M. Primary synovial sarcoma in fallopian tube: case report and literature review. Int J Gynecol Pathol 2007, 26: 34–37.

146 Muntz HG, Rutgers JL, Tarraza HM, Fuller AF Jr. Carcinosarcomas and mixed Mullerian tumors of the fallopian tube. Gynecol Oncol 1989, 34: 109–115.

147 Riggs JA, Wainer AS, Hahn GA, Farell MD. Extrauterine tubal choriocarcinoma. Am J Obstet Gynecol 1964, 88: 637–641.

148 Salazar H, Kanbour A, Burgess F. Ultrastructure and observations on the histogenesis of mesotheliomas 'adenomatoid tumors' of the female genital tract. Cancer 1972, 29: 141–152.

149 Sangoi AR, McKenney JK, Schwartz EJ, Rouse RV, Longacre TA. Adenomatoid tumors of the female and male genital tracts: a clinicopathological and immunohistochemical study of 44 cases. Mod Pathol 2009, 22: 1228–1235

150 Schwartz EJ, Longacre TA. Adenomatoid tumors of the female and male genital tracts express WT1. Int J Gynecol Pathol 2004, 23: 123–128.

151 Seidman JD. Mucinous lesions of the fallopian tube. A report of seven cases. Am J Surg Pathol 1994, 18: 1205–1212.

152 Shen T, Zhuang Z, Gersell DJ, Tavassoli FA. Allelic deletion of VHL gene detected in papillary tumors of the broad ligament, epididymis, and retroperitoneum in von Hippel–Lindau disease patients. Int J Surg Pathol 2001, 8: 207–212.

153 van Dijk CM, Kooijman CD, van Lindert AC. Malignant mixed mullerian tumor of the fallopian tube. Histopathology 1990, **16**: 300–302.

154 Youngs LA, Taylor HB. Adenomatoid tumors of the uterus and fallopian tube. Am J Clin Pathol 1967, **48**: 537–545.

TUMORS AND TUMORLIKE CONDITIONS OF BROAD AND ROUND LIGAMENTS

155 Ahmed AA, Swan RW, Owen A, Kraus FT, Patrick F. Uterus-like mass arising in the broad ligament: a metaplasia or mullerian duct anomaly? Int J Gynecol Pathol 1998, **16**: 279–281.

156 Altaras MM, Jaffe R, Corduba M, Holtzinger M, Bahary C. Primary paraovarian cystadenocarcinoma. Clinical and management aspects and literature review. Gynecol Oncol 1990, **38**: 268–272.

157 Aslani M, Ahn GH, Scully RE. Serous papillary cystadenoma of borderline malignancy of broad ligament. A report of 25 cases. Int J Gynecol Pathol 1988, **7**: 131–138.

158 Aslani M, Scully RE. Primary carcinoma of the broad ligament. Report of four cases and review of the literature. Cancer 1989, **64**: 1540–1545.

159 Bell DA, Woodruff JM, Scully RE. Ependymoma of the broad ligament. A report of two cases. Am J Surg Pathol 1984, **8**: 203–209.

160 Gardner GH, Greene RR, Peckham B. Tumors of the broad ligament. Am J Obstet Gynecol 1957, **73**: 536–555.

161 Honore LH, Manickavel V. Striated muscle heteroplasia in the uterine round ligament. A report of 30 cases. Arch Pathol Lab Med 1991, **115**: 223–225.

162 Kariminejad MH, Scully RE. Female adnexal tumor of probable wolffian origin. A distinctive pathologic entity. Cancer 1973, **31**: 671–677.

163 Korn WT, Schatzki SC, Di Sciullo AJ, Scully RE. Papillary cystadenoma of the broad ligament in von Hippel–Lindau disease. Am J Obstet Gynecol 1990, **163**: 596–598.

164 Rahilly MA, Williams AR, Krausz T, al Nafussi A. Female adnexal tumour of probable Wolffian origin. A clinicopathological and immunohistochemical study of three cases. Histopathology 1995, **26**: 69–74.

165 Werness BA, Guccion JG. Tumor of the broad ligament in von Hippel–Lindau disease of probable mullerian origin. Int J Gynecol Pathol 1998, **16**: 282–285.

166 Young RH. Neoplasms of the fallopian tube and broad ligament: a selective survey including historical perspective and emphasising recent developments. Pathology 2007, **39**: 112–124.

卵 巢

章 目 录

正常解剖学

卵巢是成对的盆腔器官，位于子宫两旁，紧邻盆腔侧壁，在阔韧带后面而在直肠前面。卵巢通过卵巢系膜（腹膜双层折叠）与阔韧带相连，通过卵巢（或子宫 - 卵巢）韧带与子宫角相连，通过骨盆漏斗（或悬）韧带与两侧的盆腔壁相连。在育龄期女性，卵巢的平均大小为4cm×2cm×1cm，平均重量为5 ~ 8g；在绝经后女性，卵巢萎缩变小，只有正常的一半，甚至更小。

卵巢的淋巴管引流到大的淋巴干，在卵巢门处形成淋巴管丛，并由此经过卵巢系膜汇入腹主动脉旁淋巴结；其他淋巴管汇入髂内、髂外、主动脉间、髂总和腹股沟淋巴结。

卵巢表面被覆单层变异的间皮，有多种名称，如**表面上皮、体腔上皮或生发上皮**；免疫组织化学反应显示它们表达角蛋白、上皮膜抗原（EMA）、Ber-EP4、CA-125、桥粒斑蛋白、波形蛋白、雌激素和孕激素受体、表皮生长因子和卵泡刺激激素[3,14]。此结构与 Müller 管内衬上皮（即输卵管上皮、子宫内膜和宫颈黏膜的前身）在胚胎发生上和功能上关系密切，由此可以解释为什么这些组织及其发生的肿瘤之间有明显的相似性。事实上，女性整个盆腔和下腹的间皮及其下方的间质被称为**第二Müller 系统**。卵巢皮质内通常可见上皮包涵性腺体 / 囊肿。有意思的是，尽管卵巢表面上皮不表达 PAX8，但上皮包涵性腺体的内衬上皮通常表达 PAX8[2]。

卵巢间质分为皮质区和髓质区，但它们之间的界限不清楚。卵巢间质主要由梭形间质细胞构成，类似于纤维母细胞，通常排列成典型的漩涡状或编织状。其细胞质内可含有脂质，并由致密的网状纤维网围绕。部分细胞具有肌纤维母细胞特征，且免疫反应示平滑肌肌动蛋白（SMA）和结蛋白呈阳性[4,9]。可见局灶平滑肌增生，多见于绝经期前后的女性[5]。也可见化生性骨组织[7]。卵巢间质中的其他细胞还包括：黄素化间质细胞（单个的或呈小巢，主要在髓质）、所谓的"具有酶活性的"间质细胞、蜕膜细胞、平滑肌束、类似于子宫内膜间质细胞的细胞巢、成熟的脂肪细胞和神经内分泌细胞[1,3,6]。

卵泡的生命周期包括：原始卵泡、成熟卵泡（初级卵泡、次级卵泡、第三级卵泡和囊性卵泡）和闭锁卵泡，以及那些完全成熟的卵泡形成的黄体和白体。原始卵泡内含有生殖细胞，它们来源于卵黄囊内胚层并向卵巢迁移，在那里它们发育为卵原细胞和卵母细胞[3]。这些生殖细胞在人出生时处于细胞分裂前期静止期，在排卵前卵泡成熟时进入细胞间期。成熟卵泡由卵母细胞、颗粒细胞层和两层卵泡膜细胞构成。**颗粒细胞**之间缺乏网状结构，对波形蛋白、角蛋白和桥粒斑蛋白免疫反应呈阳性。它们形成特征性的小的菊形团样结构，称为 Call-Exner 小体，小体的中心含有明显嗜酸性的细丝状物质，后者由过量的基底膜构成。颗粒细胞是来源于卵巢间质还是来源于**性索**（最初出现于性腺原基表面上皮下方的结构，以后汇入卵巢门）仍不清楚。间质来源的**卵泡膜细胞**分为内层（发生典型的黄素化）和外层（细胞丰富，当沿正切方向切开时类似于肿瘤）。卵泡膜内层是产生类固醇性腺激素的重要部位，可通过免疫组织化学方法检测与类固醇激素生物合成相关的酶予以间接证实[10,11]。

成熟黄体是一个 1.5～2.5cm 的圆形黄色结构，呈分叶状，中心为小囊腔。形成黄体的颗粒细胞和卵泡膜细胞均明显的黄素化。黄体分期的形态学指标已经建立[12]。妊娠黄体的特征是其较大，呈金黄色，中心有明显的囊腔形成，出现玻璃样变性的小滴和钙化[3]。

卵巢门处有小巢状细胞，类似于睾丸的 Leydig 细胞，称为**卵巢门细胞**。它们与卵巢门的大静脉和淋巴管关系密切，可呈结节状隆起突向腔内。它们与这个位置的无髓神经纤维也关系密切[3,8]。它们可能含有 Reinke 结晶、脂质和脂色素。服用绒毛膜促性腺激素、妊娠和发生绒毛膜癌时均可见到这些细胞增生[3]。

卵巢网存在于卵巢门处，类似于睾丸网。卵巢网有裂隙、腺管、囊肿和乳头网构成，被覆不同高度的上皮，周围有梭形间质细胞呈袖套状包绕。这种上皮对角蛋白和 CA-125 免疫反应呈阳性[13]。

Walthard 细胞巢可为囊性或实性，它们位于卵巢系膜内，与输卵管系膜邻近或在卵巢门内，由具有尿路上皮特征的上皮构成（有时分泌黏液），本质上可能是间皮。

以上描述主要是对育龄期女性的已经完全发育成熟的卵巢的描述。青春期前和绝经后的卵巢有很多差异，本章不再述及。然而，值得注意的是，明显的囊性滤泡可见于正常的新生儿卵巢和青春期卵巢；皱缩的绝经后卵巢（"脑回状卵巢"）具有厚壁的髓质和卵巢门血管（不应误诊为血管瘤）。这些萎缩的卵巢也可以含有无临床意义的肉芽肿和玻璃样变性的瘢痕[3]。

卵巢的各种细胞成分的免疫组织化学特征在相关的肿瘤中讨论。

性腺发育不全

有性腺发育不全的患者存在异常发育的性腺且性发育处于婴儿期。在这里，性腺发育不全主要是指性染色体异常（"性别决定异常"）、出现男性/女性假两性畸形、出现 Müller 管综合征（由于 Müller 抑制性物质系统的缺陷）和终端器官缺陷[27]（"生殖器官分化异常"）[23,29]。

在评估这些畸形时，有时对性腺组织进行活检或摘除[30,31]。

Klinefelter 综合征的特征性核型是 47,XXY。

在有**性腺发育不全**的患者中，无论是"单纯性"（核型为 46,XX 或 46,XY）还是伴有躯体特征的 **Turner 综合征**（核型为 45,XO），性腺均表现为纤维组织条索，类似于卵巢间质[19,32,33]（图 1.210）。这些患者的性腺肿瘤的发生率无明显增高[34]，但已有 Turner 综合征患者发生各种非性腺肿瘤（如子宫非典型性息肉状腺肌瘤、白血病和软组织肿瘤）的报道[16,24]。已报道几例 Turner 综合征患者伴有子宫内膜腺癌；其中一些病例曾经长期服用雌激素治疗[22]。

在**混合性性腺发育不全**（核型通常为 45,X/46,XY 或 46,XY）病例中，一侧性腺表现为条索状性腺或条索状睾丸，对侧表现为睾丸（通常是隐睾），或双侧均表现为条索状睾丸[15]。此类患者特别容易发生性腺母细胞瘤，此并发症可通过早期摘除性腺予以预防[28]（见 206 页）。这些肿瘤内可无睾丸成分，因此可导致性腺发育不全的错误分型。

真两性畸形可能有卵睾，包括卵巢和不成熟的输精管，或其他的卵巢和睾丸组合[17,20,21]（图 1.211）。最常见的核型是 46,XX（60%）、46,XY（12%）和嵌合体（28%）。这些性腺内可发生多个肿瘤[26]。

睾丸女性化家族性综合征是男性假两性畸形最常见的类型，患者常有正常的男性染色体核型，但终端器官缺陷（雄激素不敏感）。其特征性表现为：发育良好的女性第二特征。这些患者常因无月经或不育而就诊于妇科。医师发现，他们有阴道，但无子宫，且为双侧隐睾。后者常有含不成熟的曲精小管的结节状团块，不应

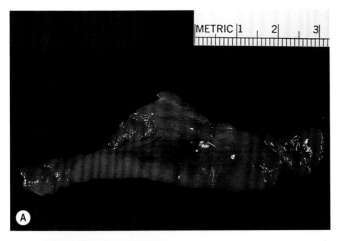

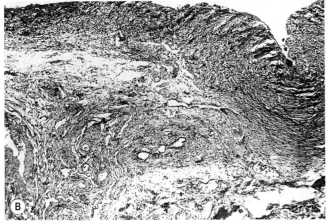

图1.210　Turner综合征的条索状性腺。A，大体观。B，显微镜下表现。

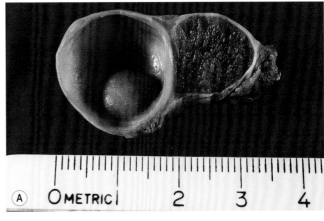

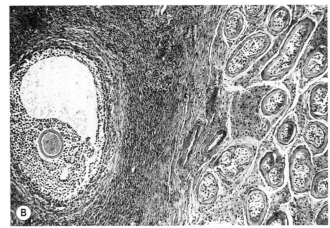

图1.211　A和B，真两性畸形的卵睾。A，大体观。可见睾丸成分为实性结节，而卵巢表现为大的囊样结构。B，两种成分的显微镜下表现。

与 Sertoli-Leydig 细胞瘤混淆 [18,25]（图 1.212）。此综合征在临床上非常重要，因为大约 9% 的具有此种睾丸的患者可发生恶性肿瘤。因此，此种睾丸应在进入青春期后摘除并给予患者雌激素补充疗法治疗。性发育异常的分类如表 1.3 所示。

囊肿、间质增生和其他非肿瘤性病变

具有外科重要性的卵巢疾病可大致分为非肿瘤性囊肿、炎症和肿瘤。不幸的是，在外科手术切除的卵巢标本中，非肿瘤性囊肿非常常见。据说假如卵巢是位于体表，则人们对于切除卵巢可能会采取更为谨慎的态度。普通外科医师在探查腹腔时，如果在腹腔其他部位均正常的情况下发现卵巢呈轻度囊性或结节状，就会摘除卵巢，并希望可以由此发现一些病理变化来解释患者的症状和手术的必要性。通常此时显微镜下诊断为"囊性滤泡"或"成熟黄体"，但此时想要再复位此器官已为时过晚。正常卵巢就是一个部分呈囊性的结构，且这些囊性结构发展为癌的风险可以忽略不计，认识到这一点就会

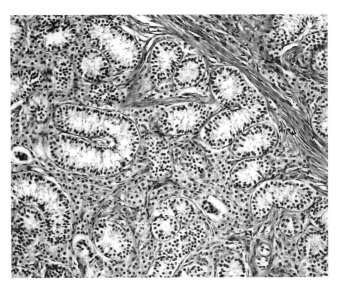

图1.212　睾丸女性化综合征中不成熟的曲细精管。

表1.3 性别发育异常*

综合征	性腺	生殖道	外生殖器	青春期	Barr染色体	染色体	FSH	激素 17-KS	雄激素	备注
Klinefelter综合征	睾丸内出现玻璃样变性的硬化的小管和成簇的Leydig细胞	男性	男性	阴茎正常，睾丸小；部分患者缺乏雄激素	"真性"为染色质呈阳性，少数为2十或3十	至少在部分细胞中，所有呈阳性的染色质均含有2X和1Y。阴性的染色质为46,XY	↑↑	正常或↑	正常	影响1：400的男性新生儿
Turner综合征	条索状性腺和漩涡状间质	女性	女性	无青春期发育；极少数病例显示示轻度男性化	50%染色质阴性	在部分或全部细胞中第二性染色体缺失或异常	↑↑	↓	↓	1：7000的新生儿，更常见于流产儿，短身长儿
真两性畸形	卵巢和睾丸	均有子宫，多数也有输卵管，部分有输精管	可能有两种情况，但约80%倾向于男性	80%有女性特征，50%有月经	80%染色质呈阳性	血细胞中只有60%为46,XX；Y存在于多数其他细胞中	正常	正常	正常	
混合性性腺发育不全	条索状加睾丸或肿瘤	女性；偶尔可发现输精管	不定，可为女性（常有阴蒂肥大），也可为有生育能力低的男性性和正常男性	有时可为完全男性化；发生肿瘤时可伴有乳腺发育呈男性	染色质呈阴性	几乎均为嵌合体，包括XO系；许多也具有Y相关系统	↑	正常	?	
发育不全的男性假两性畸形	发育不全的睾丸	男性和（或）女性混合	程度不等的男性性化	患者极少能生育	染色质呈阴性	部分为XO/XY	↑	正常	?	
家族性男性假两性畸形，可从睾丸女性化到男性性畸形	不成熟的无生育能力的睾丸	无子宫，有的有输精管	女性，阴道短且为盲端	乳腺发育，但缺乏阴毛 ±退化	染色质呈阴性	46,XY	↑ 或正常	↑ 或正常	正常	性染色体连锁隐性遗传或限性显性遗传
Reifenstein综合征	无生育能力的睾丸	男性	男性低生育能力，有或无阴囊裂	在不完全男性化者已证实有雄激素缺乏	染色质呈阴性	46,XY	↑ 或正常	↑ 或正常	?	
女性假两性畸形										
1. 先天性肾上腺增生	卵巢	女性	不同程度男性化	闭经，男性化	染色质呈阳性	46,XX	正常	↑↑	正常	常染色体隐性遗传
2. 肾上腺缺失	卵巢	女性	不同程度男性化	正常	染色质呈阳性	46,XX	正常	正常	正常	考虑是由于母亲暴露于孕激素或雄激素所致

*此标题下的摘要是非常简短的；全应考虑到细节，限制条件和具有决定意义的例外情况。

↑升高；↑↑明显升高；↓下降。

From Federman DD. Abnormal sexual development. A genetic and endocrine approach to differential diagnosis. Philadelphia, 1967, W.B. Saunders.

避免许多不必要的卵巢切除。

包涵囊肿（"生发上皮包涵囊肿"）常见于老年女性；它们通常很小且为多发，无临床意义。它们大多数可能是由于表面生发上皮下陷并失去与表面上皮的

联系所致[39]（图1.213A）。显微镜下，包涵囊肿被覆扁平、立方或柱状上皮；常可见到输卵管上皮化生（图1.213B）。囊肿内或邻近的间质中可以见到砂粒体。

滤泡囊肿是由发育中的滤泡或闭锁滤泡扩大形成的，直径通常 ≤ 10cm（图1.214）。有人建议将直径 < 2.5cm 的囊性滤泡结构称为（正常的）**囊性滤泡**，将直径 > 2.5cm 的称为**滤泡囊肿**。后者可发生于从婴儿到绝经期的任何年龄，大多数病例无症状。偶尔，滤泡囊肿可引起卵巢蒂扭转，导致出血性梗死。在儿童，这种囊肿与青春期性早熟有关[35,75]。在育龄女性，这种囊肿与子宫内膜增生和子宫出血有关[62]。囊肿液可含有雌激素。

囊肿壁内衬卵泡膜细胞，伴有或不伴有一层内面的颗粒细胞层（图1.215）。卵泡膜细胞层常常发生黄素化。颗粒细胞层在青春期后可有黄素化，但在青春期前无黄素化。**多发性黄素化滤泡囊肿**（又称为卵泡膜-黄素化囊肿；高度黄素化反应）常见于有水泡状胎块和绒毛膜癌的患者，但也可见于双胎妊娠，偶尔也见于无并发症

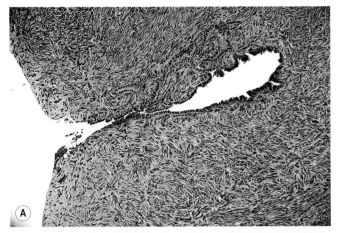
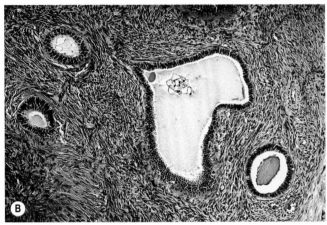

图1.213　A和B，卵巢包涵囊肿。A，表面上皮内陷形成囊肿。B，卵巢皮质内的多发包涵囊肿。内衬上皮类似于表面上皮，但细胞更高更显著。

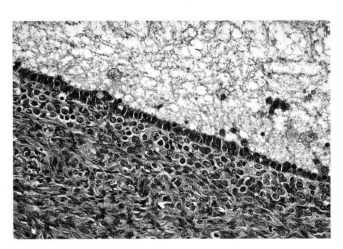

图1.215　滤泡囊肿的显微镜下观。内层是单层颗粒细胞，其下为厚厚的卵泡膜层。

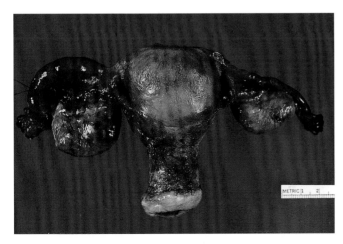

图1.214　双侧卵巢滤泡囊肿的大体观。

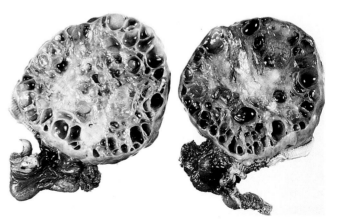

图1.216　与正常妊娠相关的多发性卵泡膜-黄素化囊肿，导致双侧卵巢显著增大。有时可误诊为肿瘤，双侧卵巢均可发生。

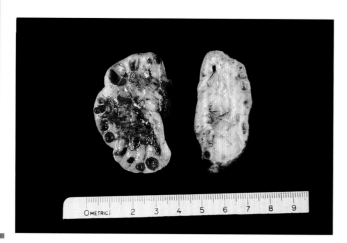

图1.217　Stein-Leventhal综合征患者的卵巢的外表面和切面。可见卵巢表面下数目不等的滤泡囊肿和黄体的缺乏。

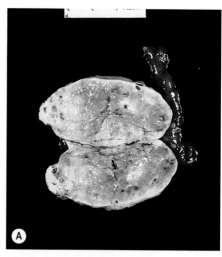

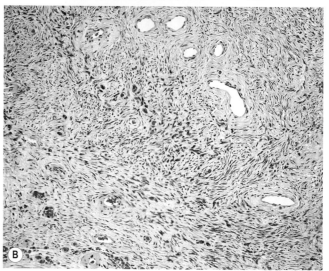

图1.218　A和B，卵巢间质增生。A，大体观。切面呈实性，黄色。B，显微镜下观。可见卵巢间质细胞增生，有轻度异型性。

的单胎妊娠女性[76]（图1.216）。**大的孤立性黄素化滤泡囊肿**很少见，见于妊娠和产后，不伴有内分泌紊乱。囊肿的平均直径为25cm[43]。此病变内黄素化细胞的明显的局灶性非典型性常可见到[42]。

　　多囊（硬化性多囊）卵巢的特征是多发的滤泡囊肿或囊性滤泡，伴有内层卵泡膜细胞不同程度的黄素化，被致密的纤维包膜围绕[73]（图1.217）。多囊卵巢患者可发生各种临床综合征，包括Stein-Leventhal综合征（临床特征为闭经和不育）、所谓的"功能性子宫出血"（典型者伴有子宫内膜增生）和明显的男性化。这些综合征倾向于有明显的重叠，它们的病理所见也一样[49]。Stein-Leventhal综合征的发病机制不明[53,61]，更麻烦的是对其定义的意见也无一致[37]。一些作者认为，它是一种遗传性疾病——基于少见的家族性聚集以及卵巢间质细胞培养时显示的明显的生化和分子表型异常[57]。这些患者有"男性化"的垂体和对特异性促性腺激素释放激素的刺激的卵巢反应，提示卵巢的17-羟化酶和C-17，20-裂解酶的调节是异常的[38]。也已有11β-羟类固醇脱氢酶的失调可导致皮质醇过多氧化为皮质醇的报道[69]。

　　总之，Stein-Leventhal综合征患者的卵巢具有上述多囊卵巢的特征。其黄体和白体几乎总是缺失。残存的闭锁卵泡不应被误认为是白体。少数情况下，与Stein-Leventhal综合征有关的典型的多囊卵巢伴有先天性肾上腺增生和卵巢肿瘤[58,60,78]。还发现多囊卵巢与原发性甲状腺功能低下有关[59]。

　　大多数Stein-Leventhal综合征患者对皮质醇或枸橼酸克罗米芬药物治疗反应良好，月经周期恢复[61]。最近，提倡应用二甲双胍（一种口服降血糖药物），因为多囊卵巢往往与血胰岛素过少相关[36]。多年来，卵巢楔形切除一直被认为是此综合征的标准治疗方法，但现在这种方法已很少采用。Stein-Leventhal综合征患者的子宫内

膜常有增生，有时非常显著。个别情况下，子宫内膜癌可在此基础上发生，肿瘤分化较好且位置表浅[45,72]。

　　间质增生的特征为：肥胖的卵巢皮质间质细胞呈弥漫性或结节状增生并侵入髓质[40]。这些细胞可有片状黄素化；当病变广泛时也可应用其他术语，如**（间质）卵泡膜细胞增生、弥漫性卵泡膜细胞增殖症或间质黄素化**（图1.218）。间质黄体瘤和卵泡膜细胞瘤可在此基础上发生（见198页）。卵泡膜细胞增生可能与雌激素或雄激素的作用、肥胖、高血压和葡萄糖耐量试验异常或明显的糖尿病有关。症状的出现可以非常突然，类似于男性化的卵巢肿瘤。免疫组织化学研究显示，黄素化的间质细胞可产生雄激素，提示这些病例的雌激素作用是通过雄激素在外周芳香化导致的[71]。

　　多囊性病变和间质增生之间的界限很难界定[54,73]（图1.219）。然而，典型的间质增生缺乏囊肿，常常更难

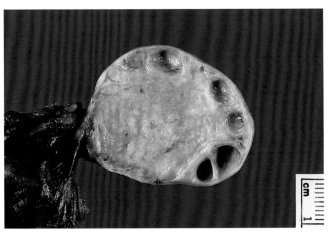

图1.219　卵巢表现多发性滤泡囊肿和间质增生混合存在，提示两者有相似的发病机制。

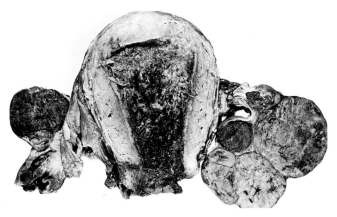

图1.221　一位29岁女性患者的双侧妊娠黄体瘤，为因脐带脱垂行剖宫产时偶然发现。手术操作时肿瘤出血明显，不得不切除卵巢。

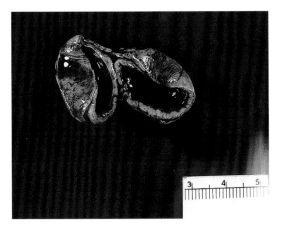

图1.220　黄体囊肿的大体形态。囊肿内容物为典型的血性液体。

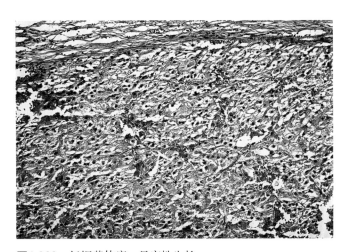

图1.222　妊娠黄体瘤，呈实性生长。

以治疗。

黄体囊肿是单发的，直径常＜6cm。它们可发生在月经末期或发生于妊娠期（图 1.220）。囊肿壁由黄素化的颗粒细胞和卵泡膜细胞构成。在与妊娠有关的黄体囊肿内，可见玻璃样小体和钙化灶。囊肿内液体常常为血性液体。如果囊肿破裂，血性液体就会流入腹腔（有时超过 500ml），可误诊为异位妊娠破裂[50]。应当记住，正常的黄体也是囊性结构。人为地用直径 2.5cm 来区分囊状黄体（正常）和黄体囊肿的方法与滤泡相关囊性结构的划分办法类似。

异位的蜕膜反应可发生于妊娠期卵巢，有时甚至可无目前或近期妊娠史。在多数情况下，黄体虽然遭到破坏，但仍有功能[67]。

所谓的**妊娠黄体瘤**为黄色或橘黄色实性结节，可以达到相当大[42]（图 1.221）。在多胎妊娠女性的剖宫产手术中通常可以见到这种病变，有时伴有轻度的男性化[47,66]。如果不予以处理，它们会在分娩后自行消退[74]。显微镜下，病变是由成片的、一致的卵泡膜 - 黄素化细胞构成（图 1.222）。偶尔可见相关的颗粒细胞增生[68]。超微结构显示，增殖的细胞内含有丰富的滑面内质网，有散在的 Golgi 器，线粒体嵴呈管状，这些与细胞产生类固醇激素的功能相符[46]。报道的所有病变均为良性病变。将它们视为卵泡膜 - 黄素化细胞结节状增生而非真性肿瘤更有道理[66]。如果冰冻切片可正确地诊断妊娠黄体瘤，就不必进一步进行手术治疗。

发育性囊肿来源于 Wolff（中肾）和 Müller（副中肾）残件，常见于卵巢门，这些已在 156 页讨论。一些作者认为，中肾组织和副中肾组织在显微镜下是可能区分的[48]。中肾结构内衬上皮主要为无纤毛立方细胞，且其基底膜发育良好；副中肾结构主要被覆高柱状纤毛和无纤毛上皮细胞，后者的胞核大，基底膜不明显。这两种结构可能均有平滑肌层。根据这些标准和一些超微结构的差异[41]，Morgagni 囊肿（输卵管伞端有蒂的囊肿）

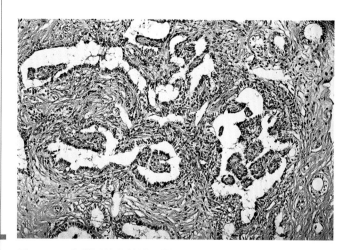

图1.223 卵巢网的良性增生性改变，无任何临床意义。

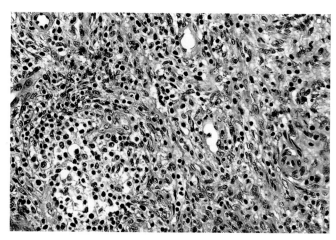

图1.224 卵巢炎时卵巢中的淋巴细胞和浆细胞浸润。这种疾病被认为与自身免疫有关。

被认为是来源于副中肾管，而大多数卵巢冠和输卵管旁囊肿（位于输卵管 - 卵巢韧带）和 Gartner 管囊肿（位于阴道壁）被认为是来源于中肾残件。

卵巢网囊肿的特征是位于卵巢门，被覆不同高度的上皮细胞，常无纤毛，其内表面可见裂缝，并且纤维肌壁内常有增生的卵巢门细胞[70]。这个部位也是多种良性增生性病变的好发部位，已报道的有腺瘤样增生[51]和腺瘤[65]（见156页）（图1.223）。

表皮样囊肿很少见，被认为与 Walthard 细胞巢有关，但有些为成熟的单胚层畸胎瘤[44,64,77]（见192页）。

卵巢表面上皮的**鳞状上皮化生**伴纤维化可见于长期腹膜透析的患者[52]。

淀粉样变偶尔可表现为双侧卵巢肿物[63]。

多余卵巢非常罕见[55]。在报道的大多数病例，其直径＜1cm，应与副卵巢鉴别开来，后者为小部分卵巢组织，与正常位置的卵巢相邻，有时与正常卵巢相连[56]。

炎 症

卵巢的**非特异性炎症**通常由子宫内膜炎蔓延而来，实际上总是伴有输卵管炎。局部常出现充满脓液或分泌物的大的囊肿，卵巢间质形成部分囊壁（输卵管 - 卵巢脓肿或囊肿）。个别情况下，长期的病例可出现富含泡沫状巨噬细胞的实性肿块（"黄色肉芽肿性卵巢炎"）[82,88]。

肉芽肿性炎可发生于卵巢，如结核。其常常为血行感染，也常累及输卵管和子宫内膜。有时，炎症消退后可留下一个较大的输卵管 - 卵巢囊肿。其他可引起肉芽肿性卵巢炎的感染病原体有：放线菌（在宫腔内放置节育器后特别常见）、**血吸虫**和**蛲虫**。偶尔，**结节病**和 Crohn 病也可累及卵巢。Crohn 病是直接从肠道蔓延而来的。卵巢表面也可发生**异物肉芽肿**，异物可为滑石粉、玉米淀粉、碳

粉（在电切手术部位）[89]、其他异物[87]和角化物；后者可能是由于卵巢囊性畸胎瘤破裂或子宫内膜腺棘癌组织通过输卵管到达卵巢所致[85]。已有存在不明原因的**栅栏状肉芽肿**的病例报道，多数患者有既往盆腔手术史[83]。

自身免疫性卵巢炎是一种认识不够充分的疾病，其显微镜下特征为：与生长卵泡而非初级卵泡有关的淋巴细胞和浆细胞浸润[81,90]（图1.224）。它可导致原发性卵巢衰竭，从而导致原发性或继发性闭经[79]。报道的许多病例与肾上腺功能衰竭（Addison病）、甲状腺功能低下或这两种疾病同时存在[79,84]。

嗜酸性滤泡周围炎的特征是：滤泡周围有明显的嗜酸细胞浸润；这种罕见疾病与自身免疫性卵巢炎的关系还不十分清楚[86]。

巨细胞动脉炎偶尔可累及老年女性的卵巢；多数为孤立发生，有时为全身性巨细胞动脉炎的一部分[80]。

子宫内膜异位症

卵巢是子宫内膜异位症的最常见部位。子宫内膜异位症的定义是：子宫外出现子宫内膜腺体和间质（见86页）[103]。已经提出几种发病机制假设[107]，其中最近的一个有意思的发现是：在子宫内膜异位症中，上皮细胞具有克隆性特征[100]。卵巢子宫内膜异位通常伴有不育且在育龄期病变处于活动状态[96,109]。经期疼痛是最常见的症状；有时，卵巢子宫内膜异位症可导致大量腹水或腹腔穿孔破入[106]。大体上，卵巢子宫内膜异位症通常表现为卵巢表面小的、轻度凸起的、蓝莓样斑点，常伴有纤维性粘连。在病变广泛的病例中，整个卵巢因反复出血而变为"巧克力囊肿"（图1.225）。显微镜下，其典型病变是由内膜腺体、内膜间质和新旧（含铁血黄素）出血灶构成的（图1.226）[92]。子宫内膜间质是出血的原因；它有被网织

纤维围绕的"裸核"细胞，有典型的螺旋动脉，并可见到与之相关的新旧出血灶。不幸的是，这些典型病变并不总能同时出现。内膜病变愈进展，诊断就愈困难，要求切片的数目就愈多。有时，反复出血可全部破坏内膜组织，囊肿壁被覆数层充满含铁血黄素的巨噬细胞，这种情况并不少见。在这种情况下，病理医师能做的就是报告出血性囊肿，并说明病变"符合"子宫内膜异位症。有时，病变可完全由**坏死性假黄瘤样结节**构成，应与炎性肉芽肿和坏死性肿瘤鉴别 [94]（图 1.227）。其他子宫内膜异位症的表现包括：形成 Liesegang 环 [105]、间质弹力纤维增生 [93] 和平滑肌增生 [97]，后者有时可形成子宫样结节（见 88 页）[104]。

异位子宫内膜组织易受影响子宫内膜的大多数因素

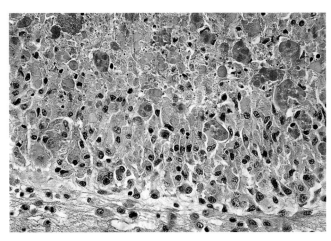

图 1.227　盆腔子宫内膜异位症中由组织细胞环绕的坏死结节。

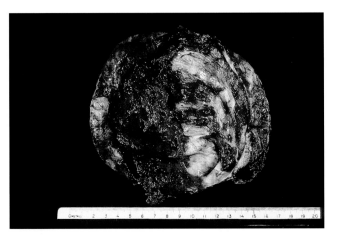

图 1.225　1 例卵巢子宫内膜异位症病例的囊肿内切面，呈典型的褐色。

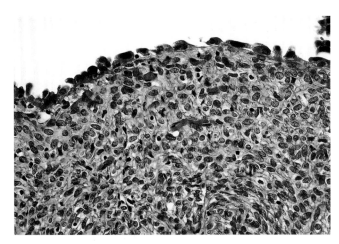

图 1.228　卵巢子宫内膜异位性囊肿内壁的反应性改变，有时会被认为是"非典型子宫内膜异位症"

图 1.226　A 和 B，卵巢子宫内膜异位症。A，在此区域子宫内膜真实地再现了正常子宫内膜的腺体和间质。B，一个由于反复出血和充满含铁血黄素的巨噬细胞聚集更为常见的表现。

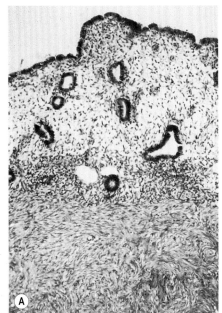

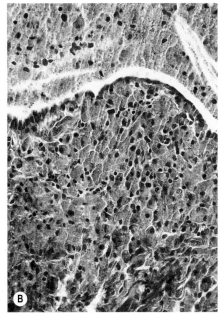

的作用。因而，异位子宫内膜可出现反应性非典型增生（有时称为"非典型子宫内膜异位症"[91,95,99,101]）、增生和化生[98]（图 1.228）以及恶性肿瘤。在后者，子宫内膜样癌最常见[108]（见 172 页）。有意思的是，尚未发现良性单纯性内膜异位性囊肿的上皮细胞表达 p53，而来源于内膜异位囊肿的癌和癌旁非肿瘤性上皮约 1/2 可发现表达 p53[102]。

卵巢活检

卵巢活检标本可通过剖腹探查术或外科后穹窿镜检查获得，常用来评估由于无排卵导致的闭经和不育。标本大约为卵巢 1/5 就可用来评估滤泡的存在和数量、排卵的证据（黄体和白体）和间质的特征[113,114]。

Mori[110] 曾尝试将卵巢活检的形态学所见与一系列内分泌分析结果联系起来。他发现，在有高促性腺激素性卵巢衰竭的患者，其卵巢中无滤泡；而在促性腺激素正常或低促性腺激素性卵巢衰竭患者，其卵巢中可见许多生长性滤泡。但在 Russell 等[112] 报道的一组有 19 例患者的病例研究中，结果有些不同：所有患者均有过早的（35 岁以前）高促性腺激素性卵巢衰竭。14 例患者为过早绝经，其特征是缺乏初级卵泡；3 例患者为"抗性卵巢综合征"，她们有初级卵泡，但几乎没有生长卵泡；2 例为慢性（可能是自身免疫性）卵巢炎，其特征是以生长卵泡的卵泡膜细胞层为中心的肉芽肿反应。

现在，卵巢活检已很少用于有不成熟卵巢衰竭的、核型正常的女性。不愿做卵巢活检的原因是：人们意识到这种方法并不能提供更多的重要数据，反而可能提供错误信息（如活检提示无卵母细胞，但患者最终怀孕了），且无论活检结果如何，受累患者一般均需要接受雌激素替代治疗[111]。然而，当需要确定过早卵巢衰竭是否有必要保存卵巢时，卵巢活检是有用的[115]。

肿　瘤

分　类

卵巢肿瘤主要根据形态学表现进行分类，但应反映出有关这一复杂器官的胚胎发生和组织发生的最新观点[116-122]。由于许多观点尚有争议，应将这种分类视为一种折中方案，它们仍有待于进一步修改和完善。分类的前提是：卵巢主要包含四种组织类型，每种组织均可发展为各种肿瘤：

1. 表面上皮、体腔上皮或生发上皮
2. 生殖细胞
3. 性索

4. 卵巢间质，特化的和非特殊的

表面上皮性肿瘤

表面上皮性肿瘤是卵巢最常见的一类肿瘤，它们来源于卵巢的外表面上皮，可称为**表面上皮、体腔上皮或生发上皮**[125]。这种上皮与覆盖于腹腔的间皮相连，与后者相比，它们稍有变异，但二者有着相同的来源和许多相同的形态学表现[126]。因此，一些作者建议，将来源于这个结构的卵巢肿瘤称为间皮瘤，但这个建议未获得普遍接受。因为卵巢表面上皮和卵巢外腹膜间皮之间在免疫组织化学（激素受体以及其他标志物的表达）[124,128,141]、超微结构[142]和生物学等方面存在着明显差异[124,128,130]。此外，卵巢上皮性肿瘤与腹膜间皮瘤在形态学和生物学行为上有着显著差异，下述两种少见但值得注意的情况可说明这些差异：有真性间皮瘤表现的卵巢肿瘤[123]和有更类似于卵巢癌而非腹膜间皮瘤的腹腔内卵巢外恶性肿瘤（见 181 页）。

卵巢表面上皮，当涉及化生或肿瘤性病变时，常经历一个"Müller 上皮分化"过程；其结果是可形成 Müller 管所能演化的各种成熟结构，包括输卵管黏膜、子宫内膜和宫颈黏膜，单独或联合存在[132,145]。其在免疫组织化学水平上的这种可塑性也是明显的[150]。

大部分卵巢表面上皮性肿瘤似乎并非来源于表面上皮本身，而是更倾向于来源于这种上皮内陷形成的表面上皮性腺体和囊肿。这个结论可被一些免疫组织化学上的相似点[140]、P53 的过度表达[135]以及在这些结构中偶尔发现的非典型增生（异型增生）或原位癌所证实[134,147]。卵巢子宫内膜异位症也可发生这些肿瘤，但可能只有很少一部分是这样的，即使它们是子宫内膜样型肿瘤。

目前另一个颇受推崇的有关一些卵巢上皮性肿瘤（部分浆液性肿瘤）的可能起源的观点是：这些肿瘤起源于输卵管伞端的上皮和相关的卵巢周围的原始性和继发性 Müller 上皮[129,136,143,146]。支持这种观点的表现是：表达 PAX2，占主导地位的卵巢肿物和浆液性输卵管上皮内癌偶尔伴发[144]，以及伞端是有 BRAC 突变女性早期浆液性癌的最常见部位[137]。

卵巢的表面上皮性肿瘤根据以下因素分类：

1. 细胞类型：浆液性、黏液性、子宫内膜样等
2. 生长方式：囊性、实性、表面
3. 纤维性间质的量
4. 非典型性和浸润：良性、交界性和恶性。

下面将基于这些分类标准讨论不同类型的肿瘤。另外，又根据潜在的生物学行为以及治疗意义，将这些独立的肿瘤类型细分为不同亚类[148]。Gilks[133] 提出一个分

类方案（曾稍做修正）：

1. 高级别浆液性、高级别子宫内膜样和未分化癌以及癌肉瘤／恶性混合型 Müller 肿瘤
2. 低级别浆液性癌和浆液性交界性肿瘤（包括浆液黏液性肿瘤）
3. 黏液性肿瘤和肠型黏液性交界性肿瘤
4. 低级别子宫内膜样癌和子宫内膜样交界性肿瘤
5. 透明细胞癌
6. 移行细胞癌

　　最近，Kurman[138,139] 等又提出另一个引人注目的分类方案：

- **Ⅰ型肿瘤**：生长缓慢，诊断时一般局限于卵巢，已证实其前驱病变为交界性肿瘤。它们包括低级别微乳头浆液性癌、黏液性癌、子宫内膜样癌和透明细胞癌以及恶性 Brenner 肿瘤。
- **Ⅱ型肿瘤**：生长迅速，高度侵袭性肿瘤，其前驱病变尚不清楚。它们包括高级别浆液性癌、未分化癌以及恶性混合型 Müller 肿瘤。

　　这个分类方案的推论是：Ⅰ型和Ⅱ型肿瘤为相互独立的疾病，尽管有例外存在[131]。

　　全面的标本检查对于明确这些要点是至关重要的。有人建议按肿瘤的最大直径每隔 1 ~ 2cm 取一块组织[127]。实际上，取材部位的选择比取材总数更为重要：实性病灶、邻近卵巢表面的区域和乳头状结构的基底部需要特别仔细的研究。

浆液性肿瘤

　　浆液性肿瘤约占所有卵巢肿瘤的 1/4。大多数病例发生于成人。约 30% ~ 50% 的病例为双侧累及；分子学研

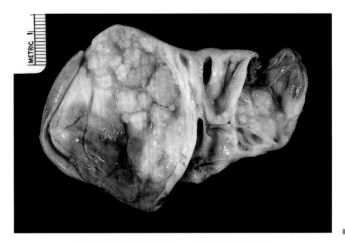

图1.230　1例浆液性囊腺瘤的内面可见乳头状结构。

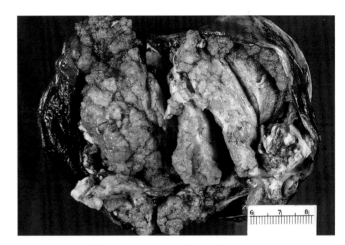

图1.231　1例浆液性囊腺癌。可见肿瘤主要为实性生长，伴有出血坏死区。

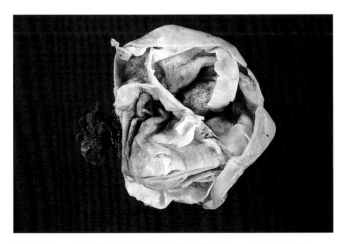

图1.229　1例卵巢浆液性囊腺瘤的囊性结构，内外面光滑。

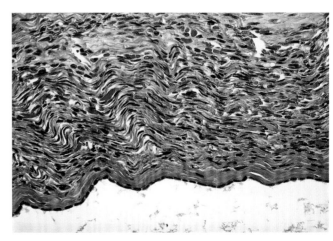

图1.232　1例浆液性囊腺瘤。一个囊性结构内可见单层排列的良性上皮细胞。

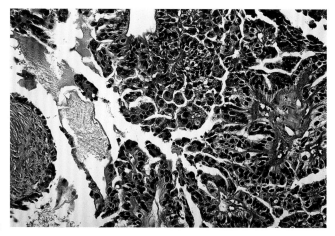

图1.233　浆液性囊腺癌。可见肿瘤有复杂的乳头状结构，核异型性明显。

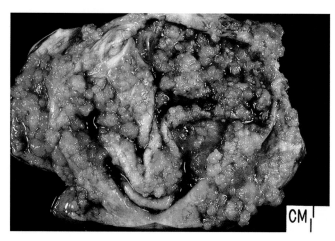

图1.234　1例卵巢交界性浆液性肿瘤的内面。可见多量乳头状结构。

图1.235　卵巢交界性浆液性肿瘤的低倍镜观和中倍镜观。可见肿瘤呈完全的外生性生长。

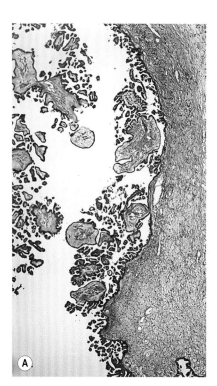

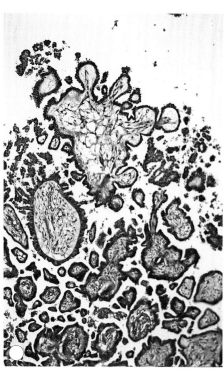

究支持单克隆起源[226]。大体上，分化较好的肿瘤为囊性肿物，通常为单房，含有清亮液体，但有时为黏稠液体（图1.229）。常可见到乳头状结构，多数突向腔内，但有时可发生在外表面（图1.230）。较恶性的肿瘤倾向于呈实性和浸润性生长并伴坏死和出血区域（图1.231）。

　　显微镜下，在分化较好的肿瘤内，可见立方形或柱状细胞衬覆囊内壁和乳头（图1.232）。它们在光镜和电镜水平均类似于正常输卵管上皮[176]。可见鞋钉细胞，但不能作为透明细胞癌成分存在的证据[213]。在大约30%的病例中，可见钙盐沉着，呈同心圆分层状结构（砂粒体）。超微结构研究提示，砂粒体形成最初是在细胞内，

与自噬作用有关[177]。

　　这些肿瘤中存在一系列增生性改变，谱系的一端为**良性浆液性囊腺瘤**，有囊肿和乳头（如果存在，则称为浆液性乳头状囊腺瘤），表面衬覆单层细胞，无非典型性，无结构紊乱或浸润（图1.232）。谱系的另一端为**浆液性（乳头状）腺癌**和**浆液性（乳头状）囊腺癌**，其特征为胞核异型性、分裂象增多、分层、腺体排列紊乱、分枝状乳头结构和**间质浸润**（图1.233）。二者之间是具有部分或全部与癌有关的病变，但**缺乏**明确的间质浸润，即有小腺体或细胞团索的、不规则的或破坏性的间质浸润形态表现[166,237]（图1.234和1.235）（见下文）。这些肿瘤被称为**交**

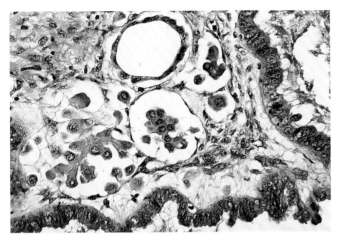

图1.236　交界性浆液性肿瘤，有局部微浸润，可见簇状的有丰富嗜酸性胞质的细胞。

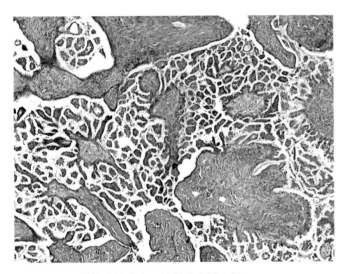

图1.237　卵巢浆液性肿瘤，呈微乳头样生长。

界性、不确定的、中间型、低度恶性的或可能为恶性的肿瘤，约占所有浆液性肿瘤的 15%[156,173,185,199,227]，将它们与明显的浸润性肿瘤区分开来非常重要，因为它们的预后非常好[193]。当良性肿瘤仅仅局部出现"交界性"表现时（"囊腺瘤伴局部增生性区域"），其结局会更好（事实上，它与囊腺瘤没有不同）[193]。应当指出的是，确定卵巢浆液性肿瘤是恶性的还是交界性的，应完全根据原发性肿瘤的形态学表现，而不管是否存在腹膜病变、淋巴结转移甚至肺转移[217,234]。据推断，这两型肿瘤的胞核存在差异，可通过计算机处理的形态学分析来鉴别，这是一种更加恒定和有可重复性的方法[187,197]。

　　最近又有一个建议：即使肿瘤出现局灶性间质内微小浸润，仍应归为交界性肿瘤，只要它们的其他部分为典型的交界性病变。微小浸润病灶可表现为具有丰富嗜酸性胞质（"嗜酸性化生的细胞"）的细胞单个或成簇浸润细胞，也可表现为具有筛状结构的细胞融合巢、微乳头和巨大的乳头[206,242]。在大约一半的病例可见淋巴管浸润[219]。这些肿瘤的预后似乎类似于一般的非浸润性浆液性交界性肿瘤[157,211]（图 1.236）。这是一个与交界性肿瘤局部表现为典型浆液性癌不同的现象，后者的生物学行为是侵袭性的，其预后类似于浆液性癌的预后[194,201,229]。

　　近几年来，人们已经接受浆液性囊腺瘤 - 交界性肿瘤 -（囊）腺癌这样的序贯发生的模式。与此相关的是 Kurman 及其研究小组提出增加一个第四类，他们称之为微乳头浆液性癌，并将其放在第二类和第三类之间[159,224]。其特征是：大的球状乳头上可见丝状高度复杂性的微乳头分枝（图 1.237）。这些微乳头被覆圆形到柱状细胞，核 / 质比增高，在细胞学标本中也可观察到[154]。有时这类肿瘤呈筛状。这个分类建议已引起很大的争议，但争议的中心似乎是诊断名词的选择（即将其命名为"癌"就意味着将其从交界性病变中分离出来了）而不是基于坚实基础的形态学观察本身[178]，已有一些分子遗传学依据[232]。对于这些作者而言，这充分说明了在人们固执地将肿瘤截然分为良性和恶性的语义学梏桎下，想要提出对临床有意义的新尝试是多么困难。回顾不久前的过去，卵巢浆液性肿瘤还仅被分为两型：囊腺瘤（良性）和（囊）腺癌（恶性）。20 世纪 50 年代，经过广泛的讨论，又加了一个第三类——交界性肿瘤[223]。这意味着临床水平上的进步，因为那些肿瘤本身具有不同于已知的两类肿瘤的自然史，必须将它们划分出来。同时这也意味着概念水平上的进步，因为它们传递了这样一个信息：肿瘤并不一定非要不是良性即为恶性，它们的生物学行为构成了一个谱系。现在，我们已建议再加上一个分类，其有一系列形态学（更重要的是临床）特征，使其一方面与常见的交界性肿瘤有所区别，另一方面与浆液性癌有所区别。这意味着又一次进步，而这应归功于 Kurman 的课题组。然而，遗憾的是，他们认为有必要使用传统的术语命名他们的肿瘤类型——他们认为是有"恶性"型交界性肿瘤，对应于以往的交界性肿瘤——他们认为是"良性的"。就他们观察的生物学效应而言，有免疫组织化学证据支持，如 P53 过表达，以及 Kurman 提出的微乳头浆液性肿瘤与浸润性癌的高复发率和（一些研究中）的肿瘤死亡相关[171,174,225,230]。另一点需要指出的是——更有预后意义，是否出现腹膜种植和腹膜种植的类型（非侵袭性或侵袭性），而不是原发性卵巢交界性肿瘤是经典型的还是微乳头型的[203,215,216,231]。如果是后者，是非侵袭性的还是侵袭性的。

　　与子宫内膜样肿瘤不同的是，鳞状上皮化生很少见于浆液性肿瘤；然而，确有记录完整的、出现鳞状上皮化生的病例报道[238]。

　　在一些浆液性肿瘤中，纤维母细胞性间质非常显著，大体上表现为实性灰白色结节状病灶，而其他部分则为典型的囊性肿物。这些肿瘤也可分为良性（腺纤维瘤和

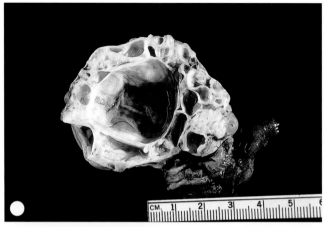

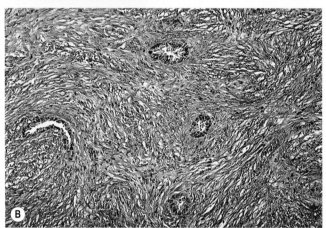

图1.238　A和B，卵巢浆液性囊性腺纤维瘤。A，大体观。B，显微镜下表现。可见分化良好的腺体散布于纤维间质中。

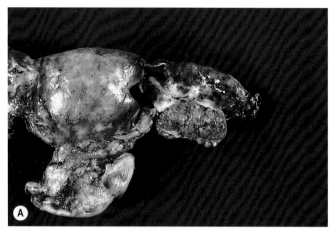

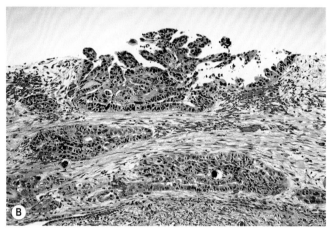

图1.240　A和B，浆液性表面乳头状癌。A，大体观。卵巢轻度增大，外表面可见乳头状结构。B，显微镜下表现。几乎没有间质浸润。

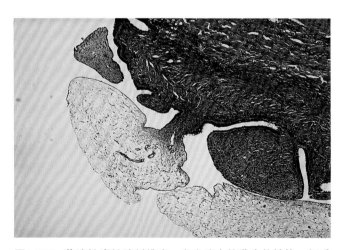

图1.239　浆液性囊性腺纤维瘤，突出腔内的乳头状结构，间质成分丰富。

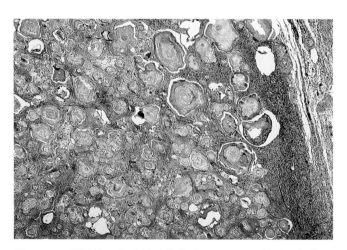

图1.241　所谓的"浆液性砂粒体癌"。可见无数的砂粒体，细胞稀少。

囊性腺纤维瘤）、交界性和恶性（腺纤维癌和囊性腺纤维癌）肿瘤 [167,168]（图19.238）。良性肿瘤比其他类型的肿瘤更常见。交界性肿瘤非常少见，尚无手术切除肿瘤后

复发的病例报道 [191]。这些间质丰富的肿瘤中偶尔可见到骨化生 [138]。在其他一些病例中，间质部分黄素化且具有功能 [241]。已经发现，良性和恶性卵巢腺纤维性肿瘤与乳

腺癌和甲状腺疾病有一定关系[228]。

其他浆液性肿瘤在卵巢表面呈外生性生长，很少累及其下方的卵巢，后者仍保持正常形状。这些肿瘤如果为良性肿瘤，则称为**表面乳头状瘤**；如果为中间型，则称为**交界性表面乳头状瘤**；如果为恶性，则称为**浆液性表面乳头状（腺）癌**。后者多数为双侧的，具有高度侵袭性，在手术时通常可见到腹膜播散[182,210,240]（图1.239和1.240）。

所谓的**浆液性砂粒体癌**是一种主要累及卵巢表面的、完全不同类型的肿瘤，为浆液性癌的罕见类型，其特征是大量的砂粒体形成和低度恶性细胞学表现（图1.241）；这些肿瘤的生物学行为更类似于交界性浆液性肿瘤，而不是浆液性癌[179]。

偶尔，在浆液性交界性肿瘤囊性变区域可以见到具有肉瘤样癌特征的附壁结节的突出性生长，类似于黏液性肿瘤中的变化，但在后者中更为常见[155]。

超微结构下，纤毛常见于良性和交界性肿瘤，而在癌通常没有[233]。

免疫组织化学检查显示，卵巢浆液性肿瘤的典型角蛋白谱为CK7+/CK20-[162]。它们同时也表达CK8、CK18和CK19、EMA和B72.3[160,183,209]、S-100蛋白（部分交界性肿瘤）[202]、波形蛋白（不稳定）[207]、胶质纤维酸蛋白（glial fibrillary acidic protein, GFAP偶尔可见）[209]、HLA和Ⅰa组织相容性抗原[188]、hCG的β亚单位（少部分病例）[208]以及雌激素、孕激素和雄激素受体（在超过半数的病例）[164,184]。大约10%的浆液性肿瘤表达钙网膜蛋白和（或）抑制素，与性索间质肿瘤鉴别时可能有困难[163]。

绝大多数卵巢浆液性癌弥漫性表达WT1，类似于腹膜和其他部位的间皮瘤[186]。WT1在卵巢的子宫内膜样癌中表达较低，而在卵巢的黏液癌中通常为阴性[181,225]。重要的是，子宫乳头状浆液性癌不表达WT1[153,180]。因此，WT1有助于明确女性生殖道的浆液性癌的起源部位[151,205]。另外，卵巢浆液性肿瘤通常表达PAX8，尽管PAX8在其他类型的卵巢上皮性肿瘤也有表达[200,212]。

钙黏蛋白和连环蛋白的表达据说与肿瘤分化程度有关，在癌中表达较低[169,170,175]。另外，已明确黏液性肿瘤可表达N-钙黏蛋白，而浆液性和子宫内膜样肿瘤不表达N-钙黏蛋白[214]。

浆液性肿瘤含有复合糖，可与凝集素结合，这与黏液性肿瘤不同[221]。有意思的是，1/4的浆液性和子宫内膜样肿瘤（而不是黏液性肿瘤）可产生淀粉酶，可在肿瘤细胞（可通过免疫组织化学检查证实）、囊肿液和有时外周血中检测到[236,239]。

已有各种抗上皮性（主要浆液性上皮）卵巢肿瘤的单克隆抗体，如CA-125和SMO47[165,196,204]。

还有其他一些标志物也可在卵巢浆液性肿瘤中检测到，有些是出乎意料的，包括妊娠相关蛋白（一种具有免疫抑制和避孕作用的糖蛋白）[190]、骨桥蛋白[235]、fibulin-1

（一种细胞外基质蛋白）[218]、柯萨奇腺病毒受体[195]、维甲酸α受体蛋白[192]、GLUT-1（一种便捷的葡萄糖转运子，据说仅出现在恶性肿瘤中）[189]、MUC5AC[152和TTF-1（易造成误诊）[198,243]。

浆液性肿瘤的重要的**阴性**标志物为CK20和胞质

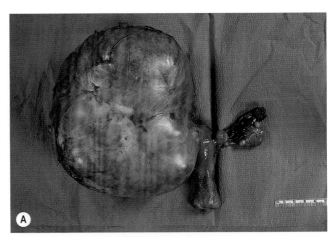

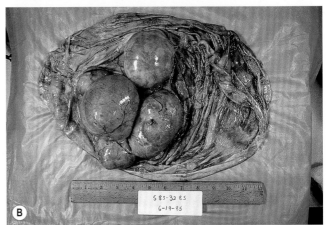

图1.242　A和B，黏液性囊腺瘤的外观和切面观。

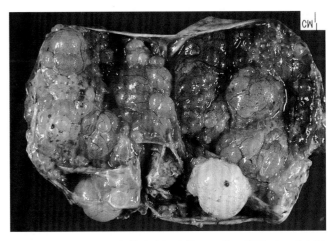

图1.243　1例黏液性卵巢肿瘤的大体观，其显微镜下显示交界性特征。

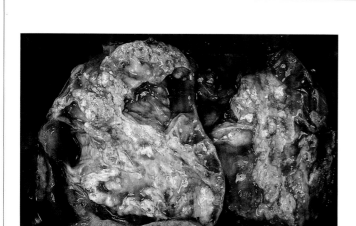

图1.244 黏液性囊腺癌的大体观。可见肿瘤主要是实性的，但仍可见一些含有黏液的囊腔。

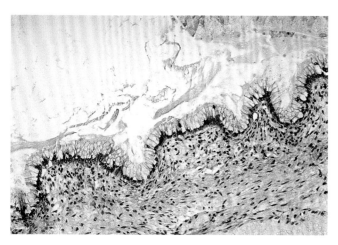

图1.245 黏液性囊腺瘤的内壁。可见杯状细胞，这种亚型是最为常见的肠型。

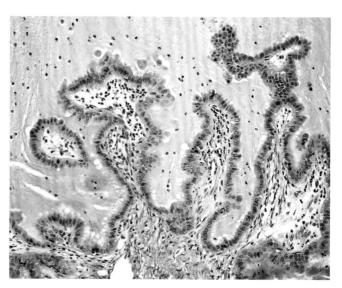

图1.246 卵巢黏液性囊腺瘤，可见内壁类似于宫颈上皮。

CEA，这与原发性和转移性黏液性肿瘤正好相反[162,165]。

完整的基底膜（可通过抗层粘连蛋白或Ⅳ型胶原抗体免疫组织化学染色显示）可见于良性囊腺瘤和无微小浸润的交界性肿瘤；这个结构的破坏可见于微小浸润（交界性肿瘤）区域或有明显浸润（囊腺癌）的区域[161,172]。

这些肿瘤的间质成分已显示可表达与类固醇激素代谢相关的分子，如17β-羟甾醇脱氢酶（一种雌激素代谢酶）和肾上腺-4-结合蛋白（一种调节类固醇生成酶的表达的转录因子）[220,222]。

这些肿瘤的分子遗传学异常在第280页讨论。

黏液性肿瘤

黏液性肿瘤比浆液性肿瘤少见，只有10%～20%的病例有双侧累及[304]。类似于浆液性肿瘤，它们可分为**良性（黏液性囊腺瘤）**、**交界性**和**恶性（黏液性腺癌和囊腺癌）**。大体上，它们比浆液性肿瘤大，部分或全部呈囊性，常为多房。囊内容为黏稠的胶冻样物质（图1.242至1.244）。过去，这些肿瘤被称为**假黏液性**肿瘤，因为其囊腔内容物接近于醋酸，与真正的黏液有所不同；然而，由于肿瘤细胞分泌的物质具有上皮性黏液物质的所有组织化学特征，因此，将它们称为**黏液性**肿瘤更为适当[288]。

显微镜下，卵巢黏液性肿瘤（特别是交界性病变，见下文）可分为两种主要类型，其鉴别有时不易（特别是在癌时，极少能鉴别开），但可依赖超微结构、组织化学和免疫组织化学的结果来鉴别[258,276]。

第一种也是最常见的类型是**肠型**，其特征是上皮成"尖桩篱笆状"排列，含有杯状细胞、Paneth细胞和内分泌细胞，分泌胃肠型和胰胆管型黏液[292]，产生肠消化酶，如脂酶、胰蛋白酶、淀粉酶和蔗糖酶[293,298]（图1.245）。其内分泌细胞更常见于交界性肿瘤，是嗜银性细胞，有时是亲银性细胞[266]。通过免疫组织化学办法在其内可检测出5-羟色胺（血清素）、ACTH、胃泌素、生长抑素和其他肽类激素[245,271,290,295]。通常没有激素过量的临床证据，但已有出现Zollinger-Ellison综合征的病例报道[249]。偶尔可见局灶印戒细胞成分，可导致误诊为Krukenberg肿瘤[272]。

第二种类型是**宫颈内膜型**或**Müller型**，其特征是有类似于浆液性肿瘤的乳头状结构，但被覆无纤毛柱状细胞，核位于基底，细胞内黏液丰富。光镜下和电镜下表现均类似于宫颈内膜上皮细胞[255]（图1.246）。有人认为，宫颈内膜型肿瘤的形态和免疫组织化学特征更类似于浆液性肿瘤（甚或是子宫内膜样的）而不是肠型黏液性肿瘤，因此，它们应该归入浆液黏液类肿瘤[260,290,291,302]。

偶尔，在同一卵巢内发现肠型黏液性肿瘤伴有类癌[285]。在这些发现的基础上，一些作者（包括著名的Robert Meyer）推定：这些肿瘤起源于单胚层分化的畸胎瘤；然而，更多的形态学和遗传学证据倾向支持它们来源于Müller上皮的化

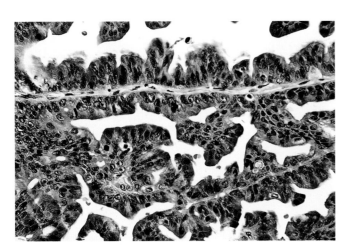

图1.247　1例黏液性囊腺癌，可见结构复杂和核异型。

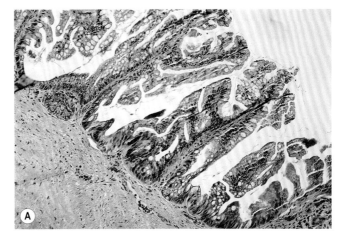

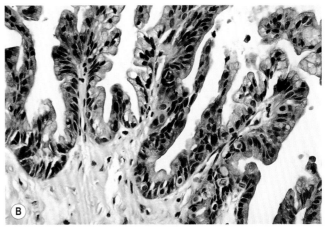

图1.248　A和B，交界性黏液性卵巢肿瘤。可见异型性明显。B，显示局灶上皮内癌。

生[244,256]。事实上，已发现一些宫颈型肿瘤与宫颈腺癌同时存在[270,307]，有时与子宫内膜异位症同时存在[267]。间质中可能细胞丰富，特别是在肿瘤上皮下方的区域；有时，间质可出现黄素化并伴有激素异常表现[261,273]。

恶性型黏液性肿瘤的特征是：细胞非典型性、细胞层次增多、腺体和乳头的结构复杂（出芽、搭桥或实性巢结构）以及有间质浸润[259,305]（图1.247）。由于后者可能仅存在于小部分肿瘤区域，全面取材显微镜下观察至关重要。

交界性黏液性肿瘤的存在和临床意义并不像在浆液性肿瘤中那样明确，因此，一些作者建议不把它们视为一种特殊的类型[253,294]。问题之一是：在腺体和间质关系复杂的病例中很难判断是否有间质浸润。Hart和Norris[257]建议，在鉴别交界性和恶性黏液性肿瘤时应遵循以下原则：如果毫无疑问有间质浸润，则诊断为癌；如果不能肯定有间质浸润，当非典型上皮细胞的层次少于四层时，诊断为交界性肿瘤；当为四层或超过四层时诊断为癌。一些独立的研究已证实了上述这个主观的和生物学上颇有异议的标准[251]，但另一些研究没有证实[303]。最近，有人建议将肠型交界性黏液性肿瘤再细分为有上皮非典型和有局灶性上皮内癌两种亚型[268]（图1.248）。临床上，它们的预后一般都很好，但后者偶尔有致命性复发[268,286]。同样，黏液性癌也分细分为膨胀性和浸润性两个亚型，在后者一些病例仅为微浸润的[268,297]。微浸润一般预后良好[264,268,277]。

一些作者建议将肠型黏液性肿瘤分为普通型、非典型性增生和上皮内癌、微浸润（＜5mm）和浸润性（≥5mm）[284]。类似的，宫颈内膜型黏液性交界性肿瘤可分为普通型、上皮内癌（13%）和间质微浸润癌（约占23%）[287]。

关于卵巢黏液性肿瘤的微浸润，应当注意的是，微浸润与黏液外溢至间质所致的黏液囊肿样改变可能相似[265]。

还有一种黏液性肿瘤亚型，其间质成分显著，如果

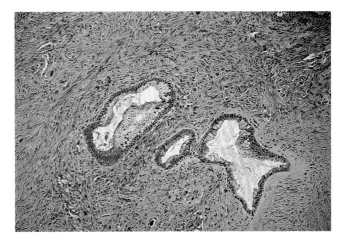

图1.249　黏液性腺纤维瘤。在致密的纤维性间质中可见由黏液性上皮细胞构成的小腺体。

是良性的，它们被称为**黏液性腺纤维瘤**或**囊性腺纤维瘤**，如果是恶性的，则被称为**黏液性腺癌纤维瘤和囊性腺癌纤维瘤**（图1.249）。有时由于不规则的腺体穿插在有结缔组织增生的间质里，良性病变可能会被误诊为恶性病

变，甚至是转移性病变[248]，有时因为出现内分泌细胞的微小团巢，可能会被误诊为微浸润[262]。

偶尔，发现卵巢黏液性肿瘤有局灶性的：（1）**肉瘤样结节**，其组织结构和细胞构成类似于软组织的巨细胞瘤[281]，其特征为角蛋白免疫反应呈阴性[274]；（2）**肉瘤**，通常为梭形细胞，有时具有异源性特征[280,300]，同样不表达角蛋白；（3）**间变性癌**，伴有多形性圆形或梭形细胞，角蛋白免疫反应呈阳性[275,282]。后两种病变在显微镜下和组织发生上的区别很微细（与相似情况下的胰腺或甲状腺一样），二者的预后都很差，除非是 I 期病变[283]。实际上，我们认为，肉瘤样结节不是反应性病变[247]，而是一种肿瘤，组织发生上与其他两种病变相关，其他研究[254] 也显示了这种可能性，而且这些不同的病变有时同时存在也支持这一结论[283]。然而，将肉瘤样结节分开评估非常重要，因为它们的预后较好[246,247,281,282]。偶尔，囊壁结节的外观具有良性平滑肌瘤的表现[269]。

免疫组织化学检查显示，卵巢黏液性肿瘤的肿瘤细胞表达 CEA［尤其是肠型和（或）恶性肿瘤］[252]、角蛋白、EMA（尤其如果是恶性的）[289]、MUC5AC（一种胃泌素黏液基因）和 DPC4（一种核转录因子，在约一半的胰腺癌中失活）[263]、肝细胞核因子 1[299] 和肝细胞核因子 4α[296]。重要的是，肠型肿瘤表达胃肠型分化标志物（CK20和 CDX2）[250,263,279,301]，而宫颈内膜（浆液黏液）型肿瘤表达 Müller 型标志物（如激素受体、CA-125 和间皮素）[302]。与其他类型的卵巢上皮性肿瘤不同，PAX8 通常呈阴性[278]。

黏液性囊腺癌倾向于种植和局部扩散至相邻组织，如肠、腹壁和膀胱。远隔转移并不常见。有时，卵巢黏液性肿瘤可伴发腹部广泛的黏液性肿块（腹膜假黏液瘤）。目前的观点认为，这些肿瘤主要起源于阑尾并转移至卵巢和腹膜腔，因此这些肿瘤在第 209 页讨论。推荐应用一个简易模型来区分原发性和转移性卵巢黏液性肿瘤，主要依靠大小以及累及单侧或双侧[306]。

子宫内膜样肿瘤

子宫内膜样癌占所有原发性卵巢癌的 10% ~ 25%[325]。已证明，10% ~ 20% 的病例可伴有子宫内膜异位症[327]，实际上，可见部分肿瘤来源于这些子宫内膜异位灶。然而，异位子宫内膜的存在对于诊断子宫内膜样癌并不是前提条件，因为据信大多数子宫内膜样癌来自卵巢表面上皮或相关的 Müller 型上皮。偶尔，子宫内膜样癌和浆液性和（或）黏液性肿瘤同时存在支持这一说法。

大体上，子宫内膜样癌可表现为囊性或实性肿瘤（图 1.250）。囊内容倾向于为血性的，而不是浆液性或黏液性的。乳头状结构通常不存在或不明显。显微镜下，子宫内膜样癌非常类似于普通型子宫内膜腺癌，因而得名[313,314]（图 1.251）。它们大多数分化良好，伴有或不伴有乳头状结构。在半数病例可见鳞状上皮化生灶，其

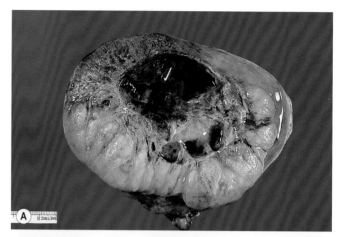

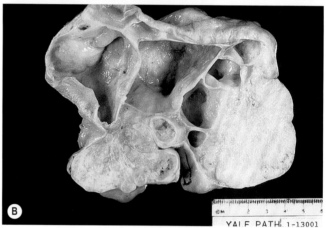

图 1.250　A 和 B，卵巢子宫内膜样癌的大体观。在 2 例肿瘤都可见实性和囊性混合存在。

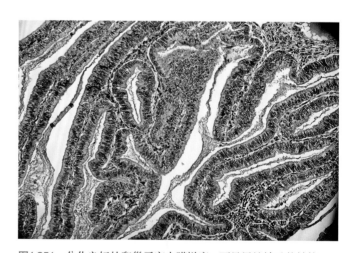

图 1.251　分化良好的卵巢子宫内膜样癌，可见局灶绒毛状结构。

中一些过去曾被诊断为腺棘癌[323]（图 1.252）。桑葚样小体也可出现，一些表达 CDX2 和 β- 连环蛋白（核转位）[320]。与浆液性肿瘤不同，砂粒体很少见。大约 10% 的子宫内膜样癌伴有间质细胞黄素化。

与子宫腺棘癌一样，这些卵巢肿瘤产生的角蛋白可

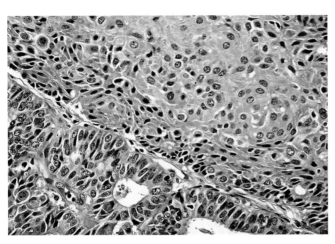

图1.252　分化良好的卵巢子宫内膜样癌,伴有鳞状上皮化生（所谓的"腺棘癌"）。

导致腹膜角蛋白肉芽肿形成[322]。在报道的卵巢**原发性鳞状细胞癌**病例中至少有一部分可能是子宫内膜样癌过度鳞状上皮化生的结果[326,331,339,343]。其他大多数卵巢鳞状细胞癌与良性囊性畸胎瘤（皮样囊肿）有关[332]。

　　组织化学染色显示,腺腔内和肿瘤细胞的顶部边缘可见到黏液,而胞质内没有黏液。在大约半数病例中可见散在的嗜银细胞[341]。

　　免疫组织化学显示,肿瘤细胞角蛋白、EMA、波形蛋白和PAX8呈阳性,CEA常为阴性或呈弱阳性[315]。CA19-9和hPL同样可以呈阳性[312,319]。

　　在超微结构水平,两个最具鉴别意义的表现（也适用于子宫内膜样癌）是核旁微丝聚集和"网篮"样核仁。

　　在分子水平,与子宫的内膜样癌有一些不同,尽管它们形态相似,提示两者可能有不同的发病机制[311]。几乎在一半的卵巢内膜样腺癌病例可检测到β-连环蛋白的突变[347]。最近的研究显示,与浆液性癌明显不同,很多子宫内膜样癌和透明细胞癌（如典型的子宫内膜异位相关的卵巢）具有肿瘤抑制基因ARID1A的突变[342]。

　　在一些子宫内膜样腺癌病例中,肿瘤性腺体很小,呈管状或实性条索,类似于性索-间质肿瘤,特别是Sertoli-Leydig细胞瘤[336,345]。它们被认为是内膜样癌的Sertoli样变型或类似性索-间质肿瘤的内膜样癌[330]。在这些病例中支持子宫内膜样癌的诊断特征是:患者年龄较大,通常缺乏内分泌表现,肿瘤其他部分出现大的肿瘤性腺管,有局灶性鳞状上皮化生、腺腔内黏液积聚、腺纤维瘤样结构以及角蛋白免疫组织化学染色呈阳性（包括CK7）和抑制素呈阴性[308,318]。其他子宫内膜样癌与颗粒细胞肿瘤的表现很像,如果需要,可以通过免疫组织化学检查进行鉴别[317]。

　　子宫内膜样癌的其他形态学变异还包括:出现卵黄囊成分[328,337],有纤毛细胞成分[316],有嗜酸性上皮[334,344],以及含有类似于鳞状上皮化生的局灶性胶原性小球[340]。

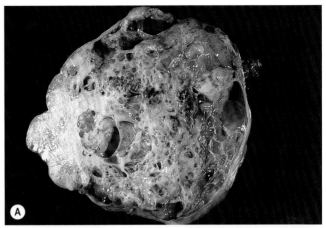

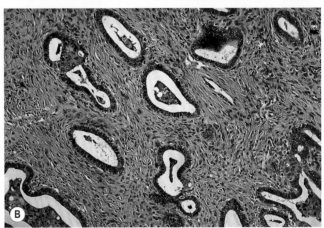

图1.253　A和B,显示内膜样（囊性）腺纤维瘤的大体和显微镜下表现。

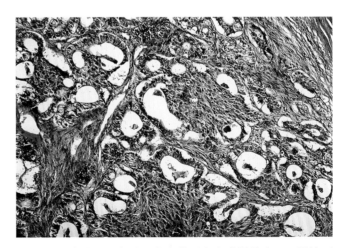

图1.254　伴有交界性表现的卵巢子宫内膜样肿瘤,显微镜下特征主要是结构的复杂性。

含有局灶肝样分化的子宫内膜样癌已有报道[338]。

　　卵巢子宫内膜样肿瘤除了恶性类型外,还存在良性、非典型性（增生性）和交界性类型[309,310,321,335]。这些肿瘤多数具有明显的间质成分,传统上根据囊性改变程度（图

表1.4 浆液性、黏液性和子宫内膜样癌的鉴别特征

特征	浆液性癌	黏液性癌	子宫内膜样癌
相对发生率	60% ~ 80%	5% ~ 15%	10% ~ 25%
双侧发生	30% ~ 50%	10% ~ 20%	15% ~ 30%
大小	中等	常常巨大	中等
囊液的特征	清亮	黏稠的黏液	血性
与子宫内膜增生或子宫内膜癌同时存在	偶尔	偶尔	15% ~ 30%
上皮	立方形	柱状, 胞核位于基底	柱状, 胞核居中
黏液	只见于腺腔的边缘	常丰富, 位于细胞质内	只见于腺腔的边缘
鳞状上皮化生	偶尔	偶尔	50%
纤毛	常见	缺乏	罕见
砂粒体	30%	偶尔	偶尔

1.253 和 1.254）将其称为腺纤维瘤或囊性腺纤维瘤。有时，在同一病例中可同时存在良性和恶性区域[321,334]。在非典型性肿瘤中，上皮的变化与子宫内膜的非典型性增生相当；在交界性肿瘤，上皮的变化类似于**无间质浸润**的分化良好的子宫内膜腺癌[309,329]。细胞异型性和微浸润对预后无显著影响。所有这些类型的肿瘤采用卵巢切除术通常可以治愈[310]。

作为一组肿瘤，子宫内膜样癌的预后比浆液性癌或黏液性癌的预后好一倍[324]。然而，这似乎主要是由于这些肿瘤多数处于Ⅰ期且分化良好。如果对这些不同类型的肿瘤按分期进行评估时，则结果没有显著差异[313]。

一些卵巢子宫内膜样癌患者有子宫内膜增生或同时伴有子宫内膜腺癌，通常分化良好，位置表浅，有时可见鳞状上皮化生（所谓的腺棘癌）[346]。报道的这类肿瘤的发生率有很大差异（主要是因为诊断标准不同），范围为 15% ~ 30%[314,346]。这些将在第 183 页进一步讨论。

浆液性癌、黏液性癌和子宫内膜样癌最重要的差别，见表1.4。

透明细胞（中肾样）肿瘤

透明细胞（中肾样）腺癌是一独特的卵巢肿瘤，大体上呈海绵状，常为囊性（图 1.255），显微镜下呈腺管状-囊性、乳头状和实性条索状[363,365]（图 1.256）。乳头的轴心常发生明显的玻璃样变性（图 1.257），间质丰富的特殊类型根据其主要成分是实性的还是囊性的分别被称为**透明细胞腺癌纤维瘤**和**囊腺癌纤维瘤**。与浆液性癌不同，透明细胞癌的乳头不呈多级分枝状，缺乏上皮复层化[352]。

透明细胞（中肾样）腺癌的肿瘤细胞大。一些细胞的胞核突向腔内，呈"鞋钉"样结构（图 1.258）。肿瘤

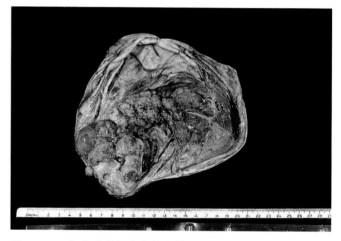

图1.255 卵巢透明细胞癌的大体观。肿瘤主要为囊性的，但包含一些附壁结节。

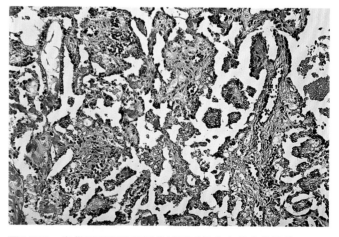

图1.256 卵巢透明细胞癌低倍镜下可见高度乳头状结构。

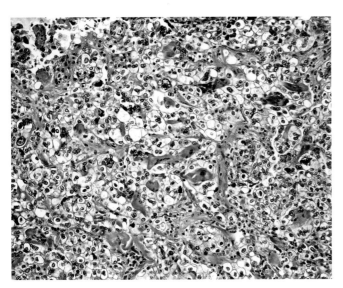

图1.257　卵巢透明细胞癌，显示高度异型性细胞围绕玻璃样轴心，呈矮乳头状。

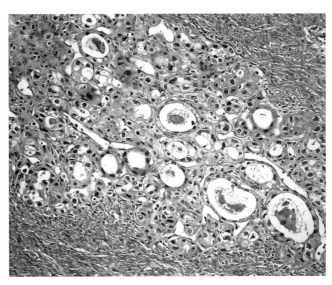

图1.259　透明细胞癌的嗜酸性变型。一些肿瘤细胞显示杂合性外观。

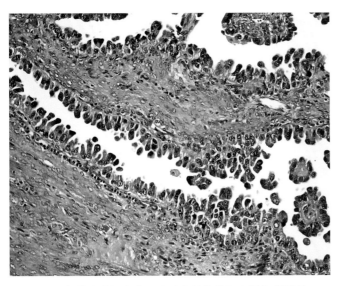

图1.258　卵巢透明细胞癌。显示高的核分级和鞋钉样结构。

细胞胞质透明；其内常含有糖原、黏液和脂肪，并可见 PAS 阳性的抗淀粉酶的玻璃样小滴，后者对甲胎蛋白呈阴性[358]。在一些肿瘤细胞中，胞质呈嗜酸性而不透明[378,379]（图 1.259）。免疫组织化学染色显示，肿瘤细胞对角蛋白（CK7、CK5/6、CAM5.2、34βE12）、EMA、CEA、CD15（Leu-M1）、Ber-Ep4、波形蛋白、PAX8、BCL-2、P53 和 CA125 总是呈阳性；对 ER 和 PR、HER2/neu 和甲胎蛋白（后者与玻璃样小滴无关）呈不同程度的表达；对 CK20 呈阴性[366,375,382]。其对激素受体的表达特征是：ER 明显强于 PR，特别是 ER 为 β 型表达而不是 α 型表达[354]。另外两种卵巢透明细胞癌及其起源组织（见下文）的标志物是肝细胞核因子 -1β（HNF-1β，与肝分化相关的一个转录因子[356,377]）和肿瘤胚蛋白 IMP3[380]。

在分子水平已经明确的是，透明细胞癌的细胞周期调节分子的表达模式不同于其他卵巢腺癌[374]（见上文有关的 ARID1A 突变）。

在 Schiller 最初描述的中肾瘤中包括透明细胞腺癌，后者被认为来源于中肾残件[371]；然而，令人信服的证据显示，其来自卵巢表面上皮，尤其是与子宫内膜癌有关，应将其视为子宫内膜样癌的一种特殊类型[372,373]。支持这种解释的发现有：其常常伴有盆腔子宫内膜异位症，一些病例起源于子宫内膜囊肿，常与典型的子宫内膜样癌混合存在，以及在超微结构上与 Müller 子宫内膜样上皮类似[348,372]。在电镜下，其肿瘤细胞胞质透明很大程度上是由于含有大量的糖原[360]以及基底膜物质沉积所致的间质玻璃样变[361,364]。

透明细胞腺癌患者通常为 41 ～ 60 岁。累及双侧者不足 10%，5 年生存率从 37% 到 47%[350,351,367]，它们的预后类似于有相应分期的其他上皮性卵巢癌[348,350,357]。它们被认为比其他类型的卵巢癌对化疗更不敏感。

良性和交界性（低度恶性）卵巢透明细胞肿瘤非常少见。它们可以单独发生或与显著的恶性透明细胞癌相伴[376]。它们的生长方式可为囊腺瘤、腺纤维瘤或囊性腺纤维瘤[381]。交界性肿瘤的鉴别要点是：上皮有中度至重度的增生和非典型性，而不见明确的间质浸润[369]（图 1.260）。

卵巢透明细胞癌的鉴别诊断包括：

- **转移性肾细胞癌**：对角蛋白 34βE12 呈阴性，对 CD10 呈阳性；而原发性透明细胞卵巢癌通常（但并不总是）显示相反的结果[368]。
- **卵巢卵黄囊瘤**（之前已提及）：通常表达 OCT3/4 和 SALL4[349]；也表达 glypican-3[353]；而透明细胞癌仅

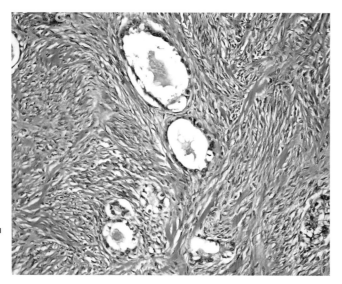

图1.260　透明细胞腺纤维瘤，伴有轻度-中度的核异型性。这些肿瘤被归入交界性或低度恶性类型。

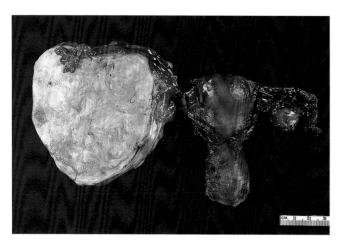

图1.261　右侧卵巢的巨大Brenner瘤。肿瘤大体观类似于卵泡膜纤维瘤。

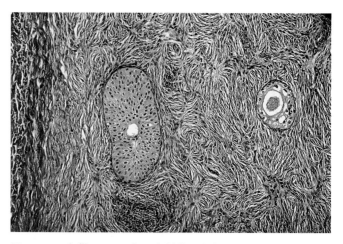

图1.262　卵巢Brenner瘤。在纤维组织间可见排列成实性和腺样的上皮细胞团。

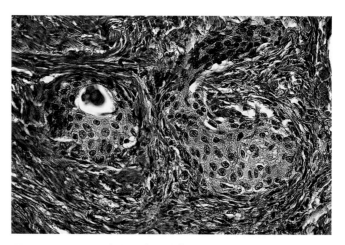

图1.263　Brenner瘤的上皮细胞巢，细胞核呈卵圆形，可见许多细胞有纵行核沟。

40% 有表达 [362]。

- **卵巢浆液性癌**：事实上，透明细胞癌可以具有丰富的乳头状生长结构 [370]，浆液性癌也可有透明细胞 [355]。包括 WT1、ER 和 HNF-1β 的免疫组织化学组合检查有助于两者的鉴别 [359]。

Brenner瘤和移行细胞癌

　　Brenner 瘤占所有卵巢肿瘤的 1% ~ 2%[413]。患者发病平均年龄约为 50 岁，大约 70% 的患者超过 40 岁。部分病例伴有雌激素过高的征象，如绝经后女性因子宫内膜增生导致的子宫出血 [396]。Brenner 瘤的生长速度很慢，腹水罕见。大体上，这些肿瘤大小不等；通常为单侧，质硬，呈白色或黄白色（图 1.261）。除了经常可见到充满混浊的、黏稠的、黄褐色液体的小囊腔外，它们酷似

纤维瘤或卵泡膜瘤。显微镜下，可见实性和囊性的上皮细胞巢，类似于移行上皮（尿路上皮），周围围绕着致密的纤维母细胞性丰富的间质成分（图 1.262）。上皮细胞界限清楚；囊肿内壁衬覆扁平、立方形或柱状上皮细胞。肿瘤细胞的胞核呈卵圆形，核仁小而明显，并有明显的纵形核沟，类似于颗粒细胞瘤中所见（图 1.263）。胞质透明，免疫组织化学染色显示角蛋白、EMA 和 CEA 呈阳性（后者也见于囊腔内）[389]。胞质内可能含有糖原、黏液和脂质 [396,407,412]。在伴有雌激素过多的病例中，间质细胞内可见大量脂质。1/3 的病例中可见散在的嗜银细胞，它们对嗜铬素和 5- 羟色胺呈阳性，超微结构检查可见致密核心颗粒，类似于正常尿道上皮中所见 [383,388]。免疫组织化学方法检测通常缺乏类固醇合成酶 [408]。

　　有时肿瘤内的囊性结构非常明显，并伴有明显的黏液改变（类似于腺性膀胱炎的一种病变）。Roth 等 [404] 认为，只要缺乏乳头状分枝结构和胞核非典型性，即可将

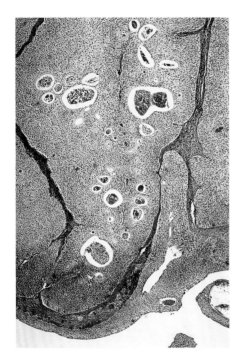

图1.264 增生活跃的（交界性）Brenner瘤。

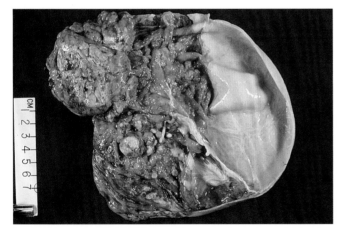

图1.265 交界性Brenner瘤。可见乳头状结构的实性区域和大的囊性结构。

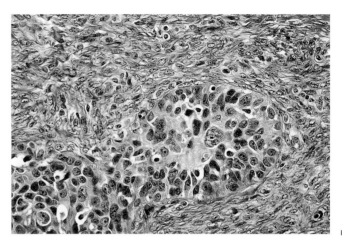

图1.266 恶性Brenner瘤。核异型性明显。肿瘤的其他区域可见典型的Brenner瘤表现。

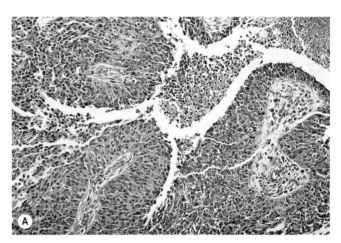

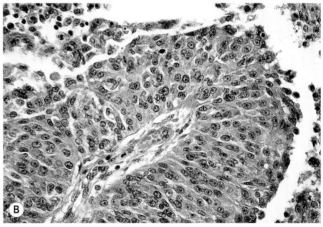

图1.267 A和B，卵巢移行细胞癌的低倍镜观和高倍镜观。

这种形态诊断为**化生性**Brenner瘤。如果具有这两种表现［类似于低度恶性（Ⅰ级或Ⅱ级）的膀胱移行细胞癌］，则称为**增生性**Brenner瘤[395,404]（图1.264）。当这种形态伴有高度非典型性（等同于移行细胞癌Ⅲ级）但无间质浸润时，则建议应用**交界性**或**低度恶性**这些术语[404]。典型的、化生性、增生性和交界性Brenner瘤在卵巢切除术后呈现良性的临床经过，后三种类型有时合称为**中间型Brenner瘤**[405]。细胞学上呈恶性且伴有**间质浸润**的肿瘤称为**恶性Brenner瘤**（图1.265）。这些病例中部分为双侧受累[390,395,410]。诊断主要根据它们伴有典型的良性、化生性、增生性或交界性成分[403]。它们可以表现为移行细胞

癌、鳞状细胞癌、腺癌或未分化癌，或这些类型的癌的混合[403]（图1.266）。

Austin和Norris[384]认为，伴有良性成分的恶性Brenner瘤的预后好于无此良性成分的形态学上相似的肿瘤。后者被称为**移行细胞癌**（非Brenner型）[406]（图

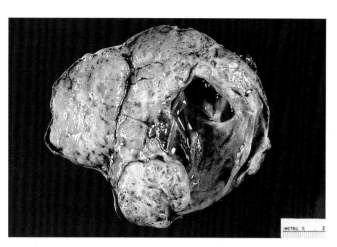

图1.268 Brenner瘤，可见典型的实性区域与黏液性囊腺瘤同时存在，易于辨认。

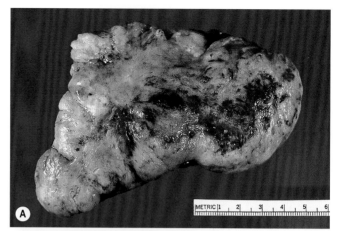

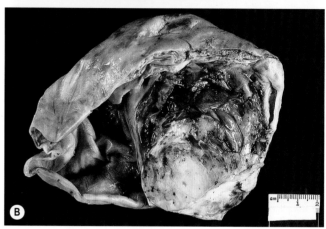

图1.269 A和B，卵巢的恶性Müller混合瘤的大体观。可见肿瘤很大，呈斑驳状、囊性和实性，局部有出血坏死。

1.267）。对识别这种肿瘤有用的特征包括："打孔器样"微腔隙、大的囊性结构和大而钝的乳头[387]。有人认为，如果高度恶性的卵巢癌中存在移行细胞成分，则提示化疗反应好[402]。但另一些研究显示，按分期进行评估时，移行细胞癌的预后与浆液性癌无明显不同[385,392]。

Brenner瘤与黏液性肿瘤高度相关[409]（图1.268），有时可伴有卵巢甲状腺肿[397]。还发现它们可与膀胱的移行细胞（尿路上皮）肿瘤同时存在[415,416]。大约1/4的移行细胞癌为混合性癌的一种成分，浆液型是最常见的其他代表[387]。

目前大多数作者倾向于认为，Brenner瘤来源于卵巢表面上皮或其囊肿，经过移行细胞化生这一过程[411]。Brenner瘤的上皮巢和卵巢表面上皮之间有连续性支持这一观点，现在人们更倾向于这种观点，而不认为它们来源于Walthard细胞巢（显微镜下很相似，但通常位于输卵管系膜部位，而不是卵巢）、颗粒细胞、卵巢网或生殖细胞。这种化生是否沿尿路移行上皮系尚有争议。一些作者发现，在膀胱移行细胞肿瘤和Brenner瘤／卵巢移行细胞癌之间没有免疫组织化学相似性[394,399,400,414]。还有人发现，它们在尿空斑蛋白和CK20表达方式上相似，但奇怪的是，这种相似性仅表现在Brenner瘤中，而不表现在移行细胞癌中[398,401]。另一个有关Brenner瘤（良性、交界性或恶性）和移行细胞癌之间表型差异的研究结果提示，它们的发生通路不同[386,393]。

Brenner瘤偶尔可见于副卵巢[391]或女性生殖道的其他部位，包括阴道（见33页和120页）。

恶性Müller混合瘤和Müller腺肉瘤

恶性Müller混合瘤（malignant mixed müllerian tumor，MMMT）的大体和显微镜下表现在各个方面均类似于更常见的相应的子宫肿瘤（图1.269），因此，可分为**同源性类型**（具有非特异性恶性间质，也称为**癌肉瘤**）和**异源**性类型（具有恶性异源性成分）[425]。MMMT癌的成分可为浆液性、子宫内膜样、鳞状细胞或透明细胞（中肾样）癌。MMMT的肉瘤样成分可表现为软骨肉瘤（最常见）、骨肉瘤、横纹肌肉瘤或血管肉瘤（图1.270）。MMMT的肿瘤细胞胞质内常可见到含有α1-抗胰蛋白酶的玻璃样小滴[424]。虽然部分病例化疗有效[432]，但其预后仍然非常差[423]，个别病例除外[422]。最可靠的预后标准是最初的肿瘤分期[417,419,420,431]。不幸的是，大多数肿瘤在手术时已扩散至卵巢外[428]。最重要的鉴别诊断是未成熟性（恶性）畸胎瘤。几乎所有MMMT均见于绝经后女性（常有生育少的历史），而不成熟畸胎瘤为发生于儿童和青年的典型的肿瘤。另外，前者通常缺乏畸胎瘤所具有的神经和其他生殖细胞成分。然而，具有明显的神经外胚叶分化的MMMT病例也有报道，其表现类似于上呼吸道的畸胎瘤样癌肉瘤[426,430,433]。

Müller腺肉瘤常见于子宫内膜和宫颈，也可发生于卵巢[418,421,427,429]，其形态学表现和生物学行为也类似于子宫相应的肿瘤，包括性索样成分、肉瘤样生长和异源性成分[427]。这在本章前面已全面讨论过（见子宫体一节）。据

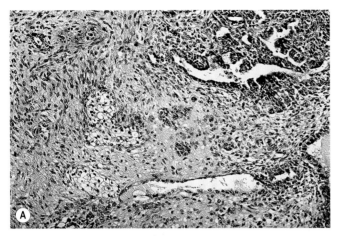

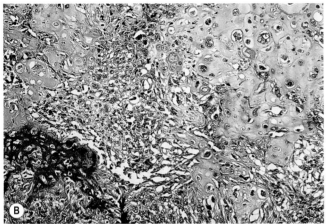

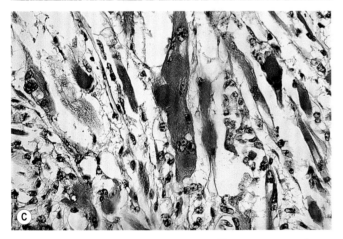

图1.270　A至C，卵巢的恶性Müller混合肿瘤。A图中所示肿瘤即为所谓的"同源型"，其他则为异源性灶，表现为骨和软骨（B）或骨骼肌（C）。

信，Müller腺肉瘤与内膜间质肉瘤而非与MMMT更相关。

腺样囊性癌和基底细胞样癌

偶尔，卵巢表面上皮性癌类似于涎腺的腺样囊性癌或皮肤的基底细胞癌[434-436]。这些可表现为单纯型，也可伴有普通浆液性、子宫内膜样或透明细胞，伴有腺样囊

性癌样表现的肿瘤较基底细胞样肿瘤更具有侵袭性[434]。

混合性和其他上皮性肿瘤

同前面所述的鉴别同样重要的是，卵巢肿瘤也可表现为混合性、杂交性或过渡性形态[441]。一般来说，肿瘤分化越差，就越难将其归类于一个与正常细胞相对应的特异类型；一些必须简单地归入一个**未分化的**或**不能分类的**类型中[442]。同样需要注意的是，有时浆液性和内膜样肿瘤之间的鉴别会因不同的观察者而有所不同[438,439]。

Che等[437]报道了一种混合性上皮肿瘤的特殊亚型，主要呈微囊性生长方式，可见印戒细胞，易与转移性肿瘤混淆。也有原发于卵巢的**淋巴上皮样癌**的报道[440]。

卵巢癌——概述

一般和临床特征

卵巢癌是女性生殖道恶性肿瘤最常见的死因，它是女性癌症死亡的第5个主要原因[444,456]。其发病率很恒定。主要发生于北欧血统的白人老年妇女，也可见于任何年龄和任何种族[443,453,461,469]。妊娠（特别是25岁以前）和使用口服避孕药者患卵巢癌的危险性降低[448,450,460,465]，并发现服用氯米芬治疗的一组不育妇女患交界性和浸润性卵巢癌的危险性增加[462]。

约5%～10%病例可见家族性发病的倾向[449,452,455,457]。有直系亲属患病的妇女患病风险增加4倍。其家族性发病主要归结于BRCA1基因（位于17号染色体长臂）或BRCA2基因（定位于13号染色体长臂）突变[468]。统计显示：约5%的70岁以前患病的妇女可检出BRCA1突变[464]。对于这些患者预防性输卵管-卵巢切除术可降低妇科癌症的风险（可能也包括乳腺癌），因此越来越多的患者施行该手术[451,459]。在切除的卵巢和其他部位的标本中发现肿瘤并非偶见这一事实越来越支持这一手术措施[446,458]。有BRCA1突变的卵巢癌大多是浆液型，但内膜型和其他型亦可发生[463,466]。值得注意的是无交界性和黏液性肿瘤[467]。某些卵巢肿瘤难以归入常见类型，一些为乳头状、筛状、髓样和桑葚样生长方式的混合，而另一些则为透明细胞和鳞状细胞特征的混合[445]。

其他与患者风险增加的卵巢癌相关的家族性综合征包括**Lynch Ⅱ型综合征**（DNA错配修复基因突变所致）和**遗传性特异位置卵巢癌综合征**（也与BRCA1突变有关）。

有人推测滤泡破裂修复期，细胞分裂周期加快可能增加卵巢癌的发生[447]。与此相似，有人认为，生理性（与滤泡破裂有关）或病理性（子宫内膜异位症或盆腔炎）卵巢炎亦可能促进卵巢癌的发生[454]。

临床上，卵巢癌常表现为下腹痛、腹部膨隆（常因为腹水）和邻近器官受压迫的征象。

儿童的卵巢肿瘤

生殖细胞肿瘤是发生于儿童的最常见的肿瘤，占此年龄组所有卵巢肿瘤的 60% ~ 70%[472,473,479]。尽管成熟的囊性畸胎瘤占优势，而恶性生殖细胞肿瘤的比例（特别是未成熟性畸胎瘤、卵黄囊瘤和无性细胞瘤）明显高于成人[470,471,475-477]。

性索-间质肿瘤占所有病例的 10% ~ 25%，大多数表现为幼年型的颗粒细胞瘤和纤维卵泡膜细胞瘤[480]。表面上皮性肿瘤仅占儿童卵巢肿瘤的 15% ~ 20%，且绝大多数为良性[474]。可发生确切的癌，特别是黏液型；然而，报告为浆液性癌的有些病例实际上是卵黄囊瘤或网状型 Sertoli-Leydig 细胞肿瘤，并伴有明显的乳头状成分。在小于 20 岁的患者中，估计只有 3% 为卵巢癌。

正如成人一样，儿童的原发性恶性卵巢肿瘤需要与转移性肿瘤鉴别。后者包括神经母细胞瘤、肾上腺癌、横纹肌肉瘤，Ewing 肉瘤 / PNET 和腹腔内促纤维组织增生性小细胞肿瘤[478]。

"早期"癌、"隐匿"癌和原位癌

原位癌或卵巢上皮内肿瘤形成不同于交界性肿瘤，这一概念只是最近才得到一些认可[485]（图 1.271）。像在其他器官一样，识别的标准之一是它可发生于受原发性浸润癌累及的残存卵巢[488]或对侧卵巢[487,490]。Bell 和 Scully[482]研究了 14 例大体上正常的卵巢而镜下发现有"早期无前驱良性肿瘤"的癌病例，所有病例均为单侧，4 例为多灶性。多数病例只累及表浅的皮质。大多数病例为浆液性癌，3 例可见非癌性表面上皮或其包涵囊肿的上皮重度非典型性。6 例肿瘤发生扩散，尽管病变的范围很小，仍提示它具有侵袭性的生物学行为。

有 BRCA1 和 BRCA2 突变的患者进行预防性卵巢切除术样本的镜下观察显示越来越多的患者可出现上皮非典型性增生，包括原位癌[486,489]，后者可占到

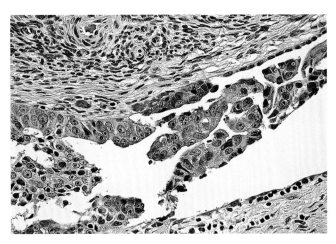

图1.271 卵巢表面原位癌的微小病灶。

13 ~ 23%[481,483,484]，其中 BRCA1 突变的患者发生原位癌的几率明显高于 BRCA2 突变者。

分子遗传特征

细胞遗传学检查发现，卵巢癌具有复杂的数量上和结构上的异常。包括 X、22 号、18 号、17 号、14 号、13 号、12 号和 8 号染色体缺失；12 号和 8 号染色体的获得；以及 1 号、3 号、6 号、11 号和 19 号染色体的重排[510,513,517]。受累基因位点最常见的是 19p+（约一半病例）[509]，11p[503]和 17q（特别是浆液性肿瘤）[497]。12 号染色体三体异常有时是见于良性和交界性浆液性肿瘤唯一的染色体异常[518]。

几乎所有的癌和交界性肿瘤中均可检测到端粒酶活性，但囊腺瘤无。可检测到的有扩增的癌基因包括 HER2/neu、细胞周期蛋白 D1、细胞周期蛋白 A、p21 和 MDM2[491-496,499,508,512]。另外，在某些病例中表皮生长因子受体（EGFR）和 M-CSF 受体与它们各自的配体（肽类生长因子）共同表达[491,500,501]。

约 80% 的卵巢肿瘤可检测到 DAB2（一种候选的肿瘤抑制基因）的丢失；亦可在卵巢表面上皮异型增生病变中检测到[516]。

约全部病例的 30% 可检测到突变型 p53 蛋白的过表达，直接与肿瘤的分级和分期相关[493,504,507]。在浆液性癌中较为常见（约 2/3 的病例），可能是这些肿瘤早期的遗传学事件[506]。

K-ras 突变在黏液性癌发生率高于浆液性和内膜样癌[494,495]。一组研究显示，在浆液性肿瘤中，K-ras 突变见于大约一半的交界性浆液性肿瘤，以及伴或不伴微浸润的微乳头状浆液性肿瘤，但传统的低分化浆液性癌提示存在着两种不同的肿瘤发生途径[511]。

不到 40% 的子宫内膜样癌表现 Wnt 信号通路失调，伴有 β-连环蛋白的核内聚集，通常与 CTNNB1（β-连环蛋白基因）突变相关，APC 基因的失活突变不常见[515]。

最近发现，L-Myc 癌基因的扩增和过表达是卵巢癌的共同特征[514]。

约 20% 的病例可检测到 RB1 位点的杂合性丢失；癌较交界性肿瘤更常见，浆液型较其他型常见[498]。

散发的浆液性癌中 DCC、BRCA1 和 BRCA2 基因的突变罕见[502]。

DNA 倍体分析显示良性和交界性肿瘤通常为二倍体，而大多数浸润性癌为非整倍体[505]。

扩散和转移

卵巢浆液性癌最常见的受累部位是对侧卵巢、腹腔（将在下一部分中进一步讨论）、主动脉旁、盆腔淋巴结和肝。随着腹腔内扩散，常出现腹水和累及网膜[531]。浸润肠壁可导致肠梗阻[521]。累及输尿管可致肾盂积水。脐转

移（"Sister Joseph 结节"）可能为此病的首发症状[519,527]。腹腔外转移最常见于肺和胸膜[524]。大多数肺转移位于胸膜下。转移也可发生于一些少见部位，如乳腺[525]。

交界性浆液性肿瘤的扩散主要是侵袭性 / 非侵袭性的腹膜种植（见后），但亦可累及颈部和其他部位的淋巴结[520]、肺、胸膜、纵隔（有时与多房性胸腺囊肿相关）和乳腺[520,523,526,528-530]。偶尔颈部淋巴结受累是本病的首发症状[522,532]。

转移性黏液性和内膜样卵巢癌的累及部位与浆液性肿瘤类似，但较少发生早期的广泛的腹膜累及。

腹膜病变和Müller系统

一系列腹膜增生性上皮病变有 müller 分化的表型特征。理论上，可以有两种不同的机制：（1）由卵巢扩散而来（内膜或输卵管不常见）；（2）原发性病变，即所谓的第二 Müller 系统，如女性盆腔和下腹壁间皮及其下方的间质；这一过程中两个最重要的表现分别是种植和输卵管内膜异位症。推测前者是第一种机制的例证，后者是第二种机制的例证。

种植是卵巢癌扩散最常见的方式之一，特别是浆液性癌，是肿瘤种植于腹膜表面（图 1.272）。早期腹膜种植的部位是结肠外侧沟（lateral gutter）和膈面（主要是在右侧）、网膜、盆腔腹膜、包括子宫体和输卵管的浆膜[546]以及卵巢表面（自身种植）[565]。腹腔内脏（肠、肝、脾）受累，通常是由其相应的腹膜直接扩散所致。转移的肿瘤结节有集中于原发肿瘤周围的倾向，所以盆腔腹膜、乙状结肠、盲肠和末端回肠经常受累。有时，整个腹腔充满了直径小于 lcm 的种植结节，大体上类似于粟粒性结核。

腹膜种植见于 16% ~ 47% 的交界性浆液性肿瘤，其死亡率为 13% ~ 30%[537]。虽然通常将它们称为"种植"，但确有可能部分肿瘤原位来自于腹膜间皮[555]。伴有腹膜种植的大多数卵巢交界性肿瘤在卵巢表面呈外生性生长，使其与腹膜腔直接接触[566,568]。它们的镜下表现类似于卵巢肿瘤，因此其特征是：细胞成簇状排列，复

层，细胞有非典型性和砂粒体[535,562]（图 1.273）。它们可主要呈囊性或乳头状。部分可自行消退，有时可遗留砂粒体。目前认为，输卵管结石（salpingoliths，输卵管浆膜上的圆形钙化样结构）可能有相似的发病机制，至少是在部分病例中是这样的[569]。肿瘤浸润其下方组织和明显的细胞非典型性，高度提示肿瘤进展[560]。相应地，这些种植被分为浸润性和非浸润性。非浸润性种植进一步分为上皮性和纤维组织增生性（desmoplastic）。上皮性种植可以是腹膜表面外生性或内陷性生长；为特征性乳头状生长方式，轻—中度异型性，无炎症或间质反应。纤维组织增生性非侵袭性种植中，上皮性成分更加不规则，细胞有更丰富的嗜酸性胞质；更重要的是有炎症（偶尔很严重）和轻度的间质反应，表现为肉芽组织样（图 1.274A）。浸润性种植表现为随意的"破坏性"浸润间质（图 1.274B）。一般而言，在非浸润性种植中砂粒体较少，核异型性也不一定更突出（见下文）。部分非浸润性或浸润性的种植可表现为中央是乳头状结构，周围有被覆间皮细胞或肿瘤细胞的空隙，导致肾小球样外观[557]。弹力组织染色（显示腹膜弹力膜）在判断腹膜种植是否为浸润性的作用有限[570]。

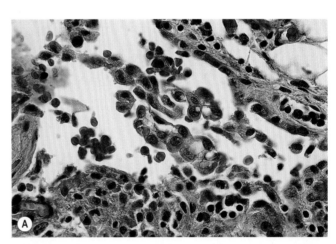

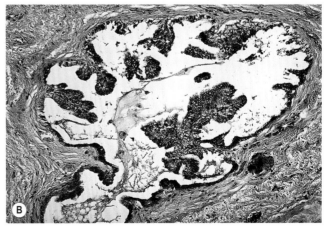

图1.273　A和B，上皮性（非浸润性，非纤维组织增生性）腹膜种植的镜下表现。

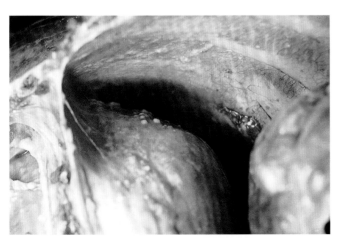

图1.272　卵巢浆液性肿瘤腹膜种植的大体观。

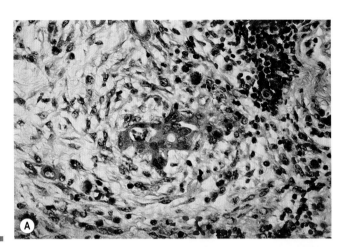

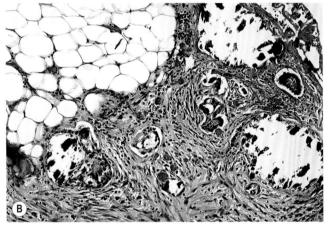

图1.274 A，纤维组织增生性腹膜种植。B，浸润性腹膜种植。

腹膜种植应与输卵管内膜异位症（见下文）和明显的间皮增生鉴别，后者最常见于疝囊和破裂的输卵管妊娠周围[541]。

有时可见具有卵巢浆液性交界性或恶性肿瘤特征的单发或多发的腹膜结节，而卵巢本身几乎没有受累[552]。如果有卵巢受累，则这些具有恶性表现的病变通常被视为是卵巢癌广泛转移的结果；然而，若无卵巢异常且病变局限和表浅（见167页讨论的浆液性表面上皮乳头状癌），则认为是无卵巢异常的**卵巢外（腹膜）乳头状浆液性癌**[544,554,559]。它们的免疫组织化学和超微结构形态以及其自然病程，均类似于卵巢浆液性癌，而不是腹膜弥漫性间皮瘤[571,573]。因此，应将它们看作是由类似于被覆卵巢表面的上皮细胞组成的癌。值得注意的是，部分肿瘤可发生于具有卵巢癌家族史并已行预防性卵巢切除的妇女[564]。

应用免疫组织化学鉴别卵巢癌和常见的腹膜间皮瘤，不像鉴别胸膜间皮瘤和肺腺癌那样准确，因此应用于后者的标准不一定适用于腹膜部位。免疫组织化学鉴别卵巢癌和常见的腹膜间皮瘤的标准未得到普遍认可，其解释很简单：在胸腔，面对的是两种完全不相关的组织类型（间皮和内胚层分化的肺上皮）；在腹腔，面对的则是

一种间皮来源的增生，在某些情况下沿 Müller 方向分化。然而，依然有一些标志物可用于鉴别。B72.3、CEA、Ber-EP4、PAX8、PLAP 和激素受体更多表达于浆液性癌，而钙网膜蛋白、血栓调节蛋白（thrombomodulin）和 CK5/6 更多表达于普通型间皮瘤[534,540,551,553]。钙网膜蛋白在反应性间皮细胞的表达强于种植性转移，而 Ber-EP4、B72.3、Leu-M1 和 PAX8 正好相反[550]。

交界性肿瘤也称为**具有低度恶性潜能的腹膜浆液性微乳头状瘤病**[539]，其自然病程等同于卵巢的类似病变（即长期预后好为特征）[536,572]。形态学上，这些肿瘤类似卵巢浆液性交界性肿瘤的非浸润性种植。原发性腹膜浆液性砂粒体癌病例已有报道，它们的形态学和自然病程等同于卵巢的类似病变[572]。

在结束这个话题之前，我们应该注意到一个正好相反的情况。尽管很少见，有些卵巢肿瘤具有普通型间皮瘤的形态学和免疫学特征[533,542]。

输卵管内膜异位症这一术语最初是用于输卵管的炎症性病变，其特征是伞端附于卵巢表面，随后输卵管上皮进入邻近的卵巢（见143页），目前更常用于腹膜表面上皮下方出现腺体和小管状结构（有时含有乳头和砂粒体），被覆立方形乃至矮柱状上皮细胞，有时可见纤毛。有些类似于输卵管内膜，因而得名（图1.275）。它们被认为是体腔间皮向 Müller 上皮分化或化生的结果。输卵管内膜异位症通常伴有卵巢浆液性肿瘤，多为交界性（单独存在或伴有种植）[543,545]，但是也可不伴卵巢异常[574]。个别情况会与腹膜后淋巴结的淋巴管平滑肌瘤病相伴随[561]。在网膜、肠系膜和后腹膜中的日益罕见的 Müller 囊肿，可能与输卵管内膜异位症有关[556,574]。

种植或输卵管内膜异位症? 两者其形态学差异并非总是很显著，有猜测认为前者是卵巢病变的继发病变，而后者是原发性病变；现在看来不尽然。事实上，已经有人认为淋巴结输卵管内膜异位症中大多数病变可能是"表现温和"的转移性肿瘤[563]。分子水平研究尚无统一的结果，一些病例显示多中心性起源，而另一些显示单克隆性[549,554,558,567]。

由于发病机制的不肯定，虽然可以用各种类型的腹膜疾病公认的预后意义来平衡，但更倾向于主要基于结构标准，使用对发病机制方面较为含糊的术语，但可以提供给临床医生重要的临床信息。不管是否有卵巢成分，病变是位于腹膜还是位于淋巴结。人们应该能够识别以下主要类别：

1. 细胞学为良性，非浸润性，非纤维组织增生性的病变。包括所谓的"输卵管内膜异位症"和非浸润性非纤维组织增生性（"上皮性"）种植。大多数患者预后良好，应该保守治疗，但有小百分比患者疾病会进展[548]。

2. 细胞核缺乏异型性和间质浸润，但有显著的纤维组织

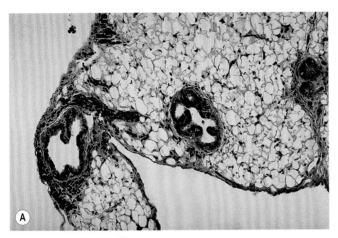

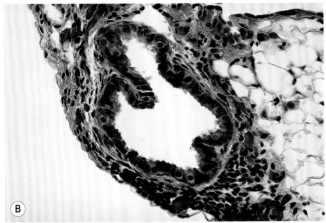

图1.275　腹膜输卵管内膜异位症的低倍像（A）和高倍像（B）。

增生性反应（"纤维组织增生性"种植）。这些患者似乎与第一类情况相似[548]。

3. 伴有"破坏性"的间质浸润，无论是否有核异型性（"浸润性"种植）。行为趋向于激进性[547]。

4. 病变缺乏间质浸润但存在微乳头结构和（或）实性上皮巢，周围可见裂隙围绕。对于这一类存在着争议，但提出这些标准的作者相信这类病变的生物学行为与第三类相似，为激进性[538]。

与子宫癌共存

卵巢癌和子宫癌共同存在并不常见，但人们已有足够的认识[580]。这两个肿瘤可能有相似的形态（通常为子宫内膜样，但有时为浆液乳头性，透明细胞性或黏液性），或者为不同的组织学类型[576]。理论上此现象由以下情况引起：（1）子宫内膜癌转移至卵巢；（2）两个独立的原发性肿瘤；或（3）卵巢癌转移至子宫内膜[579]。这三种情况均可能发生，第三种情况要少见得多，前两种情况常常很难区分，甚至不可能区别。最近有人运用分子遗传学技术进行鉴别。这部分内容将在子宫的宫体部分讨论（见101页）。如果卵巢肿瘤为多发、双侧和（或）体积非常小，累及输卵管腔，子宫肿瘤浸润至深肌层和（或）血管浸润，则更倾向于为子宫内膜肿瘤转移至卵巢[576]。发生在这两个部位的大多数子宫内膜样肿瘤可能是独立存在的肿瘤，它们的预后良好；大多数组织学不是子宫内膜样癌的肿瘤，可能是单一的原发性肿瘤伴有转移，它们的预后相对很差[576,581]。免疫组织化学水平，ER+、WT1+、P53+ 和 IMP3– 的表达模式倾向于卵巢来源[583]。

有时，子宫肿瘤累及宫颈，而不是宫体；有意思的是，这些宫颈肿瘤中有相当一部分是子宫内膜样型[578]。如果双侧卵巢受累，且扩散到宫颈外，及镜下组织学类型在卵巢原发性肿瘤中非常少见时（如鳞状细胞癌或小细胞癌），或者有 HPV 的证据（如免疫组织化学 p16 阳性或原位杂交 HPV DNA 阳性），卵巢病变就应看作是由宫颈原发肿瘤转移而来[575,577,582]。

卵巢和子宫肿瘤之间的关系会在相关的特殊组织学类型中讨论。

细胞学

卵巢癌细胞学诊断的主要作用是辨认腹腔内恶性肿瘤细胞。腹腔冲洗液细胞学镜下检测评价卵巢癌扩散方面的价值已被 FIGO 分期系统公认，FIGO 分期中含有灌洗液的结果[591]。这项技术有助于起初的手术分期和在进行二次探查手术过程中以评价疗效。浆液性和子宫内膜样癌与其他类型的癌相比更常找到癌细胞，高度恶性肿瘤较低度恶性肿瘤阳性率高[590]。癌细胞阳性率高尤其与病变处于进展期、累及卵巢表面、有中等量到大量腹水，以及非血性浆液性腹水有关[589]。

腹水癌细胞阳性的患者较阴性者预后差，但这种差异中至少有部分与肿瘤的分期有关；为了确定单独腹水癌细胞阳性具有不依赖其他预后因素的独立肿瘤预后意义，需要对大量Ⅰ期和Ⅱ期肿瘤患者进行分析[587,590]。

腹腔冲洗液中若混有反应性间皮细胞，则很难判断，且从细胞学上鉴别交界性肿瘤和恶性肿瘤也存在很多问题[585]，包括那些粗大乳头型肿瘤[584,585,588]。

细胞学另一个重要应用是诊断卵巢囊肿，这项技术非常准确但实际应用意义有限[586]。

治 疗

卵巢表面上皮性肿瘤的主要治疗方式是手术[593,598,603]。良性肿瘤采用保守的单侧输卵管 - 卵巢切除术即可治愈。虽然有时小的良性肿瘤（一些卵巢表面乳头状瘤和囊性腺纤维瘤）可保留未受累的部分卵巢，但大多数病例需要切除整个卵巢。发生于年轻女性的大多数交界性肿瘤也可采用安全的保守治疗方法，单纯输卵管 - 卵巢切除术同切除范围更广泛的治疗方法的疗效相同[611,613]。事实上，某些病例仅作囊肿切除，总的疗效也很好。然而，若手术切缘残存肿瘤，则高度提示可能出现肿瘤复发[601]。

卵巢癌需要双侧输卵管 - 卵巢切除和子宫全切及网膜切除，但Ⅰ级黏液性囊腺癌可能是个例外，对于某些年轻患者可选择性地进行保守治疗[612]。盆腔淋巴结清扫（与淋巴结活检不同）的作用仍有争议[595]。

术中仔细检查腹腔和选择性地多部位取材十分重要，目的是为将来的治疗进行正确的肿瘤分期[614]。外科手术分期同样适用于交界性肿瘤，包括从盆腔和腹膜表面上皮、横膈、网膜和淋巴结（盆腔和主动脉旁）取材[600,602]。如果出现腹水，则应作腹水细胞学检查；如果无腹水，则应行腹腔冲洗液检查[594]。据说辅助治疗［放疗和（或）化疗］对于Ⅰ期的高级别肿瘤，伴有阳性腹水的肿瘤和轻的Ⅲ期肿瘤特别重要[597,608,615]。目前初治卵巢癌的标准化疗方案是铂类 - 紫杉类药物联合应用[592]。

在一些医疗机构中，对于手术和化疗后临床已无症状的卵巢癌患者进行常规二次手术探查，目的是判断预后和决定是继续化疗、中止化疗，还是改变化疗方案。然而此方法的临床价值日益受到质疑，因为这种进行第二次手术方法救治的患者很少（约8%），且该救治方法的有效性仍有待鉴定[599,606]。

第二次手术探查包括用肉眼检查腹腔、腹腔冲洗液细胞学检查，以及腹膜、网膜与淋巴结多处活检。多数研究发现超过40%的患者镜下可见肿瘤残存[605,607,610]。残存的肿瘤易见于最初的肿瘤部位[609]，镜下诊断可因以下表现而错综复杂：存在间皮增生，不伴上皮细胞的砂粒体、异物巨细胞反应，局灶性的成纤维细胞增生，脂肪坏死和其他变化[596]。CEA、CD15和其他标志物的免疫组织化学染色，对鉴别诊断可能有帮助[604]。

预　后

卵巢癌总体预后很差，直接原因是肿瘤生长迅速且缺乏早期症状。5 年生存率大约35%，10 年为28%，25 年为15%[641]。影响预后的因素如下：

1. **年龄**。作为一组肿瘤，较年轻的患者预后较好，事实上至少部分是因为这组中交界性肿瘤、分化良好的肿瘤和Ⅰ期肿瘤的比例较高[617,664]。
2. **BRCA1 突变和家族史**。尽管有人提出异议[632]，目前研究显示有 BRCA1 突变的卵巢癌患者预后明显较好[618,645,649]。对于无 BRCA1 突变的患者，有无乳腺癌家族史，其预后无明显不同[621]。
3. 正如临床分期[655]所示，对于癌瘤而言（与交界性肿瘤不同，见以后的章节）肿瘤扩散至卵巢以外是最重要的决定预后的因素。
4. **腹水**。这种临床表现本身就提示预后不良[616,624]。
5. **交界性肿瘤与癌**。其鉴别最具有预后意义[647,654]。交

界性黏液性和子宫内膜样肿瘤复发率接近零，而交界性浆液性肿瘤或浆液黏液性肿瘤接近 20%[619]。交界性肿瘤即使出现微浸润、以非浸润性种植方式累及腹腔，或腹腔内肿瘤复发，其预后仍很好。在一项研究中，Ⅰ期肿瘤的生存率为 99%，令人惊奇的是进展期肿瘤的生存率也能够达到 92%[638]。因为这些数字，一些作者提出质疑，继续将这些肿瘤称为低度恶性甚至交界性肿瘤是否合适[638]。答案可能是肯定，因为可以观察到淋巴结或其他部位（尽管他们可能被如此称呼）的转移，复发并非不常见，可以连续复发直至死亡[640]。微乳头浆液性肿瘤的预后已在 182 页讨论过，尽管有语义上的争议，但对比于其他常见的交界性肿瘤有更高的复发率是得到公认的。

6. **肿瘤分级和类型**。在癌中，肿瘤分级与生存密切相关[641,662,663]。问题是目前已发表的报道中使用的分类系统并不一致，且一些研究中分级标准根本不具有特异性[643,659]。标准的分级系统是由 WHO 推荐使用的。Silverberg 依据乳腺癌的 Nottingham 分级系统提出一个应用于所有卵巢浸润性肿瘤的分级[651,660]。另一个是由 Malpica[642] 等提出的针对浆液性癌的两级分级系统，显示与 WHO 和 Silverberg 分类较好的相关性。在这一点上，组织学类型（浆液性、黏液性、子宫内膜样或其他类型）的意义就略逊一筹，特别是在分化较低的肿瘤中[641]。然而，作为一组肿瘤，单纯子宫内膜样癌的预后较混有浆液性乳头状或未分化肿瘤成分的癌要好[634,665]。Silverberg[660] 指出的一点很重要，在提示预后上分级不及分型更有价值，但在预测化疗反应，甚至指导用药上，组织分级更有价值。因此在病理报告中，分级和分型都应提及[655]。

7. **砂粒体**。含有大量砂粒体的浆液性肿瘤预后较好[661]。最极端是砂粒癌（psammocarcinoma），生物学与交界性肿瘤无明显差异。可能与大多数这类肿瘤分化良好有关。

8. **肿瘤包膜破裂**。仍无令人信服的证据提示这种术中偶然发生的情况会影响生存率[616,656]。

9. **DNA 倍体**。已证实用流式细胞仪进行 DNA 分析（新鲜组织或石蜡包埋组织）是决定卵巢癌预后的强有力的因素，从某种意义上说，非整倍体肿瘤较二倍体肿瘤恶性度更高，生物学行为更具有侵袭性[628,629,648]。并发现肿瘤的 DNA 倍体和化疗反应具有相关性[620]。在交界性肿瘤的评估中，流式细胞技术应用价值有限[623]。

10. **CA-125**。发现该血清学标志物对于这些患者的最初评价（特别是Ⅱ期及Ⅱ期以上的肿瘤）和复发肿瘤病例的追踪随访有重要价值[650,657]。被认为是一个独立的预后因子[657]。

11. **p53**。大部分研究（但不是全部）指出 p53 的过表达是一个预后差的标志[627,631,639,658]。

12. **肿瘤血管发生**（tumor angiogenesis）。肿瘤旁边血管密度增加被认为是预后差的标志[636,653]。

13. **肿瘤内 T 细胞**。最近认为肿瘤浸润性 T 细胞的出现与进展性卵巢癌预后较好相关[666]。

14. **其他标志物**。发现 HER2/neu[644]、EGFR[626]、脂肪酸合成酶（OA-519）[630]、nm23（可疑的肿瘤转移抑制基因）[652]、P-糖蛋白（与多重耐药有关）[633]、各种细胞周期成分[622,646]、CD24[637]、S100A1[625] 和 ezrin[635] 的过表达与卵巢癌的侵袭有关，但它们是否能具有独立的预后价值有待进一步证实。

生殖细胞肿瘤

生殖细胞肿瘤约占全部卵巢肿瘤的 20%。多见于儿童和青年。这些肿瘤中约 95% 为良性囊性畸胎瘤；患者越年轻，生殖细胞肿瘤越可能为恶性[671,675]。

近年来对这些肿瘤的了解已取得重大的进展[677,678]，其中许多通过对总的生殖细胞肿瘤和某些独特类型新的特异性的免疫组织化学标志物的研究，得到了很好的廓清[667,670,672]。

下面一节将按肿瘤类型分别讨论；然而应认识到在 8% 的病例中，各种成分合并存在，它们被称为**混合性生殖细胞肿瘤**[669,674]；最常见的组合是无性细胞瘤和卵黄囊瘤混存存在，但也可发生其他混合性肿瘤[679]，包括那些以多胚瘤成分占主导成分者[673]。

肿瘤学最成功和令人兴奋的进展之一，是对卵巢生殖细胞肿瘤的治疗。由博莱霉素、鬼臼乙叉甙和顺铂组成的联合化疗方案，可使患者总的无病生存率超过 95%[668,676]。

无性细胞瘤

无性细胞瘤占所有卵巢肿瘤不到 1%，大约占恶性卵巢肿瘤的 5%[688]。多数为年轻患者，在 Santesson 对近 300 例患者所做的一项研究中，其中 81% 小于 30 岁，44% 小于 20 岁[701]，在 Abell 等[680] 收集的 188 例儿童卵巢肿瘤中，无性细胞瘤占 6%。约 5% 的无性细胞瘤来源于异常性腺：单纯性或混合性性腺发育不全（来自性腺母细胞瘤，见 206 页），或雄激素不敏感（睾丸女性化）综合征。个别情况下，肿瘤伴有高钙血症[690]。

无性细胞瘤多见于右侧卵巢，15% 的病例为双侧[701]。肿瘤常很大（可超过 1000g）且有包膜，表面光滑，常成脑回状（图 1.276）。切面实性，灰白；可见出血坏死灶，但并不像其他恶性生殖细胞肿瘤那样常见和明显（图 1.277）。镜下，肿瘤细胞成巢排列，癌细胞巢的边界清楚，被纤维条索分隔，且伴有淋巴细胞浸润（多数为 T 细胞[689]）（图 1.278）。有时可见肿瘤呈假腺管状、腺泡状或条索状排列（特别是在肿瘤的外周），易引起迷惑

[682]（图 1.279）。可出现灶性坏死、血管玻璃样变性、生发中心和肉芽肿性病灶。肿瘤细胞一致，胞核大而略带棱角，且有一个或多个明显拉长的核仁，胞质丰富，从透亮到细颗粒状，内含糖原，有时为细小的脂肪滴。胞膜明显。

免疫组织化学证实，肿瘤细胞标记 PLAP、CD117，角蛋白表达不定（表达不稳定，局灶性），有时表达 GFAP 和结蛋白（Desmin），不表达 CD30[683,687,697,702]。更新的有指导意义的标志物是 OCT4，在胚胎发育过程中多能性调节相关的转录因子，性腺母细胞瘤中的生殖细胞成分亦有表达[686]。另一个生殖细胞肿瘤标志物 SALL4 也有典型表达[685]。

镜下特征、超微结构表现、免疫组织化学结果和细胞遗传学研究、临床行为和可能的组织发生（来源于一般的或原始的生殖细胞）都与经典的睾丸精原细胞瘤相同[691,693,695]。不同的是部位、类型和 KIT 点突变的频率[700]。正如睾丸精原细胞瘤一样，卵巢无性细胞瘤可出现早期向其他类型的生殖细胞成分分化的征象。包括：

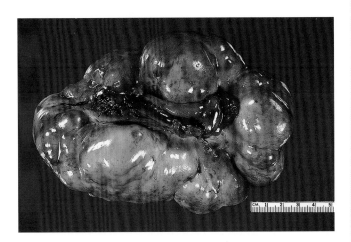

图1.276　卵巢无性细胞瘤典型的分叶状外观。

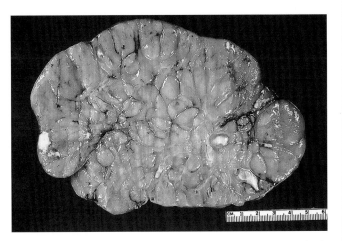

图1.277　卵巢无性细胞瘤切面，典型特征为多个结节状灰白色实性病灶。

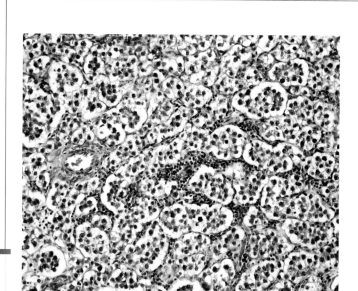

图1.278　卵巢无性细胞瘤典型的肿瘤细胞成巢排列，之间可见数量不等的淋巴细胞浸润。

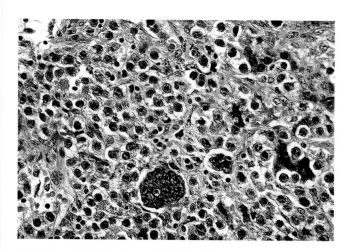

图1.279　无性细胞瘤有时会呈条索状排列，易造成误诊。

1. 散在的 hCG- 阳性的合体滋养层细胞，常位于血管或出血灶的周围[703]（图 1.280）。此病变可见于 3% 的无性细胞瘤中，并可能伴有血清 hCG 升高和组织 hCG 免疫反应阳性。
2. "早期癌分化"伴有核分裂象增多（> 30 个 / 10HPF），此病变有时按照类似于睾丸的相应肿瘤命名为**间变性无性细胞瘤**[694]。此病变可伴有对角蛋白的免疫反应增强，尽管正如前述那样，此标志物阳性在普通型无性细胞瘤中并不少见[697]。
3. 发育不全的卵黄囊成分，常伴有血清 AFP 升高，组织的免疫反应显示此标志物阳性[699]（图 1.281）。

　　正如睾丸相同的肿瘤一样，这些变化中的任何一种是否影响无性细胞瘤的预后仍不清楚，然而十分重要的

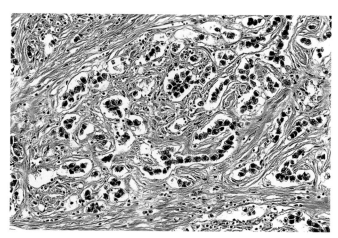

图1.280　卵巢无性细胞瘤中散在的多核滋养层细胞。

是将它们与混有绒毛膜癌、胚胎性癌、或卵黄囊瘤的成分的混合性无性细胞瘤相区别。此现象可发生在约 10% 的病例中，且明显影响预后。

　　无性细胞瘤转移较常发生于对侧卵巢、腹膜后淋巴结和腹腔，后者常与生存率降低有关。

　　单纯型无性细胞瘤的生存率是 95%。单侧无性细胞瘤的初始治疗是卵巢切除术。直到最近，因为无性细胞瘤是一个放疗极度敏感的肿瘤，放疗亦被推荐。在一些医疗机构中，所有的病例均采取放疗，而在另一些机构中，放疗只用于预后不乐观的病例，即肿瘤超过 10cm 和（或）如果在手术切除时破裂者[684,688,696]。目前保守性（单侧）外科切除后，多种药物联合化疗被认为也是此肿瘤可选择的一种治疗方法[681,692,698]。

卵黄囊瘤（内胚窦瘤）和胚胎性癌

　　卵巢这两种生殖细胞肿瘤的历史，充满了混乱、矛盾和错误，如它们的起源、相互关系和自然病史。卵黄囊瘤在 Schiller 最初描述中被包括在中肾瘤内[734]，与目前称为透明细胞癌的卵巢肿瘤放在一起[737]。一旦意识到后者具有不同的组织发生、组织学表现和自然病史，它们的相似点就不再站得住脚了。在关于此主题的接下来的一些文章中，已明显地将这两个肿瘤分开，但或多或少地仍交替使用**卵黄囊瘤和胚胎性癌**这两种术语。因为这两个肿瘤均来源于生殖细胞，有许多共同的形态学表现，有相似的组织遗传学特征。所以这并非完全不恰当[722]。然而，这两个肿瘤存在明显的差异，故将它们区分开是有道理的。

　　卵黄囊瘤（内胚窦瘤）虽然有老年人发病的报道[730]，但通常见于儿童和青年（中位年龄为 19 岁）。在 Kurman 和 Norris[720] 所做的一系列研究中，23% 的患者在诊断时处于青春期前。患者无性早熟、闭经或多毛等表现，只有 1% 的病例有阴道出血。血清甲胎蛋白水平常升高，绒

图1.281　A和B，伴有早期卵黄囊分化的卵
巢无性细胞瘤。A，HE染色。近中心处可
见局灶的呈小腺样结构的早期卵黄囊分化。
B，与其余肿瘤相比，此结构强表达角蛋白。
（Courtesy of Dr Vinita Parash, New Haven, CT）

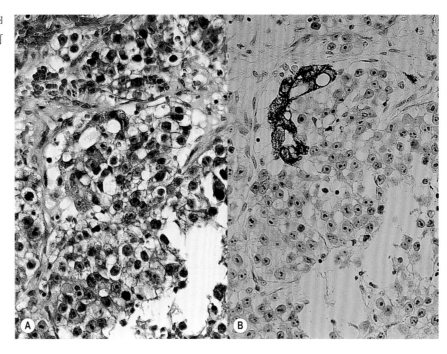

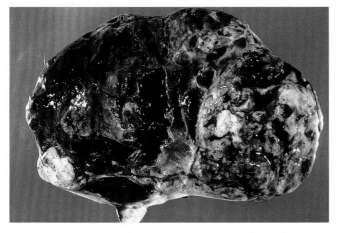

图1.282　卵黄囊瘤大体观。切面由于广泛的出血、坏死、囊
性变呈现多彩状。

毛膜促性腺激素水平正常，从而导致持续的妊娠试验呈
阴性。大体上，肿瘤平均直径为15cm，表面光滑且有光
泽，切面呈多彩状，部分呈囊性，常含有大的出血和坏死
灶（图1.282），在71个病例中有10个可辨认出良性囊性
畸胎瘤的成分。

　　个别情况下，卵黄囊瘤可出现在盆腔（靠近子宫）、
网膜或肠系膜，而不与卵巢相连[708,716,731]。

　　镜下，卵黄囊瘤的表现变化多种多样[713]。可有由被
覆扁平或立方形细胞的疏松筛状结构组成的网状或微囊
区域（图1.283），有圆形或花彩串状假乳头状结构，中
心为血管（Schiller-Duval 小体）和实性"未分化"区域。
这些肿瘤中的间质样成分，具有多向分化潜能。通常表

现为在血管分化良好的黏液样的背景中出现梭形细胞，
但免疫反应示角蛋白阳性，提示早期上皮性分化，且可
含有异源性成分如骨骼肌[723]。

　　胞质内和细胞外几乎总可以见到 PAS 阳性的玻璃样
小滴。它们的化学组成是异源性的；α 甲胎蛋白染色通
常阳性，但它们也可以含有 α_1 —抗胰蛋白酶和基底膜成
分（IV型胶原和层粘连蛋白）[705]。同样可以表达广谱角
蛋白，但不表达角蛋白7（与子宫内膜样和透明细胞卵
巢癌不同）、EMA（与子宫内膜样或透明细胞卵巢癌不
同）或 WT1（与浆液性卵巢癌不同）[733]。另外还表达
SALL4 和 glypican3[740]，与睾丸及生殖系统之外的卵黄
囊肿瘤一样[739]。而 OCT4 是典型的阴性。DNA 倍体研
究显示这些肿瘤几乎均为非整倍体[719]。

　　1/4 的卵黄囊瘤有偏心性狭窄的囊泡状结构，周围可
见致密的梭形细胞间质围绕，称为**多泡性卵黄结构**，据
说如果纯粹为这种结构则预后良好[727]。另外一些可见散
在 hCG 阳性的合体滋养层细胞成分。还有一些发现向肝、
肠和卵黄囊壁结构方向分化[709]（图1.284）。后者可通过
细胞间基底膜增厚进行识别[738]。**肝样成分**可以很显著，
以致几乎不见其他成分，其组成为大的多边形细胞构成
的团块、巢和宽带样结构，有时可见腺样结构和许多玻
璃样小体。免疫组织化学显示肿瘤与肝细胞癌相似，如
α_1-抗胰蛋白酶阳性和多克隆 CEA 的管状表达[711,732]。**肝
样卵黄囊瘤**需要与肝样卵巢癌鉴别，后者是一罕见的肿
瘤，可能来源于表面上皮[714]（图1.285）。在一些卵黄囊
瘤中，腺样结构的存在类似于子宫内膜样癌[707]。特殊情
况下，卵黄囊肿瘤出现子宫内膜样分化的证据是存在黏
液性类癌[729]。

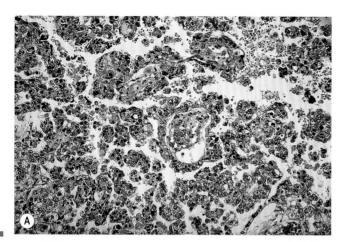

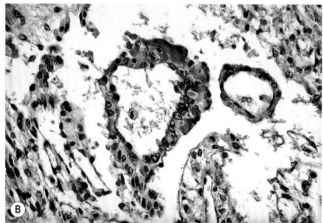

图1.283　A和B，卵巢卵黄囊瘤的低倍镜和高倍镜所见。乳头被覆之肿瘤细胞的胞质内可见数量不等的玻璃样小滴（B）。

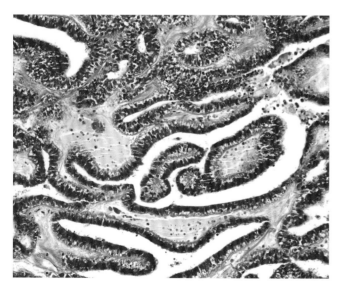

图1.284　具有子宫内膜样特征的卵黄囊瘤。

并可见到间质细胞黄素化区域，有时可造成男性化。Teilum 卓越的假说认为此肿瘤包含正常的卵黄囊成

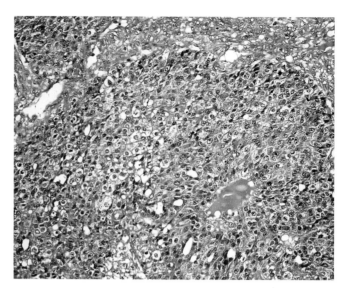

图1.285　卵巢的肝样癌。肿瘤非常类似于肝细胞癌，需要与具有肝样分化的卵黄囊瘤鉴别。

分 [737]，这已被组织化学和超微结构研究充分证实 [725,726,728]。包括最近检测到 GATA-4，是一种调节鼠卵黄囊内胚层分化和功能的转录因子 [735]。

在 Kurman 和 Norris[720] 大约 30 年前所作的一系列研究中，此病的 3 年生存率只有 13%；虽然 71% 的患者被认为处于 I 期，但 84% 的患者存在亚临床转移。采用多种药物联合化疗明显地提高了生存率 [712]。一般而言，临床分期是最重要的预后因素 [718,724]。一系列的血清甲胎蛋白的检查在追踪肿瘤的病程上十分重要 [717,736]。

胚胎性癌也可发生于青少年（中位年龄为 15 岁）。在一项研究中，47% 的患者在诊断时处于青春期前，其中 43% 出现青春期性早熟 [721]。33% 的患者存在阴道出血，7% 有闭经，7% 有多毛。血清甲胎蛋白水平常常（但并不总是）升高，而绒毛膜促性腺激素水平则恒定升高，并可导致妊娠试验持续阳性。

大体上，这些肿瘤的平均直径是 17cm，其外表面光滑且有光泽，切面主要呈实性和多彩状，且有广泛的出血和坏死区域（图 1.286）。镜下，肿瘤类似于成人睾丸的胚胎性癌。肿瘤由大的原始细胞所构成，形成实性的片状和癌巢，有时形成乳头状和不完整腺样结构（图 1.286）。在小的肿瘤细胞中常可见到散在的合体滋养细胞样肿瘤细胞，其表达 HCG。肿瘤表达广谱角蛋白、CD30、OCT4 及 SALL4，甲胎蛋白可出现数量不等的灶状表达 [706]。在 Kurman 和 Norris[721] 所作的一系列研究中，其预后较卵黄囊瘤略好，但目前多药联合化疗消除了这些差异 [704,710]。

胚胎性癌如果主要由胚胎样小体构成，则称为多胚瘤（polyembryomas）[715]。

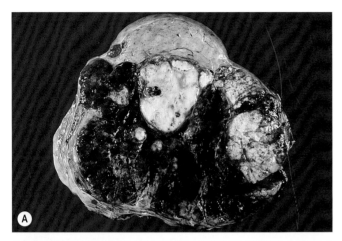

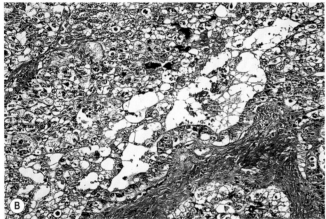

图1.286 A和B，卵巢胚胎性癌的大体和镜下表现。

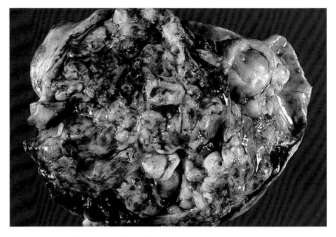

图1.287 卵巢未成熟性畸胎瘤的大体观。

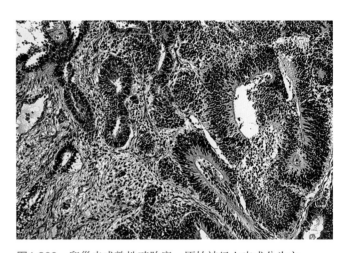

图1.288 卵巢未成熟性畸胎瘤，原始神经上皮成分为主。

绒毛膜癌

累及卵巢的大多数绒毛膜癌均从子宫肿瘤转移而来。卵巢原发性绒毛膜癌非常罕见，可发生于卵巢妊娠（妊娠型，最常见）或作为生殖细胞肿瘤的一种形式（非妊娠型）[744]。后者可为单纯性，更常见的是混合性生殖细胞肿瘤的一种成分。同样也可与对侧卵巢的成熟性囊性畸胎瘤相关[745]。镜下，在坏死和出血背景中可见典型的合体滋养层细胞和细胞滋养层细胞混合存在。免疫组织化学染色 hCG 常规阳性；另外，据说角蛋白 7 可作为这些肿瘤中滋养层细胞团的标志物[742]。LK 26（一种叶酸结合蛋白）也经常表达，但它也可存在于其他卵巢恶性肿瘤中[743]。

无论是妊娠型，还是非妊娠型卵巢绒毛膜癌，均应与特别罕见伴有绒毛膜癌分化，来源于表面上皮的卵巢癌鉴别，此现象类似于有时发生肺、乳腺、子宫内膜和其他部位的癌[746]。

卵巢妊娠型绒毛膜癌的预后较非妊娠型好[747]。在后者中，单纯性绒毛膜癌常常是致命的；相反混合性肿瘤有良好的生存率[741]。

未成熟性（恶性）畸胎瘤

未成熟性畸胎瘤是当前针对卵巢恶性畸胎瘤最喜欢用的术语，通常见于儿童和年轻人，无论其大体表现如何，由来自所有三个胚层的胚胎性组织和成熟组织混合组成（图 1.287）。任何组织类型均可见到。主要成分通常为神经组织，而中胚叶成分也很常见[763]（图 1.288）。有的肿瘤主要由内胚叶成分组成，包括食管、肝和肠管组织[765]。

神经胶质纤维酸性蛋白（GFAP）染色有助于鉴别成熟性和未成熟性神经胶质组织[771]。值得注意的是，软骨细胞亦可检测到 GFAP[767]。未成熟性和成熟性神经组织的另一标志物是神经细胞黏附分子中的长链多唾液酸结构[762]。

大体上，未成熟性畸胎瘤可呈完全实性、实性伴多发微囊或主要呈囊性。预后主要取决于胚胎性成分的性质和数量[750]。如果后者主要由神经组织构成则预后良好。Norris 等[766]指出虽然畸胎瘤的大小和分期与生存有关，但决定肿瘤是否会扩散至卵巢外的关键因素是原发肿瘤的显微镜下分级。同样，肿瘤转移的分级也与肿瘤随后的病程密切相关。分级系统显示与不同类型的核型异常有关[756]。分级的标准如下：

Ⅰ级　成熟组织丰富，其间混有疏松的间叶组织，偶见核分裂象；未成熟的软骨；牙齿原基。

Ⅱ级　成熟组织较少；神经上皮灶少见，核分裂象常见，任何一张切片中未成熟神经组织不超过3个低倍（×40）视野。

Ⅲ级　几乎没有成熟组织；大量的神经上皮成分，同时有富于细胞的间质，占4个或4个以上的低倍视野。

很明显，为了保证分级的准确性，肿瘤标本的充分取材是很重要的。未成熟性神经上皮组织的数量也可用估计镜下检查所有组织的百分率来表示[768,771]。

将具有卵黄囊瘤或胚胎性癌形态的畸胎瘤单独区分出来是十分重要的[750,755]。有时，卵巢未成熟性畸胎瘤可主要或全部由一种类型的组织构成。

全部或几乎全部由恶性神经外胚叶组织构成的肿瘤称为**恶性神经外胚肿瘤**，（通常被认为是单胚层畸胎瘤的一种形式[748,760]。在这类肿瘤中更加特殊的一型是卵巢**室管膜瘤**，其中神经外胚叶成分完全由原始的室管膜结构组成[754,759,760]。其他畸胎瘤有丰富的肾（生后肾组织）[764]，视网膜原基[758]，或骨骼肌（横纹肌肉瘤）成分[772]。

有时可见到成熟的血管增生，通常与神经外胚叶成分相伴随而造成混淆[749]，可能与肿瘤细胞分泌血管生成因子有关，其在其他部位也有报道[752]。

另一个特殊改变是膜状脂肪坏死，可能继发于扭转和贫血[769]。

未成熟性畸胎瘤的治疗包括外科手术加多药联合化疗[751,757,761]；有时化疗后在转移部位只能发现成熟的组织，提示预后良好[770]。然而有意思的是，原来的未成熟性畸胎瘤的异常核型仍然存在于化疗所致的成熟性成分中[753]。

成熟性实性畸胎瘤

成熟性实性畸胎瘤大体上多呈实性，但也可有多发性微小囊腔。因此有些作者倾向于将它更确切地称为**多囊性**畸胎瘤。根据定义，此肿瘤应完全由来自三个胚层的成熟组织构成[774,775]。

显而易见，要将此肿瘤与Ⅰ级未成熟性畸胎瘤区分开来，需要广泛取材。这两种肿瘤关系密切，其鉴别具有一定主观性；事实上，某些作者将成熟性实性畸胎瘤称为0级未成熟性畸胎瘤。

这种罕见的肿瘤常发生于年轻妇女，多为10~20岁。预后良好，即使存在腹膜种植也是成熟组织，且基本上由神经胶质组成[773]（见191页）。

成熟性囊性畸胎瘤

成熟性囊性畸胎瘤几乎占所有卵巢肿瘤的20%。是儿童最常见的卵巢肿瘤[787]，88%的病例为单侧，且只引起与肿块有关的症状。有时可伴有溶血性贫血[784,803]或男性化[780,796]。大体上通常为多房。囊内容物多为油脂，主要由角化物、皮脂和毛发组成（图1.289）。常含有牙齿[786]（图1.290）。有时，肿瘤可表现为不完整的下颌骨，甚至是不完全的人体样结构（小人）；后者被称为**小胎性畸胎瘤**（fetiform teratoma）[799]。牙齿常位于界限清楚的乳头样结构中，其表面被覆毛发，称为Rokitansky结节。此结构应选择性地进行镜下检查（即使需要脱钙），因为它可表现出最复杂的组织学类型。

Blackwell等[779]发现，镜下，100%的肿瘤具有外胚层组织，93%具有中胚层结构，71%具有内胚层结构。囊壁被覆成熟的表皮。皮肤附属器和神经组织（尤其是神经胶质）特别常见，后者可特征性的表现为脑膜上皮增生和Wagner-Meissner小体，伴随有显著的血管增生

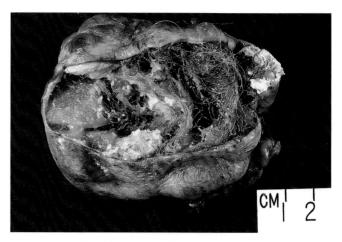

图1.289　卵巢成熟性囊性畸胎瘤，腔内可见皮脂及毛发的混合物。

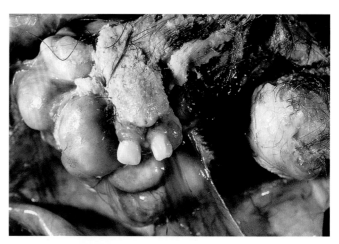

图1.290　卵巢成熟性囊性畸胎瘤中分化良好的牙齿。

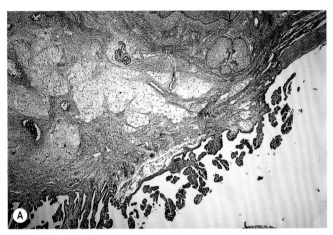

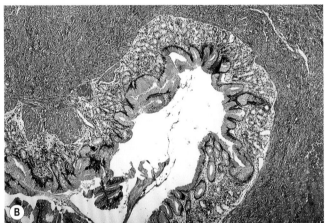

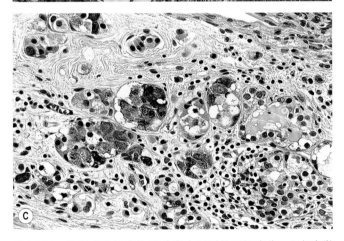

图1.291　卵巢成熟性囊性畸胎瘤中不同的组织成分：A皮肤附件，神经胶质和脉络丛；B幽门型胃黏膜；C垂体前叶。

[783,788]。其次为软骨、呼吸道和胃肠道组织（图 1.291）。胃黏膜发育良好，甚至可见 Cajal 间质细胞[777]；有时可伴有消化性溃疡形成[807]。其他组织包括甲状腺（10% 的病例）、含黑色素的组织（尤其是黑人）[794]、垂体前叶[797]、其他神经内分泌细胞[782]、前列腺[798,809]、胰腺和海绵状血管。

由于大体及组织学上经常以皮肤和皮肤附属器为主，

一些作者依然倾向于使用"皮样囊肿"的老术语来代替卵巢成熟性囊性畸胎瘤。但全面来看，我们觉得从发病而言，这个术语不能提供足够的信息，而且也未考虑到出现在这些肿瘤中的其他的组织类型。

从定义出发，成熟性囊性畸胎瘤中所有成分组织学应分化成熟。但偶然也可见微小局灶的分化不成熟的组织（需与恶性进行鉴别，见后）。这些肿瘤的生物学行为一般是良性的，应该与未成熟性畸胎瘤进行鉴别[812]。应该注意的是，形态上分化成熟的囊壁上皮在免疫组织化学水平可能显示不成熟，类似于未角化和化生的鳞状上皮[785]。

所有的病例都可见到女性细胞核的性染色质特征；染色体分析显示 46，XX 的特征[804]。Linder 等[795] 进行染色体分带研究，显示这些肿瘤为孤雌生殖起源，可能来源于第一次减数分裂之后的单个的生殖细胞。Riley 和 Sutton[805] 提出一种可能的机制来解释：大多数卵巢生殖细胞肿瘤为良性，而大多数睾丸生殖细胞肿瘤为恶性，其理论基础是男性和女性生殖细胞的发育存在差异。

其他一些研究发现在很多病例中可检测到杂合性基因型，提示可能来源于减数分裂前干细胞或体细胞。然而一个以显微切割为基础的研究支持真正的畸胎瘤组织的纯合子的基本特征[810]。

一些作者提出卵子的融合可能是畸胎瘤形成的一个机制，而原始滤泡的双卵和融合在含有畸胎瘤的卵巢中更为常见支持这一理论[801]。

成熟性囊性畸胎瘤可能与黏液性囊腺瘤、Brenner 瘤和纤维卵泡膜细胞瘤共存[781,800]。

偶尔，畸胎瘤破裂入腹腔，腹腔内出现角蛋白和皮脂可刺激出现明显的异物反应，使的外科医生认为是一个转移性癌，而对病理回报的良性病变的诊断产生怀疑（但还不至于固执己见）[776,778]（图 1.292）。

另外，实性或囊性的成熟性卵巢畸胎瘤，与未成熟性畸胎瘤类似，可以出现腹膜结节，含有特异性的成熟神经胶质组织，被称为**腹膜神经胶质瘤病**[790,791,806,811]（图 1.293）。这些结节显示为腹膜表面或网膜上粟粒状灰白色结节，可伴有纤维化和慢性炎症病变。只要神经胶质组织完全成熟且无其他畸胎瘤成分，此病变还是一个良性过程[789,802,808]（图 1.294）。传统上认为这是畸胎瘤神经胶质组织的种植表现，然而遗传学分析显示这些组织来源于非畸胎瘤细胞，可能为间皮下细胞的化生性改变[793]。

另一个畸胎瘤相关的病变是腹膜"黑变病"，可以继发于囊性畸胎瘤的破裂[792]。

发生在成熟性囊性畸胎瘤的"体细胞型"肿瘤

成熟性囊性畸胎瘤发生转化成为有体细胞特征的良性或恶性肿瘤并不常见，仅约 2% 的病例可以发生。

囊性畸胎瘤最常见的恶性变是鳞状细胞癌（可能来源于化生的柱状上皮[820]），其次为类癌和腺癌

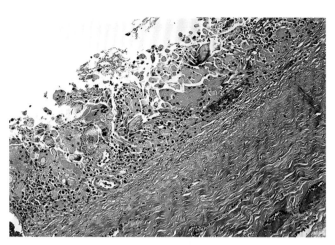

图1.292 破裂的卵巢成熟性囊性畸胎瘤可见丰富的异物性巨细胞反应，这些病变可能类似于结核性腹膜炎或转移癌的表现。

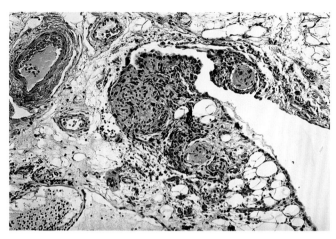

图1.294 继发于未成熟性卵巢畸胎瘤的腹膜种植。当种植表现为不成熟性时，其预后较腹膜神经胶质瘤病要更加警惕（与图1.293对比）。

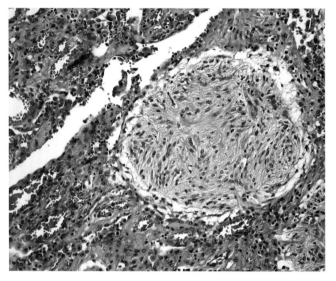

图1.293 卵巢畸胎瘤的成熟性神经胶质组织的腹膜种植（所谓的"腹膜神经胶质瘤病"）。

[814,817,822,827]。其他类型包括恶性黑色素瘤[815,835]、Paget 病[831]、各种类型的肉瘤、癌肉瘤、多形胶质母细胞瘤[837]、中枢型神经细胞瘤[818]和神经母细胞瘤／PNET[821,828]。往往伴随有复杂的染色体异常[830]。有意思的是，黏液性交界性肿瘤和腺癌可与发生于阑尾的类似，可导致腹膜假黏液瘤[819,829,833]。

也可见到良性肿瘤，如蓝痣[823,834]，皮脂腺腺瘤[813]，汗腺肿瘤[825]，血管球瘤[832]，上皮样（组织细胞样）血管瘤[824]和各种类型的垂体腺瘤[826,836]。

应该指出的是，尽管这些肿瘤具有其同源性的体细胞肿瘤的形态学和生物学行为特征，但无论如何他们都是起源于畸胎瘤的干细胞成分，因此这些肿瘤本身从基因型角度上看属于生殖细胞特性。这种可能性已经被一个以微切割为基础的研究证明，这些肿瘤与畸胎瘤有同源性的基因型[816]。这些肿瘤的发生有力地证明了是表型而不是组织发生决定了肿瘤的基本生物学特性及临床行为。据说 David Page 为了让人理解这个重要的观点，用他通常地强调问题的方式，在外科病理签署诊断的区域，挂起一个标志"不要犯傻，表型决定一切"。

表皮样囊肿

罕见的卵巢**表皮样囊肿**可能来源于 Brenner 瘤的上皮细胞巢[838]。它应与成熟性囊性畸胎瘤鉴别，可通过全面取材而未发现皮肤附属器和其他组织来区别。在这里讨论不仅仅是要鉴别诊断，还是因为其中一些病变是成熟性囊性畸胎瘤，虽然没有皮肤附属器成分。

卵巢甲状腺肿

卵巢甲状腺肿表现为以甲状腺组织为主的畸胎瘤，有时可缺乏其他成分[852]（图 1.295）。大体上，肿物具有甲状腺组织的颜色和硬度，但它常为囊性（图 1.296）。囊性结构可以非常明显，以至于掩盖了诊断[850,851]。此病变的本质为甲状腺，已被生物学和免疫组织化学方法显示 TTF-1 和甲状腺激素的研究所证实[842]。此组织可出现能够发生于正常位置的甲状腺的任何病理学改变，包括弥漫性或结节性增生（可导致甲状腺功能亢进[846]）、甲状腺炎、乳头状癌（包括滤泡型及微小癌亚型[839]，具有特征性的 RAS 或 BRAF 突变）[840,848]、滤泡癌（有时可发生腹膜播散，即所谓的卵巢甲状腺肿腹膜播散[841,844]）和恶性淋巴瘤[842,849]。部分病例可以分化非常好[841,845,847]，而有的病例则以实性或小梁状结构为主[851]。

我们曾见过一例发生于卵巢甲状腺肿的滤泡型乳头状

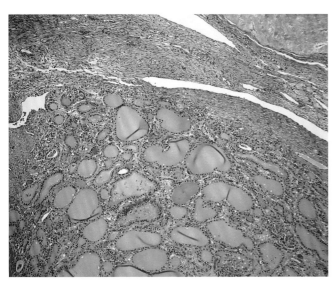

图1.295　所谓的"卵巢甲状腺肿"。镜下可见甲状腺组织与卵巢间质界限清楚。

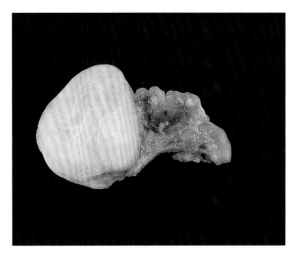

图1.297　卵巢类癌的切面显示典型的实性，黄白色。

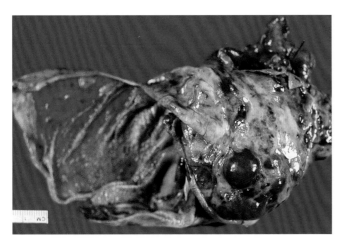

图1.296　卵巢甲状腺肿之大体表现。甲状腺组织为实性区域。

癌，其腺腔内含有大量的结晶，相似的病例已有报道[843]。

卵巢甲状腺肿可与黏液性囊腺瘤、Brenner瘤或类癌共存。后一种组合，称为甲状腺肿类癌（strumal carcinoid），将在下一节中讨论。

类癌和甲状腺肿类癌

卵巢**类癌**可为胃肠道或其他部位肿瘤转移所致[866]，也可为成熟性囊性畸胎瘤的一种成分，或者是原发于此器官的单纯性肿瘤。后者接近1/3伴有类癌综合征，即使是在无肝转移的病例[865]。肿瘤越大，发生类癌综合征的可能性越大。有些病例表现为严重的便秘，可能是因为分泌YY肽所致[861]。发生在囊性畸胎瘤的小的类癌几乎总是无症状的。原发性卵巢类癌大多数为单侧，但是16%的病例对侧卵巢发生囊性畸胎瘤或黏液性肿瘤[864]。

相反，多数卵巢转移性类癌为双侧，并有腹膜转移。原发性卵巢类癌的预后良好（不管是单纯性类癌，还是囊性畸胎瘤的一种成分），而转移性类癌预后很差。

大体上，单纯性原发性类癌平均直径为10cm；它们的外表面光滑或有突起，切面主要呈实性、质硬、棕黄色或黄色、均质（图1.297）。镜下，其表现类似于其他部位的类癌，包括不同部位、不同类型的分化良好的神经内分泌肿瘤。部分类似于阑尾和小肠的类癌称为岛状类癌，类似于直肠来源的类癌呈小梁型（图1.298）。而那些类似于阑尾原发类癌的称为黏液型（杯状细胞）[854,867,868]。这些相似性包括组织学上多种形态学表现[856]及组织化学特征（嗜银或亲银染色）；超微结构检查常可见到神经分泌颗粒[868]。

免疫组织化学证实此肿瘤内有神经元特异性烯醇化酶（NSE）、嗜铬素，5-羟色胺和大量的肽类激素（包括YY肽），特别是在小梁型类癌中[861,872]。

仅从形态上区分原发性和转移性类癌是不可能的；然而，如果卵巢类癌和畸胎瘤混合存在，则绝大部分病变为原发性类癌。相反，具有类似于杯状细胞类癌样特征和印戒细胞形态（传统上被称为杯状细胞类癌）的肿瘤可能是从阑尾转移而来[859]。需要注意的是，原发卵巢或胃肠道转移而来的类癌均可表达CDX2[863]。

表现为岛状或小梁状的原发性卵巢类癌切除可治愈。与发生在阑尾的肿瘤一样，如果肿瘤包括明显的癌成分的黏液型则具有较高的侵袭性[854]。

甲状腺肿类癌（strumal carcinoid）是一种有类癌和卵巢甲状腺肿混合性成分的卵巢肿瘤[874]（图1.299）。一些作者通过超微结构研究，对后者的甲状腺本质提出质疑，但免疫组织化学证实有甲状腺球蛋白和TTF-1的存在[858,876]，以及偶尔会发生甲状腺型乳头状微小癌[862]解

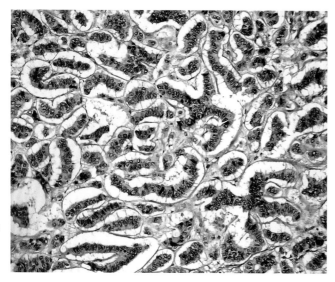

图1.298 原发性卵巢类癌呈小梁状生长。与肺及直肠的类癌很相似。

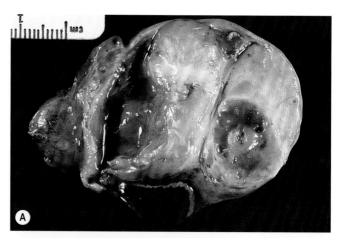

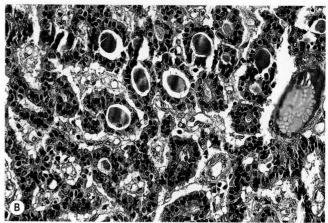

图1.299 A，甲状腺肿类癌的大体表现，由于类癌和卵巢甲状腺肿的混合存在使得形态具有多样化。B，镜下表现，显示甲状腺滤泡和类癌小梁密切混合。

决了这一问题。其他作者认为类癌样成分为来源于甲状腺 C 细胞的髓样癌[853]，但是形态和免疫组织化学所见更类似于那些来源于后肠的小梁状类癌[871,873]；特别是很少产生降钙素和淀粉样物质[857]。有意思的是，这些肿瘤中的类癌成分对前列腺酸性磷酸酶免疫反应阳性，可作为它们类于直肠类癌（后肠型）的进一步证据[870]。偶尔可有严重的便秘，推测与 YY 肽分泌有关[869]，且卵巢单纯性类癌的心脏病变亦与 YY 肽分泌有关[855]。个别情况下，类癌成分可为黏液型[860]。

超过 50% 的甲状腺肿类癌中可发现其他畸胎瘤成分[865]。甲状腺肿类癌也可见于多发性内分泌肿瘤 II A 型[875]。

性索-间质肿瘤

性索 - 间质肿瘤约占所有卵巢肿瘤的 5%，由向性索和（或）特殊卵巢间质方向分化的肿瘤构成[909]。包括女性型细胞（颗粒细胞和卵泡膜细胞），男性型细胞（Sertoli 和 Leydig 细胞）和未定向的成分[883,908,910]。这些各种各样的成分可合并存在[906]，表现为多方向分化，似乎重现了卵巢和睾丸在胚胎发生中所能产生的各种结构，就如 Gunnar Teilum 很多年前假想的那样[905]。继发性变化（如黄素化）也可见到。结果可见到一系列肿瘤类型，其中一些并不容易归入一个严格的分类系统中。通常肿瘤的形态学表现与临床上是否存在激素活性，以及激素的类型有关[900,902,904]。然而可以无明确的内分泌作用，罕见的病例中可见肿瘤的激素效应与从其形态推断的结果正相反[884,891]。同样，肿瘤的细胞结构特征与各种各样的类固醇激素、激素前体和相关酶类的有关联，这已被免疫组织化学办法所证实[881,903]。然而，应强调的是卵巢

肿瘤的分类主要依据它们的形态学表现为，而不是免疫组织化学所鉴定的类固醇激素分泌活性以及激素的类型。当采用福尔马林固定、石蜡包埋的组织时（激素可因为有机溶剂、脂溶性激素向组织中弥散，以及激素与受体结合等而丢失），免疫组织化学检查存在许多观念上和技术上的困难，仅根据免疫组织化学的结果将某个卵巢肿瘤分类为性索—间质肿瘤是不明智的。

最近，一些非类固醇类免疫组织化学标志物可有助于这些肿瘤的诊断[893,907]。

抑制素被认为是最有用标志物之一[901]，其 α 亚单位比 βA 亚单位的特异性高[880,887]。在所有类型的性索 - 间质肿瘤、其他妇科肿瘤的性索样成分和大多数的滋养层细胞肿瘤中有表达[892,898]。同样有助于鉴定上皮、干细胞和其他类型的卵巢肿瘤中非肿瘤性间质成分中的类固醇激素分泌细胞[890]。据说可以标记一些其他部位的癌[894]，但似乎至少有部分原因是由于内源性生物素反应[888]。同样应该指出抑制素阴性并不能排除性索 - 间质肿瘤的诊断（符合阴性染色不能除外诊断的一般原则）。

性索 - 间质肿瘤染色阳性的抑制素功能相关分子

包括激活素（activin，生物化学性质与抑制素相似但功能相反，含有 2 个 βA 亚单位）、Müller 抑制物质（抗 Müller 激素）和松弛肽样因子[877,893,896,899]。

钙网膜蛋白较抑制素敏感，但特异性较差。可以在抑制素阴性的性索 - 间质肿瘤中表达，如纤维瘤[897,897]。然而它也可以在很多表面上皮性肿瘤中表达。

A103 是一个可直接拮抗黑色素细胞标志物 Melan-A（Mart-1）的抗体，在性索—间质细胞肿瘤和其他类型的产生类固醇激素细胞（如卵巢脂质细胞肿瘤和肾上腺皮质肿瘤）中有表达[878]。

CD99（O13；MIC2）是一个 Ewing 肉瘤／PNET 的标志物，多少有些令人意外，在此种肿瘤中经常有表达[885,896]。

CD56 被认为是卵巢性索 - 间质肿瘤的敏感标志物[895]，但另一些研究提出质疑[886]。

SF-1（类固醇生成因子 1）是最近被提出的，似乎是最敏感的性索 - 间质标志物[911]。

无论何种特殊亚型，WT-1（正常颗粒细胞表达）可表达于大多数的卵巢性索—间质肿瘤[882,886]。

偶尔，卵巢型性索 - 间质肿瘤可出现于卵巢外，如阔韧带[889]。

颗粒细胞瘤

颗粒细胞瘤是一种表现为向滤泡颗粒细胞方向分化的卵巢性索 - 间质肿瘤。它是起源于业已存在的滤泡内的颗粒细胞，还是来源于特殊的卵巢间质仍有争议。存在着两种不同的类型，分别称为成年型和幼年型。

成年型颗粒细胞瘤常在育龄妇女中被诊断，但也可发生于绝经后，有时甚至发生于青春期以前。3/4 的病例伴有雌激素水平过高；雌激素合成过多可导致儿童的青春期同性性早熟[932]和包括绝经后妇女在内的成人子宫出血[919]。另外一部分肿瘤临床上无激素活性，很少一部分肿瘤产生雄激素[914,939]。

大体上，成年型颗粒细胞瘤通常有包膜，表面光滑，呈分叶状，切面主要为实性（图 1.300）。颜色通常为灰色，但是黄素化的区域可为黄色（图 1.301），并可见到充满了淡黄色液体或黏液的囊肿（图 1.302）。有时囊肿非常明显，大体上类似于囊腺瘤（图 1.303）。有意思的是，许多离奇分泌雄激素的颗粒细胞瘤体积常常很大且呈囊性，单房或多房[939,942]。颗粒细胞瘤的镜下表现变化多样，甚至在同一肿瘤内亦是如此。生长方式包括微滤泡型（伴有 Call-Exner 小体）、大滤泡型、小梁型、岛状型、缎带型、实性型、假乳头型和弥漫型（肉瘤样）[928,948]（图 1.304）。也可见到卵泡膜细胞成分。颗粒细胞或卵泡膜细胞成分可发生局限性黄素化[958]，在那些伴有妊娠的肿瘤中特别常见，常伴有水肿和结构紊乱[957]。一个重要的诊断要点是有胞核折叠或核沟，导致"咖啡豆"样外观[941]（图 1.305）。有时可见到奇

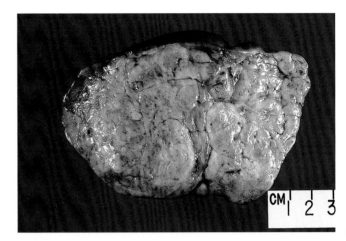

图1.300　颗粒细胞瘤，切面呈实性。

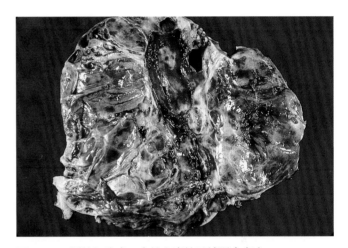

图1.301　颗粒细胞瘤，实性和囊性区域混合存在。

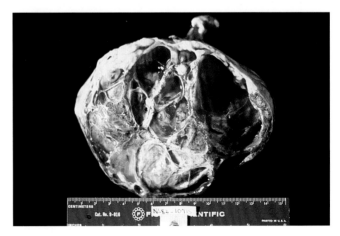

图1.302　囊性结构为主的颗粒细胞瘤。

异核和多核巨细胞（有时呈"花瓣"型）；这种改变本身并非恶性征象，更倾向于变性[960]。有伴肝细胞分化的颗粒细胞瘤[912,940]以及与黏液性囊腺瘤相伴随的颗粒细胞瘤的病例报告[935]。

传统上认为，分泌类固醇激素与卵泡膜细胞关系

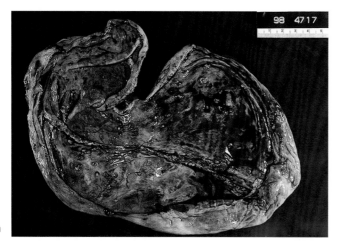

图1.303　完全为囊性的颗粒细胞瘤。

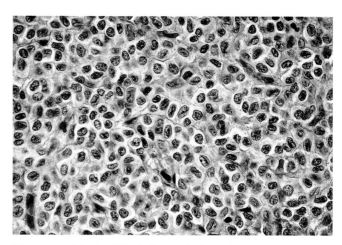

图1.305　成人型颗粒细胞瘤的"咖啡豆"样核。

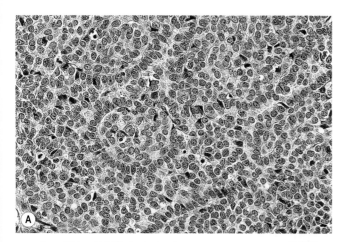

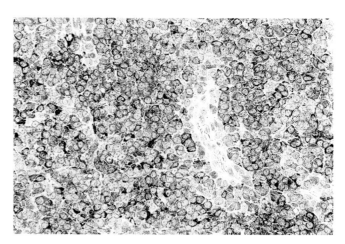

图1.306　颗粒细胞瘤抑制素强阳性表达。

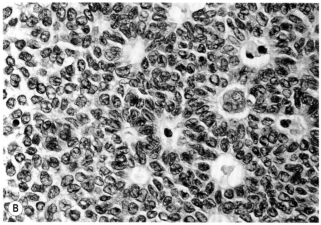

图1.304　A和B，颗粒细胞瘤的镜下表现。B中可见Call-Exner小体。

组织化学标志物包括波形蛋白和桥粒斑蛋白、抑制素、钙网膜蛋白、滤泡调节蛋白、A103和SF-1（见前述）[918,919,933,934,937,944]（图1.306）。1/3～1/2的病例中可表达角蛋白，呈典型的点状分布，主要为CK8和CK18的表达[943]。几乎所有的病例均可见到平滑肌肌动蛋白（SMA）、结蛋白较少见[946]。大约50%的病例S-100呈阳性，而EMA呈阴性[917]。ER和PR常常呈阳性[921]。正常卵巢颗粒细胞可产生的肽类激素抑制素和滤泡调节蛋白，在颗粒细胞瘤患者的血清中水平升高[922]。奇妙的是，常发现颗粒细胞瘤可表达Ewing肉瘤／PNET相关的标志物CD99（O13,MIC2）[933]。

超微结构中，肿瘤性颗粒细胞内含有丰富的中间丝和特殊的细胞连接，某些细胞连接具有典型的桥粒结构[918]。细胞遗传学研究常出现12号染色体三体[923,926]。奇怪的是，一些有奇异核的病例中，FISH证实这些奇异核的核仁表现12号染色体三体[925]。其他确定的核型异常是14号染色体三体和22号染色体单体[936]。最近研

更密切，而非颗粒细胞，正常的滤泡和肿瘤中均是这样；然而，免疫组织化学研究显示这两种细胞均可产生类固醇激素，颗粒细胞主要产生雌二醇，黄素化的卵泡膜细胞主要产生孕酮[931]。颗粒细胞瘤常用的其他免疫

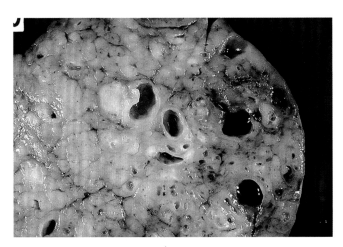

图1.307 幼年型颗粒细胞瘤的大体观。

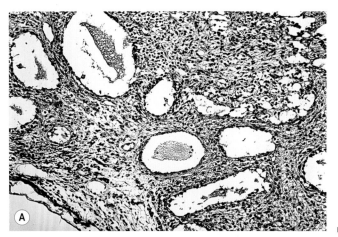

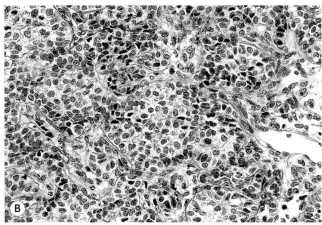

图1.308 A和B，幼年型颗粒细胞瘤。一般特征是低倍镜下可见滤泡样空腔（A），高倍镜下肿瘤细胞缺乏成人型可见的咖啡豆样核（B）。

究显示几乎所有的成人型颗粒细胞瘤中存在 FOXL2 基因的体细胞突变（402C G）[930,949]。流式细胞研究显示绝大多数成人型颗粒细胞瘤是二倍体或近二倍体；并无令人信服的证据表明 DNA 倍体是影响预后的独立因素 [915,920,927,950,954]。

幼年型颗粒细胞瘤。几乎 80% 的病例发生在 20 岁以下的病例中，多数患者表现为同性性早熟（图 1.307）。少数病例伴有内生软骨瘤病（Ollier 病）[952] 或 Maffucci 综合征 [953]。典型的形态学表现包括弥漫型或巨滤泡型（以前者为主）生长方式，滤泡内分泌物黏液染色阳性，大的肿瘤细胞常有广泛的黄素化，缺乏核沟，存在卵泡膜细胞成分，胞核的非典型性，核分裂象不等，但常多见 [945,956,962]（图 1.308）。正如成年型一样，幼年型可以有假乳头样表现 [928]，亦显示 12 号染色体三体 [947]。

DNA 倍体分析显示幼年型颗粒细胞瘤的非整倍体的比例较成年型高；然而，它对预后的价值仍需进一步证实 [929,951]。

颗粒细胞瘤（特别是成年型）的鉴别诊断包括来源于卵巢表面上皮的低分化癌（主要为实性）、类癌和特别罕见的子宫内膜间质肿瘤 [961]（见 207 页）。在这一点上，细胞核的特征非常重要。一些早期的研究认为颗粒细胞瘤预后很差，可能是混入了来源于表面上皮的实性卵巢癌。在有争议的病例中，角蛋白广泛强阳性提示癌的分化方向，特别是阳性物质弥散于胞质内，而不呈点状分布时。鉴别诊断还包括**妊娠性卵巢颗粒细胞增生**，这种改变通常在显微镜下才可看到，多发，并伴有闭锁滤泡 [916]。

颗粒细胞瘤的预后主要与临床分期有关 [938]。也取决于肿瘤的大小、肿瘤是否破裂及胞核的非典型性 [938,959]。总体看来幼年型颗粒细胞瘤生物学行为差于成人型颗粒细胞瘤，远距离转移更多见。组织类型对预后的影响还不很明确。一些作者认为滤泡型或小梁型肿瘤较肉瘤

型预后好，但大多数研究未能令人信服地证实这种关系 [913]。在 Norris 和 Taylor[941] 所作的一系列研究中，187 例患者中有 12 例在手术后肿瘤持续存在，最终 10 例死亡。多数患者在最初诊断和治疗 5 年后死亡，提示 5 年生存率并不能准确预示永久治愈 [924]。当出现微囊和小梁状结构混合存在的时候应该考虑到颗粒细胞起源的转移性肿瘤的可能，尤其是伴有 Call-Exner 小体和核沟的时候。很明显必须考虑到这个可能性；否则可能与移行细胞癌或其他肿瘤混淆 [955]。

卵泡膜细胞瘤、纤维瘤和相关肿瘤

纤维瘤和卵泡膜细胞瘤关系密切，常合并为一类，但作为一个整体类型时，更倾向于使用纤维卵泡膜细胞瘤（fibrothecoma）的术语。

卵泡膜细胞瘤（thecoma）中 65% 的患者为绝经后妇女。通常为单侧，其大小变化多端。有明显的包膜，质硬，切面大部分或全部为实性，但可以有囊样结构。肿瘤色黄，这是与纤维瘤的重要鉴别点（图 1.309）。镜

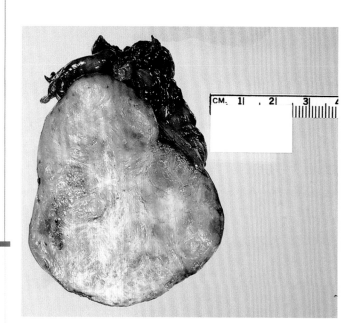

图1.309　卵泡膜细胞瘤的切面，以黄色为主，间有白色区域。

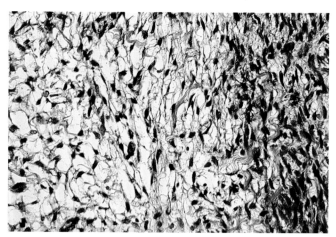

图1.310　卵泡膜细胞瘤镜下温和的表现，细胞密度有所变化。

下，肿瘤由成束的梭形细胞组成，胞核居中，有中等量的胞质淡染（图1.310）。间隔组织显示为大量的胶原沉着和局灶性玻璃样变性。细胞丰富程度不同。一些年轻女性患者可见明显钙化[1001]。

油红O染色显示卵泡膜细胞瘤胞质内含有丰富的中性脂肪，银染通常可发现网状纤维围绕单个细胞（与颗粒细胞瘤正好相反，其网状纤维围绕肿瘤细胞巢）。然而，卵泡膜细胞瘤中可以出现缺乏网状纤维的岛屿状区域，特别是在黄素化的部位。免疫组织化学显示雌二醇通常局限于少量的肿瘤细胞内[969]。

卵泡膜细胞瘤可以伴有明显的间质增生，尤其是在绝经后的患者。在这些病例中，可见到从局限性间质增生，通过弥漫型卵泡膜细胞瘤病（卵泡膜细胞增生），至卵泡膜细胞瘤的移行，提示病理发生上的连续性。称为**间质黄体瘤**（stromal luteomas）[970,987]的小的肿瘤可能是这一系列肿瘤的另外一种表现形式。

有时，有的非典型的卵泡膜细胞瘤的卵巢肿瘤含有分泌类固醇激素的细胞（黄体素、Leydig细胞和肾上腺皮质）[1004]。此肿瘤通常称为**黄素化卵泡膜细胞瘤**[984]，**而间质-Leydig细胞瘤或Leydig细胞-卵泡膜细胞瘤**这一术语仅用于胞质内可辨认出Reinke晶体的罕见病例中[990,991,1004]。这些亚型倾向发生于较年轻的女性，且对机体产生雄激素而非雌激素效应。

典型的卵泡膜细胞瘤有雌激素所引起的临床表现，虽然某些（特别是那些含有类固醇细胞的）肿瘤可能分泌雄激素。这些肿瘤几乎总是良性，但也有过恶性肿瘤的记载[998]。某些黄素化卵泡膜细胞瘤伴有硬化性腹膜炎[964,972,999]，有人认为这些病变是非肿瘤性病变，而有人则认为是卵泡膜细胞瘤病的一种形式[989]。

纤维瘤是常见的卵巢肿瘤，通常为单侧，几乎总是发生于青春期后[968]。肿瘤呈实性，分叶状、质硬，均质灰白色，通常无粘连（图1.311）。平均直径为6cm。可见黏液样改变，有时导致囊性变。大体上，纤维瘤主要应与卵泡膜细胞瘤、Brenner瘤和Krukenberg瘤鉴别。

镜下，纤维瘤由紧密排列的梭形间质细胞组成，成"羽毛状"或编织状排列（图1.312）。可见到玻璃样条带、水肿和玻璃样小球[977]。某些纤维瘤可发生于年轻女性，并伴有基底细胞痣（Gorlin）综合征，这些肿瘤可以钙化，通常为双侧和多结节性[982]。在一篇经常被引用的论文中，细胞丰富的纤维瘤如果核分裂象每10个高倍视野不超过3个，也称为富于细胞的纤维瘤（cellular fibroma）。分裂象更活跃的称为**纤维肉瘤**[981]（见207页）（图1.313和1.314）。最近的一个回顾中又有所修改，当分裂象活跃的纤维瘤存在中-重度异型性时称为纤维肉瘤，细胞学良性时则称为分裂象活跃的富于细胞的纤维瘤[971]。卵巢纤维瘤和纤维癌（译者注：原文如此，应为纤维肉瘤）的鉴别可在DNA倍体、基因和细胞增殖水平多方面进行[996]。

某些不典型的纤维瘤可含有少量性索成分[1002]。

细胞遗传学研究，发现卵泡膜细胞瘤和纤维瘤两者中有少数瘤细胞具有12号染色体三体[980,992]。而PTCH基因（Gorlin综合征相关）和STK11基因（Peutz-Jeghers综合征相关）的杂合缺失相对更多见于富于细胞型纤维瘤[997]。

卵巢纤维瘤（尤其是巨大肿瘤）可出现腹水，有时合并出现右侧胸腔积液（Meigs综合征）[986,1000]。这可能造成卵巢肿瘤不能手术的错误印象，而切除肿瘤可导致胸腹水的消退。胸腔积液的发病机理据说与胸腔内负压和腹水经过腹膜"孔"或淋巴管穿过膈有关。Meigs综合征也可发生在其他卵巢肿瘤[976]。

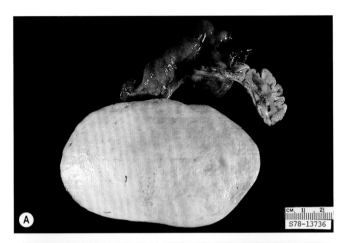

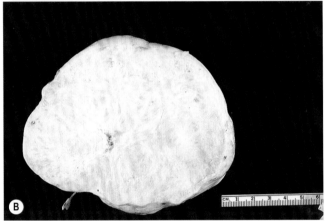

图1.311　A和B，卵巢纤维瘤的外表面和切面，切面灰白（较图1.309的卵泡膜细胞瘤的黄色不同）。

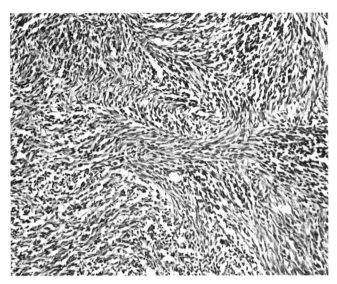

图1.313　富于细胞的纤维瘤。肿瘤细胞丰富，但多形性和分裂象少见。

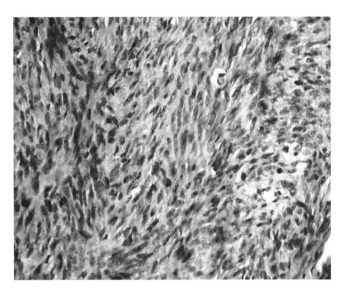

图1.314　卵巢纤维肉瘤。细胞丰富，核染色深，可见活跃的核分裂象，后者是鉴别富于细胞的纤维瘤最重要的特征。

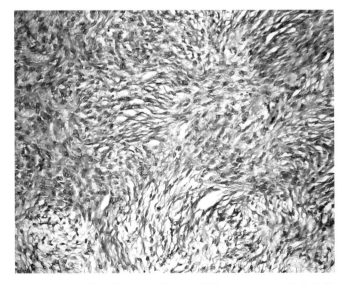

图1.312　卵巢纤维瘤，良性细胞核特征，显示席纹状生长方式。

　　纤维瘤是良性的，卵巢切除术即可治愈。然而富于细胞的纤维瘤可以复发或伴有腹膜种植[981]。

　　硬化性间质瘤是一种良性卵巢肿瘤，与纤维瘤和卵泡膜细胞瘤有许多共同特征。然而，它发生于较为年轻的患者。大体所见不太均质（图1.315）。镜下特征呈分叶状生长，小叶内纤维化，明显的血管化，以及存在两种细胞聚集：产生胶原的梭形细胞和含有脂质的圆形或卵圆形细胞（图1.316）。部分含有脂质的细胞呈印戒样，因而类似于 Krukenberg 瘤[963]（见 209 页）。内分泌表现罕见，但 ligandin（可能为产生类固醇的标志物）已被免疫组织化学所证实[994]。肿瘤细胞表达 SMA，有时表

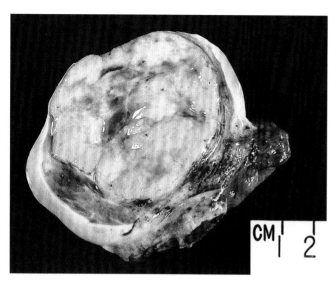

图1.315 硬化性间质瘤切面呈多结节状。

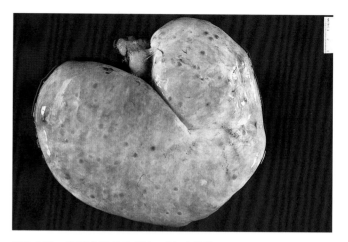

图1.317 广泛水肿的卵巢切面高度膨胀。

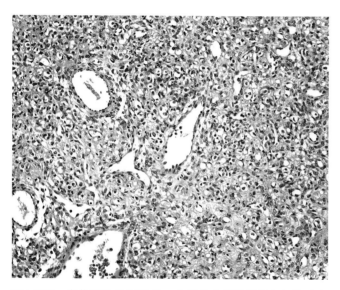

图1.316 卵巢硬化性间质瘤。血管外皮瘤样病灶和细胞疏密交替是重要的诊断线索。

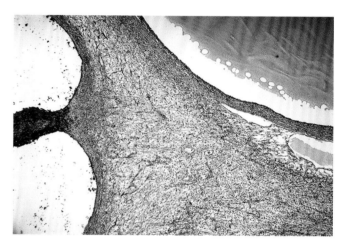

图1.318 典型的卵巢广泛水肿围绕着扩张的滤泡。

达 Desmin[985,995]，沿平滑肌方向分化的证据也可在超微结构中见到[988]。细胞遗传学上，同纤维性卵泡膜细胞瘤一样，可出现 12 号染色体三体[974]。

卵巢弥漫水肿可能不是肿瘤，但因为它在大体上类似于纤维瘤，故在这里讨论。多数患者伴有腹痛、腹部肿块和（或）月经不规则；男性化、性早熟和 Meigs 综合征也有记载[975,983]。发病机理可能是卵巢系膜部分扭转，影响了静脉和淋巴管回流所致[983]。切面被描述为水汪汪的（图 1.317）。镜下，滤泡和其他结构周围间质明显水肿（图 1.318）[979]。常可见到黄素化细胞群[973]。

纤维瘤病一词由 Young 和 Scully[1003] 提出，用于他们

认为可能是与卵巢弥漫水肿有关的一种病变。患者通常因为月经不规则而就诊。大体上，卵巢的切面质硬，灰白。镜下，正常滤泡结构周围可见梭形细胞弥漫性增生，并被致密的胶原分隔。可见到黄素化细胞。某些卵巢重度水肿病例常伴有纤维瘤病的小的细胞灶，支持他们的解释。**纤维瘤病**这一术语虽然描述正确，也不应等同于软组织中相似名称的病变，其个别情况下可累及卵巢[978]。

卵巢黏液瘤表现为囊、实性肿物，偶尔某些囊肿内充满了血液。镜下，在血管分化良好的黏液样背景中，可见到散在的纤维母细胞 / 肌纤维母细胞样细胞[967,993]。一些作者将它看做是卵巢肿瘤的独特类型，而另一些作者认为它应归于卵泡膜细胞瘤—纤维瘤这一组肿瘤中[965,966]。

与颗粒细胞瘤、卵泡膜细胞瘤和相关肿瘤有关的子宫内膜异常

大约 1/4 的颗粒细胞瘤或卵泡膜细胞瘤患者的子宫内膜表现为不同程度的增生[1007]，甚至当肿瘤很小时即

有此表现。在其余的病例，子宫内膜显示正常增生或分泌改变，甚至可为子宫内膜萎缩。某些增生特别旺盛，以至于类似子宫内膜腺癌。事实上争论的中心是这些卵巢肿瘤发生子宫内膜腺癌的机会到底有多少。所记述的发生率从3%到21%[1005,1007]，这么宽的范围强烈地提示缺乏统一的诊断标准。一些病变是毫无疑问的增生，已经被以下事实证实：卵巢肿瘤切除术后，发现子宫内膜增生可自行消退。真正的癌几乎总是分化良好且表浅，这可以解释与之有关的良好预后。还有子宫内膜腺癌伴发卵巢硬化性间质瘤的病例报告[1006]。

卵泡膜细胞瘤伴有不同类型的子宫内膜肉瘤的病例罕见[1008]。

小细胞癌

有两种类型的原发性卵巢癌为小细胞，即高血钙型和肺型。

高血钙型小细胞癌最为常见，为高度恶性的卵巢恶性肿瘤，易与颗粒细胞瘤混淆[1013,1024,1027]。它发生于年轻女性（平均年龄为23岁），几乎总是双侧发生。曾经报道过一些家族性病例[1020]。2/3的病例伴有高钙血症，肿瘤摘除后可自行消退[1012]。大体上，肿瘤巨大且为实性，有出血坏死区（图1.319）。镜下，小而紧密排列的癌细胞弥漫性增生，胞质很少，核小（图1.320）。也可见到较大的和多形性的成簇细胞，其中一些类似于黄素化细胞[1014]。也可见到胞质内透明（hyaline）小体。含有大量这样细胞的肿瘤被称为小细胞癌的大细胞变异型。也存在着小岛状、条索状、小梁状、黏液腺和**滤泡样结构**。后者对于诊断十分重要。

肿瘤细胞通常表达角蛋白、波形蛋白、EMA、WT1、P53和层粘连蛋白，而不表达B72.3、S-100蛋白、嗜铬素（散在表达）、抑制素、CD117或OCT4[1009,1010,1021,1023,1025]。WT1和EMA阳性而α-抑制素阴性具有一定的诊断提示意义[1021]。还发现人甲状旁腺激素相关蛋白免疫反应阳性，虽然染色的程度和血清钙水平的相关性很差[1022]。超微结构检查，肿瘤细胞分化差，具有相对丰富扩张的粗面内质网和特殊的细胞连接；通常缺乏神经内分泌颗粒[1014,1015]。最令人奇怪的是，发现此肿瘤的DNA为二倍体[1016]。

由于经常扩散至卵巢外，肿瘤预后很差。尽管各种技术提供了各种各样的信息，其组织发生依然尚不清楚。角蛋白和EMA表达阳性而抑制素阴性以及k-ras突变[1023]的发现提示可能来源于上皮细胞[1015]；相关的副肿瘤综合征和嗜铬素免疫反应阳性[1009]支持神经内分泌来源；年龄分布和形成滤泡样结构则更支持性索-间质细胞来源。

肺型小细胞癌类似于肺小细胞癌[1018]（图1.321）。可单独存在，也可伴有子宫内膜样癌或其他形态。免疫

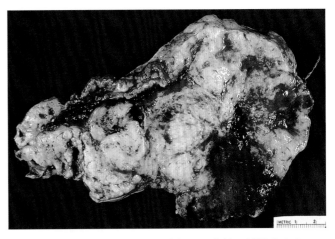

图1.319　卵巢高血钙型小细胞癌切面呈实性，局灶有出血。

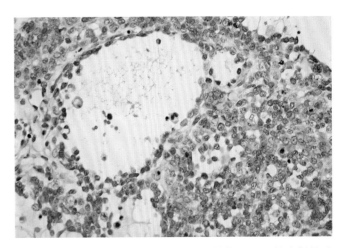

图1.320　高血钙型小细胞癌。滤泡样结构的出现是诊断的重要特征。

组织化学显示角蛋白、EMA、NSE和（罕见的）嗜铬素、Leu7（CD57）阳性。超微结构观察时可见到神经内分泌颗粒[1015]。与高血钙型小细胞癌相比，DNA多为非整倍体[1018]。预后很差。

与其他器官相同，已描述过除小细胞癌之外的卵巢高恶神经内分泌癌[1026]。一些被认为是**大细胞神经内分泌癌**，与表面上皮源性腺癌相关[1011,1017,1019]。

Sertoli-Leydig细胞瘤

正如名称所示，Sertoli-Leydig细胞瘤由形态学上类似于男性Sertoli细胞和Leydig细胞的细胞按不同比例混合而成，取代了旧的诊断名词卵巢男性细胞瘤（arrhenoblastoma）和男性母细胞瘤（androblastoma），被认为是Sertoli间质细胞肿瘤综合征。单纯的Sertoli细胞瘤也包括在这一组里，但是单纯的Leydig细胞瘤则归入脂质细胞瘤[1032]。Meyer[1038,1054]认为，肿瘤细胞起源于胚

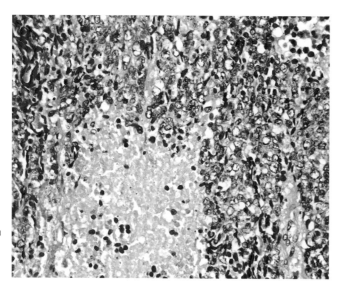

图1.321　肺型小细胞癌。这种肿瘤的一般特征是可见界限清楚的坏死灶，镜下表现类似于肺小细胞癌。

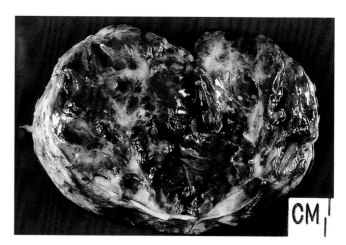

图1.322　卵巢Sertoli-Leydig细胞瘤切面呈多彩状外观。

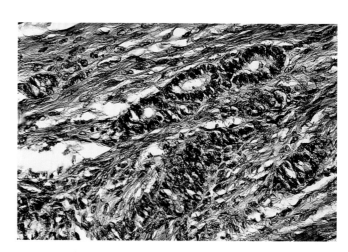

图1.323　分化良好的Sertoli-Leydig细胞瘤（Meyer I 型）。

胎发生，从卵巢髓质接近卵巢门处的原始睾丸样结构中保留下来的向男性分化的细胞。然而超微结构和免疫组织化学以及 SRY 基因（性别决定区 Y 基因）缺乏，提示与颗粒细胞相近的组织起源[1034,1035]。有意思的是，使用 PCR 技术检测杂合性丢失时显示，Sertoli 细胞才是肿瘤性成分，而 Leydig 细胞表现多克隆性增生[1039]。

　　Sertoli-Leydig 细胞瘤少见，不足卵巢肿瘤的 0.1%。大体上，主要为实性，也可见到囊性区域（图 1.322）。

　　镜下表现变化多样。一些主要的类型已有所描述；它们可共存于同一肿瘤内：

1. **高分化型（Meyer I 型）**（11%）。由衬覆 Sertoli 样细胞的小腺管组成，之间夹杂数量不等的 Leydig 样细胞[1061]（图 1.323）。有时腺管可呈现中空的假子宫内膜样结构，类似于交界或恶性的子宫内膜样肿瘤[1037]。反之，类似于 Sertoli-Leydig 细胞瘤的子宫内膜样腺癌亦存在（实际上更为常见），免疫组织化学检测有助于鉴别诊断[1064]。

2. **中间型（Meyer II 型）**（54%）。其特征是 Sertoli 样细胞呈条索、片块和灶状，其间有梭形的间质细胞和可识别的 Leydig 细胞分隔（图 1.324）。

3. **低分化型（肉瘤样型；未分化型；Meyer III 型）**（13%）。由梭形细胞构成的团块组成，排列成"肉瘤样"结构（图 1.325）。

4. **单纯性 Sertoli 细胞瘤（腺管型男性母细胞瘤）**，与高分化型 Sertoli-Leydig 细胞瘤十分相似，但缺乏 Leydig 细胞和原始的间质成分[1043,1060]。胞质内可见到丰富的脂质。镜下表现可为小腺管状或滤泡样（脂质卵泡瘤）结构[1062]。可存在淀粉样物质，电镜下可发现胞质内具有晶体结构[1052]。某些 Sertoli 细胞瘤有嗜酸性胞质[1031]。

5. **伴有异源性成分（畸胎样男性母细胞瘤）**（22%）。伴有诸如胃肠型黏液上皮、肝[1056]、骨骼肌或软骨[1044,1046]之类的组织（图 1.326）。此肿瘤的上皮性部分含有某些内分泌细胞[1028]，镜下可能误认为类癌[1049,1057]。

6. **网状型**（15%）。在这一类型中，典型的 Sertoli-Leydig 细胞瘤成分与类似于卵巢或睾丸网的结构共同存在（图 1.327 和 1.328）。它们表现为不规则的裂隙样结构，衬覆矮立方形细胞；常可见到粗短的乳头，其轴心玻璃样变性或水肿。有时网状结构占明显优势，几乎见不到 Sertoli-Leydig 细胞成分[1047,1058]（图 1.329）。另外，肿瘤中可见到肝细胞成分，如果没有 Leydig 细胞的免疫染色将很难鉴别[1041]。

　　正如颗粒细胞瘤一样，少数 Sertoli-Leydig 细胞瘤中

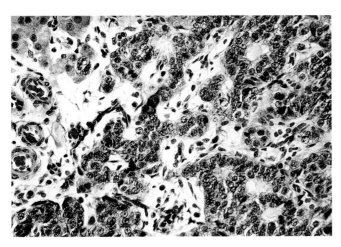

图1.324　中分化的Sertoli-Leydig细胞瘤（MeyerⅡ型）。

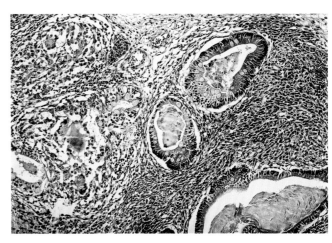

图1.326　伴有异源性成分的Sertoli-Leydig细胞瘤，表现为分化良好的分泌黏液的腺体。

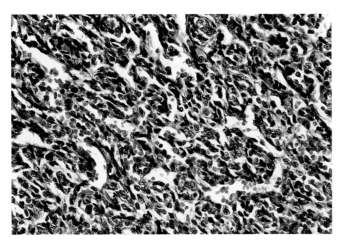

图1.325　低分化的Sertoli-Leydig细胞瘤（MeyerⅢ型）。

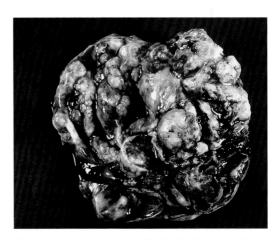

图1.327　Sertoli-Leydig细胞瘤网状型之大体观。

的细胞可以含有奇异形核和（或）多核，但无明显的预后意义[1059]。

　　免疫组织化学显示 Sertoli 细胞和 Leydig 细胞可检测到睾酮和雌二醇，而少见于原始的间质细胞[1036]。向Sertoli 细胞分化的区域角蛋白和 Sox-9[1065] 染色阳性（但EMA、PLAP、CEA、CAl9-9，CAl25 或 S-100 蛋 白 阴性）；而性腺间质成分强表达抑制素[1040]。两种成分通常都表达 WT1[1066]。了解这种免疫学所见在鉴别伴有异源性成分的 Sertoli-Leydig 细胞瘤（保留这种免疫染色）和癌肉瘤时非常有用[1030]。

　　多数 Sertoli-Leydig 细胞瘤见于年轻患者（平均年龄 25 岁），绝经后妇女相对罕见。一些患者在妊娠期被诊断[1055]。这些患者表现为明显的细胞水肿[1054]。不足2% 的病例累及双侧。伴有成熟性囊性畸胎瘤的病例也有报道[1050]，几乎半数病例伴有雄激素过多的征象。它

们首先表现为**去女性化**（闭经、乳腺萎缩、皮下脂肪组织丧失），以后表现为男性化（阴蒂肥大，声音低沉和毛多）。通常，在切除此肿瘤后，女性特征迅速恢复，而男性化表现消失要缓慢一些。尿中 17- 酮类固醇含量通常正常，但也有升高的报道。含有孕酮或孕烯醇酮的肿瘤组织，可导致各种激素的合成（雄甾烯二醇、17-羟孕酮、睾酮），但是不发生最后芳香化为雌激素的反应[1048,1051]。

　　一些 Sertoli-Leydig 细胞瘤不能证明有内分泌作用，而另一些则伴有雌激素和孕酮的分泌，后者常为单纯性Sertoli 细胞瘤[1053]。再次强调这些肿瘤的诊断，应建立在它们的形态表现的基础上，而不是它们的激素表现。应避免使用"女性化间质瘤"这样的术语。奇妙的是，一些Sertoli-Leydig 细胞瘤的病例血清甲胎蛋白升高[1029,1033,1042]；免疫组织化学可在肝细胞样分化的区域[1056] 和更常见的

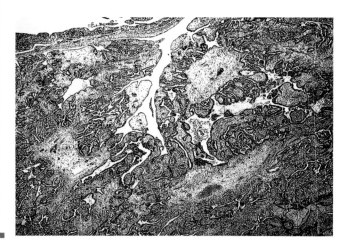

图1.328 Sertoli-Leydig细胞瘤网状型之低倍镜下观，网状区域可见局灶微乳头。

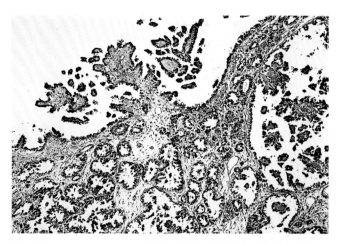

图1.329 当Sertoli-Leydig细胞瘤网状型主要或只有网状成分，而无常见的Sertoli-Leydig细胞灶时，很容易漏诊。

Leydig 和 Sertoli 细胞样成分中检测到 [1034]。

Sertoli-Leydig 细胞瘤的预后与肿瘤的分期和分化程度有关，通常预后良好 [1045,1063]。在一项大系列的研究中，临床恶性的总发生率为 18%；所有分化良好的肿瘤均为良性，但 11% 中度分化的病例，59% 低度分化的病例和 19% 伴有异源成分的病例为恶性 [1056]。在一项 28 例单纯性 Sertoli 细胞瘤的研究中，只有 2 例复发 [1052]，对于大体上局限于卵巢、年轻女性的 Sertoli-Leydig 细胞瘤多采用保守手术治疗 [1062,1063]。

脂质（类脂、类固醇）细胞瘤

卵巢肿瘤中有一小部分完全由形态上表现为分泌类固醇激素特征的细胞组成。这些细胞具有丰富的嗜酸性或空泡状胞质，脂肪染色常为阳性，超微结构显示含有

发育良好的滑面内质网和具有管泡状嵴的线粒体 [1069]。正常的分泌类固醇激素的细胞可为黄素化细胞（卵泡膜细胞或间质细胞）、Leydig 细胞（门细胞）和肾上腺皮质细胞 [1072]。理论上，这些肿瘤可来自上述的任何一种细胞。在可以见到 Reinke 结晶的少数病例中，这些肿瘤被归为 Leydig 细胞瘤或门细胞瘤 [1071,1072,1074]。在少数另外一些病例中，依据肿瘤的激素表型（存在 Cushing 综合征）[893]，以及卵巢门和阔韧带处可见到肾上腺皮质残留（虽然不见于成人的卵巢），提示肿瘤来源于异位的肾上腺。然而，在大多数病例中，此肿瘤确切的起源仍无定论；因此描述性术语如**脂质细胞瘤**和**类脂细胞瘤**，新近建议将**类固醇细胞瘤**应用于整个这组肿瘤，并附加以下名称（只要持续其特征），如 **Leydig 细胞型**或**肾上腺皮质型** [1077,1078]。所有的术语都不够理想。"脂质"和"类脂"被质疑因为肿瘤细胞并不是经常含有中性脂肪，而"类固醇细胞"没有被采纳，因为几乎所有的性索 - 间质细胞肿瘤都可以分泌类固醇激素。但无论如何，这一名称仍优于**黄体瘤**、**肾上腺样瘤**或**男性化卵巢瘤**。

用新鲜摘除的肿瘤标本在体外进行的酶转化研究证实这些肿瘤可产生各种各样雄性激素 [1075]；偶尔可见大量肾上腺皮质激素。

脂质细胞瘤通常为单侧，由被纤维性小梁分隔的黄色或黄褐色结节组成（图 1.330）。镜下，它们的特征是由大的圆形或多角形细胞组成的肿块，具有之前描写的相应正常细胞的形态和超微结构特征（图 1.331）。免疫组织化学染色，3/4 的病例波形蛋白阳性，1/2 的病例角蛋白阳性，大约 1/3 的病例 actin 阳性 [1076]。同时恒定表达抑制素和 A103/Mart-1 [1070]。

此肿瘤可发生于任何年龄 [1077]。多数伴有男性化综合征（伴有去女性化和闭经），少数病例符合 Cushing 综合征标准 [1078]。一些肿瘤无生物学活性，至少在临床水平如此，而另一些肿瘤伴有雌激素或孕激素表现。少数病例伴有子宫内膜样癌 [1068]。临床上恶性肿瘤的发生率约为 25% [1067,1077]。恶性肿瘤多为巨大的肿瘤（直径为 7cm 或更大），伴灶状出血和坏死，并具有胞核的非典型性与核分裂象 [1067,1077]。含有 Reinke 结晶的肿瘤几乎总为良性 [1071,1077]。恶性肿瘤可以伴有腹膜种植 [1077]。

应将脂质细胞瘤与继发性的分泌类固醇激素的细胞增生鉴别。其中包括间质黄体瘤（虽然此病变在卵巢肿瘤分类系统中的位置尚有争议），黄素化的颗粒细胞瘤（特别是幼年型），纤维卵泡膜细胞瘤，间质 -Leydig 细胞瘤，和类固醇细胞的非肿瘤性增生，后者可见于其他肿瘤的周围，如卵巢甲状腺肿、甲状腺肿类癌、表面上皮性肿瘤和转移癌 [1073]。

其他类型

两性母细胞瘤这一术语用于由**数量相近**的可清楚辨

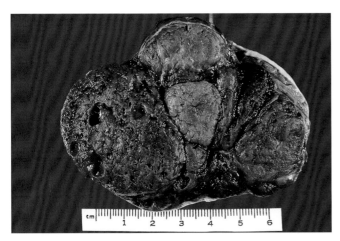

图1.330　卵巢脂质细胞瘤的切面。深褐色类似于肾或甲状腺嗜酸细胞腺瘤。

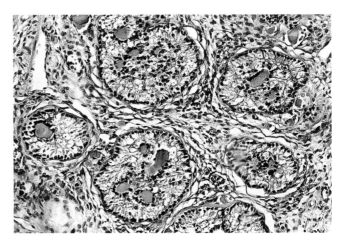

图1.332　伴有环状小管的性索肿瘤。患者合并有Peutz-Jeghers综合征。

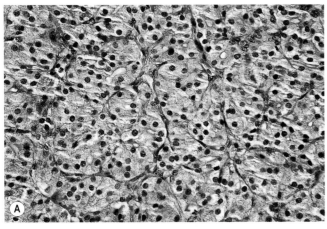

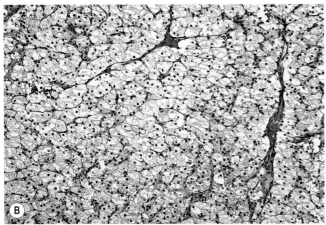

图1.331　2例脂质细胞瘤，显示肿瘤细胞嗜酸性（A）和透明（B）胞质。

认的颗粒—卵泡膜细胞和Sertoli-Leydig细胞这两种成分混合组成的性索-间质肿瘤[1087]。根据定义，这种肿瘤十分罕见，以至于某些作者怀疑它的存在。偶尔颗粒细胞

成分主要是幼年型而不是成人型[1082,1094]。已报告的此类肿瘤病例伴有雄激素、雌激素临床表现，或缺乏激素活性[1095,1096]。术后复发亦有报道[1083]。

伴有环状小管的性索肿瘤是一特殊的卵巢肿瘤，13%的病例伴有Peutz-Jeghers综合征[1089,1098]。此病变具有颗粒细胞瘤的特征，同时又呈现Sertoli细胞的生长方式[1080]。形态特征是有单纯和复杂的环状小管，其内含有嗜酸性透明小体，常伴有钙化（图1.332）。此表现类似于性腺母细胞瘤，但二者临床/遗传学背景不同，且后者存在生殖细胞成分。

在超微结构检查中肿瘤细胞明显呈两种或双相形态特征：符合颗粒细胞或非特异性卵巢间质[1084,1090]和提示Sertoli细胞分化的表现同时存在，特别是出现Charcot-Bottcher丝[1079]。大约50%的病例可见高雌激素血症所致的临床症状。伴有Peutz-Jeghers综合征的典型病例的肿瘤为多灶性、双侧性、体积小（甚至仅在镜下可见）、钙化，通常为良性，当然也有例外[1093]。而那些不伴有此综合征的肿瘤为单侧，通常大，约22%的病例临床上为恶性肿瘤[1088,1107]。

这里应强调的是，Peutz-Jeghers综合征可伴有其他女性生殖道肿瘤，如其他类型的卵巢性索-间质肿瘤[1105]、卵巢黏液性肿瘤和宫颈高分化腺癌（恶性腺瘤）。

Wolff附件瘤是**可能Wolff来源卵巢肿瘤**的简称，最初描述该肿瘤发生于阔韧带[1092]，随后报告亦可发生于后腹膜[1102]和卵巢本身[1097,1106]。认为此肿瘤来源于Wolff（中肾）管，最初选择使用这一术语是为了避免与以前认为是中肾管源性的肿瘤（如透明细胞癌，现在已归入其他类型）混淆。如果该观点正确，这些肿瘤的性质就不应属于性索-间质，之所以在这里讨论是由于它们之间的相似性和它们的确切组织发生仍不清楚。大体上，它们可为实性或囊实性。镜下上皮细胞见于囊性结

构，实性或中空的管腔和弥漫片状生长（图1.333）。低倍镜检查发现筛状结构是一有用的诊断依据。反之，大量梭形细胞成分的出现则容易造成误诊[1086]。上皮细胞团巢的周围有明显的PAS阳性的基底膜。这些肿瘤缺乏分泌类固醇激素的间质细胞，且不伴激素表现。黏液染色阴性。免疫组织化学染色，肿瘤细胞表达角蛋白（表达CK7而非CK20），雄激素受体（3/4的病例），雌激素和孕酮受体（1/4的病例），抑制素（超过一半），钙网膜蛋白（几乎全部病例）和波形蛋白（经常）。CEA阴性。这种表达谱与Wolff起源一致，但不能作为诊断依据[1085,1103]。其生物学行为通常为良性，有少数肿瘤可以复发或转移[1081,1100,1106]。

卵巢的印戒细胞间质瘤非常罕见但非常重要，因为很容易误诊为Krukenberg瘤。其中一些病例可能是硬化性间质瘤的变异型（见199页）。肿瘤细胞不表达角蛋白、PAS和黏液。生物学行为为良性[1104]。

微囊性间质细胞肿瘤是最近才被归入卵巢性索-间质肿瘤类的肿瘤[1091]。通常为单侧、无功能性。镜下最独特的表现是出现小的圆形到卵圆形囊腔，可聚集形成更大的不规则管腔，伴有被纤维性或玻璃样变性的纤维性间质分割的小叶状细胞灶。

不确定或不能分类的性索-间质瘤是指细胞学和（或）组织学结构符合性索—间质来源，但不能归入任何一种特殊类型的卵巢肿瘤。这些肿瘤大约占10%，临床行为近似于颗粒细胞肿瘤和Sertoli-Leydig细胞肿瘤，当肿瘤局限于卵巢时预后一般较好[1099,1101]。

生殖细胞-性索-间质肿瘤

由生殖细胞和性索-间质细胞混合组成的这组肿瘤中最特殊的一种是**性腺母细胞瘤**也称为**发育不全性腺瘤**，并包括在Teter精心制订的分类的**性腺细胞瘤**中[1126]。实际上这些肿瘤总是发生于性腺异常的个体，最常见的是性腺发育不全和携带Y染色体（即XY性腺发育不全和XO-XY嵌合型，而不是XX性腺发育不全）。位于Y染色体的编码睾丸特异性蛋白Y的基因可能是性腺母细胞瘤的肿瘤相关基因[1115]。

据估计在这些发育不全的性腺中，发生肿瘤的危险性为25%。然而，有记载表明性腺母细胞瘤也可发生于表型和染色体均正常的女性，甚至是妊娠妇女[1118,1120]。它们也能见于共济失调-毛细血管扩张症[1108]。确定发生肿瘤的性腺的性质常常是不可能的。一些病例中，它表现为纤维条索，而在另一些病例中常常表现为隐睾，但是从未发现正常卵巢。

大约36%的肿瘤为双侧。肿瘤通常较小，多数只有在镜下才明显见到[1123]（图1.334）。主要的镜下表现是原始生殖细胞（类似于无性细胞瘤）和形态及免疫表型均类似于不成熟的Sertoli细胞和颗粒细胞的性索—间质细胞混合存在[1111,1112,1123]（图1.335）。也可见到分泌类固醇激素的细胞，特别是青春期以后；它们产生类固醇激素的能力，已被可被体外产生雄激素和雌激素所证实[1116]。常可见到玻璃样变性和钙化。这种玻璃样变性的物质呈抗层粘连蛋白抗体强阳性，表明为基底膜沉积[1121]。如果这种物质丰富时，可在腹平片上清楚地见到。

一项对性腺母细胞瘤和睾丸小管内生殖细胞肿瘤的形态学及免疫表型的研究显示性腺母细胞瘤是发育不全的性腺的原位生殖细胞恶性肿瘤[1113]。

性腺母细胞瘤的生殖细胞成分可能多于间质成分，从而形成无性细胞瘤，或者个别情况下，形成其他类型的生殖细胞肿瘤的结构[1109,1110]。只有在这些情况下，肿瘤才具有恶性潜能。更多的异常是性索-间质成分的过

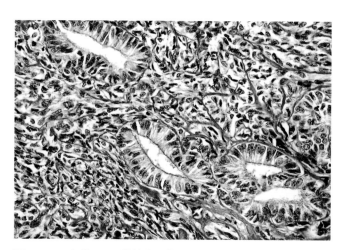

图1.333　卵巢Wolff附件瘤。拉长的腺样结构，以及卵圆至梭形细胞构成的实性病灶混合存在。

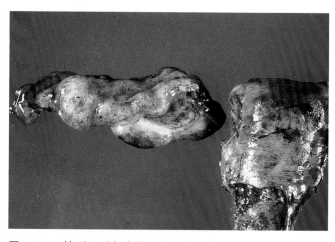

图1.334　镜下显示包含性母细胞瘤的条状性腺。外观上几乎见不到肿块。

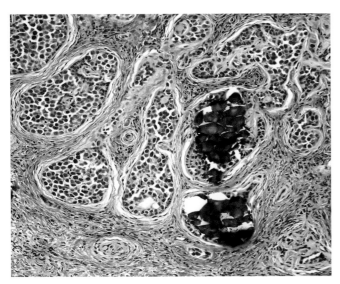

图1.335 卵巢性腺母细胞瘤。注意界限清楚的肿瘤细胞巢，以及显著的钙化。

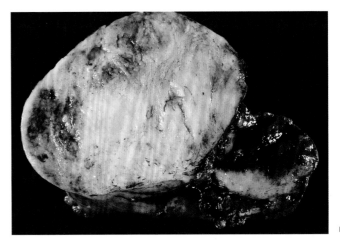

图1.336 广泛累及卵巢的Burkitt淋巴瘤。

度增生，而类似于 Sertoli 细胞肿瘤[1119]。

类似性腺母细胞瘤和伴有环状小管的性索瘤的镜下结构，有时可偶见于伴有滤泡囊肿的正常婴幼儿的卵巢；有人认为它们是这些肿瘤的前驱表现[1122]。

罕见的不符合性腺母细胞瘤的诊断标准的**生殖细胞 - 性索 - 间质瘤**，在正常女性已有报告[1124,1125]。其中一些也含有网状结构[1127]。这些肿瘤的生殖细胞成分（如同性腺母细胞中的生殖细胞成分一样）表达 PLAP、OCT4 和 CD117[1117]。这些肿瘤可以具有激素活性，临床表现为恶性[1114]。正如性腺母细胞瘤一样，它们可伴有无性细胞瘤或其他生殖细胞肿瘤。

卵巢非特异性肿瘤

恶性淋巴瘤和白血病

全身性淋巴瘤或白血病继发性累及卵巢已经众所周知[1129,1130]，较为罕见的是恶性淋巴瘤累及卵巢作为疾病的首要的表现[1128,1130,1132,1136,1138]（图 1.336）。**这一点也适用于粒细胞性白血病（粒细胞肉瘤）**[1134,1137]。

几乎所有的卵巢淋巴瘤均为非霍奇金淋巴瘤[1133]。在儿童 Burkitt 淋巴瘤最为多见；在成人，多数为弥漫大 B 细胞性淋巴瘤[1133,1140]。免疫表型上，实际上所有的病例均为 B 细胞来源[1131,1140]。在 Osborne 和 Robboy[1135] 所做的研究中，55% 为双侧，且 64% 也可累及性腺外部位（通常为大网膜、输卵管或淋巴结）；42 例患者中只有 9 例生存期超过 5 年，后者随后 2 例死于淋巴瘤。

个别情况下，发现卵巢淋巴瘤可与交界性浆液性肿瘤共存[1139]。

肉 瘤

卵巢原发性肉瘤特别罕见。它们需要与未分化癌、恶性 Müller 混合瘤、"肉瘤样"性索 - 间质瘤、伴有活跃的间质反应的 Krukenberg 瘤和富于细胞的纤维瘤鉴别。

纤维肉瘤与富于细胞的纤维瘤的鉴别主要依据细胞核分裂象（≥ 4/10HPF）和非典型性，也可能根据不同的细胞遗传学特征（见 198 页）（见图 1.313）。肿瘤通常巨大、实性和伴有粘连，临床病程具有侵袭性[1154]。有 1 例作为痣 - 基底细胞癌综合征的一个组成部分而被诊断[1146]。

子宫内膜（子宫内膜样）间质肉瘤可作为原发性卵巢肿瘤发生；十分类似于弥漫型颗粒细胞瘤的生长方式[1163]。由于存在肥胖的卵圆形细胞围绕螺旋小动脉样血管排列，所以它们易于识别[1158]。免疫组织化学染色，CD10 免疫反应阳性，但一般不表达抑制素。

前面已讨论过的 **Müller 腺肉瘤**（见 178 页），与子宫内膜间质肉瘤关系密切，而与恶性 Müller 混合瘤不相关。

发生于成人卵巢的其他肉瘤，均特别罕见，包括**平滑肌肉瘤**[1147,1148]（一些为黏液型，一些伴有痣 - 基底细胞癌综合征）[1151,1157]、**软骨肉瘤**[1161]、**骨肉瘤**[1141,1143,1155]、**恶性外周神经鞘瘤**[1160]、**血管肉瘤**[1153]、**横纹肌肉瘤**[1142]、**低级别纤维黏液样肉瘤**[1162] 和 **Ewing 肉瘤 / PNET**[1144,1145]。横纹肌肉瘤一般为胚胎型，但也可以是腺泡型[1149]；有一例同时合并透明细胞癌的病例报道[1156]。血管肉瘤显示形态学多样，可以伴有成熟性囊性畸胎瘤[1150,1152]。

卵巢肉瘤的治疗是外科切除（"细胞减灭术"）加化疗，化疗药物通常包括铂[1159]。

其他原发性肿瘤

卵巢**血管瘤**通常体积小、偶然被发现、单侧的海绵状血管瘤[1164]。双侧和（或）伴有身体其他部位血管瘤者很罕见。卵巢血管瘤应与伴有明显血管成分的脂质细胞瘤和卵巢生殖细胞肿瘤中的幼稚神经外胚叶成分伴发的非肿瘤性血管增生[1166]相鉴别。报道过的卵巢其他类型的血管瘤有**婴儿血管内皮瘤**[1181]、**淋巴管瘤**（可能为双侧）[1169]和**血管球瘤**[1173,1183]。个别情况下，卵巢也可发生平滑肌瘤，通常伴有子宫**平滑肌瘤**[1168]，部分肿瘤细胞核分裂活跃，需要与平滑肌肉瘤鉴别[1172,1175,1180]。鉴别原则与子宫相应肿瘤类似[1176]。

卵巢肌纤维母细胞瘤[1182]、**上皮样血管平滑肌脂肪瘤／PEComa**[1165]、**肾母细胞瘤（Wilms瘤）**[1174]、促纤维增生性小细胞肿瘤[1170]、**嗜铬细胞瘤／副神经节瘤**[1171,1177]、**水泡状胎块**[1184]也有个案报告。腺瘤样瘤可发生于卵巢内或邻近卵巢的部位；它们的表现可类似于卵黄囊瘤[1185]，可以主要由胞质嗜酸的细胞构成[1179]。

黑色素瘤累及卵巢主要为转移性，但原发于卵巢的黑色素瘤已有报道，最具有说服力的例子是那些发生于成熟性囊性畸胎瘤或卵巢甲状腺肿的病例[1178]。

最近一种非常独特的肿瘤类型（胰腺型实性假乳头肿瘤）也被纳入该类[1167]。

转移性肿瘤

卵巢是常见的肿瘤转移部位[1196,1224,1225,1259]。大约7%临床表现为原发性卵巢肿瘤的病变其实是转移而来。超过半数病例为双侧。最常见的原发灶为胃、大肠、阑尾、乳腺、子宫（宫体和宫颈[1234]）、肺[1208,1254]和皮肤（黑色素瘤）[1200,1239,1247,1258]。卵巢和子宫同时发生癌时，由于

表现相似是很难判断原发部位，已在183页讨论过。在乳腺癌患者治疗性卵巢切除标本中，来自乳腺的转移癌，并不少见，通常体积很小（常为镜下发现），生长方式可以是弥漫性（单细胞列兵样排列，提示来源于小叶癌），或为管状，与导管癌一致[1201]。GCDFP-15免疫反应阳性，在与原发性卵巢癌鉴别诊断时非常重要，后者通常为阴性[1226]。而原发性卵巢癌通常表达WT1、CA125和PAX8，而转移癌呈阴性[1227,1238]。

来自大肠的腺癌非常重要不仅是因为其发生率较高，且因为易误诊为原发性卵巢肿瘤，主要是黏液性或子宫内膜样，但有时是透明细胞型和分泌型[1194,1205,1239,1252]（图1.337）。原发性肿瘤总是中晚期（Dukes B期或C期），但有时可以很小或者无临床症状[1213]。多数转移肿瘤呈囊性，分化良好，产生黏液，伴有出血坏死。在一些病例中（主要是盲肠来源），卵巢转移常伴有周围间质黄素化，后者可导致男性化和其他内分泌表现[1235]。

来自大肠的转移性肿瘤的特征是双侧性、肿瘤累及卵巢表面、浸润性或结节状生长方式、卵巢门受累、单个细胞浸润、印戒细胞、花环状和筛状生长方式、"污秽的"坏死、腺体节段性破坏和缺乏鳞状上皮化生，以及血管浸润[1194,1219,1220,1236]（图1.338）。原发性卵巢肿瘤的特征是膨胀性（推挤式）生长方式、复杂的乳头结构、体积超过10cm、外表面光滑和局部出现良性和交界性表现[1220]。在HE切片水平，主要根据肿瘤的结构特征就可以对大多数病例进行鉴别诊断。但对于每个肿瘤，任何标准都有例外[1222]。免疫组织化学染色有很大帮助，尽管有时也不足以确诊。转移性大肠癌特征性地

图1.337　A和B，结肠癌卵巢转移。大体及镜下容易误诊为卵巢原发性肿瘤。

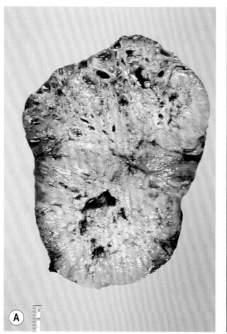

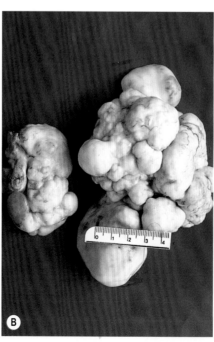

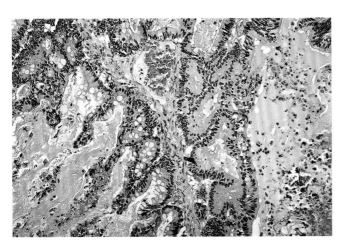

图1.338 大肠腺癌转移至卵巢。

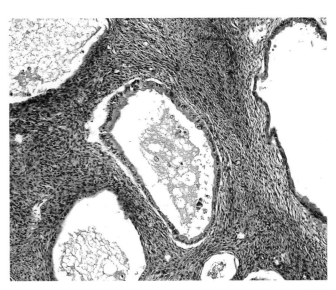

图1.339 胰腺腺癌发生卵巢转移。同原发肿瘤一样，卵巢转移性肿瘤显示了结构分化良好与高度核异型性的不一致，这是胰腺肿瘤的特征。

呈 CK7⁻/CK20⁺、CEA⁺、CA-125⁻、MUC2⁺，经常不表达 MUC5AC。相反，原发性卵巢肿瘤几乎都表达 CK7⁺，不同程度表达 CK20（经常仅为点状表达）、CEA⁻、CA-125⁺ 和 MUC5AC⁺[1188,1195,1197,1218]。激素受体没有帮助，无论是转移性结肠癌还是原发卵巢最常见的黏液性癌均为阴性[1241]。这样似乎还是最有鉴别意义的标志物[1189]，尽管有人提出肠源性标志物 CDX2 可与 CK7 相媲美[1203]。另外还有两个具鉴别意义的标志物是 β- 连环蛋白（超过 80% 的转移性结肠癌中核表达但仅在不到 10% 的原发性卵巢黏液性癌中表达[1192]）和鸟苷酰环化酶 C[1190]。目前认为 CDX2、β- 连环蛋白（核表达）和 P504S 联合阳性提示为结肠原发癌转移[1223]。在基因水平上，13q 拷贝数增加是结肠癌的标志物[1197]。

应该意识到，这些区别是特异性地针对大肠的。来自原发性胃、胆囊或胰腺的卵巢转移性肿瘤均有其不同的表型特征[1186,1211,1229,1242]（图 1.339）。卵巢黏液性肿瘤和腹膜假黏液瘤的关系在消化道部分讨论。简单地说，目前基于临床、形态学、免疫组织化学和分子生物学观察，得到的统一意见是这些肿瘤大部分来自阑尾原发肿瘤，发生了腹膜表面和卵巢种植[1233,1237]。然而这并不适用于所有病例，因为已有分子生物学证据说明它们是两个独立的原发性病变[1193]。同样也不适用于起源于良性囊性畸胎瘤的罕见的阑尾型卵巢黏液性腺癌[1232]。

卵巢的转移性类癌已在 193 页讨论过。来自肺、胃肠道、胸腺和其他部位的小细胞（神经内分泌）癌可转移至卵巢；它们应与伴有高钙血症的原发性小细胞癌以及（更困难的是）原发性"肺型"卵巢小细胞癌[1198]鉴别（见 201 页）。

Krukenberg 瘤这一术语用来诊断这样的卵巢肿瘤：通常为双侧，几乎总是转移性肿瘤，大体特征是卵巢呈中等度、实性多结节性肿大。镜下特征是含有丰富的中

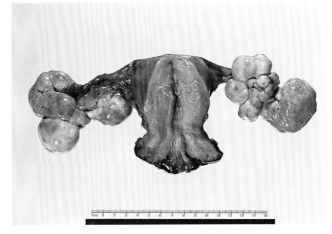

图1.340 卵巢Krukenberg瘤的典型大体表现。特征为累及双侧，多结节状外观。（Courtesy of Dr RA Cooke, Brisbane, Australia; from Cooke RA, Stewart B. Colour atlas of anatomical pathology. Edinburgh, 2004, Churchill Livingstone）

性和酸性唾液酸黏液的印戒细胞弥漫浸润[1187,1216,1245,1246]（图 1.340 和 1.341）。超过半数的病例见瘤栓[1206]。呈编织状生长的明显间质增生和不同程度的黄素化十分常见，可以使掩盖诊断[1246]。另一让人感到困难的问题是**管状 Krukenberg 瘤**亚型的存在，其内肿瘤细胞呈明显的管状排列，间质黄素化，有时伴有男性化，这些可导致误诊为 Sertoli-Leydig 细胞瘤[1191]（图 1.342），存在典型的黏液阳性印戒细胞径直可以作为 Krukenberg 瘤的诊断。

Krukenberg 瘤的多数病例发生于 40 岁以后。但也可累及较年轻的患者，在后一种情况下，常常被误诊为颗粒细胞瘤或脂质细胞瘤。

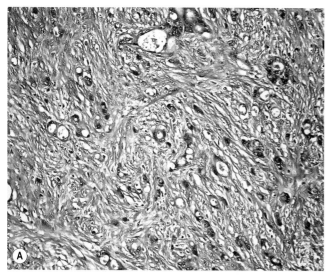

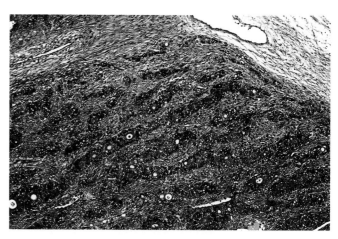

图1.342 Krukenberg细胞瘤的管状变异型。

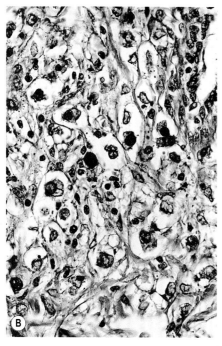

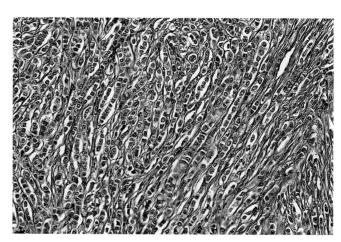

图1.343 乳腺小叶癌的卵巢转移，可见典型的单细胞列兵排列。

图1.341 A和B，卵巢Krukenberg瘤。A，镜下，高度纤维性间质中可见大量印戒细胞，或散在或成小巢排列。B，Meyer黏液卡红染色显示细胞内黏液。

原发灶通常为胃、大肠、阑尾和乳腺[1206,1217,1243]（图1.343），其中，弥漫性胃癌（皮革胃）最为常见，但目前多数病例来源于乳腺，至少在美国是如此。卵巢转移的病灶可伴有后腹膜淋巴结转移和腹膜种植转移。比较少见的是肠型胃癌的卵巢转移[1221]。

个别情况下，对患有Krukenberg瘤的患者尸解时，并不能发现卵巢外原发性肿瘤。在这种情况下，此病变被诊断为原发性卵巢Krukenberg瘤[1212]。在接受这样的事实之前，应对胃肠道、乳腺和其他器官进行细致的大

体和镜下检查[1206]。我们见到的唯一病例，在几乎准备接受它是原发性卵巢Krukenberg瘤时，对大体没有慢性病变的胃窦部进行随机切片时发现印戒细胞弥漫浸润。这里需要强调的是Krukenberg瘤的诊断应组织化学证实胞质内黏液的存在，以及免疫组织化学检测出上皮性标志物，因为印戒细胞有时可见于其他卵巢肿瘤[1231]。

能转移至卵巢，且可造成诊断困难的其他肿瘤为胰胆管癌（类似于原发性卵巢黏液性肿瘤，可生长于胰腺、胆囊、肝门内外胆管）[1214,115,1250,1256]、胰腺腺泡细胞癌[1240]、肾细胞癌（类似于卵巢透明细胞腺癌）[1207,1251]、肾盂癌[1210]、甲状腺癌（易与卵巢甲状腺肿混淆）[1253]、肝细胞癌和肝母细胞癌（不要与肝样型卵黄囊瘤或肝样癌混淆，这些都是Hep-Par1阳性[1230]）[1202,1249]、腹腔内促纤维增生性小细胞肿瘤（卵巢可以是唯一的受累部位，见180页）[1248,1260]和各

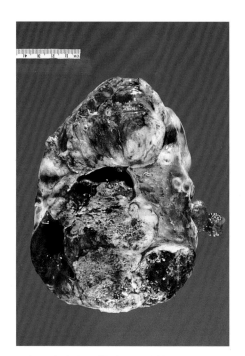

图1.344　恶性黑色素瘤卵巢转移的大体所见。

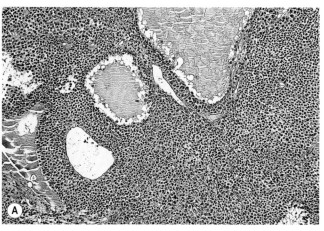

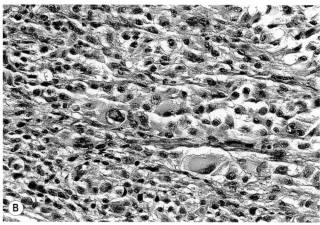

图1.345　A和B，恶性黑色素瘤卵巢转移的低倍镜和高倍镜观。A中可见滤泡样结构，易误诊为幼年型颗粒细胞瘤或高血钙型小细胞肿瘤。

种肉瘤，包括腺泡状横纹肌肉瘤[1255]、平滑肌肉瘤、骨肉瘤[1199]、胃肠间质瘤（GIST）[1209]、软组织型透明细胞肉瘤[1228]和脊索瘤[1257,1259,1261]。我们还见到 3 例恶性胸腺瘤转移至卵巢。

　　恶性黑色素瘤通常容易识别，因为它们有色素沉着，呈结节状生长和细胞学特征；然而，一些病例可与原发性卵巢肿瘤混淆（特别是幼年型颗粒细胞瘤和高血钙型小细胞癌），因为它们具有形成滤泡样腔隙的倾向[1258]（图 1.344 和 1.345）。HE 染色检查后，S-100、Mart-1（Melan-A）以及 HMB45 阳性有助于明确诊断[1204]。转移性黑色素瘤应该与非常罕见的原发卵巢的黑色素瘤鉴别（见 193 页）。

　　不足为奇，卵巢转移癌的预后很差。影响这些患者生存的因素是原发性肿瘤的部位、分化程度、月经情况和治疗方式[1244]。

参考文献

NORMAL ANATOMY

1　Boss JH, Scully RE, Wegner KH, Cohen RB. Structural variations in the adult ovary. Clinical significance. Obstet Gynecol 1965, **25**: 747–764.

2　Bowen NJ, Logani S, Dickerson EB, Kapa LB, Akhtar M, Benigno BB, McDonald JF. Emerging roles for PAX8 in ovarian cancer and endosalpingeal development. Gynecol Oncol 2007, **104**: 331–337.

3　Clement PB. Ovary. In Mills SE (ed.): Histology for pathologists, ed. 3. Philadelphia, 2007, Lippincott Williams and Wilkins, pp. 1063–1094.

4　Czernobilsky B, Shezen E, Lifschitz-Mercer B, Fogel M, Luzon A, Jacob N, Skalli O, Gabbiani G. Alpha smooth muscle actin (alpha-SM actin) in normal human ovaries, in ovarian stromal hyperplasia and in ovarian neoplasms. Virchows Arch [Cell Pathol] 1989, **57**: 55–61.

5　Doss BJ, Wanek SM, Jacques SM, Qureshi F, Ramirez NC, Lawrence WD. Ovarian smooth muscle metaplasia: an uncommon and possibly underrecognized entity. Int J Gynecol Pathol 1999, **18**: 58–62.

6　Fetissof F, Dubois MP, Heitz PU, Lansac J, Arbeille-Brassart B, Jobard P. Endocrine cells in the female genital tract. Int J Gynecol Pathol 1986, **5**: 75–87.

7　Habib C, Cao QJ, Otis CN, Pantanowitz L. Characterization of bone tissue in the ovary. Lab Invest 2009, **89**(Suppl 1): 216A.

8　Laffargue P, Benkoël L, Laffargue F, Casanova P, Chamlian A. Ultrastructural and enzyme histochemical study of ovarian hilar cells in women and their relationships with sympathetic nerves. Hum Pathol 1978, **9**: 649–659.

9　Lastarria D, Sachdev RK, Babury RA, Yu HM, Nuovo GJ. Immunohistochemical analysis for desmin in normal and neoplastic ovarian stromal tissue. Arch Pathol Lab Med 1990, **114**: 502–505.

10 Sasano H, Sasano N. What's new in the localization of sex steroids in the human ovary and its tumors? Pathol Res Pract 1989, 185: 942–948.

11 Sasano H, Okamoto M, Mason JI, Simpson ER, Mendelson CR, Sasano N, Silverberg SG. Immunolocalization of aromatase, 17 alpha-hydroxylase and side-chain cleavage cytochromes P-450 in the human ovary. J Reprod Fertil 1989, 85: 163–169.

12 Visfeldt J, Starup J. Dating of the human corpus luteum of menstruation using histological parameters. Acta Pathol Microbiol Scand (A) 1974, 82: 137–144.

13 Woolnough E, Russo L, Khan MS, Heatley MK. An immunohistochemical study of the rete ovarii and epoophoron. Pathology 2000, 32: 77–83.

14 Zheng W, Magid MS, Kramer EE, Chen YT. Follicle-stimulating hormone receptor is expressed in human ovarian surface epithelium and fallopian tube. Am J Pathol 1996, 148: 47–53.

GONADAL DYSGENESIS

15 Calabrese F, Valente M. Mixed gonadal dysgenesis: histological and ultrastructural finding in two cases. Int J Gynecol Pathol 1996, 15: 270–277.

16 Clement PB, Young RH. Atypical polypoid adenomyoma of the uterus associated with Turner's syndrome. A report of three cases, including a review of 'estrogen-associated' endometrial neoplasms and neoplasms associated with Turner's syndrome. Int J Gynecol Pathol 1987, 6: 104–113.

17 Federman DD. Abnormal sexual development. A genetic and endocrine approach to differential diagnosis. Philadelphia, 1967, W.B. Saunders.

18 Ferenczy A, Richart RM. The fine structure of the gonads in the complete form of testicular feminization syndrome. Am J Obstet Gynecol 1972, 113: 399–409.

19 Jones HW, Ferguson-Smith MA, Heller RH. The pathology and cytogenetics of gonadal agenesis. Am J Obstet Gynecol 1963, 87: 578–600.

20 Jones HW, Ferguson-Smith MA, Heller RH. Pathologic and cytogenetic findings in true hermaphroditism. Report of 6 cases and review of 23 cases from the literature. Obstet Gynecol 1965, 25: 435–447.

21 Kim KR, Kwon Y, Young Joung J, Kim KS, Ayala AG, Ro JY. True hermaphroditism and mixed gonadal dysgenesis in young children: a clinicopathologic study of 10 cases. Mod Pathol 2002, 15: 1013–1019.

22 McCarty KS Jr, Barton TK, Peete CH Jr, Creasman WT. Gonadal dysgenesis with adenocarcinoma of the endometrium. An electron microscopic and steroid receptor analyses with a review of the literature. Cancer 1978, 42: 512–520.

23 MacLaughlin DT, Donahoe PK. Sex determination and differentiation. N Engl J Med 2004, 350: 367–378.

24 Males JL, Lain KC. Epithelioid sarcoma in XO/XX Turner's syndrome. Arch Pathol 1972, 94: 214–216.

25 Neubecker RD, Theiss EA. Sertoli cell adenomas in patients with testicular feminization. Am J Clin Pathol 1962, 38: 52–59.

26 Radhakrishnan S, Sivaraman L, Natarajan PS. True hermaphrodite with multiple gonadal neoplasms. Report of a case with cytogenetic study. Cancer 1978, 42: 2726–2732.

27 Robboy SJ, Bentley RC, Russell P. Embryology of the female genital tract and disorders of abnormal sexual development. In Kurman RJ (ed.): Blaustein's pathology of the female genital tract, ed. 5. New York, 2002, Springer-Verlag, pp. 3–36.

28 Robboy SJ, Miller T, Donahoe PK, Jahre C, Welch WR, Haseltine FP, Miller WA, Atkins L, Crawford JD. Dysgenesis of testicular and streak gonads in the syndrome of mixed gonadal dysgenesis. Perspective derived from a clinicopathologic analysis of twenty-one cases. Hum Pathol 1982, 13: 700–716.

29 Robboy SJ, Jaubert F. Neoplasms and pathology of sexual developmental disorders (intersex). Pathology 2007, 39: 147–163.

30 Rutgers JL. Advances in the pathology of intersex conditions. Hum Pathol 1991, 22: 884–891.

31 Scully RE. Gonadal pathology of genetically determined diseases. Monogr Pathol 1991, 33: 257–285.

32 Sohval AR. The syndrome of pure gonadal dysgenesis. Am J Med 1965, 38: 615–625.

33 Sybert VP, McCauley E. Turner's syndrome. N Engl J Med 2004, 351: 1227–1238.

34 Taylor H, Barter RH, Jacobson CB. Neoplasms of dysgenetic gonads. Am J Obstet Gynecol 1966, 96: 816–823.

CYSTS, STROMAL HYPERPLASIA, AND OTHER NON-NEOPLASTIC LESIONS

35 Adelman S, Benson CD, Hertzler JH. Surgical lesions of the ovary in infancy and childhood. Surg Gynecol Obstet 1975, 141: 219–222.

36 Awartani KA, Cheung AP. Metformin and polycystic ovary syndrome: a literature review. J Obstet Gynaecol Can 2002, 24: 393–401.

37 Balen A, Michelmore K. What is polycystic ovary syndrome? Are national views important? Hum Reprod 2002, 17: 2219–2227.

38 Barnes RB, Rosenfield RL, Burstein S, Ehrmann DA. Pituitary–ovarian responses to nafarelin testing in the polycystic ovary syndrome. N Engl J Med 1989, 320: 559–565.

39 Blaustein A. Surface cells and inclusion cysts in fetal ovaries. Gynecol Oncol 1981, 12: 222–233.

40 Boss JH, Scully RE, Wegner KH, Cohen RB. Structural variations in the adult ovary – clinical significance. Ob

41 Bransilver BR, Ferenczy A, Richart RM. Female genital tract remnants. An ultrastructural comparison of hydatid of Morgagni and mesonephric ducts and tubules. Arch Pathol 1973, 96: 255–261.

42 Clement PB. Tumor-like lesions of the ovary associated with pregnancy. Int J Gynecol Pathol 1993, 12: 108–115.

43 Clement PB, Scully RE. Large solitary luteinized follicle cyst of pregnancy and puerperium. A clinicopathological analysis of eight cases. Am J Surg Pathol 1980, 4: 431–438.

44 Fan LD, Zhang HY, Zhang XS. Ovarian epidermoid cyst: report of eight cases. Int J Gynecol Pathol 1996, 15: 69–71.

45 Fechner RE, Kaufman RH. Endometrial adenocarcinoma in Stein–Leventhal syndrome. Cancer 1974, 34: 444–452.

46 Garcia-Bunuel R, Brandes D. Luteoma of pregnancy. Ultrastructural features. Hum Pathol 1976, 7: 205–214.

47 Garcia-Bunuel R, Berek JS, Woodruff JD. Luteomas of pregnancy. Obstet Gynecol 1975, 45: 407–414.

48 Gardner GH, Greene RR, Peckham B. Normal and cystic structures of broad ligament. Am J Obstet Gynecol 1948, 55: 917–939.

49 Goldzieher JW, Green JA. The polycystic ovary. I. Clinical and histologic features. J Clin Endocrinol 1962, 22: 325–338.

50 Hallatt JG, Steele CH Jr, Snyder M. Ruptured corpus luteum with hemoperitoneum. A study of 173 surgical cases. Am J Obstet Gynecol 1984, 149: 5–9.

51 Heatley MK. Adenomatous hyperplasia of the rete ovarii. Histopathology 2000, 36: 383–384.

52 Hosfield EM, Rabban JT, Chen LM, Zaloudek CJ. Squamous metaplasia of the ovarian surface epithelium and subsurface fibrosis: distinctive pathologic findings in the ovaries and fallopian tubes of patients on peritoneal dialysis. Int J Gynecol Pathol 2008, 27: 465–474.

53 Insler V, Lunenfeld B. Pathophysiology of polycystic ovarian disease. New insights. Hum Reprod 1991, 6: 1025–1029.

54 Judd HL, Scully RE, Herbst AL, Yen SSC, Ingersol FM, Kliman B. Familial hyperthecosis. Comparison of endocrinologic and histologic findings with polycystic ovarian disease. Am J Obstet Gynecol 1973, 117: 976–982.

55 Kamiyama K, Moromizato H, Toma T, Kinjo T, Iwamasa T. Two cases of supernumerary ovary: one with large fibroma with Meig's syndrome and the other with endometriosis and cystic change. Pathol Res Pract 2001, 197: 847–851.

56 Lee B, Gore BZ. A case of supernumerary ovary. Obstet Gynecol 1984, 64: 738–740.

57 Legro RS, Strauss JF. Molecular progress in infertility: polycystic ovary syndrome. Fertil Steril 2002, 78: 569–576.

58 Leventhal ML. Functional and morphologic studies of the ovaries and suprarenal glands in the Stein–Leventhal syndrome. Am J Obstet Gynecol 1962, 84: 154–164.

59 Lindsay AN, Voorhess ML, MacGillivray MH. Multicystic ovaries in primary hypothyroidism. Obstet Gynecol 1983, 61: 433–437.

60 Lucis OJ, Hobkirk R, Hollenberg CH, MacDonald SA, Blahey P. Polycystic ovaries associated with congenital adrenal hyperplasia. Can Med Assoc J 1966, 94: 1–7.

61 McKenna TJ. Pathogenesis and treatment of polycystic ovary syndrome. N Engl J Med 1988, 318: 558–562.

62 Morris JM, Scully RE. Endocrine pathology of the ovary. St Louis, 1958, C.V. Mosby.

63 Mount SL, Eltabbakh GH, Hardin NJ. Beta-2 microglobulin amyloidosis presenting as bilateral ovarian masses: a case report and review of the literature. Am J Surg Pathol 2001, 26: 130–133.

64 Nogales FF, Silverberg SG. Epidermoid cysts of the ovary. A report of five cases with histogenetic considerations and ultrastructural findings. Am J Obstet Gynecol 1976, 124: 523–528.

65 Nogales FF, Carvia RE, Donne C, Campello TR, Vidal M, Martin A. Adenomas of the rete ovarii. Hum Pathol 1998, 28: 1428–1433.

66 Norris HJ, Taylor HB. Nodular theca-lutein hyperplasia of pregnancy (so-called 'pregnancy luteoma'). Am J Clin Pathol 1967, 47: 557–566.

67 Ober WB, Grady HG, Schoenbucher AK. Ectopic ovarian decidua without pregnancy. Am J Pathol 1957, 33: 199–217.

68 Piana S, Nogales FF, Corrado S, Cardinale L, Gusolfino D, Rivasi F. Pregnancy luteoma with granulosa cell proliferation: an unusual hyperplastic lesion arising in pregnancy and mimicking an ovarian neoplasia. Pathol Res Pract 1999, 195: 859–863.

69 Rodin A, Thakkar H, Taylor N, Clayton R. Hyperandrogenism in polycystic ovary syndrome. Evidence of dysregulation of 11β-hydroxysteroid dehydrogenase. N Engl J Med 1994, 330: 460–465.

70 Rutgers JL, Scully RE. Cysts (cystadenomas) and tumors of the rete ovarii. Int J Gynecol Pathol 1988, 7: 330–342.

71 Sasano H, Fukunaga M, Rojas M, Silverberg SG. Hyperthecosis of the ovary. Clinicopathologic study of 19 cases with immunohistochemical analysis of steroidogenic enzymes. Int J Gynecol Pathol 1989, 8: 311–320.

72 Smyczek-Gargya B, Geppert M. Endometrial cancer associated with polycystic ovaries in young women. Pathol Res Pract 1992, 188: 946–948.

73 Sommers SC. Polycystic ovaries revisited. In Fenoglio CM, Wolfe M (eds): Progress in surgical pathology. New York, 1980, Masson, pp. 221–232.

74 Sternberg WH, Barclay DL. Luteoma of pregnancy. Am J Obstet Gynecol 1966, 95: 165–184.

75 Towne BH, Mahour GH, Woolley MM, Isaacs H. Ovarian cysts and tumors in infancy and childhood. J Pediatr Surg 1975, 10: 311–320.

76 Wajda KJ, Lucas JG, Marsh WL Jr. Hyperreactio luteinalis. Benign disorder masquerading as an ovarian neoplasm. Arch Pathol Lab Med 1989, 113: 921–925.

77 Young RH, Prat J, Scully RE. Epidermoid cyst of the ovary. A report of three cases with comments on histogenesis: Am J Clin Pathol 1980, 73: 272–276.

78 Zourlas PA, Jones HW Jr. Stein–Leventhal syndrome with masculinizing ovarian tumors. Report of 3 cases. Obstet Gynecol 1969, 34: 861–866.

INFLAMMATION

79 Bannatyne P, Russell P, Shearman RP. Autoimmune oophoritis. A clinicopathologic assessment of 12 cases. Int J Gynecol Pathol 1990, 9: 191–207.

80 Francke ML, Mihaescu A, Chaubert P. Isolated necrotizing arteritis of the female genital tract: a clinicopathologic and immunohistochemical study of 11 Cases. Int J Gynecol Pathol 1998, 17: 193–200.

81 Gloor E, Hurlimann J. Autoimmune oophoritis. Am J Clin Pathol 1984, 81: 105–109.

82 Gray Y, Libbey P. Xanthogranulomatous salpingitis and oophoritis: a case report and review of the literature. Arch Pathol Lab Med 2001, 125: 260–263.

83 Herbold DR, Frable WJ, Kraus FT. Isolated noninfectious granulomas of the ovary. Int J Gynecol Pathol 1984, 2: 380–391.

84 Irvine WJ, Barnes EW. Addison's disease and autoimmune ovarian failure. J Reprod Fertil 1974, 21(Suppl): 1–31.

85 Kim KR, Scully RE. Peritoneal keratin granulomas with carcinomas of endometrium and ovary and atypical polypoid adenomyoma of endometrium: a clinicopathological analysis of 22 cases. Am J Surg Pathol 1990, 14: 925–932.

86 Lewis J. Eosinophilic perifolliculitis. A variant of autoimmune oophoritis. Int J Gynecol Pathol 1993, 12: 360–364.

87 Mostafa SAM, Bargeron CB, Flower RW, Rosenshein NB, Parmley TH, Woodruff JD. Foreign body granulomas in normal ovaries. Obstet Gynecol 1985, 66: 701–702.

88 Pace EH, Voet RL, Melancon JT. Xanthogranulomatous oophoritis. An inflammatory pseudotumor of the ovary. Int J Gynecol Pathol 1984, 3: 398–402.

89 Tatum ET, Beattie JF, Bryson K. Postoperative carbon pigment granuloma: a report of eight cases involving the ovary. Hum Pathol 1996, 27: 1008–1011.

90 Tung KS, Teuscher C. Mechanisms of autoimmune disease in the testis and ovary. Hum Reprod Update 1995, 1: 35–50.

ENDOMETRIOSIS

91 Ballouk F, Ross JS, Wolf BC. Ovarian endometriotic cysts. An analysis of cytologic atypia and DNA ploidy patterns. Am J Clin Pathol 1994, 102: 415–419.

92 Clement PB. Pathology of endometriosis. Pathol Annu 1990, 25: 245–295.

93 Clement PB, Young RH. Two previously unemphasized features of endometriosis: micronodular stromal endometriosis and endometriosis with stromal elastosis. Int J Surg Pathol 2001, 8: 223–227.

94 Clement PB, Young RH, Scully RE. Necrotic pseudoxanthomatous nodules of ovary and peritoneum in endometriosis. Am J Surg Pathol 1988, 12: 390–397.

95 Czernobilsky B, Morris WJ. A histologic study of ovarian endometriosis with emphasis on hyperplastic and atypical changes. Obstet Gynecol 1979, 53: 318–323.

96 Devereux WP. Endometriosis. Long-term observation with particular reference to incidence of pregnancy. Obstet Gynecol 1963, 22: 444–450.

97 Fukunaga M. Smooth muscle metaplasia in ovarian endometriosis. Histopathology 2000, 36: 348–352.

98 Fukunaga M, Ushigome S. Epithelial metaplastic changes in ovarian endometriosis. Mod Pathol 1998, 11: 784–788.

99 Fukunaga M, Nomura K, Ishikawa E, Ushigome S. Ovarian atypical endometriosis. Its close association with malignant epithelial tumors. Histopathology 1997, 30: 249–255.

100 Jimbo H, Hitomi Y, Yoshikawa H, Yano T, Momoeda M, Sakamoto A, Tsutsumi O, Taketani Y, Esumi H. Evidence for monoclonal expansion of epithelial cells in ovarian endometrial cysts. Am J Pathol 1997, 150: 1173–1178.

101 La Grenade A, Silverberg SG. Ovarian tumors associated with atypical endometriosis. Hum Pathol 1988, 19: 1080–1084.

102 Nezhat F, Cohen C, Rahaman J, Gretz H, Cole P, Kalir T. Comparative immunohistochemical studies of bcl-2 and p53 proteins in benign and malignant ovarian endometriotic cyst. Cancer 2002, 94: 2935–2940.

103 Olive DL, Schwartz LB. Endometriosis. N Engl J Med 1993, 328: 1759–1769.

104 Pai SA, Desai SB, Borges AM. Uteruslike masses of the ovary associated with breast cancer and raised serum CA 125. Am J Surg Pathol 1998, 22: 333–337.

105 Perotta PL, Ginsburg FW, Siderides CI, Parkash V. Liesegang rings and endometriosis. Int J Gynecol Pathol 1998, 17: 358–362.

106 Pratt JH, Shamblin WR. Spontaneous rupture of endometrial cysts of the ovary presenting as an acute abdominal emergency. Am J Obstet Gynecol 1970, 108: 56–62.

107 Scurry J, Whitehead J, Healey M. Classification of ovarian endometriotic cysts. Int J Gynecol Pathol 2001, 20: 147–154.

108 Stern RC, Dash R, Bentley RC, Snyder MJ, Haney AF, Robboy SJ. Malignancy in endometriosis: frequency and comparison of ovarian and extraovarian types. Int J Gynecol Pathol 2001, 20: 133–139.

109 Young RH, Scully RE. Ovarian pathology of infertility. Monogr Pathol 1991, 33: 104–139.

OVARIAN BIOPSY

110 Mori T. Histological and histochemical studies of human anovulatory ovaries correlated with endocrinological analysis. Acta Obstet Gynaecol Jpn 1969, 16: 156–164.

111 Reber RW, Erickson GF, Coulam CB. Premature ovarian failure. In Gondos B, Riddick DH (eds): Pathology of infertility; clinical correlations in the male and female. New York, 1987, Thieme, pp. 123–141.

112 Russell P, Bannatyne P, Shearman RP, Fraser IS, Corbett P. Premature hypergonadotropic ovarian failure. Clinicopathological study of 19 cases. Int J Gynecol Pathol 1982, 1: 185–201.

113 Steele SJ, Beilbui JOW, Papadaki L. Visualization and biopsy of the ovary in the investigation of amenorrhea. Obstet Gynecol 1970, 36: 899–902.

114 Stevenson CS. The ovaries in infertile women. A clinical and pathologic study of 81 women having ovarian surgery at laparotomy. Fertil Steril 1970, 21: 411–425.

115 Vital-Reyes V, Chhieng D, Rodríguez-Burford C, Téllez-Velasco S, Grizzle W, Chavarría-Olarte ME, Reyes-Fuentes A. Ovarian biopsy in infertile patients with ovarian dysfunction. Int J Gynecol Pathol 2006, 25: 90–94.

TUMORS

CLASSIFICATION

116 Fox H, Langley FA. Tumours of the ovary. London, 1976, Heinemann.

117 Gillman J. The development of the gonads in man, with a consideration of the role of fetal endocrines and the histogenesis of ovarian tumors. Contrib Embryol 1948, 32: 83–131 (Carnegie Institute of Washington).

118 Godwin AK, Testa JR, Hamilton TC. The biology of ovarian cancer development. Cancer 1993, 71(Suppl 2): 530–536.

119 Scully RE, Young RH, Clement PB. Tumors of the ovary, maldeveloped gonads, fallopian tube, and broad ligament. Atlas of tumor pathology, series 3, fascicle 23. Washington, DC, 1998, Armed Forces Institute of Pathology, p. 527.

120 Teilum G. Special tumors of ovary and testis and related extragonadal lesions: comparative pathology and histological identification, ed. 2. Copenhagen, 1976, Lippincott, p. 513.

121 Van Wagenen G, Simpson ME. Embryology of the ovary and testis. Homo sapiens and Macaca mulatta. New Haven, 1965, Yale University Press.

122 Witschi E. Migration of the germ cells of human embryos from the yolk sac to the primitive gonadal folds. Contrib Embryol 1948, 32: 69–80 (Carnegie Institute of Washington).

SURFACE EPITHELIAL TUMORS

123 Addis BJ, Fox H. Papillary mesothelioma of ovary. Histopathology 1983, 7: 287–298.

124 Barnetson RJ, Burnett RA, Downie I, Harper CM, Roberts F. Immunohistochemical analysis of peritoneal mesothelioma and primary and secondary serous carcinoma of the peritoneum: antibodies to estrogen and progesterone receptors are useful. Am J Clin Pathol 2006, **125**: 67–76.

125 Bell DA. Ovarian surface epithelial–stromal tumors. Hum Pathol 1991, **22**: 750–762.

126 Blaustein A. Peritoneal mesothelium and ovarian surface cells – shared characteristics. Int J Gynecol Pathol 1984, **3**: 361–375.

127 Colgan TJ, Norris HJ. Ovarian epithelial tumors of low malignant potential. A review. Int J Gynecol Pathol 1983, **1**: 367–382.

128 Comin CE, Saieva C, Messerini L. h-caldesmon, calretinin, estrogen receptor, and Ber-EP4: a useful combination of immunohistochemical markers for differentiating epithelioid peritoneal mesothelioma from serous papillary carcinoma of the ovary. Am J Surg Pathol 2007, **31**: 1139–1148.

129 Crum CP, Drapkin R, Kindelberger D, Medeiros F, Miron A, Lee Y. Lessons from BRCA: the tubal fimbria emerges as an origin for pelvic serous cancer. Clin Med Res 2007, **5**: 35–44.

130 Davidson B, Risberg B, Berner A, Bedrossian CW, Reich R. The biological differences between ovarian serous carcinoma and diffuse peritoneal malignant mesothelioma. Semin Diagn Pathol 2006, **23**: 35–43.

131 Dehari R, Kurman RJ, Logani S, Shih IeM. The development of high-grade serous carcinoma from atypical proliferative (borderline) serous tumors and low-grade micropapillary serous carcinoma: a morphologic and molecular genetic analysis. Am J Surg Pathol 2007, **31**: 1007–1012.

132 Feeley KM, Wells M. Precursor lesions of ovarian epithelial malignancy. Histopathology 2001, **38**: 87–95.

133 Gilks CB. Subclassification of ovarian surface epithelial tumors based on correlation of histologic and molecular pathologic data. Int J Gynecol Pathol 2004, **23**: 200–205.

134 Gusberg SB, Deligdisch L. Ovarian dysplasia. A study of identical twins. Cancer 1984, **54**: 1–4.

135 Hutson R, Ramsdale J, Wells M. p53 protein expression in putative precursor lesions of epithelioid ovarian cancer. Histopathology 1995, **27**: 367–371.

136 Jarboe EA, Folkins AK, Drapkin R, Ince TA, Agoston ES, Crum CP. Tubal and ovarian pathways to pelvic epithelial cancer: a pathological perspective. Histopathology 2008, **53**: 127–138.

137 Jarboe E, Folkins A, Nucci MR, Kindelberger D, Drapkin R, Miron A, Lee Y, Crum CP. Serous carcinogenesis in the fallopian tube: a descriptive classification. Int J Gynecol Pathol 2008, **27**: 1–9.

138 Kurman RJ, Shih IeM. The origin and pathogenesis of epithelial ovarian cancer: a proposed unifying theory. Am J Surg Pathol 2010, **34**: 433–443.

139 Kurman RJ, Shih IeM. Pathogenesis of ovarian cancer: lessons from morphology and molecular biology and their clinical implications. Int J Gynecol Pathol 2008, **27**: 151–160.

140 Nouwen EJ, Pollet DE, Schelstraete JB, Eerdekens MW, Hansch C, Van de Voorde A, De Broe ME. Human placental alkaline phosphatase in benign and malignant ovarian neoplasia. Cancer Res 1985, **45**: 892–902.

141 Ordóñez NG. Value of estrogen and progesterone receptor immunostaining in distinguishing between peritoneal mesotheliomas and serous carcinomas. Hum Pathol 2005, **36**: 1163–1167.

142 Ordóñez NG. The diagnostic utility of immunohistochemistry and electron microscopy in distinguishing between peritoneal mesotheliomas and serous carcinomas: a comparative study. Mod Pathol 2006, **19**: 34–48.

143 Przybycin CG, Kurman RJ, Ronnett BM, Shih IeM, Vang R. Are all pelvic (nonuterine) serous carcinomas of tubal origin? Am J Surg Pathol 2010 **34**: 1407–1416.

144 Roh MH, Kindelberger D, Crum CP. Serous tubal intraepithelial carcinoma and the dominant ovarian mass: clues to serous tumor origin? Am J Surg Pathol 2009, **33**: 376–383.

145 Russell P. Common epithelial tumours of the ovary – a new look. Pathology 1985, **17**: 555–557.

146 Salvador S, Gilks B, Köbel M, Huntsman D, Rosen B, Miller C. The fallopian tube: primary site of most pelvic high-grade serous carcinomas. Int J Gynecol Cancer 2009, **19**: 58–64.

147 Scully RE. Ovary. In Henson DE, Albores-Saavedra J (eds): The pathology of incipient neoplasia. Philadelphia, 1986, W.B. Saunders, pp. 279–293.

148 Soslow RA. Histologic subtypes of ovarian carcinoma: an overview. Int J Gynecol Pathol 2008, **27**: 161–174.

149 Tong GX, Chiriboga L, Hamele-Bena D, Borczuk AC. Expression of PAX2 in papillary serous carcinoma of the ovary: immunohistochemical evidence of fallopian tube or secondary Müllerian system origin? Mod Pathol 2007, **20**: 856–863.

150 van Niekerk CC, Boerman OC, Ramaekers FC, Poels LG. Marker profile of different phases in the transition of normal human ovarian epithelium to ovarian carcinomas. Am J Pathol 1991, **138**: 455–463.

Serous tumors

151 Acs G, Pasha T, Zhang PJ. WT1 is differentially expressed in serous, endometrioid, clear cell, and mucinous carcinomas of the peritoneum, fallopian tube, ovary, and endometrium. Int J Gynecol Pathol 2004, **23**: 110–118.

152 Albarracin CT, Jafri J, Montag AG, Hart J, Kuan SF. Differential expression of MUC2 and MUC5AC mucin genes in primary ovarian and metastatic colonic carcinoma. Hum Pathol 2000, **31**: 672–677.

153 Al-Hussaini M, Stockman A, Foster H, McCluggage WG. WT-1 assists in distinguishing ovarian from uterine serous carcinoma and in distinguishing between serous and endometrioid ovarian carcinoma. Histopathology 2004, **44**: 109–115.

154 Alli PM, Ali SZ. Micropapillary serous carcinoma of the ovary: cytomorphologic characteristics in peritoneal/pelvic washing. Cancer 2002, **96**: 135–139.

155 Andrews TD, Dutton PM, Beattie G, Al-Nafussi A. Sarcomatoid carcinoma arising within a serous borderline ovarian tumour: a case report and practical approach to differential diagnosis. Histopathology 2008, **52**: 233–238.

156 Bell DA, Longacre TA, Prat J, Kohn EC, Soslow RA, Ellenson LH, Malpica A, Stoler MH, Kurman RJ. Serous borderline (low malignant potential, atypical proliferative) ovarian tumors: workshop perspectives. Hum Pathol 2004, **35**: 934–948.

157 Bell DA, Scully RE. Ovarian serous borderline tumors with stromal microinvasion. A report of 21 cases. Hum Pathol 1990, **21**: 397–403.

158 Bosscher J, Barnhill D, O'Connor D, Doering D, Nash J, Park R. Osseous metaplasia in ovarian papillary serous cystadenocarcinoma. Gynecol Oncol 1990, **39**: 228–231.

159 Burks RT, Sherman ME, Kurman RJ. Micropapillary serous carcinoma of the ovary: a distinctive low-grade carcinoma related to serous borderline tumors. Am J Surg Pathol 1996, **20**: 1319–1330.

160 Cajigas HE, Fariza E, Scully RE, Thor AD. Enhancement of tumor-associated glycoprotein-72 antigen expression in hormone-related ovarian serous borderline tumors. Cancer 1991, **68**: 348–354.

161 Campo E, Merino MJ, Tavassoli FA, Charonis AS, Stetler-Stevenson WG, Liotta LA. Evaluation of basement membrane components and the 72 kDa type IV collagenase in serous tumors of the ovary. Am J Surg Pathol 1992, **16**: 500–507.

162 Cathro HP, Stoler MH. Expression of cytokeratins 7 and 20 in ovarian neoplasia. Am J Clin Pathol 2002, **117**: 944–951.

163 Cathro HP, Stoler MH. The utility of calretinin, inhibin, and WT1 immunohistochemical staining in the differential diagnosis of ovarian tumors. Hum Pathol 2005, **36**: 195–201.

164 Chadha S, Rao BR, Slotman BJ, van Vroonhoven CC, van der Kwast TH. An immunohistochemical evaluation of androgen and progesterone receptors in ovarian tumors. Hum Pathol 1993, **24**: 90–95.

165 Charpin C, Bhan AK, Zurawski VR Jr, Scully RE. Carcinoembryonic antigen (CEA) and carbohydrate determinant 19-9 (CA 19-9) localization in 121 primary and metastatic ovarian tumors. An immunohistochemical study with the use of monoclonal antibodies. Int J Gynecol Pathol 1982, **1**: 231–245.

166 Colgan TJ, Norris HJ. Ovarian epithelial tumors of low malignant potential A review. Int J Gynecol Pathol 1983, **1**: 367–382.

167 Compton HL, Finck FM. Serous adenofibroma and cystadenofibroma of the ovary. Obstet Gynecol 1970, **36**: 636–645.

168 Czernobilsky B, Bornstein R, Lancet M. Cystadenofibroma of the ovary. A clinicopathologic study of 34 cases and comparison with serous cystadenoma. Cancer 1974, **34**: 1971–1981.

169 Daraï E, Scoazec JY, Walker-Combrouze F, Milka-Cabanne N, Feldmann F, Madelenat P, Potet F. Expression of cadherins in benign, borderline, and malignant ovarian epithelial tumors: a clinicopathologic study of 60 cases. Hum Pathol 1997, **28**: 922–928.

170 Davies BR, Worsley SD, Ponder BA. Expression of E-cadherin, α-catenin and β-catenin in normal ovarian surface epithelium and epithelial ovarian cancers. Histopathology 1998, **32**: 69–80.

171 Deavers MT, Gershenson DM, Tortolero-Luna G, Malpica A, Lu KH, Silva EG. Micropapillary and cribriform patterns in ovarian serous tumors of low malignant potential: a study of 99 advanced stage cases. Am J Surg Pathol 2002, **26**: 1129–1141.

172 De Nictolis M, Garbisa S, Lucarini G, Goteri G, Masiero L, Ciavattini A, Garzetti GG, Stetler-Stevenson WG, Fabbris G, Biagini G, Prat J. 72-kilodalton type IV collagenase, and Ki67 antigen in serous tumors of the ovary: a clinicopathologic, immunohistochemical, and serological study. Int J Gynecol Pathol 1996, **15**: 102–109.

173 Dietel M, Hauptmann S. Serous tumors of low malignant potential of the ovary. 1 Diagnostic pathology. Virchows Arch 2000, **436**: 403–412.

174 Eichhorn JH, Bell DA, Young RH, Scully RE. Ovarian serous borderline tumors with micropapillary and cribriform patterns: a study of 40 cases and comparison with 44 cases without these patterns. Am J Surg Pathol 1999, **23**: 397–409.

175 Faleiro-Rodrigues C, Macedo-Pinto I, Pereira D, Ferreira VM, Lopes CS. Association of E-cadherin and beta-catenin immunoexpression with clinicopathologic features in primary ovarian carcinomas. Hum Pathol 2004, **35**: 663–669.

176 Fenoglio CM. Ultrastructural features of the common epithelial tumors of the ovary. Ultrastruct Pathol 1980, **1**: 419–444.

177 Ferenczy A, Talens M, Zoghby M, Hussain SS. Ultrastructural studies on the morphogenesis of psammoma bodies in ovarian serous neoplasia. Cancer 1977, **39**: 2451–2459.

178 Gershenson DM. Is micropapillary serous carcinoma for real? Cancer 2002, **95**: 677–680.

179 Gilks CB, Bell DA, Scully RE. Serous psammocarcinoma of the ovary and peritoneum. Int J Gynecol Pathol 1990, **9**: 110–121.

180 Goldstein NS, Uzieblo A. WT1 immunoreactivity in uterine papillary serous carcinomas is different from ovarian serous carcinomas. Am J Clin Pathol 2002, **117**: 541–545.

181 Goldstein NS, Bassi D, Uzieblo A. WT1 is an integral component of an antibody panel to distinguish pancreaticobiliary and some ovarian epithelial neoplasms. Am J Clin Pathol 2001, **116**: 246–252.

182 Gooneratne S, Sassone M, Blaustein A, Talerman A. Serous surface papillary carcinoma of the ovary. A clinicopathologic study of 16 cases. Int J Gynecol Pathol 1982, **1**: 258–269.

183 Hanselaar AG, Vooijs GP, Mayall B, Ras-Zeijlmans GJ, Chadha-Ajwani S. Epithelial markers to detect occult microinvasion in serous ovarian tumors. Int J Gynecol Pathol 1993, **12**: 20–27.

184 Harding M, Cowan S, Hole D, Cassidy-L, Kitchener H, Davis J, Leake R. Estrogen and progesterone receptors in ovarian cancer. Cancer 1990, **65**: 486–491.

185 Hart WR. Borderline epithelial tumors of the ovary. Mod Pathol 2005, **18**(Suppl 2): S33–S50.

186 Hwang H, Quenneville L, Yaziji H, Gown AM. Wilms tumor gene product: sensitive and contextually specific marker of serous carcinomas of ovarian surface epithelial origin. Appl Immunohistochem Mol Morphol 2004, **12**: 122–126.

187 Hytiroglou P, Harpaz N, Heller DS, Zhiyuan L, Deligdisch L, Gil J. Differential diagnosis of borderline and invasive serous cystadenocarcinomas of the ovary by computerized interactive morphometric analysis of nuclear features. Cancer 1992, **69**: 988–992.

188 Kabawat SE, Bast RC Jr, Welch WR, Knapp RC, Bhan AK. Expression of major histocompatibility antigens and nature of inflammatory cellular infiltrate in ovarian neoplasms. Int J Cancer 1983, **32**: 547–554.

189 Kalir T, Wang BY, Goldfischer M, Haber RS, Reder I, Demopoulos R, Cohen CJ, Burstein DE. Immunohistochemical staining of GLUT1 in benign, borderline, and malignant ovarian epithelia. Cancer 2002, **94**: 1078–1082.

190 Kamarainen M, Leivo I, Koistinen R, Julkunen M, Karvonen U, Rutanen EM, Seppala M. Normal human ovary and ovarian tumors express glycodelin, a glycoprotein with immunosuppressive and contraceptive properties. Am J Pathol 1996, **148**: 1435–1443.

191 Kao GF, Norris HJ. Cystadenofibromas of the ovary with epithelial atypia. Am J Surg Pathol 1978, **2**: 357–363.

192 Katsetos CD, Stadnicka I, Boyd JC, Ehya H, Zheng S, Soprano CM, Cooper HS, Patchefsky AS, Soprano DR, Soprano KJ. Cellular distribution of retinoid acid receptor-alpha protein in serous adenocarcinomas of ovarian, tubal and peritoneal origin. Comparison with estrogen receptor status. Am J Pathol 1998, **153**: 469–480.

193 Katzenstein AL, Mazur MT, Morgan TE, Kao MS. Proliferative serous tumors of the ovary. Histologic features and prognosis. Am J Surg Pathol 1978, **2**: 339–355.

194 Kennedy AW, Hart WR. Ovarian papillary serous tumors of low malignant potential (serous borderline tumors): a long term follow-up study, including patients with microinvasion, lymph node metastasis, and transformation to invasive serous carcinoma. Cancer 1996, **78**: 278–286.

195 Khuu H, Conner M, Vanderkwaak T, Shultz J, Gomez-Navarro J, Alvarez RD, Curiel DT, Siegal GP. Detection of coxsackie-adenovirus receptor (CAR) immunoreactivity in ovarian tumors of epithelial derivation. Appl Immunohistochem 1999, **7**: 266–270.

196 Koelma IA, Nap M, Rodenburg GJ, Fleuren GJ. The value of tumour marker CA 125 in surgical pathology. Histopathology 1987, **11**: 287–294.

197 Komitowski D, Janson C, Szamaborski J, Czernobilsky B. Quantitative nuclear morphology in the diagnosis of ovarian tumors of low malignant potential (borderline). Cancer 1989, **64**: 905–910.

198 Kubba LA, McCluggage WG, Liu J, Malpica A, Euscher ED, Silva EG, Deavers MT. Thyroid transcription factor-1 expression in ovarian epithelial neoplasms. Mod Pathol 2008, **21**: 485–490.

199 Kurman RJ, Seidman JD, Shih IeM. Serous borderline tumours of the ovary. Histopathology 2005, **47**: 310–315.

200 Laury AR, Hornick JL, Perets R, Krane JF, Corson J, Drapkin R, Hirsch MS. PAX8 reliably distinguishes ovarian serous tumors from malignant mesothelioma. Am J Surg Pathol 2010, **34**: 627–635.

201 Lee KR, Castrillon DH, Nucci MR. Pathologic findings in eight cases of ovarian serous borderline tumors, three with foci of serous carcinoma, that preceded death or morbidity from invasive carcinoma. Int J Gynecol Pathol 2001, **20**: 329–334.

202 Lin M, Hanai J, Wada A, Ozaki M, Nasu K, Okamoto S, Matsumoto K. S-100 protein in ovarian tumors. A comparative immunohistochemical study of 135 cases. Acta Pathol Jpn 1991, **41**: 233–239.

203 Longacre T, Tazelaar H, Kempson R, Hendrickson M. Serous tumors of low malignant potential: Stanford update. Mod Pathol 2003, **16**: 199a.

204 McCluggage WG, Maxwell P, Veenstra H, Fick CE, Laeng RH, Tiltman AJ. Monoclonal antibody SMO47 as an immunohistochemical marker of ovarian adenocarcinoma. Histopathology 2001, **38**: 542–549.

205 McCluggage WG. WT1 is of value in ascertaining the site of origin of serous carcinomas within the female genital tract. Int J Gynecol Pathol 2004, **23**: 97–99.

206 McKenney JK, Balzer BL, Longacre TA. Patterns of stromal invasion in ovarian serous tumors of low malignant potential (borderline tumors): a reevaluation of the concept of stromal microinvasion. Am J Surg Pathol 2006, **30**: 1209–1221.

207 Miettinen M, Lehto V-P, Virtanen I. Expression of intermediate filaments in normal ovaries and ovarian epithelial, sex cord-stromal, and germinal tumors. Int J Gynecol Pathol 1983, **2**: 64–71.

208 Mohabeer J, Buckley CH, Fox H. An immunohistochemical study of the incidence and significance of human chorionic gonadotrophin synthesis by epithelial ovarian neoplasms. Gynecol Oncol 1983, **16**: 78–84.

209 Moll R, Pitz S, Levy R, Weikel W, Franke WW, Czernobilsky B. Complexity of expression of intermediate filament proteins, including glial filament protein, in endometrial and ovarian adenocarcinomas. Hum Pathol 1991, **22**: 989–1001.

210 Mulhollan TJ, Silva EG, Tornos C, Guerrieri C, Fromm GL, Gershenson D. Ovarian involvement by serous surface papillary carcinoma. Int J Gynecol Pathol 1994, **13**: 120–126.

211 Nayar R, Siriaunkgul S, Robbins KM, McGowan L, Ginzan S, Silverberg SG. Microinvasion of low malignant potential tumors of the ovary. Hum Pathol 1996, **27**: 521–527.

212 Nonaka D, Chiriboga L, Soslow RA. Expression of pax8 as a useful marker in distinguishing ovarian carcinomas from mammary carcinomas. Am J Surg Pathol 2008, **32**: 1566–1571.

213 Ohishi Y, Oda Y, Kurihara S, Kaku T, Yasunaga M, Nishimura I, Okuma E, Kobayashi H, Wake N, Tsuneyoshi M. Hobnail-like cells in serous borderline tumor do not represent concomitant incipient clear cell neoplasms. Hum Pathol 2009, **40**: 1168–1175.

214 Peralta Soler A, Knudsen KA, Jaurand MC, Johnson KR, Wheelock MJ, Klein-Szanto AJ, Salazar H. The differential expression of n-cadherin and e-caderin distinguishes pleural mesotheliomas from lung adenocarcinomas. Hum Pathol 1996, **26**: 1363–1369.

215 Prat J. Ovarian tumors of borderline malignancy (tumors of low malignant potential): a critical appraisal. Adv Anat Pathol 1999, **6**: 247–274.

216 Prat J, de Nictolis M. Serous borderline tumors of the ovary: a long-term follow-up study of 137 cases, including 18 with a micropapillary pattern and 20 with microinvasion. Am J Surg Pathol 2002, **26**: 1111–1128.

217 Rice LW, Berkowitz RS, Mark SD, Yavner DL, Lage JM. Epithelial ovarian tumors of borderline malignancy. Gynecol Oncol 1990, **39**: 195–198.

218 Roger P, Pujol P, Lucas A, Baldet P, Rochefort H. Increased immunostaining of fibulin-1, an estrogen-regulated protein in the stroma of human ovarian epithelial tumors. Am J Pathol 1998, **153**: 1579–1588.

219 Sangoi AR, McKenney JK, Dadras SS, Longacre TA. Lymphatic vascular invasion in ovarian serous tumors of low malignant potential with stromal microinvasion: a case control study. Am J Surg Pathol 2008, **32**: 261–268.

220 Sasano H, Kaga K, Sato S, Yajima A, Nagura H. Adrenal 4-binding protein in common epithelial and metastatic tumors of the ovary. Hum Pathol 1996, **27**: 595–598.

221 Sasano H, Saito Y, Nagura H, Kudo R, Rojas M, Silverberg SG. Lectin histochemistry in mucinous and serous ovarian neoplasms. Int J Gynecol Pathol 1991, 10: 252–259.

222 Sasano H, Suzuki T, Niikura H, Kaga K, Sato S, Yajima A, Rainey WE, Nagura H. 17 Beta-hydroxysteroid dehydrogenase in common epithelial ovarian tumors. Mod Pathol 1996, 9: 386–391.

223 Scully RE. One pathologist's reminiscences of the 20th century and random thoughts about the 21st: reflections at the millennium. Int J Surg Pathol 2002, 10: 8–13.

224 Seidman JD, Kurman RJ. Subclassification of serous borderline tumors of the ovary into benign and malignant types: a clinicopathologic study of 65 advanced stage cases. Am J Surg Pathol 1996, 20: 1331–1345.

225 Shimizu M, Toki T, Takagi Y, Konishi L, Fujii S. Immunohistochemical detection of the Wilms' tumor gene (WT1) in epithelial ovarian tumors. Int J Gynecol Pathol 2000, 19: 158–163.

226 Sieben NL, Kolkman-Uljee SM, Flanagan AM, Le Cessie S, Cleton-Jansen AM, Cornelisse CJ, Fleuren GJ. Molecular genetic evidence for monoclonal origin of bilateral ovarian serous borderline tumors. Am J Pathol 2003, 162: 1095–1101.

227 Silva EG, Kurman RJ, Russell P, Scully RE. Symposium: ovarian tumors of borderline malignancy. Int J Gynecol Pathol 1996, 15: 281–307.

228 Silva EG, Tornos C, Malpica A, Deavers MT, Tortolero-Luna G, Gershenson DM. The association of benign and malignant ovarian adenofibromas with breast cancer and thyroid disorders. Int J Surg Pathol 2002, 10: 33–39.

229 Silva EG, Tornos CS, Malpica A, Gershenson DM. Ovarian serous neoplasms of low malignant potential associated with focal areas of serous carcinoma. Mod Pathol 1997, 10: 663–667.

230 Slomovitz BM, Caputo TA, Gretz HF, Economs K, Tortoriello DV, Schlosshauer PW, Baergen RN, Isacson C, Soslow RA. A comparative analysis of 57 serous borderline tumor with and without a non-invasive micropapillary component. Am J Surg Pathol 2002, 26: 592–600.

231 Smith Sehdev AE, Sehdev PS, Kurman RJ. Noninvasive and invasive micropapillary (low-grade) serous carcinoma of the ovary. A clinicopathologic analysis of 135 cases. Am J Surg Pathol 2003, 27: 725–736.

232 Staebler A, Heselmeyer-Haddad K, Bell K, Riopel M, Periman E, Ried T, Kurman RJ. Micropapillary serous carcinoma of the ovary has distinct patterns of chromosomal imbalances by comparative genomic hybridisation compared with atypical proliferative serous tumors and serous carcinomas. Hum Pathol 2002, 33: 47–59.

233 Suo Z, Karbovo E, Trope CG, Metodiev K, Nesland JM. Papillary serous carcinoma of the ovary: an ultrastructural and immunohistochemical study. Ultrastruct Pathol 2004, 28: 141–147.

234 Tan LK, Flynn SD, Carcangiu ML. Ovarian serous borderline tumors with lymph node involvement. Clinicopathologic and DNA content study of seven cases and review of the literature. Am J Surg Pathol 1994, 18: 904–912.

235 Tiniakos DG, Yu H, Liapis H. Osteopontin expression in ovarian carcinomas and tumors of low malignant potential (LMP). Hum Pathol 1998, 29: 1250–1254.

236 Ueda G, Yamasaki M, Inoue M, Tanaka Y, Abe Y, Ogawa M. Immunohistochemical study of amylase in common epithelial tumors of the ovary. Int J Gynecol Pathol 1985, 4: 240–244.

237 Ulbright TM, Roth LM. Common epithelial tumors of the ovary. Proliferating and of low malignant potential. Semin Diagn Pathol 1985, 2: 2–15.

238 Ulbright TM, Roth LM, Sutton GP. Papillary serous carcinoma of the ovary with squamous differentiation. Int J Gynecol Pathol 1990, 9: 86–94.

239 Van Kley H, Cramer S, Bruns DE. Serous ovarian neoplastic amylase (SONA). A potentially useful marker for serous ovarian tumors. Cancer 1981, 48: 1444–1449.

240 White PF, Merino MJ, Barwick KW. Serous surface papillary carcinoma of the ovary. A clinical, pathologic, ultrastructural, and immunohistochemical study of 11 cases. Pathol Annu 1985, 20(Pt 1): 403–418.

241 Yasuda M, Itoh J, Hirasawa T, Hirazono K, Shinozuka T, Sasano H, Osamura RY. Serous borderline ovarian tumor with functioning stroma in a postmenopausal women: immunohistochemical analysis of steroidogenic pathway. Int J Gynecol Pathol 1998, 17: 75–78.

242 Yemelyanova A, Mao TL, Nakayama N, Shih IeM, Kurman RJ. Low-grade serous carcinoma of the ovary displaying a macropapillary pattern of invasion. Am J Surg Pathol 2008, 32: 1800–1806.

243 Zhang PJ, Gao HG, Pasha TL, Litzky L, LiVolsi VA. TTF-1 expression in ovarian and uterine epithelial neoplasia and its potential significance, an immunohistochemical assessment with multiple monoclonal antibodies and different secondary detection systems. Int J Gynecol Pathol 2009, 28: 10–18.

Mucinous tumors

244 Adamiak A, Schrader I, Senz J, Gilks CB, Huntsman DG. Confirmation of the germ cell origin of ovarian tumors using a standard panel of microsatellite markers. Lab Invest 2009, 89(Suppl 1): 205A.

245 Aguirre P, Scully RE, Dayal Y, DeLellis RA. Mucinous tumors of the ovary with argyrophil cells. An immunohistochemical analysis. Am J Surg Pathol 1984, 8: 345–356.

246 Baergen RN, Rutgers JL. Mural nodules in common epithelial tumors of the ovary. Int J Gynecol Pathol 1994, 13: 62–72.

247 Baguè S, Rodriguez IM, Prat J. Sarcoma-like mural nodules in mucinous cystic tumors of the ovary revisited: a clinicopathologic analysis of 10 additional cases. Am J Surg Pathol 2002, 26: 1467–1476.

248 Bell DA. Mucinous adenofibromas of the ovary. A report of 10 cases. Am J Surg Pathol 1991, 15: 227–232.

249 Bhagavan BS, Slavin RE, Goldberg J, Rao RN. Ectopic gastrinoma and Zollinger–Ellison syndrome. Hum Pathol 1986, 17: 584–592.

250 Cathro HP, Stoler MH. Expression of cytokeratins 7 and 20 in ovarian neoplasia. Am J Clin Pathol 2002, 117: 944–951.

251 Chaitin BA, Gershenson DM, Evans HL. Mucinous tumors of the ovary. A clinicopathologic study of 70 cases. Cancer 1985, 55: 1958–1962.

252 Charpin C, Bhan AK, Zurawski VR, Scully RE. Carcinoembryonic antigen (CEA) and carbohydrate determinant 19-9 (CA 19-9) localization in 121 primary and metastatic ovarian tumors. An immunohistochemical study with the use of monoclonal antibodies. Int J Gynecol Pathol 1982, 1: 231–245.

253 Chiesa AG, Deavers MT, Veras E, Silva EG, Gershenson D, Malpica A. Ovarian intestinal type mucinous borderline tumors: are we ready for a nomenclature change? Int J Gynecol Pathol 2010, 29: 108–112.

254 Czernobilsky B, Dgani R, Roth LM. Ovarian mucinous cystadenocarcinoma with mural nodule of carcinomatous derivation. A light and electron microscopic study. Cancer 1983, 51: 141–148.

255 Dubé V, Roy M, Plante M, Renaud MC, Têtu B. Mucinous ovarian tumors of Mullerian-type: an analysis of 17 cases including borderline tumors and intraepithelial, microinvasive, and invasive carcinomas. Int J Gynecol Pathol 2005, 24: 138–146.

256 Fenoglio CM, Ferenczy A, Richart RM. Mucinous tumors of the ovary. Ultrastructural studies of mucinous cystadenomas with histogenetic considerations. Cancer 1975, 36: 1709–1722.

257 Hart WR, Norris HJ. Borderline and malignant mucinous tumors of the ovary. Cancer 1973, 31: 1031–1045.

258 Hart WR. Mucinous tumors of the ovary: a review. Int J Gynecol Pathol 2005, 24: 4–25.

259 Hoerl HD, Hart WR. Primary ovarian mucinous cystadenocarcinomas: a clinicopathologic study of 49 cases with long-term follow-up. Am J Surg Pathol 1998, 22: 1449–1462.

260 Hwang JE, Choi J, Paik Y-A, Lee YH, Shim JY, Kim K-R. Endocervical-like (mullerian-type) mucinous borderline tumors of the ovary; are they mucinous tumors? Lab Invest 2009, 89(Suppl 1): 218A.

261 Ishikura H, Sasano H. Histopathologic and immunohistochemical study of steroidogenic cells in the stroma of ovarian tumors. Int J Gynecol Pathol 1998, 17: 261–265.

262 Ishikura H, Shibata M, Yoshiki T. Endocrine cell micronests in an ovarian mucinous cystadenofibroma: a mimic of microinvasion. Int J Gynecol Pathol 1999, 18: 392–395.

263 Ji H, Isacson C, Seidman JD, Kurman RJ, Ronnett BM. Cytokeratins 7 and 20, Dpc4, and MUC5AC in the distinction of metastatic mucinous carcinomas in the ovary from primary ovarian mucinous tumors: Dpc4 assists in identifying metastatic pancreatic carcinomas. Int J Gynecol Pathol 2002, 21: 391–400.

264 Khunamornpong S, Russell P, Dalrymple JC. Proliferating (LMP) mucinous tumors of the ovaries with microinvasion: morphologic assessment of 13 Cases. Int J Gynecol Pathol 2002, 18: 238–246.

265 Kim KR, Lee HI, Lee SK, Ro JY, Robboy SJ. Is stromal microinvasion in primary mucinous ovarian tumors with 'mucin granuloma' true invasion? Am J Surg Pathol 2007, 31: 546–554.

266 Klemi PJ. Pathology of mucinous ovarian cystadenomas. I. Argyrophil and argentaffin cells and epithelial mucosubstances. Acta Pathol Microbiol Scand (A) 1978, 86: 465–470.

267 Lee KR, Nucci MR. Ovarian mucinous and mixed epithelial carcinoma of mullerian (endocervical-like) type: A clinicopathologic analysis of four cases of an uncommon variant associated with endometriosis. Int J Gynecol Pathol 2002, 22: 42–51.

268 Lee KR, Scully RE. Mucinous tumors of the ovary: a clinicopathologic study of 196 borderline tumors (of intestinal type) and carcinomas, including an evaluation of 11 cases with 'pseudomyxoma peritonei'. Am J Surg Pathol 2000, 24: 1447–1464.

269 Lifschitz-Mercer B, Dgani R, Jacob N, Fogel M, Czernobilsky B. Ovarian mucinous cystadenoma with leiomyomatous mural nodule. Int J Gynecol Pathol 1990, 9: 80–85.

270 LiVolsi VA, Merino MJ, Schwartz PE. Coexistent endocervical adenocarcinoma and mucinous adenocarcinoma of ovary. A clinicopathologic study of four cases. Int J Gynecol Pathol 1983, 1: 391–402.

271 Louwerens JK, Schaberg A, Bosman FT. Neuroendocrine cells in cystic mucinous tumours of the ovary. Histopathology 1983, 7: 389–398.

272 McCluggage WG, Young RH. Primary ovarian mucinous tumors with signet ring cells: report of 3 cases with discussion of so-called primary Krukenberg tumor. Am J Surg Pathol 2008, 32: 1373–1379.

273 Matias-Guiu X, Prat J. Ovarian tumors with functioning stroma. An immunohistochemical study of 100 cases with human chorionic gonadotropin monoclonal and polyclonal antibodies. Cancer 1990, 65: 2001–2005.

274 Matias-Guiu X, Aranda I, Prat J. Immunohistochemical study of sarcoma-like mural nodules in a mucinous cystadenocarcinoma of the ovary. Virchows Arch [A] 1991, 419: 89–92.

275 Nichols GE, Mills SE, Ulbright TM, Czernobilsky B, Roth LM. Spindle cell mural nodules in cystic ovarian mucinous tumors. A clinicopathologic and immunohistochemical study of five cases. Am J Surg Pathol 1991, 15: 1055–1062.

276 Nomura K, Aizawa S. Clinicopathologic and mucin histochemical analysis of 90 cases of ovarian mucinous borderline tumors of intestinal and mullerian types. Pathol Int 1997, 46: 575–580.

277 Nomura K, Aizawa S. Noninvasive, microinvasive and invasive mucinous carcinomas of the ovary: a clinicopathologic analysis of 40 cases. Cancer 2000, 89: 1541–1546.

278 Nonaka D, Chiriboga L, Soslow RA. Expression of pax8 as a useful marker in distinguishing ovarian carcinomas from mammary carcinomas. Am J Surg Pathol 2008, 32: 1566–1571.

279 Park KJ, Bramlage MP, Ellenson LH, Pirog EC. Immunoprofile of adenocarcinomas of the endometrium, endocervix, and ovary with mucinous differentiation. Appl Immunohistochem Mol Morphol 2009, 17: 8–11.

280 Prat J, Scully RE. Sarcomas in ovarian mucinous tumors. A report of two cases. Cancer 1979, 44: 1327–1331.

281 Prat J, Scully RE. Ovarian mucinous tumors with sarcoma-like nodules. A report of seven cases. Cancer 1979, 44: 1332–1344.

282 Prat J, Young RH, Scully RE. Ovarian mucinous tumors with foci of anaplastic carcinoma. Cancer 1982, 50: 300–304.

283 Provenza C, Young RH, Prat J. Anaplastic carcinoma in mucinous ovarian tumors: a clinicopathologic study of 34 cases emphasizing the crucial impact of stage on prognosis, their histologic spectrum, and overlap with sarcomalike mural nodules. Am J Surg Pathol 2008, 32: 383–389.

284 Riopel MA, Ronnett BM, Kurman RJ. Evaluation of diagnostic criteria and behavior of ovarian intestinal-type mucinous tumors: atypical proliferative (borderline) tumors and intraepithelial, microinvasive, invasive, and metastatic carcinoma. Am J Surg Pathol 1999, 23: 617–635.

285 Robboy SJ. Insular carcinoid of ovary associated with malignant mucinous tumors. Cancer 1984, 54: 2273–2276.

286 Rodriguez IM, Prat J. Mucinous tumors of the ovary: a clinicopathologic analysis of 75 borderline tumors (of intestinal type) and

carcinomas. Am J Surg Pathol 2002, 26: 139–152.

287 Rodriguez IM, Irving JA, Prat J. Endocervical-like mucinous borderline tumors of the ovary: a clinicopathologic analysis of 31 cases. Am J Surg Pathol 2004, 28: 1311–1318.

288 Rutgers JL, Baergen RN. Mucin histochemistry of ovarian borderline tumors of mucinous and mixed-epithelial types. Mod Pathol 1994, 7: 825–828.

289 Rutgers JL, Bell DA. Immunohistochemical characterization of ovarian borderline tumors of intestinal and mullerian types. Mod Pathol 1992, 5: 367–371.

290 Sasaki E, Sasano N, Kimura N, Andoh N, Yajima A. Demonstration of neuroendocrine cells in ovarian mucinous tumors. Int J Gynecol Pathol 1989, 8: 189–200.

291 Shappell HW, Riopel MA, Smith Sehdev AE, Ronnett BM, Kurman RJ. Diagnostic criteria and behavior of ovarian seromucinous (endocervical-type mucinous and mixed cell-type) tumors: atypical proliferative (borderline) tumors, intraepithelial, microinvasive, and invasive carcinomas. Am J Surg Pathol 2002, 26: 1529–1541.

292 Shiohara S, Shiozawa T, Shimizu M, Toki T, Ishii K, Nikaido T, Fujii S. Histochemical analysis of estrogen and progesterone receptors and gastric-type mucin in mucinous ovarian tumors with reference to their pathogenesis. Cancer 1997, 80: 908–916.

293 Shiozawa T, Tsukahara Y, Ishii K, Ota H, Nakayama J, Katsuyama T. Histochemical demonstration of gastrointestinal mucins in ovarian mucinous cystadenoma. Acta Pathol Jpn 1992, 42: 104–110.

294 Siriaunkgul S, Robbins KM, McGowan L, Silverberg SG. Ovarian mucinous tumors of low malignant potential. A clinicopathologic study of 54 tumors of intestinal and Mullerian type. Int J Gynecol Pathol 1995, 14: 198–208.

295 Sporrong B, Alumets J, Clase L, Falkmer S, Hakanson R, Ljungberg O, Sundler F. Neurohormonal peptide immunoreactive cells in mucinous cystadenomas and cystadenocarcinomas of the ovary. Virchows Arch [A] 1981, 392: 271–280.

296 Sugai M, Umezu H, Yamamoto T, Jiang S, Iwanari H, Tanaka T, Hamakubo T, Kodama T, Naito M. Expression of hepatocyte nuclear factor 4 alpha in primary ovarian mucinous tumors. Pathol Int 2008, 58: 681–686.

297 Tabrizi AD, Kalloger SE, Köbel M, Cipollone J, Roskelley CD, Mehl E, Gilks CB. Primary ovarian mucinous carcinoma of intestinal type: significance of pattern of invasion and immunohistochemical expression profile in a series of 31 cases. Int J Gynecol Pathol 2010, 29: 99–107.

298 Tenti P, Aguzzi A, Riva C, Usellini L, Zappatore R, Bara J, Samloff M, Solcia E. Ovarian mucinous tumors frequently express markers of gastric, intestinal, and pancreatobiliary epithelial cells. Cancer 1992, 69: 2131–2142.

299 Tsuchiya A, Sakamoto M, Yasuda J, Chuma M, Ohta T, Ohki M, Yasugi T, Taketani Y, Hirohashi S. Expression profiling in ovarian clear cell carcinoma: identification of hepatocyte nuclear factor-1 as a molecular marker and a possible molecular target for therapy of ovarian clear cell carcinoma. Am J Pathol 2003, 163: 2503–2512.

300 Tsujimura T, Kawano K. Rhabdomyosarcoma coexistent with ovarian mucinous cystadenocarcinoma. A case report. Int J Gynecol Pathol 1992, 11: 58–62.

301 Vang R, Gown AM, Wu LS, Barry TS, Wheeler DT, Yemelyanova A, Seidman JD, Ronnett BM. Immunohistochemical expression of CDX2 in primary ovarian mucinous tumors and metastatic mucinous carcinomas involving the ovary: comparison with CK20 and correlation with coordinate expression of CK7. Mod Pathol 2006, 19: 1421–1428.

302 Vang R, Gown AM, Barry TS, Wheeler DT, Ronnett BM. Ovarian atypical proliferative (borderline) mucinous tumors: gastrointestinal and seromucinous (endocervical-like) types are immunophenotypically distinctive. Int J Gynecol Pathol 2006, 25: 83–89.

303 Watkin W, Silva EG, Gershenson DM. Mucinous carcinoma of the ovary. Pathologic prognostic factors. Cancer 1992, 69: 208–212.

304 Werness BA, DiCioccio RA, River MS. Identical, unique p53 mutations in a primary ovarian mucinous adenocarcinoma and a synchronous contralateral ovarian mucinous tumor of low malignant potential suggest a common clonal origin. Hum Pathol 1997, 28: 626–630.

305 Woodruff JD, Perry H, Genadry R, Parmley T. Mucinous cystadenocarcinoma of the ovary. Obstet Gynecol 1978, 51: 483–489.

306 Yemelyanova AV, Vang R, Judson K, Wu LS, Ronnett BM. Distinction of primary and metastatic mucinous tumors involving the ovary: analysis of size and laterality data by primary site with reevaluation of an algorithm for tumor classification. Am J Surg Pathol 2008, 32: 128–138.

307 Young RH, Scully RE. Mucinous ovarian tumors associated with mucinous adenocarcinomas of the cervix. A clinicopathological analysis of 16 cases. Int J Gynecol Pathol 1988, 7: 99–111.

Endometrioid tumors

308 Aguirre P, Thor AD, Scully RE. Ovarian endometrioid carcinomas resembling sex cord–stromal tumors. An immunohistochemical study. Int J Gynecol Pathol 1989, 8: 364–373.

309 Bell DA, Scully RE. Atypical and borderline endometrioid adenofibromas of the ovary. A report of 27 cases. Am J Surg Pathol 1985, 9: 205–214.

310 Bell KA, Kurman RJ. A clinicopathologic analysis of atypical proliferative (borderline) tumors and well-differentiated endometrioid adenocarcinomas of the ovary. Am J Surg Pathol 2000, 24: 1465–1479.

311 Caduff RF, Svoboda-Newman SM, Bartos RE, Ferguson AW, Frank TS. Comparative analysis of histologic homologues of endometrial and ovarian carcinomas. Am J Surg Pathol 1998, 22: 319–326.

312 Casper S, van Nagell JR Jr, Powell DF, Dubilier LD, Donaldson ES, Hanson MB, Pavlik EJ. Immunohistochemical localization of tumor markers in epithelial ovarian cancer. Am J Obstet Gynecol 1984, 149: 154–158.

313 Czernobilsky B. Endometrioid neoplasia of the ovary. A reappraisal. Int J Gynecol Pathol 1982, 1: 203–210.

314 Czernobilsky B, Silverman BB, Mikuta JJ. Endometrioid carcinoma of the ovary. A clinicopathologic study of 75 cases. Cancer 1970, 26: 1141–1152.

315 Dabbs DJ, Sturtz K, Zaino RJ. The immunohistochemical discrimination of endometrioid adenocarcinomas. Hum Pathol 1996, 27: 172–177.

316 Eichhorn JH, Scully RE. Endometrioid ciliated-cell tumors of the ovary: a report of five cases. Int J Gynecol Pathol 1997, 15: 248–256.

317 Fujibayashi M, Aiba M, Iizuka E, Igarashi A, Muraoka M, Takagi K. Granulosa cell tumor-like variant of endometrioid carcinoma of the ovary exhibiting nuclear clearing with biotin activity: a subtype showing close macroscopic, cytologic, and histologic similarity to adult granulosa cell tumor. Arch Pathol Lab Med 2005, 129: 1288–1294.

318 Guerrieri C, Franlund B, Malmstrom H, Boeryd B. Ovarian endometrioid carcinomas simulating sex cord–stromal tumors: a study using inhibin and cytokeratin 7. Int J Gynecol Pathol 1998, 17: 266–271.

319 Helle M, Helin H, Ashorn P, Putkinen EL, Krohn K, Wahlstrom T. The expression of CEA, CA 19-9 and HMFG antigens in ovarian clear-cell and endometrioid carcinomas. Pathol Res Pract 1992, 188: 74–77.

320 Houghton O, Connolly LE, McCluggage WG. Morules in endometrioid proliferations of the uterus and ovary consistently express the intestinal transcription factor CDX2. Histopathology 2008, 53: 156–165.

321 Hughesdon PE. Benign endometrioid tumours of the ovary and the müllerian concept of ovarian epithelial tumours. Histopathology 1984, 8: 977–990.

322 Kim KR, Scully RE. Peritoneal keratin granulomas with carcinomas of endometrium and ovary and atypical polypoid adenomyoma of endometrium. A clinicopathological analysis of 22 cases. Am J Surg Pathol 1990, 14: 925–932.

323 Kistner RW, Hertig AT. Primary adenoacanthoma of the ovary. Cancer 1952, 5: 1134–1145.

324 Klemi PJ, Gronroos M. Endometrioid carcinoma of the ovary. Obstet Gynecol 1979, 53: 572–579.

325 Kline RC, Wharton JT, Atkinson EN, Burke TW, Gershenson DM, Edwards CL. Endometrioid carcinoma of the ovary. Retrospective review of 145 cases. Gynecol Oncol 1990, 39: 337–346.

326 Macko MB, Johnson LA. Primary squamous ovarian carcinoma. A case report and review of the literature. Cancer 1983, 52: 1117–1119.

327 Mostoufizadeh M, Scully RE. Malignant tumors arising in endometriosis. Clin Obstet Gynecol 1980, 23: 951–963.

328 Nogales FF, Carvia RE, Bergeron C, Alvaro T, Fulwood HR. Ovarian endometrioid tumors with yolk sac tumor component, an unusual form of ovarian neoplasm: analysis of six cases. Am J Surg Pathol 1996, 20: 1056–1066.

329 Norris HJ. Proliferative endometrioid tumors and endometrioid tumors of low malignant potential of the ovary. Int J Gynecol Pathol 1993, 12: 134–140.

330 Ordi J, Schammel DP, Rasekh L, Tavassoli FA. Sertoliform endometrioid carcinomas of the ovary: a clinicopathologic and immunohistochemical study of 13 cases. Mod Pathol 1999, 12: 933–940.

331 Park JY, Song JS, Choi G, Kim JH, Nam JH. Pure primary squamous cell carcinoma of the ovary: a report of two cases and review of the literature. Int J Gynecol Pathol 2010, 29: 328–334.

332 Pins MR, Young RH, Daly WJ, Scully RE. Primary squamous cell carcinoma of the ovary: report of 37 cases. Am J Surg Pathol 1996, 20: 823–833.

333 Pitman MB, Young RH, Clement PB, Dickersin GR, Scully RE. Endometrioid carcinoma of the ovary and endometrium, oxyphilic cell type. A report of nine cases. Int J Gynecol Pathol 1994, 13: 290–301.

334 Roth LM, Czernobilsky B, Langley FA. Ovarian endometrioid adenofibromatous and cystadenofibromatous tumors. Benign, proliferating, and malignant. Cancer 1981, 48: 1838–1845.

335 Roth LM, Emerson RE, Ulbright TM. Ovarian endometrioid tumors of low malignant potential. A clinicopathologic study of 30 cases with comparison to well-differentiated endometrioid adenocarcinoma. Am J Surg Pathol 2003, 27: 1253–1259.

336 Roth LM, Liban E, Czernobilsky B. Ovarian endometrioid tumors mimicking Sertoli and Sertoli–Leydig cell tumors. Sertoliform variant of endometrioid carcinoma. Cancer 1984, 50: 1322–1331.

337 Rutgers JL, Young RH, Scully RE. Ovarian yolk sac tumor arising from an endometrioid carcinoma. Hum Pathol 1987, 18: 1296–1299.

338 Stolnicu S, Preda O, Dohan M, Puscasiu L, García-Galvis OF, Nogales FF. Pseudoglandular hepatoid differentiation in endometrioid carcinoma of the ovary simulates oxyphilic cell change. Int J Gynecol Pathol 2008, 27: 521–525.

339 Tetu B, Silva EG, Gershenson DM. Squamous cell carcinoma of the ovary. Arch Pathol Lab Med 1987, 111: 864–866.

340 Treilleux l, Godeneche J, Duvillard P, Clement-Chassagne C, Suignard Y, Bailly C. Collagenous spherulosis mimicking keratinizing squamous metaplasia in a borderline endometrioid tumor of the ovary. Histopathology 1999, 35: 271–276.

341 Ueda G, Yamasaki M, Inoue M, Tanaka Y, Hiramatsu K, Inoue Y, Saito J, Nishino T, Kurachi K. Argyrophil cells in the endometrioid carcinoma of the ovary. Cancer 1984, 54: 1569–1573.

342 Wiegand KC, Shah SP, Al-Agha OM, Zhao Y, Tse K, Zeng T, Senz J, McConechy MK, Anglesio MS, Kalloger SE, Yang W, Heravi-Moussavi A, Giuliany R, Chow C, Fee J, Zayed A, Prentice L, Melnyk N, Turashvili G, Delaney AD, Madore J, Yip S, McPherson AW, Ha G, Bell L, Fereday S, Tam A, Galletta L, Tonin PN, Provencher D, Miller D, Jones SJM, Moore RA, Morin GB, Oloumi A, Boyd N, Aparicio SA, Shih IeM, Mes-Masson AM, Bowtell DD, Hirst M, Gilks B, Marra MA, Huntsman DG. ARID1A mutations in endometriosis-associated ovarian carcinomas. N Engl J Med 2010, 363: 1532–1543.

343 Yetman TJ, Dudzinski MR. Primary squamous carcinoma of the ovary. A case report and review of the literature. Gynecol Oncol 1989, 34: 240–243.

344 Young RH, Scully RE. Oxyphilic tumors of the female and male genital tracts. Semin Diagn Pathol 1999, 16: 146–161.

345 Young RH, Prat J, Scully RE. Ovarian endometrioid carcinomas resembling sex cord–stromal tumors. A clinicopathological analysis of 13 cases. Am J Surg Pathol 1982, 6: 513–522.

346 Zaino RJ, Unger ER, Whitney C. Synchronous carcinomas of the uterine corpus and ovary. Gynecol Oncol 1984, 19: 329–335.

347 Zhai Y, Wu R, Schwartz DR, Darrah D, Reed H, Kollings FT, Nieman MR, Fearon ER, Cho KE. Role of beta-caterin/T-cell factor-regulated genes in ovarian endometrioid adenocarcinomas. Am J Pathol 2002, 160: 1229–1238.

Clear cell (mesonephroid) tumors

348 Brescia RJ, Dubin N, Demopoulos RI. Endometrioid and clear cell carcinoma of the ovary. Factors affecting survival. Int J Gynecol Pathol 1989, 8: 132–138.

349 Cao D, Guo S, Allan RW, West AM, Molberg KH, Peng Y. SALL4 is a novel sensitive and specific marker of ovarian primitive germ cell tumors and distinguishes yolk sac tumor from clear cell carcinoma. Lab Invest 2009, 89(Suppl 1): 208A.

350 Crozier MA, Copeland LJ, Silva EG, Gershenson DM, Stringer CA. Clear cell carcinoma of the ovary. A study of 59 cases. Gynecol Oncol 1989, 35: 199–203.

351 Czernobilsky B, Silverman BB, Enterline HT. Clear cell carcinoma of the ovary. A clinicopathologic analysis of pure and mixed forms and comparison with endometroid carcinoma. Cancer 1970, 25: 762–772.

352 DeLair D, Olvia E, Köbel M, Macias A, Gilks CB, Soslow RA. Morphologic spectrum of immunohistochemically characterized clear cell carcinoma of the ovary: a study of 155 cases. Am J Surg Pathol 2011, 35: 36–44.

353 Esheba GE, Pate LL, Longacre TA. Oncofetal protein glypican-3 distinguishes yolk sac tumor from clear cell carcinoma of the ovary. Am J Surg Pathol 2008, 32: 600–607.

354 Fujimura M, Hidaka T, Kataoka K, Yamakawa Y, Akada S, Teranishi A, Saito S. Absence of estrogen receptor-(alpha) expression in human ovarian clear cell adenocarcinoma compared with ovarian serous, endometrioid, and mucinous adenocarcinoma. Am J Surg Pathol 2001, 25: 667–672.

355 Han G, Gilks CB, Leung S, Ewanowich CA, Irving JA, Longacre TA, Soslow RA. Mixed ovarian epithelial carcinomas with clear cell and serous components are variants of high-grade serous carcinoma: an interobserver correlative and immunohistochemical study of 32 cases. Am J Surg Pathol 2008, 32: 955–964.

356 Kato N, Sasou S, Motoyama T. Expression of hepatocyte nuclear factor-1beta (HNF-1beta) in clear cell tumors and endometriosis of the ovary. Mod Pathol 2006, 19: 83–89.

357 Kennedy AW, Biscotti CV, Hart WR, Tuason LJ. Histologic correlates of progression-free interval and survival in ovarian clear cell adenocarcinoma. Gynecol Oncol 1993, 50: 334–338.

358 Klemi PJ, Meurman L, Gronroos M, Talerman A. Clear cell (mesonephroid) tumors of the ovary with characteristics resembling endodermal sinus tumor. Int J Gynecol Pathol 1982, 1: 95–100.

359 Köbel M, Kalloger SE, Carrick J, Huntsman D, Asad H, Oliva E, Ewanowich CA, Soslow RA, Gilks CB. A limited panel of immunomarkers can reliably distinguish between clear cell and high-grade serous carcinoma of the ovary. Am J Surg Pathol 2009, 33: 14–21.

360 Kwon TJ, Ro JY, Mackay B. Clear-cell carcinoma: an ultrastructural study of 57 tumors from various sites. Ultrastruct Pathol 1997, 20: 519–527.

361 Kwon TJ, Ro JY, Tornos C, Ordonez NG. Reduplicated basal lamina in clear-cell carcinoma of the ovary: an immunohistochemical and electron microscopic study. Ultrastruct Pathol 1997, 20: 529–536.

362 Maeda D, Ota S, Takazawa Y, Aburatani H, Nakagawa S, Yano T, Taketani Y, Kodama T, Fukayama M. Glypican-3 expression in clear cell adenocarcinoma of the ovary. Mod Pathol 2009, 22: 824–832.

363 Matias-Guiu X, Lerma E, Prat J. Clear cell tumors of the female genital tract. Semin Diagn Pathol 1998, **14**: 233–239.

364 Mikami Y, Hata S, Melamed J, Moriya T, Manabe T. Basement membrane material in ovarian clear cell carcinoma: correlation with growth pattern and nuclear grade. Int J Gynecol Pathol 1999, **18**: 52–57.

365 Montag AG, Jenison EL, Griffiths CT, Welch WR, Lavin PT, Knapp RC. Ovarian clear cell carcinoma. A clinicopathologic analysis of 44 cases. Int J Gynecol Pathol 1989, **8**: 85–96.

366 Nolan LP, Heatley MK. The value of immunohistochemistry in distinguishing between clear cell carcinoma of the kidney and ovary. Int J Gynecol Pathol 2001, **20**: 155–159.

367 Norris HJ, Robinowitz M. Ovarian adenocarcinoma of mesonephric type. Cancer 1971, **28**: 1074–1081.

368 Ohta Y, Suzuki T, Shiokawa A, Mitsuya T, Ota H. Expression of CD10 and cytokeratins in ovarian and renal clear cell carcinoma. Int J Gynecol Pathol 2005, **24**: 239–245.

369 Roth LM, Langley FA, Fox H, Wheeler JE, Czernobilsky B. Ovarian clear cell adenofibromatous tumors. Benign, of low malignant potential, and associated with invasive clear cell carcinoma. Cancer 1984, **53**: 1156–1163.

370 Sangoi AR, Soslow RA, Teng NN, Longacre TA. Ovarian clear cell carcinoma with papillary features: a potential mimic of serous tumor of low malignant potential. Am J Surg Pathol 2008, **32**: 269–274.

371 Schiller W. Mesonephroma ovarii. Am J Cancer 1939, **35**: 1–21.

372 Scully RE, Barlow JF. Mesonephroma of the ovary. Tumor of müllerian nature related to the endometrioid carcinoma. Cancer 1967, **20**: 1405–1417.

373 Shevchuk MM, Winkler-Monsanto B, Fenoglio CM, Richart RM. Clear cell carcinoma of the ovary. A clinicopathologic study with review of the literature. Cancer 1981, **47**: 1344–1351.

374 Shimizu M, Nikaido T, Toki T, Shiozawa T, Fujii S. Clear cell carcinoma has an expression pattern of cell cycle regulatory molecules that is unique among ovarian adenocarcinomas. Cancer 1999, **85**: 669–677.

375 Vang R, Whitaker BP, Farhood AI, Silva EG, Ro JY, Deavers MT. Immunohistochemical analysis of clear cell carcinoma of the gynecologic tract. Int J Gynecol Pathol 2001, **20**: 252–259.

376 Yamamoto S, Tsuda H, Yoshikawa T, Kudoh K, Kita T, Furuya K, Tamai S, Matsubara O. Clear cell adenocarcinoma associated with clear cell adenofibromatous components: a subgroup of ovarian clear cell adenocarcinoma with distinct clinicopathologic characteristics. Am J Surg Pathol 2007, **31**: 999–1006.

377 Yamamoto S, Tsuda H, Aida S, Shimazaki H, Tamai S, Matsubara O. Immunohistochemical detection of hepatocyte nuclear factor 1beta in ovarian and endometrial clear-cell adenocarcinomas and nonneoplastic endometrium. Hum Pathol 2007, **38**: 1074–1080.

378 Young RH, Scully RE. Oxyphilic tumors of the female and male genital tracts. Semin Diagn Pathol 1999, **16**: 146–161.

379 Young RH, Scully RE. Oxyphilic clear cell carcinoma of the ovary. A report of nine cases. Am J Surg Pathol 1987, **11**: 661–667.

380 Zhao F, Zheng W, Ip PPC, Siu MSK, Tam K-F, Cheung ANY. The oncofetal protein IMP3 is differentially expressed in clear cell carcinoma of ovary. Lab Invest 2009, **89**(Suppl 1): 242A.

381 Zhao C, Barner R, Kurman R, Stamatakos M, Vang R. Clinicopathologic analysis of ovarian clear cell carcinoma: comparison of cases with and without adenofibromatous components and implications for pathogenesis. Lab Invest 2009, **89**(Suppl 1): 242A.

382 Zirker TA, Silva EG, Morris M, Ordonez NG. Immunohistochemical differentiation of clear-cell carcinoma of the female genital tract and endodermal sinus tumor with the use of alpha-fetoprotein and Leu-M1. Am J Clin Pathol 1989, **91**: 511–514.

Brenner tumor and transitional cell carcinoma

383 Aguirre P, Scully RE, Wolfe HJ, DeLellis RA. Argyrophil cells in Brenner tumors. Histochemical and immunohistochemical analysis. Int J Gynecol Pathol 1986, **5**: 223–234.

384 Austin RM, Norris HJ. Malignant Brenner tumor and transitional cell carcinoma of the ovary. A comparison. Int J Gynecol Pathol 1987, **6**: 29–39.

385 Costa MJ, Hansen C, Dickerman A, Scudder SA. Clinicopathologic significance of transitional cell carcinoma pattern in nonlocalized ovarian epithelial tumors (stages 2–4). Am J Clin Pathol 1998, **109**: 173–180.

386 Cuatrecasas M, Catasus L, Palacios J, Prat J. Transitional cell tumors of the ovary: a comparative clinicopathologic, immunohistochemical, and molecular genetic analysis of Brenner tumors and transitional cell carcinomas. Am J Surg Pathol 2009, **33**: 556–567.

387 Eichhorn JH, Young RH. Transitional cell carcinoma of the ovary: a morphologic study of 100 cases with emphasis on differential diagnosis. Am J Surg Pathol 2004, **28**: 453–463.

388 Euscher ED, Malpica A. Neuroendocrine cells as a component of ovarian Brenner tumor: the source rare ovarian carcinoid tumors associated with these neoplasms. Lab Invest 2009, **89**(Suppl 1): 212A–213A.

389 Ganjei P, Nadji M, Penneys NS, Averette HE, Morales AR. Immunoreactive prekeratin in Brenner tumors of the ovary. Int J Gynecol Pathol 1984, **1**: 353–358.

390 Hallgrimsson J, Scully RE. Borderline and malignant Brenner tumors of the ovary. A report of 15 cases. Acta Pathol Microbiol Scand 1972, **233**(Suppl): 56–66.

391 Heller DS, Harpaz N, Breakstone B. Neoplasms arising in ectopic ovaries. A case of Brenner tumor in an accessory ovary. Int J Gynecol Pathol 1990, **9**: 185–189.

392 Hollingsworth HC, Steinberg SM, Silverberg SG, Merino MJ. Advanced stage transitional cell carcinoma of the ovary. Hum Pathol 1997, **27**: 1267–1272.

393 Liao XY, Xue WC, Shen DH, Ngan IIY, Siu MK, Cheung AN. p63 expression in ovarian tumours: a marker for Brenner tumours but not transitional cell carcinomas. Histopathology 2007, **51**: 477–483.

394 Logani S, Oliva E, Amin MB, Folpe AL, Cohen C, Young RH. Immunoprofile of ovarian tumors with putative transitional cell (urothelial) differentiation using novel urothelial markers. Am J Surg Pathol 2003, **27**: 1434–1441.

395 Miles PA, Norris HJ. Proliferative and malignant Brenner tumors of the ovary. Cancer 1972, **30**: 174–186.

396 Ming SC, Goldman H. Hormonal activity of Brenner tumors in postmenopausal women. Am J Obstet Gynecol 1962, **83**: 666–673.

397 Moon S, Waxman M. Mixed ovarian tumor composed of Brenner and thyroid elements. Cancer 1976, **38**: 1997–2001.

398 Ogawa K, Johansson SL, Cohen SM. Immunohistochemical analysis of uroplakins, urothelial specific proteins, in ovarian Brenner tumors, normal tissues, and benign and neoplastic lesions of the female genital tract. Am J Pathol 1999, **155**: 1047–1050.

399 Ordonez NG. Transitional cell carcinoma of the ovary and bladder are immunophenotypically different. Histopathology 2000, **36**: 433–438.

400 Ordonez NG, Mackay B. Brenner tumor of the ovary: a comparative immunohistochemical and ultrastructural study with transitional cell carcinoma of the bladder. Ultrastruct Pathol 2000, **24**: 157–167.

401 Riedel I, Czernobilsky B, Lifschitz-Mercer B, Roth LM, Wu XR, Sun TT, Moll R. Brenner tumors but not transitional cell carcinomas of the ovary show urothelial differentiation: immunohistochemical staining of urothelial markers, including cytokeratins and uroplakins. Virchows Arch 2001, **438**: 181–191.

402 Robey SS, Silva EG, Gershenson DM, McLemore D, el-Naggar A, Ordonez NG. Transitional cell carcinoma in high-grade high-stage ovarian carcinoma. An indicator of favorable response to chemotherapy. Cancer 1989, **63**: 839–847.

403 Roth LM, Czernobilsky B. Ovarian Brenner tumors. II. Malignant. Cancer 1985, **56**: 592–601.

404 Roth LM, Dallenbach-Hellweg G, Czernobilsky B. Ovarian Brenner tumors. I. Metaplastic, proliferating, and of low malignant potential. Cancer 1985, **56**: 582–591.

405 Roth LM, Gersell DJ, Ulbright TM. Ovarian Brenner tumors and transitional cell carcinoma. Recent developments. Int J Gynecol Pathol 1993, **12**: 128–133.

406 Roth LM, Gersell DJ, Ulbright TM. Transitional cell carcinoma and other transitional cell tumors of the ovary. Anat Pathol 1998, **1**: 179–191.

407 Santini D, Gelli MC, Mazzoleni G, Ricci M, Severi B, Pasquinelli G, Pelusi G, Martinelli G. Brenner tumor of the ovary. A correlative histologic, histochemical, immunohistochemical, and ultrastructural investigation. Hum Pathol 1989, **20**: 787–795.

408 Sasano H, Wargotz ES, Silverberg SG, Mason JI, Simpson ER. Brenner tumor of the ovary. Immunoanalysis of steroidogenic enzymes in 23 cases. Hum Pathol 1989, **20**: 1103–1107.

409 Seidman JD, Khedmati F. Exploring the histogenesis of ovarian mucinous and transitional cell (Brenner) neoplasms and their relationship with Walthard cell nests: a study of 120 tumors. Arch Pathol Lab Med 2008, **132**: 1753–1760.

410 Seldenrijk CA, Willig AP, Baak JPA, Kuhnel R, Rao BR, Burger CW, van der Harten JJ, Dijkhuizen GH, Meijer CJLM. Malignant Brenner tumor. A histologic, morphometrical, immunohistochemical, and ultrastructural study. Cancer 1986, **58**: 754–760.

411 Shevchuk MM, Fenoglio CM, Richart RM. Histogenesis of Brenner tumors. I. Histology and ultrastructure. Cancer 1980, **46**: 2607–2616.

412 Shevchuk MM, Fenoglio CM, Richart RM. Histogenesis of Brenner tumors. II. Histochemistry and CEA. Cancer 1980, **46**: 2617–2622.

413 Silverberg SG. Brenner tumor of the ovary. A clinicopathologic study of 60 tumors in 54 women. Cancer 1971, 28: 588–596.

414 Soslow RA, Rouse RV, Hendrickson MR, Silva EG, Longacre TA. Transitional cell neoplasms of the ovary and urinary bladder: a comparative immunohistochemical analysis. Int J Gynecol Pathol 1997, 15: 257–265.

415 Svenes KB, Eide J. Proliferative Brenner tumor or ovarian metastases? A case report. Cancer 1984, 53: 2692–2697.

416 Young RH, Scully RE. Urothelial and ovarian carcinomas of identical cell types. Problems in interpretation. A report of three cases and review of the literature. Int J Gynecol Pathol 1988, 7: 197–211.

Malignant mixed müllerian tumor and müllerian adenosarcoma

417 Ariyoshi K, Kawauchi S, Kaku T, Nakano H, Tsuneyoshi M. Prognostic factors in ovarian carcinosarcoma: a clinicopathological and immunohistochemical analysis of 23 cases. Histopathology 2000, 37: 427–436.

418 Balzer BL, Hendrickson MR. Extrauterine müllerian adenosarcomas: a clinicopathologic study of 24 cases. Mod Pathol 2003, 16: 181a.

419 Barwick KW, LiVolsi VA. Malignant mixed mesodermal tumors of the ovary. A clinicopathologic assessment of 12 cases. Am J Surg Pathol 1980, 4: 37–42.

420 Boucher D, Tetu B. Morphologic prognostic factors of malignant mixed mullerian tumors of the ovary. A clinicopathologic study of 15 cases. Int J Gynecol Pathol 1994, 13: 22–28.

421 Clement PB, Scully RE. Extrauterine mesodermal (müllerian) adenosarcoma. A clinicopathologic analysis of five cases. Am J Clin Pathol 1978, 69: 276–283.

422 Dass KK, Biscoti CV, Webster K, Saxton JP. Malignant mixed mullerian tumors of the ovary. An analysis of two long-term survivors. Am J Clin Oncol 1993, 16: 346–349.

423 Dehner LP, Norris HJ, Taylor HB. Carcinosarcomas and mixed mesodermal tumors of the ovary. Cancer 1971, 27: 207–216.

424 Dictor M. Ovarian malignant mixed mesodermal tumor. The occurrence of hyaline droplets containing alpha-1-antitrypsin. Hum Pathol 1982, 13: 930–933.

425 Dictor M. Malignant mixed mesodermal tumor of the ovary. A report of 22 cases. Obstet Gynecol 1985, 65: 720–724.

426 Ehrmann RL, Weidner N, Welch WR, Gleiberman I. Malignant mixed mullerian tumor of the ovary with prominent neuroectodermal differentiation (teratoid carcinosarcoma). Int J Gynecol Pathol 1990, 9: 272–282.

427 Eichhorn JH, Young RH, Clement PB, Scully RE. Mesodermal (Mullerian) adenosarcoma of the ovary: a clinicopathologic analysis of 40 cases and a review of the literature. Am J Surg Pathol 2002, 26: 1243–1258.

428 Fenn ME, Abell MR. Carcinosarcoma of the ovary. Am J Obstet Gynecol 1971, 110: 1066–1074.

429 Fukunaga M, Nomura K, Endo Y, Ushigome S, Aizawa S. Ovarian adenosarcoma. Histopathology 1997, 30: 283–287.

430 García-Galvis OF, Cabrera-Ozoria C, Fernández JA, Stolnicu S, Nogales FF. Malignant Müllerian mixed tumor of the ovary associated with yolk sac tumor, neuroepithelial and trophoblastic differentiation (teratoid carcinosarcoma). Int J Gynecol Pathol 2008, 27: 515–520.

431 Morrow CP, d'Ablaing G, Brady LW, Blessing JA, Hreshchyshyn MM. A clinical and pathologic study of 30 cases of malignant mixed müllerian epithelial and mesenchymal ovarian tumors. A gynecologic oncology group study. Gynecol Oncol 1984, 18: 278–292.

432 Plaxe SC, Dottino PR, Goodman HM, Deligdisch L, Idelson M, Cohen CJ. Clinical features of advanced ovarian mixed mesodermal tumors and treatment with doxorubicin- and cis-platinum-based chemotherapy. Gynecol Oncol 1990, 37: 244–249.

433 Tanimoto A, Arima N, Hayashi R, Hamada T, Matsuki Y, Sasaguri Y. Teratoid carcinosarcoma of the ovary with prominent neuroectodermal differentiation. Pathol Int 2002, 51: 829–832.

Adenoid cystic and basaloid carcinomas

434 Eichhorn JH, Scully RE. 'Adenoid cystic' and basaloid carcinomas of the ovary. Evidence for a surface epithelial lineage. A report of 12 cases. Mod Pathol 1995, 8: 731–740.

435 Feczko JD, Jentz LD, Roth LM. Adenoid cystic ovarian carcinoma compared with other adenoid cystic carcinomas of the female genital tract. Mod Pathol 1996, 9: 413–417.

436 Zamecnik M, Michal M, Curik R. Adenoid cystic carcinoma of the ovary. Arch Pathol Lab Med 2000, 124: 1529–1531.

Mixed and other epithelial tumors

437 Che M, Tornos C, Deavers MT, Malpica A, Gershenson DM, Silva EG. Ovarian mixed-epithelial carcinomas with a microcystic pattern and signet-ring cells. Int J Gynecol Pathol 2001, 20: 323–328.

438 Cramer SF, Roth LM, Mills SE, Ulbright TM, Gersell DJ, Nunez CA, Kraus FT. Sources of variability in classifying common ovarian cancers using the World Health Organization classification. Application of the pathtracking method. Pathol Annu 1993, 28(Pt 2): 243–286.

439 Cramer SF, Roth LM, Ulbright TM, Mazur MT, Nunez CA, Gersell DJ, Mills SE, Kraus FT. Evaluation of the reproducibility of the World Health Organization classification of common ovarian cancers. With emphasis on methodology. Arch Pathol Lab Med 1987, 111: 819–829.

440 Lee S, Park SY, Hong EK, Ro JY. Lymphoepithelioma-like carcinoma of the ovary: a case report and review of the literature. Arch Pathol Lab Med 2007, 131: 1715–1718.

441 Rutgers JL, Scully RE. Ovarian mixed-epithelial papillary cystadenomas of borderline malignancy of Müllerian type. A clinicopathologic analysis. Cancer 1988, 61: 546–554.

442 Silva EG, Tornos C, Bailey MA, Morris M. Undifferentiated carcinoma of the ovary. Arch Pathol Lab Med 1991, 115: 377–381.

OVARIAN CARCINOMA – OVERVIEW

General and clinical features

443 Cannistra SA. Cancer of the ovary. N Engl J Med 1993, 329: 1550–1559.

444 Cannistra SA. Cancer of the ovary. N Engl J Med 2004, 351: 2519–2529.

445 Carcangiu ML, Radice P, Spatti G, Manoukian S, Pasini B. Histopathology of ovarian tumors in women with BRCA1 and 2 mutations [abstract]. Mod Pathol 2003, 16: 184a.

446 Carcangiu ML, Peissel B, Pasini B, Spatti G, Radice P, Manoukian S. Incidental carcinomas in prophylactic specimens in BRCA1 and BRCA2 germ-line mutation carriers, with emphasis on fallopian tube lesions: report of 6 cases and review of the literature. Am J Surg Pathol 2006, 30: 1222–1230.

447 Godwin AK, Testa JR, Hamilton TC. The biology of ovarian cancer development. Cancer 1993, 71(Suppl 2): 530–536.

448 Greene MH, Clark JW, Blayney DW. The epidemiology of ovarian cancer. Semin Oncol 1984, 11: 209–226.

449 Greggi S, Genuardi M, Benedetti-Panici P, Cento R, Scambia G, Neri G, Mancuso S. Analysis of 138 consecutive ovarian cancer patients. Incidence and characteristics of familial cases. Gynecol Oncol 1990, 39: 300–304.

450 Harlow BL, Weiss NS, Roth GJ, Chu J, Daling JR. Case-control study of borderline ovarian tumors. Reproductive history and exposure to exogenous female hormones. Cancer Res 1988, 48: 5849–5852.

451 Kauff ND, Satagopan JM, Robson ME, Scheuber L, Hensley M, Hudis CA, Ellis NA, Boyd J, Borgen PI, Barakat RR, Norton L, Offit K. Risk-reducing salpingo-oophorectomy in women with a BRCA1 or BRAC2 mutation. N Engl J Med 2002, 346: 1609–1615.

452 Lynch HT, Watson P, Bewtra C, Conway TA, Hippee CR, Kaur P, Lynch JF, Ponder BA. Hereditary ovarian cancer. Heterogeneity in age at diagnosis. Cancer 1991, 67: 1460–1466.

453 Markman M, Lewis JL Jr, Saigo P, Hakes T, Jones W, Rubin S, Reichman B, Barakat R, Curtin J, Almadrones L, et al. Epithelial ovarian cancer in the elderly. The Memorial Sloan-Kettering Cancer Center experience. Cancer 1993, 71: 634–637.

454 Ness RB, Cottreau C. Possible role of ovarian epithelial inflammation in ovarian cancer. J Natl Cancer Inst 1999, 91: 1459–1467.

455 Piver MS, Baker TR, Jishi MF, Sandecki AM, Tsukada Y, Natarajan N, Mettlin CJ, Blake CA. Familial ovarian cancer. A report of 658 families from the Gilda Radner Familial Ovarian Cancer Registry, 1981–1991. Cancer 1993, 71: 582–588.

456 Piver MS, Baker TR, Piedmonte M, Sandecki AM. Epidemiology and etiology of ovarian cancer. Semin Oncol 1991, 18: 177–185.

457 Prat J, Ribé A, Gallardo A. Hereditary ovarian cancer. Hum Pathol 2005, 36: 861–870.

458 Rabban JT, Barnes M, Chen LM, Powell CB, Crawford B, Zaloudek CJ. Ovarian pathology in risk-reducing salpingo-oophorectomies from women with BRCA mutations, emphasizing the differential diagnosis of occult primary and metastatic carcinoma. Am J Surg Pathol 2009, 33: 1125–1136.

459 Rebbeck TR, Lynch HT, Neuhausen SL, Narod, SA van't Veer L, Garber JE, Evans G, Isaacs C, Daly MB, Matloff E, Olopade OI, Weber BL. Prophylactic oophorectomy in carriers of BRCA1 or BRCA2 mutations. N Engl J Med 2002, 34: 1616–1622.

460 Richardson GS, Scully RE, Nikrui N, Nelson JH. Common epithelial cancer of the ovary. N Engl J Med 1985, 312: 415–424, 474–483.

461 Rodriguez M, Nguyen HN, Averette HE, Steren AJ, Penalver MA, Harrison T, Sevin BU. National survey of ovarian carcinoma. XII. Epithelial ovarian malignancies in women less than or equal to 25 years of age. Cancer 1994, 73: 1245–1250.

462 Rossing MA, Daling JR, Weiss NS, Moore DE, Self SG. Ovarian tumors in a cohort of infertile women. N Engl J Med 1994, 331: 771–776.

463 Shaw PA, McLaughlin JR, Zweemer RP, Narod SA, Risch H, Verheijen RHM, Ryan A, Menko FH, Kenemans P, Jacobs IJ. Histopathologic features of genetically determined ovarian cancer. Int J Gynecol Pathol 2002, 21: 407–411.

464 Stratton JF, Gayther SA, Russell P, Dearden J, Gore M, Blake P, Easton D, Ponder BA. Contribution of BRCA1 mutations to ovarian cancer. N Engl J Med 1997, 336: 1125–1130.

465 Weiss NS. Measuring the separate effects of low parity and its antecedents on the incidence of ovarian cancer. Am J Epidemiol 1988, 128: 451–455.

466 Werness BA, Ramus SJ, Whittemore AS, Garlinghouse-Jones K, Oakley-Girvan I, Dicioccio RA, Tsukada Y, Ponder BA, Piver MS. Histopathology of familial ovarian tumors in women from families with and without germline BRCA1 mutations. Hum Pathol 2000, 31: 1420–1424.

467 Werness BA, Ramus SJ, DiCioccio RA, Whittemore AS, Garlinghouse-Jones K, Oakley-Girvan I, Tsukada Y, Harrington P, Gayther SA, Ponder BA, Piver MS. Histopathology, FIGO stage, and BRCA mutation status of ovarian cancers from the Gilda Radner Familial Ovarian Cancer Registry. Int J Gynecol Pathol 2004, 23: 29–34.

468 Wooster R, Weber BL. Breast and ovarian cancer. N Engl J Med 2003, 348: 2339–2347.

469 Yancik R. Ovarian cancer. Age contrasts in incidence, histology, disease stage at diagnosis, and mortality. Cancer 1993, 71: 517–523.

Ovarian tumors in children

470 Breen JL, Neubecker RD. Ovarian malignancy in children with special reference to the germ cell tumors. Ann N Y Acad Sci 1967, 142: 658–674.

471 Ein SH, Darte JMM, Stephens CA. Cystic and solid ovarian tumors in children. A 44-year review. J Pediatr Surg 1970, 5: 148–156.

472 Hawkins EP. Germ cell tumors. Am J Clin Pathol 1998, 109: S82–S88.

473 Lack EE, Young RH, Scully RE. Pathology of ovarian neoplasms in childhood and adolescence. Pathol Annu 1992, 27(Pt 2): 281–356.

474 Morris HB, La Vecchia C, Draper GJ. Malignant epithelial tumors of the ovary in childhood. A clinicopathological study of 13 cases in Great Britain 1962–1978. Gynecol Oncol 1984, 19: 290–297.

475 Morris HB, La Vecchia C, Draper GJ. Endodermal sinus tumor and embryonal carcinoma of the ovary in children. Gynecol Obstet 1985, 21: 7–17.

476 Norris HJ, Jensen RD. Relative frequency of ovarian neoplasms in children and adolescents. Cancer 1972, 30: 713–719.

477 Wollner N, Exelby PR, Woodruff JM, Cham WC, Murphy L, Lewis JL. Malignant ovarian tumors in childhood. Prognosis in relation to initial therapy. Cancer 1976, 37: 1953–1964.

478 Young RH, Kozakewich HP, Scully RE. Metastatic ovarian tumors in children. A report of 14 cases and review of the literature. Int J Gynecol Pathol 1993, 12: 8–19.

479 Young RH. Ovarian tumors of the young. Int J Surg Pathol 2010, 18(Suppl): 155S–161S.

480 Zaloudek C, Norris HJ. Granulosa tumors of the ovary in children. A clinical and pathologic study of 32 cases. Am J Surg Pathol 1982, 6: 513–522.

'Early', 'occult', and in situ carcinoma

481 Agoff SN, Mendelin JE, Grieco VS, Garcia RL. Unexpected gynecologic neoplasms in patients with proven or suspected BRCA-1 or -2 mutations: implications for gross examination, cytology, and clinical follow-up. Am J Surg Pathol 2002, 26: 171–178.

482 Bell DA, Scully RE. Early de novo ovarian carcinoma. A study of fourteen cases. Cancer 1994, 73: 1859–1864.

483 Carcangiu ML, Peissel B, Pasini B, Spatti G, Radice P, Manoukian S. Incidental carcinomas in prophylactic specimens in BRCA1 and BRCA2 germ-line mutation carriers, with emphasis on fallopian tube lesions: report of 6 cases and review of the literature. Am J Surg Pathol 2006, 30: 1222–1230.

484 Colgan TJ, Murphy J, Cole DE, Narod S, Rosen B. Occult carcinoma in prophylactic oophorectomy specimens: prevalence and association with BRCA germline mutation status. Am J Surg Pathol 2001, 25: 1283–1289.

485 Fox H. Pathology of early malignant change in the ovary. Int J Gynecol Pathol 1993, 12: 153–155.

486 Lu KH, Garber JE, Cramer DW, Welch WR, Niloff J, Schrag D, Berkowitz RS, Muto MG. Occult ovarian tumors in women with BRCA1 or BRCA2 mutations undergoing prophylactic oophorectomy. J Clin Oncol 2000, 18: 2728–2732.

487 Mittal KR, Zeleniuch-Jacquotte A, Cooper JL, Demopoulos RI. Contralateral ovary in unilateral ovarian carcinoma. A search for preneoplastic lesions. Int J Gynecol Pathol 1993, 12: 59–63.

488 Plaxe SC, Deligdisch L, Dottino PR, Cohen CJ. Ovarian intraepithelial neoplasia demonstrated in patients with stage I ovarian carcinoma. Gynecol Oncol 1990, 38: 367–372.

489 Salazar H, Godwin AK, Daly MB, Laub PB, Hogan WM, Rosenblum N, Boente MP, Lynch HT, Hamilton TC. Microscopic benign and invasive malignant neoplasms and a cancer-prone phenotype in prophylactic oophorectomies. J Natl Cancer Inst 1997, 88: 1810–1820.

490 Sherman ME, Lee JS, Burks RT, Struewing JP, Kurman RJ, Hartge P. Histopathologic features of ovaries at increased risk for carcinoma: a case-control analysis. Int J Gynecol Pathol 1999, 18: 151–157.

Molecular genetic features

491 Berchuck A, Kohler MF, Boente MP, Rodriguez GC, Whitaker RS, Bast RC Jr. Growth regulation and transformation of ovarian epithelium. Cancer 1993, 71: 545–551.

492 Bosari S, Viale G, Radaelli U, Bossi P, Bonoldi E, Coggi G. p53 accumulation in ovarian carcinomas and its prognostic implications. Hum Pathol 1993, 24: 1175–1179.

493 Caduff RF, Svoboda-Newman SM, Ferguson AW, Johnston CM, Frank TS. Comparison of mutations of Ki-RAS and p53 immunoreactivity in borderline and malignant epithelial ovarian tumors. Am J Surg Pathol 1999, 23: 323–328.

494 Cuatrecasas M, Erill N, Musulen E, Costa I, Matias-Guiu X, Prat J. K-ras mutations in nonmucinous ovarian epithelial tumors: a molecular analysis and clinicopathologic study of 144 patients. Cancer 1998, 82: 1088–1095.

495 Cuatrecasas M, Villanueva A, Matias-Guiu X, Prat J. K-ras mutations in mucinous ovarian tumors: a clinicopathologic and molecular study of 95 cases. Cancer 1997, 79: 1581–1586.

496 Frank TS, Bartos RE, Haefner HK, Roberts JA, Wilson MD, Hubbell GP. Loss of heterozygosity and overexpression of the p53 gene in ovarian carcinoma. Mod Pathol 1994, 7: 3–8.

497 Garcia A, Bussaglia E, Machin P, Matias-Guiu X, Prat J. Loss of heterozygosity on chromosome 17q in epithelial ovarian tumors: association with carcinomas with serous differentiation. Int J Gynecol Pathol 2000, 19: 152–157.

498 Gras E, Pons C, Machin P, Matias-Guiu X, Prat J. Loss of heterozygosity at the RB-1, locus and pRB immunostaining in epithelial ovarian tumors: a molecular, immunohistochemical, and clinicopathologic study. Int J Gynecol Pathol 2001, 20: 335–340.

499 Hauptmann S, Dietel M. Serous tumors of low malignant potential of the ovary-molecular pathology: part 2. Virchows Arch 2001, 438: 539–551.

500 Huettner PC, Weinberg DS, Lage JM. Assessment of proliferative activity in ovarian neoplasms by flow and static cytometry. Correlation with prognostic features. Am J Pathol 1992, 141: 699–706.

501 Kacinski BM, Carter D, Mittal K, Yee LD, Scata KA, Donofrio L, Chambers SK, Wang KI, Yang-Feng T, Rohrschneider LR, et al. Ovarian adenocarcinomas express fms-complementary transcripts and fms antigen, often with coexpression of CSF-1. Am J Pathol 1990, 137: 135–147.

502 Karbova E, Davidson B, Metodiev K, Thopé CG, Nesland JM. Adenomatous polyposis coli (APC) protein expression in primary and metastatic serous ovarian carcinoma. Int J Surg Pathol 2002, 10: 175–180.

503 Kiechle-Schwarz M, Bauknecht T, Wienker T, Walz L, Pfleiderer A. Loss of constitutional heterozygosity on chromosome 11p in human ovarian cancer. Positive correlation with grade of differentiation. Cancer 1993, 72: 2423–2432.

504 Kmet LM, Cook LS, Magliocco AM. A review of p53 expression and mutation in human benign, low malignant potential, and invasive epithelial ovarian tumors. Cancer 2003, 97: 389–404.

505 Lage JM, Weinberg DS, Huettner PC, Mark SD. Flow cytometric analysis of nuclear DNA content in ovarian tumors. Association of ploidy with tumor type, histologic grade, and clinical stage. Cancer 1992, 69: 2668–2675.

506 Leitao MM, Soslow RA, Baergen RN, Olvera N, Arroyo C, Boyd J. Mutation and expression of the TP53 gene in early stage epithelial ovarian carcinoma. Gynecol Oncol 2004, 93: 301–306.

507 Otis CN, Krebs PA, Quezado MM, Alburquerque A, Bryant B, San Jaun X, Kleiner D, Sobel ME, Merino MJ. Loss of heterozygosity in P53, BRCA1, and estrogen receptors genes and correlation to expression of P53 protein in ovarian epithelial tumors of different cell types and biological behavior. Hum Pathol 2000, 31: 233–238.

508 Palazzo JP, Monzon F, Burke M, Hyslop T, Dunton C, Barusevicius A, Capuzzi D, Kovatich J. Overexpression of p21WAF1/CIP1 and MDM2 characterize serous borderline ovarian tumors. Hum Pathol 2000, 31: 698–704.

509 Pejovic T, Heim S, Mandahl N, Baldetorp B, Elmfors B, Flodérus U-M, Furgyik S, Göran H, Himmelmann A, Willén H, Mitelman F. Chromosome aberrations in 35 primary ovarian carcinomas. Genes Chromosom Cancer 1992, **4**: 58–68.

510 Persons DL, Hartmann LC, Herath JF, Borell TJ, Cliby WA, Keeney GL, Jenkins RB. Interphase molecular cytogenetic analysis of epithelial ovarian carcinomas. Am J Pathol 1993, **142**: 733–741.

511 Singer G, Kurman RJ, Chang HW, Cho SK, Shih IeM. Diverse tumorigenic pathways in ovarian serous carcinoma. Am J Pathol 2002, **160**: 1223–1228.

512 Slamon DJ, Godolphin W, Jones LA, Holt JA, Wong SG, Keith DE, Levin WJ, Stuart SG, Udove J, Ullrich A, et al. Studies of the HER-2/*neu* proto-oncogene in human breast and ovarian cancer. Science 1989, **244**: 707–712.

513 Tanyi J, Tory K, Amo-Takyi BK, Fuzesi L. Frequent loss of chromosome 12 in human epithelial ovarian tumors: a chromosomal in situ hybridization study. Int J Gynecol Pathol 1998, **17**: 106–112.

514 Wu R, Lin L, Beer DG, Ellenson LH, Lamb BJ, Rouillard J-M, Kuick R, Hanash S, Schwartz DR, Fearon ER, Cho KR. Amplification and overexpression of the L-MYC proto-oncogene in ovarian carcinomas. Am J Pathol 2003, **162**: 1603–1610.

515 Wu R, Zhai Y, Fearon ER, Cho KR. Diverse mechanisms of beta-catenin deregulation in ovarian endometrioid adenocarcinomas. Cancer Res 2001, **61**: 8247–8255.

516 Yang DH, Smith ER, Cohen C, Wu H Patriotis C, Godwin AK, Hamilton TC, Xu XX. Molecular events associated with dysplastic morphologic transformation and initiation of ovarian tumorigenicity. Cancer 2002, **94**: 2380–2392.

517 Yang-Feng TL, Han H, Chen KC, Li SB, Claus EB, Carcangiu ML, Chambers SK, Chambers JT, Schwartz PE. Allelic loss in ovarian cancer. Int J Cancer 1993, **54**: 546–551.

518 Yang-Feng TL, Li SB, Leung WY, Carcangiu ML, Schwartz PE. Trisomy 12 and K-*ras*-2 amplification in human ovarian tumors. Int J Cancer 1991, **48**: 678–681.

Spread and metastases

519 Brustman L, Seltzer V. Sister Joseph's nodule. Seven cases of umbilical metastases from gynecologic malignancies. Gynecol Oncol 1984, **19**: 155–162.

520 Djordjevic B, Malpica A. Lymph node involvement in ovarian serous tumors of low malignant potential: a clinicopathologic study of thirty-six cases. Am J Surg Pathol 2010, **34**: 1–9.

521 Dvoretsky PM, Richards KA, Bonfiglio TA. The pathology and biologic behavior of ovarian cancer. An autopsy review. Pathol Annu 1989, **24**(Pt 1): 1–24.

522 Euscher ED, Silva EG, Deavers MT, Elishaev E, Gershenson DM, Malpica A. Serous carcinoma of the ovary, fallopian tube, or peritoneum presenting as lymphadenopathy. Am J Surg Pathol 2004, **28**: 1217–1223.

523 Gilks CB, Alkushi A, Yue JJ, Lanvin D, Ehlen TG, Miller DM. Advanced-stage serous borderline tumors of the ovary: a clinicopathological study of 49 cases. Int J Gynecol Pathol 2002, **22**: 29–36.

524 Kerr VE, Cadman E. Pulmonary metastases in ovarian cancer. Analysis of 357 patients. Cancer 1985, **56**: 1209–1213.

525 Loredo DS, Powell JL, Reed WP, Rosenbaum JM. Ovarian carcinoma metastatic to breast. A case report and review of the literature. Gynecol Oncol 1990, **37**: 432–436.

526 McKenney JK, Balzer BL, Longacre TA. Lymph node involvement in ovarian serous tumors of low malignant potential (borderline tumors): pathology, prognosis, and proposed classification. Am J Surg Pathol 2006, **30**: 614–624.

527 Majmudar B, Wiskind AK, Croft BN, Dudley AG. The Sister (Mary) Joseph nodule. Its significance in gynecology. Gynecol Oncol 1991, **40**: 152–159.

528 Malpica A, Deavers MT, Gershenson D, Tortolero-Luna G, Silva EG. Serous tumors involving extra-abdominal/extra-pelvic sites after the diagnosis of an ovarian serous neoplasm of low malignant potential. Am J Surg Pathol 2001, **25**: 988–996.

529 Moran CA, Suster S, Silva EG. Low-grade serous carcinoma of the ovary metastatic to the anterior mediastinum simulating multilocular thymic cysts: a clinicopathologic and immunohistochemical study of 3 cases. Am J Surg Pathol 2005, **29**: 496–499.

530 Recine MA, Deavers MT, Middleton LP, Silva EG, Malpica A. Serous carcinoma of the ovary and peritoneum with metastases to the breast and axillary lymph nodes: a potential pitfall. Am J Surg Pathol 2004, **28**: 1646–1651.

531 Steinberg JJ, Demopoulos RI, Bigelow B. The evaluation of the omentum in ovarian cancer. Gynecol Oncol 1986, **24**: 327–330.

532 Verbruggen MB, Verheijen RH, van de Goot FR, van Beurden M, Dorsman JC, van Diest PJ. Serous borderline tumor of ovary presenting with cervical lymph node involvement: a report of 3 cases. Am J Surg Pathol 2006, **30**: 739–743.

Peritoneal lesions and the müllerian system

533 Attanoos RL, Gibbs AR. Primary malignant gonadal mesotheliomas and asbestos. Histopathology 2000, **37**: 150–159.

534 Attanoos RL, Webb RL, Dojcinov SD, Gibbs AR. Value of mesothelial and epithelial antibodies in distinguishing diffuse peritoneal mesothelioma in females from serous papillary carcinoma of the ovary and peritoneum. Histopathology 2002, **40**: 237–244.

535 Bell DA, Scully RE. Benign and borderline serous lesions of the peritoneum in women. Pathol Annu 1989, **24**: 1–21.

536 Bell DA, Scully RE. Serous borderline tumors of the peritoneum. Am J Surg Pathol 1990, **14**: 230–239.

537 Bell DA, Weinstock MA, Scully RE. Peritoneal implants of ovarian serous borderline tumors. Histologic features and prognosis. Cancer 1988, **62**: 2212–2222.

538 Bell KA, Smith Sehdev AE, Kurman RJ. Refined diagnostic criteria for implants associated with ovarian atypical proliferative serous tumors (borderline) and micropapillary serous carcinoma. Am J Surg Pathol 2001, **25**: 419–432.

539 Biscotti CV, Hart WR. Peritoneal serous micropapillomatosis of low malignant potential (serous borderline tumors of the peritoneum). A clinicopathologic study of 17 cases. Am J Surg Pathol 1992, **16**: 467–475.

540 Bollinger DJ, Wick MR, Dehner LP, Mills SE, Swanson PE, Clarke RE. Peritoneal malignant mesothelioma versus serous-papillary adenocarcinoma. A histochemical and immunohistochemical comparison. Am J Surg Pathol 1989, **13**: 659–670.

541 Clement PB, Young RH. Florid mesothelial hyperplasia associated with ovarian tumors. A potential source of error in tumor diagnosis and staging. Int J Gynecol Pathol 1993, **12**: 51–58.

542 Clement PB, Young RH, Scully RE. Malignant mesotheliomas presenting as ovarian masses: a report of nine cases, including two primary ovarian mesotheliomas. Am J Surg Pathol 1996, **20**: 1067–1080.

543 Clement-Kruzel S, Malpica A, Djordjevic B. Endosalpingiosis in ovarian serous tumors of low malignant potential. Lab Invest 2009, **89**(Suppl 1): 210A.

544 Dalrymple JC, Bannatyne P, Russell P, Solomon HJ, Tattersall MH, Atkinson K, Carter J, Duval P, Elliott P, Friedlander M, et al. Extraovarian peritoneal serous papillary carcinoma. A clinicopathologic study of 31 cases. Cancer 1989, **64**: 110–115.

545 Djordjevic B, Clement-Kruzel S, Atkinson NE, Malpica A. Nodal endosalpingiosis in ovarian serous tumors of low malignant potential with lymph node involvement: a case for a precursor lesion. Am J Surg Pathol 2010, **34**: 1442–1448.

546 Gershenson DM, Silva EG. Serous ovarian tumors of low malignant potential with peritoneal implants. Cancer 1990, **65**: 578–585.

547 Gershenson DM, Silva EG, Levy L, Burke TW, Wolf JK, Tornos C. Ovarian serous borderline tumors with invasive peritoneal implants. Cancer 1998, **82**: 1096–1103.

548 Gershenson DM, Silva EG, Tortolero-Luna G, Levenback C, Morris M, Tornos C. Serous borderline tumors of the ovary with noninvasive peritoneal implants. Cancer 1998, **83**: 2157–2163.

549 Gu J, Roth LM, Younger C, Michael H, Abdul-Karim FW, Zhang S, Ulbright TM, Eble JN, Cheng L. Molecular evidence for the independent origin of extra-ovarian papillary serous tumors of low malignant potential. J Natl Cancer Inst 2001, **93**: 1147–1152.

550 Gupta S, Bhan AK, Bell DA. Can the implants of serous borderline tumors of the ovary be distinguished from mesothelial proliferations by use of immunohistochemistry? [abstract]. Mod Pathol 2003, **16**: 190a.

551 Halperin R, Zehavi S, Hadas E, Habler L, Bukovsky I, Schneider D. Immunohistochemical comparison of primary ovarian serous papillary carcinoma. Int J Gynecol Pathol 2001, **20**: 341–345.

552 Hutton RL, Dalton SR. Primary peritoneal serous borderline tumors. Arch Pathol Lab Med 2007, **131**: 138–144.

553 Khoury N, Raju U, Crissman JD, Zarbo RJ, Greenwald KA. A comparative immunohistochemical study of peritoneal and ovarian serous tumors, and mesotheliomas. Hum Pathol 1990, **21**: 811–819.

554 Kupryjanczyk J, Thor AD, Beauchamp R, Poremba C, Scully RE, Yandell DW. Ovarian, peritoneal, and endometrial serous carcinoma: clonal origin of multifocal disease. Mod Pathol 1996, **9**: 166–173.

555 Lauchlan SC. Non-invasive ovarian carcinoma. Int J Gynecol Pathol 1990, **9**: 158–169.

556 Lee J, Song SY, Park CS, Kim B. Mullerian cysts of the mesentery and retroperitoneum: a case report and literature review. Pathol Int 1999, **48**: 902–906.

557 Lee ES, Leong AS, Kim IS, Kim YS, Lee JH, Cho HY. Glomeruloid peritoneal implants in ovarian serous borderline tumours – distinction between invasive and non-invasive implants and pathogenesis. Histopathology 2009, **55**: 505–513.

558 Li S, Han H, Resnik E, Carcangiu ML, Schwartz PE, Yang-Feng TL. Advanced ovarian carcinoma. Molecular evidence of unifocal origin. Gynecol Oncol 1993, 51: 21–25.

559 McCaughey WTE. Papillary peritoneal neoplasms in females. Pathol Annu 1985, 20(Pt 2): 387–404.

560 McCaughey WTE, Kirk ME, Lester W, Dardick I. Peritoneal epithelial lesions associated with proliferative serous tumours of ovary. Histopathology 1984, 8: 195–208.

561 Matsui K, Travis WD, Gonzalez R, Terzian JA, Rosai J, Moss J, Ferrans VJ. Association of lymphangioleiomyomatosis (LAM) with endosalpingiosis in the retroperitoneal lymph nodes: report of two cases. Int J Surg Pathol 2001, 9: 155–162.

562 Michael H, Roth LM. Invasive and noninvasive implants in ovarian serous tumors of low malignant potential. Cancer 1986, 57: 1240–1247.

563 Moore WF, Bentley RC, Berchuck A, Robboy SJ. Some Mullerian inclusion cysts in lymph nodes may sometimes be metastases from serous borderline tumors of the ovary. Am J Surg Pathol 2000, 24: 710–718.

564 Piver MS, Jishi MF, Tsukada Y, Nava G. Primary peritoneal carcinoma after prophylactic oophorectomy in women with a family history of ovarian cancer. A report of the Gilda Radner Familial Ovarian Cancer Registry. Cancer 1993, 71: 2751–2755.

565 Rollins SE, Young RH, Bell DA. Autoimplants in serous borderline tumors of the ovary: a clinicopathologic study of 30 cases of a process to be distinguished from serous adenocarcinoma. Am J Surg Pathol 2006, 30: 457–462.

566 Rothacker D, Möbius G. Varieties of serous surface papillary carcinoma of the peritoneum in Northern Germany. A thirty-year autopsy study. Int J Gynecol Pathol 1995, 14: 310–318.

567 Schorge JO, Muto MG, Welch WR, Bandera CA, Rubin SC, Bell DA, Berkowitz RS, Mok SC. Molecular evidence for multifocal papillary serous carcinoma of the peritoneum in patients with germline BRCA1 mutations. J Natl Cancer Inst 1998, 90: 841–845.

568 Segal GH, Hart WR. Ovarian serous tumors of low malignant potential (serous borderline tumors). The relationship of exophytic surface tumor to peritoneal 'implants'. Am J Surg Pathol 1992, 16: 577–583.

569 Seidman JD, Sherman ME, Bell KA, Katabunchi H, O'Leary TJ, Kurman RJ. Salpingitis, salpingoliths, and serous tumors of the ovaries: is there a connection? Int J Gynecol Pathol 2002, 21: 101–107.

570 Stewart CJ, Brennan BA, Crook ML, Russell P. Value of elastin staining in the assessment of peritoneal implants associated with ovarian serous borderline tumours. Histopathology 2007, 51: 313–321.

571 Warhol MJ, Hunter NJ, Corson JM. An ultrastructural comparison of mesotheliomas and adenocarcinomas of the ovary and endometrium. Int J Gynecol Pathol 1982, 1: 125–134.

572 Weir MM, Bell DA, Young RH. Grade 1 peritoneal serous carcinomas: a report of 14 cases and comparison with 7 peritoneal serous psammocarcinomas and 19 peritoneal serous borderline tumors. Am J Surg Pathol 1998, 22: 849–862.

573 Wick MR, Mills SE, Dehner LP, Bollinger DJ, Fechner RE. Serous papillary carcinomas arising from the peritoneum and ovaries. A clinicopathologic and immunohistochemical comparison. Int J Gynecol Pathol 1989, 8: 179–188.

574 Zinsser KR, Wheeler JE. Endosalpingiosis in the omentum. A study of autopsy and surgical material. Am J Surg Pathol 1982, 6: 109–117.

Coexistence with uterine carcinoma

575 Aguilera-Barrantes I, Euscher ED, Malpica A. Metastatic endocervical adenocarcinoma in the ovary: the MD Anderson experience. Lab Invest 2009, 89(Suppl 1): 205A.

576 Eifel P, Hendrickson M, Ross J, Ballon S, Martinez A, Kempson R. Simultaneous presentation of carcinoma involving the ovary and the uterine corpus. Cancer 1982, 50: 163–170.

577 Elishaev E, Gilks CB, Miller D, Srodon M, Kurman RJ, Ronnett BM. Synchronous and metachronous endocervical and ovarian neoplasms: evidence supporting interpretation of the ovarian neoplasms as metastatic endocervical adenocarcinomas simulating primary ovarian surface epithelial neoplasms. Am J Surg Pathol 2005, 29: 281–294.

578 Kaminski PF, Norris HJ. Coexistence of ovarian neoplasms and endocervical adenocarcinoma. Obstet Gynecol 1984, 64: 553–556.

579 Press MF. Are synchronous uterine and ovarian carcinomas independent primary tumors? Adv Anat Pathol 1997, 4: 370–372.

580 Robboy SJ, Datto MB. Synchronous endometrial and ovarian tumors: metastatic disease or independent primaries? Hum Pathol 2005, 36: 597–599.

581 Ulbright TM, Roth LM. Metastatic and independent cancers of the endometrium and ovary. A clinicopathologic study of 34 cases. Hum Pathol 1985, 16: 28–34.

582 Young RH, Gersell DJ, Roth LM, Scully RE. Ovarian metastases from cervical carcinomas other than pure adenocarcinomas. A report of 12 cases. Cancer 1993, 71: 407–418.

583 Zhang Y, Garcia MT, Koru-Sengul T, Ganjei-Azar P. A panel of immunohistochemical markers to distinguish ovarian from uterine serous papillary carcinomas. Lab Invest 2009, 89(Suppl 1): 242A.

Cytology

584 Alli PM, Ali SZ. Micropapillary serous carcinoma of the ovary: cytomorphologic characteristics in peritoneal/pelvic washing. Cancer 2002, 96: 135–139.

585 Covell JL, Carry JB, Feldman PS. Peritoneal washings in ovarian tumors. Potential sources of error in cytologic diagnosis. Acta Cytol (Baltimore) 1984, 29: 310–316.

586 Ganjei P, Dickinson B, Harrison TA, Nassiri M, Lu Y. Aspiration cytology of neoplastic and non-neoplastic ovarian cysts: is it acute? Int J Gynecol Pathol 1996, 15: 94–101.

587 Schwartz PE, Zheng W. Neoadjuvant chemotherapy for advanced ovarian cancer: the role of cytology in pretreatment diagnosis. Gynecol Oncol 2003, 90: 644–650.

588 Stewart CJ, Kennedy JH. Peritoneal fluid cytology in serous borderline tumors of the ovary. Cytopathology 1998, 9: 38–45.

589 Yoshimura S, Scully RE, Bell DA, Taft PD. Correlation of ascitic fluid cytology with histologic findings before and after treatment of ovarian cancer. Am J Obstet Gynecol 1984, 148: 716–721.

590 Yoshimura S, Scully RE, Taft PD, Herrington JB. Peritoneal fluid cytology in patients with ovarian cancer. Gynecol Oncol 1984, 17: 161–167.

591 Ziselman EM, Harkavy SE, Hogan M, West W, Atkinson B. Peritoneal washing cytology. Uses and diagnostic criteria in gynecologic neoplasms. Acta Cytol (Baltimore) 1983, 28: 105–110.

Therapy

592 Armstrong DK, Bundy B, Wenzel L, Huang HQ, Baergen R, Lele S, Copeland LJ, Walker JL, Burger RA; Gynecologic Oncology Group. Intraperitoneal cisplatin and paclitaxel in ovarian cancer. N Engl J Med 2006, 354: 34–43.

593 Averette HE, Donato DM. Ovarian carcinoma. Advances in diagnosis, staging, and treatment. Cancer 1990, 65: 703–708.

594 Barber HRK. Ovarian cancer. Diagnosis and management. Am J Obstet Gynecol 1984, 150: 910–916.

595 Burghardt E, Pickel H, Lahousen M, Stettner H. Pelvic lymphadenectomy in operative treatment of ovarian cancer. Am J Obstet Gynecol 1986, 155: 315–319.

596 Coffin CM, Adcock LL, Dehner LP. The second-look operation for ovarian neoplasms. A study of 85 cases emphasizing cytologic and histologic problems. Int J Gynecol Pathol 1985, 4: 97–109.

597 Dembo AJ. Radiotherapeutic management of ovarian cancer. Semin Oncol 1984, 11: 238–250.

598 Fields AL, Runowicz CD. Current therapies in ovarian cancer. Cancer Invest 2003, 21: 148–156.

599 Friedman JB, Weiss NS. Second thoughts about second-look laparotomy in advanced ovarian cancer. N Engl J Med 1990, 322: 1079–1082.

600 Helewa ME, Krepart GV, Lotocki R. Staging laparotomy in early epithelial ovarian carcinoma. Am J Obstet Gynecol 1986, 154: 282–286.

601 Lim-Tan SK, Cajigas HE, Scully RE. Ovarian cystectomy for serous borderline tumors. A follow-up study of 35 cases. Obstet Gynecol 1988, 72: 775–781.

602 Lin PS, Gershenson DM, Bevers MW, Lucas KR, Burke TW, Silva EG. The current status of surgical staging of ovarian serous borderline tumors. Cancer 1999, 85: 905–911.

603 McGuire WP. Primary treatment of epithelial ovarian malignancies. Cancer 1993, 71: 1541–1550.

604 Manivel JC, Wick MR, Coffin CM, Dehner LP. Immunohistochemistry in the differential diagnosis in the second-look operation for ovarian carcinomas. Int J Gynecol Pathol 1989, 8: 103–113.

605 Miller DS, Ballon SC, Teng NNH, Seifer DB, Soriero OM. A critical reassessment of second-look laparotomy in epithelial ovarian carcinoma. Cancer 1986, 57: 530–535.

606 Miller DS, Spirtos NM, Ballon SC, Cox RS, Soriero OM, Teng NN. Critical reassessment of second-look exploratory laparotomy for epithelial ovarian carcinoma. Minimal diagnostic and therapeutic value in patients with persistent cancer. Cancer 1992, 69: 502–510.

607 Podratz KC, Malkasian GD, Hilton JF, Harris EA, Gaffey TA. Second-look laparotomy in ovarian cancer. Evaluation of pathologic variables. Am J Obstet Gynecol 1985, 152: 230–238.

608 Richardson GS, Scully RE, Nikrui N, Nelson JH. Common epithelial cancer of the ovary. N Engl J Med 1985, 312: 415–424, 474–483.

609 Silva EG, Tornos C, Zhuang Z, Merino MJ, Gershenson DM. Tumor recurrence in stage I ovarian serous neoplasms of low malignant potential. Int J Gynecol Pathol 1998, 17: 1–6.

610 Smirz LR, Stehman FB, Ulbright TM, Sutton GP, Ehrlich CE. Second-look laparotomy after chemotherapy in the management of ovarian malignancy. Am J Obstet Gynecol 1985, 152: 661–668.

611 Tazelaar HD, Bostwick DG, Ballon SC, Hendrickson MR, Kempson RL. Conservative treatment of borderline ovarian tumors. Obstet Gynecol 1985, 66: 417–422.

612 Thigpen JT, Lambuth BW, Vance RB. Management of stage I and II ovarian carcinoma. Semin Oncol 1991, 18: 596–602.

613 Tropé C, Davidson B, Paulsen T, Abeler VM, Kaern J. Diagnosis and treatment of borderline ovarian neoplasms: 'the state of the art'. Eur J Gynaecol Oncol 2009, 30: 471–482.

614 Young RC. Initial therapy for early ovarian carcinoma. Cancer 1987, 60: 2042–2049.

615 Young RC, Walton LA, Ellenberg SS, Homesley HD, Wilbanks GD, Decker DG, Miller A, Park R, Major F Jr. Adjuvant therapy in stage I and stage II epithelial ovarian cancer. Results of two prospective randomized trials. N Engl J Med 1990, 322: 1021–1027.

Prognosis

616 Ahmed FY, Wiltshaw E, Hern RPA, Nicol B, Shepherd J, Blake P, Fisher C. Gore ME. Natural history and prognosis of untreated stage I epithelial ovarian carcinoma. J Clin Oncol 1996, 14: 2968–2975.

617 Beller U, Bigelow B, Beckman EM, Brown B, Demopoulos RI. Epithelial carcinoma of the ovary in the reproductive years. Clinical and morphological characterization. Gynecol Oncol 1983, 15: 422–427.

618 Ben David Y, Chetrit A, Hirsh-Yechezkel G, Friedman E, Beck BD, Beller U, Ben-Baruch G, Fishman A, Levavi H, Lubin F, Menczer J, Piura B, Struewing JP, Modan B; National Israeli Study of Ovarian Cancer. Effect of BRCA mutations on the length of survival in epithelial ovarian tumors. J Clin Oncol 2002, 20: 463–466.

619 Bostwick DG, Tazelaar HD, Ballon SC, Hendrickson MR, Kempson RL. Ovarian epithelial tumors of borderline malignancy. A clinical and pathologic study of 109 cases. Cancer 1986, 58: 2052–2065.

620 Brescia RJ, Barakat RA, Beller U, Frederickson G, Suhrland MJ, Dubin N, Demopoulos RI. The prognostic significance of nuclear DNA content in malignant epithelial tumors of the ovary. Cancer 1990, 65: 141–147.

621 Chu CS, Morgan MA, Randall TC, Bandera CA, Rubin SC. Survival of BRCA1 negative ovarian cancer patients based on family history. Gynecol Oncol 2001, 83: 109–114.

622 Costa MJ, Hansen CL, Walls JE, Scudder SA. Immunohistochemical makers of cell control applied to ovarian and primary peritoneal surface epithelial neoplasms: p21[WAF/CIP1] predicts survival and good response to platinin-based chemotherapy. Hum Pathol 1999, 30: 640–647.

623 Demirel D, Laucirica R, Fishman A, Ownes RG, Grey MM, Kaplan AL, Ramzy I. Ovarian tumors of low malignant potential: correlation of DNA index and S-phase fraction with histopathologic grade and clinical outcome. Cancer 1996, 77: 1494–1500.

624 Demopoulos RI, Bigelow B, Blaustein A, Chait J, Gutman E, Dubin N. Characterization and survival of patients with serous cystadenocarcinoma of the ovaries. Obstet Gynecol 1984, 64: 557–563.

625 DeRycke MS, Andersen JD, Harrington KM, Pambuccian SE, Kalloger SE, Boylan KL, Argenta PA, Skubitz AP. S100A1 expression in ovarian and endometrial endometrioid carcinomas is a prognostic indicator of relapse-free survival. Am J Clin Pathol 2009, 132: 846–856.

626 Djordjevic B, Rosen DG, Liu J. Overexpression of EGFR is a poor prognostic indicator in ovarian cancer. Lab Invest 2009, 89(Suppl 1): 12A.

627 Eltabbakh GH, Belinson JL, Kennedy AW, Biscotti CV, Casey G, Tubbs RR, Blumenson LE. p53 overexpression is not an independent prognostic factor for patients with primary ovarian epithelial cancer. Cancer 1997, 80: 892–898.

628 Erhardt K, Auer G, Bjorkholm E, Forsslund G, Moberger B, Silfversward C, Wicksell G, Zetterberg A. Combined morphologic and cytochemical grading of serous ovarian tumors. Am J Obstet Gynecol 1985, 151: 356–361.

629 Feichter GE, Kuhn W, Czernobilsky B, Muller A, Heep J, Abel U, Haag D, Kaufmann M, Rummel HH, Kubli F, Goerttler K. DNA flow cytometry of ovarian tumors with correlation to histopathology. Int J Gynecol Pathol 1985, 4: 336–345.

630 Gansler TS, Hardman III W, Hunt DA, Schaffel S, Hennigar RA. Increased expression of fatty acid synthase (OA-519) in ovarian neoplasms predicts shorter survival. Hum Pathol 1997, 28: 686–692.

631 Hartmann LC, Podratz KC, Keeney GL, Kamel NA, Edmonson JH, Grill JP, Su JQ, Katzmann JA, Roche PC. Prognostic significance of p53 immunostaining in epithelial ovarian cancer. J Clin Oncol 1994, 12: 64–69.

632 Jóhannsson OT, Ranstam J, Borg A, Oisson H. Survival of BRCA1 breast and ovarian cancer patients: a population-based study from southern Sweden. J Clin Oncol 1998, 16: 397–404.

633 Khalifa MA, Abdoh AA, Mannel RS, Walker JL, Angros LH, Min KW. P-Glycoprotein as a prognostic indicator in pre- and postchemotherapy ovarian adenocarcinoma. Int J Gynecol Pathol 1997, 16: 69–75.

634 Köbel M, Kalloger SE, Santos JL, Huntsman DG, Gilks CB, Swenerton KD. Tumor type and substage predict survival in stage I and II ovarian carcinoma: insights and implications. Gynecol Oncol 2010, 116: 50–56.

635 Köbel M, Gradhand E, Zeng K, Schmitt WD, Kriese K, Lantzsch T, Wolters M, Dittmer J, Strauss HG, Thomssen C, Hauptmann S. Ezrin promotes ovarian carcinoma cell invasion and its retained expression predicts poor prognosis in ovarian carcinoma. Int J Gynecol Pathol 2006, 25: 121–130.

636 Kohn EC. Angiogenesis in ovarian carcinoma: a formidable biomarker. Cancer 1998, 80: 2219–2221.

637 Kristiansen G, Denkert C, Scluns K, Dahl E, Pilarsky C, Haupmann S. CD24 is expressed in ovarian cancer and is a new independent prognostic marker of patient survival. Am J Pathol 2002, 161: 1215–1221.

638 Kurman RJ, Trimble CL. The behavior of serous tumors of low malignant potential. Are they ever malignant? Int J Gynecol Pathol 1993, 12: 120–127.

639 Levesque MA, Katsaros D, Yu H, Zola P, Sismondi P, Giardina G, Diamandis EP. Mutant p53 protein overexpression is associated with poor outcome in patients with well or moderately differentiated ovarian carcinoma. Cancer 1995, 75: 1327–1338.

640 Longacre TA, McKenney JK, Tazelaar HD, Kempson RL, Hendrickson MR. Ovarian serous tumors of low malignant potential (borderline tumors): outcome-based study of 276 patients with long-term (> or =5-year) follow-up. Am J Surg Pathol 2005, 29: 707–723.

641 Malkasian GD, Melton LJ, O'Brien PC, Greene MH. Prognostic significance of histologic classification and grading of epithelial malignancies of the ovary. Am J Obstet Gynecol 1984, 149: 274–284.

642 Malpica A, Deavers MT, Lu K, Bodurka DC, Atkinson EN, Gershenson DM, Silva EG. Grading ovarian serous carcinoma using a two-tier system. Am J Surg Pathol 2004, 28: 496–504.

643 Mayr D, Diebold J. Grading of ovarian carcinomas. Int J Gynecol Pathol 2001, 19: 348–353.

644 Meden H, Marx D, Rath W, Kron M, Fattahi-Meibodi A, Hinney B, Kuhn W, Schauer A. Overexpression of the oncogene c-erbB2 in primary ovarian cancer. Evaluation of the prognostic value in a Cox proportional hazards multiple regression. Int J Gynecol Pathol 1994, 13: 45–53.

645 Narod SA, Boyd J. Current understanding of the epidemiology and clinical implications of BRCA1 and BRCA2 mutations for ovarian cancer. Curr Opin Obstet Gynecol 2002, 14: 19–26.

646 Newcomb EW, Sosnow M, Demopoulos RI, Zeleniuch-Jacquotte A, Sorich J, Speyer JL. Expression of the cell cycle inhibitor p27[KIP1] is a new prognostic marker associated with survival in epithelial ovarian tumors. Am J Pathol 1999, 154: 119–125.

647 Nikrui N. Survey of clinical behavior of patients with borderline epithelial tumors of the ovary. Gynecol Pathol 1981, 12: 107–119.

648 Rodenburg CJ, Cornelisse CJ, Heintz PAM, Hermans J, Fleuren GJ. Tumor ploidy as a major prognostic factor in advanced ovarian cancer. Cancer 1987, 59: 317–323.

649 Rubin SC, Benjamin I, Behbakht K, Takahasi H, Morgan MA, LiVolsi VA, Berchuck A, Muto MG, Garber JE, Weber BL, Lynch HT, Boyd J. Clinical and pathological features of ovarian cancer in women with germ-line mutations of BRCA1. N Engl J Med 1996, 335: 1413–1416.

650 Saksela E. Prognostic markers in epithelial ovarian cancer. Int J Gynecol Pathol 1993, 12: 156–161.

651 Sato Y, Shimamoto T, Amanda S, Asada Y, Hayashi T. Prognostic value of histologic grading of ovarian carcinomas. Int J Gynecol Pathol 2002, 22: 52–56.

652 Scambia G, Ferrandina G, Marone M, Benedetti Panici P, Giannitelli C, Piantelli M, Leone A, Mancuso S. nm23 in ovarian cancer: correlation with clinical outcome and other clinicopathologic and biochemical prognostic parameters. J Clin Oncol 1996, 14: 334–342.

653 Schoell WM, Pieber D, Reich O, Lahousen M, Janicek M, Gurcer F, Winter R. Tumor angiogenesis as a prognostic factor in ovarian carcinoma: qualification of endothelial immunoreactivity by image analysis. Cancer 1998, 80: 2257–2262.

654 Seidman JD, Kurman RJ. Ovarian serous borderline tumors: a critical review of the literature with emphasis on prognostic indicators. Hum Pathol 2000, 31: 539–557.

655 Seidman JD, Yemelyanova AV, Khedmati F, Bidus MA, Dainty L, Boice CR, Cosin JA. Prognostic factors for stage I ovarian carcinoma. Int J Gynecol Pathol 2010, 29: 1–7.

656 Sevelda P, Dittrich C, Salzer H. Prognostic value of the rupture of the capsule in stage I epithelial ovarian carcinoma. Gynecol Oncol 1989, 35: 321–322.

657 Sevelda P, Schemper M, Spona J. CA 125 as an independent prognostic factor for survival in patients with epithelial ovarian cancer. Am J Obstet Gynecol 1989, 161: 1213–1216.

658 Shahin MS, Hughes JH, Sood AK, Buller RE. The prognostic significance of p53 tumor suppressor gene alterations in ovarian carcinoma. Cancer 2000, 89: 2006–2017.

659 Shimizu Y, Kamoi S, Amada S, Akiyama F, Silverberg SG. Toward the development of a universal grading system for ovarian epithelial carcinoma: testing of a proposed system in a series of 461 patients with uniform treatment and follow-up. Cancer 1998, 82: 893–901.

660 Silverberg SG. Histopathologic grading of ovarian carcinoma: a review and proposal. Int J Gynecol Pathol 2000, 19: 7–15.

661 Sorbe B, Frankendal BO. Prognostic importance of psammoma bodies in adenocarcinomas of the ovaries. Gynecol Oncol 1982, 14: 6–14.

662 Sorbe B, Frankendal BO, Veress B. Importance of histologic grading in the prognosis of epithelial ovarian carcinoma. Obstet Gynecol 1982, 59: 576–582.

663 Swenerton KD, Hislop TG, Spinelli J, LeRiche JC, Yang N, Boyes DA. Ovarian carcinoma. A multivariate analysis of prognostic factors. Obstet Gynecol 1985, 65: 264–270.

664 Thigpen T, Brady MF, Omura GA, Creasman WT, McGuire WP, Hoskins WJ, Williams S. Age as a prognostic factor in ovarian carcinoma. The Gynecologic Oncology Group experience. Cancer 1993, 71: 606–614.

665 Tornos C, Silva EG, Khorana SM, Burke TW. High-stage endometrioid carcinoma of the ovary. Prognostic significance of pure versus mixed histologic types. Am J Surg Pathol 1994, 18: 687–693.

666 Zhang L, Conejo-Garcia JR, Katsaros D, Gimotty PA, Massobrio M, Regnani G, Makrigiannakis A, Gray H, Schlienger K, Liebman MN, Rubin SC, Coukos G. Intratumoral T cells, recurrence, and survival in epithelial ovarian cancer. N Engl J Med 2003, 348: 203–213.

GERM CELL TUMORS

667 Chang MC, Vargas SO, Hornick JL, Hirsch MS, Crum CP, Nucci MR. Embryonic stem cell transcription factors and D2-40 (podoplanin) as diagnostic immunohistochemical markers in ovarian germ cell tumors. Int J Gynecol Pathol 2009, 28: 347–355.

668 Gershenson DM. Update on malignant ovarian germ cell tumors. Cancer 1993, 71: 1581–1590.

669 Gershenson DM, Del Junco G, Copeland LJ, Rutledge FN. Mixed germ cell tumors of the ovary. Obstet Gynecol 1984, 64: 200–206.

670 Hart AH, Hartley L, Parker K, Ibrahim M, Looijenga LH, Pauchnik M, Chow CW, Robb L. The pluripotency homeobox gene NANOG is expressed in human germ cell tumors. Cancer 2005, 104: 2092–2098.

671 Hawkins EP. Germ cell tumors. Am J Clin Pathol 1998, 109: S82–S88.

672 Iczkowski KA, Butler SL, Shanks JH, Hossain D, Schall A, Meiers I, Zhou M, Torkko KC, Kim SJ, MacLennan GT. Trials of new germ cell immunohistochemical stains in 93 extragonadal and metastatic germ cell tumors. Hum Pathol 2008, 39: 275–281.

673 Jondle DM, Shahin MS, Sorosky J, Benda JA. Ovarian mixed germ cell tumor with

predominance of polyembryoma: a case report with literature review. Int J Gynecol Pathol 2002, 21: 78–81.

674 Kurman RJ, Norris HJ. Malignant mixed germ cell tumors of the ovary. A clinical and pathologic analysis of 30 cases. Obstet Gynecol 1976, 48: 579–589.

675 Kurman RJ, Norris HJ. Malignant germ cell tumors of the ovary. Hum Pathol 1977, 8: 551–564.

676 Pfleiderer A. Therapy of ovarian malignant germ cell tumors and granulosa tumors. Int J Gynecol Pathol 1993, 12: 162–165.

677 Roth LM, Talerman A. Recent advances in the pathology and classification of ovarian germ cell tumors. Int J Gynecol Pathol 2006, 25: 305–320.

678 Ulbright TM. Germ cell tumors of the gonads: a selective review emphasizing problems in differential diagnosis, newly appreciated, and controversial issues. Mod Pathol 2005, 18(Suppl 2): S61–S79.

679 Young RH. New and unusual aspects of ovarian germ cell tumors. Am J Surg Pathol 1993, 17: 1210–1224.

Dysgerminoma

680 Abell MR, Johnson VJ, Holtz F. Ovarian neoplasms in childhood and adolescence. Am J Obstet Gynecol 1965, 92: 1059–1081.

681 Abu-Rustum NR, Aghajanian C. Management of malignant germ cell tumors of the ovary. Semin Oncol 1998, 25: 235–242.

682 Asadourian LA, Taylor HB. Dysgerminoma. An analysis of 105 cases. Obstet Gynecol 1969, 33: 370–379.

683 Beckstead JH. Alkaline phosphatase histochemistry in human germ cell neoplasms. Am J Surg Pathol 1983, 7: 341–349.

684 Bjorkholm E, Lundell M, Gyftodimos A, Silfversward C. Dysgerminoma. The Radiumhemmet series 1927–1984. Cancer 1990, 65: 38–44.

685 Cao D, Guo S, Allan RW, Molberg KH, Peng Y. SALL4 is a novel sensitive and specific marker of ovarian primitive germ cell tumors and is particularly useful in distinguishing yolk sac tumor from clear cell carcinoma. Am J Surg Pathol 2009, 33: 894–904.

686 Cheng L, Thomas A, Roth LM, Zheng W, Michael H, Karim FW. OCT4: a novel biomarker for dysgerminoma of the ovary. Am J Surg Pathol 2004, 28: 1341–1346.

687 Cossu-Rocca P, Jones TD, Roth LM, Eble JN, Zheng W, Karim FW, Cheng L. Cytokeratin and CD30 expression in dysgerminoma. Hum Pathol 2006, 37: 1015–1021.

688 Creasman WT, Fetter BF, Hammond CB, Parker RT. Germ cell malignancies of the ovary. Obstet Gynecol 1979, 53: 226–230.

689 Dietl J, Horny HP, Ruck P, Kaiserling E. Dysgerminoma of the ovary. An immunohistochemical study of tumor-infiltrating lymphoreticular cells and tumor cells. Cancer 1993, 71: 2562–2568.

690 Fleischhacker DS, Young RH. Dysgerminoma of the ovary associated with hypercalcemia. Gynecol Oncol 1994, 52: 87–90.

691 Freel JH, Cassir JF, Pierce VK, Woodruff J, Lewis JL Jr. Dysgerminoma of the ovary. Cancer 1979, 43: 798–805.

692 Gershenson DM. Update on malignant ovarian germ cell tumors. Cancer 1993, 71: 1581–1590.

693 Gibas Z, Talerman A. Analysis of chromosome aneuploidy in ovarian dysgerminoma by flow cytometry and

fluorescence in situ hybridization. Diagn Mol Pathol 1993, 2: 50–56.

694 Gillespie JJ, Arnold LK. Anaplastic dysgerminoma. Cancer 1978, 42: 1886–1889.

695 Gondos B. Comparative studies of normal and neoplastic ovarian germ cells. II. Ultrastructure and pathogenesis of dysgerminoma. Int J Gynecol Pathol 1987, 6: 124–131.

696 Krepart G, Smith JP, Rutledge F, Delclos L. The treatment for dysgerminoma of the ovary. Cancer 1978, 41: 986–990.

697 Lifshitz-Mercer B, Walt H, Kushnir I, Jacob N, Diener PA, Moll R, Czernobilsky B. Differentiation potential of ovarian dysgerminoma. An immunohistochemical study of 15 cases. Hum Pathol 1995, 26: 62–66.

698 Low JJ, Perrin LC, Crandon AJ, Hacker NF. Conservative surgery to preserve ovarian function in patients with malignant ovarian germ cell tumors: a review of 74 cases. Cancer 2000, 89: 391–398.

699 Parkash V, Carcangiu ML. Transformation of ovarian dysgerminoma to yolk sac tumor. Evidence for a histogenetic continuum. Mod Pathol 1995, 8: 881–887.

700 Przgodzki RM, Moran C, Hubbs AE, Malpica A, O'Leary T. Ovarian dysgerminoma: evidence of unique single and multiple KIT mutations [abstract]. Mod Pathol 2003, 16: 206a.

701 Santesson L. Clinical and pathological survey of ovarian tumors treated at the Radium-hemmet. Acta Radiol (Stockh) 1947, 28: 643–668.

702 Sever M, Jones TD, Roth LM, Karim FW, Zheng W, Michael H, Hattab EM, Emerson RE, Baldridge LA, Cheng L. Expression of CD117 (c-kit) receptor in dysgerminoma of the ovary: diagnostic and therapeutic implications. Mod Pathol 2005, 18: 1411–1416.

703 Zaloudek CJ, Tavassoli FA, Norris HJ. Dysgerminoma with syncytiotrophoblastic giant cells. A histologically and clinically distinctive subtype of dysgerminoma. Am J Surg Pathol 1981, 5: 361–367.

Yolk sac tumor (endodermal sinus tumor) and embryonal carcinoma

704 Abu-Rustum NR, Aghajanian C. Management of malignant germ cell tumors of the ovary. Semin Oncol 1998, 25: 235–242.

705 Barsky SH, Hannah JB. Extracellular hyaline bodies are basement membrane accumulations. Am J Clin Pathol 1987, 87: 455–460.

706 Cheng L, Zhang S, Talerman A, Roth LM. Morphologic, immunohistochemical, and fluorescence in situ hybridization study of ovarian embryonal carcinoma with comparison to solid variant of yolk sac tumor and immature teratoma. Hum Pathol 2010, 41: 716–723.

707 Clement PB, Young RH, Scully RE. Endometrioid-like variant of ovarian yolk sac tumor. A clinicopathological analysis of eight cases. Am J Surg Pathol 1987, 11: 767–778.

708 Clement PB, Young RH, Scully RE. Extraovarian pelvic yolk sac tumors. Cancer 1988, 62: 620–626.

709 Cohen MB, Friend DS, Molnar JJ. Gonadal endodermal sinus (yolk sac) tumor with pure intestinal differentiation. A new histologic type. Pathol Res Pract 1987, 182: 609–616.

710 Creasman WT, Soper JT. Assessment of the contemporary management of germ cell malignancies of the ovary. Am J Obstet Gynecol 1985, 153: 828–834.

711 Devouassoux-Shisheboran M, Schammel DP, Tavassoli FA. Ovarian hepatoid yolk sac tumors: morphological, immunohistochemical and ultrastructural features. Histopathology 1999, 34: 462–469.

712 Gershenson DM, Del Junco G, Herson J, Rutledge FN. Endodermal sinus tumor of the ovary. The M.D. Anderson experience. Obstet Gynecol 1983, 61: 194–202.

713 Gonzalez-Crussi F. The human yolk sac and yolk sac (endodermal sinus) tumors. A review. Persp Pediatr Pathol 1979, 5: 179–215.

714 Ishikura H, Scully RE. Hepatoid carcinoma of the ovary. A newly described tumor. Cancer 1987, 60: 2775–2784.

715 Jondle DM, Shahin MS, Sorosky J, Benda JA. Ovarian mixed germ cell tumor with predominance of polyembryoma: a case report with literature review. Int J Gynecol Pathol 2002, 21: 78–81.

716 Jones MA, Clement PB, Young RH. Primary yolk sac tumors of the mesentery. A report of two cases. Am J Clin Pathol 1994, 101: 42–47.

717 Kawai M, Furuhashi Y, Kano T, Misawa T, Nakashima N, Hattori S, Okamoto Y, Kobayashi I, Ohta M, Arii Y, et al. Alpha-fetoprotein in malignant germ cell tumors of the ovary. Gynecol Oncol 1990, 39: 160–166.

718 Kawai M, Kano T, Furuhashi Y, Mizuno K, Nakashima N, Hattori SE, Kazeto S, Iida S, Ohta M, Arii Y, et al. Prognostic factors in yolk sac tumors of the ovary. A clinicopathologic analysis of 29 cases. Cancer 1991, 67: 184–192.

719 Kommoss F, Bibbo M, Talerman A. Nuclear deoxyribonucleic acid content (ploidy) of endodermal sinus (yolk sac) tumor. Lab Invest 1990, 62: 223–231.

720 Kurman RJ, Norris HJ. Endodermal sinus tumor of the ovary. A clinical and pathologic analysis of 71 cases. Cancer 1976, 38: 2404–2419.

721 Kurman RJ, Norris HJ. Embryonal carcinoma of the ovary. A clinicopathologic entity distinct from endodermal sinus tumor resembling embryonal carcinoma of the adult testis. Cancer 1976, 38: 2420–2433.

722 Langley FA, Govan ADT, Anderson MC, Gowing NFC, Woodcock AS, Harilal KR. Yolk sac and allied tumours of the ovary. Histopathology 1981, 5: 389–401.

723 Michael H, Ulbright TM, Brodhecker CA. The pluripotential nature of the mesenchyme-like component of yolk sac tumor. Arch Pathol Lab Med 1989, 113: 1115–1119.

724 Nawa A, Obata N, Kikkawa F, Kawai M, Nagasaka T, Goto S, Nishimori K, Nakashima N. Prognostic factors of patients with yolk sac tumors of the ovary. Am J Obstet Gynecol 2001, 184: 1182–1188.

725 Nogales FF. Embryologic clues to human yolk sac tumors. A review. Int J Gynecol Pathol 1993, 12: 101–107.

726 Nogales FF, Beltran E, Pavcovich M, Bustos M. Ectopic somatic endoderm in secondary human yolk sac. Hum Pathol 1992, 23: 921–924.

727 Nogales FF Jr, Matilla A, Nogales-Ortiz F, Galera-Davidson HL. Yolk sac tumors with pure and mixed polyvesicular vitelline patterns. Hum Pathol 1978, 9: 553–566.

728 Nogales-Fernandez G, Silverberg SG, Bloustein PA, Martinez-Hernandez A, Pierce GB. Yolk sac carcinoma (endodermal sinus tumor). Ultrastructure and histogenesis of gonadal and extragonadal tumors in comparison with normal human yolk sac. Cancer 1977, 39: 1462–1474.

729 Nogales FF, Buriticá C, Regauer S, González T. Mucinous carcinoid as an unusual manifestation of endodermal differentiation in ovarian yolk sac tumors. Am J Surg Pathol 2005, 29: 1247–1251.

730 Oh C, Kendler A, Hernandez E. Ovarian endodermal sinus tumor in a postmenopausal woman. Gynecol Oncol 2001, 82: 392–394.

731 Park NH, Ryu SY, Park IA, Kang SB, Lee HP. Primary endodermal sinus tumor of the omentum. Gynecol Oncol 1999, 72: 427–430.

732 Prat J, Bhan AK, Dickersin GR, Robboy SJ, Scully RE. Hepatoid yolk sac tumor of the ovary (endodermal sinus tumor with hepatoid differentiation). A light microscopic, ultrastructural and immunohistochemical study of seven cases. Cancer 1982, 50: 2355–2368.

733 Ramalingam P, Malpica A, Silva EG, Gershenson DM, Liu JL, Deavers MT. The use of cytokeratin 7 and EMA in differentiating ovarian yolk sac tumors from endometrioid and clear cell carcinomas. Am J Surg Pathol 2004, 28: 1499–1505.

734 Schiller W. Mesonephroma ovarii. Am J Cancer 1939, 35: 1–21.

735 Siltanen S, Anttonen M, Heikkila P, Narita N, Laitinen M, Ritvos O, Wilson DB, Heikinheimo M. Transcription factor GATA-4 is expressed in pediatric yolk sac tumors. Am J Pathol 1999, 155: 1823–1829.

736 Talerman A, Haije WG, Baggerman L. Serum alphafetoprotein (AFP) in diagnosis and management of endodermal sinus (yolk sac) tumor and mixed germ cell tumor of the ovary. Cancer 1978, 41: 272–278.

737 Teilum G. Endodermal sinus tumors of the ovary and testis. Comparative morphogenesis of the so-called mesonephroma ovarii (Schiller) and extraembryonic (yolk sac-allantoic) structures of the rat's placenta. Cancer 1959, 12: 1092–1105.

738 Ulbright TM, Roth LM, Brodhecker CA. Yolk sac differentiation in germ cell tumors. A morphologic study of 50 cases with emphasis on hepatic, enteric, and parietal yolk sac features. Am J Surg Pathol 1986, 10: 151–164.

739 Wang F, Liu A, Peng Y, Rakheja D, Wei L, Xue D, Allan RW, Molberg KH, Li J, Cao D. Diagnostic utility of SALL4 in extragonadal yolk sac tumors: an immunohistochemical study of 59 cases with comparison to placental-like alkaline phosphatase, alpha-fetoprotein, and glypican-3. Am J Surg Pathol 2009, 33: 1529–1539.

740 Zynger DL, McCallum JC, Luan C, Chou PM, Yang XJ. Glypican 3 has a higher sensitivity than alpha-fetoprotein for testicular and ovarian yolk sac tumour: immunohistochemical investigation with analysis of histological growth patterns. Histopathology 2010, 56: 750–757.

Choriocarcinoma

741 Axe SR, Klein VR, Woodruff JD. Choriocarcinoma of the ovary. Obstet Gynecol 1985, 66: 111–114.

742 Damjanov I, Osborn M, Miettinen M. Keratin 7 is a marker for a subset of trophoblastic cells in human germ cell tumors. Arch Pathol Lab Med 1990, 114: 81–83.

743 Garin-Chesa P, Campbell I, Saigo PE, Lewis JL Jr, Old LJ, Rettig WJ. Trophoblast and ovarian cancer antigen LK26. Sensitivity and specificity in immunopathology and molecular identification as a folate-binding protein. Am J Pathol 1993, 142: 557–567.

744 Gerbie MV, Brewer JI, Tamini H. Primary choriocarcinoma of the ovary. Obstet Gynecol 1975, 46: 720–723.

745 Goswami D, Sharma K, Zutshi V, Tempe A, Nigam S. Nongestational pure ovarian choriocarcinoma with contralateral teratoma. Gynecol Oncol 2001, 80: 262–266.

746 Oliva E, Andrada E, Pezzica E, Prat J. Ovarian carcinomas with choriocarcinomatous differentiation. Cancer 1993, 72: 2441–2446.

747 Vance RP, Geisinger KR. Pure nongestational choriocarcinoma of the ovary. Report of a case. Cancer 1985, 56: 2321–2325.

Immature (malignant) teratoma

748 Aguirre P, Scully RE. Malignant neuroectodermal tumor of the ovary, a distinctive form of monodermal teratoma. Report of five cases. Am J Surg Pathol 1982, 6: 283–292.

749 Baker PM, Rosai J, Young RH. Ovarian teratomas with florid benign vascular proliferation: a distinctive finding associated with the neural component of teratomas that may be confused with a vascular neoplasm. Int J Gynecol Pathol 2002, 21: 16–21.

750 Beilby JOW, Parkinson C. Features of prognostic significance in solid ovarian teratoma. Cancer 1975, 36: 2147–2159.

751 Culine S, Lhomme C, Kattan J, Michel G, Duvillard P, Droz JP. Pure malignant immature teratoma of the ovary: the role of chemotherapy and second-look surgery. Int J Gynecol Cancer 1995, 5: 432–437.

752 Gaudin PB, Rosai J. Florid vascular proliferation associated with neural and neuroendocrine neoplasms. A diagnostic clue and potential pitfall. Am J Surg Pathol 1995, 19: 642–652.

753 Gibas Z, Talerman A, Faruqi S, Carlson J, Noumoff J. Cytogenetic analysis of an immature teratoma of the ovary and its metastasis after chemotherapy-induced maturation. Int J Gynecol Pathol 1993, 12: 276–280.

754 Guerrieri C, Jarlsfelt I. Ependymoma of the ovary. A case report with immunohistochemical, ultrastructural, and DNA cytometric findings, as well as histogenetic considerations. Am J Surg Pathol 1993, 17: 623–632.

755 Heifetz SA, Cushing B, Giller R, Shuster JJ, Stolar CJ, Vinocur CD, Hawkins EP. Immature teratomas in children: pathologic considerations: a report from the combined pediatric oncology group / children's cancer group. Am J Surg Pathol 1998, 22: 1115–1124.

756 Ihara T, Ohama K, Satoh H, Fujii TV, Nomura K, Fujiwara A. Histologic grade and karyotype of immature teratoma of the ovary. Cancer 1984, 54: 2988–2994.

757 Kawai M, Kano T, Furuhashi Y, Iwata M, Nakashima N, Imai N, Kuzuya K, Hayashi H, Ohta M, Arii Y, et al. Immature teratoma of the ovary. Gynecol Oncol 1991, 40: 133–137.

758 King ME, Micha JP, Allen SL, Mouradian JA, Chaganti RSK. Immature teratoma of the ovary with predominant malignant retinal anlage component. A parthenogenically derived tumor. Am J Surg Pathol 1985, 9: 221–231.

759 Kleinman GM, Young RH, Scully RE. Ependymoma of the ovary. Report of three cases. Hum Pathol 1984, 15: 632–638.

760 Kleinman GM, Young RH, Scully RE. Primary neuroectodermal tumors of the ovary. A report of 25 cases. Am J Surg Pathol 1993, 17: 764–778.

761 Koulos JP, Hoffman JS, Steinhoff MM. Immature teratoma of the ovary. Gynecol Oncol 1989, **34**: 46–49.

762 Metzman RA, Warhol MJ, Gee B, Roth J. Polysialic acid as a marker of both immature and mature neural tissue in human teratomas. Mod Pathol 1991, 4: 491–497.

763 Nogales FF Jr, Favara BE, Major FJ, Silverberg SG. Immature teratoma of the ovary with a neural component ('solid' teratoma). Hum Pathol 1976, 7: 625–642.

764 Nogales FF Jr, Ortega I, Rivera F, Armas JR. Metanephrogenic tissue in immature ovarian teratoma. Am J Surg Pathol 1980, 4: 297–299.

765 Nogales FF, Ruiz Avila I, Concha A, del Moral E. Immature endodermal teratoma of the ovary. Embryologic correlations and immunohistochemistry. Hum Pathol 1993, 24: 364–370.

766 Norris HJ, Zirkin HJ, Benson WL. Immature (malignant) teratoma of the ovary. A clinical and pathologic study of 58 cases. Cancer 1976, 37: 2359–2372.

767 Notohara K, Hsueh CL, Awai M. Glial fibrillary acidic protein immunoreactivity of chondrocytes in immature and mature teratomas. Acta Pathol Jpn 1990, 40: 335–342.

768 O'Connor DM, Norris HJ. The influence of grade on the outcome of stage I ovarian immature (malignant) teratomas and the reproducibility of grading. Int J Gynecol Pathol 1994, 13: 283–289.

769 Ramdial PK, Bagratee JS. Membranous fat necrosis in mature cystic teratomas of the ovary. Int J Gynecol Pathol 1998, 17: 120–122.

770 Schwartz PE, Merino MJ, LiVolsi VA. Immature ovarian teratomas. Maturation following chemotherapy. Am J Diagn Gynecol Obstet 1979, 1: 361–366.

771 Steeper TA, Mukai K. Solid ovarian teratomas. An immunocytochemical study of thirteen cases with clinicopathologic correlation. Pathol Annu 1984, 19(Pt 1): 81–92.

772 Yanai H, Matsuura H, Kawasaki M, Takada Y, Tabuchi Y, Yoshino T. Immature teratoma of the ovary with a minor rhabdomyosarcomatous component and fatal rhabdomyosarcomatous metastases: the first case in a child. Int J Gynecol Pathol 2002, 21: 82–85.

Mature solid teratoma

773 Benirschke K, Easterday C, Abramson D. Malignant solid teratoma of the ovary. Report of three cases. Obstet Gynecol 1960, 15: 512–521.

774 Peterson WF. Solid, histologically benign teratomas of the ovary. A report of four cases and review of the literature. Am J Obstet Gynecol 1956, 72: 1094–1102.

775 Thurlbeck WM, Scully RE. Solid teratoma of the ovary. A clinicopathological analysis of 9 cases. Cancer 1960, 13: 804–811.

Mature cystic teratoma

776 Ackerman LV. Autobiographical notes. In Rosai J (ed.): Guiding the surgeon's hand. The history of American surgical pathology. Washington, DC, 1997, The American Registry of Pathology/Armed Forces Institute of Pathology, p. 284.

777 Agaimy A, Lindner M, Wuensch PH. Interstitial cells of Cajal (ICC) in mature cystic teratoma of the ovary. Histopathology 2006, 48: 208–209.

778 Auer EA, Dockerty MB, Mayo CW. Ruptured dermoid cyst of the ovary simulating abdominal carcinomatosis. Mayo Clin Proc 1951, 26: 489–497.

779 Blackwell WJ, Dockerty MB, Masson JC, Mussey RD. Dermoid cysts of the ovary. Their clinical and pathologic significance. Am J Obstet Gynecol 1946, 51: 151–172.

780 Boman F, Vantyghem MC, Querleu D, Sasano H. Virilizing ovarian dermoid cyst with peripheral steroid cells: a case study with immunohistochemical study of steroidogenesis. Int J Gynecol Pathol 1999, 18: 174–177.

781 Burg J, Kommoss F, Bittinger F, Moll R, Kirkpatrick CJ. Mature cystic teratoma of the ovary with struma and benign Brenner tumor: a case report with immunohistochemical characterization. Int J Gynecol Pathol 2002, 21: 74–77.

782 Calame J, Bosman FT, Schaberg A, Louwerens JWK. Immunocytochemical localization of neuroendocrine hormones and oncofetal antigens in ovarian teratomas. Int J Gynecol Pathol 1984, 3: 92–100.

783 Chen E, Fletcher CDM, Nucci MR. Meningothelial proliferations in mature cystic teratoma of the ovary: evidence for the common presence of cranially derived tissues paralleling anterior embryonic plate development. An analysis of 25 consecutive cases. Am J Surg Pathol 2010, 34: 1014–1018.

784 Cobo F, Pereira A, Nomdedeu B, Gallart T, Ordi J, Torne A, Monserrat E, Rozman C. Ovarian dermoid cyst-associated autoimmune hemolytic anemia. A case report with emphasis on pathogenic mechanisms. Am J Clin Pathol 1996, 105: 567–571.

785 Czernobilsky B, Lifschitz-Mercer B, Luzon A, Jacob N, Ben-Hur H, Gorbacz S, Fogel M. Cytokeratin patterns in the epidermis of human ovarian mature cystic teratomas. Hum Pathol 1989, 20: 185–192.

786 Dick HM, Honoré LH. Dental structures in benign ovarian cystic teratomas (dermoid cysts). A study of ten cases with a review of the literature. Oral Surg 1985, 60: 299–307.

787 Ein SH, Darte JMM, Stephens CA. Cystic and solid ovarian tumors in children. A 44-year review. J Pediatr Surg 1970, 5: 148–156.

788 Fellegara G, Young RH, Kuhn E, Rosai J. Ovarian mature cystic teratoma with florid vascular proliferation and Wagner–Meissner-like corpuscles. Int J Surg Pathol 2008, 16: 320–323.

789 Fortt RW, Mathie IK. Gliomatosis peritonei caused by ovarian teratoma. J Clin Pathol 1969, 22: 348–353.

790 Harms D, Janig U, Gobel U. Gliomatosis peritonei in childhood and adolescence. Clinicopathological study of 13 cases including immunohistochemical findings. Pathol Res Pract 1989, 184: 422–430.

791 Huang AY, Bolen AW, Zaloudek CJ. Neuronal elements within gliomatosis peritonei: immunohistochemical evidence of an under-recognized feature. Lab Invest 2009, 89(Suppl 1): 218A.

792 Jaworski RC, Boable R, Greg J, Cocks P. Peritoneal 'melanosis' associated with a ruptured ovarian dermoid cyst: report of a case with electron-probe energy dispersive X-ray analysis. Int J Gynecol Pathol 2001, 20: 386–389.

793 Kwan MY, Kalle W, Lau GT, Chan JK. Is gliomatosis peritonei derived from the associated ovarian teratoma? Hum Pathol 2004, 35: 685–688.

794 Lewis MG. Melanin-pigmented components in ovarian teratomas in Ugandan Africans. J Pathol Bacteriol 1968, 95: 405–409.

795 Linder D, McCaw BK, Hecht F. Parthenogenic origin of benign ovarian teratomas. N Engl J Med 1975, 292: 63–66.

796 López-Beltrán A, Calañas AS, Jimena P, Escudero AL, Campello TR, Muñoz-Torres M, Escobar-Jiménez F, Nogales FF. Virilizing mature ovarian cystic teratomas. Virchows Arch 1997, 431: 149–151.

797 McKeel DW Jr, Askin FB. Ectopic hypophyseal hormonal cells in benign cystic teratoma of the ovary. Light microscopic histochemical dye staining and immunoperoxidase cytochemistry. Arch Pathol Lab Med 1978, 102: 122–128.

798 McLachlin CM, Srigley JR. Prostatic tissue in mature cystic teratomas of the ovary. Am J Surg Pathol 1992, 16: 780–784.

799 Miyake J, Ireland K. Ovarian mature teratoma with homunculus coexisting with an intrauterine pregnancy. Arch Pathol Lab Med 1986, 110: 1192–1194.

800 Morimitsu Y, Nakashima O, Kage M, Kojiro M, Kawano K, Koga T. Coexistence of mature teratoma and thecoma in an ovary. A report of two cases. Acta Pathol Jpn 1991, 41: 922–926.

801 Muretto P, Chilosi M, Rabitti C, Tommasoni S, Colato C. Biovularity and 'coalescence of primary follicles' in ovaries with mature teratomas. Int J Surg Pathol 2001, 9: 121–126.

802 Nielsen SNJ, Scheithauer BW, Gaffey TA. Gliomatosis peritonei. Cancer 1985, 56: 2499–2503.

803 Payne D, Muss HB, Homesley HD, Jobson VW, Baird FG. Autoimmune hemolytic anemia and ovarian dermoid cysts. Case report and review of the literature. Cancer 1981, 48: 721–724.

804 Rashad MH, Fathalla MF, Kerr MG. Sex chromatin and chromosome analysis in ovarian teratomas. Am J Obstet Gynecol 1966, 96: 461–465.

805 Riley PA, Sutton PM. Why are ovarian teratomas benign whilst teratomas of the testis are malignant? Lancet 1975, 1: 1360–1362.

806 Robboy SJ, Scully RE. Ovarian teratoma with glial implants on the peritoneum. An analysis of 12 cases. Hum Pathol 1970, 1: 644–653.

807 Sahin AA, Ro JY, Chen J, Ayala AG. Spindle cell nodule and peptic ulcer arising in a fully developed gastric wall in a mature cystic teratoma. Arch Pathol Lab Med 1990, 114: 529–531.

808 Truong LD, Jurco S III, McGavran MH. Gliomatosis peritonei. Report of two cases and review of literature. Am J Surg Pathol 1982, 6: 443–449.

809 Vadmal M, Hadju SI. Prostatic tissue in benign cystic ovarian teratomas. Hum Pathol 1996, 27: 428–429.

810 Vortmeyer AO, Devouassoux-Shisheboran M, Li G, Mohr V, Tavassoli F, Zhuang Z. Microdissection-based analysis of mature ovarian teratoma. Am J Pathol 1999, 154: 987–991.

811 Wheeler JE. Extraovarian teratoma with peritoneal gliomatosis. Hum Pathol 1978, 9: 232–234.

812 Yanai-Inbar I, Scully RE. Relation of ovarian dermoid cysts and immature teratomas. An analysis of 350 cases of immature teratoma and 10 cases of dermoid cyst with microscopic foci of immature tissue. Int J Gynecol Pathol 1987, 6: 203–212.

'Somatic-type' tumors developing in mature cystic teratoma

813 Chumas JC, Scully RE. Sebaceous tumors arising in ovarian dermoid cysts. Int J Gynecol Pathol 1991, **10**: 356–363.

814 Climie ARW, Heath LP. Malignant degeneration of benign cystic teratomas of the ovary. Review of the literature and report of a chondrosarcoma and carcinoid tumor. Cancer 1968, **22**: 824–832.

815 Davis GL. Malignant melanoma arising in mature ovarian cystic teratoma (dermoid cyst). Report of two cases and literature analysis. Int J Gynecol Pathol 1997, **15**: 356–362.

816 Devouassoux-Shisheboran M, Vortmeyer AO, Silver SA, Zhuang Z, Tavassoli FA. Teratomatous genotype detected in malignancies of a non-germ cell phenotype. Lab Invest 2000, **80**: 81–86.

817 Hirakawa T, Tsuneyoshi M, Enjoji M. Squamous cell carcinoma arising in mature cystic teratoma of the ovary. Clinicopathologic and topographic analysis. Am J Surg Pathol 1989, **13**: 397–405.

818 Hirschowitz L, Ansari A, Cahill DJ, Bamford DS, Love S. Central neurocytoma arising within a mature cystic teratoma of the ovary. Int J Gynecol Pathol 1997, **16**: 176–179.

819 Hwang JH, So KA, Modi G, Lee JK, Lee NW, Lee KW, Kim I. Borderline-like mucinous tumor arising in mature cystic teratoma of the ovary associated with pseudomyxoma peritonei. Int J Gynecol Pathol 2009, **28**: 376–380.

820 Iwasa A, Oda Y, Kaneki E, Ohishi Y, Kurihara S, Yamada T, Hirakawa T, Wake N, Tsuneyoshi M. Squamous cell carcinoma arising in mature cystic teratoma of the ovary: an immunohistochemical analysis of its tumorigenesis. Histopathology 2007, **51**: 98–104.

821 Kanbour-Shakir A, Sawaday J, Kanbour AI, Kunschner A, Stock RJ. Primitive neuroectodermal tumor arising in an ovarian mature cystic teratoma. Immunohistochemical and electron microscopic studies. Int J Gynecol Pathol 1993, **12**: 270–275.

822 Kelley RR, Scully RE. Cancer developing in dermoid cysts of the ovary. Cancer 1961, **14**: 989–1000.

823 Kudo M. The nature of 'blue nevus' in cystic teratomas of the ovary. An ultrastructural evidence for Schwann cell origin. Acta Pathol Jpn 1985, **35**: 693–698.

824 Madison JF, Cooper PH. A histiocytoid (epithelioid) vascular tumor of the ovary. Occurrence within a benign cystic teratoma. Mod Pathol 1989, **2**: 55–58.

825 Morimitsu Y, Nakashima O, Nakashima Y, Kojiro M, Shimokobe T. Apocrine adenocarcinoma arising in cystic teratoma of the ovary. Arch Pathol Lab Med 1993, **117**: 647–649.

826 Palmer PE, Bogojavlensky S, Bhan AK, Scully RE. Prolactinoma in wall of ovarian dermoid cyst with hyperprolactinemia. Obstet Gynecol 1990, **75**: 540–543.

827 Peterson WF. Malignant degeneration of benign cystic teratomas of the ovary. A collective review of the literature. Obstet Gynecol Survey 1957, **12**: 793–830.

828 Reid H, van der Walt JD, Fox H. Neuroblastoma arising in a mature cystic teratoma of the ovary. J Clin Pathol 1983, **36**: 68–73.

829 Ronnett BM, Seidman JD. Mucinous tumors arising in ovarian mature cystic teratomas. Am J Surg Pathol 2003, **27**: 650–657.

830 Shen DH, Khoo US, Xue WC, Cheung AN. Ovarian mature cystic teratoma with malignant transformation: an interphase cytogenetic study. Int J Gynecol Pathol 1998, **17**: 351–357.

831 Shimizu S, Kobayashi H, Suchi T, Torii Y, Narita K, Aoki S. Extramammary Paget's disease arising in mature cystic teratoma of the ovary. Am J Surg Pathol 1991, **15**: 1002–1006.

832 Silver SA, Tavassoli FA. Glomus tumor arising in a mature teratoma of the ovary: report of a case simulating a metastasis from cervical squamous carcinoma. Arch Pathol Lab Med 2000, **124**: 1373–1375.

833 Stewart CJ, Junckerstorff R, Tsukamoto T. Ovarian mucinous tumor arising in mature cystic teratoma associated with pseudomyxoma peritonei: a case with possible respiratory epithelial differentiation. Int J Gynecol Pathol 2008, **27**: 41–43.

834 Tsang P, Berman L, Kasznica J. Adnexal tumor and a pigmented nevoid lesion in a benign cystic ovarian teratoma. Arch Pathol Lab Med 1993, **117**: 846–847.

835 Ueda Y, Kimura A, Kawahara E, Kitagawa H, Nakanishi I. Malignant melanoma arising in a dermoid cyst of the ovary. Cancer 1991, **67**: 3141–3145.

836 Waugh MS, Soler AP, Robboy SJ. Silent corticotroph cell pituitary adenoma in a struma ovarii. Int J Gynecol Pathol 2007, **26**: 26–29.

837 Yadav A, Lellouch-Tubiana A, Fournet JC, Quazza JE, Kalifa C, Sainte-Rose C, Jaubert F. Glioblastoma multiforme in a mature ovarian teratoma with recurring brain tumors. Histopathology 1999, **35**: 170–173.

Epidermoid cyst

838 Young RH, Prat J, Scully RE. Epidermoid cyst of the ovary. A report of three cases with comments on histogenesis. Am J Clin Pathol 1980, **73**: 272–276.

Struma ovarii

839 Boutross-Tadross O, Saleh R, Asa SL. Follicular variant papillary thyroid carcinoma arising in struma ovarii. Endocr Pathol 2007, **18**: 182–186.

840 Coyne C, Nikiforov YE. RAS mutation-positive follicular variant of papillary thyroid carcinoma arising in a struma ovarii. Endocr Pathol 2010, **21**: 144–147.

841 Garg K, Soslow RA, Rivera M, Tuttle MR, Ghossein RA. Histologically bland 'extremely well differentiated' thyroid carcinomas arising in struma ovarii can recur and metastasize. Int J Gynecol Pathol 2009, **28**: 222–230.

842 Hasleton PS, Kelehan P, Wittaker JS, Turner L, Burslem RW. Benign and malignant struma ovarii. Arch Pathol Lab Med 1978, **102**: 180–184.

843 Ro JY, Sahin AA, el-Naggar AK, Ordonez NG, Mackay B, Llamas LL, Ayala AG. Intraluminal crystalloids in struma ovarii. Immunohistochemical, DNA flow cytometric, and ultrastructural study. Arch Pathol Lab Med 1991, **115**: 145–149.

844 Roth LM, Karseladze AI. Highly differentiated follicular carcinoma arising from struma ovarii: a report of 3 cases, a review of the literature, and a reassessment of so-called peritoneal strumosis. Int J Gynecol Pathol 2008, **27**: 213–222.

845 Roth LM, Miller AW 3rd, Talerman A. Typical thyroid-type carcinoma arising in struma ovarii: a report of 4 cases and review of the literature. Int J Gynecol Pathol 2008, **27**: 496–506.

846 Roth LM, Talerman A. The enigma of struma ovarii. Pathology 2007, **39**: 139–146.

847 Roth LM, Talerman A, Wadsley J, Karseladze AI. Risk factors in thyroid-type carcinoma arising in ovarian struma: a report of 15 cases with comparison to ordinary struma ovarii. Histopathology 2010, **57**: 147–167.

848 Schmidt J, Derr V, Heinrich MC, Crum CP, Fletcher JA, Corless CL, Nosé V. BRAF in papillary thyroid carcinoma of ovary (struma ovarii). Am J Surg Pathol 2007, **31**: 1337–1343.

849 Seifer DB, Weiss LM, Kempson RL. Malignant lymphoma arising within thyroid tissue in a mature cystic teratoma. Cancer 1986, **58**: 2459–2461.

850 Szyfelbein WM, Young RH, Scully RE. Cystic struma ovarii. A frequently unrecognized tumor. A report of 20 cases. Am J Surg Pathol 1994, **18**: 785–788.

851 Szyfelbein WM, Young RH, Scully RE. Struma ovarii simulating ovarian tumors of other types. A report of 30 cases. Am J Surg Pathol 1995, **19**: 21–29.

852 Talerman A, Roth LM. Recent advances in the pathology and classification of gonadal neoplasms composed of germ cells and sex cord derivatives. Int J Gynecol Pathol 2007, **26**: 313–321.

Carcinoid tumor and strumal carcinoid

853 Arhelger RB, Kelly B. Strumal carcinoid. Report of a case with electron microscopical observations. Arch Pathol 1974, **97**: 323–325.

854 Baker PM, Oliva E, Young RH, Talerman A, Scully RE. Ovarian mucinous carcinoids including some with a carcinomatous component: a report of 17 cases. Am J Surg Pathol 2001, **25**: 557–568.

855 Brunaud L, Antunes L, Sebbag H, Bresler L, Villemot JP, Boissel P. Ovarian strumal carcinoid tumor responsible for carcinoid heart disease. Eur J Obstet Gynecol Reprod Biol 2001, **98**: 124–126.

856 Czernobilsky B, Segal M, Dgani R. Primary ovarian carcinoid with marked heterogeneity of microscopic features. Cancer 1984, **54**: 585–589.

857 Dayal Y, Tashjian H Jr, Wolfe HJ. Immunocytochemical localization of calcitonin-producing cells in a strumal carcinoid with amyloid stroma. Cancer 1979, **43**: 1331–1338.

858 Hamazaki S, Okino T, Tsukayama C, Okada S. Expression of thyroid transcription factor-1 in strumal carcinoid and struma ovarii: an immunohistochemical study. Pathol Int 2002, **52**: 458–462.

859 Hristov AC, Young RH, Vang R, Yemelyanova AV, Seidman JD, Ronnett BM. Ovarian metastases of appendiceal tumors with goblet cell carcinoidlike and signet ring cell patterns: a report of 30 cases. Am J Surg Pathol 2007, **31**: 1502–1511.

860 Matias-Guiu X, Forteza J, Prat J. Mixed strumal and mucinous carcinoid tumor of the ovary. Int J Gynecol Pathol 1995, **14**: 179–183.

861 Motoyama T, Katayama Y, Watanabe H, Okazaki E, Shibuya H. Functioning ovarian carcinoids induce severe constipation. Cancer 1992, **70**: 513–518.

862 Pelosi G, Sonzogni A, Rosai J. Thyroid-type papillary microcarcinoma in ovarian strumal carcinoid. Int J Surg Pathol 2008, **16**: 435–437.

863 Rabban JT, Lerwill MF, McCluggage WG, Grenert JP, Zaloudek CJ. Primary ovarian carcinoid tumors may express CDX-2: a

potential pitfall in distinction from metastatic intestinal carcinoid tumors involving the ovary. Int J Gynecol Pathol 2009, 28: 41–48.

864 Robboy SJ, Norris HJ, Scully RE. Insular carcinoid primary in ovary – a clinicopathologic analysis of 48 cases. Cancer 1975, 36: 406–420.

865 Robboy SJ, Scully RE. Strumal carcinoid of the ovary. An analysis of 50 cases of a distinctive tumor composed of thyroid tissue and carcinoid. Cancer 1980, 46: 2019–2034.

866 Robboy SJ, Scully RE, Norris HJ. Carcinoid metastatic to ovary. A clinicopathologic analysis of 35 cases. Cancer 1974, 33: 798–811.

867 Robboy SJ, Scully RE, Norris HJ. Primary trabecular carcinoid of the ovary. Obstet Gynecol 1977, 49: 202–207.

868 Serratoni FT, Robboy SJ. Ultrastructure of primary and metastatic ovarian carcinoids. Analysis of 11 cases. Cancer 1975, 36: 157–160.

869 Shigeta H, Taga M, Kurogi K, Kitamura H, Motoyama T, Gorai I. Ovarian strumal carcinoid with severe constipation: immunohistochemical and mRNA analyses of peptide YY. Hum Pathol 1999, 30: 242–246.

870 Sidhu J, Sanchez RL. Prostatic acid phosphatase in strumal carcinoids of the ovary. An immunohistochemical study. Cancer 1993, 72: 1673–1678.

871 Snyder RR, Tavassoli FA. Ovarian strumal carcinoid. Immunohistochemical, ultrastructural, and clinicopathologic observations. Int J Gynecol Pathol 1986, 3: 187–201.

872 Sporrong B, Falkmer S, Robboy SJ, Alumets J, Hakanson R, Ljungber O, Sundler F. Neurohormonal peptides in ovarian carcinoids. An immunohistochemical study of 81 primary carcinoids and of intraovarian metastases from six mid-gut carcinoids. Cancer 1982, 49: 68–74.

873 Stagno PA, Petras RE, Hart WR. Strumal carcinoids of the ovary. An immunohistologic and ultrastructural study. Arch Pathol Lab Med 1987, 111: 440–446.

874 Talerman A. Carcinoid tumors of the ovary. J Cancer Res Clin Oncol 1984, 107: 125–135.

875 Tamsen A, Mazur MT. Ovarian strumal carcinoid in association with multiple endocrine neoplasia, type IIA. Arch Pathol Lab Med 1992, 116: 200–203.

876 Ulbright TM, Roth LM, Ehrlich CE. Ovarian strumal carcinoid. An immunocytochemical and ultrastructural study of two cases. Am J Clin Pathol 1982, 77: 622–631.

SEX CORD–STROMAL TUMORS

877 Bamberger AM, Ivell R, Balvers M, Kelp B, Bamberger CM, Riethdorf L, Loning T. Relaxin-like factor (RLF): a new specific marker for Leydig cells in the ovary. Int J Gynecol Pathol 1999, 18: 163–168.

878 Busam KJ, Iversen K, Coplan KA, Old LJ, Stockert E, Chen YT, McGregor D, Jungbluth A. Immunoreactivity for A103, and antibody to Melan-A (Mart-1), in adrenocortical and other steroid tumors. Am J Surg Pathol 1998, 22: 57–63.

879 Cao QJ, Jones JG, Li M. Expression of calretinin in human ovary, testis and ovarian sex cord-stromal tumors. Int J Gynecol Pathol 2001, 20: 346–352.

880 Choi YL, Kim HS, Ahn G. Immunoexpression of inhibin alfa subunit, inhibin/activin beta A subunit and CD99 in ovarian tumors. Arch Pathol Lab Med 2000, 124: 563–569.

881 Costa MJ, Morris R, Sasano H. Sex steroid biosynthesis enzymes in ovarian sex-cord

stromal tumors. Int J Gynecol Pathol 1994, 13: 109–119.

882 Deavers MT, Malpica A, Liu J, Broaddus R, Silva EG. Ovarian sex cord-stromal tumors: an immunohistochemical study including a comparison of calretinin and inhibin. Mod Pathol 2003, 16: 584–590.

883 Fox H. Sex cord–stromal tumours of the ovary. J Pathol 1985, 145: 127–148.

884 Freeman DA. Steroid hormone-producing tumors of the adrenal, ovary, and testes. Endocrinol Metab Clin North Am 1991, 20: 751–766.

885 Gordon MD, Corles C, Renshaw AA, Beckstead J. CD99, Keratin, and vimentin staining of sex cord–stromal tumors, normal ovary, and testis. Mod Pathol 1998, 11: 769–773.

886 He H, Luthringer DJ, Hui P, Lau SK, Weiss LM, Chu PG. Expression of CD56 and WT1 in ovarian stroma and ovarian stromal tumors. Am J Surg Pathol 2008, 32: 884–890.

887 Iczkowski KA, Bostwick DG, Roche PC, Cheville JC. Inhibin A is a sensitive and specific marker for testicular sex cord–stromal tumors. Mod Pathol 1998, 11: 774–779.

888 Iezzoni JC, Mills SE, Pelkey TJ, Stoler MH. Inhibin is not an immunohistochemical marker for hepatocellular carcinoma. An example of the potential pitfall diagnostic immunohistochemistry caused by endogenous biotin. Am J Clin Pathol 1999, 111: 229–234.

889 Keitoku M, Konishi I, Nanbu K, Yamamoto S, Mandai M, Kataoka N, Oishi T, Mori T. Extraovarian sex cord–stromal tumor: case report and review of the literature. Int J Gynecol Pathol 1997, 16: 180–185.

890 Kommoss F, Oliva E, Bhan AK, Young RH, Scully RE. Inhibin expression in ovarian tumors and tumor-like lesions: an immunohistochemical study. Mod Pathol 1998, 11: 656–664.

891 Lobo RA. Ovarian hyperandrogenism and androgen-producing tumors. Endocrinol Metab Clin North Am 1991, 20: 773–805.

892 McCluggage WG. Value of inhibin staining in gynecological pathology. Int J Gynecol Pathol 2001, 20: 79–85.

893 McCluggage WG. Recent advances in immunohistochemistry in gynecological pathology. Histopathology 2002, 40: 309–326.

894 McCluggage WG, Maxwell P. Adenocarcinomas of various sites may exhibit immunoreactivity with anti-inhibin antibodies. Histopathology 1999, 35: 216–220.

895 McCluggage WG, McKenna M, McBride HA. CD56 is a sensitive and diagnostically useful immunohistochemical marker of ovarian sex cord–stromal tumors. Int J Gynecol Pathol 2007, 26: 322–327.

896 Matias-Guiu X, Pons C, Prat J. Mullerian inhibiting substance, alpha-inhibin, and CD99 expression in sex cord stromal tumors and endometrioid ovarian carcinomas resembling sex cord–stromal tumors. Hum Pathol 1998, 29: 840–845.

897 Movahedi-Lankarani S, Kurman RJ. Calretinin, a more sensitive but less specific marker than alpha-inhibin for ovarian sex cord–stromal neoplasms: an immunohistochemical study of 215 cases. Am J Surg Pathol 2002, 26: 1477–1483.

898 Pelkey TJ, Frierson HF Jr, Mills SE, Stoler MH. Detection of the alpha-subunit of inhibin in trophoblastic neoplasia. Hum Pathol 1999, 30: 26–31.

899 Rey R, Sabourin JC, Venara M, Long WQ, Jaubert F, Zeller WP, Duvillard P, Chemes H, Bidart JM. Anti-Mullerian hormone is a specific marker of Sertoli-and granulosa-cell origin in gonadal tumors. Hum Pathol 2000, 31: 1202–1208.

900 Roth LM, Billings SD. Hormonally functional ovarian neoplasms. Endocrine Pathol 2002, 11: 1–17.

901 Roth LM. Recent advances in the pathology and classification of ovarian sex cord–stromal tumors. Int J Gynecol Pathol 2006, 25: 199–215.

902 Sasano H. Functional pathology of human ovarian steroidogenesis. Normal cycling ovary and steroid-producing neoplasms. Endocr Pathol 1994, 5: 81–89.

903 Sasano H, Okamoto M, Mason JI, Simpson ER, Mendelson CR, Sasano N, Silverberg SG. Immunohistochemical studies of steroidogenic enzymes (aromatase, 17 alpha-hydroxylase and cholesterol side-chain cleavage cytochromes P-450) in sex cord–stromal tumors of the ovary. Hum Pathol 1989, 20: 452–457.

904 Tavassoli FA. Ovarian tumors with functioning manifestations. Endocr Pathol 1994, 5: 137–148.

905 Teilum G. Estrogen-producing Sertoli cell tumors (androblastoma tubular lipoides) of the human testis and ovary. Homologous ovarian and testicular tumors. J Clin Endocrinol 1949, 9: 301–318.

906 Vang R, Herrmann ME, Tavassoli FA. Comparative immunohistochemical analysis of granulosa and sertoli components in ovarian sex cord–stromal tumors with mixed differentiation: potential implications for derivation of sertoli differentiation in ovarian tumors. Int J Gynecol Pathol 2004, 23: 151–161.

907 Yaziji H, Gown AM. Immunohistochemical analysis of gynecologic tumors. Int J Gynecol Pathol 2000, 20: 64–78.

908 Young RH, Scully RE. Ovarian sex cord–stromal tumors. Recent progress. Int J Gynecol Pathol 1982, 1: 101–123.

909 Young RH, Scully RE. Ovarian sex cord–stromal tumors. Problems in differential diagnosis. Pathol Annu 1988, 23(Pt 1): 273–296.

910 Young RH. Sex cord–stromal tumors of the ovary and testis: their similarities and differences with consideration of selected problems. Mod Pathol 2005, 18(Suppl 2): S81–S98.

911 Zhao C, Vinh TN, McManus K, Dabbs D, Barner R, Vang R. Identification of the most sensitive and robust immunohistochemical markers in different categories of ovarian sex cord–stromal tumors. Am J Surg Pathol 2009, 33: 354–366.

Granulosa cell tumor

912 Ahmed E, Young RH, Scully RE. Adult granulosa cell tumor of the ovary with foci of hepatic cell differentiation: a report of four cases and comparison with two cases of granulosa cell tumor with Leydig cells. Am J Surg Pathol 1999, 23: 1089–1093.

913 Bjorkholm E, Silfversward C. Prognostic factors in granulosa-cell tumors. Gynecol Oncol 1981, 11: 261–274.

914 Castro CY, Malpica A, Hearne RH, Silva EG, Castro CV. Androgenic adult granulosa cell tumor in a 13-year-old prepubertal patient: a case report and review of the literature. Int J Gynecol Pathol 2000, 19: 266–271.

915 Chadha S, Cornelisse CJ, Schaberg A. Flow cytometric DNA ploidy analysis of ovarian granulosa cell tumors. Gynecol Oncol 1990, **36**: 240–245.

916 Clement PB, Young RH, Scully RE. Ovarian granulosa cell proliferations of pregnancy. A report of nine cases. Hum Pathol 1988, **19**: 657–662.

917 Costa MJ, De Rose PB, Roth LM, Brescia RJ, Zaloudek CJ, Cohen C. Immunohistochemical phenotype of ovarian granulosa cell tumors. Absence of epithelial membrane antigen has diagnostic value. Hum Pathol 1994, **25**: 60–66.

918 Czernobilsky B, Moll R, Leppien G, Schweikhart G, Franke WW. Desmosomal plaque-associated vimentin filaments in human ovarian granulosa cell tumors of various histologic patterns. Am J Pathol 1987, **126**: 476–486.

919 Evans AT III, Gaffey TA, Malkasian GD Jr, Annegers JF. Clinicopathologic review of 118 granulosa and 82 theca cell tumors. Obstet Gynecol 1980, **55**: 231–238.

920 Evans MP, Webb MJ, Gaffey TA, Katzmann JA, Suman VJ, Hu TC. DNA ploidy of ovarian granulosa cell tumors. Lack of correlation between DNA index or proliferative index and outcome in 40 patients. Cancer 1995, **75**: 2295–2298.

921 Farinola MA, Gown AM, Judson K, Ronnett BM, Barry TS, Movahedi-Lankarani S, Vang R. Estrogen receptor alpha and progesterone receptor expression in ovarian adult granulosa cell tumors and Sertoli–Leydig cell tumors. Int J Gynecol Pathol 2007, **26**: 375–382.

922 Flemming P, Wellmann A, Maschjek H, Lang H, Georgii A. Monoclonal antibodies against inhibin represent key markers of adult granulosa cell tumors of the ovary even in their metastases. A report of three cases with late metastasis, being previously misinterpreted as hemangiopericytoma. Am J Surg Pathol 1995, **19**: 927–933.

923 Fletcher JA, Gibas Z, Donovan K, Perez-Atayde A, Genest D, Morton CC, Lage JM. Ovarian granulosa-stromal cell tumors are characterized by trisomy 12. Am J Pathol 1991, **138**: 515–520.

924 Fox H, Agrawal K, Langley FA. A clinicopathologic study of 92 cases of granulosa cell tumor of the ovary with special reference to the factors influencing prognosis. Cancer 1975, **35**: 231–241.

925 Gaffey MJ, Frierson HF Jr, Iezzoni JC, Mills SE, Clement PB, Gersell DJ, Shashi V, von Kap-Herr C, Young RH. Ovarian granulosa cell tumors with bizarre nuclei: an immunohistochemical analysis with fluorescence in situ hybridization documenting trisomy 12 in bizarre component. Mod Pathol 1996, **9**: 308–315.

926 Halperin D, Visscher DW, Wallis T, Lawrence WD. Evaluation of chromosome 12 copy number in ovarian granulosa cell tumors using interphase cytogenetics. Int J Gynecol Pathol 1995, **14**: 319–323.

927 Hitchcock CL, Norris HJ, Khalifa MA, Wargotz ES. Flow cytometric analysis of granulosa tumors. Cancer 1989, **64**: 2127–2132.

928 Irving JA, Young RH. Granulosa cell tumors of the ovary with a pseudopapillary pattern: a study of 14 cases of an unusual morphologic variant emphasizing their distinction from transitional cell neoplasms and other papillary ovarian tumors. Am J Surg Pathol 2008, **32**: 581–586.

929 Jacoby AF, Young RH, Colvin RB, Flotte TJ, Preffer F, Scully RE, Swymer CM, Bell DA. DNA content in juvenile granulosa cell tumors of the ovary. A study of early-and advanced-stage disease. Gynecol Oncol 1992, **46**: 97–103.

930 Jamieson S, Butzow R, Andersson N, Alexiadis M, Unkila-Kallio L, Heikinheimo M, Fuller PJ, Anttonen M. The FOXL2 C134W mutation is characteristic of adult granulosa cell tumors of the ovary. Mod Pathol 2010, **23**: 1477–1485.

931 Kurman RJ, Goebelsmann U, Taylor CR. Steroid localization in granulosatheca tumors of the ovary. Cancer 1979, **43**: 2377–2384.

932 Lack EE, Perez-Atayde AR, Murthy ASK, Goldstein DP, Crigler JF, Vawter GF. Granulosa theca cell tumors in premenarchal girls. A clinical and pathologic study of ten cases. Cancer 1981, **48**: 1846–1854.

933 Loo KT, Leung AKF, Chan JKC. Immunohistochemical staining of ovarian granulosa cell tumours with MIC2 antibody. Histopathology 1995, **27**: 388–390.

934 McCluggage WG, Maxwell P, Sloan JM. Immunohistochemical staining of ovarian granulosa cell tumours with monoclonal antibody against inhibin. Hum Pathol 1997, **28**: 1034–1038.

935 McKenna M, Kenny B, Dorman G, McCluggage WG. Combined adult granulosa cell tumor and mucinous cystadenoma of the ovary: granulosa cell tumor with heterologous mucinous elements. Int J Gynecol Pathol 2005, **24**: 224-227.

936 Mayr D, Kaltz-Wittman C, Arbogast S, Amann G, Aust DE, Diebold J. Characteristic pattern of genetic aberrations in ovarian granulosa cell tumors. Mod Pathol 2002, **15**: 951–957.

937 Miettinen M, Wahlstrom T, Virtanen I, Talerman A, Astengo-Osuna C. Cellular differentiation in ovarian sex cord–stromal and germ-cell tumors studied with antibodies to intermediate-filament proteins. Am J Surg Pathol 1985, **9**: 640–651.

938 Miller BE, Barron BA, Wan JY, Delmore JE, Silva EG. Prognostic factors in adult granulosa cell tumor of the ovary. Cancer 1997, **79**: 1951–1955.

939 Nakashima N, Young RH, Scully RE. Androgenic granulosa cell tumors of the ovary. A clinicopathologic analysis of 17 cases and review of the literature. Arch Pathol Lab Med 1984, **108**: 786–791.

940 Nogales FF, Concha A, Plata C, Ruiz-Avila I. Granulosa cell tumor of the ovary with diffuse true hepatic differentiation simulating stromal luteinization. Am J Surg Pathol 1993, **17**: 85–90.

941 Norris HJ, Taylor HB. Prognosis of granulosa-theca tumors of the ovary. Cancer 1968, **21**: 255–263.

942 Norris HJ, Taylor HB. Virilization associated with cystic granulosa tumors. Obstet Gynecol 1969, **34**: 629–635.

943 Otis CN, Powell JL, Barbuto D, Carcangiu ML. Intermediate filamentous proteins in adult granulosa cell tumors. An immunohistochemical study of 25 cases. Am J Surg Pathol 1992, **16**: 962–968.

944 Rodgers KE, Marks JF, Ellefson DD, Yanagihara DL, Tonetta SA, Vasilev SA, Morrow CP, Montz FJ, di Zerega GS. Follicle regulatory protein. A novel marker for granulosa cell cancer patients. Gynecol Oncol 1990, **37**: 381–387.

945 Roth LM, Nicholas TR, Ehrlich CE. Juvenile granulosa cell tumor. A clinicopathologic study of three cases with ultrastructural observations. Cancer 1979, **44**: 2194–2205.

946 Santini D, Ceccarelli C, Leone O, Pasquinelli G, Piana S, Marabini A, Martinelli GN. Smooth muscle differentiation in normal human ovaries, ovarian stromal hyperplasia and ovarian granulosa-stromal cells tumors. Mod Pathol 1995, **8**: 25–30.

947 Schofield DE, Fletcher JA. Trisomy 12 in pediatric granulosa-stromal cell tumors. Demonstration by a modified method of fluorescence in situ hybridization on paraffin-embedded material. Am J Pathol 1992, **141**: 1265–1269.

948 Scully RE. Ovarian tumors. A review. Am J Pathol 1977, **87**: 686–720.

949 Shah SP, Kobel M, Senz J, Morin RD, Clarke BA, Wiegand KC, Leung G, Zayed A, Mehl E, Kalloger SE, Sun M, Giuliany R, Yorida E, Jones S, Varhol R, Swenerton KD, Miller D, Clement PB, Crane C, Madore J, Provencher D, Leung P, DeFazio A, Khattra J, Turashvili G, Zhao Y, Zeng T, Glover JN, Vanderhyden B, Zhao C, Parkinson CA, Jimenez-Linan M, Bowtell DD, Mes-Masson AM, Brenton JD, Aparicio SA, Boyd N, Hirst M, Gilks CB, Marra M, Huntsman DG. Mutation of FOXL2 in granulosa-cell tumors of the ovary. N Engl J Med 2009, **360**: 2719–2729.

950 Suh KS, Silverberg SG, Rhame JG, Wilkinson DS. Granulosa cell tumor of the ovary. Histopathologic and flow cytometric analysis with clinical correlation. Arch Pathol Lab Med 1990, **114**: 496–501.

951 Swanson SA, Norris HJ, Kelsten ML, Wheeler JE. DNA content of juvenile granulosa tumors determined by flow cytometry. Int J Gynecol Pathol 1990, **9**: 101–109.

952 Tamimi HK, Bolen JW. Enchondromatosis (Ollier's disease) and ovarian juvenile granulosa cell tumor. A case report and review of the literature. Cancer 1984, **53**: 1605–1608.

953 Tanaka Y, Sasaki Y, Nishihira H, Izawa T, Nishi T. Ovarian juvenile granulosa cell tumor associated with Maffucci's syndrome. Am J Clin Pathol 1992, **97**: 523–527.

954 Villella J, Herrmann FR, Kaul S, Lele S, Marchetti D, Natiella J, Odunsi K, Mhawech-Fauceglia P. Clinical and pathological predictive factors in women with adult-type granulosa cell tumor of the ovary. Int J Gynecol Pathol 2007, **26**: 154–159.

955 Voytek TM, Ro JY, El-Naggar AK, Ordonez NG, Tornos C, Welch GR, Ayala AG. Metastatic ovarian granulosa cell tumor to urinary bladder mimicking primary transitional cell carcinoma: a case report with immunohistochemical, electron microscopic, DNA flow cytometry, and interphase cytogenetic studies. J Urol Pathol 1996, **4**: 57–68.

956 Young RH, Dickersin GR, Scully RE. Juvenile granulosa cell tumor of the ovary. A clinicopathologic analysis of 125 cases. Am J Surg Pathol 1984, **8**: 575–596.

957 Young RH, Dudley AG, Scully RE. Granulosa cell, Sertoli–Leydig cell, and unclassified sex cord–stromal tumors associated with pregnancy. A clinico-pathological analysis of thirty-six cases. Gynecol Oncol 1984, **18**: 181–205.

958 Young RH, Oliva E, Scully RE. Luteinized adult granulosa cell tumors of the ovary. A report of four cases. Int J Gynecol Pathol 1994, **13**: 302–310.

959 Young RH, Scully RE. Ovarian sex cord–stromal tumors. Recent progress. Int J Gynecol Pathol 1982, **1**: 101–123.

960 Young RH, Scully RE. Ovarian sex cord–stromal tumors with bizarre nuclei. A clinicopathologic analysis of 17 cases. Int J Gynecol Pathol 1983, **1**: 325–335.

961 Young RH, Scully RE. Ovarian sex cord–stromal tumors. Problems in differential diagnosis. Pathol Annu 1988, 23(Pt 1): 237–296.

962 Zaloudek C, Norris HJ. Granulosa tumors of the ovary in children. A clinical and pathologic study of 32 cases. Am J Surg Pathol 1982, 6: 513–522.

Thecoma, fibroma, and related tumors

963 Chalvardjian A, Scully RE. Sclerosing stromal tumors of the ovary. Cancer 1973, 31: 664–670.

964 Clement PB, Young RH, Hanna W, Scully RE. Sclerosing peritonitis associated with luteinized thecomas of the ovary. A clinicopathological analysis of six cases. Am J Surg Pathol 1994, 18: 1–13.

965 Costa MJ, Morris R, De Rose PB, Cohen C. Histologic and immunohistochemical evidence for considering ovarian myxoma as a variant of the thecomafibroma group of ovarian stromal tumors. Arch Pathol Lab Med 1993, 117: 802–808.

966 Costa MJ, Thomas W, Majmudar B, Hewan-Lowe K. Ovarian myxoma. Ultrastructural and immunohistochemical findings. Ultrastruct Pathol 1992, 16: 429–438.

967 Eichhorn JH, Scully RE. Ovarian myxoma. Clinicopathologic and immunocytologic analysis of five cases and a review of the literature. Int J Gynecol Pathol 1991, 10: 156–169.

968 Fox H. Sex cord–stromal tumours of the ovary. J Pathol 1985, 145: 127–148.

969 Gaffney EF, Majmudar B, Hewan-Lowe K. Ultrastructure and immunohistochemical localization of estradiol of three thecomas. Hum Pathol 1984, 15: 153–160.

970 Hayes MC, Scully RE. Stromal luteoma of the ovary. A clinicopathological analysis of 25 cases. Int J Gynecol Pathol 1987, 6: 313–321.

971 Irving JA, Alkushi A, Young RH, Clement PB. Cellular fibromas of the ovary: a study of 75 cases including 40 mitotically active tumors emphasizing their distinction from fibrosarcoma. Am J Surg Pathol 2006, 30: 929–938.

972 Iwasa Y, Minamiguchi S, Konishi I, Onodera H, Zhou J, Yamabe H. Sclerosing peritonitis associated with luteinized thecoma of the ovary. Pathol Int 1996, 46: 510–514.

973 Kanbour AI, Salazar H, Tobon H. Massive ovarian edema. A non-neoplastic pelvic mass of young women. Arch Pathol Lab Med 1979, 103: 42–45.

974 Kawauchi S, Tsuji T, Kaku T, Kamura T, Nakano H, Tsuneyoshi M. Sclerosing stromal tumor of the ovary: A clinicopathologic, immunohistochemical, ultrastructural, and cytogenetic analysis with special reference to its vasculature. Am J Surg Pathol 1998, 22: 83–92.

975 Lacson AG, Alrabeeah A, Gillis DA, Salisbury S, Grantmyre EB. Secondary massive ovarian edema with Meigs' syndrome. Am J Clin Pathol 1989, 91: 597–603.

976 Meigs JV. Pelvic tumors other than fibromas of the ovary with ascites and hydrothorax. Obstet Gynecol 1954, 3: 471–486.

977 Michal M, Kacerovska D, Mukensnabl P, Petersson F, Danis D, Adamkov M, Kazakov DV. Ovarian fibromas with heavy deposition of hyaline globules: a diagnostic pitfall. Int J Gynecol Pathol 2009, 28: 356–361.

978 Nielsen GP, Young RH. Fibromatosis of soft tissue type involving the female genital tract: a report of two cases. Int J Gynecol Pathol 1998, 16: 383–386.

979 Nogales FF, Martin-Sances L, Mendoza-Garcia E, Salamanca A, Gonzalez-Nunez MA, Pardo Mindan FJ. Massive ovarian oedema. Histopathology 1997, 28: 229–234.

980 Persons DL, Hartmann LC, Herath JF, Keeney GL, Jenkins RB. Fluorescence in situ hybridization analysis of trisomy 12 in ovarian tumors. Am J Clin Pathol 1994, 102: 775–779.

981 Prat J, Scully RE. Cellular fibromas and fibrosarcomas of the ovary. A comparative clinicopathologic analysis of seventeen cases. Cancer 1981, 47: 2663–2670.

982 Raggio M, Kaplan AL, Harberg JF. Recurrent ovarian fibromas with basal cell nevus syndrome (Gorlin syndrome). Obstet Gynecol 1983, 61: 95S–96S.

983 Roth LM, Deaton RL, Sternberg WH. Massive ovarian edema. A clinicopathologic study of five cases including ultrastructural observations and review of the literature. Am J Surg Pathol 1979, 3: 11–21.

984 Roth LM, Sternberg WH. Partly luteinized theca cell tumor of the ovary. Cancer 1983, 51: 1697–1704.

985 Saitoh A, Tsutsumi Y, Osamura RY, Watanabe K. Sclerosing stromal tumor of the ovary. Immunohistochemical and electron-microscopic demonstration of smooth-muscle differentiation. Arch Pathol Lab Med 1989, 113: 372–376.

986 Samanth KK, Black WC III. Benign ovarian stromal tumors associated with free peritoneal fluid. Am J Obstet Gynecol 1970, 107: 538–545.

987 Scully RE. Stromal luteoma of the ovary. A distinctive type of lipoid-cell tumor. Cancer 1964, 17: 769–778.

988 Shaw JA, Dabbs DJ, Geisinger KR. Sclerosing stromal tumor of the ovary. An ultrastructural and immunohistochemical analysis with histogenetic considerations. Ultrastruct Pathol 1992, 16: 363–377.

989 Staats PN, McCluggage WG, Clement PB, Young RH. Luteinized thecomas (thecomatosis) of the type typically associated with sclerosing peritonitis: a clinical, histopathologic, and immunohistochemical analysis of 27 cases. Am J Surg Pathol 2008, 32: 1273–1290.

990 Sternberg WH, Roth LM. Ovarian stromal tumors containing Leydig cells. I. Stromal–Leydig cell tumor and non-neoplastic transformation of ovarian stroma to Leydig cells. Cancer 1973, 32: 940–951.

991 Takeuchi S, Ishihara N, Ohbyashi C, Itoh H, Maruo T. Stromal Leydig cell tumor of the ovary: case report and literature review. Int J Gynecol Pathol 1999, 18: 178–182.

992 Taruscio D, Carcangiu ML, Ward DC. Detection of trisomy 12 on ovarian sex cord stromal tumors by fluorescence in situ hybridization. Diagn Mol Pathol 1993, 2: 94–98.

993 Tetu B, Bonenfant JL. Ovarian myxoma. A study of two cases with long-term follow-up. Am J Clin Pathol 1991, 95: 340–346.

994 Tiltman AJ. Sclerosing stromal tumor of the ovary. Demonstration of ligandin in three cases. Int J Gynecol Pathol 1985, 4: 362–369.

995 Tiltman AJ, Haffajee Z. Sclerosing stromal tumors, thecomas, and fibromas of the ovary: an immunohistochemical profile. Int J Gynecol Pathol 2002, 18: 254–258.

996 Tsuji T, Kawauchi S, Utsunomiya T, Nagata Y, Tsuneyoshi M. Fibrosarcoma versus cellular fibroma of the ovary: a comparative study of their proliferative activity and chromosome aberrations using MIB-1 immunostaining, DNA flow cytometry, and fluorescence in situ hybridisation. Am J Surg Pathol 1997, 21: 52–59.

997 Tsuji T, Catasus L, Prat J. Is loss of heterozygosity at 9q22.3 (PTCH gene) and 19p13.3 (STK11 gene) involved in the pathogenesis of ovarian stromal tumors? Hum Pathol 2005, 36: 792–796.

998 Waxman M, Vuletin JC, Urcuyo R, Belling CG. Ovarian low-grade stromal sarcoma with thecomatous features. A critical reappraisal of the so-called 'malignant thecoma'. Cancer 1979, 44: 2206–2217.

999 Werness BA. Luteinized thecoma with sclerosing peritonitis. Arch Pathol Lab Med 1996, 120: 303–306.

1000 Young RH. Meigs' syndrome: Dr. Richard Cabot's hidden first American case. Int J Surg Pathol 2001, 8: 165–168.

1001 Young RH, Clement PB, Scully RE. Calcified thecomas in young women. A report of four cases. Int J Gynecol Pathol 1988, 7: 343–350.

1002 Young RH, Scully RE. Ovarian stromal tumors with minor sex-cord elements. A report of seven cases. Int J Gynecol Pathol 1983, 2: 227–234.

1003 Young RH, Scully RE. Fibromatosis and massive edema of the ovary, possibly related entities. A report of 14 cases of fibromatosis and 11 cases of massive edema. Int J Gynecol Pathol 1984, 3: 153–178.

1004 Zhang J, Young RH, Arseneau J, Scully RE. Ovarian stromal tumors containing lutein or Leydig cells (luteinized thecomas and stromal Leydig cell tumors). A clinicopathologic analysis of fifty cases. Int J Gynecol Pathol 1982, 1: 270–285.

Endometrial abnormalities associated with granulosa cell tumor, thecoma, and related tumors

1005 Gusberg SB, Kardon P. Proliferative endometrial response to theca-granulosa cell tumors. Am J Obstet Gynecol 1971, 111: 633–643.

1006 Katsube Y, Iwaoki Y, Silverberg SG, Fujiwara A. Sclerosing stromal tumor of the ovary associated with endometrial adenocarcinoma. A case report. Gynecol Oncol 1988, 29: 392–398.

1007 Norris HJ, Taylor HB. Prognosis of granulosa-theca tumors of the ovary. Cancer 1968, 21: 255–263.

1008 Press MF, Scully RE. Endometrial 'sarcomas' complicating ovarian thecoma, polycystic ovarian disease and estrogen therapy. Gynecol Oncol 1985, 21: 135–154.

Small cell carcinoma

1009 Aguirre P, Thor AD, Scully RE. Ovarian small cell carcinoma. Histogenetic considerations based on immunohistochemical and other findings. Am J Clin Pathol 1989, 92: 140–149.

1010 Carlson JW, Nucci MR, Brodsky J, Crum CP, Hirsch MS. Biomarker-assisted diagnosis of ovarian, cervical and pulmonary small cell carcinomas: the role of TTF-1, WT-1 and HPV analysis. Histopathology 2007, 51: 305–312.

1011 Chen KTK. Composite large-cell neuroendocrine carcinoma and surface epithelial–stromal neoplasms of the ovary. Int J Surg Pathol 2000, 8: 169–174.

1012 Clement PB. Selected miscellaneous ovarian lesions: small cell carcinomas, mesothelial lesions, mesenchymal and mixed neoplasms, and non-neoplastic lesions. Mod Pathol 2005, **18**(Suppl 2): S113–S129.

1013 Dickersin GR, Kline IW, Scully RE. Small cell carcinoma of the ovary with hypercalcemia. A report of eleven cases. Cancer 1982, **49**: 188–197.

1014 Dickersin GR, Scully RE. An update on the electron microscopy of small cell carcinoma of the ovary with hypercalcemia. Ultrastruct Pathol 1993, **17**: 411–422.

1015 Dickersin GR, Scully RE. Ovarian small cell tumors: an electron microscopic review. Ultrastruct Pathol 1998, **22**: 199–226.

1016 Eichhorn JH, Bell DA, Young RH, Swymer CM, Flotte TJ, Preffer RI, Scully RE. DNA content and proliferative activity in ovarian small cell carcinomas of the hypercalcemic type. Implications for diagnosis, prognosis, and histogenesis. Am J Clin Pathol 1992, **98**: 579–586.

1017 Eichhorn JH, Lawrence WD, Young RH, Scully RE. Ovarian neuroendocrine carcinomas of non-small-cell type associated with surface epithelial adenocarcinomas: a study of five cases and review of the literature. Int J Gynecol Pathol 1997, **15**: 303–314.

1018 Eichhorn JH, Young RH, Scully RE. Primary ovarian small cell carcinoma of pulmonary type. A clinicopathologic, immunohistologic, and flow cytometric analysis of 11 cases. Am J Surg Pathol 1992, **16**: 926–938.

1019 Jones K, Diaz JA, Donner LR. Neuroendocrine carcinoma arising in an ovarian mucinous cystadenoma. Int J Gynecol Pathol 1996, **15**: 167–170.

1020 Lamovec J, Bracko M, Cerar O. Familial occurrence of small-cell carcinoma of the ovary. Arch Pathol Lab Med 1995, **119**: 551–554.

1021 McCluggage WG, Oliva E, Connolly LE, McBride HA, Young RH. An immunohistochemical analysis of ovarian small cell carcinoma of hypercalcemic type. Int J Gynecol Pathol 2004, **23**: 330–336.

1022 Matias-Guiu X, Prat J, Young RH, Capen CC, Rosol TJ, DeLellis RA, Scully RE. Human parathyroid hormone-related protein in ovarian small cell carcinoma. An immunohistochemical study. Cancer 1994, **73**: 1878–1881.

1023 Riopel MA, Perlman EJ, Seidman JD, Kurman RJ, Sherman ME. Inhibin and epithelial membrane antigen immunohistochemistry assist in the diagnosis of sex cord–stromal tumors and provide clues to the histogenesis of hypercalcemic small cell carcinomas. Int J Gynecol Pathol 1998, **17**: 46–53.

1024 Scully RE. Small cell carcinoma of hypercalcemic type. Int J Gynecol Pathol 1993, **12**: 148–152.

1025 Ulbright TM, Roth LM, Stehman FB, Talerman A, Senekjian EK. Poorly differentiated (small cell) carcinoma of the ovary in young women. Evidence supporting a germ cell origin. Hum Pathol 1987, **18**: 175–184.

1026 Veras E, Deavers MT, Silva EG, Malpica A. Ovarian nonsmall cell neuroendocrine carcinoma: a clinicopathologic and immunohistochemical study of 11 cases. Am J Surg Pathol 2007, **31**: 774–782.

1027 Young RH, Oliva E, Scully RE. Small cell carcinoma of the ovary, hypercalcemic type. A clinicopathological analysis of 150 cases. Am J Surg Pathol 1994, **18**: 1102–1116.

Sertoli–Leydig cell tumor

1028 Aguirre P, Scully RE, DeLellis RA. Ovarian heterologous Sertoli–Leydig cell tumors with gastrointestinal-type epithelium. An immunohistochemical analysis. Arch Pathol Lab Med 1986, **110**: 528–533.

1029 Chadha S, Honnebier WJ, Schaberg A. Raised serum alphafetoprotein in Sertoli–Leydig cell tumor (androblastoma) of ovary. Report of two cases. Int J Gynecol Pathol 1987, **6**: 82–88.

1030 Costa MJ, Morris RJ, Wilson R, Judd R. Utility of immunohistochemistry in distinguishing ovarian Sertoli-stromal cell tumors from carcinosarcomas. Hum Pathol 1992, **23**: 787–797.

1031 Ferry JA, Young RH, Engel G, Scully RE. Oxyphilic Sertoli cell tumor of the ovary. A report of three cases, two in patients with the Peutz–Jeghers syndrome. Int J Gynecol Pathol 1994, **13**: 259–266.

1032 Fox H, Langley FA. Tumours of the ovary. London, 1976, Heinemann, pp. 156–157.

1033 Gagnon S, Tetu B, Silva EG, McCaughey WT. Frequency of alpha-fetoprotein production by Sertoli–Leydig cell tumors of the ovary. An immunohistochemical study of eight cases. Mod Pathol 1989, **2**: 63–67.

1034 Hittmair A, Zelger BG, Obrist P, Dirnhofer S. Ovarian Sertoli–Leydig cell tumor: a SRY gene-independent pathway of pseudomale gonadal differentiation. Hum Pathol 1997, **28**: 1206–1210.

1035 Jenson AB, Fechner RE. Ultrastructure of an intermediate Sertoli–Leydig cell tumor. A histogenetic misnomer. Lab Invest 1969, **21**: 527–535.

1036 Kurman RJ, Ganji P, Nadji M. Contributions of immunocytochemistry to the diagnosis and study of ovarian neoplasms. Int J Gynecol Pathol 1984, **3**: 3–26.

1037 McCluggage WG, Young RH. Ovarian Sertoli–Leydig cell tumors with pseudoendometrioid tubules (pseudoendometrioid Sertoli–Leydig cell tumors). Am J Surg Pathol 2007, **31**: 592–597.

1038 Meyer R. Tubuläre (testikuläre) und solide Foramen des Andreiblastoma ovarii und ihre Beziehung zur Vermännlickung. Beitr Pathol Anat 1930, **84**: 485–520.

1039 Mooney EE, Man YG, Bratthauer GL, Tavassoli FA. Evidence that Leydig cells in Sertoli–Leydig cell tumors have a reactive rather than a neoplastic profile. Cancer 2000, **86**: 2312–2319.

1040 Mooney EE, Nogales FF, Bergeron C, Tavassoli FA. Retiform Sertoli–Leydig cell tumors: clinical, morphological and immunohistochemical findings. Histopathology 2002, **41**: 110–117.

1041 Mooney EE, Nogales FF, Tavassoli FA. Hepatocytic differentiation in retiform Sertoli–Leydig cell tumors: distinguishing a heterologous element from Leydig cells. Hum Pathol 1999, **30**: 611–617.

1042 Motoyama I, Watanabe H, Gotoh A, Takeuchi S, Tanabe N, Nashimoto I. Ovarian Sertoli–Leydig cell tumor with elevated serum alpha-fetoprotein. Cancer 1989, **63**: 2047–2053.

1043 Oliva E, Alvarez T, Young RH. Sertoli cell tumors of the ovary: a clinicopathologic and immunohistochemical study of 54 cases. Am J Surg Pathol 2005, **29**: 143–156.

1044 Prat J, Young RH, Scully RE. Ovarian Sertoli–Leydig cell tumors with heterologous elements. II. Cartilage and skeletal muscle. A clinicopathologic analysis of twelve cases. Cancer 1982, **50**: 2465–2475.

1045 Roth LM, Anderson MC, Govan ADT, Langley FA, Gowing NFC, Woodcock AS. Sertoli–Leydig cell tumors. A clinicopathologic study of 34 cases. Cancer 1981, **48**: 187–197.

1046 Roth LM, Cleary RE, Rosenfield RL. Sertoli–Leydig cell tumor of the ovary, with an associated mucinous cystadenoma. An ultrastructural and endocrine study. Lab Invest 1974, **31**: 648–657.

1047 Roth LM, Slayton RE, Brady LW, Blessing JA, Johnson G. Retiform differentiation in ovarian Sertoli–Leydig cell tumors. A clinicopathologic study of six cases from a gynecologic oncology group study. Cancer 1985, **55**: 1093–1098.

1048 Savard K, Gut M, Dorfman RI, Gabrilove JL, Soffer LJ. Formation of androgens by human arrhenoblastoma tissue in vitro. J Clin Endocrinol 1961, **21**: 165–174.

1049 Scully RE. Ovarian tumors. A review. Am J Pathol 1977, **87**: 686–720.

1050 Seidman JD, Patterson JA, Bitterman P. Sertoli–Leydig cell tumor associated with a mature cystic teratoma in a single ovary. Mod Pathol 1989, **2**: 687–692.

1051 Stegner H-E, Lisboa BP. Steroid metabolism in an androblastoma (Sertoli–Leydig cell tumor). A histopathological and biochemical study. Int J Gynecol Pathol 1984, **2**: 410–425.

1052 Tavassoli FA, Norris HJ. Sertoli tumors of the ovary. A clinicopathologic study of 28 cases with ultrastructural observations. Cancer 1980, **46**: 2281–2297.

1053 Tracy SL, Askin FB, Reddick RL, Jackson B, Kurman RJ. Progesterone-secreting Sertoli cell tumor of the ovary. Gynecol Oncol 1985, **22**: 85–96.

1054 Young RH. Sertoli–Leydig cell tumors of the ovary. Review with emphasis on historical aspects and unusual variants. Int J Gynecol Pathol 1993, **12**: 141–147.

1055 Young RH, Dudley AG, Scully RE. Granulosa cell, Sertoli–Leydig cell and unclassified sex cord–stromal tumors associated with pregnancy. A clinicopathological analysis of thirty-six cases. Gynecol Oncol 1984, **18**: 181–205.

1056 Young RH, Perez-Atayde AR, Scully RE. Ovarian Sertoli–Leydig cell tumor with retiform and heterologous components. Report of a case with hepatocytic differentiation and elevated serum alpha-fetoprotein. Am J Surg Pathol 1984, **8**: 709–718.

1057 Young RH, Prat J, Scully RE. Ovarian Sertoli–Leydig cell tumors with heterologous elements. I Gastrointestinal epithelium and carcinoid. A clinicopathologic analysis of thirty-six cases. Cancer 1982, **50**: 2448–2456.

1058 Young RH, Scully RE. Ovarian Sertoli–Leydig cell tumors with a retiform pattern. A problem in histopathologic diagnosis. A report of 25 cases. Am J Surg Pathol 1983, **7**: 755–771.

1059 Young RH, Scully RE. Ovarian sex cord–stromal tumors with bizarre nuclei. A clinicopathologic analysis of 17 cases. Int J Gynecol Pathol 1983, **1**: 325–335.

1060 Young RH, Scully RE. Ovarian Sertoli cell tumors. A report of 10 cases. Int J Gynecol Pathol 1984, **2**: 349–363.

1061 Young RH, Scully RE. Well-differentiated ovarian Sertoli–Leydig cell tumors. A clinicopathological analysis of 23 cases. Int J Gynecol Pathol 1984, **3**: 277–290.

1062 Young RH, Scully RE. Ovarian Sertoli–Leydig cell tumors. A clinicopathological analysis of 207 cases. Am J Surg Pathol 1985, **9**: 543–569.

1063 Zaloudek C, Norris HJ. Sertoli–Leydig tumors of the ovary. A clinicopathologic study of 64 intermediate and poorly differentiated neoplasms. Am J Surg Pathol 1984, **8**: 405–418.

1064 Zhao C, Bratthauer GL, Barner R, Vang R. Comparative analysis of alternative and traditional immunohistochemical markers for the distinction of ovarian endometrioid Sertoli cell tumor from endometrioid tumors and carcinoid tumor: a study of 160 cases. Am J Surg Pathol 2007, **31**: 255–266.

1065 Zhao C, Bratthauer GL, Barner R, Vang R. Immunohistochemical analysis of sox9 in ovarian Sertoli cell tumors and other tumors in the differential diagnosis. Int J Gynecol Pathol 2007, **26**: 1–9.

1066 Zhao C, Bratthauer GL, Barner R, Vang R. Diagnostic utility of WT1 immunostaining in ovarian sertoli cell tumor. Am J Surg Pathol 2007, **31**: 1378–1386.

Lipid (lipoid, steroid) cell tumor

1067 Hayes MC, Scully RE. Ovarian steroid cell tumors (not otherwise specified). A clinicopathological analysis of 63 cases. Am J Surg Pathol 1987, **11**: 835–845.

1068 Ichinohasama R, Teshima S, Kishi K, Mukai K, Tsunematsu R, Ishii-Ohba H, Shimosato Y. Leydig cell tumor of the ovary associated with endometrial carcinoma and containing 17 beta-hydroxysteroid dehydrogenase. Int J Gynecol Pathol 1989, **8**: 64–71.

1069 Ishida T, Okagaki T, Tagatz GE, Jacobson ME, Doe RP. Lipid cell tumor of the ovary. An ultrastructural study. Cancer 1977, **40**: 234–243.

1070 Jones MW, Harri R, Dabbs DJ, Carter GJ. Immunohistochemical profile of steroid cell tumor of the ovary: a study of 14 cases and a review of the literature. Int J Gynecol Pathol 2010, **29**: 315–320.

1071 Paraskevas M, Scully RE. Hilus cell tumor of the ovary. A clinicopathological analysis of 12 Reinke crystal-positive and nine crystal-negative cases. Int J Gynecol Pathol 1989, **8**: 299–310.

1072 Roth LM, Sternberg WH. Ovarian stromal tumors containing Leydig cells. II. Pure Leydig cell tumor, nonhilar type. Cancer 1973, **32**: 952–960.

1073 Rutgers JL, Scully RE. Functioning ovarian tumors with peripheral steroid cell proliferation. A report of twenty-four cases. Int J Gynecol Pathol 1986, **5**: 319–337.

1074 Salm R. Ovarian hilus-cell tumours. Their varying presentations. J Pathol 1974, **113**: 117–127.

1075 Sandberg AA, Slaunwhite WR, Jackson JE, Frawley TF. Androgen biosynthesis by an ovarian lipoid cell tumor. J Clin Endocrinol 1962, **22**: 929–934.

1076 Seidman JD, Abbondanzo SL, Bratthauer GL. Lipid cell (steroid cell) tumor of the ovary. Immunophenotype with analysis of potential pitfall due to endogenous biotin-like activity. Int J Gynecol Pathol 1995, **14**: 331–338.

1077 Taylor HB, Norris HJ. Lipid cell tumors of the ovary. Cancer 1967, **20**: 1953–1962.

1078 Young RH, Scully RE. Ovarian steroid cell tumors associated with Cushing's syndrome. A report of three cases. Int J Gynecol Pathol 1987, **6**: 40–48.

Other types

1079 Ahn GH, Chi JG, Lee SK. Ovarian sex cord tumor with annular tubules. Cancer 1986, **57**: 1066–1073.

1080 Anderson MC, Govan ADT, Langley FA, Woodcock AS, Tyagi SP. Ovarian sex cord tumours with annular tubules. Histopathology 1980, **4**: 137–145.

1081 Brescia RJ, Cardoso De Almeida PC, Fuller AF, Dickersin GR, Robboy SJ. Female adnexal tumor of probable wolffian origin with multiple recurrences over 16 years. Cancer 1985, **56**: 1456–1461.

1082 Broshears JR, Roth LM. Gynandroblastoma with elements resembling juvenile granulosa cell tumor. Int J Gynecol Pathol 1998, **16**: 387–391.

1083 Chivukula M, Hunt J, Carter G, Kelley J, Patel M, Kanbour-Shakir A. Recurrent gynandroblastoma of ovary – a case report: a molecular and immunohistochemical analysis. Int J Gynecol Pathol 2007, **26**: 30–33.

1084 Crissman JD, Hart WR. Ovarian sex cord tumors with annular tubules. An ultrastructural study of three cases. Am J Clin Pathol 1981, **75**: 11–17.

1085 Devouassoux-Shisheboran M, Silver SA, Tavassoli FA. Wolffian adnexal tumor, so-called female adnexal tumor of probable wolffian origin (FATWO): immunohistochemical evidence in support of a wolffian origin. Hum Pathol 1999, **30**: 856–863.

1086 Fanghong LI, Szallasi A, Young RH. Wolffian tumor of the ovary with a prominent spindle cell component: report of a case with brief discussion of unusual problems in differential diagnosis, and literature review. Int J Surg Pathol 2008, **16**: 222–225.

1087 Fukunaga M, Endo Y, Ushigome S. Gynandroblastoma of the ovary: a case report with an immunohistochemical and ultrastructural study. Virchows Arch 1997, **430**: 77–82.

1088 Gloor E. Ovarian sex-cord tumor with annular tubules. Clinicopathologic report of two benign and one malignant cases with long follow-ups. Virchows Arch [A] 1979, **384**: 185–193.

1089 Hart WR, Kumar N, Crissman JD. Ovarian neoplasms resembling sex cord tumors with annular tubules. Cancer 1980, **45**: 2352–2363.

1090 Hertel BF, Kempson RL. Ovarian sex cord tumors with annular tubules. An ultrastructural study. Am J Surg Pathol 1977, **1**: 145–153.

1091 Irving JA, Young RH. Microcystic stromal tumor of the ovary: report of 16 cases of a hitherto uncharacterized distinctive ovarian neoplasm. Am J Surg Pathol 2009, **33**: 367–375.

1092 Kariminejad MH, Scully RE. Female adnexal tumor of probable wolffian origin – a distinctive pathological entity. Cancer 1973, **31**: 671–677.

1093 Lele SM, Sawh RN, Zaharopoulos P, Adesokan A, Smith M, Linhart JM, Arrastia CD, Krigman HR. Malignant ovarian sex cord tumor with annular tubules in a patient with Peutz–Jeghers syndrome: a case report. Mod Pathol 2000, **13**: 466–470.

1094 McCluggage WG, Sloan JM, Murnaghan M, White R. Gynandroblastoma of ovary with juvenile granulosa cell component and heterologous intestinal type glands. Histopathology 1997, **29**: 253–257.

1095 Neubecker RD, Breen JL. Gynandroblastoma. A report of five cases, with a discussion of the histogenesis and classification of ovarian tumors. Am J Clin Pathol 1962, **38**: 60–69.

1096 Novak ER. Gynandroblastoma of the ovary. Review of 8 cases from the Ovarian Tumor Registry. Obstet Gynecol 1967, **30**: 709–715.

1097 Rahilly MA, Williams ARW, Krausz T, al Nafussi A. Female adnexal tumour of probable Wolffian origin. A clinicopathological and immunohistochemical study of three cases. Histopathology 1995, **26**: 69–74.

1098 Scully RE. The prolonged gestation, birth, and early life of the sex cord tumor with annular tubules and how it joined a syndrome. Int J Surg Pathol 2001, **8**: 233–238.

1099 Seidman JD. Unclassified ovarian gonadal stromal tumors: a clinicopathologic study of 32 cases. Am J Surg Pathol 1996, **20**: 699–706.

1100 Sheyn I, Mira JL, Bejarano PA, Husseinzadeh N. Metastatic female adnexal tumor of probable Wolffian origin: a case report and review of the literature. Arch Pathol Lab Med 2000, **124**: 431–434.

1101 Simpson JL, Michael H, Roth LM. Unclassified sex cord–stromal tumors of the ovary: a report of eight cases. Arch Pathol Lab Med 1998, **122**: 52–55.

1102 Sivathondan Y, Salm R, Hughesdon PE, Faccini JM. Female adnexal tumour of probably wolffian origin: J Clin Pathol 1979, **32**: 616–624.

1103 Tiltman AJ, Allard U. Female adnexal tumors of probable Wolffian origin: an immunohistochemical study comparing tumors, mesonephric remnants and paramesonephric derivatives. Histopathology 2001, **38**: 237–242.

1104 Vang R, Bagué S, Tavassoli FA, Prat J. Signet-ring stromal tumor of the ovary: clinicopathologic analysis and comparison with Krukenberg tumor. Int J Gynecol Pathol 2004, **23**: 45–51.

1105 Young RH, Dickersin GR, Scully RE. A distinctive ovarian sex cord–stromal tumor causing sexual precocity in the Peutz–Jeghers syndrome. Am J Surg Pathol 1983, **7**: 233–243.

1106 Young RH, Scully RE. Ovarian tumors of probable wolffian origin. A report of 11 cases. Am J Surg Pathol 1983, **7**: 125–135.

1107 Young RH, Welch WR, Dickersin GR, Scully RE. Ovarian sex cord tumor with annular tubules. Review of 74 cases including 27 with Peutz–Jeghers syndrome and four with adenoma malignum of the cervix. Cancer 1982, **50**: 1384–1402.

GERM CELL–SEX CORD–STROMAL TUMORS

1108 Goldsmith CI, Hart WR. Ataxia-telangiectasia with ovarian gonadoblastoma and contralateral dysgerminoma. Cancer 1975, **36**: 1838–1842.

1109 Govan ADT, Woodcock AS, Gowing NFC, Langley FA, Neville AM, Anderson MC. A clinico-pathological study of gonadoblastoma. Br J Obstet Gynecol 1977, **84**: 222–228.

1110 Hart WR, Burkons DM. Germ cell neoplasms arising in gonadoblastomas. Cancer 1979, **43**: 669–678.

1111 Hou-Jensen K, Kempson RL. The ultrastructure of gonadoblastoma and dysgerminoma. Hum Pathol 1974, **5**: 79–91.

1112 Hussong J, Crussi FG, Chou PM. Gonadoblastoma: immunohistochemical localization of Mullerian-inhibiting substance, inhibin, WT-1, and p53. Mod Pathol 1997, **10**: 1101–1105.

1113 Kersemaekers AM, Honecker F, Stoop H, Cools M, Molier M, Wolffenbuttel K, Bokemeyer C, Li Y, Lau YF, Oosterhuis JW, Looijenga LH. Identification of germ cells at risk for neoplastic transformation in gonadoblastoma: an immunohistochemical study for OCT3/4 and TSPY. Hum Pathol 2005, 36: 512–521.

1114 Lacson AG, Gillis DA, Shawwa A. Malignant mixed germ-cell-sex cord–stromal tumors of the ovary associated with isosexual precocious puberty. Cancer 1988, 61: 2122–2133.

1115 Li Y, Tabatabai ZL, Lee TL, Hatakeyama S, Ohyama C, Chan WY, Looijenga LH, Lau YF. The Y-encoded TSPY protein: a significant marker potentially plays a role in the pathogenesis of testicular germ cell tumors. Hum Pathol 2007, 38: 1470–1481.

1116 Mackay AM, Pettigrew N, Symington T, Neville AM. Tumors of dysgenetic gonads (gonadoblastoma). Ultrastructural and steroidogenic aspects. Cancer 1974, 34: 1108–1125.

1117 Michal M, Vanecek T, Sima R, Mukensnabl P, Hes O, Kazakov DV, Matoska J, Zuntova A, Dvorak V, Talerman A. Mixed germ cell sex cord–stromal tumors of the testis and ovary. Morphological, immunohistochemical, and molecular genetic study of seven cases. Virchows Arch 2006, 448: 612–622.

1118 Nakashima N, Nagasaka T, Fukata S, Oiwa N, Nara Y, Fukatsu T, Takeuchi J. Ovarian gonadoblastoma with dysgerminoma in a woman with two normal children. Hum Pathol 1989, 20: 814–816.

1119 Nomura K, Matsui T, Aizawa S. Gonadoblastoma with proliferation resembling sertoli cell tumor. Int J Gynecol Pathol 1999, 18: 91–93.

1120 Pratt-Thomas HR, Cooper JM. Gonadoblastoma with tubal pregnancy. Am J Clin Pathol 1976, 65: 121–125.

1121 Roth LM, Eglen DE. Gonadoblastoma. Immunohistochemical and ultrastructural observations. Int J Gynecol Pathol 1989, 8: 72–81.

1122 Safneck JR, deSa DJ. Structures mimicking sex cord–stromal tumours and gonadoblastomas in the ovaries of normal infants and children. Histopathology 1986, 10: 909–920.

1123 Scully RE. Gonadoblastoma. A review of 74 cases. Cancer 1970, 25: 1340–1356.

1124 Talerman A, van der Harten JJ. A mixed germ cell–sex cord–stromal tumor of the ovary associated with isosexual precocious puberty in a normal girl. Cancer 1977, 40: 889–894.

1125 Talerman A, Roth LM. Recent advances in the pathology and classification of gonadal neoplasms composed of germ cells and sex cord derivatives. Int J Gynecol Pathol 2007, 26: 313–321.

1126 Teter J. The mixed germ tumours with hormonal activity. Acta Pathol Microbiol Scand (A) 1963, 58: 306–320.

1127 Tokuoka S, Aoki Y, Hayashi Y, Yokoyama T, Ishii T. A mixed germ cell–sex cord–stromal tumor of the ovary with retiform tubular structure. A case report. Int J Gynecol Pathol 1985, 4: 161–170.

TUMORS NOT SPECIFIC TO OVARY

Malignant lymphoma and leukemia

1128 Chorlton I, Norris HJ, King FM. Malignant reticuloendothelial disease involving the ovary as a primary manifestation. A series of 19 lymphomas and 1 granulocytic sarcoma. Cancer 1974, 34: 397–407.

1129 Ferry JA, Young RH. Malignant lymphoma, pseudolymphoma, and hematopoietic disorders of the female genital tract. Pathol Annu 1991, 26(Pt 1): 227–263.

1130 Ferry JA, Young RH. Malignant lymphoma of the genitourinary tract. Curr Diagn Pathol 1997, 4: 145–169.

1131 Kosari F, Daneshbod Y, Parwaresch R, Krams M, Wacker HH. Lymphomas of the female genital tract: a study of 186 cases and review of the literature. Am J Surg Pathol 2005, 29: 1512–1520.

1132 Lagoo AS, Robboy SJ. Lymphoma of the female genital tract: current status. Int J Gynecol Pathol 2006, 25: 1–21.

1133 Monterroso V, Jaffe ES, Merino MJ, Medeiros LJ. Malignant lymphomas involving the ovary. A clinicopathologic analysis of 39 cases. Am J Surg Pathol 1992, 17: 154–170.

1134 Oliva E, Ferry JA, Young RH, Prat J, Srigley JR, Scully RE. Granulocytic sarcoma of the female genital tract: a clinicopathologic study of 11 cases. Am J Surg Pathol 1997, 21: 1156–1165.

1135 Osborne BM, Robboy SJ. Lymphomas or leukemias presenting as ovarian tumors. An analysis of 42 cases. Cancer 1983, 52: 1933–1943.

1136 Paladugu RR, Bearman RM, Rappaport H. Malignant lymphoma with primary manifestation in the gonad. A clinicopathologic study of 38 patients. Cancer 1980, 45: 561–571.

1137 Pressler H, Horny HP, Wolf A, Kaiserling E. Isolated granulocytic sarcoma of the ovary. Histologic, electron microscopic, and immunohistochemical findings. Int J Gynecol Pathol 1992, 11: 68–74.

1138 Rotmensch J, Woodruff JD. Lymphoma of the ovary. Report of twenty new cases and update of previous series. Am J Obstet Gynecol 1982, 143: 870–875.

1139 Skodras G, Fields V, Kragel PJ. Ovarian lymphoma and serous carcinoma of low malignant potential arising in the same ovary. A case report with literature review of 14 primary ovarian lymphomas. Arch Pathol Lab Med 1994, 118: 647–650.

1140 Vang R, Medeiros J, Warnke RA, Higgins JP, Deavers MT. Ovarian non-Hodgkin's lymphoma: a clinicopathologic study of eight primary cases. Mod Pathol 2001, 14: 1093–1099.

Sarcoma

1141 Fadare O, Bossuyt V, Martel M, Parkash V. Primary osteosarcoma of the ovary: a case report and literature review. Int J Gynecol Pathol 2007, 26: 21–25.

1142 Guerard MJ, Arguelles MA, Ferenczy A. Rhabdomyosarcoma of the ovary. Ultrastructural study of a case and review of literature. Gynecol Oncol 1983, 15: 325–339.

1143 Hines JF, Compton DM, Stacy CC, Potter ME. Pure primary osteosarcoma of the ovary presenting as an extensively calcified adnexal mass. A case report and review of the literature. Gynecol Oncol 1990, 39: 259–263.

1144 Kawauchi S, Fukuda T, Miyamoto S, Yoshioka J, Shirahama S, Saito T, Tsukamoto N. Peripheral primitive neuroectodermal tumor of the ovary confirmed by CD99 immunostaining, karyotypic analysis, and RT-PCR for EWS/FLI-1 chimeric mRNA. Am J Surg Pathol 1998, 22: 1417–1422.

1145 Kojiro S, Quer A, Snuderl M, Daya D, Hayashi T, Bosincu L, Ogawa F, Vu Q,

Rosenberg AE, Iafrate AJ, Olivia E. Primitive neuroectodermal tumors (PNETs) of the female genital tract (FGT): a morphologic, immunohistochemical, and molecular study of 18 cases. Lab Invest 2009, 89(Suppl 1): 222A.

1146 Kraemer BB, Silva EG, Sneige N. Fibrosarcoma of ovary. A new component in the nevoid basal-cell carcinoma syndrome. Am J Surg Pathol 1984, 8: 231–236.

1147 Lerwill MF, Sung R, Oliva E, Prat J, Young RH. Smooth muscle tumors of the ovary: a clinicopathologic study of 54 cases emphasizing prognostic criteria, histologic variants, and differential diagnosis. Am J Surg Pathol 2004, 28: 1436–1451.

1148 Nasu M, Inoue J, Matsui M, Minoura S, Matsubara O. Ovarian leiomyosarcoma: an autopsy case report. Pathol Int 2000, 50: 162–165.

1149 Nielsen GP, Oliva E, Young RH, Rosenberg AE, Prat J, Scully RE. Primary ovarian rhabdomyosarcoma: a report of 13 cases. Int J Gynecol Pathol 1998, 17: 113–119.

1150 Nielsen GP, Young RH, Prat J, Scully RE. Primary angiosarcoma of the ovary: A report of seven cases and review of the literature. Int J Gynecol Pathol 1998, 16: 378–382.

1151 Nogales FF, Ayala A, Ruiz-Avila I, Sirvent JJ. Myxoid leiomyosarcoma of the ovary. Analysis of three cases. Hum Pathol 1991, 22: 1268–1273.

1152 Nucci MR, Krausz T, Lifschitz-Mercer B, Chan JK, Fletcher CD. Angiosarcoma of the ovary: clinicopathologic and immunohistochemical analysis of four cases with a broad morphologic spectrum. Am J Surg Pathol 1998, 22: 620–630.

1153 Ongkasuwan C, Taylor JE, Tang C-K, Prempree T. Angiosarcomas of the uterus and ovary. Clinicopathologic report. Cancer 1982, 49: 1469–1475.

1154 Prat J, Scully RE. Cellular fibromas and fibrosarcomas of the ovary. A comparative clinicopathologic analysis of seventeen cases. Cancer 1981, 47: 2663–2670.

1155 Sakata H, Hirahara T, Ryu A, Sawada T, Yamamoto M, Sakurai I. Primary osteosarcoma of the ovary. A case report. Acta Pathol Jpn 1991, 41: 311–317.

1156 Sant'Ambrogoio S, Malpica A, Schroeder B, Silva EG. Primary ovarian rhabdomyosarcoma associated with clear cell carcinoma of the ovary: a case report and review of the literature. Int J Gynecol Pathol 2000, 19: 169–173.

1157 Seracchioli R, Colombo FM, Bagnoli A, Trengia V, Venturoli S. Primary ovarian leiomyosarcoma as a new component in the nevoid basal cell carcinoma syndrome: a case report. Am J Obstet Gynecol 2003, 188: 1093–1095.

1158 Silverberg SG, Fernandez FN. Endolymphatic stromal myosis of ovary. A report of three cases and literature review. Gynecol Oncol 1981, 12: 129–138.

1159 Sood AK, Sorosky JI, Gelder MS, Buller RE, Anderson B, Wilkinson EJ, Benda JA, Morgan LS. Primary ovarian sarcoma: analysis of prognostic variables and the role of surgical cytoreduction. Cancer 1998, 82: 1731–1737.

1160 Stone GC, Bell DA, Fuller A, Dickersin GR, Scully RE. Malignant schwannoma of the ovary. Report of a case. Cancer 1986, 58: 1575–1582.

1161 Talerman A, Auerbach WM, Van Meurs AJ. Primary chondrosarcoma of the ovary. Histopathology 1981, 5: 319–324.

1162 Winfield HL, De Las Casas LE, Greenfield WW, Santin AD, McKenney JK. Low-grade fibromyxoid sarcoma presenting clinically as a primary ovarian neoplasm: a case report. Int J Gynecol Pathol 2007, 26: 173–176.

1163 Young RH, Prat J, Scully RE. Endometrioid stromal sarcomas of the ovary. A clinicopathologic analysis of 23 cases. Cancer 1984, 53: 1143–1155.

Other primary tumors

1164 Alvarez M, Cerezo L. Ovarian cavernous hemangioma. Arch Pathol Lab Med 1986, 110: 77–78.

1165 Anderson AE, Yang X, Young RH. Epithelioid angiomyolipoma of the ovary: a case report and literature review. Int J Gynecol Pathol 2002, 21: 69–73.

1166 Baker PM, Rosai J, Young RH. Ovarian teratomas with florid benign vascular proliferation: a distinctive finding associated with the neural component of teratomas that may be confused with a vascular neoplasm. Int J Gynecol Pathol 2002, 21: 16–21.

1167 Deshpande V, Oliva E, Young RH. Solid pseudopapillary neoplasm of the ovary: a report of 3 primary ovarian tumors resembling those of the pancreas. Am J Surg Pathol 2010, 34: 1514–1520.

1168 Doss BJ, Wanek SM, Jacques SM, Qureshi F, Ramirez NC, Lawrence WD. Ovarian leiomyomas: clinicopathologic features in fifteen cases. Int J Gynecol Pathol 1999, 18: 63–68.

1169 Evans A, Lytwyn A, Urbach G, Chapman W. Bilateral lymphangiomas of the ovary: an immunohistochemical characterization and review of the literature. Int J Gynecol Pathol 1999, 18: 87–90.

1170 Fang X, Rodabaugh K, Penetrante R, Wong M, Wagner T, Sait S, Mhawech-Fauceglia P. Desmoplastic small round cell tumor (DSRCT) with ovarian involvement in 2 young women. Appl Immunohistochem Mol Morphol 2008, 16: 94–99.

1171 Fawcett FJ, Kimbell NKB. Phaeochromocytoma of the ovary. J Obstet Gynaecol Br Commonw 1971, 78: 458–459.

1172 Friedman HD, Mazur MT. Primary ovarian leiomyosarcoma. An immunohistochemical and ultrastructural study. Arch Pathol Lab Med 1991, 115: 941–945.

1173 Gokten N, Peterdy G, Philpott T, Maluf HM. Glomus tumor of the ovary: report of a case with immunohistochemical and ultrastructural observations. Int J Gynecol Pathol 2001, 20: 390–394.

1174 Isaac MA, Vijayalakshmi S, Madhu CS, Bosincu L, Nogales FP. Pure cystic nephroblastoma of the ovary with a review of extrarenal Wilms' tumors. Hum Pathol 2000, 31: 761–764.

1175 Kandalaft PL, Esteban JM. Bilateral massive ovarian leiomyomata in a young woman. A case report with review of the literature. Mod Pathol 1992, 5: 586–589.

1176 Lerwill MF, Sung R, Oliva E, Prat J, Young RH. Smooth muscle tumors of the ovary: a clinicopathologic study of 54 cases emphasizing prognostic criteria, histologic variants, and differential diagnosis. Am J Surg Pathol 2004, 28: 1436–1451.

1177 McCluggage WG, Young RH. Paraganglioma of the ovary: report of three cases of a rare ovarian neoplasm, including two exhibiting inhibin positivity. Am J Surg Pathol 2006, 30: 600–605.

1178 McCluggage WG, Bissonnette JP, Young RH. Primary malignant melanoma of the ovary: a report of 9 definite or probable cases with emphasis on their morphologic diversity and mimicry of other primary and secondary ovarian neoplasms. Int J Gynecol Pathol 2006, 25: 321–329.

1179 Phillips V, McCluggage WG, Young RH. Oxyphilic adenomatoid tumor of the ovary: a case report with discussion of the differential diagnosis of ovarian tumors with vacuoles and related spaces. Int J Gynecol Pathol 2007, 26: 16–20.

1180 Prayson RA, Hart WR. Primary smooth-muscle tumors of the ovary. A clinicopathologic study of four leiomyomas and two mitotically active leiomyomas. Arch Pathol Lab Med 1992, 116: 1068–1071.

1181 Prus D, Rosenburg AE, Blumenfeld A, Udassin R, Ne'eman Z, Young RH, Ariel I. Infantile hemagioendothelioma of the ovary: a monodermal teratoma or a neoplasm of ovarian somatic cells? Am J Surg Pathol 1997, 21: 1231–1235.

1182 Rhoades CP, McMahon JT, Goldblum JR. Myofibroblastoma of the ovary: report of a case. Mod Pathol 1999, 12: 907–911.

1183 Slone SP, Moore GD, Parker LP, Rickard KA, Nixdorf-Miller AS. Glomus tumor of the ovary masquerading as granulosa cell tumor: case report. Int J Gynecol Pathol 2010, 29: 24–26.

1184 Yenen E, Inanc FA, Babuna C. Primary ovarian hydatidiform mole. Report of a case. Obstet Gynecol 1966, 26: 721–724.

1185 Young RH, Silva EG, Scully RE. Ovarian and juxtaovarian adenomatoid tumors. A report of six cases. Int J Gynecol Pathol 1991, 10: 364–371.

Metastatic tumors

1186 Abadeer RA, Malpica A. Metastatic pancreatic adenocarcinoma to the ovary: a clinicopathologic review of twenty nine cases. Lab Invest 2009, 89(Suppl 1): 204A–205A.

1187 Al-Agha OM, Nicastri AD. An in-depth look at Krukenberg tumor: an overview. Arch Pathol Lab Med 2006, 130: 1725–1730.

1188 Albarracin CT, Jafri J, Montag AG, Hart J, Kuan SF. Differential expression of MUC2 and MUC5AC mucin genes in primary ovarian and metastatic colonic carcinoma. Hum Pathol 2000, 31: 672–677.

1189 Berezowski K, Stastny JF, Kornstein MJ. Cytokeratins 7 and 20 and carcinoembryonic antigen in ovarian and colonic carcinoma. Mod Pathol 1996, 9: 426–429.

1190 Bombonati A, Ciocca V, Palazzo JP, Schulz S, Waldman SA. Guanylyl cyclase C is a specific marker for differentiating primary and metastatic ovarian mucinous neoplasms. Lab Invest 2009, 89(Suppl 1): 207A–208A.

1191 Bullon A Jr, Arseneau J, Prat J, Young RH, Scully RE. Tubular Krukenberg tumor. A problem in histopathologic diagnosis. Am J Surg Pathol 1981, 5: 225–232.

1192 Chou Y-Y, Jeng Y-M, Kao H-L, Chen T-J, Mao T-L, Lin M-C. Differentiation of ovarian mucinous carcinoma and metastatic colorectal adenocarcinoma by immunostaining with β-catenin. Histopathology 2003, 43: 151–156.

1193 Chuaqui RF, Zhuang Z, Emmert-Buck MR, Bryant BR, Nogales F, Tavassoli FA, Merino MJ. Genetic analysis of synchronous mucinous tumors of the ovary and appendix. Hum Pathol 1996, 27: 165–171.

1194 Daya D, Nazerali L, Frank GL. Metastatic ovarian carcinoma of large intestinal origin simulating primary ovarian carcinoma. A clinicopathologic study of 25 cases. Am J Clin Pathol 1992, 97: 751–758.

1195 DeCostanzo DC, Elias JM, Chumas JC. Necrosis in 84 ovarian carcinomas: a morphologic study of primary versus metastatic colonic carcinoma with a selective immunohistochemical analysis of cytokeratin subtypes and carcinoembryonic antigen. Int J Gynecol Pathol 1997, 16: 245–249.

1196 Demopoulos RI, Touger L, Dubin N. Secondary ovarian carcinoma. A clinical and pathological evaluation. Int J Gynecol Pathol 1987, 6: 166–175.

1197 Dionigi A, Facco C, Tibiletti MG, Bernasconi B, Riva C, Capella C. Ovarian metastases from colorectal carcinoma. Clinicopathologic profile, immunophenotype, and karyotype analysis. Am J Clin Pathol 2000, 114: 111–122.

1198 Eichhorn JH, Young RH, Scully RE. Nonpulmonary small cell carcinomas of extragenital origin metastatic to the ovary. Cancer 1993, 71: 177–186.

1199 Eltabbakh GH, Belinson JL, Biscotti CV. Osteosarcoma metastatic to the ovary: a case report and review of the literature. Int J Gynecol Pathol 1997, 16: 76–78.

1200 Fitzgibbons PL, Martin SE, Simmons TJ. Malignant melanoma metastatic to the ovary. Am J Surg Pathol 1987, 11: 959–964.

1201 Gagnon Y, Tetu B. Ovarian metastases of breast carcinoma. A clinicopathologic study of 59 cases. Cancer 1989, 64: 892–898.

1202 Green LK, Silva EG. Hepatoblastoma in an adult with metastasis to the ovaries. Am J Clin Pathol 1989, 92: 110–115.

1203 Groisman GM, Meir A, Sabo E. The value of Cdx2 immunostaining in differentiating primary ovarian carcinomas from colonic carcinomas metastatic to the ovaries. Int J Gynecol Pathol 2004, 23: 52–57.

1204 Gupta D, Deavers MT, Silva EG, Malpica A. Malignanat melanoma involving the ovary: a clinicopathologic and immunohistochemical study of 23 cases. Am J Surg Pathol 2004, 28: 771–780.

1205 Hart WR. Diagnostic challenge of secondary (metastatic) ovarian tumors simulating primary endometroid and mucinous neoplasms. Pathol Int 2005, 55: 231–243.

1206 Holtz F, Hart WR. Krukenberg tumors of the ovary. A clinicopathologic analysis of 27 cases. Cancer 1982, 50: 2438–2447.

1207 Insabato L, De Rosa G, Franco R, D'Onofrio V, Di Vizio D. Ovarian metatasis from renal cell carcinoma: a report of three cases. Int J Surg Pathol 2003, 11: 309–312.

1208 Irving JA, Young RH. Lung carcinoma metastatic to the ovary: a clinicopathologic study of 32 cases emphasizing their morphologic spectrum and problems in differential diagnosis. Am J Surg Pathol 2005, 29: 997–1006.

1209 Irving JA, Lerwill MF, Young RH. Gastrointestinal stromal tumors metastatic to the ovary: a report of five cases. Am J Surg Pathol 2005, 29: 920–926.

1210 Irving JA, Vasques DR, McGuinness TB, Young RH. Krukenberg tumor of renal pelvic origin: report of a case with selected comments on ovarian tumors metastatic from the urinary tract. Int J Gynecol Pathol 2006, 25: 147–150.

1211 Ji H, Isacson C, Seidman JD, Kurman RJ, Ronnett BM. Cytokeratins 7 and 20, Dpc4, and MUC5AC in the distinction of metastatic mucinous carcinomas in the ovary from primary ovarian mucinous tumors: Dpc4 assists in identifying metastatic pancreatic carcinomas. Int J Gynecol Pathol 2002, 21: 391–400.

1212 Joshi VV. Primary Krukenberg tumor of ovary. Review of literature and case report. Cancer 1968, 22: 1199–1207.

1213 Judson K, McCormick C, Vang R, Yemelyanova AV, Wu LS, Bristow RE, Ronnett BM. Women with undiagnosed colorectal adenocarcinomas presenting with ovarian metastases: clinicopathologic features and comparison with women having known colorectal adenocarcinomas and ovarian involvement. Int J Gynecol Pathol 2008, 27: 182–190.

1214 Khunamornpong S, Lerwill MF, Siriaunkgul S, Suprasert P, Pojchamarnwiputh S, Chiangmai WN, Young RH. Carcinoma of extrahepatic bile ducts and gallbladder metastatic to the ovary: a report of 16 cases. Int J Gynecol Pathol 2008, 27: 366–379.

1215 Khunamornpong S, Siriaunkgul S, Suprasert P, Pojchamarnwiputh S, Na Chiangmai W, Young RH. Intrahepatic cholangiocarcinoma metastatic to the ovary: a report of 16 cases of an underemphasized form of secondary tumor in the ovary that may mimic primary neoplasia. Am J Surg Pathol 2007, 31: 1788–1799.

1216 Kiyokawa T, Young RH, Scully RE. Krukenberg tumors of the ovary: a clinicopathologic analysis of 120 cases with emphasis on their variable pathologic manifestations. Am J Surg Pathol 2006, 30: 277–299.

1217 Klein EA, Rosen MH. Bilateral Krukenberg tumors due to appendiceal mucinous carcinoid. Int J Gynecol Pathol 1996, 15: 85–88.

1218 Lagendijk JH, Mullink H, Van Diest PJ, Meijer GA, Meijer CJ. Tracing the origin of adenocarcinomas with unknown primary. Using immunohistochemistry: differential diagnosis between colonic and ovarian carcinomas as primary sites. Hum Pathol 1998, 29: 491–497.

1219 Lash RH, Hart WR. Intestinal adenocarcinomas metastatic to the ovaries. A clinicopathologic evaluation of 22 cases. Am J Surg Pathol 1987, 11: 114–121.

1220 Lee KR, Young RH. The distinction between primary and metastatic mucinous carcinomas of the ovary: gross and histologic findings in 50 cases. Am J Surg Pathol 2003, 27: 281–292.

1221 Lerwill MF, Young RH. Ovarian metastases of intestinal-type gastric carcinoma: a clinicopathologic study of 4 cases with contrasting features to those of the Krukenberg tumor. Am J Surg Pathol 2006, 30: 1382–1388.

1222 Lewis MR, Deavers MT, Silva EG, Malpica A. Ovarian involvement by metastatic colorectal adenocarcinoma: still a diagnostic challenge. Am J Surg Pathol 2006, 30: 177–184.

1223 Logani S, Oliva E, Arnell PM, Amin MB, Young RH. Use of novel immunohistochemical markers expressed in colonic adenocarcinoma to distinguish primary ovarian tumors from metastatic colorectal carcinoma. Mod Pathol 2005, 18: 19–25.

1224 McCluggage WG, Wilkinson N. Metastatic neoplasms involving the ovary: a review with an emphasis on morphological and immunohistochemical features. Histopathology 2005, 47: 231–247.

1225 Mazur MT, Hsueh S, Gersell DJ. Metastases to the female genital tract. Analysis of 325 cases. Cancer 1984, 53: 1978–1984.

1226 Monteagudo C, Merino MJ, La Porte N, Neumann RD. Value of gross cystic disease fluid protein-15 in distinguishing metastatic breast carcinomas among poorly differentiated neoplasms involving the ovary. Hum Pathol 1991, 22: 368–372.

1227 Nonaka D, Chiriboga L, Soslow RA. Expression of pax8 as a useful marker in distinguishing ovarian carcinomas from mammary carcinomas. Am J Surg Pathol 2008, 32: 1566–1571.

1228 Nugent SL, Dim DC, Bridge JA, Ioffe OB. Clear cell sarcoma of soft tissue metastatic to the ovaries: a heretofore unreported occurrence. Int J Gynecol Pathol 2009, 28: 234–238.

1229 Park SY, Kim HS, Hong EK, Kim WH. Expression of cytokeratins 7 and 20 in primary carcinomas of the stomach and colorectum and their value in the differential diagnosis of metastatic carcinomas of the ovary. Hum Pathol 2002, 33: 1078–1085.

1230 Pitman MB, Triratanachat S, Young RH, Oliva E. Hepatocyte paraffin 1 antibody does not distinguish primary ovarian tumors with hepatoid differentiation from metastatic hepatocellular carcinoma. Int J Gynecol Pathol 2004, 23: 58–64.

1231 Ramzy I. Signet-ring stromal tumor of ovary. Histochemical, light, and electron microscopic study. Cancer 1976, 38: 166–172.

1232 Ronnett BM, Seidman JD. Mucinous tumors arising in ovarian mature cystic teratomas. Am J Surg Pathol 2003, 27: 650–657.

1233 Ronnett BM, Kurman RJ, Shmookler BM, Sugarbaker PH, Young R. The morphologic spectrum of ovarian metastases of appendiceal: a clinicopathologic immunohistochemical analysis of tumors often misinterpreted as primary ovarian tumors or metastatic tumors from other gastrointestinal sites. Am J Surg Pathol 1997, 21: 1144–1155.

1234 Ronnett BM, Yemelyanova AV, Vang R, Gilks CB, Miller D, Gravitt PE, Kurman RJ. Endocervical adenocarcinomas with ovarian metastases: analysis of 29 cases with emphasis on minimally invasive cervical tumors and the ability of the metastases to simulate primary ovarian neoplasms. Am J Surg Pathol 2008, 32: 1835–1853.

1235 Scully RE, Richardson GS. Luteinization of the stroma of metastatic cancer involving the ovary and its endocrine significance. Cancer 1961, 14: 827–840.

1236 Seidman JD, Kurman RJ, Ronnett BM. Primary and metastatic mucinous adenocarcinomas in the ovaries. Incidence of routine practice with a new approach to improve intraoperative diagnosis. Am J Surg Pathol 2003, 27: 985–993.

1237 Szych C, Staebler A, Connolly DC, Wu R, Cho KR, Ronnett BM. Molecular genetic evidence supporting the clonality and appendiceal origin of pseudomyxoma peritonei in women. Am J Pathol 1999, 154: 1849–1855.

1238 Tornos C, Soslow R, Chen S, Akram M, Hummer AJ, Abu-Rustum N, Norton L, Tan LK. Expression of WT1, CA 125, and GCDFP-15 as useful markers in the differential diagnosis of primary ovarian carcinomas versus metastatic breast cancer to the ovary. Am J Surg Pathol 2005, 29: 1482–1489.

1239 Ulbright TM, Roth LM, Stehman FB. Secondary ovarian neoplasia. A clinicopathologic study of 35 cases. Cancer 1984, 53: 1164–1174.

1240 Vakiani E, Young RH, Carcangiu ML, Klimstra DS. Acinar cell carcinoma of the pancreas metastatic to the ovary: a report of 4 cases. Am J Surg Pathol 2008, 32: 1540–1545.

1241 Vang R, Gown AM, Barry TS, Wheeler DT, Ronnett BM. Immunohistochemistry for estrogen and progesterone receptors in the distinction of primary and metastatic mucinous tumors in the ovary: an analysis of 124 cases. Mod Pathol 2006, 19: 97–105.

1242 Vang R, Gown AM, Barry TS, Wheeler DT, Yemelyanova A, Seidman JD, Ronnett BM. Cytokeratins 7 and 20 in primary and secondary mucinous tumors of the ovary: analysis of coordinate immunohistochemical expression profiles and staining distribution in 179 cases. Am J Surg Pathol 2006, 30: 1130–1139.

1243 Warren S, Macomber WB. Tumor metastasis. IV. Ovarian metastasis of carcinoma. Arch Pathol 1935, 19: 75–82.

1244 Webb MJ, Decker DG, Mussey E. Cancer metastatic to the ovary. Factors influencing survival. Obstet Gynecol 1975, 45: 391–396.

1245 Wong PC, Ferenczy A, Fan L-D, McCaughey E. Krukenberg tumors of the ovary. Ultrastructural, histochemical, and immunohistochemical studies of 15 cases. Cancer 1986, 57: 751–760.

1246 Woodruff JD, Novak ER. The Krukenberg tumor. Study of 48 cases from the Ovarian Tumor Registry. Obstet Gynecol 1960, 15: 351–360.

1247 Yazigi R, Sandstad J. Ovarian involvement in extragenital cancer. Gynecol Oncol 1989, 34: 84–87.

1248 Young RH, Eichhorn JH, Dickersin GR, Scully RE. Ovarian involvement by the intra-abdominal desmoplastic small round cell tumor with divergent differentiation. A report of three cases. Hum Pathol 1992, 23: 454–464.

1249 Young RH, Gersell DJ, Clement PB, Scully RE. Hepatocellular carcinoma metastatic to the ovary. A report of three cases discovered during life with discussion of the differential diagnosis of hepatoid tumors of the ovary. Hum Pathol 1992, 23: 574–580.

1250 Young RH, Hart WR. Metastases from carcinomas of the pancreas simulating primary mucinous tumors of the ovary. A report of seven cases. Am J Surg Pathol 1989, 13: 748–756.

1251 Young RH, Hart WR. Renal cell carcinoma metastatic to the ovary. A report of three cases emphasizing possible confusion with ovarian clear cell adenocarcinoma. Int J Gynecol Pathol 1992, 11: 96–104.

1252 Young RH, Hart WR. Metastatic intestinal carcinomas simulating primary ovarian clear cell carcinoma and secretory endometrioid carcinoma: clinicopathologic and immunohistochemical study of five cases. Am J Surg Pathol 1998, 22: 805–815.

1253 Young RH, Jackson A, Wells M. Ovarian metastasis from thyroid carcinoma 12 years after partial thyroidectomy mimicking struma ovarii. Report of a case. Int J Gynecol Pathol 1994, 13: 181–185.

1254 Young RH, Scully RE. Ovarian metastases from cancer of the lung. Problems in interpretation – a report of seven cases. Gynecol Oncol 1985, 21: 337–350.

1255 Young RH, Scully RE. Alveolar rhabdomyosarcoma metastatic to the ovary. A report of two cases and a discussion of the differential diagnosis of small cell malignant tumors of the ovary. Cancer 1989, 64: 899–904.

1256 Young RH, Scully RE. Ovarian metastases from carcinoma of the gallbladder and extrahepatic bile ducts simulating primary tumors of the ovary. A report of six cases. Int J Gynecol Pathol 1990, 9: 60–72.

1257 Young RH, Scully RE. Sarcomas metastatic to the ovary. A report of 21 cases. Int J Gynecol Pathol 1990, 9: 231–252.

1258 Young RH, Scully RE. Malignant melanoma metastatic to the ovary. A clinicopathologic analysis of 20 cases. Am J Surg Pathol 1991, 15: 849–860.

1259 Young RH, Scully RE. Metastatic tumors in the ovary. A problem-oriented approach and review of the recent literature. Semin Diagn Pathol 1991, 8: 250–276.

1260 Zaloudek C, Miller TR, Stern JL. Desmoplastic small cell tumor of the ovary. A unique polyphenotypic tumor with an unfavorable prognosis. Int J Gynecol Pathol 1995, 14: 260–265.

1261 Zukerberg LR, Young RH. Chordoma metastatic to the ovary. Arch Pathol Lab Med 1990, 114: 208–210.

妊娠、滋养细胞疾病和胎盘

章 目 录

正常解剖学

正常足月**胎盘的**直径为 15 ~ 20cm，厚 1.5 ~ 3cm，重 450 ~ 600g。主要组成部分有脐带、胎膜（羊膜和绒毛膜）、绒毛和母体的蜕膜组织 [5,9,11]。

足月**脐带**长约 55 ~ 65cm [14]。外层被覆羊膜上皮，在胎儿端上皮变为复层。脐带的主体由被称为 Wharton 胶的高度黏液样结缔组织构成。脐带血管嵌于其中，有两条动脉和一条静脉。动脉有两层平滑肌，但无内弹力板。静脉口径较大，壁薄，仅有单层环形平滑肌，有内弹力板。脐带可嵌于胎盘的中心或偏心部位。当脐带嵌入胎盘边缘时称为**球拍状胎盘**。尽管镜下容易区分脐带内的动脉和静脉，可一旦血管分支进入绒毛板，就难以区分或几乎不可能区分了。

胎膜由羊膜和绒毛膜构成。羊膜位于羊膜腔的最内层，在基底膜上被覆单层扁平上皮细胞 [3,15]。鳞状上皮化生较为常见，尤其是在靠近脐带嵌入处。**绒毛膜**由承载胎儿血管系统的结缔组织膜构成。绒毛膜内表面与羊膜的外层相邻，外表面与向外伸出的绒毛相连。与胎膜有关的绒毛膜称为**平滑绒毛膜**，不同于固有胎盘上的**丛密绒毛膜** [11,16]。有些位于平滑绒毛膜的滋养细胞具有特征性的空泡状外观 [20]。

滋养细胞绒毛起源于胚囊形成后的滋养外胚层，构成胎盘的功能单位。在妊娠头 3 个月，它们由外层的合体滋养细胞层和内层的细胞滋养细胞层构成，绒毛轴心由原始的纤维母细胞和散在巨噬细胞（Hofbauer 细胞）构成。

合体滋养细胞由多核巨细胞构成，胞质丰富，呈嗜酸性，对人类绒毛膜促性腺素（human chorionic gonadotropin, hCG）、角蛋白、人类胎盘催乳素（human placental lactogen, hPL）（随孕龄变化）、PLAP、妊娠特异性 β₁- 糖蛋白（SP1）和抑制素 [7,17] 免疫反应呈强阳性。它们不表达 EMA、HNK1（CD57）和 CD146（Mel-CAM）[13]。**细胞滋养细胞**是合体滋养细胞的祖细胞，由单核细胞构成，胞质透明，界限清楚。除角蛋白外，对上述所有标志物均呈阴性。在足月胎盘，细胞滋养细胞不明显，而合体滋养细胞则成簇生长，形成"合体细胞结节"。

第三种滋养细胞类型是**中间滋养细胞**，也称为绒毛外间质滋养细胞和 X 细胞 [10]。这种细胞可见于绒毛和胎膜内，但在绒毛外尤其多，构成胎盘种植部位最深处的结构成分。hPL 呈强阳性是其最主要的组织化学特征。它们对细胞角蛋白、CD66a（CEACAM1）、CD146（Mel-CAM，种植部位中间滋养细胞的标志物）、HNK1/CD57（仅绒毛内中间型滋养细胞表达）、EMA（仅绒毛膜中间型滋养细胞表达）和 HLA-G（一种非经典性 MHC Ⅰ 类抗原）均呈阳性反应 [1,19]。最近，有人将中间滋养细胞分为三种不同的形态学和免疫组织化学亚型：种植部位型、绒毛膜型和绒毛型 [18]。滋养细胞还可产生和分泌甲状旁腺激素相关蛋白，其对应的肿瘤细胞也有这种功能 [4]。绒毛滋养细胞显示 E- 钙粘连蛋白的膜表达和 β- 连环蛋白的膜表达以及颗粒状表达混合存在 [12]。

绒毛的血管第 6 周时变得明显。在大约第 8 周时，血管中仅含有核红细胞。但到第 10 ~ 12 周时有核细胞的比例降到 10%，第 12 周后有核细胞就几乎完全消失了。

蜕膜可出现于胎盘圆盘（在分娩时可从表面剥离）和胎膜的绒毛膜侧。免疫组织化学染色显示，蜕膜细胞表达波形蛋白、结蛋白、α₁- 抗胰蛋白酶和 α₁ 抗糜蛋白酶。在与滋养细胞进行鉴别时，需要注意的是，它们偶尔也表达角蛋白、PLAP 和 β-hCG [6]。蜕膜组织被认为含有一种特殊的树状突细胞（表达 DC-SIGN），可能会协助母亲免疫系统容受异源性胚胎 [8]。

双胎胎盘的大体所见可提供有关孪生类型的重要信息（图 1.346 和 1.347）。单绒毛膜胎盘（无论是单羊膜

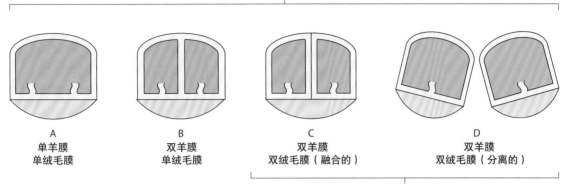

在单绒毛膜双胎胎盘（单卵双胎），胎膜的可能融合方式

A	B	C	D
单羊膜 单绒毛膜	双羊膜 单绒毛膜	双羊膜 双绒毛膜（融合的）	双羊膜 双绒毛膜（分离的）

在双卵双胎胎盘，胎膜的可能融合方式

图1.346　单绒毛膜和双绒毛膜双胎胎盘可能的常见类型示意图。A型和B型为单绒毛膜双胎胎盘，仅见于单卵双生。C型和D型可见于单卵双胎和双卵双胎。因此，辨认双绒毛膜双胎胎盘并不能用来区分单卵或双卵双胎。（From Kraus FT. Gynecologic pathology. St Louis, 1967, Mosby）

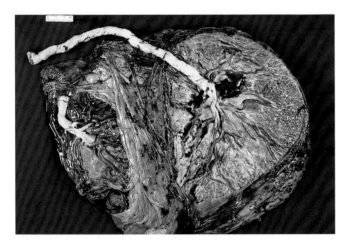

图1.347　融合的双绒毛膜双胎胎盘，隔膜的基底可见绒毛膜嵴。

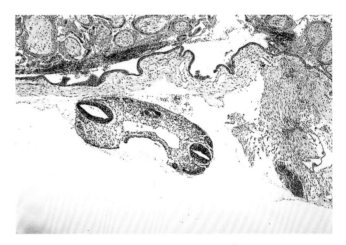

图1.348　显示小的胚胎组织和绒毛膜绒毛等妊娠产物。

还是双羊膜）提示是单卵双胎。而双绒毛膜胎盘（无论是彼此融合的还是相互分开的）既可以是单卵双胎也可以是双卵双胎。在单绒毛膜胎盘，剥离羊膜后可见双胎之间绒毛板在间隔下相连，并有大血管吻合。反之，双绒毛膜融合胎盘在间隔的基底有一个粗糙的绒毛膜嵴，且没有血管吻合[2]。

流　产

在临床上，自发性流产的发生率大约为15%，但真正的发生率可能高达40%～80%。病因有很多，包括感染〔尤其是风疹、弯曲菌、李斯特菌（Listeria）、梅毒、弓形体病以及巨细胞病毒和HPV〕、机械性障碍（子宫平滑肌瘤、宫颈功能不全）、内分泌疾病、免疫性因素（自身免疫性疾病，ABO系统不相容）和遗传性染色体异常[34,50,51,61]。

从形态学上确认妊娠的发生是病理医师最常作出的诊断之一。当看到胎儿成分、妊娠囊或绒毛膜绒毛时，诊断就容易了（图1.348）。当看到胎儿时就应作出诊断，不管它是否被浸软、是否正常、是否有大体结构混乱或有局部异常[21,23,37,39,43,47,48,53]。细胞遗传学异常与导致胚胎早期死亡的胚胎生长结构紊乱之间有密切关系，通常发生于胎儿期（30mm）之前[32,55]。偶尔，仅胚胎的某一种组织残留下来，如神经胶质组织[56,63]。当看到妊娠囊时，应记述它是完整的还是破碎的，对于后者还要说明是否含有脐带残端。将刮宫物置于盐水中冲洗血液后，妇科医生很容易从里面发现绒毛膜绒毛[40]。在其他情况下，不但大体上不可能分辨出绒毛，而且需要大量取材并在显微镜下仔细观察。

有时，绒毛周围会有大量纤维素样物质沉积，其形

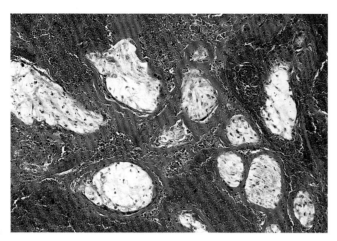

图1.349　在血凝块中可见"鬼影"绒毛。

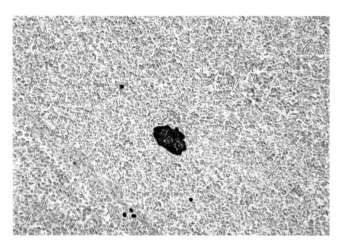

图1.350　尽管坏死较彻底，仍可见单个合体滋养细胞β-hCG强表达。

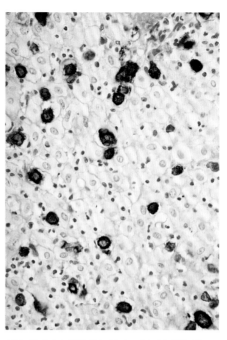

图1.351　孤立的中间型滋养细胞角蛋白呈强阳性。

态学表现与母亲持续性阴道出血相关，但不应被当做母体血栓形成或自身免疫性疾病的证据[60]。

　　因为与纤维素性团块相似，坏死（"鬼影"）的绒毛很难辨认（图1.349）。整体轮廓、间质细胞和滋养细胞的影像是主要的鉴别依据。在缺乏绒毛时，应寻找滋养细胞，无论是孤立的还是成簇的。需要注意的是，不要将这些滋养细胞，尤其是中间型滋养细胞，与蜕膜细胞混淆。中间型滋养细胞可侵入围绕胚囊的蜕膜，形成滋养细胞鞘，侵入胎盘床的螺旋动脉，也可侵入种植部位下面的子宫肌层[22]。它们通常为单核细胞，形状各异（圆形、多角形或梭形），胞质为嗜双色性或嗜酸性，呈颗粒状，细胞界限不清。细胞核呈圆形或分叶状，有时有多个裂隙，常浓染[59]。相反，蜕膜细胞具有清晰的细胞界限，胞质浅染均一，核呈圆形、一致，染色质较细。

　　当常规染色切片不能断定是否存在任何类型的滋养细胞且这对于临床很重要时（如鉴别宫内妊娠和异位妊娠时），应进行hCG、hPL、SP1和角蛋白的免疫细胞化学染色（图1.350和1.351）[25,28,36]。

　　尽管扩张的透明变性螺旋动脉和纤维素样基质是提示子宫内种植的特征，但在缺乏胎儿成分、绒毛或滋养细胞的情况下（经过形态学或免疫组织化学检查），不能绝对肯定地作出子宫内妊娠的诊断[43]。需要注意的是，极少数情况下，在异位妊娠患者的刮宫标本中也可见到绒毛[33]。其他一些子宫内膜的变化，包括蜕膜反应、妊娠性增生和Arias-Stella反应[44]，也强烈提示妊娠的发生，但它们不能确定妊娠的位置（宫内或异位），也不是确定诊断的根据[26]。与真性蜕膜组织相比，虽然口服避孕药导致的继发性蜕膜样改变通常缺乏扩张血管，且腺体不活跃，但二者的镜下形态非常相似。

　　妊娠性增生的特征是：子宫内膜同时存在腺体分泌、间质水肿和蜕膜样改变[35]。基底部腺细胞获得对S-100蛋白的强免疫反应[42]。**Arias-Stella反应**（在本章前面的子宫-宫体部分已讨论）是对有生命力的滋养细胞组织的一种生理反应[44]，是妊娠期的特征性变化，但它也可能继发于应用孕激素和其他外源性激素。

　　在某些情况下，需要送检子宫内膜刮出物做冰冻切片来区别宫内妊娠和异位妊娠。如果存在胎儿成分或发育良好的绒毛，则容易鉴别。然而，不论多么有经验的观察者，在福尔马林固定、石蜡包埋组织中辨认滋养细胞是很困难的，尤其是中间型细胞（就像前面讨论过的），就更不要期望能从冰冻切片中得出可靠的结论了。应用腹腔镜和超声（特别是阴道超声）检查可以不再依赖这种本质上不可靠的做法[45]。

　　脓毒性流产通常由大肠杆菌或厌氧链球菌所致。病理医师在诊断脓毒性流产之前应证实组织切片中有微生物。中性粒细胞的存在，即使数量很多时，也并不一定提示感染，因为它可能只代表对坏死蜕膜和胎儿组织的炎症性反应。

通过免疫组织化学技术已经在流产标本中检测到了单纯疱疹病毒的感染，提示存在导致胎儿经胎盘感染的亚临床潜在感染[52]。

大多数流产患者需要扩张子宫并刮宫，以去除残留的滋养细胞组织。刮宫材料需镜检，以除外早期妊娠滋养细胞疾病。

流产标本的绒毛可见水肿改变（"水肿性流产胎儿"），需要与完全性或部分性水泡状胎块鉴别。在水肿性流产胎块中，大体上无绒毛肿胀和水池结构形成。更重要的是，绒毛周围的滋养细胞会变扁。如果存在滋养细胞增生，则细胞的排列有规则，呈离心性并有极向，核没有明显的异型性。

流式细胞 DNA 分析已应用于鉴别诊断。虽然 DNA 拷贝数、核型的异常和镜下改变之间存在相关性，但并不像人们希望的那么密切[27,46,58]。事实上，由于观察者之间的差异和镜下评估缺乏预测价值，一些专家做出如下结论：除了证实妊娠已经发生和排除妊娠滋养细胞疾病以外，对流产材料进行形态学分类没有意义[29,57]。的确，水肿性绒毛比非水肿性绒毛更可能具有非二倍体 DNA[31]，然而，在具有 DNA 三倍体的流产物中，仅半数或更少具有部分性水泡状胎块的形态学特征，其余多数形态学特征不显著[31]。上述分歧可能与多余的一组染色体是来源于父亲还是来源于母亲有关[41]。一项对 1000 多例自然流产病例进行的细胞遗传学 - 形态学对应研究发现，与有正常核型的病例相比，绒毛滋养细胞的增生在异常核型组和三倍体亚群中发生率增高。最高级别的滋养细胞增生更常见于有第 7、15、21 和 22 号染色体三体的病例中[49]。

免疫组织化学染色显示，与水泡性胎块滋养细胞相比，绒毛水肿的滋养细胞较少出现细胞周期蛋白 E 和 p53 的过表达，MIB-1 指数和凋亡的发生率较低，但这些差异不足以作为诊断依据[24,38,54,62]。

检查 4 ~ 6 个月流产的胎盘组织（不论是自发的、手术引导的还是前列腺素诱导的）均显示有变性改变，包括局灶蜕膜坏死、蜕膜内出血以及母体血管的充血和血栓形成[30]。

妊娠滋养细胞疾病

有一组疾病与正常或异常妊娠有关，存在滋养细胞增生的共同特征，它们一般被命名为**（妊娠）滋养细胞疾病**。这些独立的疾病在表现和临床意义上有显著的不同；它们主要包括水泡状胎块（完全性、部分性或侵袭性）、胎盘部位滋养细胞肿瘤和绒毛膜癌[67]。对这些疾病的发病机制知之甚少，但基因组印迹被认为在水泡状胎块的形成中起关键性作用[64-66]。

水泡状胎块

在水泡状胎块中，滋养细胞增生伴有绒毛肿胀。它们可再细分为完全性和部分性，两者均可具有侵袭性。

完全性水泡状胎块

完全性水泡状胎块是由异常的配子形成和受精所致。本病的滋养细胞胞核只含有父亲的染色体，因此在来源上属于雄核发育，尽管其胞质 DNA 为母系来源的[83,93]。大多数病例染色体数目正常：其中 85% 的病例为 46XX，15% 为 46XY。据推测在 46XX 病例，受精过程为一个不含有效基因组的"空"卵子与一个单倍体精子结合，是未经胞质分裂而复制的。而在 46XY 病例中，受精是"空"卵子与两个单倍体精子的结合，后来融合和复制。线粒体 DNA 的遗传学分析支持这种假说[69]。少数病例中 DNA 可为四倍体，一般发生于高龄组[72]。

完全性水泡状胎块的发生具有显著的地区性差异。Hertig[87] 在其经典研究中报道，在美国，健康年轻女性的平均发病率为 1/2000。在东南亚，报道的发病率至少要高 4 ~ 5 倍[89,91]。墨西哥（1 : 200）、菲律宾（1 : 173）、印度（1 : 160）、台湾（1 : 125）和印度尼西亚（1 : 82）的发病率更高[107]。有完全性水泡状胎块的孕妇一般大于 30 岁，饮食中似乎更常缺乏维生素 A 前体（这可能会解释前面提到的某些地区性差异）。增加胡萝卜素的摄入可减少发病风险。在有足月生育史者，水泡状胎块的发病风险会降低，而有水泡状胎块妊娠史者再次发病的风险会大大增高[91,112,114]。"反复性"水泡状胎块通常为完全性水泡状胎块，但也可以是部分性水泡状胎块，或完全性水泡状胎块后出现部分性水泡状胎块[110]。

临床上，完全性水泡状胎块累及的子宫体积增大，与妊娠时间不成比例[68]。血清 hCG 在第 14 周后仍持续升高，而在正常妊娠此时的 hCG 水平通常开始下降。妊娠毒血症的表现（高血压、水肿、蛋白尿）较为常见，尤其是在孕早期。个别情况下，甲状腺功能亢进是水泡状胎块分泌的甲状腺刺激物的结果，也可以是 hCG 分子本身作用的结果[75,86,105]。在就诊期间，患者可出现阴道出血，这是水泡状胎块发生自然流产的一种征象。

大体上，完全性水泡状胎块呈典型的"葡萄串状"，全部或几乎所有绒毛均发生水肿变性。单个囊泡的直径在 1 ~ 30mm 之间，总重量通常超过 200g。在子宫切除标本中，可见肿胀的绒毛充满宫腔并使子宫变大（图 1.352）。通常情况下，没有可辨认的胚胎、脐带或羊膜。个别情况下，在真性完全性水泡状胎块中可出现胚胎，这几乎总是见于双胎妊娠[70,116]。

显微镜下，完全性水泡状胎块具有两个恒定的特征：**滋养细胞增生和绒毛囊泡状肿胀**，后者可能是继发现象。病变的严重程度在不同病例和不同绒毛间相差很大，事实

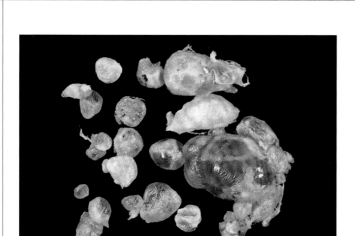

图1.352 完全性水泡状胎块。可见所有的绒毛明显肿胀。
（Courtesy of Dr Pedro J Grases Galofrè; from Grases Galofrè PJ. Patologia ginecològica. Bases para el diagnòstico morfològico. Barcelona, 2002, Masson）

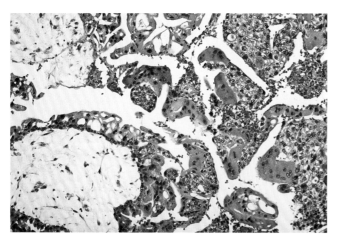

图1.353 完全性水泡状胎块。显示绒毛增大伴间质水肿和显著的滋养细胞增生。

证明，不同观察者以及同一观察者多次观察之间具有高度差异性，因此可能难以在病变很早期检测到[78,82,94]。有的绒毛可围绕着变薄的变性滋养细胞。另外一些绒毛的滋养细胞则增生成片状（图1.353）。扩张绒毛的轴心被断断续续的、支离破碎的纤维性条带分隔（"水池"形成）。尽管CD34染色显示血管的数目并没有显著减少，但在HE切片上通常难以见到或非常稀少[109]。绒毛间质变化，包括黏液变性及出现核碎片（凋亡），可以很早期就出现，从而可以为诊断提供线索[95,96,117]。与正常早期妊娠绒毛周围增生的滋养细胞排列极向不同，完全性水泡状胎块增生的滋养细胞特征性地环状围绕每个绒毛，且排列紊乱。看不到绒毛膜癌中常见的合体滋养细胞和细胞滋养细胞混合生长而成的丛状结构。胎盘种植部位也可发生滋养细胞的异型增生，其程度比流产和部分性水泡状胎块中的水肿绒毛严重[104]。

在超微结构上，水泡状胎块的滋养细胞与正常妊娠

头3个月中所见到的滋养细胞非常类似[106]。

在免疫组织化学标志物中，hCG和PLAP分别广泛和片状分布于水泡状胎块的合体滋养细胞上，表达强度与妊娠时间无关，而hPL的表达强度则随着妊娠时间的增加而增加[73,81]。水泡状胎块的合体滋养细胞同时表达抑制素的α和β亚单位[98,108]。P57^{kip2}蛋白（细胞周期抑制子，由父系的一个强大的印迹基因编码的肿瘤抑制蛋白）可作为完全性水泡状胎块鉴别诊断的潜在标志物，其在正常妊娠、自然流产和部分水泡状胎块的细胞滋养细胞及绒毛间叶细胞表达良好，但完全性水泡状胎由于两个TP57基因拷贝均来自父系，故在病变发展的早期就表达缺失或明显减少[74,77,80,92]。p53的表达水平直接与滋养细胞有关，主要是与细胞滋养细胞的增生活性有关。因此，完全性水泡状胎块的p53的免疫组织化学染色强度高于部分性水泡状胎块的，但低于绒毛膜癌的[101]。有意思的是，在妊娠早期的正常的滋养细胞和自发流产的水泡绒毛中也可见到一些p53局灶染色[76,118]。

流式细胞术检测发现，50%的完全性水泡状胎块为二倍体，43%为四倍体，3.6%为多倍体，1.7%为三倍体[99,100]。曾有人指出，滋养细胞增生越活跃，发展为绒毛膜癌的概率就越大。然而，若干例外情况的出现使得这种评估指标几乎失去了实际应用价值[90]，尤其是在监控血清hCG水平的高灵敏技术出现以后[79,84]。根据Driscoll[79]的报道，水泡状胎块病灶的肿瘤与宿主组织结构毗邻的部位出现纤维素样物质沉积，以及合体滋养细胞的数量较多，提示对化疗的反应较好。而病灶中分化较低的细胞滋养细胞密集生长，则对化疗反应相对较差。杂合性（双精受精卵）水泡状胎块，包括双精受精的杂合XY水泡状胎块，与持续性滋养细胞疾病发生率的相关性要高于纯合性（单精受精卵）水泡状胎块。增生指数和DNA倍体数均未发现与预后有统计学相关性[99]。

完全性水泡状胎块的治疗首先要刮宫清除并做病理诊断[111]，随之要对hCGβ亚单位进行连续性定量测定[71,88,115]。推荐的测定方法是：在终止水泡状胎块妊娠后的第10、20、30、45和60天分别测定血清hCG水平。80%病例第60天时血清中hCG可达正常水平。如果在第45～第60天之间血清hCG水平仍高，或到第60天时仍在高水平，就需采取化疗，大约20%的患者需要化疗[102]。应用上述治疗方法，痊愈率接近100%[85]。但不幸的是，依托泊苷（鬼臼乙叉苷）的使用常与第二种肿瘤的发生风险升高有关[113]。

另有人推荐，对那些在水泡状胎块排出2周后hCG仍连续三次高于正常值的患者进行化疗（大约20%～30%的患者）。还有人推荐在进行化疗前应观察4周甚至2个月，尤其是当hCG水平低时[97]。

在一项包含738名有水泡状胎块患者的研究中，81%自然消退。其余患者中17%发展为侵袭性水泡状胎块，2%发展为绒毛膜癌[103]。水泡状胎块妊娠刮宫后，出现绒毛或非典型滋养细胞，表明有"持续性滋养细胞

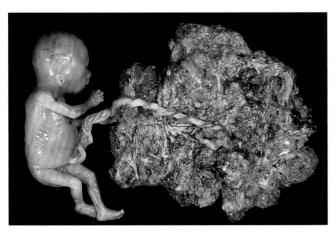

图1.354　伴有胎儿的部分性水泡状胎块。已通过活检和流式细胞术确诊。胎儿未显示异常，由一正常脐带与胎盘相连。

（Courtesy of Dr Pedro J Grases Galofré; from Grases Galofré PJ. Patología ginecológica. Bases para el diagnóstico morfológico. Barcelona, 2002, Masson）

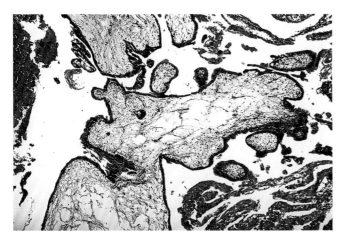

图1.355　部分性水泡状胎块。绒毛呈扇贝形，间质中可见孤立的滋养细胞。

疾病"，但是否给予化疗仍主要依靠 hCG 水平。

部分性水泡状胎块

在所有水泡状胎块中，约 15% ~ 35% 为部分性水泡状胎块。与完全性水泡状胎块不同，部分性水泡状胎块通常有胚胎存在，尽管常常是异常的（"枯萎的受精卵"）。胎盘组织的体积是相对正常的。大体上，可见囊泡状绒毛和正常绒毛混合（图 1.354）。前者常有局灶性水肿，导致中心呈"水池"结构以及滋养细胞间质包涵体（图 1.355）。许多绒毛呈不规则形或扇贝形，并含有血管，其内有胎儿（有核）红细胞。绒毛间质常有纤维化。滋养细胞显示增生，尽管一般不如完全性水泡状胎块严重；合体细胞胞质空泡化非常显著[123]。与完全性水泡状胎块相比，其 hCG 和 hPL 免疫组织化学染色的定位略有不同[121]，类似于已经提及的 P57kip2 染色的不同。

大多数部分性水泡状胎块为三倍体（69,XXX 或

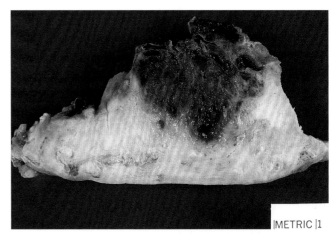

|METRIC |1

图1.356　侵袭性水泡状胎块的大体表现。可见出血性肿块穿透了子宫肌壁的一半。

69,XXY），少数为染色体 16 三体[120,138,139]。多出来的染色体是父系来源的（所谓的"双雄三倍体"）[128]。

由于病灶通常较小，子宫几乎总是较小或与妊娠时间相符。血清 hCG 水平尽管有升高，但相对较低，不发生完全性水泡状胎块常伴随出现的卵泡膜 - 黄体囊肿[119]。部分性水泡状胎块发展为绒毛膜癌的风险非常低，但已有几例记录较完全的报道[127,134]。而且，已有报道部分性水泡状胎块有 5% ~ 10% 发展为持续性滋养细胞疾病的文献（那些早期做了清除的病例发生率较低）[125]，说明对这些患者必须进行随访[130,132,133]。有些病例复发后成为侵袭性水泡状胎块[126,129,135]，部分表现为肺转移[122]。

正如已经指出的那样，并非所有的三倍体孕体的胎盘都会转变为部分性水泡状胎块；有些（可能是多数）具有正常的形态学表现[124]。上述两种三倍体胎儿都将在孕 8 周左右死亡[136]。

部分性水泡状胎块除了要与完全性水泡状胎块鉴别外，还要与见于 15% ~ 40% 的自发性流产中的水肿绒毛以及少见的胎盘绒毛干水肿、间叶细胞发育异常和 Beckwith-Wiedemann 综合征鉴别[134]。后者不存在显著的绒毛肿胀和水池形成。前面已经提到过，自发性流产的绒毛滋养细胞变扁，如果增生，则有极向分布。而且，滋养细胞的非典型性较少或不存在。流式细胞术研究非常有助于评估这个问题[128,130,131]。

侵袭性水泡状胎块

侵袭性水泡状胎块（破坏性绒毛膜腺瘤）是指水泡状胎块（几乎总是完全性的，偶尔是部分性）的绒毛侵入子宫肌层和（或）其血管中[145,146]（图 1.356 至 1.358）。这种现象见于 16% 的完全性水泡状胎块，是正常滋养细胞浸润能力的过度表达，滋养细胞浸润能力是胚胎种植的一种必要特性，胎盘粘连（见 248 页）是滋养细胞过度浸润的另一种表现。此外，正常妊娠后肺内

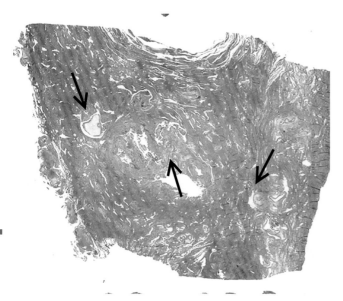

图1.357 侵袭性水泡状胎块的整体观。可见异常绒毛侵入增厚的子宫肌层（箭头所示）。

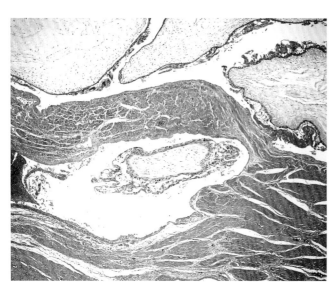

图1.358 侵袭性水泡状胎块。可见被覆增生滋养细胞的水肿绒毛侵入子宫肌壁。

出现微小的滋养细胞栓子也属此类现象[140]。

　　侵袭性水泡状胎块可以穿入很深的子宫肌层，并可导致持续性出血，但浆膜层通常完整。不过，也可发生子宫穿孔。侵犯血管可导致子宫外滋养细胞结节形成，如在阴道、肺、脑和脊髓[144,147]。肺部结节具有特征性的放射学表现[141,142]，它们可持续产生 hCG，并有类似的出血倾向。临床症状与侵犯部位有关：肺内一个相当大的结节可以自发消退而无任何症状，而脑内的一个小的病灶可以导致致命性出血[143,149]。不容忽略的是，除自限性以外，侵袭性水泡状胎块具有恶性肿瘤的所有生物学特征。它有间质浸润，产生肿瘤性栓子，可远隔转移。这或许告诉了我们某些非常重要的信息：与肿瘤进展有关

的两个核心特征（侵袭和转移）相关程序可能在正常细胞已经存在，这个机制的去阻遏或许是肿瘤发生的关键。

　　再回到与日常工作最为相关的主题，侵袭性水泡状胎块与普通的水泡状胎块的区别在于它的侵蚀性，与绒毛膜癌的区别在于它可以出现绒毛，后者也可见于"转移"的病灶中。在侵袭性水泡状胎块中，滋养细胞增生的程度与一般的水泡状胎块没有明显差异。对有侵袭性水泡状胎块的患者主要进行化疗，有时也可采取子宫全切[146,148]。

绒毛膜癌

　　若不给予治疗，绒毛膜癌是妊娠滋养细胞疾病中最具侵袭性的病变。大多数病例发生于完全性水泡状胎块之后。因此，这种恶性肿瘤常见于世界上那些水泡状胎块较为普遍的地区。据估计，有1%～2%的完全性水泡状胎块可发展为绒毛膜癌[152]。

　　绒毛膜癌也可发生于部分性水泡状胎块（非常少见）、异位妊娠、非水泡状胎块性宫腔内流产或足月妊娠之后[153,175,180]。在后者（尤其少见），肿瘤可在正常的胎盘上形成一个或多个肿块，或发生于分娩后[151,154,170]。另外，也有来源于妊娠早期绒毛干滋养细胞的"原位"绒毛膜癌的病例报道[163]。

　　流产后的绒毛膜癌病例（不管有无水泡状胎块）的潜伏期几乎总是少于一年，尽管有的相当长（"潜伏性绒毛膜癌"）[159]。在诊断这种恶性肿瘤时，患者的平均年龄为29岁。在复查后来发生绒毛膜癌女性的非水泡状胎块流产切片时，较易见到增生活跃的滋养细胞灶。尽管这些病灶在回顾时也不能诊断为滋养细胞病变，但却提示绒毛膜癌存在先驱病变。

　　Bagshawe 等[150]发现，绒毛膜癌的发生和预后与女性及其丈夫的 ABO 血型系统有着十分显著的关系。风险最高的是 A 型血女性嫁给 A 型血男性，与风险最低组相比，其相对风险为10.4：1。当女性嫁给同种 ABO 血型的男性时，在刮除水泡状胎块后其滋养细胞自发退变的发生率最高。

　　大体上，绒毛膜癌质软，呈暗红色，有出血的圆形结节状肿物（图1.359）。显微镜下，肿瘤由一簇簇被一片片合体滋养细胞分隔的细胞滋养细胞构成，形成特征性的双相丛状结构[182]（图1.360）。出血和坏死较为常见，但无真正的诊断意义，因为它们在自发性流产中也较为常见。绒毛膜癌的特征是没有绒毛出现。事实上，据说绒毛的出现可以排除绒毛膜癌的诊断，不管滋养细胞的非典型性如何突出[160]。这个诊断标准的理论让人难以接受。毕竟，如果绒毛膜癌起源于完全性水泡状胎块，应该有一个时期水泡状胎块和绒毛膜癌组织同时存在。毫无疑问在实践中这是一条很有用的诊断标准。

　　绒毛膜癌细胞 hCG 和角蛋白免疫组织化学染色呈阳

性。hPL、SP1 和 CEA 也可以是阳性的[172]。还可以有少数中间滋养细胞，它们表达 hPL、CD146（Mel-CAM）、HLA-G 和抑制素。

绒毛膜癌的镜下分级没有意义。有人试图发现肿瘤的各种生长形式与预后的关系[158,178]。其中最为可信的是，那些在肿瘤和间质交界处有较密集炎性浸润的病例预后会有所改善[161,164,167,176]。

未经治疗的绒毛膜癌的自然病程的特征是：在早期发生血行转移，最常见的部位是肺、脑、肝、肾和肠[166,174,183]。临床上可单发，并可发生于最不常见的部位，常伴有大量出血[165]。有意思的是，即使在有广泛转移的病例中，胎儿也极少受累[184]。在死于绒毛膜癌广泛转移的患者中，残留的子宫肿瘤可以不明显或完全看不到[179]。

绒毛膜癌患者的其他脏器的许多形态学变化，均为肿瘤细胞分泌 hCG 和其他激素的结果。这些变化包括：宫颈内膜腺体增生、蜕膜反应（子宫内膜腺体和异位腺体）、Arias-Stella 现象、由于卵泡膜 - 黄体囊肿导致的双侧卵巢增大（黄体过度反应）以及乳腺小叶增生。在绒毛膜癌治疗后很久发现卵巢卵泡膜 - 黄体囊肿，可作为推测绒毛膜癌持续存在的一个证据[169]。在伴有子宫内膜蜕膜反应的绒毛膜癌患者中，螺旋小动脉并不发育，与正常月经周期不同，内膜表现类似于服用孕激素后改变[179]。

绒毛膜癌（和一般意义的妊娠滋养细胞疾病）的治疗进展是医学肿瘤学中最为成功的例子[181]。当仅用外科手术治疗时，明显局限于子宫的肿瘤的治愈率仅为 40%，而有转移时治愈率不足 20%[155]。随着化疗药物氨甲蝶呤、放线菌素 D 和苯丁酸氮芥（一种联合治疗，常称为 MAC 方案）的应用，肿瘤局限于子宫的患者的生存率接近 100%，伴转移的患者的生存率约为 83%[168,173]。尽管需要说明，大多数报

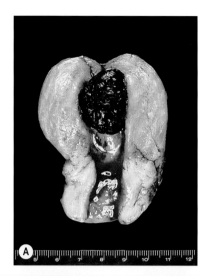

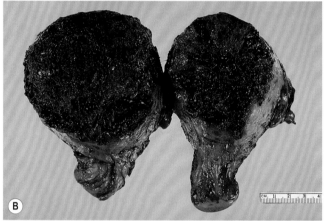

图1.359　A和B，子宫绒毛膜癌显示典型的重度出血外观。

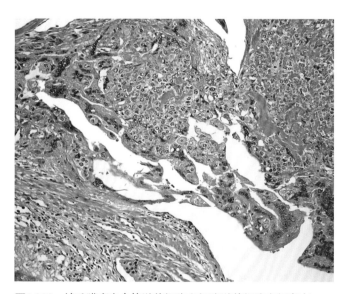

图1.360　绒毛膜癌中合体滋养细胞和细胞滋养细胞交织存在。

框1.3　妊娠滋养细胞疾病（GTD）的NIH分类

Ⅰ.**良性GTD**

　　A.完全性水泡状胎块

　　B.部分性水泡状胎块

Ⅱ.**恶性GTD**

　　A.非转移性GTD

　　B.转移性GTD

　　　　1.预后好，低危——没有任何风险因素

　　　　2.预后差，高危——出现各种风险因素

　　　　　　a.持续>4个月

　　　　　　b.治疗前血清β-hCG>40 000mIU/ml

　　　　　　c.脑或肝转移

　　　　　　d.足月妊娠后的GTD

　　　　　　e.先前治疗失败

From SGO handbook. Staging of gynaecologic malignancies. Chicago, 1994, Society of Gynecologic Oncologists.

表1.5　WHO妊娠滋养细胞疾病的预后指数评分

预后因素	评分[a]			
	0	1	2	4
年龄（岁）	≤39	>39	—	—
妊娠史	水泡状	流产	足月	—
间隔（月）[b]	4	4~6	7~12	>12
β-hCG（IU/L）	<10^3	10^3~10^4	10^4~10^5	>10^5
ABO血型（女×男）	—	OA、AO	B、AB	—
最大肿瘤，包括子宫肿瘤	—	3~5cm	>5cm	—
转移部位	—	脾，肾	消化道，肝	脑
转移灶的数量	—	1~4	4~8	>8
化疗史	—	—	一种药物	两种以上药物

[a]总分是将每个预后因素的单个分数相加得到的。低危=0~4，中危=5~7，高危≥8。
[b]间隔是从以往妊娠的结束到化疗开始之间的时间。
From SGO handbook. Staging of gynecologic malignancies. Chicago, 1994, Society of Gynecologic Oncologists.

道并非限于病理上严格定义的绒毛膜癌，而是一般意义上的妊娠滋养细胞疾病（或"转移性"妊娠滋养细胞疾病），但这些数据的确令人印象深刻。疾病的风险可依据转移部位、hCG 水平和病变存在时间识别[177]（表 1.5 和框 1.3）。

大多数病例可保留子宫。子宫全切术应用于那些不要求保留生育功能和（或）对化疗不敏感的患者。外科手术还有助于控制转移病灶的致命性大出血[157,171]。

早期诊断、迅速制订治疗方案和通过连续定量测定 hCG 来监测治疗效果的重要性无论怎样强调都不过分。对于后者，需要提出的是，hCG 的分泌决不限于妊娠性绒毛膜癌，它也可以发生在非妊娠性绒毛膜癌。还可能发生在其他卵巢和睾丸的生殖细胞肿瘤、黑色素瘤、恶性淋巴瘤以及食管、胃、胰腺、肾、肝、肺、膀胱、子宫、肾上腺、乳腺和其他部位的癌。这些肿瘤的一个共同特征：可以出现免疫细胞学染色 hCG 阳性的瘤巨细胞[156]。

位点特异性的微卫星探针来鉴定肿瘤组织的 DNA 中限制性片段长度多态性的细胞遗传学研究，有助于区分妊娠性和非妊娠性（生殖细胞）绒毛膜癌，还可以确定肿瘤是否由先前的完全性水泡状胎块转化而来（通过确定肿瘤父系遗传物质的性质）[162]。

胎盘部位滋养细胞肿瘤和中间滋养细胞的相关病变

胎盘部位滋养细胞肿瘤一词现在常用于一种少见的滋养细胞疾病，以前称为**非典型性绒毛膜癌**和**滋养细胞假瘤**[195,202,209]。大约 75% 的病例发生于正常妊娠后，仅有 5% 的患者以前有水泡状胎块妊娠病史[205]。父系 X 染色体及 Y 染色体的缺乏可能是其形成所必需的，提示肿瘤来自一个女性胚胎的滋养外胚层[191,192]。大体上，肿块位于子宫肌层，境界清楚或不清楚（图 1.361A）。其出血不如侵袭性水泡状胎块或绒毛膜癌明显。子宫浸润可以很深，导致自发性或刮宫后子宫穿孔。

显微镜下，在子宫肌层和血管腔内可见大的滋养细胞，胞质丰富，呈嗜酸性，核有多形性（图 1.361B）。这些细胞的形态学、超微结构和免疫组织化学特征均与中间型滋养细胞一致[187,194,198,208]。hPL 呈强阳性且分布较广，而 hCG 往往呈局灶性[186,196]。其肿瘤细胞表达角蛋白、CD66a（CEACAM1）、CD146（Mel-CAM）、妊娠相关的主要基本蛋白、HLA-G 和抑制素[185,201,206]。流式细胞术检测显示其 DNA 常为二倍体[189,193]，在某些罕见的恶性病例中似乎也是如此[207]。其 MIB-1（Ki-67）表达高于过度胎盘植入反应而低于绒毛膜癌[203]。TP53 基因产物与上皮生长因子受体都呈高表达[199]。相对于上皮样滋养细胞肿瘤，其 p63 呈阴性可用于二者的鉴别[204]。

尽管最初认为它是一种合体细胞子宫内膜炎的过度增生[195]，但新的证据表明，它是一种肿瘤性病变，如果不进行治疗，其致死率为 10% ~ 20%[197]。某些病例会出现广泛转移[189,200]，通常其原发肿瘤中核分裂象多见，有广泛坏死和（或）大量胞质透明的细胞[202]。

胎盘部位滋养细胞肿瘤的血清 hCG 水平通常不如绒毛膜癌高，可能并不能准确反映疾病的严重程度。有时

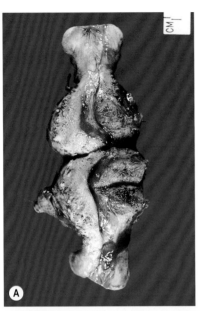

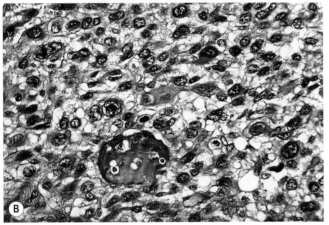

图1.361 A和B，胎盘部位滋养细胞肿瘤。A，大体观。可见实性出血性结节使子宫肌壁增厚，并破入宫腔。B，显微镜下观。显示中等大小的中间型滋养细胞在肌层弥漫性生长。缺乏典型绒毛膜癌具有的由合体滋养细胞和细胞滋养细胞混合存在形成的双相形态结构。

肿瘤对化疗完全没有反应[188,190]，这种肿瘤可见伴有独特的以蛋白尿和血尿为特征的肾小球病变，肾小球毛细血管管腔内有嗜酸性沉积物阻塞[210]。

胎盘部位滋养细胞肿瘤的鉴别诊断包括：其他妊娠期滋养细胞病变以及中间型滋养细胞的非肿瘤性胎盘增生。其与绒毛膜癌的区别是，胎盘部位滋养细胞肿瘤中缺乏细胞滋养细胞和合体滋养细胞两种细胞聚集的双相性结构（尽管可以见到散在的多核细胞），出血少或无，在子宫肌层中呈指突状浸润性生长。

上皮样滋养细胞肿瘤

上皮样滋养细胞肿瘤是最后一个进入妊娠滋养细胞疾病家族的成员，它最初被认为是一种特殊的化疗后手术切

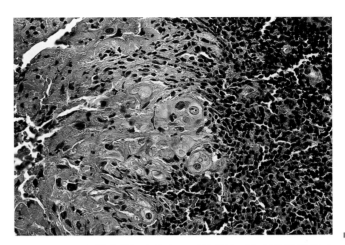

图1.362 上皮样滋养细胞肿瘤。可见其镜下表现非常类似于鳞状上皮癌或毛玻璃样癌。

除绒毛膜癌的转移性病变[217]，但现在知道原位也可发生。与家族中其他成员类似，它通常发生于育龄期女性（尽管绝经期后也可见到）[211]，表现为异常的阴道出血。原发肿瘤最常见于子宫肌壁内，但有时可发生在宫颈[212]，它也可以发生于子宫外，如发生于阔韧带[214]，甚至可表现为原发肺肿瘤，其镜下表现类似于肺鳞状细胞和多形性癌[215]。血清 hCG 水平通常升高。大体上，为囊实性，散在分布，可见出血。显微镜下，可见其是由相对一致的中间滋养细胞构成的巢和实性团块。可见广泛坏死和地图状分布的玻璃样基质（图 1.362），与癌高度类似。免疫组织化学染色显示，角蛋白、α- 抑制素、EMA、P63、HLA-G 和 E- 钙粘连蛋白呈弥漫性表达，但 hPL、hCG、PLAP 和 CD116（Mel-CAM）仅为局部阳性[213]。细胞周期蛋白 E 呈阳性有助于与胎盘部位滋养细胞肿瘤鉴别，p16 呈阴性有助于与宫颈和其他类型的癌鉴别[216]。Shih 等[219] 相信，这种肿瘤是由绒毛膜型中间滋养细胞构成的。分子遗传学分析证实了这点：肿瘤中具有周围正常子宫组织没有的 Y 染色体位点和（或）新的（父系）等位基因[218]。其生物学行为属于恶性肿瘤，可转移至肺和其他部位[219]。

中间滋养细胞的瘤样病变

容易与恶性滋养细胞肿瘤造成严重鉴别诊断问题的中间型滋养细胞非肿瘤性增生，可能包括所谓的胎盘部位过度反应以及胎盘部位结节和斑块[224]。

所谓的**胎盘部位过度反应**（exaggerated placental site reaction, EPSR）过去曾被称为合体细胞性子宫内膜炎。后者是一种双重误称，因为这种病变既不是炎症、也不是由合体滋养细胞构成的。现在的疾病名称表明，其病变是一种由正常中间型滋养细胞在胎盘种植部位的过度浸润（图 1.363）。其与胎盘部位滋养细胞肿瘤很难鉴别，因为二者在细胞学和免疫组织化学特征上都非常相似。当病灶仅在显微镜下可见、缺乏核分裂、滋养细胞间可

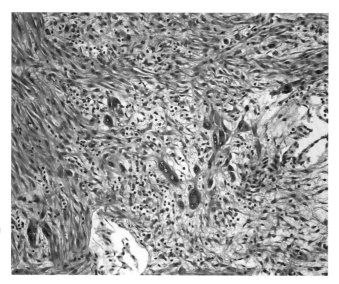

图1.363 胎盘部位过度反应中滋养细胞浸润肌壁形成肿瘤样改变。

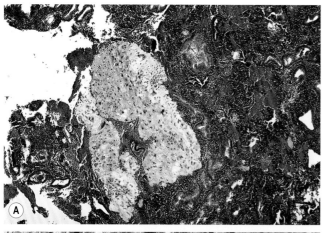

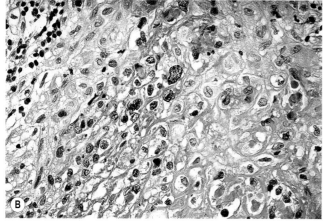

图1.364 A和B，胎盘部位结节的低倍观和中倍观。其表现似软骨，易误诊。

见玻璃样物质以及混合有蜕膜和绒毛时，诊断为**胎盘部位过度反应**较为适当。

胎盘部位结节和斑块可单发或多发，绝大多数界限

清楚，表现为细胞多少不等的圆形或扁平病变（表现为结节或斑块），常伴有广泛的玻璃样变[222,226]（图 1.364）。大多数细胞具有丰富的嗜双色性或嗜酸性胞质，核形不规则，分裂象罕见，而其余细胞具有富含糖原的透明胞质[225]。可见 Mallory 小体（是角蛋白丝在胞质中异常聚集的结果）[227]。这些结节和斑块同样也可以出现于宫颈、输卵管和其他部位[220,221]。与胎盘部位滋养细胞肿瘤不同，它们体积小，界限清楚，有广泛玻璃样变性以及核分裂象稀少[223,228]。已经有人指出，胎盘部位结节和斑块更类似于滑面绒毛膜、而不是植入部位的中间滋养细胞。同样，它们弥漫表达 PLAP，但仅灶状表达或不表达 hPL 和 CD146（Mel-CAM）[225]。

在刮宫标本中，并不总能做到准确鉴别胎盘部位滋养细胞肿瘤和上述非肿瘤性增生。在这些病例中，随后的刮宫和监测血清 hCG 及 hPL 水平是绝对必要的。

足月胎盘的非肿瘤性病变

最好在产后新鲜状态就立即对胎盘进行检查[276,278,286,301]。对胎盘进行充分检查后获得的信息对于新生儿护理以及家庭再生育计划具有决定性的意义，有助于理解存活儿童的神经和其他发育异常，有助于解释胎儿期及围产期的异常死亡，对于解决法医病例非常重要[234,237,245,269,279,293,306]。

异常大胎盘常见于羊水过多，多伴可致胎儿贫血或心衰的疾病，如成红细胞增多症、感染（如梅毒、弓形虫或巨细胞病毒感染）、胎盘和胎儿的肿瘤或胎儿肾静脉血栓形成[237,252,275]。组织学上，这些增大的胎盘发育不成熟。

异常小胎盘见于早产儿和许多生长迟缓（"小于胎龄"）婴儿。生长迟缓的原因有母亲血管疾病和胎儿畸形[282,311]，但许多病因仍不清楚。

胎盘粘连是指胎盘绒毛与其下方的子宫肌层粘连，中间缺乏蜕膜层[251,265,268]（图 1.365）。这种病变的形态学亚型有：**植入性胎盘**（placenta increta），即绒毛侵入子宫肌层；以及**穿透性胎盘**（placenta percreta），即绒毛侵入子宫肌层全层[281]。穿透性胎盘可能导致自发性子宫破裂和致命性大出血[243]。而轻微的（显微镜下）胎盘粘连常常只有通过认真的胎盘基板检查取材才能检出[243]。胎盘植入部位滋养细胞的数目增多可能与胎盘粘连的发病相关[274]。

有缘胎盘和**轮廓胎盘**是绒毛膜外胎盘（即胎盘的绒毛板小于它的基板）的两种形态变异。在有缘胎盘，羊膜与绒毛膜之间平滑过渡；而在轮廓胎盘中，二者的交界处出现皱褶或羊膜发生自我折叠。Wentworth[309] 在 895 例胎盘中发现，25.5% 为有缘胎盘，6.5% 为轮廓胎盘。他认为这两种畸形不具有临床意义。但据其他报道，此

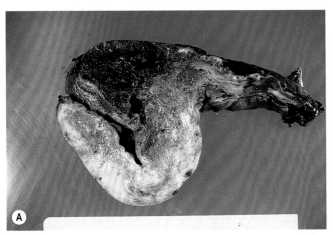

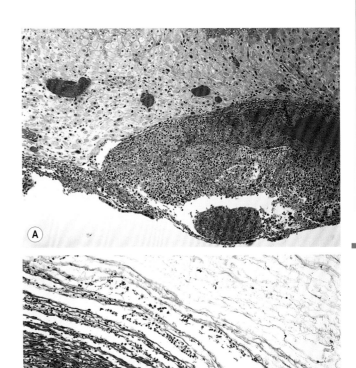

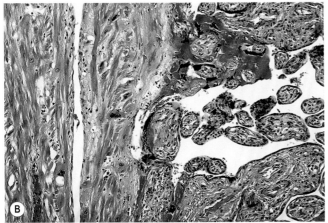

图1.365　A和B，胎盘粘连的大体和镜下表现。均可见绒毛穿透子宫肌壁。

图1.367　A和B，胎盘炎症。A图显示炎细胞浸润集中在胎盘母体面；B图显示脐带血管周围的炎症改变。

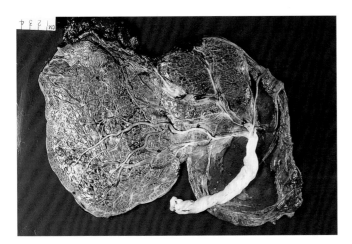

图1.366　靠近胎盘副叶的脐带帆状附着。

类畸形会导致分娩前出血的发生率增高，尤其是在有轮廓胎盘时[238]。

　　羊膜结节是胎儿肾发育不全的结果，并伴有羊水过少[230]，表现为羊膜表面形成由鳞状上皮细胞和纤维素构成的小斑块。超微结构和其他研究表明，这种病变是在羊水过少的情况下，胎儿皮肤脱屑并置留于羊膜上皮所

致[298]。

　　脐带畸形具有重要临床意义者包括**帆状附着**和**单脐动脉**[265,268]（图1.366）。前者见于1%的胎盘，如果位于宫颈开口处，可导致胎儿大出血。后者也可见于近1%的脐带，30%的病例伴有婴儿先天性异常[242,259]。后者可影响心、肾、骨骼或其他系统，增加早产（16.5%）和小于胎龄（34%）的发生率[242]。单脐动脉可在大体检查脐带的横断面时发现，但仍应在显微镜下加以证实。

　　其他脐带异常为胚胎结构残留[236]。绝大多数病变没有临床意义，不伴有先天畸形或围产期并发症。绝大多数位于脐带的胎儿端，表现**尿囊导管**、**脐肠系膜导管**和**胚胎血管的残留**[264]。

　　胎盘**感染**最常见于母亲阴道微生物的上行性感染[237,240,291]，与早产和出生前前两天的脓毒血症密切相关[294]，据估计总体发生率在5.4%～24.4%之间[253]。其形态学表现是由母亲和胎儿循环共同渗出的以中性粒细胞为主的大量炎性浸润。前者主要位于胎膜外周和绒毛板上，而后者主要集中于脐带和胎儿表面血管内（图1.367）。大体上，胎盘表面污浊变暗；然而，大多数病例的炎症只能在镜下观察到。感染也可通过母亲血流到

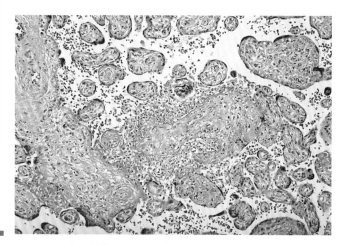

图1.368　李司特菌性坏死性绒毛炎。

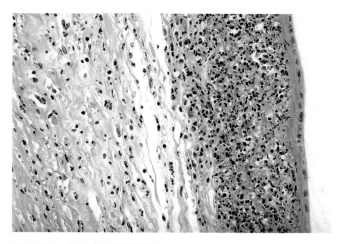

图1.369　急性绒毛膜羊膜炎。

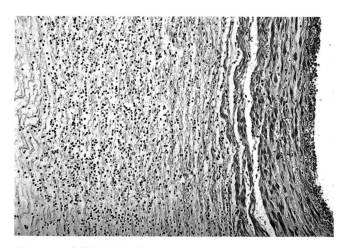

图1.370　脐带的大量炎症浸润。

达胎盘，导致绒毛中出现炎性浸润[233]。炎症可为急性、慢性或肉芽肿性，同时可并发出血性血管炎或血管阻塞[233,299]。在此应当提醒的是，胎儿缺氧或胎粪污染胎膜不会导致胎盘的炎性改变[277]。

胎盘感染的最常见原因是细菌（包括梭形杆菌属）的上行感染[232]，但阴道内其他微生物如疱疹病毒或念珠菌也可以引起感染[292]。疱疹病毒感染的胎盘组织可伴发坏死性脐带炎[260]。免疫组织化学染色或原位杂交可用于诊断疱疹病毒感染[288,303]。

能通过血源途径引发胎盘炎的微生物非常多[302]，包括巨细胞病毒（CMV）、李斯特菌、风疹、梅毒、弓形虫、结核、球孢子菌病、隐球菌病、疟疾、甚至鹦鹉热[261,262,266,271,280,289]（图1.368）。在巨细胞病毒感染中，很少能发现具有诊断意义的病毒包涵体[284,304]。然而，针对CMV抗原的免疫组织化学染色常为阳性，受感染的细胞常位于绒毛的间质内[285]。也可通过PCR技术检测CMV病毒基因产物以作出诊断。这些研究显示，大约10%的慢性绒毛炎病例是由CMV感染引起的[287,297]。**梅毒**的特征性变化包括：血管增生，急性或慢性绒毛炎，以及相对的绒毛不成熟，表现为绒毛体积增大、细胞增多；在某些情况下可出现急性绒毛炎[305,307]。可以通过PCR在胎盘组织中检测到梅毒螺旋体的DNA或免疫组织化学染色发现梅毒螺旋体确立诊断[255]。

尽管绒毛膜羊膜炎发生率有所升高[300]，但HIV感染患者的胎盘在大体上或显微镜下缺乏特异性变化。

慢性绒毛炎是一种累及绒毛的非特异性炎，其形态学所见类似于风疹的绒毛，但并没有风疹感染的血清学证据[233,295,296]。其病因不明，常伴有宫内发育迟缓并偶发无法解释的死产，提示有未被发现的微生物感染和异常的免疫反应[239]。因取材量、诊断标准和患者人群不同，其病变可见于1%～9%的胎盘标本，有时可见于同一患者随后的妊娠[290]。

慢性绒毛炎可伴有**慢性绒毛膜羊膜炎**[257]；某些病例

在镜下以后者为主[258]（图1.369）。绒毛膜羊膜炎在显微镜下可分为轻度、中度或重度三级；其发生率和严重程度与早产儿的孕龄负相关[231,263,283,312]。

慢性绒毛间炎的炎性渗出主要为组织细胞，绝大多数累及绒毛间隙。这种病例很少见，胎儿预后不良[241,263]。

急性脐带炎即脐带的急性炎症，是胎儿炎症反应的信号，因此检测脐带炎症具有一定的临床意义。病变首先表现为分散的多灶病变并最终发生融合，因此建议分别从脐带的胎儿端、中段和远端各取一块做切片检查[272]。镜下典型特征是脐带血管炎（图1.370），其与胎儿感染的相关性在早产胎盘比在足月胎盘更为密切[273]。由于坏死细胞可能与中性粒细胞混淆[256]，所以继发于妊娠中期胎儿死亡的脐带血管平滑肌自溶可以貌似血管炎。

胎盘梗死是指继发于母亲子宫胎盘局部循环阻塞导致的区域性绒毛坏死[270]。大体上，新鲜梗死的病灶呈暗红色，质地比周围组织的硬。镜下可见绒毛拥挤，绒毛间隙消失，绒毛血管明显充血。陈旧的梗死大体上质硬，呈灰白色颗粒状，镜下为一堆"鬼影"绒毛（图1.371和1.372）。真正的梗死应当与血管瘤、绒毛下纤维素斑

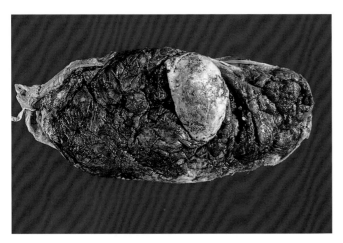

图1.371　陈旧性胎盘梗死的大体观。可见病灶呈灰白，质硬。

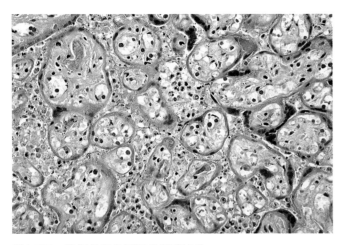

图1.372　陈旧性胎盘梗死的鬼影绒毛。

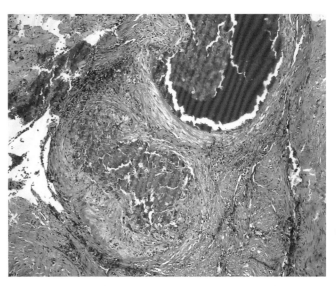

图1.373　胎盘部位复旧不全。显示厚壁的血管，管腔被机化的血栓部分阻塞。

块、绒毛间纤维素沉积以及绒毛间层状血栓区分[308]。Wigglesworth[311]通过注射实验表明，梗死和血管瘤均呈小叶分布，血栓可见于绒毛间的动脉或静脉中，而绒毛周纤维素沉积主要是静脉病变。

　　在大约25%的无并发症的足月胎盘中可发现小范围的梗死，因此可以认为这是一种并不重要的现象。妊娠过程中胎盘梗死的发生率及严重程度在子痫前的毒血症、原发性高血压、Rh不相容以及非中毒性分娩前出血的病例中明显增高[247]。然而，伴有子痫前毒血症的妊娠胎盘中有一半以上无梗死，这说明梗死本身并不一定是这种疾病出现临床症状的原因。在大多数情况下，梗死是由于胎盘后血肿（胎盘早剥）或母亲血管栓塞所致。大片的胎盘梗死常伴发新生儿窒息、低体重儿和宫内死亡[247]。

　　胎儿动脉血栓形成应当与胎盘梗死鉴别（这在前面已提到过，总是继发于母体子宫胎盘循环闭塞）[270,277]。大体上，胎儿动脉血栓形成所致的胎盘变化表现为粗糙的三角形或半球形苍白区域，其他方面与周围正常胎盘组织不易区分。在福尔马林固定后看得更清晰。显微镜下，除偶尔可见小的厚壁血管外，可见绒毛纤维化且

无血管。形成血栓的胎儿动脉位于病变的顶部。Fox[246]在715例胎盘中发现，3.6%有这种病变，在糖尿病女性中尤为常见，但这种病变好像不会给胎儿带来任何不良影响。需要强调的是，除了胎儿动脉血栓形成之外，糖尿病女性的胎盘常有合体细胞结节、纤维化绒毛、Langhans细胞以及绒毛纤维素样坏死灶数量增多[248-250]。

　　胎盘铁沉积是一种正常情况下可以见到的、沿滋养细胞基底膜形成的颗粒性结构。据说这种表现如果见于7.5%或更多的绒毛中，就是一种异常病变，会伴有胎儿生长异常[244]。

　　具有坏死或炎症性本质的**蜕膜血管病变**可以发生在红斑狼疮患者[229]。

　　镰状细胞贫血可通过胎盘镜检来诊断，红细胞变形可能与胎盘和子宫壁分离所致的缺氧有关[254]。

　　表1.6显示了胎盘形态变化与各种临床状况之间的关系。

　　胎盘部位复旧不全可导致分娩后几周时间内阴道出血，即使在没有残留胎盘组织的情况下[310]。这些病例的刮宫标本中含有来自胎盘部位大的母体血管，部分充满血栓（图1.373）。在正常情况下，这些血栓会机化，作为瘢痕残留在子宫内膜或相邻的子宫肌层中。免疫组织化学检查发现，复旧不全和正常血管的免疫球蛋白和补体因子沉积之间有一些差异。上述现象被解释为，免疫因子是正常子宫胎盘动脉复旧过程所需，但在复旧不全的血管中可能不足[235]。

足月胎盘的肿瘤和瘤样病变

　　胎盘**血管瘤**（又称为绒毛膜血管瘤）。如果大体检查足够仔细，大约每100个足月胎盘可以发现1个胎盘

表1.6 胎盘形态变化和各种临床状况之间的关系

	正常妊娠	过期妊娠	早产	Rh不相容性	糖尿病	原发性高血压	毒血症
梗死	±	±	±	±	+	+ +	+ +
胎儿动脉血栓形成	±	+	±	±	+ +	±	±
绒毛纤维素样坏死	±	−	+ +	+ +	+ +	±	+
绒毛不成熟	±	±	±	+ +	+ +	±	±
绒毛衰老	±	+ +	±	±	±	±	±
绒毛基底膜增厚	±	+	±	+	+	+ +	+ + +
绒毛纤维化	±	+ + +	±	±	+ +	±	±

几乎完全依据Fox[246-252]以及Fox和Langley[253]的胎盘大体和镜下检查。

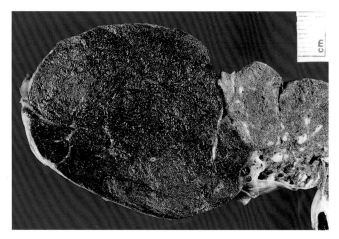

图1.374 巨大的胎盘血管瘤（绒毛膜血管瘤）。可见肿瘤呈深红色，界限清楚。

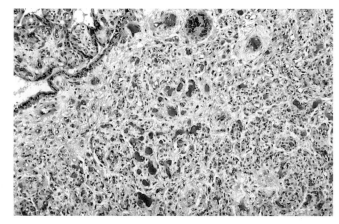

图1.375 绒毛膜血管瘤的镜下表现。可见复杂的毛细血管网充满胎盘间质。

血管瘤病例。大体上，其界限清楚，呈紫红色。它们可凸向胎儿面或完全位于胎盘组织中（图1.374）。显微镜下，它们由增生的毛细血管网构成（图1.375），可见核分裂象，变性常见。小的血管瘤（占这些病例的绝大多数）几乎总是无症状的，但大的肿瘤（大于5cm）可以并发羊水过多、出血、早产、胎盘提前分离以及前置胎盘[315]。这些症状可导致胎儿严重窒息或宫内死亡。血管瘤中血流由左向右的分流可以导致婴儿暂时性充血性心力衰竭[317]。胎盘血管瘤和毒血症之间无明显关系。曾有1例胎盘血管瘤病例被发现与胎盘内绒毛膜癌相关[314]。

其肿瘤细胞CK18免疫组织化学染色呈局灶阳性，表明这种肿瘤起源于绒毛板和锚着绒毛的血管[329]。

绒毛膜血管增生症的特征是：单个绒毛内血管腔的数量增多，据说与新生儿发病率和死亡率有关[313]。**绒毛膜血管瘤病**与绒毛膜血管增生症一样弥漫，但其血管壁更厚、含有肌动蛋白阳性的平滑肌细胞[333]。

胎盘畸胎瘤非常罕见，典型的部位在羊膜和绒毛膜之间[324,327,342]。

肝细胞腺瘤已有偶发的病例报道[318,326,343]，可能起源于异位的具有肝细胞分化的卵黄囊成分。

异位组织如肾上腺皮质也有报道[319]。

脐带肿瘤比胎盘的肿瘤更为少见。血管瘤可导致非免疫性胎儿水肿[338]。少数畸胎瘤[340]和血管黏液瘤[344]的病例也有报道。

直接延伸至胎盘的子宫肿瘤有平滑肌瘤和子宫内膜间质肉瘤[322,325]。

来自母体的转移性肿瘤可发生于胎盘，并形成明显的结节。这种现象最常见于恶性黑色素瘤和恶性淋巴瘤／白血病[316,328,332,335,39]，但也可见于肺和其他器官的癌[320,337]。可以伴有或不伴有胎儿转移。上述极端事件不能掩盖的事实是，无论肿瘤来源如何，在绝大多数伴有肿瘤广泛转移的妊娠女性中，胎盘和胎儿均极少受累。

胎儿的先天性肿瘤转移至胎盘，则是一种更为奇特且更罕见的情况。已见到的有白血病和神经母细胞瘤[330,334]。

新生儿的巨大色素痣可伴有胎盘内呈簇的黑色素细胞，这种现象不应被当做肿瘤为恶性及已有转移的证据[321,341]。

良性血管内皮瘤可以多中心累及胎儿和胎盘[331]。

参考文献

NORMAL ANATOMY

1 Bamberger AM, Sudhal S, Wagener C, Loning T. Expression pattern of the adhesion molecule CEACAM1 (C-CAM, CD66a, BGP) in gestational trophoblastic lesions. Int J Gynecol Pathol 2001, 20: 160–165.

2 Bleisch VR. Diagnosis of monochorionic twin placentation. Am J Clin Pathol 1964, 42: 277–284.

3 Danforth DM, Hull RW. The microscopic anatomy of the fetal membranes with particular reference to the detailed structure of the amnion. Am J Obstet Gynecol 1958, 75: 536–550.

4 Deftos LJ, Burton DW, Brandt DW, Pinar H, Rubin LP. Neoplastic hormone-producing cells of the placenta produce and secrete parathyroid hormone-related protein. Studies by immunohistology, immunoassay, and polymerase chain reaction. Lab Invest 1994, 71: 847–852.

5 Fox H. Pathology of the placenta, ed. 2. London, 1997, W.B. Saunders.

6 Heatley MK, Maxwell P, Toner PG. The immunophenotype of human decidua and extra-uterine decidual reactions. Histopathology 1997, 29: 437–442.

7 Horne CH, Rankin R, Bremner RD. Pregnancy-specific proteins as markers for gestational trophoblastic disease. Int J Gynecol Pathol 1984, 3: 27–40.

8 Kämmerer U, Eggert AO, Kapp M, McLellan AD, Geijtenbeek TBH, Dietl J, van Kooyk Y, Kämpgen E. Unique appearance of proliferating antigen-presenting cell expressing DC-SIGN (CD209) in the deciduas of early human pregnancy. Am J Pathol 2003, 162: 887–896.

9 Kingdom J, Jauniaux E, O'Brien PM, Royal College of Obstetricians and Gynaecologists Study Group. The placenta: basic science and clinical practice. London, 2000, RCOG Press.

10 Kurman RJ, Main CS, Chen H-C. Intermediate trophoblast. A distinctive form of trophoblast with specific morphological, biochemical and functional features. Placenta 1984, 5:349–370.

11 Lewis SH, Benirschke K. Placenta. In Mills SE (ed.): Histology for pathologists, ed. 3. Philadelphia, 2007, Lippincott Williams and Wilkins, pp. 1095–1128.

12 Li HW, Cheung AN, Tsao SW, Cheung AL, O WS. Expression of E-cadherin and beta-catenin in trophoblastic tissue in normal and pathological pregnancies. Int J Gynecol Pathol 2002, 22: 63–70.

13 McCluggage WG. Recent advances in immunohistochemistry in gynaecological pathology. Histopathology 2002, 40: 309–326.

14 Naeye RL. Umbilical cord length. Clinical significance. J Pediatr 1985, 107: 278–281.

15 Naeye RL. Disorders of the placenta, fetus, and neonate. Diagnosis and clinical significance. St Louis, 1991, Mosby.

16 Novak RF. A brief review of the anatomy, histology, and ultrastructure of the full-term placenta. Arch Pathol Lab Med 1991, 115: 654–659.

17 Shih IM, Kurman RJ. Immunohistochemical localization of inhibin-alpha in the placenta and gestational trophoblastic lesions. Int J Gynecol Pathol 1999, 18: 144–150.

18 Shih IM, Seidman JD, Kurman RJ. Placental site nodule and characterization of distinctive type of intermediate trophoblast. Hum Pathol 1999, 30: 687–694.

19 Singer G, Kurman RJ, McMaster MT, Shih IM. HLA-G immunoreactivity is specific for intermediate trophoblast in gestational trophoblastic disease and can serve as a useful marker in differential diagnosis. Am J Surg Pathol 2002, 26: 914–920.

20 Yeh I-T, O'Connor DM, Kurman RJ. Vacuolated cytotrophoblast: a subpopulation of trophoblast in the chorion laeve. Placenta 1989, 10: 429–438.

ABORTION

21 Abaci F, Aterman K. Changes of the placenta and embryo in early spontaneous abortion. Am J Obstet Gynecol 1968, 102: 252–263.

22 Al-Tamimi DM. Intermediate trophoblasts: their role in the diagnosis of intrauterine pregnancy. Int J Surg Pathol 1998, 6: 11–16.

23 Berry CL. The examination of embryonic and fetal material in diagnostic histopathology laboratories. J Clin Pathol 1980, 33: 317–326.

24 Cheville JC, Robinson RA, Benda JA. P53 expression in placentas with hydropic change and hydatidiform moles. Mod Pathol 1996, 9: 392–396.

25 Clark RK, Damjanov I. Intermediate filaments of human trophoblast and choriocarcinoma cell lines. Virchows Arch [A] 1985, 407: 203–208.

26 Clement PB, Young RH, Scully RE. Nontrophoblastic pathology of the female genital tract and peritoneum associated with pregnancy. Semin Diagn Pathol 1989, 6: 372–406.

27 Conran RM, Hitchcock CL, Popek EJ, Norris HJ, Griffin JL, Geissel A, McCarthy WF. Diagnostic considerations in molar gestations. Hum Pathol 1993, 24: 41–48.

28 Daya D, Sabet L. The use of cytokeratin as a sensitive and reliable marker for trophoblastic tissue. Am J Clin Pathol 1991, 95: 137–141.

29 Fox H. Histological classification of tissue from spontaneous abortions. A valueless exercise? Histopathology 1993, 22: 599–600.

30 Fox H, Herd ME, Harilal KR. Morphological changes in the placenta and decidua after induction of abortion by extra-amniotic prostaglandin. Histopathology 1978, 2: 145–151.

31 Fukunaga M, Ushigome S, Fukunaga M. Spontaneous abortions and DNA ploidy. An application of flow cytometric DNA analysis in detection of non-diploidy in early abortions. Mod Pathol 1993, 6: 619–624.

32 Genest DR, Roberts D, Boyd T Bieber FR. Fetoplacental histology as a predictor of karyotype. A controlled study of spontaneous first trimester abortions. Hum Pathol 1995, 26: 201–209.

33 Gruber K, Gelven PL, Austin RM. Chorionic villi or trophoblastic tissue in uterine samples of four women with ectopic pregnancies. Int J Gynecol Pathol 1997, 16: 28–32.

34 Hermonat PL, Kechelava S, Lowery CL, Korourian S. Trophoblasts are the preferential target for human papilloma virus infection in spontaneously aborted products of conception. Hum Pathol 1998, 29: 170–174.

35 Hertig AT. Gestational hyperplasia of endometrium. A morphologic correlation of ova, endometrium, and corpora lutea during pregnancy. Lab Invest 1964, 13: 1153–1191.

36 Huettner PC, Gersell DJ. Arias-Stella reaction in nonpregnant women. A clinicopathologic study of nine cases. Int J Gynecol Pathol 1994, 13: 241–247.

37 Jauniaux E, Hustin J. Histological examination of first trimester spontaneous abortions. The impact of materno-embryonic interface features. Histopathology 1992, 21: 409–414.

38 Kim YT, Cho NH, Ko JH, Yang WI, Kim JW, Choi EK, Lee SH. Expression of cyclin E in placenta with hydropic change and gestational trophoblastic diseases: implications for the malignant transformation of trophoblasts. Cancer 2000, 89: 673–679.

39 Klatt EC. Pathologic examination of fetal specimens from dilation and evacuation procedures. Am J Clin Pathol 1995, 103: 415–418.

40 Lindahl B, Ahlgren M. Identification of chorion villi in abortion specimens. Obstet Gynecol 1986, 67: 79–81.

41 McFadden DE, Pantzer JT. Placental pathology of triploidy. Hum Pathol 1996, 27:1018–1020.

42 Nakamura Y, Moritsuka Y, Ohta Y, Itoh S, Haratake A, Kage M, Kawano K. S-100 protein in glands within decidua and cervical glands during early pregnancy. Hum Pathol 1989, 20: 1204–1209.

43 Novak RW, Malone JM, Robinson HB. The role of the pathologist in the evaluation of first trimester abortions. Pathol Annu 1990, 25(Pt 1): 297–311.

44 Oertel YC. The Arias-Stella reaction revisited. Arch Pathol Lab Med 1978, 102: 651–654.

45 Ory SJ. Ectopic pregnancy: current evaluation and treatment. Mayo Clin Proc 1989, 64: 874–877.

46 Paradinas FJ, Browne P, Fisher RA, Foskett M, Bagshawe KD, Newlands E. A clinical, histopathological and flow cytometric study of 149 complete moles, 146 partial moles and 107 non-molar hydropic abortions. Histopathology 1996, 28: 101–110.

47 Poland BJ, Miller JR, Harris M, Livingston J. Spontaneous abortion. A study of 1961 women and their conceptuses. Acta Obstet Gynecol Scand 1981, 102(Suppl).

48 Potter EL, Craig JM. Pathology of the fetus and the infant. London, 1976, Lloyd-Luke.

49 Redline RW, Hassold T, Zaragoza M. Determinants of villous trophoblastic hyperplasia in spontaneous abortions. Mod Pathol 1998, 11: 762–768.

50 Redline RW, Zaragoza M, Hassold T. Prevalence of development and inflammatory lesions in nonmolar first trimester spontaneous abortions. Hum Pathol 1999, 30: 93–100.

51 Risch HA, Weiss NS, Clarke EA, Miller AB. Risk factors for spontaneous abortion and its recurrence. Am J Epidemiol 1988, 128: 420–423.

52 Robb JA, Benirschke K, Barmeyer R. Intrauterine latent herpes simplex virus infection. I. Spontaneous abortion. Hum Pathol 1986, 17: 1196–1209.

53 Rushton DI. Examination of products of conception from previable human pregnancies. J Clin Pathol 1981, 34: 819–835.

54 Schammel DP, Bocklage T. p53, PCNA, and Ki-67 in hydropic molar and non-molar placentas: an immunohistochemical study. Int J Gynecol Pathol 1996, 15: 158–166.

55 Szulman AE. Examination of the early conceptus. Arch Pathol Lab Med 1991, 115: 696–700.

56 Tyagi SP, Saxena K, Rizvi R, Langley FA. Foetal remnants in the uterus and their relation to other uterine heterotopia. Histopathology 1979, 3: 339–345.

57 van Lijnschoten G, Arends JW, De La Fuente AA, Schouten HJ, Geraedts JP. Intra- and inter-observer variation in the interpretation of histological features suggesting chromosomal abnormality in early abortion specimens. Histopathology 1993, 22: 25–29.

58 van Lijnschoten G, Arends JW, Leffers P, De La Fuente AA, Van Der Looij HJ, Geraedts JP. The value of histomorphological features of chorionic villi in early spontaneous abortion for the prediction of karyotype. Histopathology 1993, 22: 557–563.

59 Wan SK, Lam PW, Pau MY, Chan JK. Multiclefted nuclei. A helpful feature for identification of intermediate trophoblastic cells in uterine curetting specimens. Am J Surg Pathol 1992, 16: 1226–1232.

60 Waters BL, Ashikaga T. Significance of perivillous fibrin/oid deposition in uterine

evacuation specimens. Am J Surg Pathol 2006, 30: 760–765.

61 Wigglesworth JS. Perinatal pathology. Major problems in pathology, vol 15. Philadelphia, 1984, W.B. Saunders.

62 Wong SY, Ngan HY, Chan CC, Cheung AN. Apoptosis in gestational trophoblastic disease is correlated with clinical outcome and bcl-2 expression but not bax expression. Mod Pathol 1999, 12: 1025–1033.

63 Zettergren L. Glial tissue in the uterus. Am J Pathol 1973, 71: 419–426.

GESTATIONAL TROPHOBLASTIC DISEASE

64 Berkowitz RS, Goldstein DP. Chorionic tumors. N Engl J Med 1996, 335: 1740–1748.

65 Li HW, Tsao SW, Cheung AN. Current understandings of the molecular genetics of gestational trophoblastic diseases. Placenta 2002, 23: 20–31.

66 Shih IM, Kurman RJ. Molecular basis of gestational trophoblastic diseases. Curr Mol Med 2002, 2: 1–12.

67 Shih IeM. Gestational trophoblastic neoplasia – pathogenesis and potential therapeutic targets. Lancet Oncol 2007, 8: 642–650.

HYDATIDIFORM MOLE

Complete mole

68 Atrash HK, Hogue CJR, Grimes DA. Epidemiology of hydatidiform mole during early gestation. Am J Obstet Gynecol 1986, 154: 906–909.

69 Azuma C, Saji F, Tokugawa Y, Kimura T, Nobunaga T, Takemura M, Kameda T, Tanizawa O. Application of gene amplification by polymerase chain reaction to genetic analysis of molar mitochondrial DNA. The detection of anuclear empty ovum as the cause of complete mole. Gynecol Oncol 1991, 40: 29–33.

70 Baergen RN, Kelly T, McGinnis MJ, Jones OW, Benirschke K. Complete hydatidiform mole with a coexistent embryo. Hum Pathol 1996, 27: 731–734.

71 Berkowitz RS, Goldstein DP. Clinical practice. Molar pregnancy. N Engl J Med 2009, 360: 1639–1645.

72 Bewtra C, Frankforter S, Marcus JN. Clinicopathologic differences between diploid and tetraploid complete hydatidiform moles. Int J Gynecol Pathol 1998, 16: 239–244.

73 Brescia RJ, Kurman RJ, Main CS, Surti U, Szulman AE. Immunocytochemical localization of chorionic gonadotropin, placental lactogen, and placental alkaline phosphatase in the diagnosis of complete and partial hydatidiform moles. Int J Gynecol Pathol 1987, 6: 213–229.

74 Castrillon DH, Sun D, Weremowicz S, Fisher RA, Crum CP, Genest DR. Discrimination of complete hydatidiform mole from its mimics by immunohistochemistry of the paternally imprinted gene product p57KIP2. Am J Surg Pathol 2001, 25: 1225–1230.

75 Cave WT Jr, Dunn JT. Choriocarcinoma with hyperthyroidism. Probable identity of the thyrotropin with human chorionic gonadotropin. Ann Intern Med 1976, 85: 60–63.

76 Cheville JC, Robinson RA, Benda JA. P53 expression in placentas with hydropic change and hydatidiform moles. Mod Pathol 1996, 9: 392–396.

77 Crisp H, Burton JL, Stewart R, Wells M. Refining the diagnosis of hydatidiform mole: image ploidy analysis and p57KIP2 immunohistochemistry. Histopathology 2003, 43: 363–373.

78 Deavers MT, Kalhor N, Silva EG. Diagnostic problems with trophoblastic lesions. Arch Pathol Lab Med 2008, 132: 168–174.

79 Driscoll SG. Gestational trophoblastic neoplasms. Morphologic considerations. Hum Pathol 1977, 8: 529–539.

80 Fukunaga M. Immunohistochemical characterization of p57KIP2 expression in early hydatidiform moles. Hum Pathol 2003, 33: 1188–1192.

81 Fukunaga M, Miyazawa Y, Sugishita M, Ushigome S. Immunohistochemistry of molar and non-molar placentas with special reference to their differential diagnosis. Acta Pathol Jpn 1993, 43: 683–689.

82 Fukunaga M, Katabuchi H, Nagasaka T, Mikami Y, Minamiguchi S, Lage JM. Interobserver and intraobserver variability in the diagnosis of hydatidiform mole. Am J Surg Pathol 2005, 29: 942–947.

83 Fulop V, Mok SC, Gati I, Berkowitz RS. Recent advances in molecular biology of gestational trophoblastic diseases. A review. J Reprod Med 2002, 47: 369–379.

84 Genest DR, Laborde O, Berkowitz RS, Goldstein DP, Bernstein MR, Lage J. A clinicopathologic study of 153 cases of complete hydatidiform mole (1980–1990). Histologic grade lacks prognostic significance. Obstet Gynecol 1991, 78: 402–409.

85 Hancock BW, Tidy JA. Current management of molar pregnancy. J Reprod Med 2002, 47: 347–354.

86 Hershman JM, Higgins HP. Hydatidiform mole – a cause of clinical hyperthyroidism. Report of two cases with evidence that the molar tissue secreted a thyroid stimulator. N Engl J Med 1971, 284: 573–577.

87 Hertig AT. Hydatidiform mole and chorionepithelioma. In Meigs JV, Sturgis SH (eds): Progress in gynecology. New York, 1950, Grune and Stratton.

88 Hertz R. Choriocarcinoma and related gestational trophoblastic tumors in women. New York, 1978, Raven Press.

89 Hsu CT, Chen TY, Chiu WH, Yang C-C, Lai C-H, Chancheng C-H, Tung PH, Chen CC. Some aspects of trophoblastic diseases peculiar to Taiwan. Am J Obstet Gynecol 1964, 90: 308–316.

90 Jeffers MD, Richmond JA, Smith R. Trophoblast proliferation rate does not predict progression to persistent gestational trophoblastic disease in complete hydatidiform mole. Int J Gynecol Pathol 1996, 15: 34–38.

91 Joint Project for Study of Choriocarcinoma and Hydatidiform Mole in Asia. Geographic variation in the occurrence of hydatidiform mole and choriocarcinoma. Ann N Y Acad Sci 1959, 80: 178–195.

92 Jun S-Y, Ro JY, Kim K-R. P57KIP2 is useful in the classification and differential diagnosis of complete and partial hydatidiform moles. Histopathology 2003, 43: 17–25.

93 Kajii T, Ohama K. Androgenetic origin of hydatidiform mole. Nature 1977, 268: 633–634.

94 Keep D, Zaragoza MV, Hassold T, Redline RW. Very early complete hydatidiform mole. Hum Pathol 1996, 27: 708–713.

95 Kim KR, Park BH, Hong YO, Kwon HC, Robboy SJ. The villous stromal constituents of complete hydatidiform mole differ histologically in very early pregnancy from the normally developing placenta. Am J Surg Pathol 2009, 33: 176–185.

96 Kim MJ, Kim KR, Ro JY, Lage JM, Lee HI. Diagnostic and pathogenetic significance of increased stromal apoptosis and incomplete vasculogenesis in complete hydatidiform moles in very early pregnancy periods. Am J Surg Pathol 2006, **30**: 362–369. [Kim-2]

97 Kohorn EI. Criteria toward the definition of nonmetastatic gestational trophoblastic disease after hydatidiform mole. Am J Obstet Gynecol 1982, **142**: 416–419.

98 Kommoss F, Schmidt D, Coerdt W, Olert J, Muntefering H. Immunohistochemical expression analysis of inhibin-alpha and -beta subunits in partial and complete moles, trophoblastic tumors, and endometrial decidua. Int J Gynecol Pathol 2001, **20**: 380–385.

99 Lage JM, Mark SD, Roberts DJ, Goldstein DP, Bernstein MR, Berkowitz RS. A flow cytometric study of 137 fresh hydropic placentas: correlations between types of hydatidiform moles and nuclear DNA ploidy. Obstet Gynecol 1992, **79**: 403–410.

100 Lage JM, Popek EJ. The role of DNA flow cytometry in evaluation of partial and complete hydatidiform moles and hydropic abortions. Semin Diagn Pathol 1993, **10**: 267–274.

101 Lee Y-S. p53 expression in gestational trophoblastic disease. Int J Gynecol Pathol 1995, **14**: 119–124.

102 Lewis JL Jr. Diagnosis and management of gestational trophoblastic disease. Cancer 1993, **71**: 1639–1647.

103 Lurain JR, Brewer JI, Torok EE, Halpern B. Natural history of hydatidiform mole after primary evacuation. Am J Obstet Gynecol 1983, **145**: 591–595.

104 Montes M, Roberts D, Berkowitz RS, Genest DR. Prevalence and significance of implantation site trophoblastic atypia in hydatidiform moles and spontaneous abortions. Am J Clin Pathol 1996, **105**: 411–416.

105 Narasimhan KL, Ghobrial MW, Ruby EB. Hyperthyroidism in the setting of gestational trophoblastic disease. Am J Med Sci 2002, **323**: 285–287.

106 Okudaira Y, Strauss L. Ultrastructure of molar trophoblast. Observations on hydatidiform mole and chorioadenoma destruens. Obstet Gynecol 1967, **30**: 172–187.

107 Park WW. Choriocarcinoma. A study of its pathology. Philadelphia, 1971, F.A. Davis.

108 Pelkey TJ, Frierson HF, Mills SE, Stoler MH. Detection of the alpha-subunit of inhibin in trophoblastic neoplasia. Hum Pathol 1999, **30**: 26–31.

109 Qiao S, Nagasaka T, Nakashima N. Numerous vessels detected by CD34 in the villous stroma of complete hydatidiform moles. Int J Gynecol Pathol 1998, **16**: 233–238.

110 Rice LW, Lage JM, Berkowitz RS, Goldstein DP, Bernstein MR. Repetitive complete and partial hydatidiform mole. Obstet Gynecol 1989, **74**: 217–219.

111 Rose PG. Hydatidiform mole. Diagnosis and management. Semin Oncol 1995, **22**: 149–156.

112 Sand PK, Lurain JR, Brewer JI. Repeat gestational trophoblastic disease. Obstet Gynecol 1984, **63**: 140–144.

113 Schorge JO, Goldstein DP, Bernstrein MR, Berkowitz RS. Recent advances in gestational trophoblastic disease. J Reprod Med 2000, **45**: 692–700.

114 Shapter AP, McLellan R. Gestational trophoblastic disease. Obstet Gynecol Clin North Am 2001, **28**: 805–817.

115 Tyrey L. Human chorionic gonadotropin. Structural, biologic, and immunologic aspects. Semin Oncol 1982, **9**: 163–173.

116 Van de Kaa CA, Robben JC, Hopman AH, Hanselaar AG, Vooijs GP. Complete hydatidiform mole in twin pregnancy. Differentiation from partial mole with interphase cytogenetic and DNA cytometric analyses on paraffin embedded tissues. Histopathology 1995, **26**: 123–129.

117 Wells M. The pathology of gestational trophoblastic disease: recent advances. Pathology 2007, **39**: 88–96.

118 Yasuda M, Kawai K, Serizawa A, Tang X, Osamura Y. Immunohistochemical analysis of expression of p53 protein in normal placentas and trophoblastic diseases. Appl Immunohistochem 1995, **3**: 132–136.

Partial mole

119 Berkowitz RS, Goldstein DP, Bernstein MR. Natural history of partial molar pregnancy. Obstet Gynecol 1983, **66**: 677–681.

120 Boue J, Boue A. Chromosomal anomalies in early spontaneous abortion. In Gropp A, Benirschke K (eds): Current topics in pathology. 62. Developmental biology and pathology. Berlin, 1977, Springer-Verlag.

121 Brescia RJ, Kurman RJ, Main CS, Surti U, Szulman E. Immunocytochemical localization of chorionic gonadotropin, placental lactogen, and placental alkaline phosphatase in the diagnosis of complete and partial hydatidiform moles. Int J Gynecol Pathol 1987, **6**: 213–229.

122 Cheung AN, Khoo US, Lai CY, Chan KY, Xue WC, Cheng DK, Chiu PM, Tsao SW, Ngan HY. Metastatic trophoblastic disease after an initial diagnosis of partial hydatidiform mole: genotyping and chromosome in situ hybridization analysis. Cancer 2004, **100**: 1411–1417.

123 Chew SH, Periman EJ, Williams R, Kurman RJ, Ronnett BM. Morphology and DNA content analysis in the evaluation of first trimester placentas for partial hydatidiform mole (PHM). Hum Pathol 2000, **31**: 914–924.

124 Doshi N, Surti U, Szulman AE. Morphologic anomalies in triploid liveborn fetuses. Hum Pathol 1983, **14**: 716–723.

125 Fukunaga M. Early partial hydatidiform mole: prevalence, histopathology, DNA ploidy, and persistence rate. Virchows Arch 2000, **437**: 180–184.

126 Gaber LW, Redline RW, Mostoufi-zadeh M, Driscoll SG. Invasive partial mole. Am J Clin Pathol 1986, **85**: 722–724.

127 Gardner HA, Lage JM. Choriocarcinoma following a partial hydatidiform mole. A case report. Hum Pathol 1992, **23**: 468–471.

128 Genest DR. Partial hydatidiform mole: clinicopathological features, differential diagnosis, ploidy and molecular studies, and gold standards for diagnosis. Int J Gynecol Pathol 2001, **20**: 315–322.

129 Goto S, Yamada A, Ishizuka T, Tomoda Y. Development of postmolar trophoblastic disease after partial molar pregnancy. Gynecol Oncol 1993, **48**: 165–170.

130 Jeffers MD, O'Dwyer P, Curran B, Leader M, Gillan JE. Partial hydatidiform mole. A common but underdiagnosed condition. A 3-year retrospective clinicopathological and DNA flow cytometric analysis. Int J Gynecol Pathol 1993, **12**: 315–323.

131 Koenig C, Demopoulos RI, Vamvakas EC, Mittal KR, Feiner HD, Espiritu EC. Flow cytometric DNA ploidy and quantitative histopathology in partial moles. Int J Gynecol Pathol 1993, **12**: 235–240.

132 Lage JM, Berkowitz RS, Rice LW, Goldstein DP, Bernstein MR, Weinberg DS. Flow cytometric analysis of DNA content in partial hydatidiform moles with persistent gestational trophoblastic tumor. Obstet Gynecol 1991, **77**: 111–115.

133 Mostoufi-zadeh M, Berkowitz RS, Driscoll SG. Persistence of partial mole. Am J Clin Pathol 1987, **87**: 377–380.

134 Paradinas FJ, Sebire NJ, Fisher RA, Rees HC, Foskett M, Seckl MJ, Newlands ES. Pseudo-partial moles: placental stem vessel hydrops and the association with Beckwith-Wiedemann syndrome and complete moles. Histopathology 2001, **39**: 447–454.

135 Rice LW, Berkowitz RS, Lage JM, Goldstein DP, Bernstein MR. Persistent gestational trophoblastic tumor after partial hydatidiform mole. Gynecol Oncol 1990, **36**: 358–362.

136 Szulman AE, Philippe E, Boue JG, Boue A. Human triploidy. Association with partial hydatidiform moles and nonmolar conceptuses. Hum Pathol 1981, **12**: 1016–1021.

137 Szulman AE, Surti U. The clinicopathologic profile of the partial hydatidiform mole. Obstet Gynecol 1982, **59**: 597–602.

138 Vejerslev LO, Fisher RA, Surti U, Walke N. Hydatidiform mole. Cytogenetically unusual cases and their implications for the present classification. Am J Obstet Gynecol 1987, **157**: 180–184.

139 Wolf NG, Lage JM. Genetic analysis of gestational trophoblastic disease. A review. Semin Oncol 1995, **22**: 113–120.

Invasive mole

140 Attwood HD, Park WW. Embolism to the lungs by trophoblast. J Obstet Gynaecol Br Commonw 1961, **68**: 611–617.

141 Bagshawe KD, Garnett ES. Radiological changes in the lungs of patients with trophoblastic tumours. Br J Radiol 1963, **36**: 673–679.

142 Evans KT, Cockshott WP, Hendrickse P de V. Pulmonary changes in malignant trophoblastic disease. Br J Radiol 1965, **38**: 161–171.

143 Greene RR. Chorioadenoma destruens. Ann N Y Acad Sci 1959, **80**: 143–148.

144 Haines M. Hydatidiform mole and vaginal nodules. J Obstet Gynaecol Br Emp 1955, **62**: 6–11.

145 Kurman RJ. Pathology of trophoblast. Monogr Pathol 1991, **33**: 195–227.

146 Lurain JR, Brewer JI. Invasive mole. Semin Oncol 1982, **9**: 174–180.

147 Ring AM. The concept of benign metastasizing hydatidiform moles. Am J Clin Pathol 1972, **58**: 111–117.

148 Takeuchi S. Nature of invasive mole and its rational management. Semin Oncol 1982, **9**: 181–186.

149 Wilson RB, Hunter JS Jr, Dockerty MB. Chorioadenoma destruens. Am J Obstet Gynecol 1961, **81**: 546–559.

CHORIOCARCINOMA

150 Bagshawe KD. Risk and prognostic factors in trophoblastic neoplasia. Cancer 1976, **38**: 1373–1385.

151 Barghorn A, Bannwart F, Stallmach T. Incidental choriocarcinoma confined to a near-term placenta. Virchows Arch 1998, **433**: 89–91.

152 Benirschke K, Kaufmann P. Pathology of the human placenta. New York, 2000, Springer.

153 Berkowitz RS, Goldstein DP, Bernstein MR. Choriocarcinoma following term gestation. Gynecol Oncol 1984, **17**: 52–57.

154 Brewer JI, Mazur MT. Gestational choriocarcinoma. Its origin in the placenta during seemingly normal pregnancy. Am J Surg Pathol 1981, **5**: 267–277.

155 Brewer JI, Smith RT, Pratt GB. Choriocarcinoma. Absolute 5-year survival rates of 122 patients treated by hysterectomy. Am J Obstet Gynecol 1963, **85**: 841–843.

156 Civantos F, Rywlin AM. Carcinomas with trophoblastic differentiation and secretion of chorionic gonadotrophins. Cancer 1972, **29**: 789–798.

157 Clayton LA, Barnard DE, Weed JC Jr, Hammond CB. The role of surgery in the management of gestational trophoblastic disease. Semin Oncol 1982, **9**: 213–220.

158 Deligdisch L, Driscoll SG, Goldstein P. Gestational trophoblastic neoplasms. Morphologic correlates of therapeutic response. Am J Obstet Gynecol 1978, **130**: 801–806.

159 Dyke PC, Fink LM. Latent choriocarcinoma. Cancer 1967, **20**: 150–154.

160 Elston CW, Bagshawe KD. The diagnosis of trophoblastic tumours from uterine curettings. J Clin Pathol 1972, **25**: 111–118.

161 Elston CW, Bagshawe KD. Cellular reaction of trophoblastic tumors. Br J Cancer 1973, **28**: 245–255.

162 Fisher RA, Newlands ES, Jeffreys AJ, Boxer GM, Begent RH, Rustin GJ, Bagshawe KD. Gestational and nongestational trophoblastic tumors distinguished by DNA analysis. Cancer 1992, **69**: 839–845.

163 Fukunaga M, Nomura K, Ushigome S. Choriocarcinoma in situ of a first trimester: report of two cases indicating an origin of trophoblast of a stem villus. Virchows Arch 1996, **429**: 185–188.

164 Greenfield AW. Gestational trophoblastic disease. Prognostic variables and staging. Semin Oncol 1995, **22**: 142–148.

165 Heaton GE, Matthews TH, Christopherson WM. Malignant trophoblastic tumors with massive hemorrhage presenting as liver primary. A report of two cases. Am J Surg Pathol 1986, **10**: 342–347.

166 Ishizuka T, Tomoda Y, Kaseki S, Goto S, Hara T, Kobayashi T. Intracranial metastasis of choriocarcinoma. A clinicopathologic study. Cancer 1983, **52**: 1896–1903.

167 Ito H, Sekine T, Komuro N, Tanaka T, Yokoyama S, Hosokawa T. Histologic stromal reaction of the host with gestational choriocarcinoma and its relation to clinical stage classification and prognosis. Am J Obstet Gynecol 1981, **140**: 781–786.

168 Kaseki S. Prognosis and treatment of trophoblastic diseases. Excerpta Medica (International Congress Series) 1980, **512**: 566–570.

169 Kohorn EI. Theca lutein ovarian cyst may be pathognomonic for trophoblastic neoplasia. Obstet Gynecol 1983, **62**: 80S–81S.

170 Lage J, Roberts DJ. Choriocarcinoma in a term placenta. Pathologic diagnosis of tumor in an asymptomatic patient with metastatic disease. Int J Gynecol Pathol 1993, **12**: 80–85.

171 Lewis J, Ketcham AS, Hertz R. Surgical intervention during chemotherapy of gestational trophoblastic neoplasms. Cancer 1966, **19**: 1517–1522.

172 Lind HM, Haghighi P. Carcinoembryonic antigen staining in choriocarcinoma. Am J Clin Pathol 1986, **86**: 538–540.

173 Lurain JR, Brewer JI, Torok EE, Halpern B. Gestational trophoblastic disease. Treatment results at the Brewer Trophoblastic Disease Center. Obstet Gynecol 1982, **60**: 354–360.

174 Mazur MT, Lurain JR, Brewer JI. Fatal gestational choriocarcinoma. Clinicopathologic study of patients treated at a trophoblastic disease center. Cancer 1982, **50**: 1833–1846.

175 Medeiros F, Callahan MJ, Elvin JA, Dorfman DM, Berkowitz RS, Quade BJ. Intraplacental choriocarcinoma arising in a second trimester placenta with partial hydatidiform mole. Int J Gynecol Pathol 2008, **27**: 247–251.

176 Mogensen B, Olsen S. Cellular reaction to gestational choriocarcinoma and invasive mole. Acta Pathol Microbiol Scand (A) 1973, **81**: 453–456.

177 Mortakis AE, Braga CA. 'Poor prognosis' metastatic gestational trophoblastic disease. The prognostic significance of the scoring system in predicting chemotherapy failures. Obstet Gynecol 1990, **76**: 272–277.

178 Nishikawa Y, Kaseki S, Tomoda Y, Ishizuka T, Asai Y, Susuki T, Ushijima H. Histopathologic classification of uterine choriocarcinoma. Cancer 1985, **55**: 1044–1051.

179 Ober WB, Edgcomb JH, Price EB Jr. The pathology of choriocarcinoma. Ann N Y Acad Sci 1971, **172**: 299–321.

180 Olive DL, Lurain JR, Brewer JI. Choriocarcinoma associated with term gestation. Am J Obstet Gynecol 1984, **148**: 711–716.

181 Ostor A. 'God's first cancer and man's first cure': milestones in gestational trophoblastic disease. Anat Pathol 1998, **1**: 165–178.

182 Redline RW, Abdul-Karim FW. Pathology of gestational trophoblastic disease. Semin Oncol 1995, **22**: 96–108.

183 Soper JT, Mutch DG, Chin N, Clarke-Pearson DL, Hammond CB. Renal metastases of gestational trophoblastic disease. A report of eight cases. Obstet Gynecol 1988, **72**: 796–798.

184 Tsukamoto N, Matsumura M, Matsukuma K, Kamura T, Baba K. Choriocarcinoma in mother and fetus. Gynecol Oncol 1986, **24**: 113–119.

PLACENTAL SITE TROPHOBLASTIC TUMOR AND RELATED LESIONS OF INTERMEDIATE TROPHOBLAST

185 Bamberger AM, Sudhal S, Wagener C, Loning T. Expression pattern of the adhesion molecule CEACAM1 (C-CAM, CD66a, BGP) in gestational trophoblastic lesions. Int J Gynecol Pathol 2001, **20**: 160–165.

186 Berger G, Verbaere J, Feroldi J. Placental site trophoblastic tumor of the uterus. An ultrastructural and immunohistochemical study. Ultrastruct Pathol 1984, **6**: 319–329.

187 Duncan DA, Mazur MT. Trophoblastic tumors. Ultrastructural comparison of choriocarcinoma and placental-site trophoblastic tumor. Hum Pathol 1989, **20**: 370–381.

188 Eckstein RP, Paradinas FJ, Bagshawe KD. Placental site trophoblastic tumour (trophoblastic pseudotumour). A study of four cases requiring hysterectomy including one fatal case. Histopathology 1982, **6**: 211–226.

189 Fukunaga M, Ushigome S. Metastasizing placental site trophoblastic tumor. An immunohistochemical and flow cytometric study of two cases. Am J Surg Pathol 1993, **17**: 1003–1010.

190 Gloor E, Dialdas J, Hurlimann J, Ribolzi J, Barrelet L. Placental site trophoblastic tumor (trophoblastic pseudotumor) of the uterus with metastases and fetal outcome. Clinical and autopsy observations of a case. Am J Surg Pathol 1983, **7**: 483–486.

191 Hui P, Parkash V, Perkins AS, Carcangiu ML. Pathogenesis of placental site trophoblastic tumor may require the presence of a paternally derived X chromosome. Lab Invest 2000, **80**: 965–972.

192 Hui P, Wang HL, Chu P, Yang B, Huang J, Baergen RN, Sklar J, Yang XJ, Soslow RA. Absence of Y chromosome in human placental site trophoblastic tumor. Mod Pathol 2007, **20**: 1055–1060.

193 Kotylo PK, Michael H, Davis TE, Sutton GP, Mark PR, Roth LM. Flow cytometric DNA analysis of placental-site trophoblastic tumors. Int J Gynecol Pathol 1992, **11**: 245–252.

194 Kurman RJ. The morphology, biology, and pathology of intermediate trophoblast. A look back to the present. Hum Pathol 1991, **22**: 847–855.

195 Kurman RJ, Scully RE, Norris HJ. Trophoblastic pseudotumor of the uterus. An exaggerated form of 'syncytial endometritis' simulating a malignant tumor. Cancer 1976, **38**: 1214–1226.

196 Kurman RJ, Young RH, Norris HJ, Main CS, Lawrence WD, Scully RE. Immunocytochemical localization of placental lactogen and chorionic gonadotropin in the normal placenta and trophoblastic tumors, with emphasis on intermediate trophoblast and the placental site trophoblastic tumor. Int J Gynecol Pathol 1984, **3**: 101–121.

197 Lathrop JC, Lauchlan S, Nayak R, Ambler M. Clinical characteristics of placental site trophoblastic tumor (PSTT). Gynecol Oncol 1988, **31**: 32–42.

198 Motoyama T, Ohta T, Ajioka Y, Watanabe H. Neoplastic and non-neoplastic intermediate trophoblasts. An immunohistochemical and ultrastructural study. Pathol Int 1994, **44**: 57–65.

199 Müller-Hocker J, Obernitz N, Johannes A, Löhrs U. p53 gene product and EFG-receptor are highly expressed in placental site trophoblastic tumor. Hum Pathol 1997, **28**: 1302–1306.

200 Orrell JM, Sanders DS. A particularly aggressive placental site trophoblastic tumour. Histopathology 1991, **18**: 559–561.

201 Rhoton-Vlasak A, Wagner JM, Rutgers JL, Baergen RN, Young RH, Roche PC, Plummer TB, Gleich GJ. Placental site trophoblastic tumor: human placental lactogen and pregnancy-associated major basic protein ad immunohistologic markers. Hum Pathol 1998, **29**: 280–288.

202 Scully RE, Young RH. Trophoblastic pseudotumor. A reappraisal. Am J Surg Pathol 1981, **5**: 75–76.

203 Shih IM, Kurman RJ. Ki-67 labeling index in the differential diagnosis of exaggerated placental site, placental site trophoblastic tumor, and choriocarcinoma: a double immunohistochemical staining technique using Ki-67 and MEL-CAM antibodies. Hum Pathol 1998, **29**: 27–33.

204 Shih IM, Kurman RJ. p63 expression is useful in the distinction of epithelioid trophoblastic and placental site trophoblastic tumors by profiling trophoblastic subpopulations. Am J Surg Pathol 2004, **28**: 1177–1183.

205 Silva EG, Tornos C, Lage J, Ordonez NG, Morris M, Kavanagh J. Multiple nodules of intermediate trophoblast following hydatidiform moles. Int J Gynecol Pathol 1993, **12**: 324–332.

206 Singer G, Kurman RJ, McMaster MT, Shih IeM. HLA-G immunoreactivity is specific for intermediate trophoblast in gestational trophoblastic disease and can serve as a useful marker in differential diagnosis. Am J Surg Pathol 2002, **26**: 914–920.

207 Xue WC, Guan XY, Ngam HY, Shen DH, Khoo US, Cheung AN. Malignant placental site trophoblastic tumor: a cytogenetic study using comparative genomic hybridisation and

chromosome in situ hybridisation. Cancer 2002, 94: 2288–2294.

208 Yeh IT, O'Connor DM, Kurman RJ. Intermediate trophoblast. Further immunocytochemical characterization. Mod Pathol 1990, 3: 282–287.

209 Young RH, Scully RE. Placental-site trophoblastic tumor. Current status. Clin Obstet Gynecol 1984, 27: 248–258.

210 Young RH, Scully RE, McCluskey RT. A distinctive glomerular lesion complicating placental site trophoblastic tumor. Report of two cases. Hum Pathol 1985, 16: 35–42.

Epithelioid trophoblastic tumor

211 Coulson LE, Kong CS, Zaloudek C. Epithelioid trophoblastic tumor of the uterus in postmenpausal women: a case report and review of the literature. Am J Surg Pathol 2000, 24: 1558–1562.

212 Fadare O, Parkash V, Carcangiu ML, Hui P. Epithelioid trophoblastic tumor: clinicopathologic features with an emphasis on uterine cervical involvement. Mod Pathol 2006, 19: 75–82.

213 Hamazaki S, Nakamoto S, Okino T, Tsukayama C, Mori M, Taguchi K, Okada S. Epithelioid trophoblastic tumor: morphological and immunohistochemical study of three lung lesions. Hum Pathol 1999, 30: 1321–1327.

214 Kuo KT, Chen MJ, Lin MC. Epithelioid trophoblastic tumor of the broad ligament: a case report and review of the literature. Am J Surg Pathol 2004, 28: 405–409.

215 Lewin SN, Aghajanian C, Moreira AL, Soslow RA. Extrauterine epithelioid trophoblastic tumors presenting as primary lung carcinomas: morphologic and immunohistochemical features to resolve a diagnostic dilemma. Am J Surg Pathol 2009, 33: 1809–1814.

216 Mao TL, Seidman JD, Kurman RJ, Shih IeM. Cyclin E and p16 immunoreactivity in epithelioid trophoblastic tumor – an aid in differential diagnosis. Am J Surg Pathol 2006, 30: 1105–1110.

217 Mazur MT. Metastatic gestational choriocarcinoma. Unusual pathologic variant following therapy. Cancer 1989, 63: 1370–1377.

218 Oldt RJ III, Kurman RJ, Shih IM. Molecular genetic analysis of placental site trophoblastic tumors and epithelioid trophoblastic tumors confirms their trophoblastic origin. Am J Pathol 2002, 161: 1033–1037.

219 Shih IM, Kurman RJ. Epithelioid trophoblastic tumor: a neoplasm distinct from choriocarcinoma and placental site trophoblastic tumor simulating carcinoma. Am J Surg Pathol 1998, 22: 1393–1403.

Tumorlike conditions of intermediate trophoblast

220 Campello TR, Fittipaldi H, O'Valle F, Carvia RE, Nogales FF. Extrauterine (tubal) placental site nodule. Histopathology 1998, 32: 562–565.

221 El Hag IA, Ramesh K, Kollur SM, Salem M. Extrauterine placental site trophoblastic tumour in association with a lithopedion. Histopathology 2002, 41: 446–449.

222 Huettner PC, Gersell DJ. Placental site nodules. A clinicopathologic study of 38 cases. Int J Gynecol Pathol 1994, 13: 191–198.

223 Lee KC, Chan JK. Placental site nodule. Histopathology 1988, 16: 193–195.

224 Shih IM, Kurman RJ. The pathology of intermediate trophoblastic tumors and tumor-like lesions. Int J Gynecol Pathol 2001, 20: 31–47.

225 Shih IM, Seidman JD, Kurman RJ. Placental site nodule and characterization of distinctive type of intermediate trophoblast. Hum Pathol 1999, 30: 687–694.

226 Shitabata PK, Rutgers JL. The placental site nodule. An immunohistochemical study. Hum Pathol 1994, 25: 1295–1301.

227 Tsang WY, Chum NP, Tang SK, Tse CC, Chan JK. Mallory's bodies in placental site nodule. Arch Pathol Lab Med 1993, 117: 547–550.

228 Young RH, Kurman RJ, Scully RE. Placental site nodules and plaques. A clinicopathologic analysis of 20 cases. Am J Surg Pathol 1990, 14: 1001–1009.

NON-NEOPLASTIC LESIONS OF TERM PLACENTA

229 Abramowsky CR, Vegas ME, Swinehart G, Gyves MT. Decidual vasculopathy of the placenta in lupus erythematosus. N Engl J Med 1980, 303: 668–672.

230 Adeniran AJ, Stanek J. Amnion nodosum revisited: clinicopathologic and placental correlations. Arch Pathol Lab Med 2007, 131: 1829–1833.

231 Altshuler G. Role of the placenta in perinatal pathology (revisited). Pediatr Pathol Lab Med 1996, 16: 207–233.

232 Altshuler G, Hyde S. Fusobacteria. An important cause of chorioamnionitis. Arch Pathol Lab Med 1985, 109: 739–743.

233 Altshuler G, Russell P. The human placental villitides. A review of chronic intrauterine infection. Curr Top Pathol 1975, 60: 63–112.

234 Altshuler G. A conceptual approach to placental pathology and pregnancy outcome. Semin Diagn Pathol 1993, 10: 204–221.

235 Andrew A, Bulmer JN, Morrison L, Wells M, Buckley CH. Subinvolution of the uteroplacental arteries. An immunohistochemical study. Int J Gynecol Pathol 1993, 12: 28–33.

236 Baergen RN. Cord abnormalities, structural lesions, and cord 'accidents'. Semin Diagn Pathol 2007, 24: 23–32.

237 Benirschke K, Kaufmann P. Pathology of the human placenta. New York, 2000, Springer.

238 Benson RC, Fujikura T. Circumvallate and circummarginate placenta. Unimportant clinical entities. Obstet Gynecol 1969, 34: 799–804.

239 Bjoro K Jr, Myhre E. The role of chronic nonspecific inflammatory lesions of the placenta in intrauterine growth retardation. Acta Pathol Microbiol Immunol Scand (A) 1984, 92: 133–137.

240 Blanc WA. Pathways of fetal and early neonatal infection. Viral placentitis, bacterial and fungal chorioamnionitis. J Pediatr Surg 1961, 59: 473–496.

241 Boyd TK, Redline RW. Chronic histiocytic intervillositis: a placental lesion associated with recurrent reproductive loss. Hum Pathol 2000, 31: 1389–1396.

242 Bryan EM, Kohler HG. The missing umbilical artery. I. Prospective study based on a maternity unit. Arch Dis Child 1974, 49: 844–852.

243 deRoux SJ, Prendergast NC, Adsay NV. Spontaneous uterine rupture with fatal hemoperitoneum due to placenta accreta percreta: a case report and review of the literature. Int J Gynecol Pathol 1999, 18: 82–86.

244 Drachenberg CB, Papadimitriou JC. Placental iron deposits: significance in normal and abnormal pregnancies. Hum Pathol 1994, 25: 379–385.

245 Driscoll SG. Placental examination in a clinical setting. Arch Pathol Lab Med 1991, 115: 668–671.

246 Fox H. Thrombosis of foetal arteries in the human placenta. J Obstet Gynaecol Br Commonw 1966, 73: 961–965.

247 Fox H. The significance of placental infarction in perinatal morbidity and mortality. Biol Neonate 1967, 11: 87–105.

248 Fox H. Fibrinoid necrosis of placental villi. J Obstet Gynaecol Br Commonw 1968, 75: 448–452.

249 Fox H. Fibrosis of placental villi. J Pathol Bacteriol 1968, 95: 573–579.

250 Fox H. Pathology of the placenta in maternal diabetes mellitus. Obstet Gynecol 1969, 34: 792–798.

251 Fox H. Placenta accreta, 1945–1969. Obstet Gynecol Surv 1972, 27: 475–490.

252 Fox H. Pathology of the placenta, ed. 2. London, 1997, W.B. Saunders.

253 Fox H, Langley FA. Leukocytic infiltration of the placenta and umbilical cord. A clinicopathologic study. Obstet Gynecol 1971, 37: 451–458.

254 Fujikura T, Froehlich LA. Diagnosis of sickling by placental examination. Geographic differences in incidence. Am J Obstet Gynecol 1968, 100: 1122–1124.

255 Genest DR, Choi-Hong SR, Tate JE, Qureshi F, Jacques SM, Crum C. Diagnosis of congenital syphilis from placental examination: comparison of histopathology, Steiner stain, and polymerase chain reaction for *Treponema pallidum* DNA. Hum Pathol 1996, 27: 366–372.

256 Genest DR, Granter S, Pinkus GS. Umbilical cord 'pseudo-vasculitis' following second trimester fetal death: a clinicopathologic and immunohistochemical study of 13 cases. Histopathology 1997, 30: 563–569.

257 Gersell DJ. Chronic villitis, chronic chorioamnionitis, and maternal floor infarction. Semin Diagn Pathol 1993, 10: 251–266.

258 Gersell DJ, Phillips NJ, Beckerman K. Chronic chorioamnionitis. A clinicopathologic study of 17 cases. Int J Gynecol Pathol 1991, 10: 217–229.

259 Heifetz SA. Single umbilical artery. A statistical analysis of 237 autopsy cases and review of the literature. Perspect Pediatr Pathol 1984, 8: 345–378.

260 Heifetz SA, Bauman M. Necrotizing funisitis and herpes simplex infection of placental and decidual tissues. Study of four cases. Hum Pathol 1994, 25: 715–722.

261 Hyde SR, Benirschke K. Gestational psittacosis: case report and literature review. Mod Pathol 1997, 10: 602–607.

262 Ismail MR, Ordi J, Menendez C, Ventura PJ, Aponte JJ, Kahigwa E, Hirt R, Cardesa A, Alonso PL. Placental pathology in malaria: a histological, immunohistochemical and quantitative study. Hum Pathol 2000, 31: 85–93.

263 Jacques SM, Qureshi F. Chronic intervillositis of the placenta. Arch Pathol Lab Med 1993, 117: 1032–1035.

264 Jauniaux E, De Munter C, Vanesse M, Wilkin P, Hustin J. Embryonic remnants of the umbilical cord: morphologic and clinical aspects. Hum Pathol 1989, 20: 458–462.

265 Joshi VV. Handbook of placental pathology. New York, 1984, Igaku-Shoin.

266 Kaplan C. The placenta and viral infections. Semin Diagn Pathol 1993, 10: 232–250.

267 Kaplan C, Benirschke K, Tarzy B. Placental tuberculosis in early and late pregnancy. Am J Obstet Gynecol 1980, 137: 858–860.

268 Kaplan CG. Color atlas of gross placental pathology. New York, 1994, Igaku-Shoin.

269 Kaplan C. Placental pathology for the nineties. Pathol Annu 1993, 28(Pt 1): 15–72.

270 Kaplan CG. Fetal and maternal vascular lesions. Semin Diagn Pathol 2007, 24: 14–22.

271 Kida M, Abramowsky CR, Santoscoy C. Cryptococcosis of the placenta in a woman with acquired immunodeficiency syndrome. Hum Pathol 1989, 20: 920–921.

272 Kim CJ, Yoon BH, Kim M, Park JO, Cho SY, Chi JG. Histo-topographic distribution of acute inflammation of the human umbilical cord. Pathol Int 2001, 51: 861–865.

273 Kim CY, Yoon BH, Park SS, Kim MH, Chi JG. Acute funisitis of preterm but not term placentas is associated with severe fetal inflammatory response. Hum Pathol 2001, 32: 623–629.

274 Kim KR, Jun SY, Kim JY, Ro JY. Implantation site intermediate trophoblasts in placenta cretas. Mod Pathol 2004, 17: 1483–1490.

275 Kingdom J, Jauniaux E, O'Brien PM, Royal College of Obstetricians and Gynaecologists Study Group. The placenta: basic science and clinical practice. London, 2000, RCOG Press.

276 Langston C, Kaplan C, Macpherson T, Manci E, Peevy K, Clark B, Murtagh C, Cox S, Glen G. Practice guideline for examination of the placenta: developed by the Placental Pathology Practice Guideline Development Task Force of the College of American Pathologists. Arch Pathol Lab Med 1997, 121: 449–476.

277 Lauweryns J, Bernat R, Lerut A, Detournay G. Intrauterine pneumonia. An experimental study. Biol Neonate 1978, 22: 301–318.

278 Lewis SH, Perrin EV. Pathology of the placenta. New York, 1999, Churchill Livingstone.

279 Macpherson T. Fact and fancy. What can we really tell from the placenta? Arch Pathol Lab Med 1991, 115: 672–681.

280 McCaffree MA, Altshuler G, Benirschke K. Placental coccidioidomycosis without fetal disease. Arch Pathol Lab Med 1978, 102: 512–514.

281 Morken NH, Henriksen H. Placenta percreta – two cases and review of the literature. Eur J Obstet Gynecol Reprod Biol 2001, 100: 112–115.

282 Morris ED. Placental insufficiency. Br Med Bull 1968, 24: 76–79.

283 Mostoufi-zadeh M, Driscoll SG, Biano SA, Kundsin RB. Placental evidence of cytomegalovirus infection of the fetus and neonate. Arch Pathol Lab Med 1984, 108: 403–406.

284 Mueller-Heubach E, Rubinstein DN, Schwarz SS. Histologic chorioamnionitis and preterm delivery in different patient populations. Obstet Gynecol 1990, 75: 622–626.

285 Muhlemann K, Miller RK, Metlay L, Menegus MA. Cytomegalovirus infection of the human placenta: an immunocytochemical study. Hum Pathol 1992, 23: 1234–1237.

286 Naeye RL. Functionally important disorders of the placenta, umbilical cord, and fetal membranes. Hum Pathol 1987, 18: 680–691.

287 Nakamura Y, Sakuma S, Ohta Y, Kawano K, Hashimoto T. Detection of the human cytomegalovirus gene in placental chronic villitis by polymerase chain reaction. Hum Pathol 1994, 25: 815–818.

288 Nuovo G. The utility of immunohistochemistry and in situ hybridization in placental pathology. Arch Pathol Lab Med 2006, 130: 979–983.

289 Qureshi F, Jacques SM, Reyes MP. Placental histopathology in syphilis. Hum Pathol 1993, 24: 779–784.

290 Redline RW, Abramowsky CR. Clinical and pathologic aspects of recurrent placental villitis. Hum Pathol 1985, 16: 727–731.

291 Redline RW. Infections and other inflammatory conditions. Semin Diagn Pathol 2007, 24: 5–13.

292 Robb JA, Benirschke K, Mannino F, Voland J. Intrauterine latent herpes simplex virus infection. II. Latent neonatal infection. Hum Pathol 1986, 17: 1210–1217.

293 Roberts DJ. Placental pathology, a survival guide. Arch Pathol Lab Med 2008, 132: 641–651.

294 Russell P. Inflammatory lesions of the human placenta. I. Clinical significance of acute chorioamnionitis. Am J Diagn Gynecol Obstet 1979, 1: 127–137.

295 Russell P. Inflammatory lesions of the human placenta. II. Villitis of unknown etiology in perspective. Am J Diagn Gynecol Obstet 1979, 1: 339–346.

296 Russell P, Atkinson K, Krishnan L. Recurrent reproductive failure due to severe placental villitis of unknown etiology. J Reprod Med 1980, 24: 93–98.

297 Saetta A, Agapitos E, Davaris PS. Determination of CMV placentitis. Diagnostic application of the polymerase chain reaction. Virchows Arch 1998, 432: 159–162.

298 Salazar H, Kanbour AI. Amnion nodosum. Ultrastructure and histopathogenesis. Arch Pathol 1974, 98: 39–46.

299 Sander CH, Stevens NG. Hemorrhagic endovasculitis of the placenta. An indepth morphologic appraisal with initial clinical and epidemiologic observations. Pathol Annu 1984, 19(Pt 1): 37–79.

300 Sander CM. What's new in placental pathology. Pathol Annu 1995, 30(Pt 1): 59–93.

301 Sander CH. The surgical pathologist examines the placenta. Pathol Annu 1985, 20(Pt 2): 235–288.

302 Satosar A, Ramirez NC, Bartholomew D, Davis J, Nuovo GJ. Histologic correlates of viral and bacterial infection of the placenta associated with severe morbidity and mortality in the newborn. Hum Pathol 2004, 35: 536–545.

303 Schwartz DA, Caldwell E. Herpes simplex virus infection of the placenta. The role of molecular pathology in the diagnosis of viral infection of placental-associated tissues. Arch Pathol Lab Med 1991, 115: 1141–1144.

304 Schwartz DA, Khan R, Stoll B. Characterization of the fetal inflammatory response to cytomegalovirus placentitis. An immunohisto-chemical study. Arch Pathol Lab Med 1992, 116: 21–27.

305 Schwartz DA, Larsen SA, Beck-Sague C, Fears M, Rice RJ. Pathology of the umbilical cord in congenital syphilis. Analysis of 25 specimens using histochemistry and immunofluorescent antibody to *Treponema pallidum*. Hum Pathol 1995, 26: 784–791.

306 Stallmach T, Hebisch G. Placental pathology: its impact on explaining prenatal and perinatal death. Virchows Arch 2004, 445: 9–16.

307 Walter P, Blot P, Ivanoff B. The placental lesions in congenital syphilis. A study of six cases. Virchows Arch [A] 1982, 397: 313–326.

308 Wentworth P. Placental infarction and toxemia of pregnancy. Am J Obstet Gynecol 1967, 99: 318–326.

309 Wentworth P. Circumvallate and circummarginate placentas. Their incidence and clinical significance. Am J Obstet Gynecol 1968, 102: 44–47.

310 Weydert JA, Benda JA. Subinvolution of the placental site as an anatomic cause of postpartum uterine bleeding: a review. Arch Pathol Lab Med 2006, 130: 1538–1542.

311 Wigglesworth JS. Vascular anatomy of the human placenta and its significance for placental pathology. J Obstet Gynaecol Br Commonw 1969, 76: 979–989.

312 Zlatnik FJ, Gellhaus TM, Benda JA, Koontz FP, Burmeister LF. Histologic chorioamnionitis, microbial infection, and prematurity. Obstet Gynecol 1990, 76: 355–359.

TUMORS AND TUMORLIKE CONDITIONS OF TERM PLACENTA

313 Altshuler G. Choangiosis. An important placental sign of neonatal morbidity and mortality. Arch Pathol Lab Med 1984, 108: 71–74.

314 Aonahata M, Masuzawa Y, Tsutsui Y. A case of intraplacental choriocarcinoma associated with placental hemangioma. Pathol Int 1999, 48: 897–901.

315 Asadourian LA, Taylor HB. Clinical significance of placental hemangiomas. Obstet Gynecol 1968, 31: 551–555.

316 Baergen RN, Johnson D, Moore T, Benirschke K. Maternal melanoma metastatic to the placenta: a case report and review of the literature. Arch Pathol lab Med 1997, 121: 508–511.

317 Cash JB, Powell DE. Placental chorioangioma. Presentation of a case with electron-microscopic and immunochemical studies. Am J Surg Pathol 1980, 4: 87–92.

318 Chen KTK, Ma CK, Kassel SH. Hepatocellular adenoma of the placenta. Am J Surg Pathol 1986, 10: 436–440.

319 Cox JN, Chavrier F. Heterotopic adrenocortical tissue within a placenta. Placenta 1980, 1: 131–133.

320 Delerive C, Locquet F, Mallart A, Janin A, Gosselin B. Placental metastasis from maternal bronchial oat cell carcinoma. Arch Pathol Lab Med 1989, 113: 556–558.

321 Demian SDE, Donnelly WH, Frias JL, Monif GRG. Placental lesions in congenital giant pigmented nevi. Am J Clin Pathol 1974, 61: 438–442.

322 Ernst LM, Hui P, Parkash V. Intraplacental smooth muscle tumor: a case report. Int J Gynecol Pathol 2001, 20: 284–288.

323 Fox H. Vascular tumors of the placenta. Obstet Gynecol Surv 1967, 22: 697–711.

324 Fox H. Pathology of the placenta, ed. 2. London, 1997, W.B. Saunders.

325 Katsanis WA, O'Connor DM, Gibb RK, Bendon RW. Endometrial stromal sarcoma involving the placenta. Ann Diagn Pathol 1999, 2: 301–305.

326 Khalifa MA, Gersell DJ, Hansen CH, Lage JM. Hepatic (hepatocellular) adenoma of the placenta: a study of four cases. Int J Gynecol Pathol 1998, 17: 241–244.

327 Kreczy A, Alge A, Menardi G, Gassner I, Gschwendtner A, Mikuz G. Teratoma of the umbilical cord. Case report with review of the literature. Arch Pathol Lab Med 1994, 118: 934–937.

328 Kurtin PJ, Gaffey TA, Habermann TM. Peripheral T-cell lymphoma involving the placenta. Cancer 1992, 70: 2963–2968.

329 Lifschitz-Mercer B, Fogel M, Kushnir I, Czernobilsky B. Chorangioma. A cytoskeletal profile. Int J Gynecol Pathol 1989, 8: 349–356.

330 Lynn AA, Parry SI, Morgan MA, Mennuti MT. Disseminated congenital neuroblastoma involving the placenta. Arch Pathol Lab Med 1997, 121: 741–744.

331 Marton T, Silhavy M, Csapó Z, Szendo B, Papp Z. Multifocal hemangioendothelioma of the fetus and placenta. Hum Pathol 1997, 28: 866–869.

332 Meguerian-Bedoyan Z, Lamant L, Hopfner C, Pulford K, Chittal S, Delsol G. Anaplastic large cell lymphoma of maternal origin involving the placenta: case report and literature survey. Am J Surg Pathol 1997, 21: 1236–1241.

333 Ogino S, Redline RW. Villous capillary lesions of the placenta: distinctions between chorangioma, chorangiomatosis, and chorangiosis. Hum Pathol 2000, 31: 945–954.

334 Perkins DG, Kopp CM, Haust MD. Placental infiltration in congenital neuroblastoma. A case study with ultrastructure. Histopathology 1980, 4: 383–389.

335 Potter JF, Schoeneman M. Metastasis of maternal cancer to the placenta and fetus. Cancer 1970, 25: 380–388.

336 Read EJ Jr, Platzer PB. Placental metastasis from maternal carcinoma of the lung. Obstet Gynecol 1981, 58: 387–391.

337 Schmitt FC, Zelandi Filho C, Bacchi MM, Castilho ED, Bacchi CE. Adenoid cystic carcinoma of trachea metastatic to the placenta. Hum Pathol 1989, 20: 193–195.

338 Seifer DB, Ferguson JE II, Behrens CM, Zemel S, Stevenson DK, Ross JC. Nonimmune hydrops fetalis in association with hemangioma of the umbilical cord. Obstet Gynecol 1985, 66: 283–286.

339 Sheikh SS, Khalifa MA, Marley EF, Bagg A, Lage JM. Acute monocytic leukaemia (FAB M5) involving the placenta associated with delivery of a healthy infant: case report and discussion. Int J Gynecol Pathol 1997, 15: 363–366.

340 Smith D, Majmudar B. Teratoma of the umbilical cord. Him Pathol 1985, 16: 190–193.

341 Sotelo-Avila C, Graham M, Hanby DE, Rudolph AJ. Nevus cell aggregates in the placenta. A histochemical and electron microscopic study. Am J Clin Pathol 1988, 89: 395–400.

342 Unger JL. Placental teratoma. Am J Clin Pathol 1989, 92: 371–373.

343 Vesoulis Z, Agamanolis D. Benign hepatocellular tumor of the placenta. Am J Surg Pathol 1998, 22: 355–359.

344 Yavner DL, Redline RW. Angiomyxoma of the umbilical cord with massive cystic degeneration of Wharton's jelly. Arch Pathol Lab Med 1989, 113: 935–937.

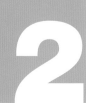

乳 腺 2

梅 放 译 柳剑英 校

章 目 录

正常解剖学

乳房或乳腺表面被覆皮肤和皮下组织，位于胸肌前方，由筋膜将二者分隔开。乳腺的基本构成和功能单位为单个的腺体——一个由**腺叶**组成的复杂的分支结构[40]。腺叶由两种主要成分组成，即**终末导管-小叶单元**（terminal duct-lobular unit, TDLU）和**大导管系统**[11]。TDLU 由**小叶**和**终末导管**组成，为腺体的分泌部。TDLU 与**亚段导管**相连，后者导入**乳段导管**，然后到达集合管（**输乳管**），后者直接开口于乳头。乳头下方介于集合管和乳段导管之间的梭形扩张部分称为**乳窦**（图 2.1）。

终末导管-小叶单元呈清楚的小叶结构；包绕着特化的黏液样的对激素起反应的结缔组织；缺乏弹力纤维。乳腺的发育有赖于这些特化的上皮和间叶组织之间的密切的相互作用[13]。大导管仅有少量特化的间质，由连续的发育完好的弹力纤维层包绕。

整个乳腺的导管-小叶上皮系统全部有特化的两型细胞衬覆，即由具有分泌功能和吸收功能的**内层上皮**（常简称为上皮）和外层**肌上皮细胞**衬覆。此两型细胞的超微结构和免疫组织化学表现明显不同。最可靠的上皮标志物有：各种角蛋白、上皮膜抗原（EMA）——讨论见下文——乳脂球膜相关抗原、α-乳白蛋白[10,18]、乳球蛋白和 GCDFP-15（图 2.2A）。肌上皮细胞与其他类型的角蛋白（讨论见下文）、S-100 蛋白、P-钙黏蛋白（P-cadherin）、平滑肌肌动蛋白（SMA）、钙调理蛋白、平滑肌肌球蛋白重链（SMM-HC）、Maspin、钙介质素（仅见于导管部分）发生反应[14,17,31,41]。它们也显示 p63 和 p75NTR（p75 神经营养素受体）[29]核阳性（图 2.2B）以及 CD109 膜阳性[19]。

p63 是 TP53 基因家族成员之一[3]（不等同于此标志物在上皮细胞分泌性改变时的胞质阳性[7]）。EMA 在活跃的分泌细胞的腔缘区域呈强阳性反应，但在其他上皮细胞可表现弱阳性或阴性。广谱角蛋白抗体对上皮和肌上皮均呈阳性反应。酸性细胞角蛋白 8、18 和 19 与整个系统的腺上皮反应，而不与肌上皮细胞反应，细胞角蛋白 14 则恰恰相反[31]。有关乳腺上皮细胞的其他免疫组织化学特征的讨论见浸润性导管癌（非特殊型）（见 298 页）。

有学者提出，乳腺的上皮细胞和肌上皮细胞均来源于表型相同的共同的干细胞。这些细胞表达 CK5，而不表达 CK8、18、19 和 SMA[6]。

在正常乳腺，嗜铬素免疫组织化学染色也可见有稀疏散在的内分泌细胞存在[8,34]。

整个乳腺上皮系统均附着于连续的基底膜上。这一点已由网织纤维染色、超微结构[28]和层粘连蛋白（laminin）或Ⅳ型胶原免疫组织化学染色[9]等证实。Ⅳ型胶原酶（参与基底膜代谢的一种酶）在肌上皮细胞强阳性表达，在终末导管的上皮细胞也可有轻微的表达[27]。

乳头呈特殊的组织学形态，除了大的集合管通过 5~9 个排列于中央和周围[25]的小孔开口于乳头表面外，乳头还含有丰富的皮脂腺，其开口与毛囊无关。乳头的致密结缔组织内含有勃起平滑肌组织。**Montgomery 结节**是乳晕表面的小结节状隆起，通常有 10~20 个，在妊娠期表现特别突出。显微镜下，Montgomery 结节由开口于集合管的皮脂腺构成[37]。乳头和乳晕的表皮与其他部位的皮肤相似，只是基底层色素增多，偶尔可见存在于基底部的透明细胞，这些细胞即所谓的 **Toker 细胞**，与 Paget 病的组织发生有关[26,39]（见 308 页）。在横切面

图 2.1　A 和 B，终末导管-小叶单元（TDLU）。A，TDLU 的结构示意图。ETD：小叶外终末导管；ITD：小叶内终末导管。B，见于一位正常成年女性的 TDLU 的显微照片。

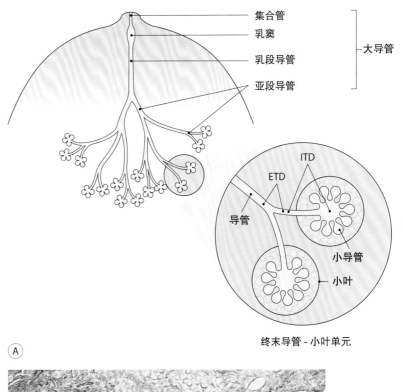

集合管
乳窦
乳段导管　　大导管
亚段导管

ITD
ETD
导管
小导管
小叶

终末导管 - 小叶单元

Ⓐ

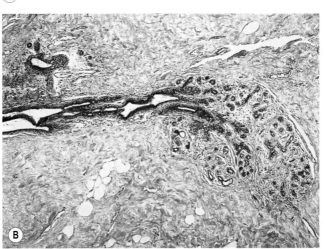

Ⓑ

上，乳窦部有许多不规则的皱襞，这不应被视为病理状态。约 17% 的正常乳腺乳头部有正常乳腺小叶存在[32]。

　　在一生中，乳腺组织均明显接受激素和其他因素的调节，因此，其"正常"形态的变化幅度很大[1]：青春期前的乳腺为不成熟的静止期乳腺；育龄期的乳腺为发育的乳腺，其组织形态取决于月经周期变化[24,30,42]；泌乳期为活跃的分泌乳腺组织（图 2.3）；绝经期为退化的乳腺组织[12]。处于静止期的乳腺组织增生仅限于乳腺上皮细胞[21]；处于妊娠期和哺乳期的乳腺增生为所有各型细胞均显示高度增生[5,20,23]。可发生结节状增生或溢乳至间质中；这些现象的过度表现分别被称为**泌乳腺瘤**和**乳汁肉芽肿**（见 271 页）[33,36]。

　　在使用避孕药物治疗的第一个周期，乳腺疼痛性肿胀并不少见，经常表现为轻微的或暂时性症状。明确的由药物引起的显微镜下改变是类似哺乳期乳腺的真性腺泡发育[16]。

　　正常老年乳腺的退化过程在乳腺终末导管 - 小叶单元的表现更为明显；上皮和特化间质均受影响，也可发生微囊性改变（**小叶囊性退化**），切勿与纤维性囊性乳腺病混淆（图 2.4）。在近半数 50 岁以上的女性乳腺间质中可见弹力纤维组织聚集（**弹力组织变性**）。变性组织可弥漫分布于间质中、血管周围和导管周围[15]。

　　乳腺有两种奇特的形态值得注意，不是因为它们有多么重要的临床意义（无临床意义），而是因为它们与其他一些重要疾病相似。一种是在非妊娠和服用激素的情况下，一个小叶或数个小叶呈**妊娠样改变**[22,38]。其表现为：细胞质内有大量空泡，细胞核大且有时位于胞质顶部（形态类似于 Arias-Stella 反应），腺腔扩张（图 2.5A）。组织学上，这种妊娠样改变被认为是与所谓的**囊性高分泌性增生**相关（见 280 页），偶尔也被发现与原位癌或浸润癌相关（可能为巧合）[35]。

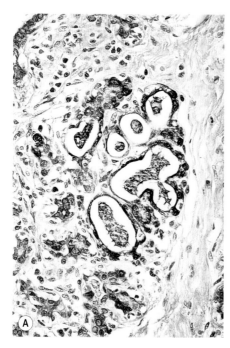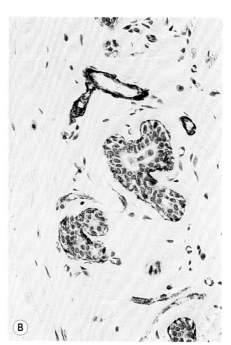

图 2.2　A和B，乳腺小叶的免疫细胞化学标志物。A，乳白蛋白在分泌上皮和腺腔内呈阳性表达。B，肌动蛋白在外层肌上皮细胞成分呈阳性表达。其附近血管壁平滑肌细胞可视为内对照。

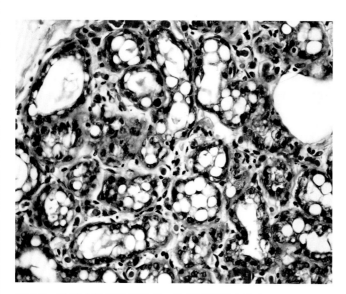

图 2.3　乳腺小叶泌乳期改变，胞质呈明显空泡变。

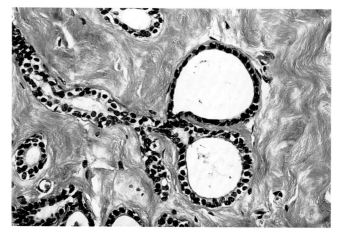

图 2.4　小叶囊性退化，此为年龄相关改变，无临床意义。

另一种是导管或小叶上皮的**透明细胞改变**：细胞质内有细微的颗粒、细小的空泡或呈完全透明形态[4,38]（图 2.5B）。这两种变化可同时发生，它们的形成机制尚不清楚。

把乳腺腺体单元分成两个主要部分的重要性在于它们与病变的关系。正如 Wellings 等人令人信服地指出的[43]和 Azzopardi[2] 极力强调的，终末导管 - 小叶单元是下列病变的原发部位：纤维性囊性乳腺病（包括伴有大囊肿形成）、所谓的"导管增生"（上皮增生病和乳头状瘤病）以及大多数乳腺癌（包括所谓的"导管型癌"），这些均发生于 TDLU，而不是发生于大导管系统。后者是大多数单发孤立性导管内乳头状瘤、导管扩张症和一些罕见类型的导管癌的原发部位。

异　位

乳腺不是一个界限清晰的器官；有时在乳腺实质所在的标准解剖学部位之外可以见到孤立的乳腺小叶，如在乳头处或腋窝处[45,48]。后者可以解释一些似乎是原发于腋窝的乳腺癌。

曾有报道，异位乳腺组织出现于腋窝淋巴结和心脏

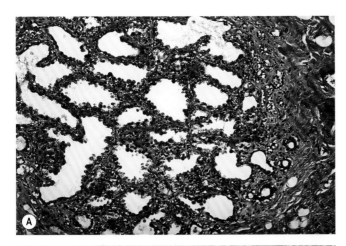

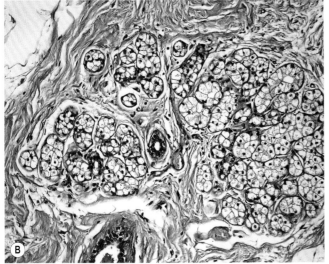

图 2.5 A，乳腺小叶妊娠样改变。B，透明细胞改变。这两种无临床因果关系的改变可以并存。

（尽管极其少见）[44,49,50]，或沿"乳线"分布，即从腋窝向下至腹股沟部分布，最常见的部位是胸壁和外阴[46]。

异位的乳腺组织可以发生与正常部位乳腺一样的病变，包括泌乳改变、良性肿瘤和乳腺癌[46]。传统上认为的外阴部乳头状汗腺瘤其实并不是汗腺的肿瘤，而是由异位乳腺实质发生的导管内乳头状瘤（见第 1 章外阴）。异位乳腺组织和汗腺乳腺样化生之间肯定有很大的重叠。事实上，想要得到其中一些病变的明确证据几乎是不可能的[47]。

炎症和相关病变

乳腺导管扩张症

乳腺导管扩张症这一疾病有许多不同名称，如静脉曲张样瘤、粉刺样乳腺炎、乳腺导管周围炎、乳汁淤积性乳腺炎、化学性乳腺炎、肉芽肿性乳腺炎和闭塞性乳

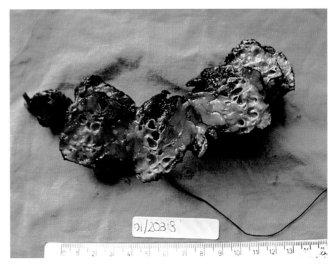

图2.6　乳腺导管扩张症的大体表现。一些扩张的导管内含有浓稠的深色物质。

腺炎等[53]（图2.6）。大多数病例发生于绝经前经产女性，可能是局部组织对淤滞的乳汁中的不同成分的反应。正如 Haagensen[51] 在其经典文章中描述的那样，此病可以造成乳头回缩或凹陷，因此临床上类似于浸润性乳腺癌。大约 20% 的病例可有乳头溢液。显微镜下，表现为大导管扩张，管腔内脂性物质碎片淤积，管壁纤维性增厚并含有多量弹力纤维。

钙化常见，在乳腺 X 线片上可见管状、环形或线状钙化影。通常不伴有上皮增生和大汗腺化生。如果腔内物质溢出导管，炎症反应会非常强烈，出现大量巨噬细胞和浆细胞浸润（见 276 页）。因此，至少一些较早的文献中称为浆细胞性乳腺炎的病例属于这一范畴。病变进展期可发生导管纤维性阻塞。

乳腺导管扩张症与纤维性囊性乳腺病无关，尽管两者可以同时存在。据报道，这种病在雌性狗并不少见，无论有没有切除卵巢[52]。

脂肪坏死

在乳腺，在两种不同情况下都可出现脂肪坏死的显微镜下特征性改变（即坏死组织内灶状泡沫细胞浸润）。许多文献没有对这两种情况的差别做出明确的报道。第一种情况或为继发性的、导管扩张症的相对不重要的改变，或为伴有大囊肿形成的纤维性囊性乳腺病局部病变。在这种病例中，扩张的或囊性的结构破裂可导致管腔内容物外溢，引起一定程度的组织坏死，而继发炎症反应，出现大量泡沫样巨噬细胞。这种现象极其显著的病例可被称为**黄色肉芽肿样乳腺炎**[58]。顺便说明一下，在纤维性囊性乳腺病中，导管腔内的小团泡沫细胞并不少见，或为沿管壁分布的黏附性肿块。它们的免疫组织化学表

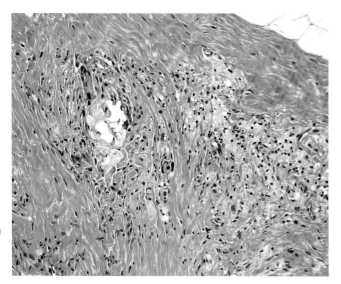

图2.7　累及乳腺的创伤后脂肪坏死。

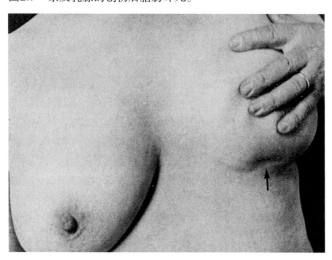

图2.8　这是一幅经典文献中的图片，显示了乳腺脂肪坏死患者回缩的皮肤（箭头所示）。（From Lee BJ, Adair F. Traumatic fat necrosis of the female breast and its differentiation from carcinoma. Ann Surg 1924, **80**: 670–691）

现倾向于组织细胞，而非上皮细胞[56]。

　　第二种情况或许是唯一堪称脂肪坏死的病变，为创伤型（事故或外科原因），病变常累及表浅皮下组织，而不是乳腺实质本身（图2.7）。在大约半数病例可以发现外伤史，时间多在诊断前1~2周。由于皮肤皱缩，其在临床上与乳腺癌相似（图2.8），核磁共振成像（MRI）检查时也是如此[57]。在时间较久的病例，结节更硬且纤维化，由于含铁血黄素大量沉积而呈黄褐色。显微镜下诊断较为容易，但冰冻切片诊断可能会有些困难。一个有些取巧的诊断线索是：此时难于得到满意的冰冻切片，原因是这种组织大都由液化的脂肪组织构成。

　　一些脂肪坏死病例据报道是乳腺癌放射治疗的结果[54]和Weber-Christian病的局部表现。此外，脂肪坏死还可有

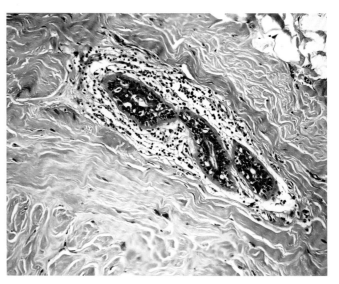

图2.9　发生于一位糖尿病女性的硬化性淋巴细胞性乳腺炎。上皮有一些淋巴细胞浸润。

另外一种形态特征，即所谓的"膜型"，特别多见于放疗后病例[55]。

其他炎症性疾病

　　乳腺**脓肿**常为乳腺导管破裂所致，多数发生于哺乳期，但也可独立发生[68,70,99]。乳腺脓肿可以发生在乳腺实质深部，也可发生在乳晕周围区[108]。显微镜下，脓肿中心形成脓腔，充满中性粒细胞和分泌物，周围包绕炎症性的最终会纤维化的乳腺实质，伴有小叶结构消失。局限性脓肿的临床表现可与乳腺癌相似。乳晕周围区脓肿伴有输乳管鳞状上皮化生，被称为**Zuska病**[95,108]。

　　淋巴细胞性乳腺炎又称为淋巴细胞性小叶炎，是一种不常见的乳腺疾患，可能为免疫介导的疾病。显微镜下，主要表现为小叶内、小叶周围和血管周围有大量密集的淋巴细胞浸润，伴有乳腺小叶萎缩和硬化[100]。当硬化严重时，可称为**硬化性淋巴细胞性乳腺炎**[84]（图2.9）。浸润的淋巴细胞主要是B淋巴细胞。有时，除淋巴细胞浸润外，还伴有间质内非典型性上皮样细胞浸润，易被误认为浸润性乳腺癌、颗粒细胞瘤或Rosai-Dorfman病[71,75]。这些细胞似乎具有纤维母细胞或肌纤维母细胞性质，CD10呈强阳性[61,102]。临床上，淋巴细胞性乳腺炎可表现为可触及的肿块。大多数病例与糖尿病有关（因此有**糖尿病性乳腺病**的称谓）[88,101,104]，也可发生于无糖尿病者[61]。硬化性乳腺炎（以及肉芽肿性乳腺炎，见下文[92]）的部分病例被认为可能是IgG4相关性硬化性病变的家族成员[65,109]。

　　未发现淋巴细胞性乳腺炎（伴有或不伴有硬化）会增加发生淋巴瘤的风险[106]。但其偶尔伴发导管内癌或浸润性癌[67]，并且在针吸活检中会导致低诊断[67,69]。

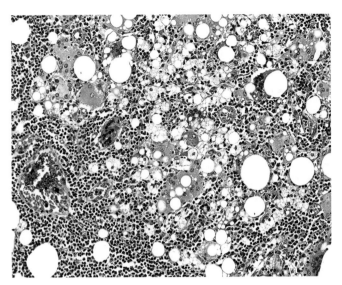

图2.10 硅酮引起的旺炽型肉芽肿反应。可见泡沫样巨噬细胞、异物型多核巨细胞和淋巴细胞。

肉芽肿性乳腺炎又称为小叶肉芽肿性乳腺炎或肉芽肿性小叶炎。这个名称因为它是以存在非干酪性肉芽肿、局限于乳腺小叶且没有病原微生物为特征的肉芽肿性炎症过程。据推测，肉芽肿性乳腺炎发病可能与免疫介导有关，因此，与肉芽肿性甲状腺炎或肉芽肿性睾丸炎相似[74,80]。临床上，其乳腺 X 线片、超声以及 MRI 有可能被误认为是恶性病变[81]。

乳腺**结核**可以继发于血行播散，也可以由邻近的结核病变扩散到乳腺[82]。大体上，可见多发窦道和干酪样坏死区形成。显微镜下，大多数病例可见典型的结核性肉芽肿。临床上，它可能会被误认为是进展期乳腺癌。局部淋巴结常受侵及，偶尔受累淋巴结位于乳腺内[60]。

乳腺的**放线菌病**、**球孢子菌病**和**组织胞浆菌病**等都可以形成坏死性肉芽肿样肿块和多发窦道[63,94]。

结节病可原发于乳腺，并可长时间局限于乳腺[62,73]。另外，乳腺受累也可以是系统性疾病的一部分[85,93]。

过去，乳腺成形术中应用的聚乙烯塑料或硅酮等物质引起的**异物反应**可形成瘤样肿块和窦道[103]（图 2.10）。

乳腺梗死可以是许多病变的并发症，包括导管内乳头状瘤、纤维腺瘤、叶状肿瘤、妊娠期小叶增生、梅毒和 Wegener 肉芽肿病[78,86,97,107]。也有报道乳腺梗死与抗凝治疗[91]、产后脓肿和坏疽、迁移性播散性血栓性静脉炎以及伴有心力衰竭的二尖瓣狭窄等疾病有关[98]。

Mondor 病是指侵及乳腺及其邻近胸腹壁的特发性血栓性静脉炎[72,87,96]。其临床表现可与肿瘤相似。Mondor 病常突然发生，表现为皮下组织内坚硬的结节状索条。可有淤斑，也可没有。显微镜下，其表现为血栓性脉管炎形态[77]。随着时间的推移，血栓可以完全再通。Mondor 病是自限性的，实际上从不复发。其原因可能与机械性损伤有关，正如 Herrmann[76] 报道的 15 例中有 8 例是乳腺根治术后几个月出现的。少数病例可能与未治疗的乳腺癌有关[64]。

类风湿结节、结节性动脉周围炎、深在性红斑狼疮以及前已述及的 Wegener 肉芽肿可以形成单发或多发的乳腺肿块[59,66,78,79,83,89,90,105]。

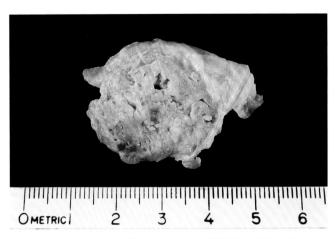

图2.11 纤维腺瘤的大体表现。病变界限清楚，呈圆形，有许多裂隙。

良性增生性乳腺疾病

良性增生性乳腺疾病由极其复杂又相互关联的一组乳腺实质增生性疾病组成，多数不是真性肿瘤，而是由于激素失调诱发的增生性改变[110]。有些病变看一眼便可辨别，如典型的纤维腺瘤。而另一些病变无论是临床上、影像学上、大体上还是显微镜下均需与乳腺癌鉴别。有些病变可能与恶性病变的发生存在一定关系，但这种关系仍不明确且存在许多争议。

纤维腺瘤

纤维腺瘤是一种发生在乳腺的非常常见的良性病变，患者年龄多在 20 ~ 35 岁之间。妊娠期其体积变大，并且随着患者的年龄增长趋于退化。纤维腺瘤通常单发，但约 20% 的患者为单侧多发性病变或双侧发生。

大体上，纤维腺瘤一般表现为境界清楚的、质硬的肿块，其直径通常不超过3cm。切面上，其呈实性灰白色，膨出，具有漩涡样结构以及裂隙状区域，无坏死（图 2.11）。

显微镜下，在每一病例，纤维腺瘤的组织学形态均有所不同，取决于腺体和纤维结缔组织的比例以及腺体构型（图 2.12）。当结缔组织向腺腔内陷入、挤压腺管呈腺样裂隙时，称为**管内型**（是一个误称）；而当腺体的腺样结构保存完好、呈规则的圆形卵圆形时，称为**管周型**。在同一病变中常常同时存在两种生长方式。二者的区分并无实际

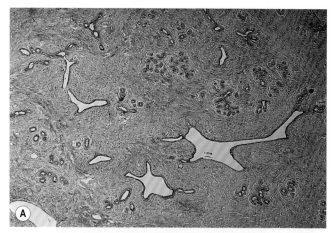

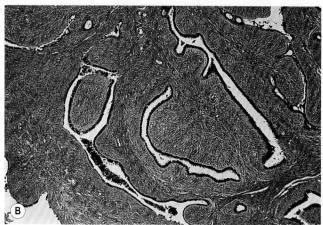

图2.12　A和B，纤维腺瘤的显微镜下表现。B显示的肿瘤间质轻度增生，但尚未达到可以诊断叶状肿瘤的程度。

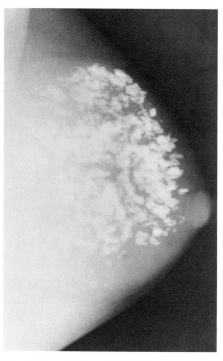

图2.13　乳腺X线片显示乳腺纤维腺瘤中的粗大钙化。

临床意义。腺管由立方或矮柱状细胞组成，细胞核呈圆形、一致，位于肌上皮细胞层之上。间质通常由疏松的结缔组织构成，富于酸性黏多糖，也可部分或全部由致密纤维组织构成。梭形细胞主要是 CD34 阳性的纤维母细胞，混合有散在的 XⅢ a 因子阳性的树突状吞噬细胞（dendrophage）[129,138]。缺乏弹力纤维，故推测其起源于终末导管 - 小叶单元（TDLU）。每一病例的间质细胞丰富程度不一，当间质过分富于细胞时，应当考虑叶状肿瘤的诊断（见 325 页）。

　　纤维腺瘤的形态可呈多样性，一些特殊形态类型比其他类型更具意义：

1. 间质玻璃样变、钙化和（或）骨化。这些改变更常见于老年患者。放射线检查可以显示出来（图 2.13）。
2. 间质内出现反应性多核巨细胞。这种改变与鼻腔或其他部位见到的息肉样病变中的多核巨细胞相似[113,124]。
3. 间质内出现成熟的脂肪组织、平滑肌和化生性软骨[123,130,137]。有些被描述为错构瘤或迷离瘤的病变可能都属此类[111,127,133]（见 331 页）。
4. 突出的黏液变性。这类纤维腺瘤大多数与其他纤维腺瘤无明显不同，但当发现多发性高度黏液变纤维腺瘤

时，应当考虑到它可能是 Carney 综合征的一个组成部分，Carney 综合征还包括内分泌活性亢进、心脏黏液瘤、皮肤色素病和其他异常等。在 Carney 综合征中还能见到乳腺的其他异常表现，如小叶和结节状黏液变、小管状导管腺瘤（见 270 页）。
5. 奇异性纤维细胞性间质。Azzopardi[112] 曾指出，有一种**纤维腺瘤变异型**可表现为高度胶原化的间质与富于细胞的间质同时存在，似层板状形态，有时伴有单核细胞浸润。
6. 出血性梗死。伴此并发症的纤维腺瘤大体上呈隆起的红色外观，使人感到迷惑。此并发症多发生于妊娠期女性。
7. 界限不清，与周围呈纤维性囊性乳腺病的乳腺组织相移行。这一型被称为**纤维腺瘤病**或**纤维腺瘤样增生**，具有纤维腺瘤和纤维性囊性乳腺病二者的共同形态特征，提示二者的发病机制有关联。
8. 大汗腺化生。大约 15% 的纤维腺瘤可以出现大汗腺化生[112]。回顾来看，此变化曾被认为是纤维腺瘤中的内分泌性肿瘤形成[119]。实际上，大汗腺化生是一种形态变异；在我们研究中，这种病例中的内分泌样细胞 GCDFP-15 染色为强阳性，而嗜铬素为阴性（图 2.14）。
9. 硬化型腺病。这类病例不超过 10%[112]。伴有囊肿、硬化性腺病或乳头状大汗腺改变的纤维腺瘤有时被称为"复合型"[126]。
10. 鳞状上皮化生。这是一种罕见表现，如果大量出现，应考虑叶状肿瘤的可能性。
11. 泌乳性改变。泌乳性改变表现为上皮细胞胞质量增

图2.14　A和B，伴有大汗腺化生的纤维腺瘤。A，HE切片显示，腺体底部可见明显的不连续的肥胖的嗜酸性细胞层，切勿与神经内分泌细胞混淆。B，GCDFP-15免疫组织化学染色。

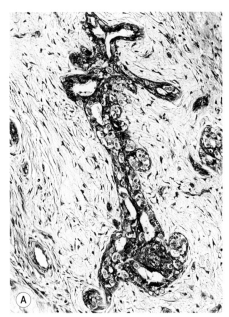
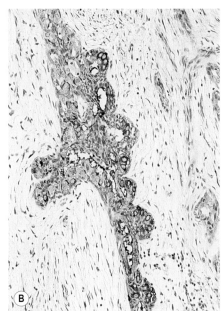

多，出现空泡；腺腔扩张，呈分泌状态[131]。

12. 年轻患者发生的肿瘤体积大、富于细胞。这一类型有理由成为纤维腺瘤的独立亚型，它倾向于发生在青春期女孩（常见于黑人，有时累及双侧乳腺），肿瘤可达到很大体积（10cm以上），腺体和（或）间质细胞丰富（图2.15）[117]。以上表现可以单独出现，但它们之间有明显的相关性。这种病变具有多种名称，取决于哪一种特征占优势或给作者的印象最深刻。与年龄有关的名称有幼年型纤维腺瘤[128,134]；与大小相关的名称有巨大纤维腺瘤；与细胞丰富程度相关的名称有胎儿型或富于细胞性纤维腺瘤[134]。富于细胞型当主要以上皮细胞增生为主并特别明显时，也可诊断为**纤维腺瘤伴上皮非典型增生**[128]；当间质细胞增生非常明显时，可诊断为**纤维腺瘤间质富于细胞**[121]。因此可以想象，当遇到一个纤维腺瘤病例，其体积大，细胞丰富，患者又是青少年（并不少见）时，选择一个适当命名有多么困难。当然，名称的选择并非十分重要，其关键在于识别这种病变，确定其为纤维腺瘤，而不与青春期的乳腺肥大或叶状肿瘤混淆。上皮细胞增生可忽略为不具有临床重要性（除非它具有癌的细胞结构形态）。间质细胞增生明显时，应当仔细评估间质细胞增生程度及其异型性。切记，年轻人很少发生叶状肿瘤（但她们是可以发生的）。

发生在口服避孕药患者组和对照组的纤维腺瘤其发病率、大体形态、组织学形态均无差异。只是在服用避孕药者偶尔可见腺泡形成[120]。

超微结构上，纤维腺瘤的最引人注目的特征是：总有多层基板包绕上皮和内皮细胞[115,140]。间质细胞具有

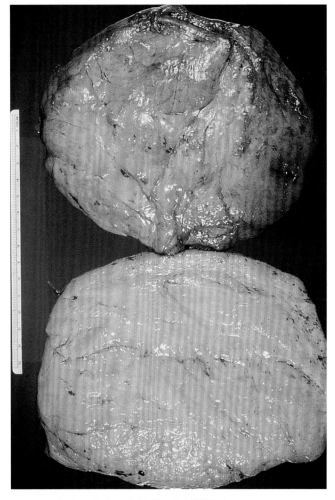

图2.15　发生于青春期女性的巨大纤维腺瘤。

纤维母细胞特征[135]。大多数纤维腺瘤都有孕激素受体（PR），大约 1/4 的病例含有雌激素受体（ER）[139]。有趣的是，纤维腺瘤的间质仅有雌激素受体 β，这种表达与平滑肌标志物表达相关[136]。

细胞遗传学上，大约 20% 的纤维腺瘤病例有克隆性染色体异常[132]。限制性谱系分析显示，这些克隆性异常存在于间质部分，提示纤维腺瘤是特殊间质的良性肿瘤，上皮成分是伴发的[122]。发生在免疫抑制个体的、生长迅速的纤维腺瘤含有 Epstein-Barr 病毒（EBV）[125]。

大范围的流行病学研究提示，纤维腺瘤患者存在乳腺癌的长期低度风险，并且这种风险随着下列因素而增高：复合型纤维腺瘤、导管增生或有乳腺癌家族史[118]。如果纤维腺瘤仅含有局灶性非典型上皮增生，则其癌变风险不再增高[116]。

恶　变

纤维腺瘤恶变仅占所有病例的 0.1%[141,145,146]。它们经常累及上皮成分，大部分恶变为原位病变[143,144,147]（图 2.16）。在有些病例，完全局限于纤维腺瘤内；在其他病例（见下文），恶性成分可同时累及周围乳腺组织。后者有可能是原发于其他部位的乳腺癌侵犯到纤维腺瘤内。在一组 105 例包含癌的纤维腺瘤病例研究中，95% 的病例为原位病变，其中导管内癌和小叶癌各占一半。在 10 例伴有浸润性的纤维腺瘤中，9 例也含有原位癌（CIS），支持其浸润性成分起源于纤维腺瘤的观点。纤维腺瘤内原位癌伴有周围乳腺原位癌的病例占 21%。它们的预后非常好[143]。

纤维腺瘤间质肉瘤变更为罕见[142]。我们仅见过 1 例可能的病例，其肿瘤表现为界限非常清楚的小结节，其中有的区域表现为成骨肉瘤，而其他成分为玻璃样变的间质，包绕裂隙状的腺腔，强烈提示其原先为纤维腺瘤。

腺　瘤

乳腺腺瘤（表现为涎腺和汗腺形态和所谓的"乳头腺瘤"者除外，将分别在 324 页和 272 页讨论）可以分成以下几类[150]。

管状腺瘤多发生于年轻人，表现为孤立的、界限清楚的、质硬肿块，呈棕黄色。显微镜下，表现为均匀一致的小腺管密集排列，内衬单层上皮细胞和稀疏的肌上皮细胞，间质稀少为其特征。有时，这种腺瘤形态与纤维腺瘤结合在一起，说明两者关系密切[152]。有一型**具有小管特征的导管腺瘤**已发现与前文所述的 Carney 综合征有关。显微镜下表现为有包膜的实性导管内肿瘤由成排的细长腺管构成，被覆上皮细胞和肌上皮细胞，有中等量的纤维组织。它们由于结构复杂和富于细胞，可能被误诊为癌[149]。

泌乳腺瘤为妊娠或产后女性的孤立性或多发性、可自由移动的乳腺肿物。实际上它们是泌乳腺的局部增生；泌乳腺瘤也可发生在异位乳腺组织，如腋窝、胸壁或外阴[153]。大体上，泌乳腺瘤病变界限清楚，呈分叶状。切面呈灰色或棕褐色，不同于纤维腺瘤的白色（图 2.17）。常见坏死性改变[151]。显微镜下，增生的腺体衬覆分泌活跃的立方上皮细胞（图 2.18）。这种病变需要与原来存在的由于妊娠而发生的增生性和分泌性改变的纤维腺瘤鉴别[153]。

大汗腺腺瘤是一种完全由大汗腺细胞组成的腺瘤。这种非常少见的病变应当与纤维性囊性乳腺病伴局灶性大汗腺化生鉴别，也应与高分化大汗腺癌鉴别[148]。

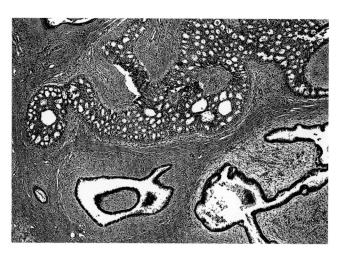

图2.16　纤维腺瘤伴有灶状低级别导管内癌。

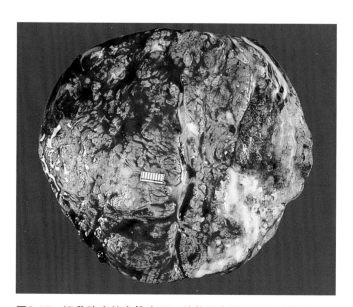

图2.17　泌乳腺瘤的大体表现。肿物具有明显的分叶结构，色黄，血供丰富。

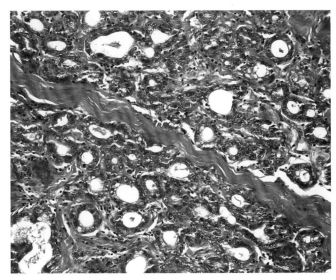

图2.18　所谓的"泌乳腺瘤"。增生的小叶显示明显的胞质空泡化。

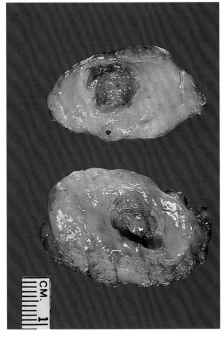

图2.19　导管内乳头状瘤的大体形态。息肉样瘤块突向扩张的导管腔内。

导管内乳头状瘤

　　乳腺导管内乳头状瘤的平均发生年龄为48岁。大小导管均可发生，因此可表现为大体上可见的导管内息肉状肿块，也可表现为仅能在显微镜下看见。肉眼可见的乳头状瘤可出现血性乳头溢液，并可在乳晕下方触及，但直径极少超过3cm，这是与乳头状癌鉴别的要点之一。乳腺导管内乳头状瘤质软脆，可有出血区域。发生导管内乳头状瘤的导管可以扩张（图2.19）。约90%的病例为单发病例。多发性导管内乳头状瘤见于较年轻的女性，起源于较小的

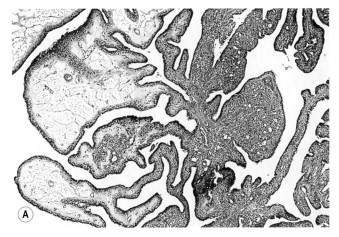

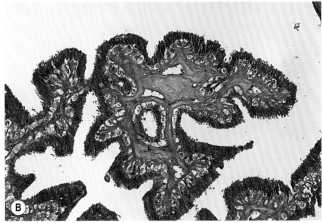

图2.20　A和B，导管内乳头状瘤。A，低倍镜图像显示复杂的树枝状结构。B，高倍镜图像显示双层细胞成分，肌上皮细胞层清晰可见。

导管，通常不伴发乳头溢液；1/4的病例为双侧性病变。

　　显微镜下，乳头状瘤呈复杂的、细胞丰富的、交错的树枝状结构（图2.20A）。其良性特征为：乳头内间质发育良好，具有两型上皮细胞（腺上皮和肌上皮），染色质均一，核呈卵圆形，核分裂象少见，可见局灶大汗腺化生，无筛状和梁状结构[163]（图2.20B）。几乎不见肿瘤性坏死（见下文）。各种免疫组织化学染色均可显示肌上皮成分显著存在，如p63、钙调理蛋白、高分子量角蛋白[158,160,170,173,177]。应用PCR技术克隆分析结果显示，导管内乳头状瘤为单克隆病变，支持其为肿瘤性增生的观点，并提示存在一型可分化为上皮细胞和肌上皮细胞的共同前体细胞[168]。

　　有些导管内乳头状瘤可以见到如下形态学改变：

1. 肿瘤位于大的囊性（"张力性"）扩张的导管内。这种亚型可称为囊内乳头状瘤、乳头状囊腺瘤或多根基乳头状瘤（图2.21）。
2. 部分或全部出血性梗死。这种改变与见于癌的肿瘤性坏死完全不同，为肿瘤血液供应障碍所致。

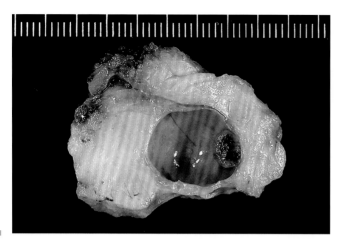

图2.21　表现为囊内附壁结节的乳头状瘤的大体表现。
（Courtesy of Dr Pedro J Grases Galofrè. From Grases Galofrè P. Patologia ginecològica, Bases para el diagnòstico morfològico. Barcelona, 2002, Masson）

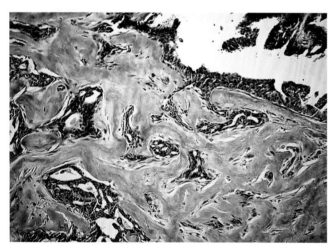

图2.22　乳腺乳头状瘤显示上皮结构陷入纤维玻璃样变间质中，造成了假浸润形态。

3. 粉刺型坏死。见于伴有旺炽型导管增生的乳头状瘤。
4. 鳞状上皮化生。这种变化很少见，可能继发于局灶坏死。如果乳腺病变出现大范围的鳞化，应疑为恶性病变。
5. 乳头状瘤基底的假浸润。这种病变的最大危险是可能过诊断。这种病变可能继发于出血后纤维化，造成明显的腺体扭曲，有时出现孤立性腺管陷入致密纤维结缔组织中（图2.22）。在这些区域仍保存着双层细胞结构，常伴有含铁血黄素沉积和胆固醇结晶裂隙，所有这些形态都支持乳头状瘤假浸润的诊断。这种假浸润性变化与 Azzopardi[155] 所称的**浸润性上皮病变**相似，与 Fenoglio 和 Lattes[159] 所称的**硬化性乳头状增生**无大区别，至少在有些病例如此（见277页）。
6. 显著的旺炽型导管增生（上皮病）。
7. 所谓的**导管腺瘤**[156,164]。尽管这种病变缺乏典型的乳

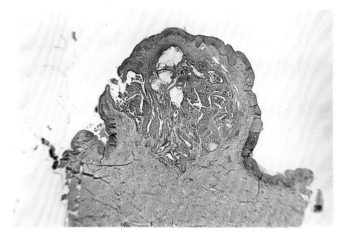

图2.23　乳头腺瘤的典型息肉样形状的整体观。

头状瘤所具有的特征性变化，即树枝状乳头形态，但它位于导管内，上皮增生变形，存在两型细胞（免疫组织化学证实[176]），经常发生大汗腺化生，生物学行为良性，所有这些都说明两者之间存在着密切关系。具有管状特征的导管腺瘤可被看做 Carney 综合征的一个组成部分（见270页）。
8. 皮脂腺化生。这是一种特别少见但已证明确实存在的病变[162]。
9. 发生非典型导管增生和导管 CIS（伴有不同比例病例的内分泌分化）。诊断标准与无导管内乳头状瘤时相同[167,172]（见下节）。肌上皮细胞的免疫组织化学标志物缺如可以标明恶性区域。
10. 细针穿刺活检后的良性上皮植入。这种情况与浸润性癌可能相似，因为在乳头状瘤周围的纤维肉芽组织中偶然可见小而细长的小管且其细胞有轻微的异型性[165]。

　　孤立性乳头状瘤是一种良性病变，局部切除可以治愈。没有迹象表明局部切除的患者有乳腺癌高发倾向[166,174]。相反，已经证明，肉眼可见的多发性乳头状瘤与乳腺癌伴发或将发展成乳腺癌，即其进展为癌的概率远比普通人群高[154,166,171,175]。此外，乳头状瘤局灶性非典型性增生（"非典型性乳头状瘤"）的癌变风险与没有乳头状瘤的非典型性增生的风险相同或稍高[157,166]。很明显，这种风险与乳头状瘤发生的部位有明显关系[169]。

乳头腺瘤

　　乳头腺瘤也称为乳头导管的旺炽型乳头状瘤病或糜烂性腺瘤病，是导管内乳头状瘤的一个亚型，累及输乳管终末段（图2.23）。乳头腺瘤多发生在 31～50 岁，几乎全部为单侧发生，常伴有乳头的浆液性或血性溢液[181,183]。临床上，乳头腺瘤可表现为乳头糜烂，易与

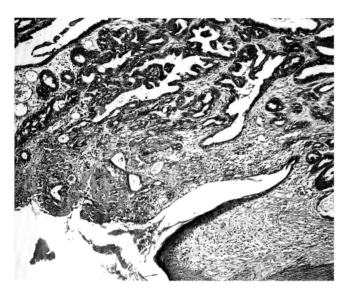

图2.24　乳头腺瘤。复杂的腺样结构可导致过诊断。与皮肤的鳞状上皮相移行是本病的一个典型特征。

Paget 病混淆。

　　显微镜下，乳头腺瘤导管发生明显的类似于前文所述的乳头状瘤样改变，伴有由致密纤维结缔组织间质导致的变形（图 2.24）。后者被 Rosen 和 Caicco[182] 称为硬化性乳头状瘤病型，其他类型还有乳头状瘤病型（不伴硬化）和腺病型（三种类型中最少见的一种）。乳头腺瘤为良性病变，与导管乳头状瘤和旺炽性导管增生形态特征相似。其中包括上皮细胞和肌上皮细胞两型细胞的存在（如果需要，可经免疫组织化学证实[180]）。其细胞核呈卵圆形，无异型性，呈"水流状"，周围有裂隙形成，缺乏筛状结构。但这些病变之间又稍有不同之处；其中一个是：由于乳腺导管腺上皮和表皮的鳞状上皮的相互作用，形成腺鳞上皮巢，此时极易过诊断；另一个是：典型的乳头腺瘤表现为增生的导管中心出现小型坏死灶。如果坏死位于较深的乳头状／导管增生性病变部位，则高度提示为恶性病变[182]。

　　应当提起注意的是，一个发生在乳头或乳头附近的导管内乳头状病变并不一定就是乳头腺瘤，也不一定就是良性的。导管内乳头状癌和一般性浸润性导管癌也能发生在这一部位，有些似乎就起源于乳头腺瘤内[178,179,182]。

　　对于无并发症的乳头腺瘤，治疗措施是局部切除[181,182]。

腺　病

　　腺病这一名称适用于原发于乳腺腺体成分的任何一种增生性改变，因而应用时必须加一个修饰词以取得临床病理的特殊意义。

盲管腺病

　　这是乳腺小叶很常见的变化。受累腺管内衬两型细胞成分，管腔的侧面和顶端轮廓均呈钝圆形，因而得名，这一名称是 Foote 和 Stewart 在他们的划时代的论文中提出的[185]。伴有周围特化性间质增生。盲管腺病的少见形态有器官样、微囊性和非器官样等形式[184]。内衬上皮常常显示柱状细胞特征（见下文）。盲管腺病可继发普通型或非典型性导管增生（见下文）。

硬化性腺病

　　硬化性腺病是一种了解较多的腺病形式，因为初学者经常将其与癌混淆。患者平均年龄为 30 岁左右。大体上，病变较小，呈盘状或多结节状。切面质韧，有些病例的肉眼观极似浸润性癌。

　　显微镜下，硬化性腺病最重要的诊断特征是其结构特征一定要在非常低的倍数下观察。结节保持着圆形或卵圆形的小叶结构，小叶中心细胞较周边细胞更丰富（图 2.25）。拉长且受压的增生腺管内衬两型上皮细胞，细胞的长轴与管腔长轴一致。在一些病例，肌上皮细胞增生明显，占主要成分，甚至成为梭形"肌样"形态。无梁状结构，无多形性和坏死。间质致密，可见灶状弹力纤维增生，但不如在浸润性癌和放射状瘢痕常见。

　　硬化性腺病的各种形态变异相当复杂，可呈旺炽型变化伴妊娠改变，也可伴有大汗腺化生（此时细胞核和核仁增大），偶尔可发生神经周围间隙[191]（图 2.26）和静脉壁[186]浸润（图 2.27）。

　　硬化性腺病病变中存在明显的肌上皮细胞，各种免疫组织化学染色（SMA、钙调理蛋白、p63）可清楚地证明。层粘连蛋白或 Ⅳ 型胶原染色可证实腺管周基底膜存在。

　　硬化性腺病随后发生浸润性癌的风险似乎与普通的纤维性囊性乳腺病相等[189]。偶尔小叶原位癌会侵入局部的硬化性腺病内[190]（图 2.25D）。在这种情况下，硬化性腺病造成的变形可导致误诊为浸润性小叶癌。Fechner指出[188]，应在低倍镜下进行鉴别诊断，硬化性腺病灶（无论是否伴有原位癌）周围的小导管是扩张的，中心则为缩窄的，而浸润性小叶癌不形成器官样结构形式。免疫组织化学检查有助于此类复杂性病变的识别[187]。

结节型腺病和相关病变

　　结节型腺病常兼有盲管腺病和硬化性腺病的形态特征。其增生的结节较盲管腺病更富于细胞，但较硬化性腺病境界更清楚，并且无后者的纤维化和变形的特征。有作者认为，结节性腺病是硬化性腺病的早期非硬化期。

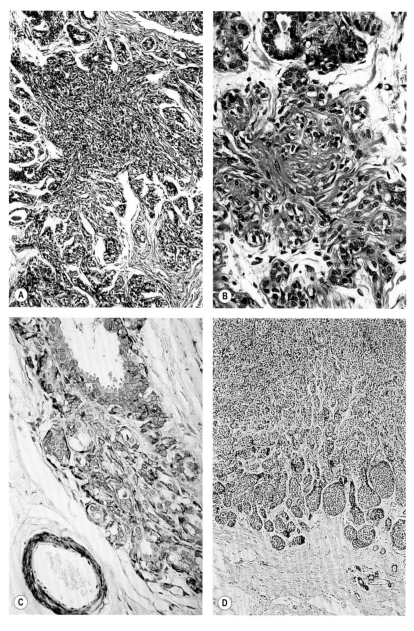

图2.25 A-D，硬化性腺病。A，低倍镜观。病变部小叶结构明显。B，中倍镜观。注意小叶中心的梭形细胞增生和纤维性胞质，提示为肌上皮性质。C，免疫组织化学染色肌动蛋白呈强阳性示肌上皮细胞成分。D，硬化性腺病伴小叶原位癌。注意规则的边缘和缺乏浸润表现。（**D**, Courtesy of Dr Robert E Fechner, Charlottesville, VA）

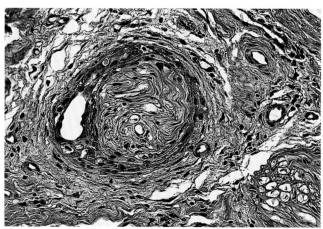

图2.26 乳腺病变内的良性"神经周围浸润"，别处有典型的硬化性腺病表现。

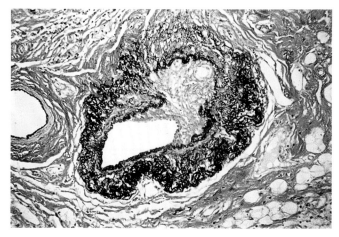

图2.27 硬化性腺病累及血管壁，Verhoeff-van Gieson染色。（Courtesy of Dr V Eusebi, Bologna, Italy）

腺病瘤是结节型腺病或硬化性腺病的一种形式，通常直径较大，因此可触及，临床上更像肿瘤[192]。

旺炽型腺病这一名称用于细胞异常丰富和增生特别明显的结节型腺病或硬化性腺病。腺病瘤和旺炽型腺病均不代表一种独特的疾病。

微腺型腺病和腺肌上皮（大汗腺）腺病

微腺型腺病也称为微腺型增生，为腺病的罕见形式。微腺型腺病表现为小的一致的腺管，开放的腺腔内含有嗜酸性分泌物，这些腺管不规则地分布于纤维组织或脂肪中[194,205,210]（图2.28）。不形成小梁状结构。腺体衬覆小而一致的单层立方上皮或扁平上皮细胞，胞质呈空泡状或颗粒状，没有顶浆分泌的小突起（snout）。与其他类型的腺病不同，微腺型腺病缺乏肌上皮细胞层[194,203]。然而，微腺型腺病却有一层厚的基底膜，通过免疫组织化学和电镜可以清楚地看到[210]。间质可以玻璃样变，细胞成分少，无弹力纤维。微腺型腺病主要需与乳腺小管癌鉴别[194]。微腺型增生为良性增生，应保守治疗，但已有

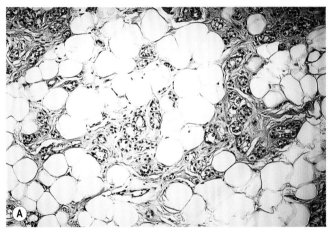

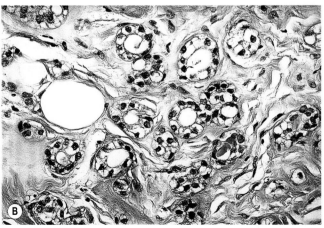

图2.28 A和B，微腺型增生。A，低倍镜显示的杂乱分布的小圆形腺体。B，高倍镜下腺体是开放的，腔内含分泌物，见不到肌上皮层。（Slide courtesy of Dr J Azzopardi, London）

足够的病例报道证实，其病变较本节所述的其他类型的腺病更容易进展为恶性[198,201,206,207]。有趣的是，一项研究发现，许多这样的癌都被诊断为腺样囊性癌[193]。实际上，这种常见的病变与容易辨认的癌有一定关系，并且只有微腺型腺病是缺少肌上皮细胞的良性乳腺上皮病变这一事实令人想知道，它是否代表一种临床表现极缓慢、恶性度极低的导管癌。至少，它应当被看做是一种重要的有癌变潜能的病变[199,201]。

腺肌上皮（大汗腺）腺病是一种与微腺型腺病密切相关的腺病形式，也可能是它的一种变异类型。腺肌上皮（大汗腺）腺病表现为：腺体较大，内衬上皮较高，存在大汗腺化生和肌上皮细胞[196,197,200,209]（图2.29）。肌上皮细胞可以很明显，有时伴有核异型性，核仁突出（**非典型大汗腺腺病**）。已经发现，大汗腺腺病具有克隆性[195]。据称其与60岁以上、伴非典型性增生女性进展为癌的风险增高有关[208]，但也有人对这一说法及其准确性表示怀疑[204]。这种病变最令人感兴趣的是：它可以发生乳腺双相性肿瘤——被称为腺肌上皮瘤[196,211]（见325页）。

小管腺病也与微腺型腺病有关。它们的不同点在于：小管腺病呈管状结构，具有肌上皮细胞成分。同微腺型腺病一样，它可以伴发癌[202]。

纤维性囊性乳腺病

纤维性囊性乳腺病是乳腺的一种极其重要的病变，因为其发病率高；无论是在临床上、放射线检查上还是在大体上和显微镜下，它的一些亚型都与癌相似；它的一些类型可能与癌的发生确有关系[217]。过去文献中对该病曾用过许多名称，但没有一个是令人完全满意的，有些存在严重缺陷。用过的名称有囊肿病、囊性乳腺病、囊性增生、乳腺结构不良、Reclus病、Schimmelbusch病、乳腺增生症、慢性囊性乳腺炎、良性乳腺病等等。在美国最常用的名称是纤维性囊性乳腺病。尽管它存在两个明显的缺陷：（1）过分强调了病变中的纤维成分；（2）许多医生、患者和人寿保险代理商将它视为癌前病变，其实大多数情况下并非如此。为避免上述潜在的严重问题，1985年美国病理医师协会建议使用其他名称，如纤维性囊肿性改变或纤维性囊肿性表现，在病理诊断或报告中附加对病变成分的特别说明[218]。这一做法的目的值得称道，但这种命名改变却没有必要。在这种"情况（condition）"中的确有许多"改变（change）"，但它们都明确符合一个"疾病（disease）"的标准。换个角度看，如果乳腺的纤维囊性乳腺病不是一个"疾病"，那么前列腺的结节性增生以及甲状腺增生也就不能定性为疾病了。

有临床表现的纤维性囊性乳腺病常发生于25～45岁之间的患者。最明显的增生变化发生在盎格鲁撒格逊

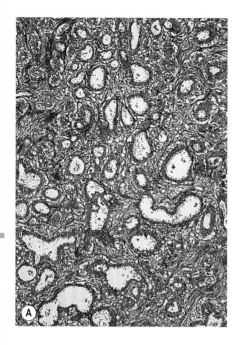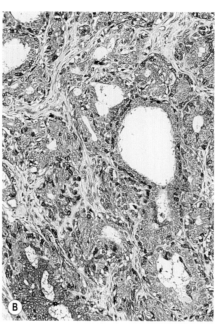

图2.29　A和B，腺肌上皮腺病。腺体相对较大，腺腔增宽而开放，伴有大汗腺化生。腺上皮之间为肌上皮细胞。B，S-100蛋白染色显示出显著的肌上皮成分。

人（Anglo-Saxon），比在拉丁美洲人、美洲印第安人或日本女性更常见[215,231]。确定本病的真正发病率存在许多困难，因为其诊断很大程度上依赖于临床医生、放射科医生和病理医生的经验[220,224,230]。激素对此病的发生起着一定的作用，但确切的发病机制仍不十分清楚[213,221,234]。没有证据称明口服避孕药会增加上皮增生的程度[219,222]。相反，统计学材料显示，长时间服用避孕药反而减少了纤维性囊性乳腺病的发病率[229]（至少这些病例不伴有上皮非典型性[223]）。流行病学研究表明，经常饮用咖啡与该病的发生可能有一定关系，但另外一些研究则未能予以证实[212,225]。

　　病变常为双侧发生，但一侧常较另一侧重，临床上好像单侧受累。

　　一定要认识到，尽管纤维性囊性乳腺病也可延伸到大导管，但主要侵犯部位是乳腺终末导管 - 小叶单元（TDLU）。大体上和显微镜下形态表现有很大程度的可变性，取决于疾病中哪种病变占优势。其基本病理形态改变归纳如下：

1. **囊肿**。囊肿可大可小，小者显微镜才能发现，大者肉眼可见，有时体积可以很大。囊肿通常含有混浊黄色液体或清亮液体。有时囊的外观似蓝色，故又称"蓝顶囊肿"。在大囊肿周围的乳腺实质中，还经常可以看到多数小囊肿，壁很薄。显微镜下，大多数囊肿，特别是较大的囊肿，被覆扁平上皮，或上皮完全缺如，仅见厚的纤维性囊壁。这种囊肿可以破裂，内容物溢出可引起周围间质内炎症性反应，可有多量泡沫细胞和胆固醇结晶裂隙（见下文）。Azzopardi指出[214]，这种囊肿无论其大小，均起源

于终末导管 - 小叶单元而非大导管。

2. **大汗腺化生**。这是一种很常见的变化，最常见于扩张的导管和囊肿样结构，也可出现于大小正常的腺管中。囊肿内衬大汗腺样上皮，内含液体，囊内压力大，故又称为**张力性囊肿**。上皮形态与大汗腺上皮无法区别。每个细胞都有丰富的嗜酸性颗粒状胞质，常含有核上空泡和黄褐色色素，有些是含铁血黄素。细胞质的顶尖部呈典型的顶浆分泌小突起（apocrine snout）。细胞核中等大小，核仁常很突出。PAS染色显示，腺腔一侧有新月状粗糙的糖脂性颗粒。GCDFP-15免疫组织化学染色显示胞质强阳性反应[226]。这一改变中也可见过渡期或发育不良改变，被称为**部分**或**不完全**大汗腺化生。在这种病例中，有些大汗腺化生呈现不典型的细胞形态，常伴有硬化。没有证据称明这些**不典型大汗腺化生**患者进展为癌的风险增高[216]。

3. **纤维化**。这种变化经常出现，但程度各异。它们可继发于囊肿破裂，进一步发展为玻璃样变。有的作者将乳腺表现为局部程度不等的间质纤维化称为乳腺**纤维性疾病**和**纤维性乳腺病**[228]。目前尚不清楚这种病变是否与纤维性囊性乳腺病有关，或是否是一个独立的临床疾病，但后者似乎可能性更大。

4. **钙化**。这种变化不如在导管扩张症或乳腺癌中那样多见，它们通常粗大、不规则。其化学成分多为磷酸钙或草酸钙。在 X 线片中，草酸钙无定形，呈中 - 低密度（磷酸钙则呈中 - 高密度）。草酸钙几乎总是与良性疾病相关[235]。磷酸钙在 HE 切片中容易发现，在 Von Kossa 染色切片中更为清晰。Von Kossa 染色对确定微小钙化灶是必要的[232]，而对显示草酸钙结晶效

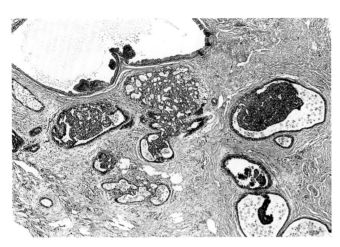

图2.30　纤维性囊性改变，包括囊性扩张、大汗腺化生、旺炽型导管增生和纤维化。

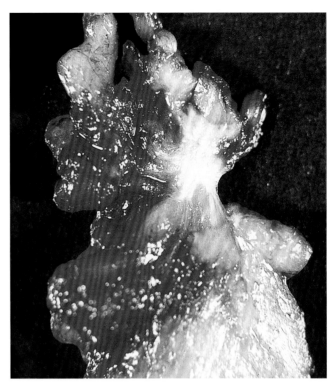

图2.31　放射状瘢痕的大体表现。

果不佳，草酸钙用偏显微镜检查效果会更好（因为它具有双折光特性），或者用5%醋酸预处理后进行硝酸银-酸性品红染色效果更好[233]。

5. **慢性炎症**。此为继发于纤维性囊性乳腺病的另一种常见变化，与感染无关，常是囊肿破裂分泌物溢出至间质内所致。淋巴细胞、浆细胞和泡沫样组织细胞为主要炎症成分。不应将纤维性囊性乳腺病伴明显的慢性炎症与导管扩张症混淆（见265页）。

6. **上皮增生**。这是纤维性囊性乳腺病中的最重要的成分，也是最麻烦的问题（图2.30）。它的重要性还在于其与癌的发生可能有关，并且与癌的鉴别诊断也经常存在很大困难。对于大多数病例而言，上皮增生仅表现为轻度增生，应用胸腺嘧啶标记方法测定细胞增殖程度证实，该病的增生程度与正常乳腺相比无明显增高[227]。上皮增生问题留待下节详细讨论。

7. **纤维腺瘤样改变**。这是纤维性囊性乳腺病中最少见的一种变化。间质增生，同时上皮增生形成裂隙状，其形态极似纤维腺瘤，但无纤维腺瘤的明显界限（见267页）。

放射状瘢痕和其他硬化性导管病变

这是一组乳腺病变，其特征为病灶体积小，呈星芒状，中心为纤维化，常有弹力纤维的核心，伴有不同程度的上皮变形和增生[237,253,254,258]。它们通常被归入纤维性囊性乳腺病中，并有许多不同的名称，如放射状瘢痕、无包膜的硬化性病变、坚硬的乳腺病、浸润性上皮增生病、良性硬化性导管增生、硬化性乳头状增生、弹力硬化性病变以及伴有假浸润的硬化性腺病等[244,245,255,257]。有作者认为它们是原发性增生性疾病（导管增生或导管内乳头状瘤），其中间质改变和上皮变形是继发的，常呈局灶性；另一些作者则认为它们是终末导管原发性闭塞性疾病（可能是炎症的结果），伴有其分支继发性上皮增生[243]。上述假设都已得到了相应例证的支持，如一些病例表现为典型的导管增生（上皮增殖），伴有小灶状硬化弹力纤维增生；另一些病例只有硬化弹力纤维增生而几乎不见上皮增生[240,243,257]。但是，大多数病例很难确定纤维化和上皮增生两者谁为原发性病变。因此在这里将这一类病变作为一组予以描述。乳腺X线片检查和肉眼检查时它们呈不规则的放射状，与普通型浸润性导管癌或小管癌极为相似[248]（图2.31）。显微镜下，病变中心为致密纤维结缔组织，仅见少数细胞（图2.32）。在管腔闭塞的导管壁或某些区域可见成团的嗜碱性物质，有时很丰富，弹力组织染色呈强阳性（图2.33）。排列紊乱的小导管内陷在上述纤维间质中，小导管仍由两型细胞组成。在放射状病变的周围区域可见大导管样结构，这些导管可呈扩张或上皮增生等变化（见279页）（图2.34）。

硬化性导管病变特别提出来的原因是：它们必须与导管癌鉴别，并且它们可能与癌的发生有关（图2.35）。关于它们与导管癌的鉴别诊断问题，可以明确的是：无论有无中心瘢痕，癌的确诊标准都是一样的。诊断标准包括：HE切片所见的细胞结构标准以及免疫组织化学评估肌上皮细胞的存在[246,249]。

关于它们与癌发生的关系，发表的文献说法不一。有人认为，多数小管癌来源于放射状瘢痕，但多数学者

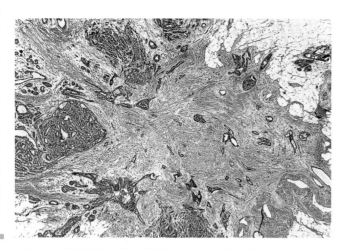

图2.32 低倍镜下，放射状瘢痕呈典型的星状形态。

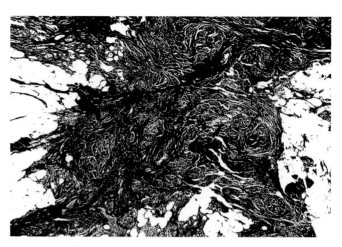

图2.33 放射状瘢痕中心富于弹力纤维组织，如Verhoeff-van Gieson染色显示的。

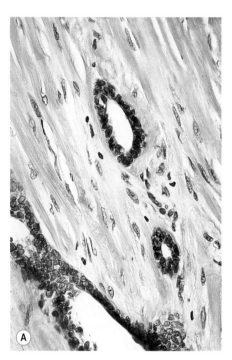

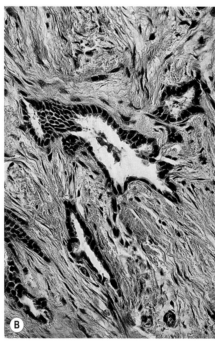

图2.34 A，陷入放射状瘢痕的良性导管结构。注意它们的规则轮廓、细胞稀疏和玻璃样变间质。B，作为对照的小管癌。注意腺体有棱角，间质纤维结缔组织增生。

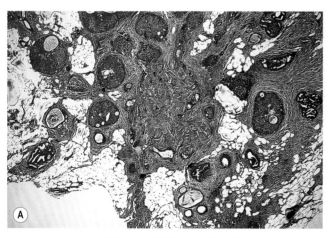

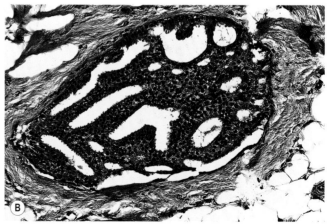

图2.35 A和B，放射状瘢痕伴低级别导管内癌。

认为并不如此[237,250]。我们观察过足够的病例，发现中心弹力区域与周围良性增生的导管以及小管癌相移行，支持至少部分小管癌是起源于放射状瘢痕病变的观点。特别是当放射状瘢痕病变 > 1cm 时[251]。顺便说明一下，虽然累及或可能起源于放射状瘢痕的癌都是高分化导管癌，但仅有少数是小管癌[236]，其中有些可能是伴肌上皮成分的化生性癌[241]。

如果患者的放射状瘢痕内没有癌的证据，并且是完整切除的，则总体看法是这些患者发生癌的风险没有提高[239,252,256]。然而，大型研究显示，无论乳腺良性病变的组织学类型如何，有放射状瘢痕的女性发生乳腺癌的风险是没有瘢痕的女性的 2 倍[247]。普遍认可的乳腺 X 检查探查到的放射状瘢痕的治疗方式是：保守手术切除和随访[238,242]。

导管和小叶增生

导管型上皮增生旺盛时传统上（特别是在美国）被称为乳头状瘤病。Azzopardi[259] 指出，基于大多数病例并不具有真正的乳头，不应使用乳头状瘤病这一名称，他使用**上皮增殖**这个名称，但这一名称并未被广泛采用。也许更通用的名称"上皮增生"最为合适，其后再加上对增生程度的描述：**轻度**（上皮细胞 3 ~ 4 层）、**中度 - 旺炽**（增生更明显）和**非典型增生**（下文详细讨论）。大多数增生病例的整个管腔均被增生的细胞充满。有些增生形式确实具有真正的乳头状结构。在诊断中，下列特征非常有助于确定良性增生性质：

1. 细胞核呈卵圆形（而不是圆形，除非横断面），正常染色质（不深染），细胞核可以轻度重叠；单个的小而不清晰的核仁；没有核分裂象或核分裂象少见（图 2.36）。
2. 细胞质呈嗜酸性细颗粒状，而不是淡染均质透明。
3. 胞质边缘不清，看似细胞核位于一片合体细胞团中，而不是位于界限清楚的细胞膜内。
4. 流水状排列，因为卵圆形的细胞呈大致平行的束状排列方式（图 2.37）。
5. "簇状"或"丘状"突向管腔。
6. 导管周边出现拉长的裂隙，位于管腔的一侧，内衬单层细胞，而导管腔另一侧为实性增生区；有时这些裂隙延伸至整个导管的周边部，使增生的上皮细胞收缩成一个实性团，悬挂在管壁上，似肾小球的血管簇（图 2.38）。这种导管上皮增生形成的管内腔其大小、形状（常是长形而不是圆形）和位置（主要在周边部）等均为不规则的，与筛状型导管内癌的筛孔规则的三维形态完全不同。
7. 导管内增生的细胞与对侧管壁互相呈不规则的连接。

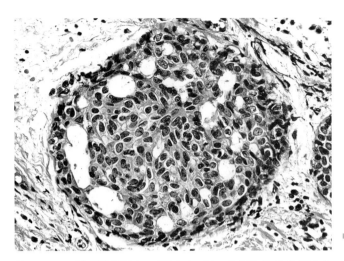

图2.36 旺炽型导管增生。无坏死，每一个细胞均有其间质支持。腔内实性增生细胞与排列于周边的上皮条索之间形成明显的裂隙。这种特征通常提示良性病变。

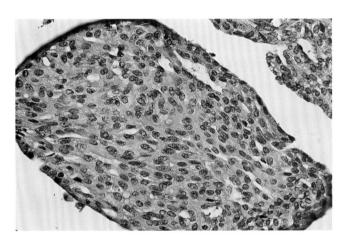

图2.37 旺炽型导管增生。注意核呈卵圆形且平行排列，形似"水流"状。

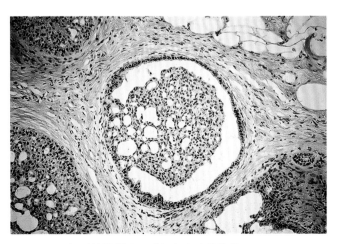

图2.38 旺炽型导管增生，形似肾小球样结构。

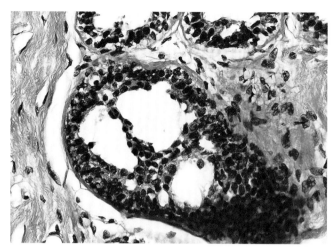

图2.39 导管增生显示与管壁对侧呈不规则的桥状连接。注意核呈卵圆形且沿桥的长轴平行排列。

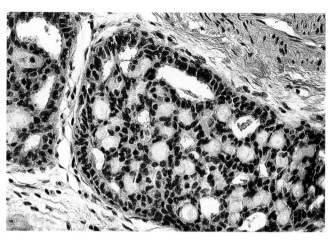

图2.40 胶原小球病。这些圆柱体由圆形均质粉染的基底膜物质构成。

搭桥状增生的细胞核呈卵圆形，沿桥的长轴平行排列（图 2.39）。这种形态与导管内癌的罗马（Roman）桥式和僵硬的梁状出芽状形态完全不同。

8. 完全或不完全的大汗腺化生，细胞质内出现空泡。

9. 存在肌上皮细胞，散在或成行连续排列，细胞质透明或呈嗜酸性，也可呈长形的平滑肌样（"肌样型"）。

10. 存在泡沫样巨噬细胞，后者可在腔内，也可与增生的细胞混合存在[262]。

11. 腔内或间质钙化常见，但缺乏上皮和间质之间的钙化小球或砂粒体。

12. 缺乏坏死。

必须指出的是，上述所有形态特征无一具有独立的诊断意义。需要对它们进行权衡，并根据病变的某种特性加以调整，有些可以完全忽略。例如，表现出核仁突出，具有罗马桥式结构，按常规高度提示导管内癌，但当出现大汗腺化生上皮细胞时，这些就失去了其重要性。导管内癌也可以保留肌上皮细胞层。局灶性小坏死灶偶尔也可见于良性病变中，特别是在乳头腺瘤中。此外，乳腺良性增生性病变可以与癌共存，换言之，即使周围乳腺为良性增生病变，局部区域也可为导管内癌。

偶尔，在导管增生性病变的细胞核内可见圆形嗜酸性小体，后者体积较大时与病毒包涵体相似。电镜观察时，这些包涵体是单层膜包绕的结构，内含层板状或均质性电子密度的核心，周围为放射状细丝的冠晕[274]。

免疫组织化学检查，普通型导管增生（包括旺炽型）的特征是高分子量角蛋白呈强阳性，特别是 CK5/6（比 34βE12 更优越）[271]。这对于与非典型导管增生和导管原位癌的鉴别非常重要，90% 的非典型导管增生和导管原位癌病例缺乏高分子量角蛋白表达。

有几种导管增生的罕见形态类型已报道。

胶原小球病的特征是在腔内形成多数情况下嗜酸性、少数情况下嗜碱性的富于胶原的球体——位于上皮细胞和肌上皮细胞之间的间隙内[261,264,270]。超微结构观察，此球体是由基底膜样物、成束的胶原以及矿物质沉积构成[268]（图 2.40）。这一奇特现象也可见于唾腺肿瘤[269]，切勿与腺样囊性癌、印戒细胞癌以及筛状型导管原位癌混淆。同时还应认识到，胶原小球可与导管内乳头状瘤、硬化性腺病、小叶原位癌以及非典型导管增生伴发[272]。事实上，胶原小球病的局部也可受到小叶原位癌的累及[273]。

囊性高分泌性增生的特征为导管囊性扩张，腔内含有胶样物质。囊性高分泌性增生应与囊性分泌型癌鉴别，但经常不容易（见 294 页）[265]。囊性高分泌性增生可与常见的非典型导管增生和导管原位癌伴发[267]。

男性乳腺发育样微乳头状增生是最特殊的女性乳腺增生形式，其表现类似于男性乳腺发育[275]。

甲状腺样乳腺肿瘤也是导管增生的一种特殊形式，形态学显示其结构和细胞学均酷似高细胞型甲状腺乳头状癌[260,263]。目前已报道的少量病例中未发现 RET 重排或 BRAF 突变[260,266]。已报道 1 例伴有乳腺内淋巴结转移的病例，提示这种神秘的病变具有恶性潜能[276]。

小叶增生这个名称用于不存在妊娠、产后或外源性激素刺激情况下，与通常情况相比，乳腺小叶变大、细胞增多，但未达到小叶原位癌或小叶非典型增生的诊断标准。由于后者的概念本身就比较模糊，小叶增生诊断的可重复性和意义尚不确定。

导管增生的另一种特殊类型被称为幼年性乳头状瘤病或瑞士干酪病，将在 333 页详述。

导管和小叶非典型增生

如前所述,纤维性囊性乳腺病的上皮增生程度变化幅度很大。据推测,这种增生程度与以后进展为浸润性癌有一定关系,许多研究者试图把上皮增生程度与癌变的风险定量化[295]。最具雄心和最成功的研究是由 Page 和 Dupont 等[281,287,288]完成的。他们提出了**非典型导管增生**(atypical ductal hyperplasia, ADH)和**非典型小叶增生**(atypical lobular hyperplasia, ALH)的名称。这些增生性病变具有导管内癌或小叶原位癌的部分而不是全部形态特征(图 2.41 和 2.42)。在一项回顾性研究中,他们应用这一标准在全部观察病例中诊断出 3.6% 的患者为 ADH 和(或)ALH,并且做出推断,这些患者发生浸润性癌的风险是一般人群的 4 ~ 5 倍(即约占导管或小叶原位癌的一半)。在此研究基础上,美国病理医师协会[279]推荐将纤维性囊性乳腺病分成以下三组:

图2.41 A和B,由四位乳腺病理医师诊断为小叶非典型增生的两个不同的乳腺病变。小叶变大,增生,但有腺腔残留,小叶单元仅有轻微的扩大。

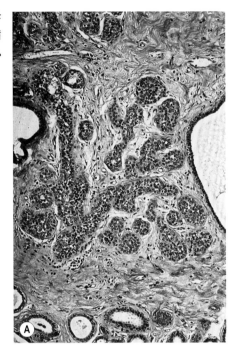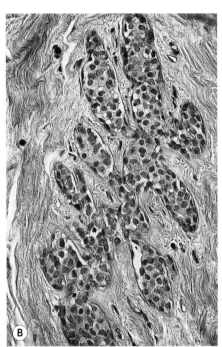

图2.42 A和B,由两位乳腺病理医师诊断为导管上皮非典型增生的两个不同的乳腺病变。导管上皮明显增生伴非典型性,但并未达到原位癌标准。

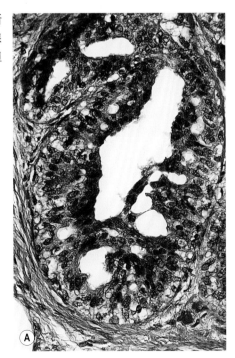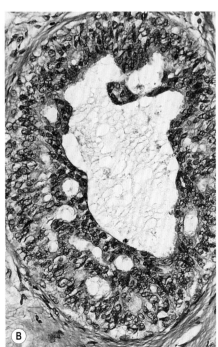

Ⅰ 无增生或轻度增生：无继发浸润性癌的风险。

Ⅱ 中度或旺炽型增生：1.5 ~ 2 倍的风险。

Ⅲ 导管和小叶非典型增生：5 倍的风险。

为了完善和比较的目的，Page[286] 又补充了第 4 类：

Ⅳ 导管和小叶原位癌：8 ~ 10 倍的风险。

1998 年对这一分类方法进行了更新和改进[282]。

Page 和 Dupont 的研究对纤维性囊性乳腺病和乳腺癌之间的关系做出了极其重要的贡献，对临床医师和病理医师都产生了巨大影响。必须将 ADH 和 ALH 定义得更为精确，必须进行更多的观察者自身之间和观察者之间的重复性测试，并且得出的结论必须在其他人群中进一步证实。有些早期研究对上皮增生的分型和程度存在让人难以接受的观察差异[277,278,283,292]，尽管有证据称如果按照严格的标准能产生一致的结果[293]。

目前所接受的 ADH 定义为：病变的细胞学（具有卵圆和圆形细胞核的单一细胞）和组织结构（微乳头、丛状、叶状、桥状、实性和筛状）特征与低级别导管原位癌（DCIS）无法区别，但是：（1）与普通型导管增生密切混合；（2）仅累及乳腺终末导管 - 小叶单元（TDLU）的一部分。有人已提出了定量测量要求（总体 < 2mm 或累及两个导管腔，但这一标准尚未取得一致意见[289,290,294]（图 2.43）。

对于区分上述各型导管增生，形态定量、DNA 倍体分析、免疫组织化学染色、分子遗传学研究等特殊技术尚未取得一个独立的一致的分组指标[280,284,285]，但最近的研究显示，它们在角蛋白和激素受体免疫组织化学表达上有差异，且这种差异具有可重复性[291,296]。

平坦型上皮非典型性（柱状细胞病变）

近年发现的乳腺非典型增生的另一个亚型被称为**平坦型上皮非典型性**、低级别（单形性）附壁性癌、非典型囊性小叶和非典型柱状细胞改变、柱状细胞增生和柱状细胞病变等不同名称[298,302,303,305,307,311]。这一病变对应于 Tavassoli 命名系统中的平坦型导管上皮内瘤变（intraepithelial neoplasia, DIN），其特征是原来成熟的细胞被单层或复层轻度非典型型细胞取代，伴有受的累 TDLU 的扩大（图 2.44）。顶浆分泌小突起可以很明显[301,304]。对于从未接触过这个概念的人来说，要理解一个病变同时是平坦的又是柱状的可能比较困难。事实上"平坦"是指受累"导管"的结构，而"柱状"是指内衬细胞的形态。

雌激素受体 α 经常呈强阳性（特别是绝经前女性），MIB-1 表达增强[300]。

柱状细胞病变的生物学意义还不十分清楚，但按照

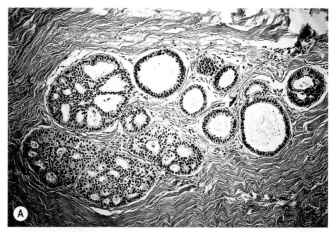

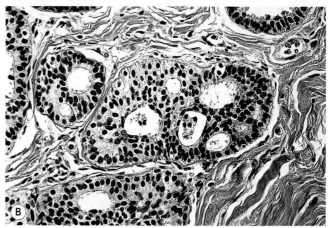

图2.43　A和B，根据细胞结构特征和体积小诊断为非典型导管增生的增生性导管病变。

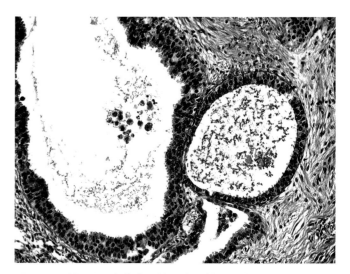

图2.44　平坦型上皮非典型性。腺腔扩张，内衬的柱状上皮显示非常轻微的非典型性。

一般想法，应与"普通型"非典型导管增生（ADH）相似（如果能称为"普通型"的话）。多项研究显示，柱

状细胞病变经常与导管原位癌（ductal carcinoma in situ, DCIS）、小叶原位癌（lobular carcinoma in situ, LCIS）和（或）纯的以及混合型小管癌相关 [297,299,306,310]。

导管增生和小叶病变命名法

由于显微镜诊断的主观性因素在所难免且在短期内难以消除，并且证据显示目前的命名法似乎太过截然，多年前我们就建议，无论是导管的病变还是小叶的病变均应采用诸如乳腺上皮内瘤变的命名法并进行系统分级 [315]，使之与其他部位（如宫颈、前列腺、胃肠道）沿用的分级命名系统一致。Tavassoli 及其工作小组特别热心地采纳这一想法并给予了进一步的发展，制定了如下方案 [313,316,317]。

- 导管上皮内瘤变（ductal intraepithelial neoplasia, DIN）
  1a（对应于普通型导管增生）
  1b（对应于平坦型上皮非典型性）
  1c（对应于 ADH 和小的 Ⅰ 级 DCIS）
  2（对应于较大的 Ⅰ 级 DCIS 以及 Ⅱ 级 DCIS）
  3（对应于 Ⅲ 级 DCIS）
- 小叶上皮内瘤变（lobular intraepithelial neoplasia, LIN）用于非典型小叶增生 / 小叶原位癌谱系（也分为三级：LIN1、LIN2 和 LIN3）。
- 乳腺上皮内瘤变（mammary intraepithelial neoplasia, MIN）用于上皮内增生性病变，不能简单地归入导管或小叶范畴。

Tavassoli 提出的方案具有明显的优点，其改良版本最终有可能会被采用。然而，这个方案并非马上可用。公平地说，许多反对采用这个版本的意见也适用于其他部位，但这些意见也没能阻止改变这些部位的命名。但有一点值得严肃对待，上述以数字形式命名 DIN 意味着改变是连续性的，但这种连续性可能存在也可能不存在。另一种观点——由 Azzopardi 提出 [312]，现已得到许多专家的支持——认为，乳腺增生性疾病可以分为两种不同的类别：即"普通型"增生和导管内癌 [314]。按照这一方案，非典型导管增生（ADH）和平坦型上皮非典型增生不是这两种极端类型的连接或中间步骤，而更像是"少见"形式的导管内癌。如果这一情况属实，那么用分级系统来连接这些病变就显得根据不足，并有误导之嫌。

改版后的 DIN 分类是由最新版的 WHO 的《乳腺肿瘤和女性生殖系统肿瘤分类》一书负责撰写导管内增生性病变的成员勉强一致通过的。最终采用的方案如下：

传统命名	DIN 命名
普通型导管增生	（没有相应的 DIN）
平坦型上皮非典型性	DIN1A
非典型导管增生	DIN1B
DCIS Ⅰ 级	DIN1C
DCIS Ⅱ 级	DIN2
DCIS Ⅲ 级	DIN3

与原先的 DIN 方案相比，这是一种概念上的很好的改进，但大家在读文章或病理报告时，对 DIN 系统应当十分小心，因为上述两个 DIN 系统是不同的。也许在转变使用一种或另一种 DIN 专业术语之前，我们还需要耐心等待其进一步发展（可能来自分子遗传学领域）。

与乳腺癌的关系和治疗

基于多年的研究，纤维性囊性乳腺病和乳腺癌之间可能有一定关系，其根据如下：

1. 经过长时间的观察发现，乳腺癌切除标本内经常可以见到纤维性囊性乳腺病 [330]，而且与没有癌的一般人群相比，此时上皮的增生程度要更为严重 [326]。
2. 对浸润性乳腺癌患者从前取过的活检标本进行的回顾研究发现，其上皮呈旺炽型增生甚至是非典型增生，而不是呈纤维性囊性乳腺病的一般增生形式 [329,339]。
3. 在不同人群，乳腺癌的发病率与乳腺良性增生性疾病的发病率呈平行关系 [337]，其中有乳腺癌家族史的人群其良性增生的发病率也高 [338]。
4. 乳腺良性增生性病变的核型和分子生物学改变与乳腺癌也呈平行关系 [318,331,332,341,342]。
5. 经保守治疗和长期随访的纤维性囊性乳腺病患者其浸润性癌的发病率比对照组高 [321]。附带说明一下，在良性乳腺病的基础上发生的乳腺癌与先前诊断的良性病变的组织学类型无关 [328]。

定量分析的进步使我们认识到，随后发生乳腺癌的风险高低并不取决于纤维性囊性增生本身，而取决于是否有上皮增生性病变及其增生的程度和类型。如切片上显示导管上皮呈非典型增生，则其风险为对照人群的 1 ~ 5 倍 [325,333]。这一事实已被不同的研究证实 [319,320,327,340]。研究证实，评估上皮增生是决定患者最佳治疗方案选择的重要尺度 [334]。当然也要考虑其他因素，其中包括诊断非典型增生的时间长短 [322-324,336]。通常对纤维性囊性乳腺病采取保守治疗（即局部切除和随访）是相当合理的 [335]。然而，对于存在广泛的复发病例，可选择性地实施扩大切除，尤其是对有非典型性导管增生、有明显的乳腺癌家族史和（或）存在 BRCA1 或 BRCA2 种系突变的病例。

乳腺癌

一般特征

年龄

　　绝大多数乳腺癌发现于生育年龄。其发病曲线开始于与青春期，并不断攀升，直至更年期后下降。然而，乳腺癌可以发生在儿童至老年人的任何年龄。发生于青春期前的罕见类型的乳腺癌的特殊表现见第 333 页讨论。发生于老年期的乳腺癌与发生于其他年龄段的乳腺癌在形态或分子遗传学方面无显著差异[343]。

发病率

　　乳腺癌是女性最常见的恶性肿瘤，位居女性癌症死亡率的首位。全世界每年乳腺癌的发生例数超过 100 万[348]。在美国，每年大约有 10 万人被诊断为乳腺癌，大约 3 万人因此死亡。在北美和北欧，乳腺癌的发病率很高（每 10 万女性每年新发 91.4 个病例）；在南欧和拉丁美洲，乳腺癌的发病率中等，而在多数亚洲和非洲国家，乳腺癌的发病率较低（但由于一些国家的富裕程度在提升，近年的发病率也在迅速攀升）。由于乳腺 X 线片检查的广泛应用[350]，美国乳腺癌的发现率明显上升。大多数乳腺癌较局限，直径 < 2cm 或为原位癌[345]。直到前不久，早期发现的癌变小的患者数目的增加并没有明显改善生存率。事实上，从 20 世纪 30 年代到 90 年代早期，乳腺癌的死亡率变化实际上很小[345]。然而，在世界某些区域（北美、西欧和澳洲）乳腺癌的死亡率最终开始下降了，估计是因为早期诊断和治疗改善的联合作用[346,349]。不幸的是，日本、哥斯达黎加和新加坡的乳腺癌死亡率还在持续上升[347]。

　　除了上述数据外，还有一组有趣的数据给出的是乳房缩减术标本中隐匿性增生性疾病和癌的发病率。在一项有 516 例病例连续性病例研究中，Dotto 等[344] 发现了 92 例（18%）普通型导管增生（UDH），28 例（5%）DIN1，17 例（3%）LIN 和 1 例（0.2%）小管癌。没有高级别 DIN 或浸润性癌。

危险因素

　　有几种因素已经明确认为是乳腺癌危险因素，另外有些则未定[351]。这些因素的共同点是在遗传易感的背景下，受强烈的和（或）长时间的雌激素刺激[366]。

1. 出生国家。如在发病率一节所述。

2. 家族史。有一级亲属乳腺癌家族史者发生乳腺癌的风险是一般人群的 2 ~ 3 倍。如果此亲属发病年龄较小和（或）为双侧乳腺癌，则其风险更高[376]。与乳腺癌易感性相关的基因在下一节讨论。

3. 月经和生育史。风险的增高与初潮早、未育、初产年龄偏大以及绝经晚相关[365,368]。乳腺癌很少发生在卵巢切除的女性，35 岁以前施行卵巢切除的女性患乳腺癌的风险减少至 1/3。18 岁以前生育第一胎的女性患乳腺癌的风险仅为 30 岁以后生第一胎的女性的 1/3[378]。绝经前女性如果有哺乳史则乳腺癌风险降低，但哺乳因素对绝经后女性却未见此影响[367]。绝经后女性乳腺癌风险的增高与血浆雄激素水平过高有关[363]。

4. 纤维性囊性乳腺病和乳腺上皮增生。如前节所述，这些变化与乳腺癌的关系尚有争议。

5. 外源性雌激素。一些既往研究认为其风险普遍增高（2.5 倍）[364,370]。而另一些研究认为其风险仅在原先诊断为纤维性囊性乳腺病的病例增加 2 ~ 9 倍[362]。近来的一项队列研究和一项大型病例 - 对照研究证实：使用激素替代治疗的女性比仅使用雌激素的女性有更高的乳腺癌患病风险[371,372]。许多更新的研究进一步证实：新近使用的长期激素替代治疗会增加乳腺癌的患病风险，尤其是小叶癌[355,357]。2002 年 12 月，雌激素已被一项国家毒物学项目研究定为已知的人类致癌因子。

6. 避孕药。各种流行病学研究证实，其风险未见增高，或至多在长期服用避孕药的年轻女性中稍有增高[369,371,379]。在这些人群中发生的肿瘤与对照组并无本质上的不同[358,359]。

7. 离子辐射。已经证实，接受离子辐射后乳腺癌的患病风险增高，尤其是在乳腺发育阶段进行的离子辐射[360,361,374,375]。

8. 隆乳。乳腺癌（主要是原位癌）有时见于曾经施行乳房隆乳成形术患者[356]。然而，近年的研究材料显示，这些患者乳腺癌的发病率并不比一般人群高或低[352,354]。

9. 其他。脑膜瘤与乳腺癌的特殊关系已被反复关注[353]。更特殊的是，有时发现乳腺癌转移到脑膜瘤内。
　　患有共济失调 - 毛细血管扩张综合征和 Cowden 综合征的患者乳腺癌的患病风险高[373,377]。

遗传倾向

　　大约 5% ~ 10% 的乳腺癌患者是家族遗传性的[399]。乳腺癌研究中具有划时代意义的一件事是发现了两个高外显易感性基因，这两个基因的种系突变可引起各年龄段乳腺癌和其他癌症的高发风险，特别是卵巢癌[401]。起初，它们被认为与家族性乳腺癌的高发相关，但现在发现它们仅

表2.1 遗传性乳腺癌相关综合征的总结

综合征（OMIM编码）	参与基因和染色体区段	临床特征
遗传性乳腺癌和卵巢癌综合征（113705）	BRCA1（17q21）	乳腺癌，高风险（50%~80%） 卵巢癌，高风险（40%~50%）
遗传性乳腺癌和卵巢癌综合征（600185）	BRCA2（13q12.3）	乳腺癌，高风险（50%~70%） 卵巢癌，中度风险（10%） 前列腺癌 胰腺癌 黑色素瘤
CHEK2突变（Li-Fraumeni 2综合征？）	CHEK2（22q12.1）	乳腺癌，中度风险（~2倍） 肉瘤 脑肿瘤
其他FANC基因（114480、610355、607139、600901、605882）	PALB2/FANCN（16p12） FANCA（16q24.3） FANCE（6p22-p21） BRIP1/FANCJ（17q22）	PALB2/FANCN和BRIP1/FANCJ：乳腺癌中度风险 其他FANC基因：低度乳腺癌风险
家族性革囊胃型胃癌和乳腺小叶癌综合征（192090）	CDH1（16q22.1）	胃癌 乳腺小叶癌
Louis-Bar综合征（208900）	ATM（11q22.3）	淋巴瘤 小脑共济失调 免疫缺陷 胶质瘤 髓母细胞瘤 乳腺癌
Li-Fraumeni综合征（151623）	TP53（17p13.1）	年轻患者乳腺癌的高外显率 软组织肉瘤、骨肉瘤、脑肿瘤、白血病和肾上腺皮质癌的风险
Cowden综合征（158350）	PTEN（10q23.31）	肿瘤（乳腺癌、甲状腺癌、子宫内膜癌等）患病风险增高 胃肠道错构瘤性息肉 皮肤黏膜病变
Bannayan-Riley-Rivalcaba综合征（153480）	PTEN（10q23.31）	乳腺癌 脑膜瘤 甲状腺滤泡细胞肿瘤
Peutz-Jephers综合征（175200）	STK11（19p13.3）	唇部、口腔黏膜和肢端色素斑 多发性胃肠道错构瘤性息肉 多种肿瘤（乳腺、睾丸、胰腺和宫颈）的风险
Lynch癌家族综合征Ⅱ型（114400）	MSH2（2p22-p21）、MSH3（5q11-q12）、MSH6（2p16）、MLH1（3p21.3）、PMS1（2q31-q33）、PMS2（7p22）	子宫内膜癌和结直肠癌的风险增高 多发性原发恶性肿瘤的高风险，包括乳腺癌、卵巢癌、胃肠道癌和泌尿生殖道癌、肉瘤、胶质母细胞瘤和白血病

FANC：Fanconi贫血。

From Tan DSP, Marchio C, Reis-Filho JS. Hereditary breast cancer: from molecular pathology to tailored therapies. J Clin Pathol 2008, **61**: 1073–1082.

与大约16%的病例相关[381,394,399]。这两个基因是位于染色体17q21的BRCA1和位于染色体13q12.3的BRCA2（表2.1）[383,386,400]。大约2%的北欧犹太人存在这个基因的突变，据估计携带者中大约70%~80%会在70岁时发生乳腺癌[392,398]。突变检测阳性患者被后续的处置方式困扰着，主要的选择是密切随访和预防性乳腺切除[387,390,395,396]。

BRCA1编码的蛋白具有多种功能，包括同源重组DNA修复、细胞周期检测点控制、泛素化、染色体修饰以及 DNA 解除连接[389,397,399]。BRCA2 编码的蛋白参与 DNA 修复、胞质分裂以及减数分裂[399]。因此，BRCA1 和 BRCA2 均参与同源重组 DNA 断裂点处的精确修复[399]。对于这一基因功能缺失的癌，已开发出一些全新的治疗方式，如多腺苷二磷酸核糖聚合酶抑制剂（阻断肿瘤细胞的 DNA 修复）[384,385]。

BRCA1 突变携带者发生的乳腺癌分析显示，髓样癌所占比例较高，即肿瘤倾向于高级别、核分裂活跃、合体细胞样生长方式、推挤状边缘、融合性坏死、雌激素受体和 c-erbB-2 阴性（"三阴"），基底细胞样表达方式，伴有 TP53 突变[380,382,384,388,391,393,399]。另一方面，BRCA2 相关的癌具有多样性，缺乏特定形态或表型，并且激素受体通常呈阳性[384,393]。

除了 BRCA1 和 BRCA2，一些其他基因有乳腺癌中度或低度患病风险。遗传性乳腺癌也可发生于多发性癌症综合征中，详见表 2.1[399]。

部　位

乳腺癌的发生部位通常以乳腺的象限来表示。约 50% 的乳腺癌发生在外上象限；15% 在内上象限；10% 在外下；5% 在内下；17% 在乳腺中心区（乳晕 1cm 范围内）；3% 为弥漫性（大块或多灶性）。这一明显的部位差别并不奇怪，主要取决于每一象限中乳腺实质含量的多少。

一些研究发现，乳腺癌发生于左侧多于右侧，最近的一项研究报道左侧较右侧多 13%[402]。

多中心性

乳腺癌的多中心性是 Fisher 等首先提出的（定义为在乳腺癌主体所在象限之外发现乳腺癌）[407]，在他研究的 904 例乳腺浸润性癌中有 121 例（13.4%）为多中心性乳腺癌，其中 1/3 的非主体小癌灶为浸润性癌，其余为原位性病变。多中心性小叶癌比多中心性导管癌更多见。近年来通过应用乳腺 X 线片检查结合乳腺整体大切片光学显微镜检查，多中心乳腺癌的发现率大大提高[408]。理论上，多中心乳腺癌可源于乳腺内单一病变的播散或源于相互独立的病变[405,406]。克隆分析提示，两种机制可能都起作用[409-411]。以总直径计算，单发癌和多发癌具有相似的局部淋巴结转移率[404]，但最近的一项研究显示，总体积相同的多中心肿瘤的生存率比单中心肿瘤的生存率低[403]。

双侧性

曾患过单侧乳腺癌的患者其对侧乳腺癌的发病率是一般人群乳腺癌发病率的 5 倍；如再有乳腺癌家族史，其双侧乳腺癌的发病率将更高[412,414,415]。小叶癌的双侧发

病率特别高，可以高达 25% ~ 50%。

应用辅助化疗可以明显减少异时性对侧乳腺癌的发病率[413]。对于乳腺癌患者是否需要常规进行对侧乳腺活检尚存有疑问。更合理的做法是：将这项检查留给那些临床或乳腺 X 线片检查有异常的病例或双侧发病率颇高的乳腺癌类型[417]。

双侧同时发生的乳腺癌具有高度一致的组织学类型，包括通常存在的广泛的原位癌成分，后者的出现更支持双侧癌为独立发生，而非转移所致[416]。如果双侧乳腺癌是先后发生的，后发者经常是由前发者而发的[418]。

诊　断

临床检查

临床检查，特别是触诊，经实践证明还是行之有效的发现肿物和判定其性质的重要手段。无论是医生还是患者自身的检查都是切实可行的极为有效的方法。但是其敏感性和特异性都是有限的。乳腺 X 线摄影能够发现的肿物中，仅有 60% 可被触及。临床印象诊断认为良性病变中约 15% 是错误的，认为恶性者其误诊率约为 10%。腋窝淋巴结的临床诊断也常常发生错误，临床认为淋巴结阳性的病例约 15% 显微镜检查无转移。

乳腺X线片检查

乳腺 X 线片检查术检查的广泛应用从根本上改变了乳腺癌的诊断方法[420,423,430]。极小的肿物（1 ~ 2mm）即可通过这种技术检查出来，它主要依赖于钙化的存在。乳腺癌的钙化率约为 50% ~ 60%，乳腺良性病变的钙化率仅为 20%[421,431]。钙化的形态对鉴别诊断也具有重要意义。目前在美国，乳腺 X 线检查采用的是乳腺影像检查报告和数据系统（the Breast Imaging Reporting and Data System, BI-RADS）[419]。

应当记住，乳腺 X 线片阴性结果并不能排除乳腺癌存在的可能，因为在临床可触知的肿物中，约 20%X 线片为阴性。假阳性率大约为 1%。

对乳腺 X 线片检查所示的病变的正确处置，需要放射科医生、外科医生和病理医生密切配合、共同完成[421,424,433,436]。当放射科医生发现患者乳腺 X 线片有异常区域时，应该给外科医生提供可疑区域"地图"，即可疑区域在乳腺中的相对位置。外科医生将患者乳腺相应部位切除后，应该用缝线标明肿物头侧和外侧边缘，然后对标本进行 X 线拍片。如果未查出病变，则外科医生需要再次切取组织。如果在标本中找到异常部位，可将标本切开，按顺序排列，再次进行 X 线拍片，并选择含有异常区域的组织进行冰冻切片检查。所有的

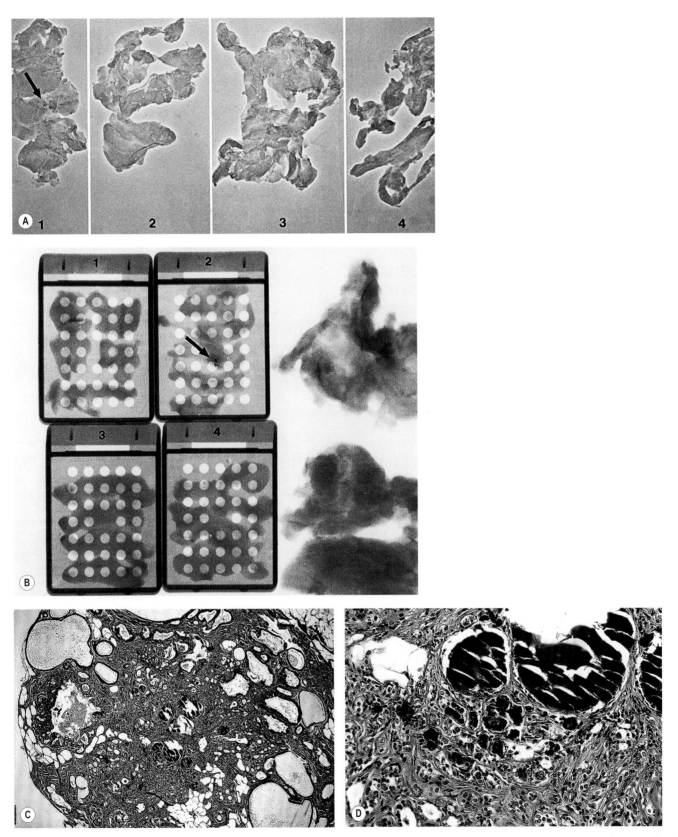

图2.45　A至D，对病理标本进行X线片检查。一个通过X线检查发现的乳腺病变被切除。A，标本被切成4块并拍摄X线片。在第1块标本中找到了原来乳腺X线片中所见的钙化图像（箭头所示）。B，将此相应钙化区切成4块，全部进行石蜡包埋。对包埋盒再次拍摄X线片。第2盒为可疑部分（箭头所示）。余下的标本切片（右侧两块）无钙化。C和D，低倍镜和高倍镜检查显示相应标本的组织学表现。

过程不超过 15 分钟，这个小小的延误是值得的，否则有可能完全遗漏微小癌[428]。在 X 线查到的钙化和纤维化实质区域进行组织学检查常可取得满意的收获[432]。

　　X 线片也可在已进行石蜡包埋的蜡块拍摄，用以证实 X 线片上的病变区域在包埋蜡块中（图 2.45）。造成显微镜切片和 X 线照片之间存在差异的主要原因是草酸盐结晶，后者在 X 线照片上很容易见到，但在组织切片检查时很容易被忽略[426]。

　　很明显，病理医师的最重要的任务是在显微镜切片中辨别 X 线照片见到的"可疑癌"区域的病变性质。但是，如果标本制作等病理过程令人满意而仍不能发现癌的存在时，无论是放射科医生还是病理医生都不应感到过分惊讶，因为只有 20% 的 X 线检查表明的"可疑"病变是恶性的，并且大部分都是原位癌。据 McDivitt[429] 估计，在临床未触及肿块的、乳腺 X 线片检查发现的"可疑"病变区域进行活检，病理发现浸润性癌的概率只有 2%。但是，不能触及的肿块不应被认为是无足轻重的。在一项包含 558 例通过 X 线检查发现的、未触及的浸润性乳腺癌的病例研究中，27% 的病例至少有一个淋巴结有转移癌[435]。

　　Wolfe[361] 根据乳腺 X 线照片上的形态表现将乳腺分为四型，他相信这种分组可以反映癌发生风险的大小。这种关系可能存在，但问题还相当复杂，因为这四型 X 线形态与组织学类型并无明显关联[422]。

　　现有的信息认为，核磁共振这种新型成像技术不能代替乳腺 X 线片检查，尽管造影剂增强技术使其能够获到更多的信息而具有更多潜在作用[434]。核磁共振据称对于发现多中心性癌更敏感[427]。乳腺超声检查作为一种有效检查方法已脱颖而出，特别是对于确定肿物是囊性的还是实性的[425]。

　　作为一种普查方法，美国国家癌症研究所推荐乳腺 X 线片常规用于 40 岁以上的女性，每 2 年检查一次。但最近对此争议极大，美国预防服务工作组随即提出了修订的推荐方案，即 50 ~ 74 岁的女性每 2 年做一次乳腺 X 线片检查[437]。

细胞学

　　乳腺病变的细胞学检查有两种取材方法，一种是吸取乳头溢液，另一种是用细针从病变处吸取。

　　根据我们的经验，乳头溢液吸取细胞学检查，无论是用于临床或乳腺 X 线片检查发现的肿块的诊断，还是用于筛查，其价值均非常有限。毋庸置疑，有些乳腺癌是可以通过这种方法被发现的，但其假阳性率太高，以至于不能作为一种有价值的诊断方法。有鉴于此，如果把它用作筛查方法，可能会产生负面影响，因为其细胞学阴性诊断可能会给人以错误的安全感，往往延误癌的诊断。

　　细针吸取细胞学检查（fine needle aspiration, FNA）

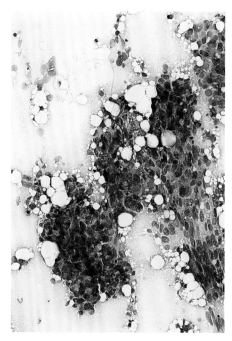

图 2.46　1935 年纪念 Sloan-Kettering 癌症中心制作的细针吸取活检细胞学标本。此标本被诊断为乳腺癌，对患者施行了乳腺切除术，证实了细胞学诊断。（Courtesy of Dr Maureen Zakowski, Memorial Sloan-Kettering Cancer Center）

与乳头溢液细胞学检查截然不同，早在 20 世纪 30 年代，美国纪念 Sloan-Kettering 癌症中心已经报道（图 2.46）。有经验的医生进行 FNA 操作其诊断效果十分可靠[440,447,452,457]（图 2.47）。其平均敏感性为 87%；其特异性接近 100%，阳性诊断预测值几乎为 100%，阴性诊断预测值为 60% ~ 90%[444,451,455,461,464]。大多数细胞学误诊为恶性的病变都是纤维性囊性乳腺病有明显上皮增生者[442,446]。对 X 线检查发现的病变进行检查或对有乳腺癌家族史的女性进行筛查，细胞学都曾试图区分导管上皮非典型增生和导管内癌[439,450,458,460]。由于二者的鉴别不仅仅基于细胞学，也要依靠组织学切片中的结构，因此这种尝试未能取得成功并不足为奇[445,458]。同样，虽然用吸取材料做成细胞块切片有助于浸润癌的诊断，但单独依靠细针穿刺细胞学方法区分导管原位癌和浸润性导管癌通常也是不可能的[439]。

　　决定针吸细胞学诊断准确性的最重要因素是：肿物大小以及细针穿刺细胞学操作人员的熟练程度[441]。细针吸取的物质也适用于检测激素受体[453,456]、细胞动力学研究[454] 以及癌基因蛋白表达研究等[449]。

　　细针吸取细胞学诊断对于一些类型的乳腺癌并不理想，如伴有广泛纤维化的癌、导管内癌、小管癌、筛状癌和体积很小的癌。正如 Kline[370] 所指出的，这一技术应是辅助性的，不能代替组织学诊断。最重要的是应该时刻记住，如果临床疑为恶性肿瘤，则细胞学诊断阴性或不肯定的结果不能作为最后的诊断结论[443]。

　　进行针吸细胞学检查可以造成机械性上皮移位、出

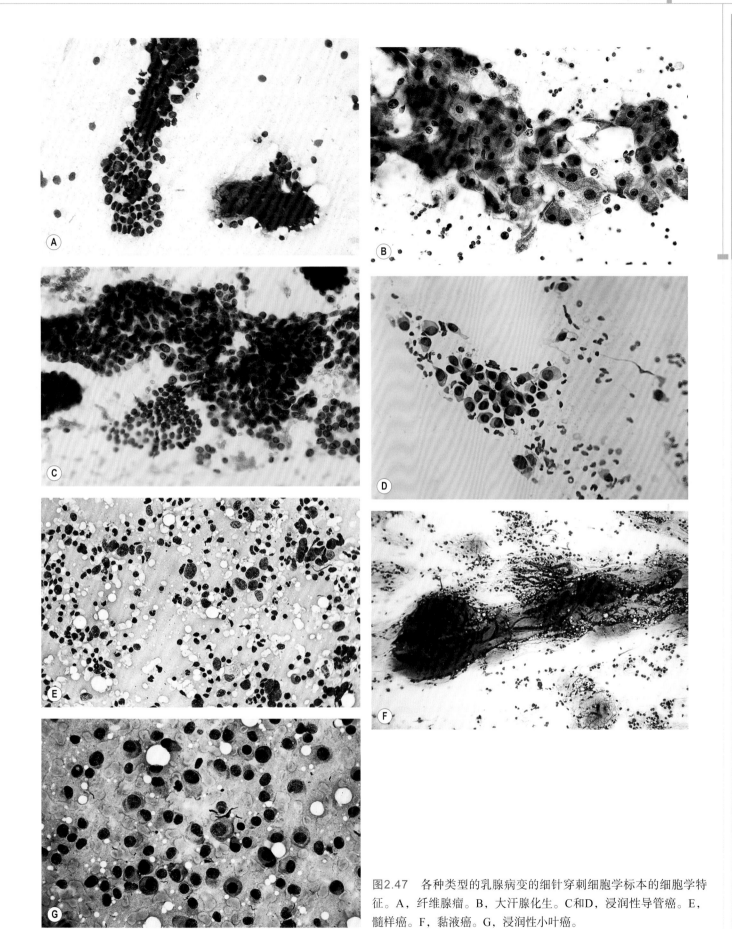

图2.47　各种类型的乳腺病变的细针穿刺细胞学标本的细胞学特征。A，纤维腺瘤。B，大汗腺化生。C和D，浸润性导管癌。E，髓样癌。F，黏液癌。G，浸润性小叶癌。

血、坏死或其他改变 [448,462,463]。上皮移位尤其麻烦，因为它可以与癌的间质或血管浸润混淆 [459,462]。以上并发症的发病率与选用的穿刺针类型和操作者的技术有关。

芯针活检

近年来，乳腺癌非手术活检时，芯针活检（操作时有真空辅助和立体／影像引导）比细针吸取活检（FNA）更受青睐 [484,488]，尽管有些人仍强烈反对 [465]。这种活检可以兼顾组织结构和细胞学特征的评估，它一方面也许可以提供明确的浸润性癌的诊断，另一方面可以提供良性病变（如纤维腺瘤）的诊断；它也比较容易证实微小钙化。另外，它可以减少不满意的标本，对诊断的专业要求也降低了。为获得足够的信息，病理医师应得到完整的临床信息，包括放射征象和取活检的部位。对于有微小钙化的病例，应对标本进行 X 线片检查，并在钙化部位单独额外取材 [469]。芯针穿刺检查中预置定位标志物有助于判断外科手术标本是否包括了影像学中的异常部位 [477]。除非有强制性的医学、逻辑或心理学原因，标本至少应固定 6 小时，一次至少切 3 ~ 5 个层面，至少对普查发现的患者应当如此，如果需要，应另外增加层面数或做免疫组织化学染色 [493]。

90% 以上的病例可以通过芯针穿刺活检得到明确诊断 [472]。现已有推荐用于这些标本的病理报告系统，但无论观察者多么有经验和技巧高超，诊断不清的病例肯定是存在的 [478,501]。事实上，对于声称对每个病例都能作出明确良性和恶性诊断的病理医师应加以关注。以下是英国健康服务普查项目 [487] 采用的分类方法：

- **正常组织／标本量不足**。应该注明是否存在正常乳腺组织、微小钙化以及标本量是否充足。
- **良性病变**。适用于纤维腺瘤、纤维囊性改变、硬化性腺病、普通型导管增生、某些乳头状病变和炎症性改变。
- **恶性潜能未定的病变**。适用于下列病变，如硬化性导管病变（包括放射状瘢痕）、某些乳头状病变、非典型导管增生和小叶瘤变。
- **可疑恶性**。仅用于提示但不能完全确诊为恶性的病变，可能是因为材料不充分或有人工假象。
- **恶性**。用于明确的恶性改变。应当尽可能说明是浸润还是原位病变。如果是原位病变，在切除标本中找到浸润癌的风险可从显微镜下表现以及肿瘤的大小进行评估 [494]。根据芯针活检发现提出的一些令人深思的问题以及有用的建议见下文 [480]，其前需要说明，这种方法应是个体化的，需要经验和良好的判断以及病理医生、外科医生和放射科医生之间的密切互动 [482,490,499]：

1. 所有原位和浸润性导管癌或浸润性小叶癌应进行手术切除 [467,489,495,500]。
2. 所有表现为 ADH 或可疑恶性的病例应进行手术切除。

3. 对于 LCIS 与 ALH 的处置还存在争议。多数作者建议手术切除 [474,483]（特别是对高级别或多形性的病例 [471,475]），但也存在少数不同意见 [496]。
4. 对于柱状细胞病变（平坦型上皮非典型性）的处置也存在争议。一些作者认为应立即手术切除 [470,486]，而其他人则认为应根据病变的严重性和范围采取保守的处置方式（密切的影像学随访）[492,498]。
5. 芯针穿刺活检几乎可以分辨所有的乳头状瘤和乳头状癌 [468]。对于诊断为乳头状癌或"非典型"乳头状瘤的患者，应进行切除活检；而对于诊断为乳头状瘤且与影像学表现一致的患者，随访即可 [481,497]。
6. 我们相信，出现黏液外溢经常提示需要外科切除（特别是存在非典型上皮细胞成分且这些成分并不显著时），尽管芯针活检可以明确分辨良恶性病变 [466,502]。

芯针活检的众所周知的缺陷包括：漏诊浸润性小叶癌（当其表现为淋巴细胞样细胞时）以及放射导致的组织细胞增生（可能相似于残留的癌）[479]。

芯针活检的并发症包括出血、反应性梭形细胞结节、表皮包涵囊肿 [473,476]。另一种特殊的并发症，在前面的细针吸取活检中也曾提到过（但更容易见于芯针活检中），就是肿瘤细胞被机械性移位到间质甚或血管腔内 [503,504]（图 2.48），这种现象更常见于良性和恶性的乳头状病变，可能与它们结构脆弱有关 [491]。这种表现是否具有临床意义尚存疑问 [485]。

开放活检和冰冻切片

当肿瘤直径 ≤ 2.5cm 时，乳腺病变的开放活检通常是切除型活检，肿瘤更大时则是切取型活检。开放活检施行后随即进行冰冻切片检查，如果诊断是乳腺癌，则施行乳房切除术，数十年来这已成为处置乳腺肿物的标准方法。这种方法具有高度准确性，假阳性率几乎等于零，假阴性率也低于 1%，延期诊断率不超过 5% [505,508]。冰冻切片诊断的最大困难是乳头状增生病变的评估，因此这一病变的常规策略是延期诊断，直到取得最终石蜡切片。

近年来，冰冻切片检查的适应证已有很大变化，有减少的趋势，主要由于以下几种原因：诊断作出后需要与患者讨论治疗方案；已经认识到，从活检到乳腺切除术之间延期数日乃至数周并不影响预后；芯针活检和 FNA 活检应用增加；以及体积太小和不能触及的肿物增多等。实际上，这种传统的诊断方法越来越受到质疑，原因之一是：如果把全部组织冰冻，可能造成石蜡诊断的困难或无法诊断 [509,510,514]。根据以上情况，我们给出如下建议 [507,508,511,512]：

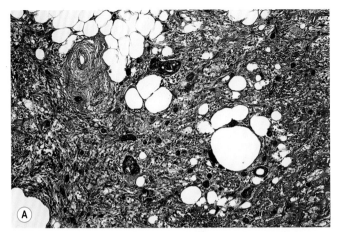

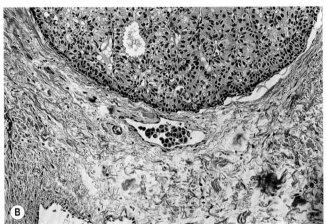

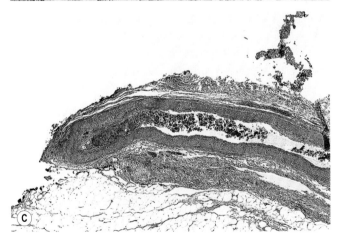

图2.48 A-C，活检引起的人工假象。A，肿瘤细胞沿针道排列。B，肿瘤细胞在淋巴管内。C，肿瘤细胞在动脉腔内。

1. 直径超过 1cm 以上的可触及的肿物，可提供足够的组织做冰冻切片、石蜡切片和激素受体检查。因此，即使其适应证存在疑问，做冰冻切片检查也无害处。

2. 乳腺造影发现的不能触知的肿物通常直径 < 1cm，**不应**做冰冻切片。如果结果出来是浸润性癌，则激素受体测定可在石蜡切片上完成（免疫组织化学方法）。

3. 对于只见钙化而无肿块的患者，**不应**做冰冻切片检查。而应当做前面提及的标本放射线检查（见 286 页）。

在此还应指出，手术中细胞学检查十分有用，这种方法在有些医院已被列为常规方法，与冰冻切片诊断结合应用，或取代后者。对于有经验的病理医生，细胞学涂片诊断就像冰冻切片一样准确[506]。

最后，冰冻切片诊断也已有效地用于评估肿瘤切除边缘有无肿瘤残存[513]。

组织学类型

乳腺癌的形态学研究有两大重点：（1）肿瘤是局限于腺体成分内（原位癌）还是已侵入间质（浸润癌）；（2）肿瘤是导管癌还是小叶癌。不言而喻，前一条标准的预后意义远重于第二条，但阐明第二条是恰当的做法。导管癌一词，既可以被认为是导管发生的癌，也可以被认为是累及导管的癌，同样的假设也适用于小叶癌。Wellings[518] 和几项其他人的研究证实，两种肿瘤类型以及多数良性乳腺增生性病变都起源于乳腺腺体的同一部位（即终末导管 - 小叶单元，TDLU）。就发生部位而言，许多导管癌具有良好的导管形态，而多数小叶癌则显示有明显的小叶受累，但两者均有许多例外存在。有些病例可能是导管癌继发扩展累及小叶（小叶癌化，lobular cancerization），也可能是小叶癌继发扩展到导管，但尚无令人信服的证据[515-517]。应当明确的是，肿瘤类型是依照其组织细胞结构特征而定，而不是依据其在乳腺内的实际位置而定。因此，分别称为**导管型癌**和**小叶型癌**可能更为精确，较少产生歧义。为了使名称简洁和依照惯例，本章仍然沿用传统的导管癌和小叶癌的名称。

原位癌

导管原位癌（DCIS）

导管原位癌（ductal carcinoma in situ, DCIS）有多种形态表现，如乳头状、粉刺型、实性、筛状、微乳头状、附壁型和囊性过度分泌型。乳头状癌是很特殊的一型，被认为起源于大导管，其他类型的导管原位癌尽管常见累及大导管，但被认为发生于终末导管 - 小叶单元（TDLU），它们传统上被分为高级别粉刺癌（其特征是大的多形性细胞伴明显的坏死）和低级别实性 / 筛状 / 微乳头状癌（由小而一致的细胞组成，不伴有坏死）；"附壁型"病变根据其细胞特征被归入这两种类型中的某一种[520,525]。近年，这些肿瘤被认为是连续性肿瘤的一部分，可根据细胞学标准分为三级。按这种划分方法，典型的粉刺癌为 DCIS Ⅲ级；典型的实性 / 筛状 / 微乳头状癌为 DCIS Ⅰ级；显示中等细胞形态特征者为 DCIS Ⅱ级。这些分级标准不论增生是实性、筛状、微乳头状或扁平状（即附壁型）都适用。不论是否有坏死和（或）

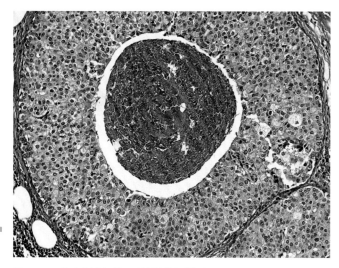

图2.49　伴有粉刺型坏死的导管原位癌。

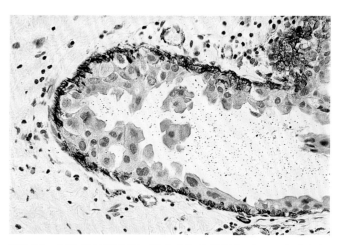

图2.50　高级别导管内癌，肌上皮细胞层保留（SMA免疫组织化学染色）。

钙化存在，它们也都适用[524]，尽管钙化的存在和类型与原位癌的类型之间有一定关系[523]。现已提出了六种不同的分类系统，它们之间的差别很小[519,521,522,526,527]。在一项研究中，重复性最高的是 Holland 分级系统[528]。

发生于年轻女性的 DCIS 比发生于年纪较大的女性的 DCIS 更容易出现症状，病变更广泛，且更常伴有"小叶癌化"[520a]。

粉刺癌

粉刺癌可以达到相当大的尺寸，容易被触及。在一项病例研究中，28% 的病例直径 > 5cm，33% 的病例直径在 2 ~ 5cm 之间[547]。一半以上病例的病变位于乳腺中央区，而浸润性仅有不到 20% 在此部位[545,559]。证据显示，多中心性癌的发病率约为 33%[533,541]，双侧癌的发病率为 10%[533]。

大体上，粉刺癌表现为一簇厚壁的导管，导管间为正常的乳腺实质。当这些导管受挤压时，肿瘤坏死的栓柱样物从肿瘤中溢出，似粉刺的挤出物，故而得名粉刺癌。如果导管壁不厚，大体上肿瘤可以不明显。显微镜下，导管内生长着大的多形性实性增生的肿瘤细胞，有丰富的核分裂象，细胞间缺乏结缔组织支持。总会见到坏死，此为诊断要点。坏死可以是中心大片坏死型，也可是单个肿瘤细胞坏死（图 2.49）。与无坏死的导管相比，有坏死的导管的平均直径显著增大，提示这些肿瘤中存在着"低氧区"[546]。坏死区域常伴有粗大钙化，乳腺 X 线片可以显示出来。肌上皮细胞常围绕着被粉刺癌累及的导管[537]（图 2.50）。受累导管周围的间质表现为特征性的同心圆式纤维化，并伴有轻度至中度的淋巴单核细胞炎症反应，这被一些作者认为是肿瘤退化的证据[535]。

典型的粉刺癌（或其他分类为 DCIS Ⅲ级者）表现为非整倍体、激素受体呈阴性、表达金属硫蛋白、

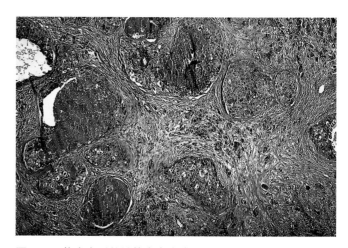

图2.51　伴有广泛的导管内癌成分的浸润性导管癌。

c-erbB-2 过表达、存在 P- 钙黏蛋白（P-cadherin）以及 TP53 高突变率[529-532,538,540,543,544,550,552,553]。

粉刺癌的诊断一旦确立，即需要明确另外两个要点：一是导管内扩散的程度，在某些病例扩散可以很广泛，甚至达到乳头，导致 Paget 病的表现[548,549]；二是寻找确凿的间质浸润成分，如果浸润存在，就要确定其与原位癌成分的相对数量[557]（图 2.51）。**泛发性导管内癌**（extensive intraductal carcinoma, EIC）一词是指导管内癌成分占 25% 以上者，被浸润癌包绕，周围乳腺组织中也可见导管内癌[556]。令人感兴趣的是，肿瘤大小与浸润程度之间并不存在相关性[557]。Lagios 等[541]研究发现，21% 的粉刺癌病例有隐匿性浸润灶。即使在切片中未发现肯定的浸润灶，如果重复检查，仍有其他部位存在小的浸润灶的可能，粉刺癌的微小浸润灶比其他类型的导管原位癌多见[534]。这就可以解释为什么有些患者腋窝淋巴结有癌转移但乳腺内未见肯定的浸润癌灶[542,554]。另一种可能的解释是，当粉刺癌本身达到一定大小时，就以推挤的形式浸润，超微结构观察也证实，此时基底膜有

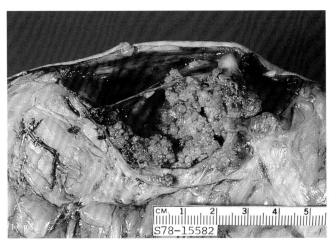

图2.52 乳腺囊内癌。大体可见肿瘤的乳头状结构。

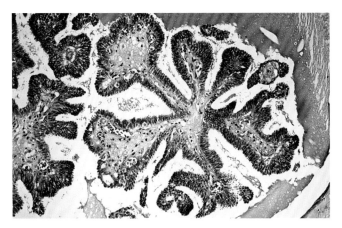

图2.54 原位乳头状癌。肿瘤呈树枝状，有粗大的纤维血管轴心，与良性乳头状瘤无太大不同。

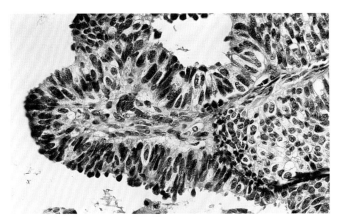

图2.53 原位乳头状癌的高倍镜下表现。注意细胞层次变多，核极向消失，核染色明显加深，缺少肌上皮细胞成分。

缺损[551]，其周围间质伴有异染性明显的纤维化[555]，偶尔可见神经受侵[539,558]。尽管我们发现这个假设在概念层面是有吸引力的，但为了实用的目的，我们还是建议，只有当间质中发现不规则的（"破坏性"）浸润时才诊断为浸润性癌。偶尔，浸润灶局部伴有肉芽肿性组织反应[536]。

（原位）乳头状癌

乳头状癌只占乳腺癌的一小部分。大体上，乳头状癌为界限清楚的肿块，可在许多导管中分枝蔓延，侵犯整个乳腺区段。有一种类型为**囊内乳头状癌**，肿瘤好像是一个结节挂在囊腔内壁上，囊腔可能是一个扩张的导管[561,565]（图2.52）。显微镜下，原位乳头状癌的诊断标准必须严格掌握，因为乳腺大多数乳头状病变都是良性的[566,571]。Kraus 和 Neubecker[564]在其经典的研究中对乳腺良、恶性乳头状病变的重要鉴别特征进行了阐述，后来 Azzopardi[560]又进行了进一步论述（某种程度上进行了修订）。一般说来，

乳头状癌患者的年龄比乳头状瘤患者的年龄大一些，肿瘤体积也大一些。显微镜下，支持癌的形态特征（看似反常）包括：上皮细胞的大小形状一致（可以呈圆形、卵圆形或梭形，梭形细胞长轴与导管轴垂直）、仅见一型细胞（即缺乏肌上皮细胞）、核深染和高核质比、高分裂活性、缺乏大汗腺化生、筛状和梁状生长方式、间质稀少或缺如以及邻近乳腺组织内缺乏良性增生性病变[560,563,564]（图 2.53）。

应当意识到，以上所述没有哪一种形态特征可以单独用来鉴别乳头状癌和乳头状瘤。间质成分的量就是说明这一事实的最好例子，尽管大多数乳头状癌的间质稀少或缺如，但有些病例可以表现大片的发育良好的间质，而易被误诊为是良性病变（图 2.54）。另一个诊断的陷阱是散在分布于基底部的大而淡染的嗜酸性细胞（被认做透明细胞或球状细胞），这种细胞易被误诊为肌上皮细胞[564,567]（图 2.55）。而另一种所谓的**实性型乳头状癌**（区别于实性型 DCIS，见下文）与旺炽型导管增生的许多特征类似。免疫组织化学 CK5/6 呈弥漫强阳性支持旺炽型导管增生的诊断而非任何类型的 DCIS[569]。

似乎大多数乳头状癌从开始就是癌。但也有些病例据可靠的形态和免疫组织化学提示是在多发性乳头状瘤的基础上发生的[568]。囊内乳头状癌保持着其原位病变的特征，仍由基底膜包被着，通过 IV 型胶原和层粘连蛋白染色可以证实[562]。

伴有浸润的乳头状癌在 304 页讨论。

乳头状癌的一种非常少见的类型是由**移行上皮**组成，不同于普通的乳头状癌和皮肤附属器肿瘤，如小汗腺腺瘤（见 324 页）。另一种非常少见的类型是**囊内大汗腺乳头状癌**，是一种预后非常好的低级别病变[570]。

其他类型

在导管原位癌的**实性**型，腺腔内充满增生的中等大小的细胞，这些细胞比小叶原位癌的细胞大，比粉刺癌

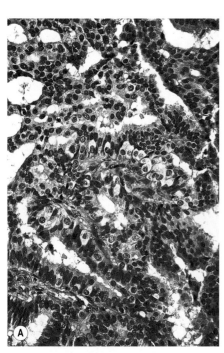

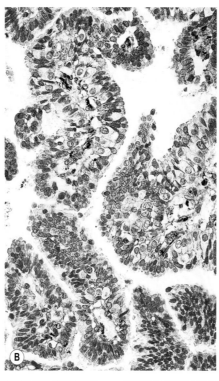

图2.55　A和B，伴有所谓"球状"或"透明细胞"的乳头状癌。这些细胞GCDFP-15呈阳性，不要与肌上皮细胞混淆。B，SMA免疫组织化学染色呈阴性。

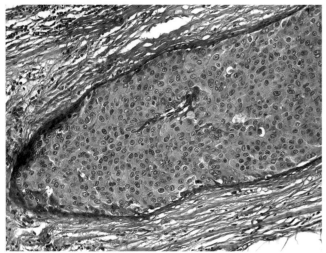

图2.56　实性型导管原位癌。没有坏死。

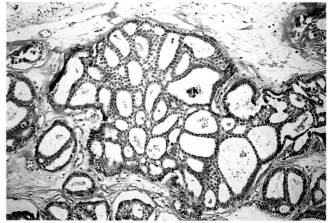

图2.57　低级别筛状型导管原位癌。

的细胞小且更一致[586]（图2.56）。Azzopardi[573]指出，这种实性型细胞经常表现为边界清楚（与合体性细胞不同）、胞质淡染（与明显的嗜酸性不同）。在导管原位癌**筛状**型，腺腔内形成圆形规则的腔隙，这种筛孔的分布、大小和形状越规则，病变的恶性可能性就越大（图2.57）。这种腔隙通常有两种起源形式，Azzopardi[573]将它们分别称为梁状生芽和罗马桥式，梁状生芽是细胞形成僵直的小梁，细胞的长轴与小梁的长轴垂直（至少不是平行排列），这种形态应与导管衬覆细胞部分脱离的假象区别（图2.58）。罗马桥式是弯曲的梁状结构连接两部分内衬上皮细胞。筛状型导管原位癌不应被视为腺样囊性癌（见324页）。

导管原位癌的**微乳头**型（实际上与普通导管原位癌的关系比与乳头状癌的关系更密切）表现为拉长的上皮细胞团突向管腔；没有结缔组织轴支持，底部可有空腔，顶部则常呈球形隆起（图2.59）。此型比其他类型更容易累及多个象限[574]。

附壁型导管原位癌是导管原位癌中较有争议的一型。它表现为腺体被覆一层或两层恶性细胞，中心形成大的囊腔[573,591]。在较典型的病例（高级别型），肿瘤细胞大，有高度异型性，伴有单个细胞坏死，这些特征提示它与粉刺癌密切相关（图2.60）。在另一些病例，肿瘤细胞较小而规则，这型导管原位癌据认为可能与低级别型导管内癌有关，特别是与微乳头型有关。实际上，一些作者将其称为"扁平"微乳头型原位癌。

囊性过度分泌型导管原位癌的特征是：由于大量分

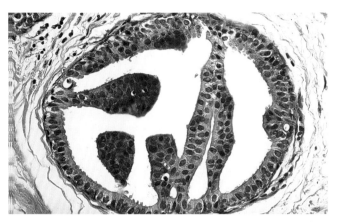

图2.58　导管内癌梁状出芽。注意细胞核与小梁的长轴垂直。

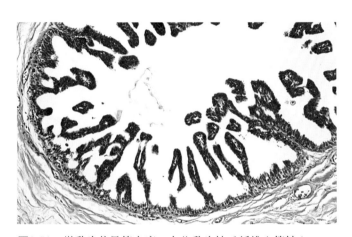

图2.59　微乳头状导管内癌。有些乳头缺乏纤维血管轴心。

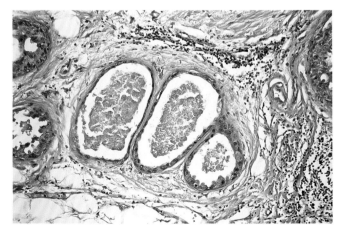

图2.60　所谓的"附壁型"导管原位癌。扩张的腺样结构衬覆1～2层非典型细胞，腔内有颗粒性物质，其中可见肿瘤细胞残影。

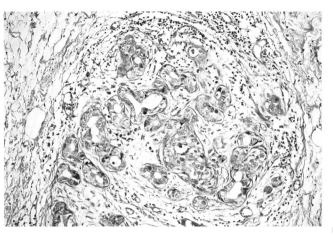

图2.61　所谓的"小叶癌化"。小叶明显变大，由相对较大的肿瘤细胞组成，呈导管癌特征。此标本的其他部位可见典型的导管癌。

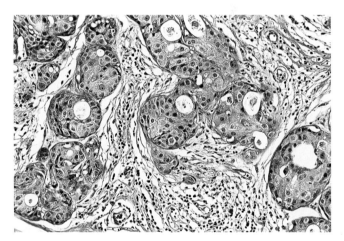

图2.62　大汗腺型导管原位癌。

泌物存在，导致囊肿形成。尽管它难以成为独立类型，但仍然值得一提，因为它容易与良性病变混淆[581,590,592]。

传统上称为小叶癌化的病变[572,579]使问题变得更复杂。这一名称的含意是：具有 DCIS 细胞和结构特征的癌出现于清晰易辨的小叶结构中（图2.61）。这种癌起初被认为与高级别导管内癌（粉刺癌）有关，后来发现它们也可见于低级别类型。正如其名称所示，这型癌原先被认为是导管发生的癌，继发扩展到小叶，尤其是发现其与一般的导管原位癌（如粉刺癌）相关。这种解释可能是错误的。现有的资料提示，小叶癌化可能是导管原位癌的另一种生长方式，只不过其位于小叶内的受累部位仍清晰可辨。偶尔发生在同一 TDLU 的 DCIS 与 LCIS 为这些不同表现形式具有本质上的一致性提供了进一步的证据[589]。

导管原位癌的其他少见变异类型包括：伴有印戒细胞[580]，伴有多核巨细胞[576]，伴有大汗腺型细胞[584,587,594]（图2.62），伴有鳞状特征（鳞状细胞原位癌[582]），以及伴有（神经）内分泌分化[577]等表现。后者被称为（神经）

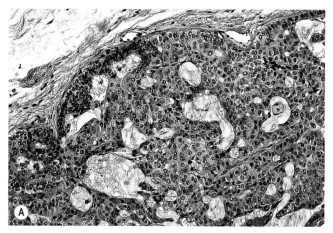

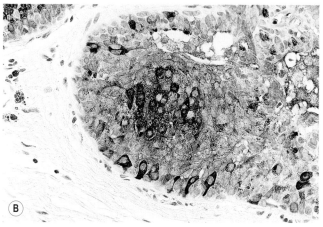

图2.63 内分泌型导管原位癌。A，HE染色。B，嗜铬素染色。

内分泌导管原位癌 [(neuro)endocrine DCIS, E-DCIS]，附近常见导管内乳头状瘤，伴有癌的 Paget 样（Pagetoid）累及 [595]。其诊断的主要表现包括：内分泌细胞呈"花环样"和菊形团排列，有黏液沉积，温和的卵圆形细胞核（一个重要的诊断线索 [593]），以及丰富的嗜酸性颗粒状胞质（图2.63A）。E-DCIS 的实性细胞岛中常可见纤细的纤维血管间隔 [583]。通常无坏死。可以检测到神经内分泌标志物，如嗜铬素、突触素 [595]（图 2.63B）。有时，这些肿瘤也伴有浸润癌成分，其浸润成分也是神经内分泌型的。这种肿瘤可能与梭形细胞导管原位癌密切相关 [578]。

对所有类型的导管原位癌而言，一个具有诊断意义共同的特征是管腔内容物的形态（在粉刺型癌中发展得最好）。出现核碎片、坏死细胞轮廓影、颗粒状或碎片状物质以及浓缩深染物质等都提示可疑恶性，可促使病理医师进行更彻底的探寻，以发现更具有诊断意义的证据 [573]。

免疫组织化学上，导管原位癌有两种特征性（特别是在与小叶原位癌的鉴别诊断中）表现，即 E- 钙黏蛋白的表达以及高分子量角蛋白（如 CK5/6 或 34βE12）的缺如 [575]。另外，高级别导管原位癌还表达 P- 钙黏蛋白 [588]。

分子遗传学就导管原位癌和非典型导管增生进行的分析，得出的是混淆的甚至是相互矛盾的结果。总的说

来，在乳腺肿瘤的发生过程中，分子遗传学改变是早期事件，出现在形态变化之前，并且上皮与间质之间的互相作用在肿瘤的进展中可能起着重要作用 [585]。

转归

对于已经诊断的导管原位癌，一般印象是如果不进行任何治疗，其将不可避免地进展为具有相似形态特征的浸润癌。这种印象是一种将非常复杂的情况过于简单化的粗浅的且不准确的看法。以下是一些已经确立的可靠的事实：

1. 并不是所有的导管原位癌都会转变为浸润癌，至少在一个人的正常寿命期限内如此 [609]。
2. 如果发生这样的转变，这一过程通常需要经历数年乃至数十年 [609]。
3. 不同类型的导管原位癌转化为浸润癌的发生率有相当大的差别，粉刺癌很高，而其他类型较低（但还是值得注意）[598,600,611,614]。换言之，其进展为浸润癌的风险与细胞学分级直接相关 [606]。
4. DCIS 的组织学类型与浸润性成分之间有明确的关系，LCIS 则不十分明显，当然也有许多例外情况 [484]。
5. 不是所有的浸润性乳腺癌都是经由上述导管原位癌发展而来的；有些病例（可能是多数）只有很短的导管内癌阶段，而且在各种检查技术都不能被发现以前很长时间就已经进展为浸润性癌了。这一事实降低了普查技术的价值（如 X 线片检查等），因为它们只能发现生长缓慢的、原位癌阶段时间长的癌。

以上结论所依据的数据来自对病理活检诊断的导管内癌患者进行的回顾性研究 [599,605,608,612]。在 Page 等 [608] 进行的包含 25 例非粉刺型导管原位癌的病例研究中，经 3 年以上的随访，其中 7 例进展为同侧浸润性乳腺癌。在此前 Betsill 等 [596] 进行的一项较小型研究中，在 10 例有随访材料的病例中，有 6 例进展为浸润癌。在一项大型的进行病理活检和局部乳腺放射治疗的病例研究中，粉刺型坏死和手术边缘未切净或不能明确是否切净是最重要的复发预测因素 [601,602]。

在一项研究中，导管原位癌活检诊断后 6 个月内做乳腺切除术者，在切除标本中找到浸润性癌的发生率是 6% [610]；在另一项研究中是 18% [597]。值得注意的是，60% 的标本中发现残存的导管原位癌，33% 累及其他象限 [610]。目前导管原位癌最常用的治疗方式是局部手术（保留乳房），加或不加放疗，但一些患者适合做乳房切除术 [604,607,613]。

小叶原位癌（LCIS）

小叶原位癌（lobular carcinoma in situ, LCIS）也称为

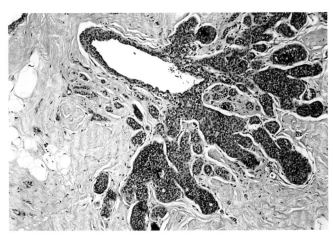

图2.64　小叶原位癌侵犯终末导管-小叶单元的典型形态。

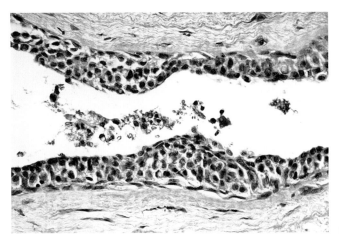

图2.66　小叶原位癌累及导管。当发现这种变化时，应当彻底查找典型的小叶病变区域。

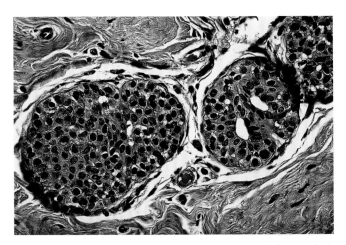

图2.65　小叶原位癌。受累小叶明显增大，小灶内仍有几个小腺腔保留。

小叶瘤变（neoplasia）。大体上，LCIS 无特殊表现，常常是因为其他原因切除乳腺时的偶然发现。70% 的病例为多中心性病变[645]，30% ~ 40% 的病例为双侧性病变[622]。多数病例的病变位于距乳头皮肤 5cm 的范围内，多在外上和内上象限[634,636]。在活检诊断为小叶原位癌的病例，在随后的切除标本中，60% 可以找到残留的肿瘤病灶[639]。

　　显微镜下，受累小叶扩大，完全被相对均一的、圆形的、小到中等大小的细胞充塞，核圆，染色质正常（或染色仅轻度加深）[632]。在典型病例，非典型性、多形性、核分裂象和坏死等轻微或缺乏，肿瘤细胞之间黏着性差[641,646]（图 2.64 和 2.65）。也可以见到下列少见的形态变异（单独或混合发生）：中等程度的核多形性，核大，可见核分裂象，有散在的印戒细胞（相对较常见），大汗腺化生（罕见），局灶性坏死[626]，以及受累小叶变形等[620,624,631,639]。当肿瘤细胞中等至大时，多形性中等或明显，偶尔有突出的核仁，当细胞质中等至丰富时，称为**多形性小叶原位癌**[643]。

　　在小叶原位癌，邻近的终末导管呈与受累小叶相似

的细胞增生性变化。这些细胞可以在分泌上皮下方连续分布，形成所谓的**附壁样**或 **Paget 样**增生（图 2.66）；它们也可以形成实性、筛状或微乳头状结构[628,645]。偶尔，这种形态改变可以延伸到大导管（输乳管），但几乎从未见发生真正的 Paget 病[640]。这些导管变化具有提示病变来源的意义，有时甚至是附近存在经典小叶原位癌的线索，但它本身并无预后意义[617]。

　　小叶原位癌也可见于纤维腺瘤内[630]、硬化性腺病病灶内[629] 或胶原小球病的病灶内[642]。小叶原位癌（或任何等同的名称）这一诊断只应用于细胞增生形成实性巢、使小叶扩大的病例；而小叶增生一词（原定性为"非典型"小叶增生）应用于病变小叶大小正常，腺体中心仍可见腺腔的病例。小叶原位癌应与导管原位癌区别，特别是传统上称为小叶癌化的类型（已在 291 页讨论）。后者可通过其细胞形态特征是导管原位癌类型的一种加以识别，多是粉刺癌。当是后者这一型时，表现为明显的多形性、核非典型结构、小腺腔形成以及坏死[616,627]。

　　传统的特殊染色中唯一对小叶原位癌有诊断意义的是黏液染色，在大约 3/4 的病例可见散在的黏液染色阳性癌细胞[618,620]。免疫组织化学上，肿瘤细胞对角蛋白、EMA、乳脂球膜抗原和 Cox-2 呈阳性表达[625,637]；60%病例 S-100 蛋白表达阳性[623]。电镜或肌上皮细胞免疫组织化学染色（见 262 页）可见到残存的肌上皮细胞，它们或平行排列在基底膜上，或与基底膜垂直，或混在肿瘤细胞间；肿瘤细胞不具有肌上皮细胞特征[621,644]。层粘连蛋白和Ⅳ型胶原可在基底膜上表达。

　　与导管原位癌的鉴别诊断有两种重要的免疫组织化学染色可用。小叶原位癌 E- 钙黏蛋白和 β- 连环蛋白呈阴性，而高分子量角蛋白呈阳性[635]，后者以 34βE12 为代表，常表现为明显的核周阳性。相反，导管原位癌则恒定表达 E- 钙黏蛋白和 β- 连环蛋白，而高分子量角蛋

白表达很弱或缺如[615]。正如所料，混合型或中间型小叶原位癌的免疫组织化学表现也呈现混合特征，对两种标志物可呈阴性或阳性[619,633]。小叶原位癌 E- 钙黏蛋白的丢失是由于基因突变，这种突变与可能存在的浸润性小叶癌成分的突变是不同的[638]。

转归

乳腺病理学中最富争议的一个问题就是关于小叶原位癌的性质问题，特别是关于经活检诊断为小叶原位癌后，不加治疗，进展为浸润性癌的可能性有多大。尽管不同研究得出的数据不能完全吻合[647,650,651,653,655-659]，但下列结论应当是可靠的：（1）约20% ~ 30% 的患者将进展为浸润癌，其风险较对照人群高8 ~ 10倍；（2）发展充分的小叶原位癌（"组织学明显恶性的"）的风险比小叶非典型增生（"组织学恶性程度轻微"）的风险高；（3）如果小叶原位癌发展充分，风险是几乎相同的，与小叶原位癌的量以及形态分类无关；（4）这种增高的风险适用于双侧乳腺，尽管在取活检侧可能会更高些；（5）浸润性癌可以是小叶型的，也可以是导管型的；（7）经活检病理诊断为小叶原位癌的患者如能定期检查，其死亡率很低。

伴有导管型浸润癌的小叶原位癌，仔细阅片常常能发现附带的导管原位癌成分[654]。

大多数研究者同意，对于这类患者，认真仔细的终身随访似为安全合理的选择[648,649,651,652]。对于有乳腺癌高发家族史的患者，有广泛纤维性囊性乳腺病的患者，或对这一病变过分恐惧的患者，或不能确保长期随访的患者等，可考虑施行单纯乳房切除术。

浸润性癌

这类肿瘤包括所有可见间质浸润的癌，不管是否有原位癌成分以及两种成分相对比例是多少。换句话说，它也包括所谓的"微小浸润癌"（见下文）。如同原位癌一样，大多数浸润性癌可以被分成两大主要类型——导管型和小叶型，当然，也有混合型和中间型。应强调指出的是，浸润性癌的类型应依靠它本身的形态特征确定，而不取决于原位癌的类型，因为二者没有恒定的关系。

浸润性癌的分类长期以来不能统一，因此形成了多种分类标准，如根据细胞类型（如大汗腺癌），根据分泌类型和数量（如黏液癌），根据结构特征（如乳头状癌），以及根据转移形式（如炎症性癌）等。不足为奇，这么多分类标准必然导致一定程度的混乱。

浸润性导管癌

为讨论方便，本文将浸润性癌根据两大主要标准进行分类，即细胞结构特征和扩散形式。

细胞结构类型

浸润性导管癌的形态表现是多种多样的，不胜枚举。有些具有明显的特征，足以将它们认定为特殊的类型，尤其是当它们与某些特殊生物学行为相关时。其他类型约占全部乳腺癌病例的70%，统称为经典型、普通型或非特殊型（not-otherwise-specified, NOS）浸润性导管癌[660]。

经典型（非特殊型）浸润性导管癌。这类病变代表乳腺癌的固有表现形式，当乳腺癌一词未加限定词时，通常就是指此型。这类肿瘤的大小、形状、硬度和边缘的类型极不相同；其中有些因素取决于肿瘤细胞和间质的相对数量。大体上，典型病例的表现为质硬、边界不清，切开时有砂粒感，切面呈灰黄色，可见梁状肿瘤组织向周围乳腺实质和脂肪放射状侵犯，结果形成明显的星状或"蟹足"样结构，这就是"cancer"一词的来源（图 2.67）。有时，这些索条可以与原发瘤一定距离以外的其他肿瘤结节相连。可见坏死、出血和囊性变区域，特别是在较大的肿瘤。肿瘤也可侵及表面的皮肤以及下方的筋膜和胸肌。有大量间质的肿瘤触之坚硬，传统上称为"硬癌"，这一名称已不再使用。这类肿瘤的切面常

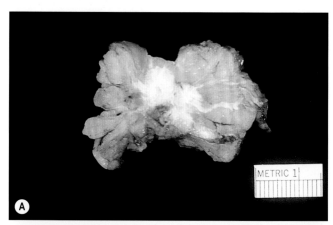

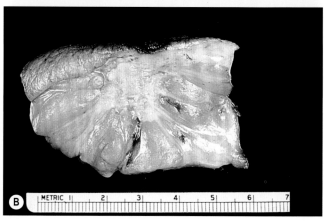

图2.67　A和B，典型的浸润性导管癌的大体形态。注意，肿瘤呈不规则形（蟹状）、白色纤维状，有磁白色条纹。B，表面皮肤回缩。

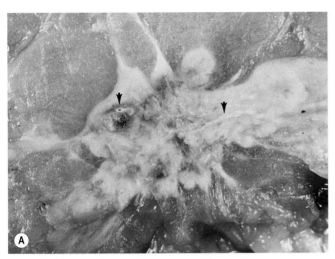

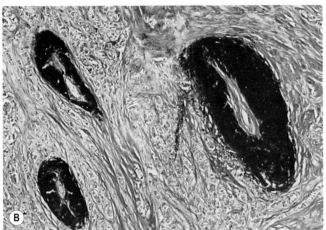

图2.68 A，典型的浸润性导管癌的大体形态。整个肿瘤可见"磁白色条纹"，有些可见中心腔隙（箭头所示）。B，弹力组织染色，在A图中"磁白色条纹"相应区域可见明显增厚的弹力层，包绕着横跨肿瘤的非肿瘤性导管。（B, Verhoeff–van Gieson）

表现为"磁白色条纹"，这一表现并非由坏死所致，而是由于导管周围弹力纤维增生所致[681]（见下文；图2.68）。当这种情况发生时，这种病变的质地硬而脆，切开时的感觉及外观似生梨一样。

另一些肿瘤境界更清楚，质地更软，呈圆形和分叶状，它们曾分别被称为界限清楚的癌、多结节癌或瘤结状（knobby）癌。过去它们还被称为髓样癌，这一名称在实践应用中应尽量避免，以免与乳腺髓样癌这一特殊类型混淆（见303页）。

显微镜下，此型浸润性癌的组织学形态也是多种多样的[675]。它们可以呈弥漫性片状生长，也可呈界限清楚的团巢、条索状生长，或呈单个细胞浸润性生长。腺体／管状分化可以发育良好，也可勉强可见，甚或完全缺如。这就是为什么不主张采用腺癌一词而采用浸润性导管癌的原因（图2.69）。肿瘤细胞的大小和形状各异，但按照定义，它们比浸润性小叶癌的经典型的细胞更大，

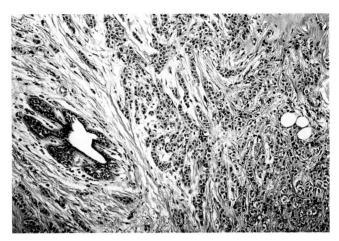

图2.69 典型的浸润性导管癌。

多形性更明显；它们的细胞核和核仁更突出，核分裂象数目更多。在大约60%的病例可见坏死区域[676]。可以出现局灶鳞状上皮化生、大汗腺化生或透明细胞变。间质的数量变化范围很大，从完全缺如到非常丰富，其表现从致密纤维化到富于细胞（"促纤维结缔组织增生"）。在间质丰富的病例，甚至可能难以找到肿瘤细胞。在大约90%的病例可以找到成团的弹力纤维。正如已经提及的，这种弹力纤维增生症可累及导管壁和血管壁（主要是静脉），是造成肉眼所见的磁白色条纹的原因[661]。在大约60%的病例可见钙化，它们或为粗大颗粒，或为细微颗粒，或偶尔呈砂粒体状[675]。在肿瘤和间质之间常可见不同程度的单核细胞炎症浸润现象。在极少数病例可见肉芽肿性炎症反应[693]。

Fisher等[546]报道的神经周间隙、淋巴管和血管的确定侵犯分别为28%、33%和5%。淋巴管侵犯的诊断有时会发生困难，因为它与组织收缩假象难以区别。确定淋巴管内癌栓可根据以下特征：（1）位于肿瘤边缘之外；（2）肿瘤栓子的外形轮廓与所在淋巴管腔隙形状不完全一致；（3）有内皮细胞衬覆；（4）邻近处有血管伴行[699]。如果还有疑问，则CD31、FLI-1、Ⅰ型荆豆凝集素、Ⅷ因子相关抗原或其他内皮细胞标志物免疫组织化学染色有助于诊断[686,689,700]（图2.70）。以上这些免疫组织化学反应甚至在HE染色的切片上——退下盖玻片，脱色——也可以进行[695]。

Fisher等[675]研究了这些肿瘤存在黏液的比例，在900多例阿辛蓝-PAS染色病例中，47%的病例呈阴性，34%的病例呈弱阳性，12%呈中等阳性，7%呈强阳性。在同一研究中，用淀粉酶消化做对照，PAS糖原染色后，62%的病例呈阳性反应[675]。约5%的病例嗜银反应呈灶状阳性。

超微结构显示，肿瘤细胞或多或少表现腺样分化特征，如在其管腔侧可见微绒毛和终板[674]。另一个特征（尽管以前不认为是乳腺特异性表现）是：胞质内腔边缘有微绒毛存在[663,701]。这种结构如果足够大的话，在光镜

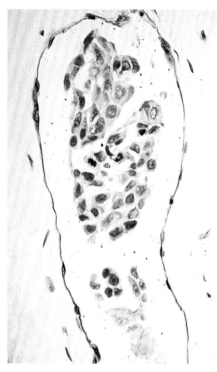

图2.70　乳腺癌的血管侵犯，内皮细胞 I 型荆豆凝集素染色呈阳性反应证实。

下似"牛眼"样，与印戒细胞胞质内的黏液泡不同。以前有人提出的一些导管癌超微结构形态特征提示肌上皮细胞来源的观点目前还有争议[692]。乳腺癌的间质是由具有纤维母细胞和肌纤维母细胞超微结构形态特征的细胞组成的[694]。

免疫组织化学方面，肿瘤细胞对下列抗体呈阳性反应：低分子量角蛋白（特别是 8、18 和 19 型）、EMA[682]。有些肿瘤（特别是伴灶状鳞状上皮化生者）也与高分子量（表皮型）角蛋白反应[703]。乳腺癌细胞除对上皮膜抗原（EMA）呈阳性反应外（EMA 对大多数其他部位的癌也呈阳性反应），还对器官特异性乳脂球膜抗原呈阳性反应[678]。近 70% 的病例对乳白蛋白呈阳性反应，这是一种几乎完全局限于乳腺上皮的较特异的标志物[671,685]。

另外两种重要的乳腺相关抗原为乳球蛋白和 GCDFP-15，前者较后者更为敏感，但特异性较后者弱[665,690,705]。

大多数病例对癌胚抗原（CEA）、B72.3 和 BCA-225 呈阳性反应[684,687,696,698,702]。波形蛋白也可表达[672]，有时也表达胶质纤维酸性蛋白（GFAP）[677]。乳腺癌还可对 S-100 蛋白呈阳性反应，不同报道的阳性率为 10% ~ 45%[673,688]，这一点在诊断腋窝淋巴结转移癌时应当记住，不能将乳腺癌误诊为恶性黑色素瘤。更有甚者，有些乳腺癌病例对 HMB-45[667] 和 TTF-1[697] 也呈阳性反应。还有报道，骨粘连蛋白（osteonectin）和骨桥蛋白（osteopontin）等骨基质蛋白的表达明显增加，提示其在乳腺癌转移到骨骼中可能起一定作

用[664,679]。基底膜成分层粘连蛋白和 IV 型胶原染色显示基底膜不连续或完全缺如，相反，在导管内病变，基底膜呈连续状态[670,704,706]。还发现 V 型胶原在促纤维性间质中的含量明显增加[662]。肌动蛋白染色呈阴性，证实肿瘤细胞巢周围没有肌上皮细胞。少数癌显示对绒毛膜促性腺激素（hCG）、SP-1 或其他胎盘蛋白[683]、嗜铬素[668]、乳铁蛋白[669] 等呈灶状阳性反应。

有报道乳腺癌显示 T 和 Tn 抗原表达增加[666,680]，随后的研究未能证实与鼠乳腺肿瘤病毒相关的抗原[691]。

小管癌。小管癌也被称为高分化腺癌，但并不推荐后一名称，因为它也可用于具有其他生长形式的高分化肿瘤。小管癌患者平均年龄为 50 岁左右[727]。大体上，显示小管癌为恶性的形态特征是：肿瘤境界不清，质硬。小管癌肿瘤较小，平均直径为 1cm 左右[720,723]。显微镜下，其表现似良性肿瘤（特别像放射状瘢痕和微腺型腺病），因为其腺体呈高分化特征，见不到坏死和核分裂象，并且细胞缺乏多形性[721]。其诊断线索是：腺体在间质中杂乱排列，没有器官样结构；常常侵及肿瘤周边的脂肪内；间质富于细胞（常有弹力纤维增生[726]）；腺体呈不规则形或成角；腺腔开放并有嗜碱性分泌物；在胞质的顶端有顶浆分泌的小突起；梁状芽形成；无肌上皮细胞成分（CD10 和 p63 免疫组织化学染色可以很好地证实）；缺乏基底膜（IV 型胶原免疫染色可以证实）；此外，在 2/3 以上的病例，在肿瘤内或其附近可以找到典型的导管内癌，几乎全为低级别型（微乳头型或筛状型）癌[709,715,719,720,727]（图2.71）。关于最后一种特征，低级别 DCIS 和平坦型上皮非典型性被认为是小管癌的前驱病变[707,717]。

由于细胞高分化，小管癌在细针吸取活检组织中经常被低诊断为纤维腺瘤或其他良性病变[710]。小管癌在芯针活检中较容易识别。

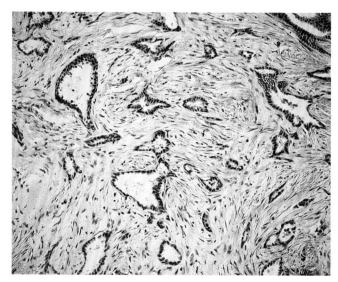

图2.71　乳腺小管癌。其特征性表现是成角的腺体和富于细胞的间质。

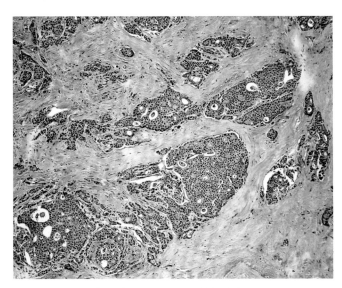

图2.72　浸润性筛状癌。有些结节以实性为主。

　　超微结构显示，小管癌的导管分化非常明显，但缺少肌上皮细胞和基底膜[714,716]。在 Lagios 等[718]进行的包含 17 例小管癌的病例研究中，小管癌的多发性（56%）、双侧发生（38%）和有乳腺癌家族史（40%）的发生率很高。在分子遗传学水平，小管癌显示与浸润性导管癌（非特殊型）有多种不同[728]。

　　大约 10% 的病例发生腋窝淋巴结转移[709,712,720]。小管癌预后非常好[713]。在 McDivitt 等[720]进行的一项包含 135 例小管癌患者的研究中，平均随访时间为 7.2 年，仅有 4% 的病例发生复发或转移。局部切除的复发率高达 50%[712]。

　　有些小管癌可伴有普通型浸润性导管癌。这种"混合型"肿瘤的预后比纯小管癌的预后差得多[708,712,722]，然而它们的预后比普通型浸润性导管癌的预后好，至少是当小管癌成分占优势时[708,712]。小管癌患者的淋巴结转移率高有可能与其中包含有一大部分"混合型"癌有关[724,725]。

　　被称为小管小叶癌的肿瘤类型在 312 页讨论。

　　筛状癌。浸润性筛状癌在乳腺恶性肿瘤中是一种少见类型，与小管癌密切相关，并且与后者一样预后良好[729,731]。正如其名称所示，其组织学形态呈筛状，与常见的筛状型导管原位癌相似，但其有间质浸润（图 2.72）。此型常与小管癌并发，此时所用名称需根据 Page 等[729]提出的方案、以二者成分占优势者决定。这个概念最重要的方面是，应当认识到乳腺癌可以全部是筛状结构，但却是浸润性癌；我们曾见过这种情况的一些病例，肿瘤已经广泛浸润并已超出乳腺，却仅仅因为肿瘤呈筛状仍被诊断为原位性肿瘤。近年，又遇到另一种变型，肿瘤具有相似的浸润和细胞学形态，却呈现实性结构（**实性浸润性筛状癌**）[730]。

　　黏液癌。黏液癌又被称为黏液样癌或胶样癌，多发生于绝经后女性[737,751]。大体上，肿瘤境界清楚，触诊有捻发音。肿瘤切面呈果冻样，有纤细的间隔（图 2.73）。常

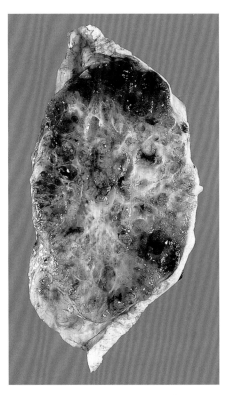

图2.73　纯黏液乳腺癌的典型胶冻样大体。注意肿瘤境界清楚。（Courtesy of Dr RA Cooke, Brisbane, Australia. From Cooke RA, Stewart B. Colour atlas of anatomical pathology. Edinburgh, 2004, Churchill Livingstone）

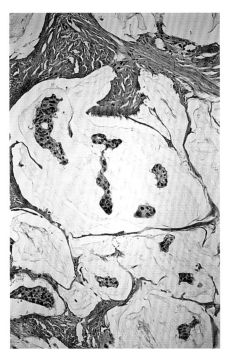

图2.74　乳腺黏液癌。高分化的肿瘤细胞团漂浮在黏液湖中。

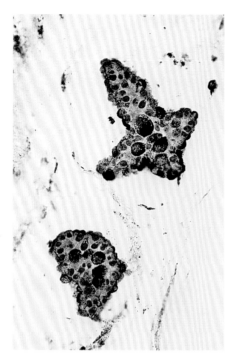

图2.75　另一例乳腺黏液癌中存在嗜银细胞，提示神经内分泌分化。（Sevier-Munger染色）

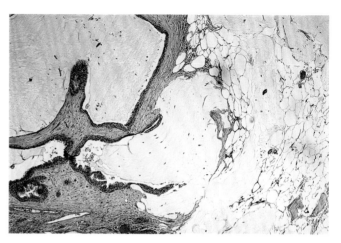

图2.76　产生黏液的低级别癌的早期形式，显示典型的漂浮在黏液糊中的上皮条索的形成机制。

见灶状出血。显微镜下，典型者常被描述成小团肿瘤细胞漂浮在黏液的"海洋中"（图2.74）。这些细胞团可以是实性的，可有腺泡形成，或呈微乳头状结构[733]。其黏液几乎全部为细胞外黏液，可以是酸性或中性黏液[763]。偶尔，黏液癌几乎全部由黏液组成，此时需要全面取材，以便找到肿瘤性上皮成分[757]。原位癌成分常不明显或缺如（详见下节）。组织化学染色显示，这些肿瘤细胞分泌的黏液是O-酰型涎黏蛋白[759]。免疫组织化学染色，与非特殊型导管癌相比，其胞质对MUC2呈强阳性，而对MUC1的免疫反应性降低[750,752]。纯的和混合性的乳腺黏液癌经常表达WT1，这是一个潜在的诊断陷阱[741]。激素受体总是呈阳性，而c-erbB-2总是呈阴性[748]。

令人感兴趣的是，1/4～1/2的黏液癌显示内分泌分化特征，如嗜银染色呈阳性（图2.75），神经元特异性烯醇化酶（NSE）免疫组织化学染色呈阳性，电镜下可见致密核心分泌颗粒[734,743,745,755]。这一意外的发现已使人考虑到黏液癌和所谓的乳腺类癌之间可能存在着一定联系（见305页）[743,764]。有些作者建议将黏液癌根据是否存在内分泌分化分为两种类型，分别称为A型和B型[734]。另一些作者认为，根据这些肿瘤的形态和超微结构特征并不能将这些肿瘤截然分开[738,742]，或者说这种分型对患者的生存并无影响[760]。最近的一项基因表达谱分析研究显示，B型黏液癌和神经内分泌癌属于同一病变谱系，而A型黏液癌是与之不同的类型[764]。

免疫组织化学和阵列比较基因组杂交技术分析结果显示，纯的黏液癌是同源性的，聚类在一起，与浸润性

导管癌（非特殊型）不同[748]。与级别和ER表达匹配的非特殊型浸润性导管癌相比，它们较少出现1q和16p的获得以及16q和22q的缺失。

为了评估预后，或者是从组织遗传学的角度出发，必须严格限定黏液癌一词的使用范畴，即仅限于完全呈黏液癌特征的乳腺肿瘤，而不包括：（1）"非纯粹型"或"混合型"癌，即黏液癌与普通型浸润性导管癌混合存在的癌[653,761]（这种形式的预后与后者相似，虽然这些"混合型"癌在分子表型上与纯的黏液癌更为接近[748]）；（2）印戒细胞癌（见311页），尽管按照专业术语，这种肿瘤也是黏液癌。但应当指出的是，超过60%的乳腺癌可见一定程度的黏液分泌。印戒细胞癌的特征是：几乎全部黏液位于细胞内（可能是由于分泌受阻所致）。而黏液癌的特征是：大部分黏液为细胞外黏液（见下文）。与大肠和其他部位的肿瘤相反，在乳腺，上述两种成分混合非常少见。

纯黏液癌的淋巴结转移率很低（2%～4%）[740,751,754]。有些研究报道的转移率较高可能是由于这些研究包含了较多"混合型"黏液癌所致。纯的黏液癌具有非常好的短期预后，特别是直径＜3cm者（甚至＜5cm者）[737,751]。但是，研究显示，患者可在治疗后12年或更长时间内死亡，因此需要进行长期随访[737,758]。如已提及的，多个研究小组发现，在伴有内分泌样特征的黏液癌和不伴有内分泌样特征的黏液癌之间，预后并无差异[755]，虽然有人认为前者具有更好的组织学和免疫组织化学表型[762]。

纯黏液性癌一般被认为是浸润性癌。在此我们想提出另一种观点，即这种肿瘤的一部分——甚或有时是全部——是导管原位癌的一种形式，其中一些黏液分泌成分将上皮与间质分开，并将上皮分割成条索、小巢或包围它（图2.76）。电镜显示，黏液分泌"极向倒转"，使黏液分泌朝向细胞底部而不是朝向腺腔内[732,752]。这就意味着向间质内"浸润"的是黏液而不是肿瘤细胞，这种

图2.77　A和B，髓样癌的大体形态。注意界限清楚，切面有肉质感。

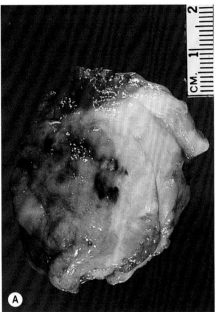
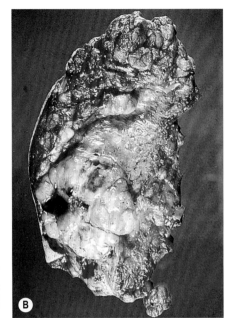

方式与阑尾常见的黏液性肿瘤侵犯间质现象相似。如此，不仅可以解释为何纯黏液癌的预后良好，也可以解释为何这种肿瘤产生的黏液几乎全在细胞外。在此应强调指出的是，不是所有含有黏液的乳腺结节都是癌[736]。乳头状瘤、乳头状癌、导管增生（包括旺炽型增生和非典型增生）都可伴有局灶性黏液，有时是丰富的黏液，可累积形成大的细胞外黏液池[747,756]。后者有时被称为黏液囊肿样瘤（mucocele-like tumor）[757]。但是，我们认为这一名称应当只用于描述，而不作为诊断名词。就像在阑尾和其他部位一样，黏液囊肿的形成几乎总是由于上皮增生造成黏液过度分泌并外溢所致。这种病变可以是增生性的也可以是肿瘤性的，可以是良性的也可以是恶性的，可以是原位性的也可以是浸润性的[744]。诊断的关键是判断增生的性质而不是存在大量的黏液，"黏液囊肿"的存在与否并不重要。应特别强调的是，必须全面取材，将整个标本进行彻底检查[756]。此外，在芯针活检中发现的黏液囊肿样改变是手术切除的指征，特别是当上皮具有非典型性和（或）影像学检查发现有肿物时[735]。

　　黏液癌的另一个亚型是**黏液性囊腺癌**，非常少见，主要由高柱状细胞组成，细胞伴有丰富的胞质内黏液，形成与卵巢相应肿瘤相似的多囊性外观[739,746,749]。

　　髓样癌。髓样癌通常见于50岁以下的女性，据称在日本女性中特别多见。据称髓样癌具有BRCA1突变者特别常见[765,772,790]。大体上，髓样癌境界清楚，肿物可以较大；临床和肉眼检查时可被误认为纤维腺瘤，但它没有纤维腺瘤的梁状和旋涡样结构。肿瘤切面呈实性、均质、灰白色，有时可见小的坏死灶（图2.77）。少数病例出现部分或大范围的囊性变[777]。显微镜下，肿瘤边缘为推挤型，肿瘤细胞弥漫生长，只有少许或完全没有腺腔

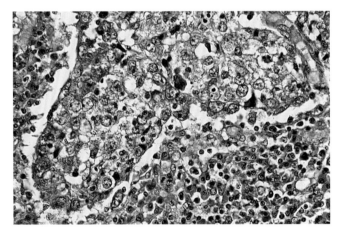

图2.78　髓样癌。大的肿瘤细胞呈"合体"样生长，与周围间质分界清楚，间质可见多量淋巴细胞和浆细胞浸润。

分化，无导管内生长，无黏液分泌。肿瘤细胞大，有多形性，核大，核仁明显，可见大量核分裂象（有些是非典型核分裂的）。细胞边界不清，似合体细胞，或成片状形态，使人联想起生殖细胞癌中胚胎性癌的形态。细胞团周围的细胞拉长，胞质更致密，嗜酸性更强，给人一种好似合体滋养细胞的印象。梭形细胞化生、奇异的瘤巨细胞、广泛坏死和钙化是其常见特征。

　　显微镜下，一种恒定的成分是位于肿瘤周边的明显的淋巴细胞浆细胞浸润。这一现象是宿主组织对肿瘤的反应（图2.78）。大部分淋巴细胞为外周T细胞型，除可能有更多的激活的细胞毒性／抑制性淋巴细胞外，其表型与在普通型导管癌所见者没有区别[766,774,781,794]。浆细胞是IgA生成型，一些肿瘤细胞对IgA染色和其他分泌物染色也可呈阳性[778]。超微结构上，髓样癌的细胞似

无特殊超微结构特征,尽管先前可能有些不同观点[776]。免疫组织化学上,与普通浸润性导管癌相似。它们通常表达 CK7,经常表达波形蛋白、S-100 和 P53,但不表达 CK20[770,771]。激素受体以及 c-erbB-2 恒定呈阴性("三阴"表型)[779](见 313 页)。

有关髓样癌与其他普通型浸润性导管癌相反不表达角蛋白 19 的说法尚未得到证实[769,791]。令人感兴趣的是,髓样癌经常表达 HLA-DR 抗原,这可能是明显的淋巴细胞浸润的一个原因[782,795]。

基因水平上,髓样癌通常有 TP53 基因突变[792]。虽然其基因表达谱被认为与基底细胞样癌有一定的重叠,并且其与基底细胞样癌(非特殊型)一样有 1q 和 8q 的获得,以及 X 染色体缺失,但其确实具有独特的分子特征,包括在阵列 CGH 分析中有更多的染色体获得和缺失,以及反复发生的 10p、9p 和 16q 的获得,4p 缺失,以及 1q、8p、10p 和 12p 扩增[792]。

髓样癌常见腋窝淋巴结转移,但通常数目很少且局限于腋窝下组。早已有报道,髓样癌的预后好于普通型浸润性导管癌的预后[767,787]。在 Ridolfi 等[788] 进行的一项研究中,髓样癌的 10 年存活率为 84%,而普通型浸润性导管癌仅为 63%。肿瘤直径 < 3cm 者预后特别好,并且即使已有腋窝淋巴结转移,其预后仍好于普通型浸润性导管癌。

所谓的**非典型髓样癌**和**具有髓样癌特征的浸润性导管癌**等名称应与上述概念加以区别,但有关它们之间区分的形态学标准至今仍未能十分明确[788,793]。我们经常遇到髓样癌名称被误用于富于细胞的、行为极具侵袭性的乳腺癌。在这里,我们提醒读者,只有当所有诊断必需的病理学特征都具备时才能使用这一名称[773,779,786]。实际上,我们怀疑,髓样癌是否真像现在定义的那样构成一个真正的乳腺癌亚型[768,775,789]。我们担心它与下列肿瘤缺少明确的界限:以实性(未分化)型为主的浸润性导管癌;具有生殖细胞样形态的癌(如同在肺、胃肠道和其他部位见到的);所谓的"淋巴上皮样癌"[780]。关于后者应提起注意,至今在髓样癌中还未发现有 EB 病毒参与的证据[784]。还有提起注意的是,微卫星不稳定性这一与结肠和胰腺的具有"髓样"形态的癌相关的特征通常不出现在乳腺髓样癌中[783,785]。

浸润性乳头状癌。大多数乳腺的乳头状癌全部或大部为原位性病变,已在 293 页详述。乳头状癌的浸润成分可以呈乳头状结构,也可以呈普通型浸润性导管癌的形态,前者的预后相当好[805]。据称,此型乳腺癌多发生于白种人和绝经后女性[800],但这型乳腺癌总体看来是少见的。部分问题可能是,尽管对普通型浸润性导管癌的识别并无困难,但对保留高分化形态特征(乳头状)的肿瘤浸润成分的判读不十分明确。例如,有些报道的囊内乳头状癌[796,802] 可能就是呈"推挤"方式生长

的浸润性乳头状癌,证据是有不同程度的肌上皮细胞缺失[797,801],并且它们偶尔伴有腋窝淋巴结转移[804,806]。这种表现同样也见于实性型乳头状癌[799,807]。这种肿瘤的形态特征在细针吸取细胞学标本中表现得特别明显[798,803]。

浸润性微乳头状癌。对于浸润性微乳头状癌(invasive micropapillary carcinoma, IMPCa)作为一种有重要预后意义的浸润性导管癌的亚型的认识是近些年的事,因此,IMPCa 这个名称在此书以前的版本中不曾出现过[817]。显微镜下,乳腺的 IMPCa 与其他器官(最常见的有子宫内膜、卵巢、胆囊等)的微乳头状癌极其相似[815]。它具有高侵袭性,其特征为形成缺乏纤维血管轴心的假乳头结构和漂浮于空腔内的小管结构。这些空腔有些是淋巴管,但绝大多数是具有分泌功能的肿瘤细胞(MUC1 染色证实)极向倒转形成的新生裂隙,细胞的基底部位于中央,而细胞的顶端指向空腔[808,816]。核分级通常是高的[811]。在一半的病例可见砂粒体[817]。免疫组织化学上,IMPCa 通常雌激素受体和乳球蛋白呈阳性,而 PAX8 和 WT1 呈阴性[812-814]。淋巴结转移是惯例(通常与淋巴管侵犯直接相关[809]),局部高复发,且生存率明显低于普通型浸润性导管癌[810,817]。

大汗腺癌。大汗腺癌是乳腺恶性肿瘤的一种罕见类型(占 1% ~ 4%)。只有当肿瘤全部或大部分由大汗腺型上皮构成时才能作出诊断[818,824]。大汗腺癌肿瘤细胞大,胞质含有丰富的嗜酸性颗粒,其中可能有 PAS 染色强阳性的嗜酸性或金褐色颗粒。核呈空泡状,核仁明显。常见腺样分化,腺腔具有特征性的表现,即腔缘形成球样顶浆分泌小突起。有些肿瘤表现为附壁结节,位于内衬良性大汗腺上皮的囊肿内。超微结构上,大汗腺癌肿瘤细胞显示明显的线粒体(有些形成异常的线粒体嵴)和数目不等的大的膜性空泡(400 ~ 600nm),具有致密均质的嗜锇性核心[823]。免疫组织化学上,GCDFP-15 表达呈阳性[821]。编码这一标志物的基因位于染色体 7q 上,并且是催乳素诱导蛋白(PIP)的基因;这个基因在大汗腺癌中表达,已通过原位杂交技术证实[822,825]。

由于大汗腺化生在乳腺出现经常意味着良性病变(即使细胞显示明显的大核仁),因此只有当结构特征为明显恶性时才能诊断为大汗腺癌。还有一点也很重要,即大汗腺癌的诊断仅限于有广泛顶浆分泌改变的恶性肿瘤;在普通型乳腺癌,大约 10% 的病例也可出现局灶性的大汗腺癌成分(可用 GCDFP-15 检测)[821]。最后,还应注意,尽管大汗腺癌通常是原位性或浸润性导管癌的亚型,但大汗腺化生也见于原位性或浸润性小叶癌[820]。E- 钙黏蛋白免疫染色已显示有助于区分导管癌和小叶癌,正如在非大汗腺肿瘤中一样[819]。

囊内大汗腺乳头状癌已经在第 293 页提及。

分泌型(幼年性)癌。这种少见的乳腺癌类型主要见于儿童,但也可发生在成人[829,832,835]。大体上,肿瘤境

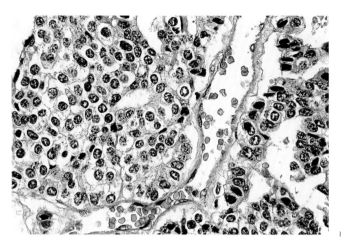

图2.81 伴有神经内分泌分化的乳腺癌。

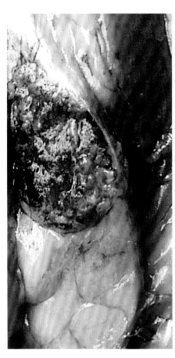

图2.79 分泌型癌的大体表现。肿瘤界限清楚，切面呈斑驳状。

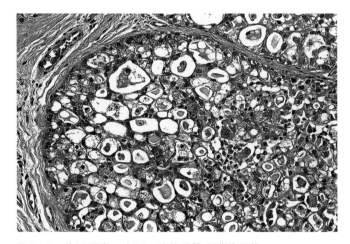

图2.80 分泌型癌。小而一致的腺体充满分泌物。

界清楚，通常较小（图 2.79）。显微镜下，分泌型（幼年性）癌具有独特的形态特征（图 2.80），边缘呈"推挤"状，中心常见显著的玻璃样变。肿瘤细胞排列成管泡状结构，局部也可有乳头形成，衬覆细胞的胞质呈空泡状（有时呈肾上腺样），形成的腺腔充以嗜酸性 PAS 阳性分泌物[831,833,835]。核仁明显，但核分裂象很少见。超微结构上，肿瘤细胞含有多量膜性胞质内分泌空泡[826]。

免疫组织化学上，α- 乳白蛋白和 S-100 蛋白呈强阳性反应，伴有 GCDFP-15 和 CEA 不同程度的表达[830]。据推测，分泌型癌与通常归入涎腺肿瘤的腺泡细胞癌以及新近描述的乳腺腺泡细胞癌可能为同一组织来源[828]（见 325 页）。这些肿瘤被发现具有相同的分子遗传学异常，强烈支持上述推测[834]。分子遗传学异常包括反复发

生的染色体平衡易位 t(12;15)(p13;q25)，可导致 ETV6 和 NTRK3 基因融合[836]。

分泌型（幼年性）癌的总体预后良好，多数研究报道的 5 年生存率近于 100%[831]。可以发生局部复发和淋巴结转移，有时是在病变晚期发生[829,833,835]，因此肿瘤播散致死者仅仅偶尔可见[835]。也有报道，分泌型癌可以发生在缺乏乳腺原发灶的腋窝皮肤处[827]。

伴有神经内分泌特征的癌（包括所谓的"类癌"）。类癌一词原来是指表现（神经）内分泌分化特征的一类浸润性导管癌[844]。其临床表现通常与普通型乳腺癌没有差别。其特殊之处在于即使出现了广泛扩散，患者也不出现类癌综合征表现。其可为多发性或双侧性病变[844]。大体上无特征性表现。

显微镜下，肿瘤细胞小，排列成实性巢，由纤维组织分隔（图 2.81）。可有绶带和菊形团样结构。核分裂象罕见。在少数病例可以找到导管内癌成分和黏液分泌[844]。组织学鉴别诊断包括小叶癌和从其他部位转移来的类癌。

乳腺类癌细胞是嗜银细胞而不是亲银细胞。电镜下，可见各种形式的含致密核心的分泌颗粒[841,844]（图 2.82）。

至于类癌的本质，从最早报道开始起即有争议[849,862]。有人认为（这种主张可能是错误的），嗜银颗粒和致密核心分泌颗粒根本不是神经内分泌分化的指征，而是肿瘤细胞分泌乳白蛋白的标志[842]。可以肯定，不是所有的胞质内束膜致密核心颗粒都是神经内分泌型的[839]；但免疫组织化学显示，其嗜铬素、突触素和神经元特异性烯醇化酶（NSE）均呈阳性表达[840,854,865,866]，某些病例还表达特异性激素肽[853,860]。以上结果均证实，这些肿瘤确实有内分泌分化表现（图 2.83）。另外一个问题是：是否可以称之为类癌。我们认为不是。对于我们来讲，这是一个很好的例证，正如我们在所有其他器官见到的现象那样（即原始上皮细胞来源的癌可有局灶性或广泛的内分泌分化）[850]。这种癌在许多方面与普通型导管癌相似：偶尔可见原位癌

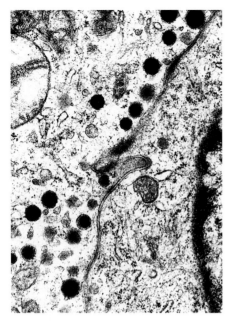

图2.82　伴有神经内分泌分化的乳腺癌的电镜下形态。主要位于胞质外的、具有致密核心的神经内分泌颗粒的大小为140～225nm。（×29 400）（Courtesy of Dr Robert A Erlandson, Memorial Sloan-Kettering Cancer Center）

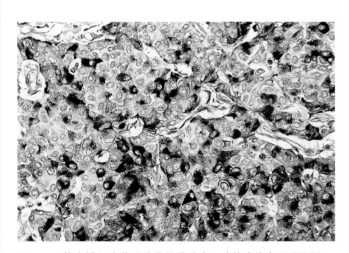

图2.83　伴有神经内分泌分化的乳腺癌，嗜铬素染色呈强阳性。

成分，雌激素受体常为阳性，转移方式、大汗腺分化（尤其是在老年女性）和结局均类似[848,851,855,859]。因此，我们愿意把这类肿瘤视为伴有（神经）内分泌分化特征的浸润性导管癌。我们喜欢用的另一个名称是嗜银细胞癌[838,863]。据 Azzopardi 等[838]报道，这类肿瘤大约占全部乳腺癌的5%。

在此应当指出，在其他形式的乳腺癌也可见到（神经）内分泌成分[856]，如已提及的黏液癌[845]（见302页）、小细胞神经内分泌癌[847,857,858,861]、普通型浸润性导管癌[852,863]和一些类型的导管原位癌[843,850,864]（见295页）。特别是，乳腺或乳头神经内分泌癌可以具有 Merkel

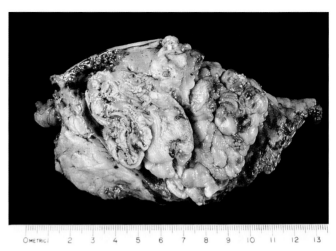

图2.84　化生性癌的大体形态。巨大的鱼肉样肿块突向囊腔内。显微镜下，肿瘤由鳞状细胞和梭形细胞混合构成。

细胞样特征[837,846]。令人感兴趣的是，经典型类癌在乳腺中实际上并不存在。我们仅见过1例其组织形态和组织化学（亲银染色）都符合中肠来源的典型（岛状）类癌。很明显，这与邻近的乳腺上皮存在的亲银细胞有关。

化生性癌。化生性癌是一大类肿瘤的统称，是指乳腺导管癌中主要肿瘤成分不表现为上皮和腺体，而表现为其他细胞的类型[895,915]。因此，化生性癌这个名称过于包罗万象而不准确，如果没有限定词不应随便使用。化生性癌包括以下几种类型，各型之间有一定程度的重叠：

1. **肉瘤样癌**或伴有肉瘤样间质的癌和癌肉瘤（图 2.84），与其他部位（特别是消化道和肺）的同类肿瘤相当。大体上，肿瘤境界较清楚。显微镜下，肉瘤样成分可以相似于恶性纤维组织细胞瘤、软骨肉瘤、骨肉瘤、横纹肌肉瘤、血管肉瘤或混有以上不同成分的肿瘤[869,874,884,886,888]。可见癌到肉瘤样成分的逐渐移行，也可见两者间截然分开[885]。后者多被命名为**癌肉瘤**[906,912]。如果肿瘤有明显的癌成分，直接移行为软骨或（和）骨基质而没有梭形细胞或破骨细胞样巨细胞界于中间，则可称为"**产生基质的癌**"[877,911]，但这种区分似乎没有明显的临床价值，其生物学意义也不十分明确[880,896]。

   免疫组织化学上，这种肿瘤中的肉瘤样成分通常波形蛋白呈阳性，并表达其他间叶性特征（表型转换），但偶尔仍保留上皮标志物[879,901]，可用广谱角蛋白抗体证明[867]。

   与在其他部位一样，分子学研究支持上皮细胞和肉瘤样成分来源于相同的干细胞[881,908,909,917]。

2. **梭形细胞癌**。这类肿瘤中明显的癌成分可表现为浸润性或原位性导管癌，也可表现为完全鳞状细胞癌形态[910]。其中梭形细胞成分常给人以温和的假象，

图2.85 A和B，化生性癌。A，肿瘤显示癌样和肉瘤样成分混合在一起。B，肿瘤呈双向性分化（"癌肉瘤"）。

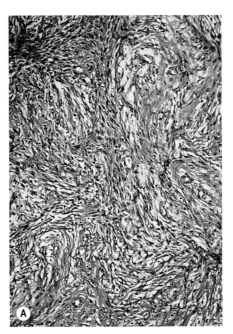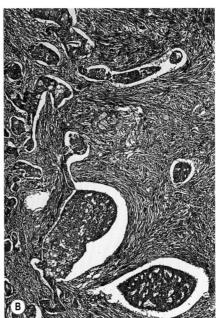

形成丰富的胶原纤维间质，呈羽毛状、黏液样、血管样和旋涡状形式[872,873,914]（图 2.85）。形态酷似纤维肉瘤甚或纤维瘤病[882,905]。常见上皮细胞和梭形细胞成分移行区，此区域免疫组织化学上常见角蛋白和 p63 呈阳性反应[889,897]。有些来源于复合性硬化病变或所谓的"腺肌上皮瘤"，含有肌上皮免疫组织化学标志物[870,876,883,898,904]。是否将其称为化生性癌或恶性肌上皮瘤取决于个人的喜好[878,890]。

3. **伴有破骨细胞样巨细胞的癌**[868,907,913]。当这些巨细胞表现与肉瘤样成分混合时，肿瘤应当被视为所列第一类肿瘤的亚型。只有当在典型的普通型导管癌间质中发现破骨细胞样巨细胞而不见肉瘤样灶时，才应归入这个类型。因此，其与普通型导管浸润癌的关系密切。所有现有的证据均证实，破骨细胞样巨细胞成分是组织细胞性的而非肿瘤细胞，它们是由单核细胞前体融合而成的[887,891]。

4. **鳞状细胞癌**。尽管从专业上讲，它代表一种肿瘤化生形式，但与其他类型相比，它有很大差异，我们将它单列一节讨论（见下节）。

5. **其他类型**。已有几例伴有黑色素细胞分化的化生癌的报道[871,900]。这应与更常见的癌的黑色素细胞集落现象区别开来，也应与类似于黑色素的脂褐素区别开来[902]。乳腺癌局部可出现**绒癌样特征**[899]。**多形性癌**是间变性乳腺癌的另一种亚型，与肉瘤相似[916]。它被认为是导管癌的亚型，因此不同于多形性小叶癌[903]。正如所料，它的生物学行为更具侵袭性[892]。偶尔化生性改变可同时出现多种分化（如梭形细胞、腺样囊性癌和黑色素瘤）[893]。

这些肿瘤（特别是前两种）的鉴别诊断包括叶状肿瘤和乳腺原发性肉瘤。

总体看来，化生性癌的生物学行为似乎比普通型浸润性导管癌更具侵袭性[873,888,894]。各种亚型的生存率差异很小，尽管有作者认为癌肉瘤这一亚型的预后更差些。与肉瘤一样，血行转移比淋巴结转移更常见[873,875,888]。初次切除时肿瘤的大小是决定生存状况的最重要的因素之一[894]。

鳞状细胞癌和相关肿瘤。鳞状细胞癌在乳腺是一个极少见的类型[929]。皮肤来源的肿瘤以及典型叶状肿瘤中一部分为鳞状细胞癌成分者均不属于此类。另外，不要把髓样癌中的合体细胞样成分和其他肿瘤中见的大汗腺改变误诊为鳞状细胞癌。

大体上，鳞状细胞癌虽然有时可见中心部有一个大囊，内有角化物质，但通常与普通型乳腺癌无任何差异。显微镜下，大多病例可见导管癌鳞状细胞化生表现，提示鳞状细胞癌可被视为化生性癌的一种特殊类型[927]。所谓"梭形细胞癌"的存在进一步证实了这一观点，其中可见高分化鳞状细胞癌成分与明显的梭形细胞肉瘤样成分相移行[918,925]（见 307 页）。偶尔，鳞状细胞癌也可见伴有明显的黏液间质[924]。

鳞状细胞癌可再分为两种亚型，一种是**棘细胞松解性鳞状细胞癌**，此型癌的细胞黏着性差而呈假血管瘤样或假腺样形态[922]。另一种是**腺鳞癌**[920,926,928,931]。后一种中的一些病例也被称为黏液表皮样癌[923]，除非其组织学形态符合唾液腺相应肿瘤（见 325 页），否则应尽量避免使用这一名称。

已发现，乳腺癌伴有鳞状分化时常高表达表皮生长因子受体（EGFR），这一发现可能具有治疗导向作用[919]。

确定鳞状细胞癌的预后是困难的，因为不同研究的诊断标准不同，并且这类肿瘤病例太少。据 Wargotz 和

Norris[930] 报道，其 5 年存活率为 63%。总的说来，这类肿瘤的生物学行为似乎与普通型浸润性导管癌无显著差异[918,921]，但这一点不适用于侵袭性极高的棘细胞松解型[922] 以及预后良好的低级别腺鳞癌[928]。

扩散相关类型

炎症性癌。炎症性癌一词来源于临床，是指一型表现为整个乳腺发红、发热、皮肤广泛水肿的乳腺癌，与乳腺炎的临床表现相似[938]。病理学研究显示，有些病例表现为未分化癌，伴有广泛的皮肤淋巴管的癌病（图 2.86）。这导致人们认为"炎症性"临床表现总是与病理学所见的皮肤淋巴管浸润相对应，反之亦然。其实这一推测并非完全正确。患者的临床表现可以为炎症性乳腺癌，但并无皮肤淋巴管侵犯；相反，也可见到广泛的淋巴管侵犯，但临床上并无炎症性癌表现（所谓的"隐性"炎症性癌[939]）。从预后方面看，不管临床上是否表现为炎症性癌，只要显微镜下见到皮肤淋巴管受累，都是预后不良的信号[933,935,936,939]。临床上，有经验的医生能够识别这类肿瘤并与预后较差挂钩。但在确定手术与否之前，应先进行皮肤活检，以证实确实有皮肤淋巴管受累[937]。有些作者建议取消"炎症性癌"一词[935]。炎症性癌的治疗方案仍存在相当大的争议[932,934,940]。

Paget 病。Paget 病最早于 1874 年由 Sir James Paget[962] 描述，是指由于乳腺癌引起的乳头结痂性病变。几乎所有病例的乳头结痂性病变下方都伴有原位性导管癌，伴有或不伴有间质浸润。因此，虽然 Paget 病的明显病变表现在乳头，但这其实是继发性表现。此病变的治疗和预后取决于其下方的癌是原位性的还是浸润性的，以及有无腋窝淋巴结受累，而不取决于乳头的表皮内病变存在与否[963]。

临床上，病变表现为以乳头为中心的湿疹样病变，伴有渗血（图 2.87）。疾病后期可以侵及乳晕部及其周围皮肤，但很少超过几厘米。如果在病变乳头下方可触及明确肿块，此时其下方的肿瘤为浸润性癌的可能性超过 90%。相反，如果触及不到明显肿块，则 66% 的病例的病变仅限局于导管内[941]。

显微镜下，Paget 病表皮内可见大的透明细胞，具有非典型性核，通常集中在基底层，但也可侵入生发层（图 2.88）。这种细胞可以是散在孤立的，也可以成团排列，有时也可以形成小腺管样结构[968]。少数病例也可呈现间变形态[964]。偶尔，胞质内可见黑色素颗粒，因此可导致误诊为恶性黑色素瘤；这些颗粒可能是由邻近的黑色素细胞分泌转移过来的[942,965]（图 2.89）。这一现象应与伴有黑色素细胞分化的少见的乳腺癌类型鉴别（见 307 页），也应与含有与黑色素的胞质内脂褐素颗粒类似的癌鉴别[967]。

位于 Paget 病下方的乳腺癌总是导管型的，其组成细胞与乳头部病变细胞相似。如果取材充分，多数情况下总会找到乳头部病变与导管内癌的连接处。但也有些病例其下方的肿瘤距乳头 2cm 以上[963]。

乳腺 Paget 病黏液染色可以呈阳性，也可以呈阴性，但几乎所有乳腺外 Paget 病病例黏液染色均呈阳性反应[959,969]。超微结构上，肿瘤细胞有微绒毛和其他显示腺样分化的特征[966]。免疫组织化学上，上皮膜抗原（EMA）、乳脂球膜抗原、癌胚抗原（CEA）（至少在使用多克隆抗体时）、MUC1、低分子量角蛋白（包括 CK7）和 HER2/neu 等均表达阳性，此外一半病例表达 GCDFP-15[943,949,951,953,961,971]（图 2.90）。通常高分子量角蛋白、

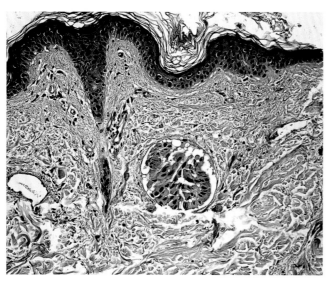

图2.86　临床表现为炎症性癌的病例，皮肤淋巴管内可见大的瘤栓。

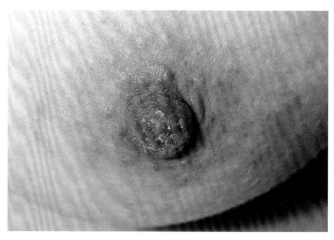

图2.87　Paget病的湿疹样充血和糜烂外观。（Courtesy of Dr RA Cooke, Brisbane, Australia. From Cooke RA, Stewart B. Colour atlas of anatomical pathology. Edinburgh, 2004, Churchill Livingstone）

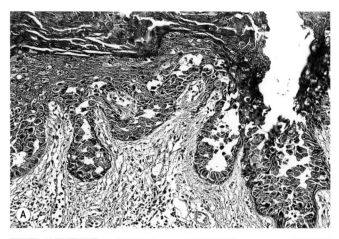

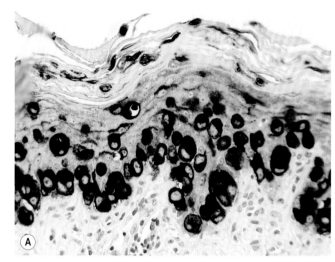

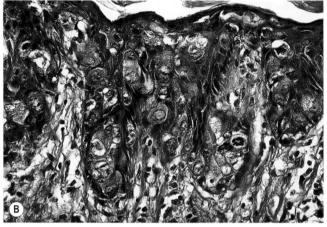

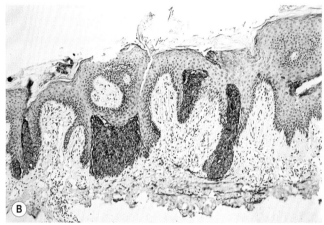

图2.88　A和B，Paget病的低倍镜和高倍镜下表现。其特征表现为肿瘤细胞和被覆的鳞状上皮之间有裂隙样间隔。

图2.90　免疫组织化学显示Paget病上皮内的恶性细胞。A，EMA免疫染色；B，HER2/neu免疫染色。

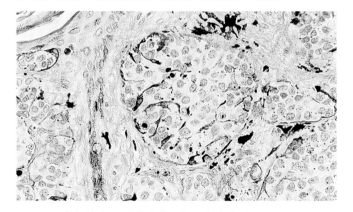

图2.89　亲银染色显示乳腺癌中的黑色素定殖。（Slide prepared by Dr Pierre Masson, University of Montreal, and sent by him to Dr Fred W Stewart, Memorial Sloan-Kettering Cancer Center）

S-100 蛋白和外皮素（involucrin）呈阴性反应[951,961]。

　　主要的鉴别诊断是 Bowen 病和恶性黑色素瘤。它们也有发生在乳头的病例报道[972]，没有理由认为这些皮肤病变不累及乳头，然而，根据我们的经验，对乳头病变（色素沉着、表皮内非典型改变或其他表现）进行鉴别诊断时，最后的诊断结果总是 Paget 病。

　　过去，关于 Paget 病的发生是腺体、角化细胞还是黑色素细胞的争论相当热烈，现在争论已经平息下来了。再也没有人对 Paget 细胞表现为腺样分化产生质疑[858]。但对以下问题仍有不同观点，乳头的 Paget 细胞是由深部乳腺导管细胞迁移过来的（可能是角化细胞诱发的化学趋化作用造成的[945]），还是由乳腺导管表皮内部分或位于基底部的能够分化成腺体的多潜能上皮细胞原位恶性转化而来的，还存在争论[954]。免疫组织化学表达的相似性和癌基因表达（如 HER2/neu 或 RAS21）都支持前者[944,948,956,957,973]。而另一方面，少数病例在乳头下方不存在导管癌或原位癌局限于最远端的输乳管的事实则提示，后一种机制可能也起作用[950,954]。从这方面来说，Toker[970] 观察到的在临床上缺乏 Paget 病表现且显微镜下没有乳腺癌证据的情况下，乳头部出现透明细胞是非常有趣的。这些细胞与 Paget 细胞的一些免疫组织化学表型有一定重叠（CK7、EMA 阳性，p63 阴性）[946,953,960]，而且细胞核可呈轻度异型性，这些说明可能存在发育异常或 Paget 病前变化[947,952,955]（图 2.91）。从实

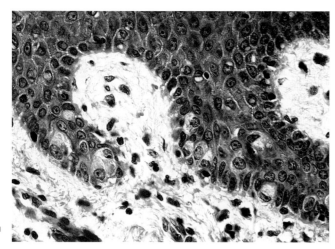

图2.91 乳头活检显示，透明细胞夹杂在基底层细胞间（Toker细胞）。这些细胞呈轻度核异型性，免疫组织化学染色与Paget病细胞相似。

用的观点出发，这些细胞与 Paget 细胞不同，因为它们在临床上不表现为湿疹样改变，也没有明确的恶性细胞形态特征，免疫组织化学也有一定的区别，如 CD138 和 P53 呈阴性[946]。

浸润性小叶癌（ILC）

经典型。此型是浸润性小叶癌中最具特征性的形式，表现为小而相对一致的癌细胞单个生长，呈单行串珠样排列，呈同心圆样（paget 样）围绕原位癌受累的小叶[977,983]（图 2.92 至 2.94）。在过去乳腺肿瘤命名中被称为小细胞癌者大多数都属于这一类。典型的浸润性小叶癌没有腺腔形成特征。通常间质丰富，为致密的纤维结缔组织，在几乎所有病例，在导管周围和静脉周围都有灶状弹力纤维增生。也可有淋巴细胞浸润，有时可以很明显，甚至掩盖了肿瘤成分。

按照现代可以接受的概念，即使看不到小叶原位癌成分，只要具备上述形态特征，也可作出浸润性小叶癌的诊断[979,985]。相反，并不能仅仅由于存在小叶原位癌，就将浸润性癌都诊断为浸润性小叶癌。为了保持这一名称的特殊性，一定要求浸润成分本身具备上述小叶癌的特征。

浸润性小叶癌的组织化学、电镜和免疫组织化学表现特征与小叶原位癌相同，包括存在高分子量角蛋白、缺少 p53 蓄积以及最重要的 E- 钙黏蛋白减少或缺如[974,978,980,981]（允许有例外情况）[984]。对于这类肿瘤，最近增加了 p120 连环蛋白检测，因为应用此标志物时小叶癌可出现典型的胞质阳性[975]。虽然，E- 钙黏蛋白表达缺失是小叶癌的标志，但形态特征符合、E- 钙黏蛋白免疫组织化学呈阳性时不能排除小叶癌的诊断[976]。

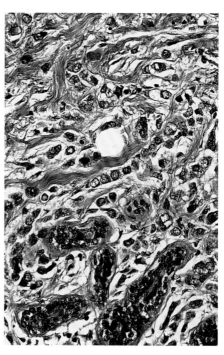

图2.92 浸润性小叶癌。肿瘤细胞小而一致，核呈圆形，以一路纵队方式排列（Indian file fashion）。

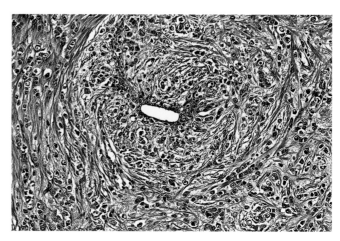

图2.93 在浸润性小叶癌中，肿瘤细胞围绕一个未受累的导管呈典型的靶环样生长。

事实上，高达 16% 的浸润性小叶癌 E- 钙黏蛋白免疫组织化学染色呈阳性，但这些病例的确可以表现出一种或多种连环蛋白复合物成员的表达异常，最常见的是 p120连环蛋白在胞质的弥漫表达[984]。

小叶癌中 E- 钙黏蛋白表达缺失的分子遗传学基础包括：（1）E- 钙黏蛋白的基因 CDH1 失活突变，通常是由于染色体 16q 的杂合性缺失，或 CDH1 的纯合性缺失；（2）CDH1 启动子的过甲基化；（3）CDH1 的截短突变；（4）转录失活[983]。

浸润性小叶癌的鉴别诊断主要是浸润性导管癌。主要鉴别点是：浸润性小叶癌的细胞小而一致，细胞缺少

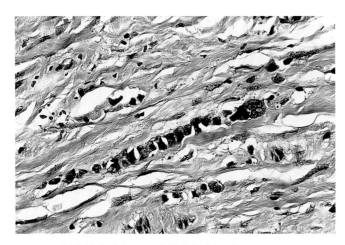

图2.94　浸润性小叶癌呈一路纵队方式排列。

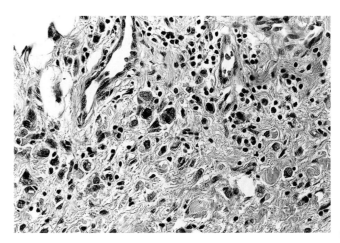

图2.95　浸润性小叶癌的多形性型。

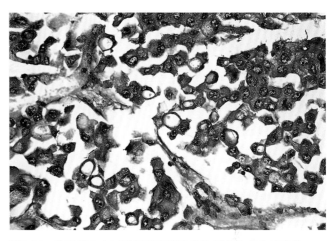

图2.96　乳腺癌中由于脂质蓄积所致的胞质空泡变和核移位。

黏着性。但应注意，许多病例的鉴别十分困难，并有相当大的主观性，因而浸润性小叶癌的发病率的统计结果有极大差异，从0.7%到20%[982]。其他易与浸润性小叶癌混淆的病变包括：伴有神经内分泌特征的癌和恶性淋巴瘤。当浸润性小叶癌转移到腋窝淋巴结和其他部位时，特别是转移到眼睑时，更容易误诊为恶性淋巴瘤。我们已见过数例因为肿瘤细胞呈弥漫性生长方式和表现为组织细胞样形态，而被误认为恶性淋巴瘤和恶性组织细胞增生症。当常规切片不能确定诊断时，角蛋白、上皮膜抗原（EMA）、癌胚抗原（CEA）和CD45等免疫组织化学染色以及传统的黏液卡红特殊染色常能解决问题。

多形性小叶癌。这种类型的浸润性乳腺肿瘤具有与经典型癌相同的生长方式，只是显示明显的核多形性和丰富的胞质[993]（图2.95）。多形性小叶癌也常显示大汗腺分化，局灶印戒细胞形态，激素受体阴性，p53和HER2/neu表达增高，偶尔表达嗜铬素，E-钙黏蛋白表达缺失（后者与其小叶癌性质一致）[986-992]。

组织细胞样癌。组织细胞样癌的特征是肿瘤细胞弥漫性生长，显示丰富的颗粒状或泡沫状胞质[997,1000]。它可与颗粒细胞瘤（肌母细胞瘤）相似。因此，最近有人提出将其命名为**肌母细胞样癌**[994]。组织细胞样癌近年被认为是大汗腺样分化的浸润性小叶癌的一个类型，证据为其免疫组织化学染色GCDFP-15呈阳性反应，以及原位杂交可以检测到催乳素诱导蛋白的mRNA[994,1002]。大多数病例E-钙黏蛋白缺失，与小叶癌一致，但其他特征更提示其与导管癌有关联[996]。肿瘤的黏蛋白表达方式属于"非乳腺"型，如MUC2和MUC5AC[998]。

组织细胞样癌还应与**富于脂质的癌**鉴别。后者也是乳腺癌的一种类型，表现为肿瘤细胞胞质内有大量脂质蓄积[995,999,1001]（图2.96）。

印戒细胞癌。印戒细胞癌是乳腺癌的一种类型，其特征是有相当数量的肿瘤细胞胞质内可见黏液蓄积，形成典型的印戒细胞形态[1007]（图2.97）。不幸的是，不同作者对"相当"一词理解不同。有人主张，只有当肿瘤中大多数细胞呈印戒细胞形态时才应归入此类；而另一些人的标准要低得多[1004,1006]。无论如何，有一点非常重要，即一定要与黏液癌（黏液在细胞外）区分开，因为它们的预后非常不同，当然也有例外情况。偶尔两种类型可以并存（见302页），并且小叶癌的黏液出乎意料地出现在了细胞外[1012]。

多数印戒细胞癌的组织学形态与经典型浸润性小叶癌相似，有时它们可以并存[1010]。此外，无论是原位癌还是浸润性小叶癌，其中掺杂印戒细胞的病例并不少见[1011]。因此，大多数印戒细胞癌被认为是浸润性小叶癌的亚型[1009,1013]。然而，有些病例可能与导管癌的关系更为密切，无论是浸润性的[1007]还是原位性的[1005]。

这种印戒形态可能是由于α-连环蛋白功能缺陷所致，被认为与突变有关[1008]。超微结构显示，存在各种大的膜性空泡，电子密度不等，但常为低电子密度[1014]。这与细胞内腔形成是不同的过程，后者的超微结构特征是有微绒毛被覆的腔，光镜表现呈牛眼状。

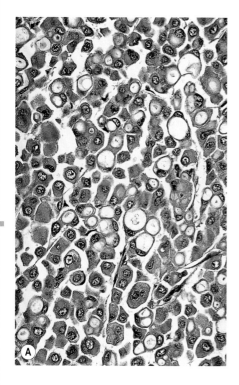
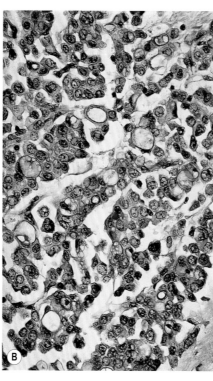

图2.97 A和B，乳腺印戒细胞癌。这被认为是小叶癌的一个亚型。B，阿辛蓝-PAS染色。

免疫组织化学上，印戒细胞 CK7 和 MUC1 呈阳性，且 E- 钙黏蛋白经常呈阴性[1003]。

小管小叶癌。这是一种由具有微小腺腔或见不到腺腔的小管（"闭合"或"几乎闭合"的小管）组成以及生长方式类似于浸润性小叶癌的肿瘤细胞条索混合而成的类型[1016]。如果存在原位病变，可能为小叶型、小管型或混合型[1019]。其免疫组织化学特征介于导管癌和小叶癌之间，E- 钙黏蛋白和高分子量角蛋白皆呈阳性[1018,1019]。其多灶性发生和腋窝淋巴结转移概率均高于纯的小管癌[1015,1017]。

其他类型。有些作者对浸润性小叶癌的诊断掌握得十分严格，要求肿瘤一定具备经典型形态。另一些人则将浸润性小叶癌的概念扩大，将一些传统上认为是浸润性导管癌的病例也放入这个类型中[1020,1022,1023]。这些类型包括上述浸润性小叶癌"亚型"。此外，肿瘤细胞紧密呈簇状、实性、梁状、松散的腺泡状和梭形细胞索的病例都被归入浸润性小叶癌，**只要它们具有相对温和均一的细胞形态**。也许这些形式中最独特的是腺泡型，其特征是肿瘤细胞排列成团，有明显的界线，由纤维组织分隔，有时纤维组织内含有破骨细胞样巨细胞[1024,1025]。

不可否认，各种亚型的细胞学形态和（或）结构与经典型浸润性小叶癌都具有相似性。然而问题是，浸润性小叶癌的概念越扩大，在某种程度上反倒更冲淡了这一概念的内涵，致使浸润性小叶癌这种独特的疾病更缺少独特性，这样，就大大缩小了它的临床实用意义[1021]。

混合性导管和小叶癌

这种双向性发展的癌部分表现为确切的浸润性导管癌，部分表现为确切的浸润性小叶癌，这种癌确实存在，但这种癌很少见。当然，这些肿瘤应当与同一乳腺中两个互相分离的有不同组织特征的肿瘤（多发癌）区别开来。也应与具有独特形态的所谓的小管小叶癌区别开来（见前文）。

未定型（不能分型）的癌

不能确定是导管型还是小叶型的所有浸润性癌都被归入此类。Azzopardi[1026] 认为，3% ~ 4% 的浸润性乳腺癌属于此类。

微小浸润性乳腺癌

一旦在妇科文献中已被公认的"微小浸润癌"的概念建立，特别是与宫颈鳞状细胞癌相关的概念，那么很自然，它就会被建议用于其他部位，包括乳腺。在乳腺中应用这一概念并不那么简单，原因之一是：乳腺上皮不像宫颈那样用一条明确的线就可以与间质截然分开[1032]。建议是：乳腺任何原位癌仅出现一个或几个间质浸润灶，只要不超过 1mm，均诊断为微小浸润癌[1029]。理论上这个定义对导管癌和小叶癌都适用，但更常应用于前者。微小浸润癌可单发或多发，平均为两个灶[1031]。

免疫组织化学染色评估肌上皮细胞和基底膜对于确定诊断是有用的[1029,1033]。问题在于这一定义标准和临床意义尚需进一步讨论[1028,1032]。总的说来，微小浸润癌患者似乎也有淋巴结转移的风险[1034]，但他们的生存率比 T1 期浸润癌患者好[1030]。显然，浸润成分如果是呈团块状，则其转移风险高于肿瘤细胞散在孤立者[1027]。

激素受体

有关乳腺癌研究的一个重要进展是认识到：肿瘤组织内存在激素受体，并与激素治疗和化疗有很好的相关关系[1038,1050]。事实上，雌激素受体的状态目前被认为是乳腺癌治疗的最有意义的预后因子[1061]。雌激素和孕激素受体是相互关联的因子，孕激素受体（progesterone receptor, PR）在内分泌治疗反应的预测性上弱于雌激素受体（estrogen receptor, ER）[1057]。传统上，这些激素受体可以用葡聚糖包裹活性炭吸附法和蔗糖梯度法检测，但现在这些方法已被免疫组织化学方法取代，因为后者具有多种重要优点（它不需要新鲜组织，小块肿瘤组织也能检测等），且免疫组织化学方法与生化法之间的符合率极好[1039,1049,1054,1070,1074]（图 2.98）。已有一些通过使技术程序和报告标准化以及应用适当的对照使免疫组织化学方法半定量的尝试[1036,1062,1065,1072,1073]。标本固定延迟会显著影响结果，而如果在合理的时间范围内（1 ~ 9 小时）则不会[1052]。至于适当的对照问题，Battifora 的团队已提出了一个相当创新的方案，他们称之为 Quicgel 法[1066]。虽然他们的想法是非常精巧的（我们寄希望于这个小组的工作），但其可能有点过于复杂而难以推广应用。在这一点上，我认为公平地说，令人满意的标准化的免疫组织化学方法还没有形成。事实上，一位这个领域中非常有经验的技术人员断言，这一目标超越了技术本身的能力[1059]。

激素受体的免疫组织化学评估有两个指标，一是肿瘤细胞核染色阳性的数目，二是染色的强度。前者是指阳性细胞核占所有肿瘤细胞核的百分比。这两个指标有时可结合在一个评分系统中，现有三个主要版本（包括流行的 Allred 评分系统）[1049,1064]。尽管为此分级目的已有几种精确的图像分析仪器[1037]，然而大多数实验室仍然使用目测方法来评估。

激素受体的评估也可应用石蜡包埋的乳腺组织用原位杂交技术和 PCR 技术[1044,1047]。

大约 80% 的乳腺癌病例 ER 呈阳性，所以 30% 或更高的 ER 阴性比率提示这种分析方法中存在一些问题。

乳腺的组织学类型与激素受体的存在与否并无明显关系[1068]；特别是导管型癌和小叶型癌之间未发现有统计学差异。然而，作为一组病例，ER 阴性的乳腺癌倾向于组织学 3 级、有推挤性边缘、间质淋巴细胞浸润、粉刺样坏死和中心纤维化 / 坏死[1063]。多数髓样癌、化生性癌和大汗腺癌为 ER 阴性，而黏液癌、小管癌和小叶癌具有高阳性率[1056,1058,1069]。在导管原位癌（DCIS）中，大细胞为主是提示 ER 阴性状态的最好的形态预测指标[1042]。在小叶原位癌中阳性强度非常强，且腺体和周围间质均呈阳性[1055]。很少见到 ER 阴性的肿瘤转变成 ER 阳性的，但反过来更常见，特别是经过三苯氧胺（他莫昔芬）干预治疗后。

通常，绝经前女性的肿瘤组织中雌激素受体含量低于绝经后女性[1051,1069]。Fisher 等[1045]发现雌激素受体的存在与下列因素明显相关：核分级高，组织学分级低，无肿瘤坏死，肿瘤弹力纤维增生明显，以及老年患者组。此外，激素受体阳性也与 BCL-2 免疫反应阳性[1041]、p53 突变缺乏相关[1043]，而与表皮生长因子受体（epidermal growth factor receptor, EGFR）的存在呈负相关关系[1071]。

应当指出，大多数乳腺癌细胞也含有雄激素受体，它们可出现于 ER、PR 缺乏的情况下[1040]。事实上，它们在雌激素受体阴性的肿瘤中更常见[1035]。雄激素受体据称在小叶癌、大汗腺癌和 Paget 病中的表达更常见[1053,1060,1067]。

美国临床肿瘤学会和美国病理医师协会（ASCO/CAP）最近联合发表了乳腺癌中雌激素和孕激素受体免疫组织化学检测推荐指南[1046,1048]。这个指南中的一些要点如下：

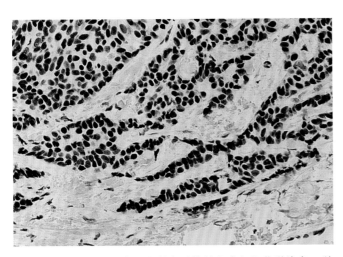

图2.98 浸润性乳腺癌的雌激素受体的免疫组织化学染色。肿瘤细胞核呈强阳性，阴性的胞质和背景间质可作对照。

- 病理医师必须报告免疫反应阳性细胞的百分比
- 浸润性癌细胞有 1% 和以上染色反应的视为阳性
- 报告中应指出染色的平均强度（弱、中、强）
- 病理医师必须阐明标本是阴性还是阳性
- 可以选择基于百分比加强度的混合性评分系统（Allred、H 或 Quick 评分系统）

- 标本从患者身体取下后应在不超过 1 小时（理想时间应更短）内置于 10% 的中性福尔马林中固定
- 固定时间至少应为 6 小时，至多不超过 72 小时
- 标本中正常的乳腺细胞可用作内部阳性对照
- 目前的检测和这些指南的重点只强调了 ERα。虽然有研究显示，即便是 ERα 阳性的肿瘤，ERβ 高阳性也具有更强的治疗反应指示意义，但研究尚处于初始阶段。

HER2/neu

HER2/neu（c-erbB-2）是一种癌基因，编码带有酪氨酸激酶活性跨膜糖蛋白 p185，属于表皮生长因子受体家族[1086,1098]。其过表达可通过免疫组织化学或 FISH 法（或用显色原位杂交方法）检测[1078,1089,1090,1100]，这些方法之间存在很好的相关关系[1084,1092,1094,1097]（图 2.99）。

近年来有一个争论热点，是有关两种方法的相对优劣性的，是由 Trastuzumab（Herceptin，赫赛汀）作为治疗要我的有效性引起[1075,1085]。多数研究者认为，从成本效果的考虑出发，最是从应用免疫组织化学方法开始，可按表 2.2 进行分级。如果结果为 3⁺ 或 0，则检测可以非常有把握地到此为止，因为此时 HER2/neu 基因的过表达或缺失与 FISH 检测结果几乎 100% 符合。如果免疫检测结果是 1⁺ 或 2⁺，则推荐再做 FISH 检查，且结果可视为金指标[1080]。

用两种方法中任一种检测到 HER2/neu 过表达都是对 Herceptin 起反应的非常好的指征，但这对于化疗反应和总体生存却并不是好消息（见 322 页）。

谈到与肿瘤类型的关系，HER2/neu 过表达几乎见于所有的高级别导管原位癌（粉刺型），20% ~ 30% 的浸润性导管癌，以及一小部分浸润性小叶癌[1081,1082,1087,1095]。

相反，在小管癌和其他低级别癌，HER2/neu 过表达通常为阴性[1088,1091]。

HER2/neu 扩增与雌激素、孕激素表达呈负相关[1088]。

HER2/neu 免疫组织化学判读之所以有效是基于这样一个事实：乳腺癌的异质性很低[1096]，特别是高度扩增的肿瘤[1077]。

最近，ASCO/CAP 发表了他们对乳腺癌 HER2/neu 检测的推荐指南[1099]，根据这一指南，**HER2/neu 阳性**是指：

- 免疫组织化学染色为 3⁺（> 30% 的浸润性癌细胞呈均匀且厚的膜染色），或
- FISH 结果显示每个细胞核 HER2/neu 基因拷贝 > 6 个，或
- FISH 比例（HER2/neu 基因信号比第 17 号染色体信号）> 2.2。

HER2/neu 阴性是指：

- 免疫组织化学染色结果为 0 或 1⁺，或
- FISH 结果显示每个细胞核 HER2/neu 拷贝 < 4.0 个
- FISH 比例 < 1.8。

在结束乳腺癌 ER、PR、HER2/neu 相关主题前，有必要谈一谈三个指标均为阴性的肿瘤，最近它们被赋予了一个容易记忆的名称，即**三阴癌**[1083,1093]。用阴性指标定义一个肿瘤看似很奇怪，但值得注意的是，具有这些特征的肿瘤与基底细胞样癌（乳腺癌领域中的另一个新名词，在下一节进行详细讨论）以及 BRCA1 突变携带者发生发乳腺癌之间具有相当大的重叠性。然而，三阴癌不能等同于基底细胞样癌，基因表达谱检测显示，基

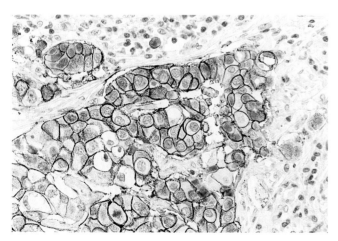

图 2.99 高级别乳腺癌免疫组织化学显示胞膜 HER2/neu 呈强阳性（3+）。

表2.2 HER2/neu 过表达免疫组织化学分级

着染方式	评分	HER2/neu 蛋白过表达评估
不着染或膜着染肿瘤细胞 < 10%	0	阴性
>10% 的肿瘤细胞可见微弱的可观察到的膜染色，且仅能着染部分细胞膜	1+	阴性
>10% 的肿瘤细胞呈弱至中等强度的完整的膜染色	2+	弱阳性
>30%（以前为 10%）的肿瘤细胞呈强的完整的膜染色	3+	强阳性

底细胞样癌仅有 77% 的病例呈三阴表型，而三阴癌仅有 72% 的病例显示基底细胞样癌的表型特征[1076,1079,1083]。三阴乳腺癌是一组异源性肿瘤，具有如下特征：形态学上通常呈高级别浸润性乳腺癌（非特殊型）、非整倍体核型常见以及肺、脑的高转移倾向[1083]。

乳腺癌的分子遗传学和分子分型

分子遗传学

同其他解剖部位的肿瘤一样，浸润性乳腺癌的发生涉及多个遗传学改变。较常见的分子改变包括：（1）生长因子受体过表达（如 20% ~ 25% 的病例有 HER2/neu 扩增，3% 的病例有 EGFR 过表达，10% ~ 12% 的病例有 FGFR1 或 FGFR2 过表达）；（2）生长因子过表达（如 20% ~ 30% 的病例有 FGF1/FGF4 过表达）；（3）胞内信号转导分子改变（如 5% ~ 10% 的病例有 HRAS 突变）；细胞周期调节因子改变（如 20% ~ 60% 的病例有 TP53 突变，20% 有 RB 失活，13% ~ 21% 有 CCND1 基因扩增）；黏附因子改变（如 60% ~ 70% 有 E- 钙黏蛋白表达减低，30% 有 P- 钙黏蛋白表达减低，20% ~ 24% 有组织蛋白酶 D 过表达）；以及其他改变（如 5% ~ 20% 有 CMYC 扩增）[1101,1102]。此外，一些类型的乳腺癌表现出独特的遗传学改变，如分泌型癌、小叶癌以及腺样囊性癌（在相应的章节描述）。

分子分型

2000 年，Perou 及其同事通过微阵列检测平台将乳腺癌按基因表型的相似性划分成不同的亚型，这种首创性的分型引发了医学界和科学界的热情，大家希望这种新的分型方式能为乳腺癌的生物学研究提供新的视野，并由此影响乳腺癌的治疗策略[1106,1111,1113]。这种分型进一步演变为乳腺癌的分子分型。一些研究者预测，微阵列技术将成为标准方法，而传统的病理学评估方法将被摒弃[1108]。

乳腺癌根据其基因特征被划分为：腺腔型（A 型、B 型和有争议的 C 型）、HER2/neu 型、基底细胞样型和正常乳腺样型。最后一型最可能是由人工假象所致，而并非一种真正的乳腺癌类型，原因是微阵列分析时组织样品中的肿瘤细胞过少。各分子亚型的特征总结如表 2.3 所示[1105,1106,1111-1113,1116]。在各种亚型中，基底细胞样亚型的预后最差[1113]。由于乳腺癌各亚型显示出了不同的特征，它们可通过采取不同的治疗方法获益。可采取免疫组织化学（如 ER、PR、HER2/neu、CK5/6、EGFR、Ki-67）套餐来评估肿瘤的分子亚型（表 20-4）[1103,1104,1112]，但不一致的意见也不少，目前

没有被广泛认可的标准来定义阳性免疫染色 [如阳性细胞的百分比和（或）染色强度][1114,1115]。

目前的乳腺癌分子分型仍有很多缺陷。分子亚型的划分是基于相对较少病例进行的，忽视了乳腺癌中的少见类型（如分泌型癌）[1116]。基底细胞样亚型具有高度的异质性，包括了一些预后较好的肿瘤类型，如髓样癌、分泌型癌和腺样囊性癌，因此有必要设立基底细胞样癌的"低级别"亚型[1105,1110]。将种类繁多的乳腺癌归纳为几个分子类型有些过于简单，忽略了已知的不同类型的形态学和生物学特征（如浸润性小叶癌和分泌型癌）。实际上，额外的分子亚型已经被识别出来，如分子顶浆分泌型（molecular apocrine）和 claudin 低型[1106,1107]。分析方法的标准化、可重复性、获得适当大小的标本以及通过前瞻性临床试验来评估异质性病变的临床应用意义等问题，仍旧困扰着许多基因表达谱的研究以及它们在常规诊断 / 预后判定中的应用[1109,1115]。虽然每一个基于微阵列检测的分类系统可以识别预后相同的分子亚型，并且对基底细胞样亚型的判断相当恒定，但这些系统不能可靠地将非基底细胞样型的同类患者归入相同的分子亚型中[1117]。

尽管对乳腺癌的分子分型已经做了大肆宣传，但目前对于浸润性乳腺癌，除了常规的组织学类型、组织学分级以及 ER/PR/HER2 状态外，尚未确立其特征的临床价值。因此，现在还不需要对乳腺癌病例进行常规的分子分析，尽管将来可能会需要[1112]。

扩散和转移

乳腺癌可以直接侵犯，也可以通过淋巴道和血道扩散[1157]。有些病例在确诊时已有转移，而另一些患者在初次治疗后数月、数年甚至数十年后才在临床上出现转移[1121]。

局部侵犯可见于乳腺实质本身，也可侵犯乳头、皮肤、筋膜、胸肌或胸壁的其他结构。向乳腺间质的侵犯可以是直接扩散，也可以通过乳腺内淋巴管，也可能通过所谓的"假血管瘤样间质增生"的组织间隙[1128]。局灶浸润的程度在浸润性小叶癌及其亚型中通常更高，癌细胞 E- 钙黏蛋白缺失可能有助于浸润的发生[1135]。Rosen 等[1158]曾对肉眼可见的肿瘤范围以外的微小侵犯进行观察，他们将乳腺根治切除标本中的肿瘤及其周围 2cm 的组织切除后，对剩余乳腺组织进行取材和显微镜下观察，在 18 例肿瘤直径 < 1cm 的乳腺根治标本中，发现 11% 有浸润性癌存在，另有 22% 有原位癌存在。由于当前临床采用保守治疗的病例不断增加，对乳腺癌局部侵犯范围的病理评估越加重要[1125,1146]。

另一相关问题是乳腺癌的乳头的显微镜下侵犯，因为在乳腺癌施行局部切除术的患者，乳头这个结构明显

表2.3 根据基因表型划分的乳腺癌的主要分子亚型

	分子亚型			
	腺腔A型	**腺腔B型**	**HER2/neu型**	**基底细胞样型[a]**
基因表型	表达腺上皮（低分子量）角蛋白，且激素受体和相关基因高表达	表达腺上皮（低分子量）角蛋白，且激素受体和相关基因弱至中等强度表达	HER2和17q12扩增子上的其他基因高表达 ER和相关基因低表达	基底细胞基因、基底细胞角蛋白高表达 ER和相关基因低表达 HER2/neu低表达
临床和生物学特征	占浸润性乳腺癌的50% ER/PR阳性 HER2/neu阴性	占浸润性乳腺癌的20% ER/PR阳性 HER2/neu表达各异（阳性或阴性） 增殖活性高于腺腔A型 腺腔B型的组织学分级比腺腔A型的更高	占浸润性乳腺癌的15% ER/PR阴性 HER2/neu阳性（见定义） 高增殖活性 TP53突变常见 高级别和淋巴结转移更常见	占浸润性乳腺癌的15% 多数ER/PR和HER2/neu阴性（"三阴"） 高增殖活性 TP53突变常见；BRCA1功能异常（种系、散发） 非洲裔美国女性尤其常见
组织学相关性	小管癌 筛状癌 低级别浸润性导管癌，非特殊型 经典型小叶癌[b]	浸润性导管癌，非特殊型 微乳头状癌	高级别浸润性导管癌，非特殊型	高级别浸润性导管癌，非特殊型 化生性癌 髓样癌
治疗反应和预后	内分泌治疗有效	内分泌治疗（他莫昔芬和芳香化酶抑制剂）的疗效可能不如对腺腔A型的好	曲妥珠单抗（trastuzumab；Herceptin）治疗有效	内分泌治疗和曲妥珠单抗治疗无效
	化疗反应各异	化疗反应各异（效果好于腺腔A型）	蒽环类为基础的化疗有效	对铂类为基础的化疗和PARP抑制剂敏感
	预后好	预后不如腺腔A型	总体预后差	总体预后差（但预后不一致）

PARP：多（腺苷二磷酸核糖）聚合酶。

[a]基底细胞样肿瘤中的低级别组同样表达基底型（高分子量）角蛋白和三阴表型，但增殖活性低，如腺样囊性癌、分泌型癌。

[b]经典型小叶癌通常表现为腺腔A型特征，多形性小叶癌通常表现为其他分子亚型。

Modified from Schnitt SJ. Will molecular classification replace traditional breast pathology? Int J Surg Pathol 2010, **18**: 162S–166S; and Correa Geyer F, Reis-Filho JS. Microarray-based gene expression profiling as a clinical tool for breast cancer management: are we there yet? Int J Surg Pathol 2009, **17**: 285–302.

会被保留下来。在临床可检测出的浸润性癌中，乳头的侵犯达到23% ~ 31%，这种患者的大多数肿瘤位于距乳头2.5cm以内的区域[1143,1152,1166]。

乳腺切除后的局部复发可表现为手术瘢痕内或附近的表浅结节或胸骨旁的皮下结节。因为它们的表现与异物肉芽肿和炎症相似，所以必须应进行活检以确定其恶性性质。虽然有局部复发的女性远处转移的风险增高[1134]，但这似乎是发生于不同时期的相对独立的事件[1165]。

局部切除后的肿瘤复发经常发生在同一乳段（乳

叶）。鉴于这一事实，一些作者推荐首次手术时把整个肿瘤连同其相关导管系统一并切除[1141]。

乳腺转移癌最常累及的两组淋巴结是：腋窝淋巴结和内乳淋巴结，锁骨上淋巴结作为腋窝淋巴结的延伸。应当记住，乳腺实质内淋巴结的存在并非少见（乳内淋巴结）[1159]。在临床可触及肿瘤的病例，腋窝淋巴结转移率为40% ~ 50%。根据淋巴结相对于胸小肌的位置，可将其分为三组：低位组或近组、中位组、高位组或远组。当肿瘤侵犯明显时，临床可触及，但临床触诊的错误率常常

表2.4 乳腺癌分子分型的免疫组织化学替代标志物

分子亚型				
免疫指标	腺腔A型	腺腔B型	HER2/neu型	基底细胞样型
ER、PR	ER和（或）PR⁺	ER和（或）PR⁺	ER⁻、PR⁻	ER⁻、PR⁻
HER2和其他	HER2⁻ Ki-67低（<14%）	HER2⁺或HER2⁻ Ki-67≥14%	HER2⁺	HER2⁻ CK5/6和（或）EGFR⁺

EGFR：表皮生长因子受体。

Modified from Schnitt SJ. Will molecular classification replace traditional breast pathology? Int J Surg Pathol 2010, **18**: 162S–166S; Cheang MC et al. Basal-like breast cancer defined by five biomarkers has superior prognostic value than triple-negative phenotype. Clin Cancer Res 2008, **14**: 1368–1376; and Cheang MC et al. Ki67 index, HER2 status, and prognosis of patients with luminal B breast cancer. J Natl Cancer Inst. 2009, **101**: 736–750.

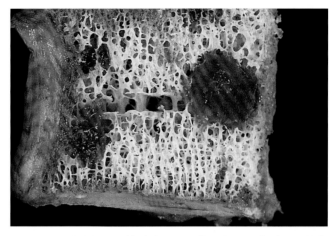

图2.100　乳腺癌的椎体转移。组织薄片中的正常骨髓已被高压水流冲洗出去。

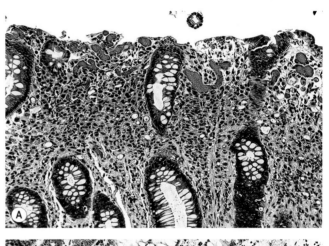

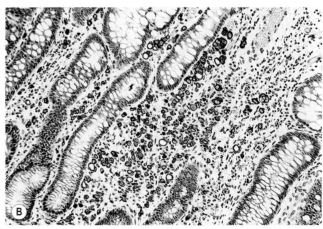

图2.101　A和B，乳腺小叶癌转移到大肠黏膜固有层。B，CK7免疫染色。

很高。病理医师仔细检查淋巴结非常重要。如果将腋窝组织用有机溶剂溶脂的方法查找淋巴结，检出的淋巴结的数目会增加[1142]，但多数人认为这样做没有太大必要。

锁骨上淋巴结受累在腋窝淋巴结阳性病例大约为20%，在腋窝淋巴结阴性者则几乎为零[1164]。

第二组主要引流淋巴结区域是内乳淋巴链，位于胸内动脉旁肋间隙的前端。临床可触及的乳腺癌大约22%发生内乳淋巴链转移[1130]。在肿瘤位于外侧乳房且腋窝淋巴结阴性者，这一淋巴链的转移率不超过1%；在肿瘤位于内侧乳房且腋窝淋巴结阴性者，内乳淋巴链的转移率大约是20%；在肿瘤位于外侧乳房且腋窝淋巴结阳性时，内乳淋巴链的转移率可达30%；在肿瘤位于内侧乳房且腋窝淋巴结阳性时，内乳淋巴链的转移率可达50%以上。少数病例的淋巴结转移癌可显示完全坏死，与感染类似；此时进行角蛋白或EMA免疫组织化学染色常有助于证实坏死的肿瘤细胞[1160]。

远处转移最常见于骨骼系统、肺、胸膜、肝、卵巢、肾上腺和中枢神经系统（包括脑膜和眼睛）[1123,1144,1149]（图2.100）。癌性脑膜炎是一种特殊的破坏性播散方式[1140]。脾弥漫性转移非常罕见，但可以导致特发性血小板减少性紫癜[1127]。浸润性小叶癌（包括印戒细胞亚型）有其特殊的腹腔内转移倾向，特别易于转移到胃肠道、卵巢和浆膜的表面[1124,1132,1148]（图2.101）。这些转移经常表达ER和E-钙黏蛋白的缺失[1163]。乳腺癌转移的一个特殊接受者是脑膜瘤[1150]。

原发性肿瘤的一些形态学特征与远隔转移的优先部位相关。存在灶性纤维化的病例与骨转移相关；肿瘤坏死和ER、PR阴性的病例易发生肺转移；淋巴结N3时易发生肝转移[1137]。脑转移更多见于ER阴性、表达

CK5/6 和过表达 HER2/neu 或 EGFR 的病例[1138]。

骨髓检查（特别是活检）对确定系统病变非常有效[1120,1139,1145]，但当骨扫描和 X 线检查两者均正常时，骨髓检查阳性率很低（4%），因此不宜常规使用。各种标志物（特别是角蛋白）的免疫组织化学染色可以发现骨髓内隐匿性转移性乳腺癌灶[1119,1126,1147,1156]。这在小叶癌病例中特别有用，因为这类隐匿性转移癌灶在常规 HE 染色切片中很容易被忽略[1118]。近年已将反转录 PCR（RT-PCR）技术检测 CK19[1129]、MUC1[1153] 和乳球蛋白[1133,1136] 应用到检测骨髓、淋巴结以及外周血中的隐匿性乳腺癌[1155]。

在肺和其他部位出现转移癌而原发灶不明的情况下，可应用免疫组织化学方法进行 GCDFP-15、乳球蛋白、乳白蛋白和雌激素受体染色，如果呈阳性则高度提示乳腺来源，特别是当以上几种抗体联合使用共同表达阳性时更有意义[1122,1151,1161]。乳腺癌卵巢转移时 GCDFP-15 可能呈阳性，且 WT-1、CA125 和 PAX-8 呈阴性，而卵巢原发性肿瘤正好相反[1154,1162]。

Fisher 等[1131] 在一项包含各种方法治疗的大型随机病例研究中，对乳腺癌的转移扩散形式进行了研究，他们得出了如下结论：肿瘤扩散没有固定的规律；局部淋巴结并不能有效地拦截肿瘤细胞的扩散，当其呈阳性时，与其说它是远距离转移的刺激物，不如说它是一种特殊的宿主 - 肿瘤关系的指征；血行转移对肿瘤扩散相当重要；肿瘤与宿主的复杂关系影响到疾病的每个方面；可手术的乳腺癌也属于一个系统性疾病；各种局部治疗措施对于生存率未必有重要影响。

隐匿性乳腺癌

有时在一位成年女性出现的腋窝单个淋巴结肿大会被证实为转移性非淋巴瘤性肿瘤，而临床和放射学影像学均显示乳腺正常，别处也无肿瘤证据[1170]。当这种情况发生时，90% 的病例被诊断为转移性乳腺癌或恶性黑色素瘤转移。这两种肿瘤的鉴别诊断并不困难，鉴别方法包括形态学特征、免疫组织化学（CK、CEA、波形蛋白、S-100、HMB-45 和其他标志物染色）检查和电镜（现在已用的很少了）检查。对 S-100 蛋白染色进行诊断时需小心（原来认为这一抗体染色对黑色素瘤是特异的），因为目前发现，S-100 蛋白在许多乳腺癌病例中呈阳性反应（见 300 页）。

如果应用以上方法联合显示：（1）肿瘤是癌而不是恶性黑色素瘤；（2）如果这种癌的表现与乳腺原发性肿瘤相似；（3）如果临床影像学检查没有发现其他部位肿瘤的证据；那么即使没有临床和乳腺异常，施行同侧乳腺切除也是合理的。在大多数病例都可发现原发性肿瘤，后者可以极其小。这已被 Ashikari 等[1167] 进行的包含 34 例病例的回顾研究所证实，其中 23 例可以找到原发癌，

且 2/3 的肿瘤直径 < 2cm。值得注意的是，无论是否在乳腺中找到了原发瘤，其生存率都是相同的。这一结论也为其他人所证实[1169]。一项最新的来自上述同一机构的最新研究显示，原发肿瘤的发现率为 75%，无瘤生存率为 60%[1171]。

偶尔，隐匿性乳腺癌是在缩乳成形术标本的常规显微镜检查中发现的[1168]。如前所述，这些肿瘤基本为原位性病变而非浸润性病变。

前哨淋巴结

自 20 世纪 90 年代初第一次应用以来，前哨淋巴结活检这种用于评估和处置乳腺癌的技术已受到广泛关注，被视为正在成为或已经成为标准处置方式[1186,1189,1197,1200,1206]。

前哨淋巴结活检这一检查是基于这样一种概念：如果前哨淋巴结为阴性，则本组其他淋巴结在所有情况下也应该为阴性；如果前哨淋巴结为阳性，则本组其他淋巴结有 1/3 的转移概率。这种淋巴结病理学研究在许多病理实验室已被歪曲，因为在大多数病例，这种阳性的负担并不伴有转移量的相应增加。关于病理检查的适当技术已有许多建议[1190,1210]；起初的一些建议（包括术中进行免疫组织化学检查）正如推荐这些方法的作者公开或私下承认的那样，过于费时费钱，很难实际应用[1207,1211]。前哨淋巴结活检这一技术显然需要有一个标准化的、普遍接受的（至少在国内）操作流程[1174,1180,1196,1209]。目前，关于前哨淋巴结检查，大家普遍认为，在冰冻切片上要证明淋巴结为阴性，至少应包括三张不同层面的 HE 染色切片和至少一张角蛋白免疫染色切片[1179,1185,1201,1203]。术中免疫组织化学技术是可

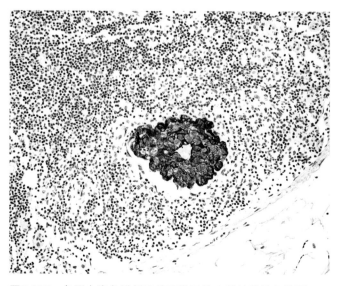

图2.102　角蛋白染色烘托出前哨淋巴结中的转移性细胞团。

以完成的[1187,1191]，但我们发现它难以判定[1173]。免疫染色选择混合型角蛋白，如 AE1/AE3[1177]（图 2.102）。RT-PCR 等分子技术（寻找乳球蛋白基因 MGB1 和 MGB2）是否能提供更多的具有临床意义的信息，甚或能替代传统的形态学检测方法（附加或不附加免疫组织化学法），还需要进一步证实[1184,1195,1202]。

大量研究显示，原发瘤的大小和存在淋巴管血管浸润是前哨淋巴结阳性的重要预测指标[1175,1188,1208]。有趣的是，前哨淋巴结的转移灶似乎在输入淋巴管入口处比在其他部位更多见[1182]。

淋巴结的诊断陷阱包括：淋巴结内固有的角蛋白阳性的网状细胞（可以增生非常明显，且具有典型的树状突细胞形态），间皮细胞包涵物，异位乳腺上皮，Müller 上皮和其他腺体组织，创伤性乳腺上皮移位，以及制片过程中的污染[1176,1178,1193]。在这些陷阱中，最受关注和争议的是**机械性移位**，即活检过程（特别是在活检前的按摩[1183]）中有可能将正常的或肿瘤性细胞推入乳腺淋巴管或组织间隙，它们有可能由此取道进入前哨淋巴结。这一现象可能的确存在，因为它们更常见于经历过这些操作过程的患者[1194]。可以想象，这一现象在正常细胞和肿瘤细胞均可发生，虽然在后者可能更常见。但不幸的是，不管这些细胞如何到达前哨淋巴结，分辨淋巴结中这些孤立的细胞团是正常的还是肿瘤性的绝非易事[1204,1205]。这件事显然很复杂且尚未解决。从实用的角度出发，可以使用如下推荐名词，即如果肿瘤细胞团 < 2mm，诊断为"**微小转移**"；如果存在单个恶性细胞，诊断为"**孤立性肿瘤细胞**"。

淋巴结中存在孤立性肿瘤细胞其预后和治疗意义仍有争议，甚至是微小转移[1172,1198,1199,1207]。最近关于这一问题的最好的一项研究显示，对于未经辅助治疗的早期乳腺癌女性，这两项参数与 5 年无病生存率降低有关[1181]。

分期和分级

临床上应用最广泛的乳腺癌临床分期系统是国际抗癌联盟（UICC）和美国癌症分期和最终结果报告联合委员会（AJC）采用的方法。它们的分期基础仍是 TNM 分期系统（T＝肿瘤；N＝淋巴结；M＝转移）（详见附录 C）[1212]。

乳腺癌的组织学分级在下文预后章节讨论。

治 疗

乳腺癌的治疗包括外科治疗、放射治疗、激素治疗、化学治疗（后者有时结合骨髓移植）和靶向治疗，取决于肿瘤的类型和病变程度[1226]。

外科治疗的传统方式为 Halsted 根治术。现代已有多

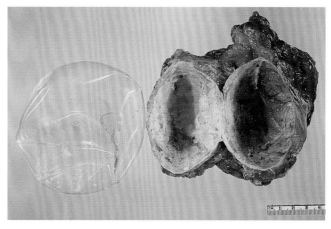

图2.103 乳腺植入物（左）被厚层的纤维壁包裹，并有明显的钙化（右）。

种方式可供选择（其中一些为保乳手术），包括部分乳腺切除术（肿块或乳段切除术）、全乳切除术（乳腺单纯切除术）[1230,1232,1238,1250]。浸润性癌和原位癌的术式选择余地都很大，且不同地域选择不同[1218]。

放射治疗应用于手术后辅助治疗（特别是采用局部切除手术时）。有时放射治疗也可作为最初的治疗手段，目的是预防肿瘤局部复发[1236,1248]。

当采用保乳外科治疗时，显微镜下确定外科边缘状况十分重要[1251]。不少研究已经证明，切缘阳性的患者更容易出现局部复发和远处转移[1220,1237,1242,1246]。在边缘阴性的病例，似乎同侧乳腺复发和远处转移取决于癌的量和距离切缘的远近[1227]。确定导管内癌的手术切除边缘更加困难[1224,1247]，且对其切缘评估的意义仍有争议[1249]，特别是对小叶癌[1213]。

为重建乳房而进行的乳房植入术，在植入物周围经常会产生一个纤维囊[1234]（图 2.103）。后者内面容易发生**滑膜化生**，也称为假上皮化，显微镜下与"磨损性滑膜炎"相似[1222,1228,1231]。罕见情况下，这一包囊内衬良性鳞状上皮[1233]。

化疗对转移性乳腺癌患者的生存有着显著影响。联合化疗可以取得最好的疗效[1214,1215,1240]。对于经严格筛选的患者，采用化疗联合自体骨髓移植的方法曾被寄予厚望，但近年来人们对它的热情已逐渐下降[1219,1235,1245]。化疗是作为一种局部治疗后的辅助治疗措施应用于已有腋窝淋巴结转移的患者。

在内分泌治疗中，他莫昔芬（三苯氧胺）在过去 20 年内是最重要的药物，已是 ER 阳性乳腺癌各期均可选用的内分泌治疗药物[1221,1226,1241]。对于淋巴结阴性的患者，是给予化疗还是采用激素治疗，取决于临床和病理的各项指标[1239,1244]。目前，他莫昔芬用作早期、激素受体阳性的乳腺癌的标准辅助内分泌治疗，经常与放疗联合使用；是否附加辅助化疗，取决于患者的年龄和

其他参数 [1225,1226,1229,1243]。化疗也被用在体积较大的肿瘤（≥ 3cm），在行保乳手术治疗和放疗后应用，以避免全乳切除 [1216]。

系统性治疗用于肿瘤全身扩散后的姑息治疗 [1252]。激素治疗，传统方法包括选择去势治疗、肾上腺切除和垂体切除等，目前基本改用抗雌激素药物治疗。

曲妥珠单抗（Herceptin）是一种抗 HER2/neu 受体的人源化单克隆抗体，对于 HER2 阳性（免疫组织化学评分 3⁺ 或 HER2 分子检测有扩增）的乳腺癌具有很好的靶向治疗作用。虽然它原本仅用于转移性乳腺癌患者，但现在它也逐渐越来越多地用于早期乳腺癌的辅助治疗 [1217]。

对于治疗具有特殊基因缺陷的乳腺癌（包括发生于携带 BRCA1 和 BRCA2 突变的乳腺癌以及基底细胞样乳腺癌），多（腺苷二磷酸核糖）聚合酶抑制剂（PARP 抑制剂）的疗效还需要进一步的研究确证 [1223]。

治疗对肿瘤和正常乳腺的影响

乳腺的放疗可以引起奇异型核、瘤巨细胞形成、裸核和异常核分裂象。肿瘤坏死也可以广泛发生并随后可被纤维性厚壁包裹。有一点必须指出，形态学活力与生物学活力（即肿瘤细胞增殖能力）并不相等。对于非肿瘤性乳腺组织，最明显的放疗影响是终末导管上皮细胞的非典型性增生，伴小叶硬化和萎缩 [1258,1264]。放疗后改变可持续数年 [1257]。放疗后出现假硬皮病性脂膜炎也有报道 [1267]。

肿瘤对激素治疗的应答性反应是：引起间质纤维化和玻璃样变，弹力纤维组织增多，肿瘤细胞变性。后者表现为细胞质出现空泡，细胞膜破裂，核异常以致坏死。这些变化在原发性肿瘤和转移性肿瘤均可发生。变化也可呈斑片状分布，即无形态学改变的细胞掺杂在显著变化的细胞之间。

化疗也可引起肿瘤细胞的明显形态学改变，包括一定程度的胞质空泡变，与组织细胞相似 [1253,1256,1265,1266]（图 2.104）。化疗也可引起终末导管 - 小叶单元的萎缩，偶尔可见有非典型性 [1255]。然而，对于大多数病例，化疗并不影响癌的组织学分级 [1254]。肿瘤的显微镜下表现与化疗反应性很少一致 [1268]。在一些病例中，残余的肿瘤全部为或基本全部为淋巴管癌栓（"纯的"以及"近乎纯的淋巴管内癌"），这是预后不良的指标 [1261]。

有关新辅助化疗后的乳腺癌的大体检查、取材以及指南已经发表 [1259,1260,1262,1263]。

预　后

乳腺癌的预后与众多临床病理因素相关 [1324-1326,1330,1374,1381,1409,1428,1429,1458]。以下排列顺序并不是根据其重

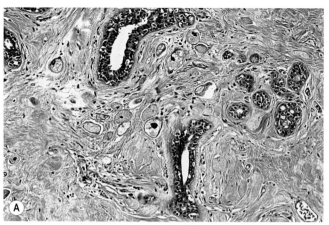

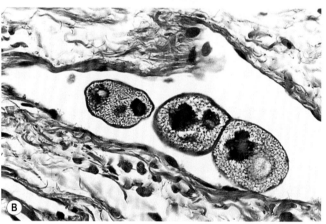

图2.104　A和B，化疗引起的乳腺癌细胞空泡变。其形态与组织细胞相似。B，示肿瘤细胞位于血管内。（Courtesy of Dr Maria J Merino, Bethesda, MD）

要性设定的，而是按着前文讨论顺序排序的。

1. **患者年龄**。肿瘤诊断时女性年龄＜ 50 岁者预后最佳。50 岁以后相对生存率下降，老年人的生存率特别低 [1272]。对于很年轻的女性而言（≤ 35 岁），有研究者认为其预后与老年人相似 [1385]。而另一些报道则认为，这组患者具有局部复发和远处转移的显著高风险 [1060]。这与该年龄组的组织学分级较高有关 [1290,1304]。

2. **BRCA1 状况**。早期研究认为，发生于 BRCA1 突变携带者的乳腺癌如果不经辅助治疗，整体生存率差 [1339,1408]。而最近大量的研究显示，以色列女性 BRCA1 和 BRCA2 突变携带者的乳腺癌的致死率与非突变者相当 [1406]。

3. **BRCA1 蛋白表达**。最近有研究显示，免疫组织化学检测核内 BRCA1 表达减低或缺失与多种不好的组织学形态学特征相关，且无病生存期更短，而这一标志物在细胞质内的表达似乎与肿瘤复发有关 [1402]。

4. **妊娠和口服避孕药**。通常认为妊娠期和哺乳期的乳腺癌侵袭性强，激素受体低表达，且 HER2/neu 高表

达 [1405]，预后差，多数研究报道的 5 年存活率只有 15% ~ 35%[1393]。然而，这种差别经分期评估后证明并无统计学显著意义 [1333,1394]。尚缺少可靠证据称明口服避孕药影响乳腺癌的演进或存活率 [1415]。

5. **早期诊断。**一项大型普查项目发现，无症状性乳腺癌的 5 年、8 年和 10 年存活率分别为 88%、83% 和 79%[1424]。这一结果表明，普查发现的无症状性乳腺癌的生存率比临床可检出的乳腺癌的生存率高很多；这与多数普查发现的乳腺癌肿瘤体积小、通常无淋巴结转移以及多数组织类型良好等因素有关。

6. **肿瘤有无浸润。**众所周知，这是乳腺癌预后因素中唯一最重要的决定性因素。事实上，对原位癌进行乳腺切除后治愈率为 100%。具有原位和浸润两种成分的导管癌其浸润成分所占比例与淋巴结转移有关。原位成分所占的比例与多中心发病率相关，与隐匿性浸润可能有间接关系 [1362,1366]。但是，应当提起注意的是，有时粉刺型导管原位癌在看不到浸润的情况下也有可能会转移（见 292 页）。

7. **肿瘤大小。**原发肿瘤的直径大小与肿瘤的转移率和患者的生存率之间显示有很好的相关关系 [1301,1417]。尽管早期有人对此表示怀疑 [1323]，但这是一种简单快速和经济的判定指标，是确定腋窝淋巴结阴性患者复发率和扩散率的最重要的预测指标之一 [1399]。应当注意，当肿瘤具有原位和浸润两种成分时，浸润部分的大小比肿瘤总体积更有意义 [1425]。显微镜下肿瘤大小的测量比肉眼测量更有意义 [1270]。**微小乳腺癌**的定义包括两条标准，即直径 ≤ 1cm 的浸润性癌以及所有的原位癌（不论肿瘤为多大）。Saigo 和 Rosen[1420] 研究了 111 例直径 ≤ 1cm 且淋巴结阴性的浸润性乳腺癌，这些患者做了最小范围的改良根治术，随访至少 10 年。结果为 75% 无瘤生存，4% 生存但有癌复发，6% 死于癌症，15% 死于其他原因。

8. **部位。**多数研究认为，原发肿瘤在乳腺四个象限所在位置与预后无明显相关性。然而近期的一项大型研究认为，中心部位的癌较周围部分的癌具有更高的（大约 50%）系统性复发风险和死亡风险 [1371]。有关肿瘤多中心性和预后的关系见 286 页。

9. **细胞结构类型。**普通型浸润性导管癌的预后和浸润性小叶癌的预后之间无显著差异 [1421]。浸润性导管癌的一些组织学类型具有较好的预后，如小管癌、筛状癌、髓样癌（严格按照定义者）、纯黏液癌、乳头状癌、腺样囊性癌和分泌型（幼年性）癌 [1313,1359,1389]。小叶癌（和一些导管癌）中预后最差的是印戒细胞癌。炎症性乳腺癌（显微镜下表现符合者）的预后也特别差（见 308 页）。另外一些类型据称预后较差，但实际上与普通型浸润性导管癌的生存率并无很大差异，如鳞状细胞癌、化生性癌和伴有神经内分泌特征

的癌（包括所谓的"类癌"）[1378]。各种组织学类型对预后的意义的详细讨论见有关组织学类型章节。

10. **组织学分级。**近年应用最广泛的两个乳腺癌组织学分级系统是 Bloom 和 Richardson 系统 [1293] 以及 Black 系统 [1292]。前者主要基于结构形态（腺管形成的程度），后者重点基于核的非典型性程度。虽然目前许多人试图利用计算机进行辅助分析，对各种病变（特别是核变化）进行形态定量测定 [1279,1280,1395,1442]，但至今这些评定通常还是通过常规染色切片和显微镜检查完成的。由于组织学结构与细胞学形态两者均与预后有关，因此最佳方案是将二者结合起来 [1312,1365,1417]。Elston 是这一方案的积极倡导者，这一方案通常被称为 Bloom-Richardson 系统的 Nottingham 改良方案，这一方案也包括了评估核分裂活性 [1319,1332]。此方案根据腺管形成、核多形性和核分裂象计数三项指标打分，每项计分 1 ~ 3 分，然后累积计分。具体计分标准详见框 2.1 和表 2.5 和 2.6。

此计分与相关的分级系统的应用价值已被反复证实是实用可靠的 [1330,1334,1345,1430]。因此，把这一分级信息应用于常规病理报告中已成为必需 [1391]。不同的观察者对其可重复性的研究使其可靠性进一步得到证实 [1310,1332,1407]。这一分级系统对于普通型导管浸润癌（NOS）非常可靠，但其也可用于导管癌的特殊类型和小叶癌 [1281]。

原位癌的组织学分级与局部复发也有着密切的关系 [1306]。

框2.1　乳腺癌的组织学分级：Bloom-Richardson评分系统的Nottingham改良方案

腺管形成

1分：腺管形成区占肿瘤的75%以上

2分：腺管形成区占肿瘤的10% ~ 75%

3分：腺管形成区占肿瘤的10%以下

注意：腺管形成计分必须考虑到肿瘤的总体形态表现。

核多形性

1分：细胞核的大小和形状仅有轻度多形性

2分：细胞核的大小和形状呈中等度多形性

3分：细胞核的大小和形状有显著的多形性

注意：应当检测肿瘤的异型性最明显的区域。

核分裂象计数

根据表2.5计1、2、3分

注意：应只在肿瘤周边区域进行核分裂象计数。计数应选取核分裂最活跃的区域；在同一区域（但不一定是连续的区域）计数10个高倍视野（HPF）。应选取肿瘤细胞尽可能丰富的视野，并避开细胞结构保留不良的区域。处于核分裂前期者不计数。

表2.5 使用几种显微镜根据视野区核分裂象计数并计算分值

		LEITZ ORTHOLUX	MICROSCOPE NIKON LABOPHOT	LEITZ DIAPLAN
物镜		×25	×40	×40
视野直径（mm）		0.59	0.44	0.63
视野面积（mm²）		0.274	0.152	0.312
核分裂象计数				
	1分	0～9	0～5	0～11
	2分	10～19	6～10	12～22
	3分	>20	>11	>23

表2.6 最终的分级评分

总分	最终分级
3～5分	Ⅰ级
6～7分	Ⅱ级
8～9分	Ⅲ级

11. **肿瘤边缘**。肿瘤具有"推挤型"边缘者较具有侵袭性边缘者的预后好。这不仅适用于髓样癌，也适用于边界清楚的其他型的肿瘤[1302,1348,1360]。

12. **肿瘤坏死**。有肿瘤坏死者淋巴结转移发病率高，与患者生存率呈负相关[1287,1302,1336,1376]，特别是当坏死非常广泛时[1354]。这种形态的出现经常与肿瘤的组织学分级较高相关[1460]。

13. **间质反应**。令人感到惊讶的是，人们发现，肿瘤周围缺少炎症反应者其淋巴结转移机会较少，并可能有较好的预后[1329]。显然这一结果不适用于髓样癌。

14. **微血管密度**。近年观察到一种非常有意义的现象，即浸润性乳腺癌的间质中具有突出血管成分者比其他类型的乳腺癌具有更强的侵袭性[1448-1450,1452]。因此，有人试图对这种血管密度进行定量分析并将其与其他指标——特别是预后——关联在一起[1283]。有关研究的最初设想已经获得了预期结果，并且已被其他观察者所证实[1296,1314,1335]。另外也有人未见明显关系并认为计算肿瘤的错综复杂的血管网的面积和

体积十分困难[1277,1390,1427]。应当说明的是，微血管密度与肿瘤内的内皮细胞增生无关[1445]。导管内癌也被发现其微血管密度增加，特别是粉刺癌[1341]。

15. **弹力纤维增生**。据称不伴有弹力纤维增生的比伴有弹力纤维明显增生的乳腺癌对内分泌治疗反应差[1375]，但这两组乳腺癌的生存率之间未见明显差异[1295,1338]。

16. **纤维化中心**。乳腺癌中央出现瘢痕样区域被认为是缺氧和淋巴管生成的标志，为不良预后的指征[1438]。

17. **角蛋白染色**。一项研究表明，表达 CK17 和 CK5 的癌的临床预后比其他癌的临床预后差[1439]。

18. **癌胚抗原（CEA）染色**。这一免疫组织化学染色结果尚未发现与预后相关[1440]。

19. **黏蛋白的表达**。在乳腺癌表达的所有黏蛋白（MUC1、MUC2、MUC3、MUC4、MUC5AC 和 MUC6）中，MUC1 和 MUC3 被认为有潜在的预后意义。MUC1 与患者的预后良好有着非常强的关系[1401]。

20. **E-钙黏蛋白的状态**。如前所述，E-钙黏蛋白的缺失是小叶癌的一个恒定特征，但它似乎与这类肿瘤的预后无关[1398]。相反，在非浸润性小叶癌中，E-钙黏蛋白的缺失据称与无病生存率以及总生存率下降有关[1400]。

21. **波形蛋白染色**。据称在淋巴结阴性的导管癌中，波形蛋白的表达与预后差有关[1316]。

22. **间质 CD10 表达**。这一免疫组织化学特征被发现与雌激素受体阴性、高的肿瘤级别以及生存期降低相关[1372]。

23. **组织蛋白酶 D**。尽管与原来的研究结果相反[1432]，但后来的工作证实，无论对肿瘤组织进行组织蛋白酶 D 的免疫组织化学检测，还是进行血清酶分析，均未证明其具有独立的预后意义[1274,1317,135,1363,1403,1419]。

24. **HER2/neu**。如前所述，无论通过免疫组织化学法还是通过 FISH 法检测，这一癌基因过表达是对曲妥珠单抗有反应的良好预测指标，但对化疗的反应是很弱的预测指标[1382]。尽管其证明预后较差，特别是当有淋巴结转移时[1286,1318,1344,1397]，但它与肿瘤分级密切相关[1436]，但在多因素分析中，其独立的预后意义就不那么大了[1278,1412]。

25. **P53 和 nm23**。P53 蛋白的蓄积（可能是基因突变的结果）和 nm23 蛋白低表达均与患者的生存期减少有关[1282,1284,1285,1349]。然而，近来一项包含 440 例淋巴结阴性患者的大型研究得出的结论是，P53 免疫组织化学法检测在这组患者中并不是可靠的预后指标，也与大多数流行病学高危因素无关[1411]。这个结论也已被其他学者所证实[1404]。还有研究显示，TP53 的杂合性缺失与肿瘤的组织学和细胞核高级别强相关[1387]。

26. **Bcl-2**。已有研究显示，Bcl-2 蛋白表达与乳腺癌较长的存活期相关[1350]。Bcl-2 还与雌激素受体状况有

关[1315,1355]。

27. **MDM2 表达**。有研究发现免疫组织化学检测 MDM2 的表达情况是一种负性预后因子[1437]。

28. **COX2**。环氧化物酶（一种与肿瘤性血管生成和肿瘤生长相关的分子）的表达在一项研究中显示为预后不良的指标[1383]，在另一项研究中显示在 ER 阴性的乳腺癌中与预后不良相关[1455]。

29. **皮肤侵犯**。乳腺癌如发生表面皮肤浸润，则患者的生存率降低[1423]。皮肤淋巴管受侵引起的"炎性乳腺癌"的形态特征是预后特别险恶的指征。

30. **乳头侵犯**。乳头受累与腋窝淋巴结高转移率有关[1453]。

31. **淋巴管瘤栓**。在乳腺组织内如有淋巴管内癌栓形成，则肿瘤复发的风险增高[1311,1384,1414]。如果受累间隙的淋巴管的性质通过进行内皮细胞标志物 D2-40 的免疫组织化学证实，则其与肿瘤复发的相关性进一步提高[1275,1379,1459]。这一可以预见的发现可能受到挑战，因为一个令人惊奇的发现是，存在于类似于收缩假象的间隙中的肿瘤巢也与预后不良相关[1271]。此外还注意到，瘤栓中存在凋亡和核分裂象也是预后极其不良的指征[1343]。

32. **血管瘤栓**。血管瘤栓与下列各因素高度相关：肿瘤大小、组织学分级、肿瘤类型、淋巴结转移情况、远处转移以及预后不良[1297,1325,1367,1380,1396]。

33. **Paget 病**。在乳腺浸润性导管癌中 Paget 病是否存在与预后无关。

34. **雌激素受体**。有些作者得出的结论是：乳腺癌雌激素受体阳性患者（不论是通过生化法还是通过免疫组织化学法检测到）比其他乳腺癌患者具有较长的无病生存期，但远期观察其预后之间的差异很小或缺乏统计学意义[1269,1298,1346]。

35. **DNA 倍体分析**。尽管许多研究者应用流式细胞仪对 DNA 倍体进行了研究，但还是不明确在考虑肿瘤大小、组织学分级、淋巴结情况、激素受体情况等因素后，这一指标是否还能提供额外的治疗和预后信息[1276,1289,1331,1357,1433,1456]。

36. **细胞增殖检测**。无论是采用老式的核分裂象计数法[1291,1314,1361,1364]、MIB-1（Ki-67）或类似物的免疫组织化学方法检测[1377,1418,1446,1451,1454]，还是采用流式细胞术检测 S- 期分数[1457] 等，这一指标均显示为非常重要的预后决定因素[1331,1388,1426,1447]，特别是对于淋巴结阳性的病例[1434]。因此，Elston 建议把这一指标放入综合性分级系统中（见第 10 条）。事实上，有人认为这个指标是那个系统的最重要的组成部分。

37. **细胞周期蛋白 D1**。免疫组织化学检测到这一标志物的过表达并未构成独立的预后因素[1443]。

38. **端粒酶活性**。这种酶的水平与乳腺癌的增殖指标有关，但它的检测不具独立的生存率指示意义[1300]。

39. **腋窝淋巴结转移**。这是决定乳腺癌预后的最重要指标之一[1273,1351]。在有淋巴结转移组的生存率和没有淋巴结转移组的生存率之间不仅存在显著差异，而且生存率取决于腋窝淋巴结受累水平（低、中、高）[1288]、受累淋巴结数目（< 4 个或 ≥ 4 个）[1320,1327,1431]、转移肿瘤的数量[1352,1413]、是否已播散至淋巴结外[1328,1340,1368,1373] 以及淋巴结输出管是否有癌细胞[1305,1342]。"微小转移"和"孤立性肿瘤细胞"（如在前哨淋巴结中使用的）的预后意义尚不确定，但似乎意义不大[1303,1309]。为了评估预后，最好的淋巴结分组方法似乎是：淋巴结阴性组、淋巴结 1 ~ 3 个阳性组、淋巴结 4 个和 4 个以上阳性组。

40. **淋巴结反应类型**。有人指出，区域淋巴结的显微镜下表现 [淋巴细胞反应和（或）窦组织细胞增生] 是宿主对肿瘤反应类型的一种指标，与预后有关[1435]。但这点仍有争议；如果确有关系，似乎也没有统计学显著性[1327,1329]。

41. **内乳淋巴结转移**。此组淋巴结受累的患者的生存率比未受累者的生存率明显为低，特别是仅有 1 ~ 3 个腋窝淋巴结转移者[1386]。

42. **循环血液中肿瘤细胞**。越来越多的证据表明，血液中存在肿瘤细胞及其水平是伴有转移的乳腺癌患者生存期的独立预测因子[1308]。

43. **局部复发**。这是一个预后不祥的征象。在一项有 60 例同侧胸壁复发但未发现远处转移的患者中，全部患者最终均死于转移性乳腺癌[1337]。

44. **治疗方式**。这一问题太复杂，受太多因素影响，以至于在此不能进行适当的讨论。所有已获得的资料已足以证明，乳腺癌的最终结果主要取决于每一种肿瘤的性质，而不取决于治疗的方式。不同的肿瘤中心采用各种不同的治疗方式，但其生存率结果明显相似[1370]。评估治疗结果时，一个复杂的因素是每一肿瘤的自然生活史有显著差异，因此必须采取随机性研究。大多数此类研究显示；各组之间的生存率无显著差异，如下[1321,1322,1353]：

a. 临床诊断腋窝淋巴结阴性病例：
乳腺根治切除术对全乳切除术加术后局部放疗
单纯全乳切除术对乳段切除术加术后局部放疗

b. 临床诊断腋窝淋巴结阳性病例：
乳腺根治术对全乳切除术加术后局部放疗
6 项大型前瞻性随机临床试验清楚地显示，保乳外科治疗附加放疗与全乳切除的生存率是相同的[1442]。

Bloom 等[1294] 为评估治疗效果提供了一个很好的基线对照组，即他们研究了一组 250 例未经任何治疗的乳腺癌患者，对其进行了随访，患者诊断后的 5 年存活率为 18%。

45. **手术切缘**。保乳手术标本的手术切缘显微镜下为阳性者与同侧肿瘤高复发相关[1369]。切缘的取材采取横取与纵取相结合的方式将提高判断的准确性[1347]。另外一种评估肿物／区段切除标本的切缘方法（我们已发现其非常吸引人，且我们成功运用多年了）是要求外科医生直接送检各个"缺损边缘"（即手术切除乳腺组织后形成的缺损的边缘），并把它们视作"最终切缘"，以取代手术切除标本的定位切缘（技术上难以操作，且容易造成假阳性结果）[1299]。

46. **基因表达谱**。许多研究报道了应用微阵列分析技术选择区分不同预后组的基因标记，由此可能有助于治疗方式的选择[1307,1358,1392,1416,1441,1444]。两种流行的商售检测盒为：（1）MammaPrint（微阵列分析70种基因的表达情况，需要新鲜或冰冻肿瘤组织）；（2）Oncotype DX（采用定量 RT-PCR 技术分析 16 种癌相关基因和 5 种参考基因，可以使用石蜡包埋组织）[1416]。但应注意的是，几乎所有的这种基因标记主要适用于激素受体阳性的肿瘤[1307]。

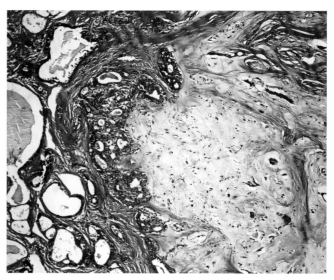

图2.105　乳腺良性混合瘤。显著的黏液软骨样基质穿插于上皮成分中。

涎腺和皮肤附属器型肿瘤（包括肌上皮肿瘤）

乳腺的一小部分肿瘤（良性或恶性）与涎腺和汗腺的常见肿瘤形态相似[1533]。这并不足为奇，因为乳腺本身就是由汗腺演化而来，并且汗腺与涎腺的肿瘤也极其相似。这一范畴的一些恶性肿瘤的形态与普通乳腺癌的形态一致，前面已讨论。这里所包括的良性肿瘤在组织学发生上（至少在理论水平）与明确无误的唾液腺、皮肤附属器型肿瘤相同。

这类良性肿瘤包括**小汗腺螺旋腺瘤**（在皮肤可发生恶性转化）[1479,1512]、**汗管瘤样鳞状细胞肿瘤**（注意与低度恶性的黏液表皮样癌区别）[1494,1524,1531]、**汗管乳头状囊腺瘤**[1523]、**表皮型圆柱瘤**（与腺样囊性癌不同）[1462,1487,1506]、**小汗腺末端螺旋腺瘤**（包括结节型、囊实性和透明细胞汗腺瘤；见下文的腺肌上皮瘤）[1478,1496]、**良性混合瘤**等。后者在人类乳腺极少见到，但在雌性狗中则较常见，常被认解释为导管内乳头状瘤的亚型[1521]，但其形态与涎腺的良性混合瘤（多形性腺瘤）或皮肤的汗腺瘤（软骨样汗管瘤）极其相似[1466,1469,1475]（图2.105）。这类肿瘤可由正常的乳腺发生，也可与乳腺癌伴发（可能为巧合）[1504]。

腺样囊性癌。腺样囊性癌是涎腺汗腺型恶性肿瘤中最常见的一种。注意不可把这种少见的肿瘤类型与乳腺常见的筛状型导管内癌（有时称为假性腺样囊性癌）[1488,1516]和胶原小球病混淆（见 280 页）。乳腺的真正腺样囊性癌的表现与涎腺的相应肿瘤相同，可形成两种腺腔：

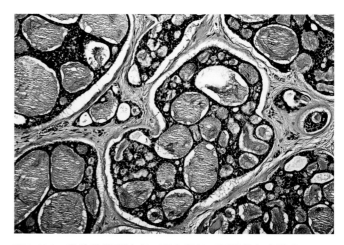

图2.106　乳腺腺样囊性癌。形态类似于涎腺的相应肿瘤。

真腺腔和含有嗜酸性"圆柱"样基底膜物质或嗜碱性黏液腺腔[1495,1498]（图 2.106）。也可出现局灶性皮脂腺分化，提示有向皮肤附属器结构分化的倾向[1527]。可见神经周围侵犯。同在涎腺一样，也可有部分实性或实性为主的生长方式[1497,1519]。其特征为缺乏激素受体和 HER2/neu[1529]。它们因此被认为是"三阴"肿瘤，但没有必要将它们与真正的乳腺三阴癌画等号[1486]。CD117 经常呈阳性，反映了它与涎腺同源肿瘤的一致性，而非真正意义的三阴肿瘤[1465,1472]。它们 p63 通常也呈阳性[1501]，但 p63 在胶原小球病时也呈阳性[1510]。与涎腺的同源性肿瘤一样会发生特定的染色体易位，即 t(6;9)，通常会导致 MYB-NFIB 基因融合[1509]。

腋窝淋巴结转移者极少见[1513,1532]。有些患者在初次治疗后多年发生局部复发或肺转移[1468,1513]，但这种肿瘤的预后总体上相当良好[1463]。其组织学分级与预后的关

系是有争议的 [1497,1513,1519]。如前所述（见 275 页），有些腺样囊性癌病例可能与微腺性腺病有关 [1461]。

腺泡细胞癌（acinic cell carcinoma）是最近加入这一家族的肿瘤。正如其名称所示，其表现使人非常容易联想到涎腺的同源性肿瘤。同样其在超微结构和免疫组织化学特征方面也表现出了相似性 [1474,1514,1517]（参见"分泌型癌"一节，304 页）。

属于这一类的乳腺其他恶性肿瘤还有：**黏液表皮样癌**（见下文）[1477]、**多形性（低度恶性）腺癌** [1464]、**皮脂腺癌** [1491]、**大汗腺癌**（见 304 页）、**嗜酸细胞癌** [1473] 和**基底细胞样癌** [1499]。

乳腺肿瘤中最为复杂的病变莫过于肌上皮性质的肿瘤 [1484]。首先，已经明确，肌上皮成分是乳腺良性增生性疾病（如硬化腺病、导管增生症、导管内乳头状瘤和乳头腺瘤）的组成部分，并且在某些病例中可能成为占优势的组成成分。当硬化性腺病中肌上皮细胞占优势、显微镜下表现为多灶性病变时，可诊断为**肌上皮增生症** [1526]。

其次，肌上皮细胞是乳腺导管和小叶的正常结构成分。因此，人们会产生疑问，这类肿瘤是否应被认为是涎腺或汗腺型肿瘤。之所以在此讨论这个问题是因为：这些肿瘤的形态表现与分类问题与涎腺肿瘤的非常相似。**腺肌上皮瘤**体积小（平均直径为 1cm），质硬，境界清楚。显微镜下，其瘤细胞呈多角形，胞质透明，成巢状排列，有时巢中心有上皮构成的腺腔 [1526]。生长方式可以是梭形细胞（肌样）、管状或分叶状 [1515,1526,1534]（图 2.107）。值得注意的是，这种病变似乎是在某些特殊型（腺肌上皮型或大汗腺型）腺病的基础上发生的（见 275 页）。其生物学行为通常是良性的 [1502]。在 Rosen [1515] 报道的包括 18 例腺肌上皮瘤的病例研究中，2 例有局部复发，但无转移扩散的病例。然而，有孤立的转移病例的报道 [1505]。似乎报道的透明细胞汗腺瘤 [1482] 也应属于此类（见前文）。完全恶性的肌上皮肿瘤包括**恶性肌上皮瘤（肌上皮癌**，完全由肌上皮细胞构成）和富于肌上皮的癌（含有少量腺管结构）[1467,1471]。这两种肿瘤的细胞形态均为恶性的 [1508,1526]。其中有些癌（可以分化极差或为肉瘤样）是在腺肌上皮瘤基础上发生的，后者的存在可为诊断提供了最好的线索 [1470,1490,1503,1520]。它们也可呈导管内生长形式 [1525]，也可为多中心性的 [1493]。

梭形细胞形式（肉瘤样）的肿瘤表现为无包膜的、在乳腺间质中呈束状生长的富于梭形细胞的肿瘤 [1500]。显微镜下，其表现与乳腺间质性肿瘤相似。报道的少数支持肌上皮肿瘤特性的病例主要是依靠电镜或免疫组织化学的观察，和（或）先前存在或同时存在腺肌上皮瘤成分 [1481,1511,1518]。如前所述，有些梭形细胞型化生性癌与这些恶性梭形细胞肌上皮细胞瘤相似。

低度恶性腺鳞癌是一种具有腺样和鳞状细胞双向分化的高分化肿瘤。许多报道认为其起源于导管内乳头状

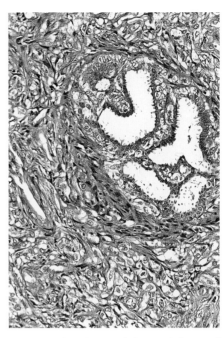

图2.107　腺肌上皮瘤。有的区域分泌上皮与肌上皮之间有清楚的关系（相似于腺肌上皮增生病），但在其他部分梭形肌上皮细胞成为唯一的肿瘤成分。

瘤 [1480,1530]。保守性外科治疗后常局部复发，但几乎不发生淋巴结转移和远处转移 [1530]。还不能明确这一肿瘤以及相关的**低度恶性的黏液表皮样癌** [1477,1507] 是否是向涎腺或汗腺结构方向分化，但有时在腺肌上皮瘤中可见低度恶性腺鳞癌灶支持这种解释 [1485]。

富于糖原的（透明细胞）癌是由大的透明细胞组成，后者含有丰富的糖原 [1476,1483,1489,1492,1522]。腺肌上皮瘤的双向性形态不明显。也许有些肿瘤是肌上皮或大汗腺性质的，但尚无足够的证据。这种肿瘤是一种生长旺盛的癌，其预后不比一般浸润性导管癌的预后更好，也许更坏 [1483,1528]。它们的鉴别诊断包括具有透明胞质的其他乳腺肿瘤，包括极其罕见的透明细胞瘤（糖瘤）[1476]（见 332 页）。

间叶性肿瘤和瘤样病变

叶状肿瘤

叶状肿瘤（是 Phylloides tumor，而不是 Phyllodes tumor）为双相分化的肿瘤，即 1838 年 Johannes Müller [1543,1547,1555] 提出的叶状囊肉瘤。其好发年龄与乳腺癌相同，诊断时平均年龄为 45 岁 [1537,1561]，患者很少在 25 岁以下，这与纤维腺瘤的年龄分布形成了鲜明的对照。然而，叶状肿瘤肯定可以发生于年轻女性，甚至是青春期

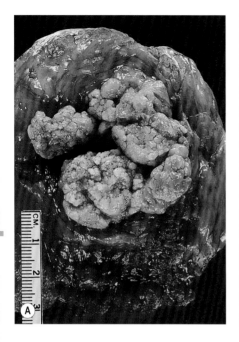
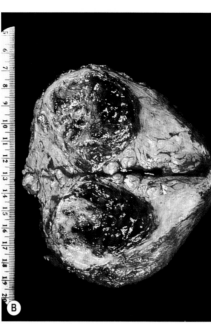

图2.108　A和B，叶状肿瘤大体形态。A，切面呈典型的分叶状形态。B，广泛的出血性梗死。

女性[1565]。因此，诊断时不可排除这一年龄组。有意义的发现是，叶状肿瘤在西班牙裔人群较其他种族更常见，并且拉丁美洲出生的西班牙裔人比美国出生西班牙裔人风险更高[1537]。

大体上，典型的叶状肿瘤呈圆形，境界较清楚，质硬。乳头可以变平，但肿瘤表面皮肤几乎不受侵犯。切面呈实性，灰白色，可见裂缝样腔隙，因此而得名（图2.108A）。可见坏死、囊性变和出血（图2.108B）。个别病例整个肿瘤可发生出血性梗死。许多叶状肿瘤较大，甚至巨大；但也有直径 < 5cm 者。因此，既不能单独依赖大小作出叶状肿瘤的诊断，也不能仅凭大小就排除叶状肿瘤的诊断。如果显微镜下形态是纤维腺瘤，即使肿瘤达到 10cm 以上，依然要诊断纤维腺瘤（见 269 页）。

显微镜下，叶状肿瘤有两个重要特征，即间质细胞丰富和肿瘤成分中存在良性腺上皮，后者也为肿瘤的组成部分[1535]（图 2.109）。间质的数量和形态决定这一肿瘤是诊断为纤维腺瘤还是诊断为叶状肿瘤，后者的临床行为具有侵袭性。虽然截然区分叶状肿瘤的良恶性有时会有一定困难（特别在芯针穿刺活检时[1550,1553,1577]）——因此需要规定一个交界类型[1539]，但凭肿瘤自然史的充足信息和肿瘤的病理形态也可以对肿瘤转移的可能性（风险分类）作出评估并作出恰当治疗决定。

如果肿瘤呈纤维腺瘤结构，间质细胞丰富，但腺管周围间质细胞没有非典型性表现，则这类肿瘤仍属于良性范围。这种纤维腺瘤间质成分具有纤维母细胞形态，但偶尔混有灶状脂肪组织。当后者表现突出时，称为**脂肪叶状肿瘤**[1569]（图 2.110）。细胞学上，恶性叶状肿瘤有明显的核异型性，有大量核分裂象，腺体与间质成分的正常关系消失。恶性病变的一个重要诊断标准是：肉瘤样间质成分

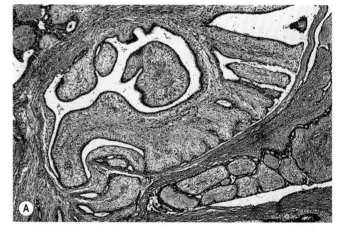
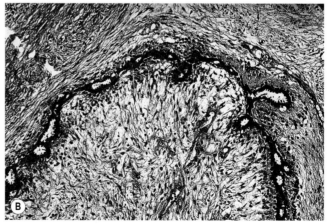

图2.109　A和B，两个低度恶性的叶状肿瘤，显示裂缝状腔隙和上皮下肿瘤细胞聚集。

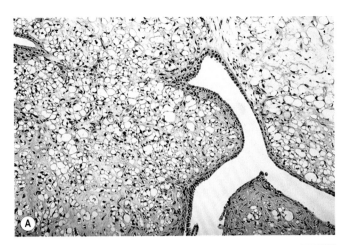

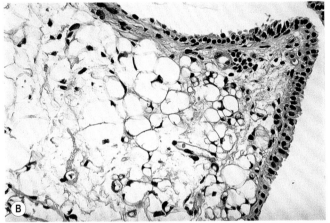

图2.110 A和B，肿瘤性间质成分具有脂肪组织分化的叶状肿瘤。

的增生程度超过了腺体，以至于有可能在一个低倍视野内只能见到间质而找不到上皮成分[1549,1575]。肿瘤性间质成分可以形态单一，也可表现为高度多形性，其形态类似于纤维肉瘤、恶性纤维组织细胞瘤或脂肪肉瘤的[1564]。可见化生性软骨、骨、或偶尔为骨骼肌[1536,1570]。除纤维黏液性间质外，具有其他类型间质的叶状肿瘤的恶性程度更高。肿瘤坏死与预后差相关[1542]。

我们认为，叶状肿瘤是含有能诱导上皮分化的乳腺特化性间质性肿瘤。

尽管上皮成分可能不是肿瘤性的，但可呈明显的增生现象，就像在有的纤维腺瘤中表现的那样[1561]，这种表现没有临床意义。但在极少见的情况下，其中可见到导管癌或小叶癌的存在[1541,1552,1556,1560,1561]。

超微结构上，肿瘤细胞形态大部分与纤维母细胞一致，可伴有灶状肌样分化[1566,1567]。免疫组织化学上同乳腺其他间质性肿瘤，CD34和bcl-2常有表达，而与梭形细胞（肉瘤样癌）癌相反，此特征有鉴别诊断意义[1554,1559]。CD117在1/3的病例和1/2的恶性病例中有表达[1546,1573]。这种肿瘤几乎全部含有孕激素受体（PR），大约1/3的病例

表达雌激素受体（ER），这些特征与纤维腺瘤的相似[1574]。这些受体的存在似乎与肿瘤的分级相关[1571]。组织学恶性的病例或交界性病例可有不同程度的P53过表达，但组织学良性病例很少有P53过表达[1557,1572]。细胞遗传学上，恶性叶状肿瘤比其他级别的肿瘤更为复杂，具有近3倍体核型的趋向[1544]。

高分化（"良性"）叶状肿瘤的生物学行为倾向于局部复发，但远处转移极其罕见[1551]。在临床诊断为纤维腺瘤、已施行肿瘤剔除术的情况下，患者可能会有一定的复发风险。如果复发或在开始手术治疗时即考虑到叶状肿瘤的可能性，则在肿物周围做扩大切除是正确的选择[1540,1567]。叶状肿瘤的复发多是切除不完全的结果，此时依然可经局部扩大切除术治愈[1558]。

细胞学表现恶性的肿瘤是潜在的转移性肿瘤，不同报道的转移率为3%～12%。腋窝淋巴结转移罕见。远处转移最常见部位是肺和骨骼，中枢神经系统也可受累[1548,1568]。转移成分仅为间叶性成分，然而，正常肺组织的陷入可使其看上去类似双向分化。

大多数细胞学恶性表现的叶状肿瘤采取留有足够宽的切缘的局部扩大切除术治疗足矣[1567]。但是，如果有任何可疑侵及筋膜的迹象，则应将肿瘤连同其下方的肌肉一并切除。除非临床上认为已有淋巴结受累，一般不需要切除腋窝淋巴结。

对于不易归入良性或恶性的叶状肿瘤（交界性），其预后判断和治疗方案的选择需根据肿瘤的大小、推挤性边缘状况、细胞的非典型性和核分裂象计数等来确定[1561,1563]。一些指标可用来作辅助性诊断，如DNA倍体分析和S期分数分析[1545,1562]。

倾向于恶性叶状肿瘤诊断的主要鉴别诊断是其他类型的肉瘤（主要取决于非肿瘤上皮成分的存在与否）以及肉瘤样癌（免疫组织化学可能有帮助）。倾向于良性叶状肿瘤诊断的鉴别诊断是与富于细胞的纤维腺瘤，但实际上一些病例可能很难区分开，这时鉴别只能停留在理论水平。按照如此方法，近来描述为**导管周间质肿瘤**的病变可被看做是叶状肿瘤和间质肉瘤的中间体，它包括叶状肿瘤的上皮结构，但缺乏叶状结构[1538]。

血管肿瘤和瘤样病变

乳腺的**血管肉瘤（恶性血管内皮瘤）**特征性地发生于中青年女性[1610]。乳腺X线片检查其表现为孤立性肿块，通常无钙化[1591]。大体上，肿瘤质软，呈海绵状，有出血（图2.111）。显微镜下，诊断性区域以互相交织吻合的血管腔为特征，衬覆非典型内皮细胞（图2.112）。同一肿瘤的形态表现可以很不相同，从部分呈高度未分化的实性肿瘤区，到细胞学表现极其温和的区域，以至于早期的一些病例被诊断为转移性血管瘤[1609]。

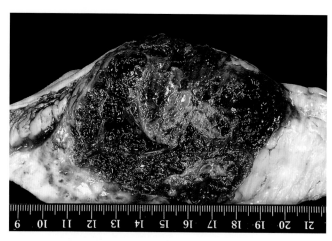

图2.111　乳腺血管肉瘤的典型出血性大体表现。（Courtesy of Dr Pedro J Grases Galofrè. From Grases Galofrè P. Patologìa ginecològica, Bases para el diagnòstico morfològico. Barcelona, 2002, Masson）

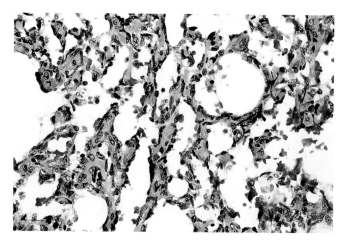

图2.113　乳腺血管肉瘤中复杂的吻合血管形态。

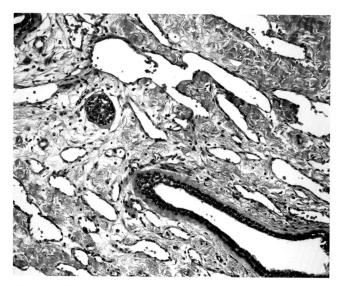

图2.112　分化非常好的乳腺血管肉瘤。

然而，仔细检查则即使在分化较好的区域也经常能够发现显示血管肉瘤的迹象（随意吻合的血管腔）（图2.113）。这种肿瘤被认为是血管性的，而非淋巴管来源的，因此被称为血管肉瘤。偶尔，肿瘤表现为上皮样型血管肉瘤[1593]。令人感到惊讶的是，一些乳腺血管肉瘤含有雌激素受体[1583]。血管肉瘤应与下列病变进行鉴别诊断：化生性癌（见306页）、非角化型鳞状细胞癌（见308页）、血管瘤（见下文）和假血管瘤样间质增生（见332页）。MIB-1（Ki-67）免疫组织化学染色被认为是鉴别分化好的血管肉瘤和血管瘤的有效指标[1607]。

　　血管肉瘤的总体预后很差，大多数患者通过血行发生转移[1609]。Donnell 等[1587]的研究显示，组织学分级和预后之间有很好的相关关系。在他们的病例研究中，血管肉瘤的 5 年无病生存率为 33%，13 例组织学 I 级的患者中有 10

人仍健在。其他研究也证实了分级和预后的关系[1594,1603]，但不包括最近的一项包含 49 例病例的研究[1597]。

　　（乳腺切除后；淋巴水肿后）淋巴管肉瘤是一种少见的、可怕的上肢软组织并发症，乳腺广泛切除或个别情况下区段切除后由于长时间淋巴水肿所致[1579]（Stewart-Treves 综合征）。现在已经很少见了，但不幸的是，它已被另一种医源性损伤所替代，即乳腺癌放疗后的改变，下一节将对其进行描述。

　　放疗后血管增生发生于乳腺癌保乳手术加放疗后，表面的皮肤可发生各种脉管增生性病变，从淋巴管瘤样结节到生长充分的血管肉瘤[1600]，被描述为非典型性脉管病变的中间型病变也包含在其中[1582,1588,1592,1596,1606,1611]。非典型性脉管病变更倾向于良性临床过程，至少短期内如此，但我们发现，以分叶状毛细血管为特征的病变即使还不是血管肉瘤，也倾向于进展为完全的血管肉瘤[1586]。与血管肉瘤 Stewart-Treves 型不同，射线暴露与肿瘤形成之时间间隔短，且淋巴水肿轻微或没有[1580]。例外的情况是，这种放疗后血管肉瘤位于乳腺本身[1599]。

　　乳腺良性血管性肿瘤也可发生在乳腺实质内，与旧的观念（发生在乳腺的血管性肿瘤均为恶性）不同[1584,1585]。虽然不能过分强调乳腺的一些血管肉瘤可以形态非常温和，但的确乳腺内可以发生一定数量的真正的良性血管性肿瘤。乳腺各种类型的血管瘤与身体其他部位的血管瘤有着同样的形态特征，可以发生在被覆的皮肤，也可发生在皮下脂肪。最常被过诊断的是**血管脂肪瘤**，因为有时细胞可以非常丰富，而脂肪组织不显著[1602,1612]。有包膜包裹以及在血管中存在透明血栓是重要的诊断线索。

　　良性血管内皮细胞瘤可发生于儿童，其显微镜下形态与常见的皮肤相应肿瘤相同（图 2.114）。**小叶周围血管**

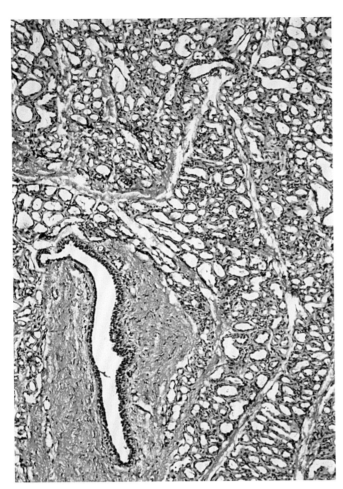

图2.114　儿童乳腺的良性血管内皮瘤。其形态与更常见于皮肤和涎腺的相应肿瘤相同。

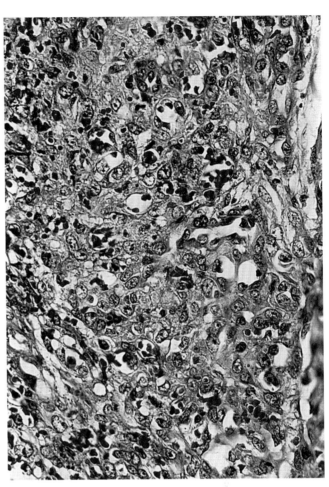

图2.115　乳腺实质中的上皮样（组织细胞样）血管瘤。（Courtesy of Dr Louis P Dehner, St. Louis）

瘤常常只能在显微镜下看到，其特征是小叶周围有许多扩张的毛细血管，互不交通，无细胞异型性[1605]。尸体解剖研究证实，这是一种较常见的病变，发病率占全部尸解病例的11%[1590]。其他一些血管瘤不发生在小叶周围，一般很小，但也有直径达2cm者[1589]。也可发生**静脉性血管瘤**[1604]。一些血管瘤呈弥漫性生长（尽管没有相互交通的管腔），被称为**血管瘤病**（angiomatosis）[1601]。其他良性血管瘤偶尔也可发生在乳腺，如血管周细胞瘤[1578,1595]和囊性淋巴管瘤（囊性水瘤）[1608]。**上皮样血管瘤**和**Masson血管瘤**（血管内乳头状内皮细胞增生）[1581,1602]也可发生在乳腺实质内（图2.115）。

其他恶性间质性肿瘤

间质肉瘤是一个统称，指由乳腺的特化间质发生的、缺乏叶状肿瘤上皮成分的一类恶性乳腺肿瘤[1617,1628]（图2.116）。大体上，间质肉瘤呈实性均质性，灰白色，可有坏死。显微镜下，大多呈纤维肉瘤形态，可有局灶性骨化

生。有浸润性边缘和明显异型性意味着较强的局部复发和远处转移倾向[1628]。在形态上，许多肉瘤与通常发生在软组织的肉瘤不能精确匹配，很可能是因为它们是由特化的间质组成所致。最近报道的CD10阳性的乳腺肉瘤就是这一现象的实例[1625]。虽然如此，但应该知道，发生在躯体软组织的各种类型的肉瘤都可以均可发生在乳腺[1629]。它们包括脂肪肉瘤[1614,1626]、**平滑肌肉瘤**[1613,1618,1619]、**横纹肌肉瘤**[1624]（多是转移来的）、**纤维肉瘤**[1622]、所谓的**恶性纤维组织细胞瘤**[1622]、**软骨肉瘤**[1616,1633]、**骨肉瘤**[1615,1621,1632]、**滤泡状树突细胞肉瘤**[1623,1630]（包括黏液性亚型[1620]）、**指突状树突细胞肿瘤**[1634]、**腺泡状软组织肉瘤**[1635]和**Ewing肉瘤／PNET**[1631]。横纹肌样瘤也有发生，但至少有些病例是未分化癌伴有横纹肌样表型[1627]。

淋巴瘤和瘤样病变

恶性淋巴瘤可以是乳腺原发性肿瘤，也可以是全身

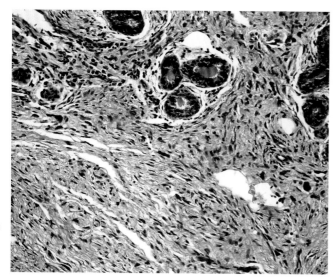

图2.116 乳腺肉瘤。陷入的上皮组织缺乏叶状肿瘤的特征。

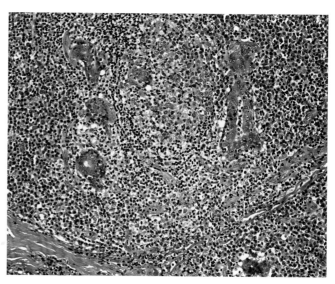

图2.117 乳腺MALT型恶性淋巴瘤。一些肿瘤性淋巴细胞浸润腺体结构。

性淋巴瘤侵及乳腺[1647,1648,1663-1665]。有些病例可能与乳腺淋巴细胞性小叶炎有关（可能来源于此病）[1662]。还有几例发生在乳房成形术硅酮周围（见下文）[1646]。大体上，恶性淋巴瘤肿瘤质软，呈灰白色，不伴有皮肤皱缩和乳头溢液。由于某种特殊原因，右侧乳腺受累者比左侧多。有时可见到多发性结节。1/4的患者为双侧性的。在成人，乳腺原发性淋巴瘤几乎都是非霍奇金类型的，通常为B细胞性的[1653,1657]，只有个别T细胞淋巴瘤的报道[1637,1652]。B细胞淋巴瘤可以由大细胞构成，也可以由小细胞构成[1636,1638]，且通常呈非生发中心表型[1668]。多数符合MALT型淋巴瘤[1641,1649,1655]（图2.117），倾向于包绕和浸入上皮结构的管腔和管壁，形成所谓的"淋巴上皮病变"。免疫组织化学研究显示，几乎所有病例都缺乏滤泡中心细胞或帽状带细胞分化[1638,1639]。有时可围绕导管呈靶环状分布，与浸润性小叶癌形态相似；此时，CD45、CD20和角蛋白染色有助于鉴别诊断。乳腺淋巴瘤患者的生存期与其分期和组织学类型相关[1636,1645]。

假性淋巴瘤可发生在乳腺中，像在其他器官一样，它与MALT型淋巴瘤关系不清。在一些病例，其形态和免疫组织化学均证实可能为局部损伤后的过度反应[1650,1656,1659]。一些病例属于IgG4相关的硬化性疾病[1644]。在发生于乳头的病例，通过PCR或血清学常能检测到伯氏疏螺旋体阳性[1640]。另一些病例可由单一增生的小淋巴细胞组成，与低度恶性淋巴瘤区分困难。在这种情况下，模糊诊断为**小淋巴细胞增生**可能是最好的方法。如果没有全身系统性淋巴瘤的证据，不需要进一步治疗。对于假性淋巴瘤这个名称，无论是在乳腺还是其他部位，都应尽量少诊断。

伯基特淋巴瘤（Burkitt lymphoma）在一些非洲儿童淋巴瘤可导致乳腺累及，形成双侧乳腺巨大肿块。双侧

Burkitt型淋巴瘤也可见于妊娠期的年轻女性[1639]。

乳腺原发**霍奇金淋巴瘤**（Hodgkin lymphoma）罕见，侵犯乳腺的病例大多数是霍奇金病Ⅳ期，是继发性表现。

浆细胞瘤可以是乳腺原发性肿瘤，有时伴有血清单克隆蛋白异常[1654]。

血管内淋巴瘤可累及乳腺，并且可以不寻常地与乳腺高级别导管原位癌非常相似，正如作者在多年前的一次会议上遇到的一个难以理解的病例一样。

间变性大细胞淋巴瘤同样也可累及乳腺[1658]。特别的是，绝大多数报道的病例都发生在义乳周围（"血清肿相关性"）[1661]。它们为CD30阳性，而ALK呈阴性，具有惰性的临床过程和很好的预后[1651,1667]。血清肿相关性间变性大细胞淋巴瘤是一个独立的诊断名词，与系统性ALK阴性间变性大细胞淋巴瘤显著不同。

髓细胞性白血病都可表现为乳腺局性肿块（粒细胞肉瘤），不论是急性的还是慢性的。显微镜下，其表现易与大细胞淋巴瘤混淆[1643,1660]（图2.118）。在HE切片中其最重要的诊断线索是：嗜酸性粒细胞或晚幼粒细胞，因为它们有圆形或稍有切迹的细胞核和胞质内鲜艳的嗜酸性颗粒。可通过氯乙酸酯酶或髓过氧化物酶（MPO）、CD117免疫组织化学染色确诊。

髓样化生即髓外造血，偶尔特发性骨髓纤维化患者在乳腺也可形成髓样化生肿块[1642]。

其他原发性肿瘤和瘤样病变

基底细胞癌、鳞状细胞癌、角化囊肿和**汗腺肿瘤**等均可以发生在乳头部或乳房其余皮肤，但它们不属于乳

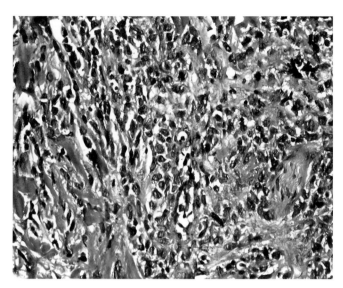

图2.118 乳腺粒细胞肉瘤，容易被误诊为大细胞淋巴瘤。

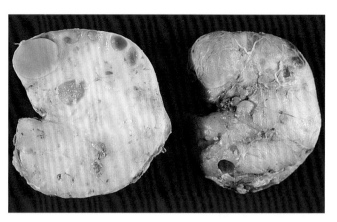

图2.119 所谓的"乳腺错构瘤"的大体形态。由囊性扩张的导管、纤维化组织和陷入的脂肪组织混合组成。病变的大体表现比显微镜下形态更有特性。

腺原发性肿瘤[1684,1697]。

错构瘤如前所述（见268页），作为一种独立疾病（如果可以算作一个独立疾病的话），其定义仍不令人满意。必须结合临床、放射学和病理学等各项指标才能确定诊断[1677,1686]。乳腺 X 线片检查提示错构瘤的病例其形态学表现可以各种各样。一般诊断标准是：上皮和间质成分混合，后者包括脂肪[1683,1691,1699,1709]（图 2.119 和2.120）。已有一种可重复的错构瘤与界限清楚的纤维性囊性乳腺病和纤维腺瘤鉴别的形态学或免疫组织化学方法[1695]。此外，**肌样错构瘤**[1682]（可包含上皮细胞[1692]）（图 2.121）和**软骨脂肪瘤**（是由脂肪、软骨、有时还有骨共同构成的良性病变）[1700,1703,1705]这两种介于畸形和良性肿瘤之间的跨界性特殊病变。

颗粒细胞瘤之所以重要是因为其大体形态与浸润性癌非常相似[1680,1686,1698]。其常常很小，但也可达到10cm以上。切面上，其质硬，呈均质性、白色或灰黄色。通常不会与被覆的皮肤粘连，但可能被固定在其下方的筋膜上。显微镜下，其形态表现参见软组织部分。其生物学行为为良性的。治疗采取局部切除[1679]（见下文）。

肌纤维母细胞瘤是一种良性间叶性肿瘤，最初见于男性乳腺，但在女性也可发生。详细讨论见 334 页。

孤立性纤维性肿瘤发生在乳腺中已有报道[1689]。形态学和免疫组织化学上，其混有梭形细胞脂肪瘤和肌纤维母细胞瘤的特征。

平滑肌瘤通常发生在乳头并有疼痛[1708]，但乳腺实质内偶尔也可发生[1688]。有报道其表现呈上皮样特征和颗粒细胞改变[1714]。

已有**神经鞘瘤**[1678]和**神经束膜瘤**[1676]两型**良性外周神经肿瘤**的报道。也有发生于乳腺切除后瘢痕的创伤神经瘤伴颗粒细胞改变的病例报道[1717]。

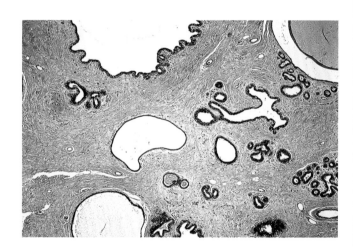

图2.120 乳腺错构瘤中腺上皮和纤维性间质成扭曲状排列。

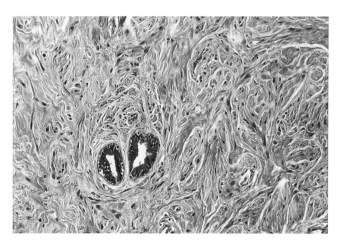

图2.121 所谓的"乳腺肌样错构瘤"。

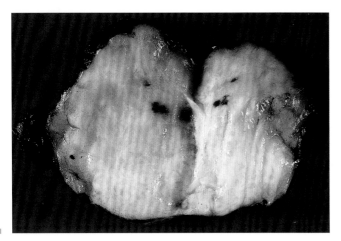

图2.122 纤维瘤病累及乳腺的大体形态。肿物呈实性,边界不清。

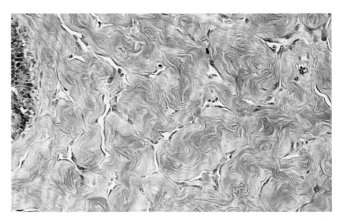

图2.123 假血管瘤样间质增生。衬覆梭形细胞的细小腔隙散布于玻璃样变的间质中。

透明细胞("糖")瘤是一种 HMB45 阳性的上皮样平滑肌细胞性肿瘤,现在属于 PEComa,在乳腺中也有报道[1693]。**结节性筋膜炎**在乳腺极少发生,其形态和生物学行为与发生于身体其他部位软组织者相同。

纤维瘤病(腹部外的韧带样瘤)也可见于乳腺实质内(图 2.122)。它与发生于身体其他部位的软组织的这类病变一样,具有浸润、局部侵袭性和局部复发倾向[1716]。分子水平上,也证实其具有 CTNNB1(β- 连环蛋白)和 APC 基因改变[1669]。相当一部分报道的乳腺纤维瘤病病例发生于大体上完整的植入假体的包囊内或周围,提示这之间可能有一定的病理关系[1671]。顺带说明一下,植入硅酮的乳腺引流区域的淋巴结内可见成簇的泡沫样巨噬细胞以及含有硅酮和聚氨酯的异物碎片[1701]。

儿童病例的细胞通常比绝经后女性病例的细胞更丰富[1687],从这种意义上讲,具有浸润性、进展性和局部复发倾向[1716]。有一型纤维瘤病被证实含嗜酸性小体,与小儿指趾纤维瘤病所见相同[1710]。顺便提一句,类似的包涵体也见于具有叶状肿瘤样形态的纤维上皮性病变的间质成分中[1675,1696]。纤维瘤病应当与低度恶性的化生癌鉴别(见 306 页)。

假血管瘤样间质增生(pseudoangiomatous stromal hyperplasia, PASH)的特征是间质纤维母细胞和肌纤维母细胞性梭形细胞增生,伴有类似于血管腔的裂隙形成,后者可能是人工假象[1720](图 2.123)。在细胞较丰富区域,可能没有这种假血管瘤样形态[1711]。免疫组织化学染色,这些梭形细胞波形蛋白和 CD34 呈阳性,而Ⅷ因子相关抗原、荆豆凝集素(Ulex)和 CD31 均为阴性。另外,它们对孕激素受体呈强阳性反应,这一发现意味着,PASH 可能是激素(主要是孕激素)刺激引起的一种局部间质过度增生形式[1273]。有人认为,PASH 中的间质增生是由 CD34 阳性细胞组成的,此外,它们呈 PR 强阳

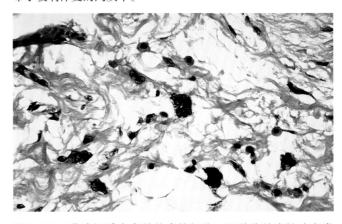

图2.124 乳腺间质中奇异的多核细胞。这种非肿瘤性改变类似于上呼吸消化道和生殖道中的相应间质改变。

性。后一种表现提示,PASH 是一种激素异常(孕激素源性)引发的局部间质过度增生[1670]。现在认为,PASH 中 CD34 阳性的增生间质细胞类似于男性乳腺发育和纤维腺瘤的间质细胞,并且这些异常之间有密切关系[1672]。实际上,在一项研究中,PASH 型改变与男性乳腺发育样改变有关[1690]。正如已指出那样(见 315 页),乳腺癌细胞可沿着这种假血管瘤的腔隙生长[1681]。

反应性表现的**多核巨细胞**有时见于正常乳腺间质或纤维腺瘤间质中[1674,1715],它们无临床意义,可能类似于黏膜的非肿瘤性息肉样间质病变,如在鼻腔、口腔、肛门和女性下生殖道等部位[1715,1718](图 2.124)。

炎性假瘤(炎症性肌纤维母细胞瘤)可以累及乳腺,显微镜下,其形态与在其他常见部位的同一类型肿瘤一致[1702]。

淀粉样变可表现为乳腺实质内孤立性结节(所谓"淀粉样瘤")[1704,1713]。

Rosai-Dorfman 病和 **Erdheim-Chester 病**[1712] 在偶然情况下也可在乳腺形成肿块,前者可以是独立事件,也可以是系统性病变的组成部分[1694,1707]。

幼年性黄色肉芽肿可以发生于儿童,偶尔也可发生

于成人[1719]。

结节性黏蛋白病表现为乳腺的界限清楚的间质黏液变[1706]，应当与上皮增生引起的各种黏液囊肿样表现区别开（见 303 页）。

转移性肿瘤

除非肿瘤已广泛播散，一般情况下，恶性肿瘤很少转移到乳腺[1722]。乳腺转移性肿瘤的典型表现是：表浅、境界清楚、多结节状肿块。乳腺转移性肿瘤的最常见来源是恶性黑色素瘤、肺癌、卵巢癌、肾癌和胃癌等[1724,1731]。大多数肺癌都是小细胞癌。乳腺转移性肿瘤也可能由分化较好的神经内分泌肿瘤转移而来，如支气管类癌或小肠类癌[1728]、胰腺（神经）内分泌肿瘤、甲状腺髓样癌，甚至是发生于尾肠囊肿（tailgut cyst）的类癌[1725,1726,1729,1730]。神经内分泌癌似乎特别容易转移至乳腺。

此外，不要忘记转移癌中还有由对侧乳腺癌转移而来的，这种情况在尸解检查中并不少见[1722]。Azzopardi[1721] 已观察到一个非常有意义的现象，即弹力纤维增生不发生于乳腺转移性病变。

乳腺转移癌可与乳腺的原发恶性肿瘤相似，偶尔类似于导管原位癌[1723]。

儿童乳腺最常见的转移性恶性肿瘤（不包括血源性恶性肿瘤）是横纹肌肉瘤，特别是腺泡型横纹肌肉瘤[1727]。

儿童和青少年的乳腺疾病

临床上，这个年龄组最常见到的乳腺"肿物"实际上根本不是病理状态，而是早熟、有时是单侧为主的乳腺发育[1732]。如果将这类肿块切除，势必影响乳腺发育[1741]。

纤维腺瘤是青春期至 20 岁期间女性最常见的病变，但偶尔也见于青春期以前[1734]。

青春期乳腺肥大症（巨乳症）可造成单侧或双侧巨大乳腺[1732]。显微镜下，其特征为导管和间质混合性增生，偶尔有少量小叶成分[1736]（图 2.125）。

假血管瘤样间质增生通常发生于成人，但也可发生于青少年和儿童（包括一位 3 岁男童！）[1740]。

纤维性囊性乳腺病在这一年龄组从不见典型表现，但可表现为上皮高度增生性病变，有些呈导管内乳头状瘤形态[1735,1737]。另一些则与成人的导管上皮增生症（上皮病）相似，可有也可无硬化病或导管变形[1737]。Wilson 等[1743] 研究了 74 例伴有他们称为**乳头状导管增生**的病例，他们将其与下面所讨论的幼年性乳头状瘤病分开论述。他们发现，28% 的患者有乳腺癌家族史，但在其后的随访中未发现有进展为癌的病例。

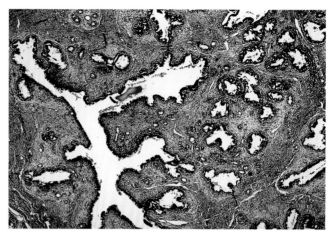

图2.125　所谓的"青春期乳腺肥大症"，显示上皮和间质增生性改变。

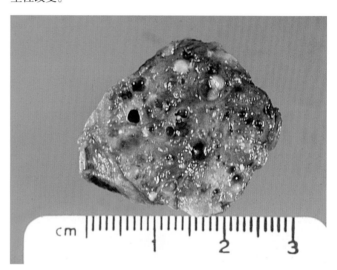

图2.126　幼年性乳头状瘤病（瑞士干酪病）。大体形态为成簇的囊肿形成。

幼年性乳头状瘤病（瑞士干酪病）可能是导管增生症的一种特殊形式，但在形态上是有所区别的形式，常见于年轻人（平均年龄为 19 岁），但也可发生于较宽的年龄范围（10 ~ 44 岁）。临床上，其表现为局限性多结节性肿块，似纤维腺瘤样。大体上，可见成簇的囊肿形成，切面似瑞士干酪样，因此而得名（图 2.126）。显微镜下，上皮增生活跃 [有时可有明显的非典型性和（或）局灶性坏死] 和囊肿形成，可有或没有大汗腺化生、导管扩张和硬化性腺病[1735,1738]（图 2.127）。据报道，58% 的病例有乳腺癌家族史，10% 的患者随访后来进展为乳腺癌[1739,1742]。

婴幼儿乳腺癌很少见，多数病例为所谓的分泌型（幼年性）癌（见 304 页）。少数病例也可表现为普通型浸润性导管癌形态。

对于儿童和青少年发生的乳腺高级别恶性小圆细胞肿瘤，应考虑到原发性或转移性实性型腺泡状横纹肌肉瘤的可能性[1733]。

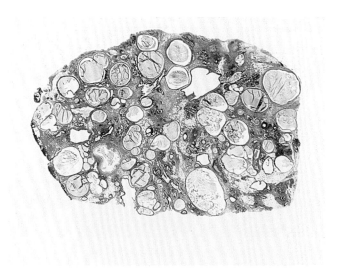

图2.127 幼年性乳头状瘤病（瑞士干酪病）。整体观显示大小不等的囊肿形成，间杂实性上皮增生。

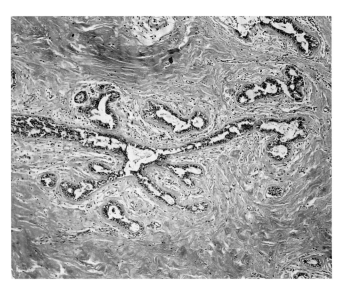

图2.128 男性乳腺发育，增生的上皮被细胞稀少的黏液样晕环围绕。

男性乳腺疾病

男性乳腺发育

男性乳腺发育被定义为由于乳腺腺体和间质两者共同肥大与增生所致男性乳腺增大。它可由许多原因所引起，可以是雌激素活性相对增加（内源性或外源性），也可以是雄性激素活性相对减低，或两者兼而有之[1745,1758]。男性25岁以前乳腺发育通常与青春期激素改变有关，而年龄较大时乳腺发育可由于功能性肿瘤（睾丸 Leydig 细胞瘤、分泌 hCG 的生殖细胞肿瘤、肺癌和其他肿瘤）、肝硬化或药物（洋地黄、利血平、苯妥英钠和其他）所致[1746]。也有的病例发生在1型神经纤维瘤病中[1747]。临床上，发生在男性糖尿病患者的乳腺发育也可像在女性一样表现为糖尿病性或淋巴细胞性乳腺炎[1751]（见266页）。许多病例仍然是特发性的。

临床上，男性乳腺发育经常以乳头下为中心分布，这是与癌的重要鉴别点之一，乳腺癌的好发部位倾向于在乳腺非中心部[1745]。男性乳腺发育可以是单侧（至少在临床上表现如此，在左乳比在右乳常见）的，也可以是双侧性的。青春期和由于激素诱发的男性乳腺发育多是双侧性的，而特发性和非激素类药物诱发者则常为单侧性的[1756]。

大体上，特征性的表现为肿物呈卵圆形、盘状，质韧有弹力，边界清楚。显微镜下，乳腺导管显示不同程度的增生，有时上皮增生很突出，周围围绕明显的肿胀的间质，形成典型的"晕环"效应[1756]（图2.128）。这种间质含有大量酸性黏多糖（主要是透明质酸），与在女性乳腺纤维腺瘤见到的间质相似[1748]。免疫组织化学上同正常乳腺间质[1752]。也可见假血管瘤样间质增生（PASH）和局灶性鳞状细胞化生以及小叶形成[1745,1749]

在个别病例可见成群的透明细胞或球状细胞，免疫组织化学染色 GCDFP-15 呈阳性[1750]。

显微镜下，组织学改变与男性乳腺发育的持续时间有关。时间短者倾向于表现为明显的上皮增生（高 Ki-67 指数[1754]）和间质水肿，时间长者则表现为明显的间质纤维化[1744]。在少数病例，导管内上皮极度增生，以至于与癌相似。也有的病例其增生似纤维腺瘤[1755]。

男性乳腺发育与乳腺癌的关系将在下文讨论。

特殊情况下，在女性乳腺有时也可见到有与男性乳腺发育相似的改变，如前所述（见280页）[1753,1757]。然而，这好像"绕口令"一样，说明这些病例是类似于男性乳腺的女性乳腺，而这些男性乳腺反过来又类似于女性乳腺。

肌纤维母细胞瘤

肌纤维母细胞瘤是常见的良性间质性肿瘤，首先由 Toker 等报道[1775]，被描述为良性梭形细胞性肿瘤，也被称为肌源性间质瘤[1761]。原来认为其发生在男性，后来发现在女性更常见，本节只按历史背景讨论[1776]。

大体上，肿物小，尽管个别病例也可较大，界限清楚[1759,1760]。显微镜下，一致性的良性梭形细胞杂乱地成束状排列，由宽的玻璃样变胶原带分割开（图2.129）。其形态类似孤立性纤维性肿瘤和梭形细胞脂肪瘤[1762]，这意味着这些肿瘤之间有着密切的组织源性关系[1764,1765,1767]。

可以有局灶性平滑肌、软骨或脂肪化生[1763,1774]。电镜下，其形态为纤维母细胞和肌样细胞（即肌纤维母细胞样细胞）。免疫组织化学上，在一些病例可见结蛋白和钙介质素阳性[1768,1776]。虽然 ER、PR 表达呈强阳性[1766]，但其病因被认为与雄激素有关[1772]。

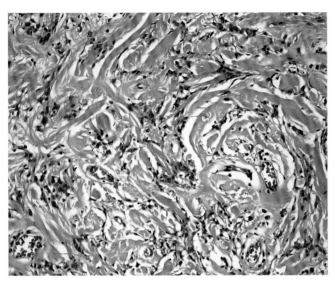

图2.129　男性乳腺肌纤维母细胞瘤。其组织学特征酷似孤立性纤维性肿瘤。

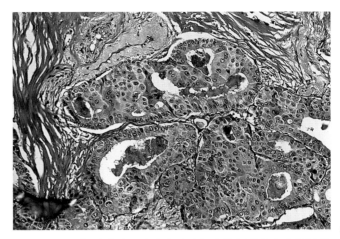

图2.130　男性乳腺癌，由具有嗜酸细胞特征的含丰富颗粒状胞质的高分化肿瘤细胞组成。

有两种亚型分别称为上皮样肌纤维母细胞瘤[1770]和蜕膜样肌纤维母细胞瘤[1769]，前者的报道病例是发生在男性乳腺发育基础上的[1773]。

男性乳腺癌

在美国，男性乳腺癌只占全部乳腺癌的1%；但在阿拉伯国家，其所占比例高达10%左右[1786,1787]。Klinefelter综合征患者乳腺癌发病率增高[1803]。家族性病例也有报道[1785,1796]。一个重要的、尚未完全解决的问题是男性乳腺发育与乳腺癌的关系。在一项病例研究中，40%的乳腺癌患者显微镜下可见男性乳腺发育改变[1793]。此外，在用雌激素治疗的前列腺癌患者中，有的患者就发生了原发性乳腺癌[1799]。最后，在男性乳腺发育发病率高的国家，男性乳腺癌的发病率也高。所有这些资料似乎都说明此两种疾病之间存在着病因学联系。

临床上，大多数乳腺癌患者为老年人，表现为乳腺结节，伴有或不伴有乳头异常[1778,1784]。成年男性乳头溢液，特别是血性溢液，应高度怀疑是癌。皮肤受累、粘连以及Paget病在男性更常见。像在女性患者一样，上述表现与恶性黑色素瘤相似[1806]。

在大体上、显微镜下和免疫组织化学方面，男性乳腺癌的表现与女性乳腺癌无太大区别[1782,1786]。它们可以是原位性的也可以是浸润性的，可以是低级别的也可以是高级别的[1781,1794]，只是高级别肿瘤的比例更高[1797]。在男性乳腺癌患者，所有女性乳腺癌的组织学类型都可以见到，其中包括伴有神经内分泌特征的肿瘤[1800]。男性浸润性乳头状癌的发病率似乎比女性的要高一些[1780]。最少见的主要类型是浸润性小叶癌，仅见几例病例报道[1789,1803,1804]。

其他少见类型包括腺肌上皮瘤[1807]和嗜酸细胞癌[1783]（图2.130）。在60%的男性乳腺癌患者可以检测到催乳素受体表达（在男性乳腺发育的病例中表达稍低）[1788]。

男性乳腺癌可以通过细针吸取细胞学诊断，应用这一检查技术最重要的鉴别诊断是男性良性乳腺发育[1779]。男性乳腺癌雌激素受体的阳性率比女性的高[1792,1797]。

男性乳腺癌的总体生存率较女性的低[1777,1791,1798,1802]，但相同分期之间差异就消失了[1790,1810]。事实上，男性乳腺癌的预后像女性乳腺癌的预后一样，明显与癌的临床分期和组织学分级有关[1805,1808]。另外，其与核分裂活性、DNA倍体和P53表达也相关[1795,1801,1809]。

其他病变

乳腺导管扩张症[1824]和**硬化性腺病**[1813]均可发生在男性乳腺。男性发生纤维性囊性乳腺病、纤维腺瘤（有时为双侧的）、叶状肿瘤、假血管瘤样间质增生和结节性筋膜炎也均有报道，但极为罕见[1811,1819,1822,1823]。

乳头腺瘤和**导管内乳头状瘤**也偶尔可见，有1例继发于前列腺癌雌激素治疗后[1817,1821,1825]。乳头的**平滑肌肉瘤**[1818]和儿童的**神经纤维瘤病**（与男性乳腺发育相似）[1820]都有个例报道。

男性乳腺**转移癌**常由前列腺癌转移而来，多为双侧性的，几乎总是继发于雌激素治疗后[1812]，往往有男性乳腺发育背景。有些病例可能与原发性乳腺癌混淆。免疫组织化学上，PSA和前列腺酸性磷酸酶免疫组织化学染色对于鉴别乳腺原发性癌和转移癌很有帮助[1816]。其麻烦在于：男性乳腺正常上皮和男性乳腺发育的增生上皮PSA常可呈阳性（但前列腺酸性磷酸酶染色不呈阳性）。而在男性乳腺癌两者均呈阴性[1815]。

男性乳腺最常见的转移性非上皮性肿瘤是恶性黑色素瘤[1814]。

参考文献

NORMAL ANATOMY

1 Anderson TJ. Normal breast: myths, realities, and prospects. Mod Pathol 1998, 11: 115–119.

2 Azzopardi JG. Problems in breast pathology. In Bennington JL (consulting ed.): Major problems in pathology, vol. 11. Philadelphia, 1979, W.B. Saunders.

3 Barbareschi M, Pecciarini L, Cangi MG, Macri E, Rizzo A, Viale G, Doglioni C. p63, a p53 homologue, is a selective nuclear marker of myoepithelial cells of the human breast. Am J Surg Pathol 2001, 25: 1054–1060.

4 Barwick KW, Kashgarian M, Rosen PP. 'Clear-cell' change within duct and lobular epithelium of the human breast. Pathol Annu 1982, 17: 319–328.

5 Battersby S, Anderson TJ. Histological changes in breast tissue that characterize recent pregnancy. Histopathology 1989, 15: 415–419.

6 Bocker W, Moll R, Poremba C, Holland R, Van Diest PJ, Dervan P, Burger H, Wai D, Diallo RI, Brandt B, Herbst H, Schmidt A, Lerch MM, Buchwallow IB. Common adult stem cells in the human breast give rise to glandular and myoepithelial cell lineages: a new cell biological concept. Lab Invest 2002, 82: 737–746.

7 Bratthauer GL, Saenger JS, Strauss BL. Antibodies targeting p63 react specifically in the cytoplasm of breast epithelial cells exhibiting secretory differentiation. Histopathology 2005, 47: 611–616.

8 Bussolati G, Gugliotta P, Sapino A, Eusebi V, Lloyd RV. Chromogranin reactive endocrine cells in argyrophilic carcinomas ('carcinoids') and normal tissue of the breast. Am J Pathol 1985, 120: 186–192.

9 Charpin C, Lissitzky JC, Jacquemier J, Lavaut MN, Kopp F, Pourreau-Schneider N, Martin PM, Toga M. Immunohistochemical detection of laminin in 98 human breast carcinomas. A light and electron microscopic study. Hum Pathol 1986, 17: 355–365.

10 Clayton F, Ordóñez NG, Hanssen GM, Hanssen H. Immunoperoxidase localization of lactalbumin in malignant breast neoplasms. Arch Pathol Lab Med 1982, 106: 268–270.

11 Collins LC, Schnitt SJ. Breast. In Mills SE (ed.): Histology for pathologists, ed. 3. Philadelphia, 2007, Lippincott Williams & Wilkins, pp. 57–74.

12 Cowan DF, Herbert TA. Involution of the breast in women aged 50 to 104 years. A histological study of 102 cases. Surg Pathol 1989, 2: 323–334.

13 Cunha GR. Role of mesenchymal–epithelial interactions in normal and abnormal development of the mammary gland and prostate. Cancer 1994, 74: 1030–1044.

14 Egan MJ, Newman J, Crocker J, Collard M. Immunohistochemical localization of S100 protein in benign and malignant conditions of the breast. Arch Pathol Lab Med 1987, 111: 28–31.

15 Farahmand S, Cowan DF. Elastosis in the normal aging breast. A histopathologic study of 140 cases. Arch Pathol Lab Med 1991, 115: 1241–1246.

16 Fechner RE. The surgical pathology of the reproductive system and breast during oral contraceptive therapy. Pathol Annu 1971, 6: 299–319.

17 Foschini MP, Scarpellini F, Grown AM, Eusebi V. Differential expression of myoepithelial markers in salivary, sweat and mammary glands. Int J Surg Pathol 2000, 8: 29–37.

18 Greenwalt DE, Johnson VG, Kuhajda FP, Eggleston JC, Mather IH. Localization of a membrane glycoprotein in benign fibrocystic disease and infiltrating duct carcinomas of the human breast with the use of a monoclonal antibody to guinea pig milk fat globule membrane. Am J Pathol 1985, 118: 351–359.

19 Hasegawa M, Hagiwara S, Sato T, Jijiwa M, Murakumo Y, Maeda M, Moritani S, Ichihara S, Takahashi M. CD109, a new marker for myoepithelial cells of mammary, salivary, and lacrimal glands and prostate basal cells. Pathol Int 2007, 57: 245–250.

20 Joshi K, Ellis JTB, Hughes CM, Monaghan P, Neville AM. Cellular proliferation in the rat mammary gland during pregnancy and lactation. Lab Invest 1986, 54: 52–62.

21 Joshi K, Smith JA, Perusinghe N, Monoghan P. Cell proliferation in the human mammary epithelium. Differential contribution by epithelial and myoepithelial cells. Am J Pathol 1986, 124: 199–206.

22 Kiaer HW, Andersen JA. Focal pregnancy-like changes in the breast. Acta Pathol Microbiol Scand (A) 1977, 85: 931–941.

23 Larsen BL, Smith VR (eds). Lactation. A comprehensive treatise. New York, 1974, Academic Press.

24 Longacre TA, Bartow SA. A correlative morphologic study of human breast and endometrium in the menstrual cycle. Am J Surg Pathol 1986, 10: 382–393.

25 Love SM, Barsky SH. Anatomy of the nipple and breast ducts revisited. Cancer 2004, 101: 1947–1957.

26 Marucci G, Betts CM, Golouh R, Peterse JL, Foschini MP, Eusebi V. Toker cells are probably precursors of Paget cells carcinoma: a morphological and ultrastructural description. Virchows Arch 2002, 441: 117–123.

27 Monteagudo C, Merino MJ, San-Juan J, Liotta LA, Stetler-Stevenson WG. Immunohisto-chemical distribution of type IV collagenase in normal, benign, and malignant breast tissue. Am J Pathol 1990, 136: 585–592.

28 Ozzello L. Epithelial–stromal junction of normal and dysplastic mammary glands. Cancer 1970, 25: 586–600.

29 Popnikolov NK, Cavone SM, Schultz PM, Garcia FU. Diagnostic utility of p75 neurotrophin receptor (p75NTR) as a marker of breast myoepithelial cells. Mod Pathol 2005, 18: 1535–1541.

30 Ramakrishnan R, Khan SA, Badve S. Morphological changes in breast tissue with menstrual cycle. Mod Pathol 2002, 15: 1348–1356.

31 Reis-Filho JS, Milanezi F, Paredes J, Silva P, Pereira EM, Maeda SA, de Carvalho LV, Schmitt FC. Novel and classic myoepithelial/stem cell markers in metaplastic carcinomas of the breast. Appl Immunohistochem Mol Morphol 2003, 11: 1–8.

32 Rosen PP, Tench W. Lobules in the nipple. Frequency and significance for breast cancer treatment. Pathol Annu 1985, 20(Pt 2): 317–322.

33 Rytina ER, Coady AT, Millis RR. Milk granuloma. An unusual appearance in lactational breast tissue. Histopathology 1990, 17: 466–468.

34 Satake T, Matsuyama M. Endocrine cells in a normal breast and non-cancerous breast lesion. Acta Pathol Jpn 1991, 41: 874–878.

35 Shin SJ, Rosen PP. Carcinoma arising from preexisting pregnancy-like and cystic hypersecretory hyperplasia lesions of the breast: a clinicopathologic study of 9 patients. Am J Surg Pathol 2004, 28: 789–793.

36 Slavin JL, Billson VR, Ostor AG. Nodular breast lesions during pregnancy and lactation. Histopathology 1993, 22: 481–485.

37 Smith DM Jr, Peters TG, Donegan WL. Montgomery's areolar tubercle. A light microscopic study. Arch Pathol Lab Med 1982, 106: 60–63.

38 Tavassoli FA, Yeh IT. Lactational and clear cell changes of the breast in nonlactating, nonpregnant women. Am J Clin Pathol 1987, 87: 23–29.

39 Toker C. Clear cells of the nipple epidermis. Cancer 1970, 25: 601–610.

40 Tot T. The theory of the sick breast lobe and the possible consequences. Int J Surg Pathol 2007, 15: 369–375.

41 Tsubura A, Okada H, Senzaki H, Hatano T, Morii S. Keratin expression in the normal breast and in breast carcinoma. Histopathology 1991, 18: 517–522.

42 Vogel PM, Georgiade NG, Fetter BF, Vogel FS, McCarty KS Jr. The correlation of histologic changes in the human breast with the menstrual cycle. Am J Pathol 1981, 104: 23–34.

43 Wellings SR, Jensen HM, Marcum RG. An atlas of subgross pathology of the human breast with special reference to possible precancerous lesions. J Natl Cancer Inst 1975, 55: 231–273.

ECTOPIA

44 Edlow DW, Carter D. Heterotopic epithelium in axillary lymph nodes. Report of a case and review of the literature. Am J Clin Pathol 1973, 59: 666–673.

45 Jordan K, Laumann A, Conrad S, Medenica M. Axillary mass in a 20-year-old woman. Diagnosis: axillary accessory breast tissue. Arch Dermatol 2001, 137: 1367–1372.

46 O'Hara MF, Page DL. Adenomas of the breast and ectopic breast under lactational influences. Hum Pathol 1985, 16: 707–712.

47 Pfeifer JD, Barr RJ, Wick MR. Ectopic breast tissue and breast-like sweat gland metaplasias: an overlapping spectrum of lesions. J Cutan Pathol 1999, 26: 190–196.

48 Rosen PP, Tench W. Lobules in the nipple. Frequency and significance for breast cancer treatment. Pathol Annu 1985, 20(Pt 2): 317–322.

49 Sasaki K, Parwani AV, Demetris AJ, Sasatomi E. Heterotopic breast epithelial inclusion of the heart: report of a case. Am J Surg Pathol 2010, 34: 1555–1559.

50 Turner DR, Millis RR. Breast tissue inclusions in axillary lymph nodes. Histopathology 1980, 4: 631–636.

INFLAMMATORY AND RELATED LESIONS

MAMMARY DUCT ECTASIA

51 Haagensen CD. Mammary-duct ectasia. A disease that may simulate carcinoma. Cancer 1951, 4: 749–761.

52 Miller MA, Kottler SJ, Cohn LA, Johnson GC, Kreeger JM, Pace LV, Ramos-Vara JA, Turk JR, Turnquist SE. Mammary duct ectasia in dogs: 51 cases (1992-1999). J Am Vet Med Assoc 2001, 218: 1303-1307.

53 Webb AJ. Mammary duct ectasia – periductal mastitis complex. Br J Surg 1995, 82: 1300-1302.

FAT NECROSIS

54 Clarke D, Curtis JL, Martinez A, Fajardo L, Goffinet D. Fat necrosis of the breast simulating recurrent carcinoma after primary radiotherapy in the management of early stage breast carcinoma. Cancer 1983, 52: 442-445.

55 Coyne JD, Parkinson D, Baildam AD. Membranous fat necrosis of the breast. Histopathology 1996, 28: 61-64.

56 Dabbs DJ. Mammary ductal foam cells. Macrophage immunophenotype. Hum Pathol 1993, 24: 977-981.

57 Kinoshita T, Yashiro N, Yoshigi J, Ihara N, Narita M. Fat necrosis of breast: a potential pitfall in breast MRI. Clin Imaging 2002, 26: 250-253.

58 Koo JS, Jung W. Xanthogranulomatous mastitis: clinicopathology and pathological implications. Pathol Int 2009, 59: 234-240.

OTHER INFLAMMATORY DISEASES

59 Allende DS, Booth CN. Wegener's granulomatosis of the breast: a rare entity with daily clinical relevance. Ann Diagn Pathol 2009, 13: 351-357.

60 Arnaout AH, Shousha S, Metaxas N, Husain OA. Intramammary tuberculous lymphadenitis. Histopathology 1990, 17: 91-93.

61 Ashton MA, Lefkowitz M, Tavassoli FA. Epithelioid stromal cells in lymphocytic mastitis. A source of confusion with invasive carcinoma. Mod Pathol 1994, 7: 49-54.

62 Banik S, Bishop PW, Ormerod LP, O'Brien TE. Sarcoidosis of the breast. J Clin Pathol 1986, 39: 446-448.

63 Bocian JJ, Fahmy RN, Michas CA. A rare case of 'coccidioidoma' of the breast. Arch Pathol Lab Med 1991, 115: 1064-1067.

64 Catania S, Zurrida S, Veronesi P, Galimberti V, Bono A, Pluchinotta A. Mondor's disease and breast cancer. Cancer 1992, 69: 2267-2270.

65 Cheuk W, Chan AC, Lam WL, Chow SM, Crowley P, Lloydd R, Campbell I, Thorburn M, Chan JK. IgG4-related sclerosing mastitis: description of a new member of the IgG4-related sclerosing diseases. Am J Surg Pathol 2009, 33: 1058-1064.

66 Cooper NE. Rheumatoid nodule in the breast. Histopathology 1991, 19: 193-194.

67 Coyne JD, Baildam AD, Asbury D. Lymphocytic mastopathy associated with ductal carcinoma in situ of the breast. Histopathology 1995, 26: 579-580.

68 Dener C, Inan A. Breast abscesses in lactating women. World J Surg 2003, 27: 130-133.

69 Douglas-Jones AG. Lymphocytic lobulitis in breast core biopsy: a peritumoral phenomenon. Histopathology 2006, 48: 209-212.

70 Eckland DA, Zeigler MG. Abscess in the nonlactating breast. Arch Surg 1973, 107: 398-401.

71 Ely KA, Tse G, Simpson JF, Clarfeld R, Page DL. Diabetic mastopathy. A clinicopathologic review. Am J Clin Pathol 2000, 113: 541-545.

72 Farrow JH. Thrombophlebitis of the superficial veins of the breast and anterior chest wall (Mondor's disease). Surg Gynecol Obstet 1955, 101: 63-68.

73 Fitzgibbons PL, Smiley DF, Kern WH. Sarcoidosis presenting initially as breast mass. Report of two cases. Hum Pathol 1985, 16: 851-852.

74 Fletcher A, Magrath IM, Riddell RH, Talbot IC. Granulomatous mastitis. A report of seven cases. J Clin Pathol 1982, 35: 941-945.

75 Fong D, Lann MA, Finlayson C, Page DL, Singh M. Diabetic (lymphocytic) mastopathy with exuberant lymphohistiocytic and granulomatous response: a case report with review of the literature. Am J Surg Pathol 2006, 30: 1330-1336.

76 Herrmann JB. Thrombophlebitis of breast and contiguous thoracicoabdominal wall (Mondor's disease). NY State J Med 1966, 66: 3146-3152.

77 Johnson WC, Wallrich R, Helwig EB. Superficial thrombophlebitis of the chest wall. JAMA 1962, 180: 103-108.

78 Jordan JM, Rowe WT, Allen NB. Wegener's granulomatosis involving the breast. Report of three cases and review of the literature. Am J Med 1987, 83: 159-164.

79 Kariv R, Sidi Y, Gur H. Systemic vasculitis presenting as a tumorlike lesion. Four case reports and an analysis of 79 reported cases. Medicine (Baltimore) 2000, 79: 349-359.

80 Kessler EI, Katzav JA. Lobular granulomatous mastitis. Surg Pathol 1990, 3: 115-120.

81 Khamapirad T, Hennan K, Leonard M Jr, Eltorky M, Qiu S. Granulomatous lobular mastitis: two case reports with focus on radiologic and histopathologic features. Ann Diagn Pathol 2007, 11: 109-1012.

82 Khanna R, Prasanna GV, Gupta P, Kumar M, Khanna S, Khanna A. Mammary tuberculosis: report on 52 cases. Postgrad Med J 2002, 78: 422-424.

83 Kinonen C, Gattuso P, Reddy VB. Lupus mastitis: an uncommon complication of systemic or discoid lupus. Am J Surg Pathol 2010, 34: 901-906.

84 Lammie GA, Bobrow LG, Staunton MD, Levison DA, Page G, Millis RR. Sclerosing lymphocytic lobulitis of the breast. Evidence for an autoimmune pathogenesis. Histopathology 1991, 19: 13-20.

85 Lower EE, Hawkins HH, Baughman RP. Breast disease in sarcoidosis. Sarcoidosis Vasc Diffuse Lung Dis 2001, 18: 301-306.

86 Lucey JJ. Spontaneous infarction of the breast. J Clin Pathol 1975, 28: 937-943.

87 Mayor M, Buron I, De Mora JC, Lazaro TE, Hernandez-Cano N, Rubio FA, Casado M. Mondor's disease. Int J Dermatol 2000, 39: 922-925.

88 Morgan MC, Weaver MG, Crowe JP, Abdul-Karim FW. Diabetic mastopathy. A clinicopathologic study in palpable and nonpalpable breast lesions. Mod Pathol 1995, 8: 349-354.

89 Ng WF, Chow LT, Lam PW. Localized polyarteritis nodosa of breast. Report of two cases and a review of the literature. Histopathology 1993, 23: 535-539.

90 Nigar E, Contractor K, Singhal H, Matin RN. Lupus mastitis – a cause of recurrent breast lumps. Histopathology 2007, 51: 847-849.

91 Nudelman HL, Kempson RL. Necrosis of the breast. A rare complication of anticoagulant therapy. Am J Surg 1966, 111: 728-733.

92 Ogura K, Matsumoto T, Aoki Y, Kitabatake T, Fujisawa M, Kojima K. IgG4-related tumour-forming mastitis with histological appearances of granulomatous lobular mastitis: comparison with other types of tumour-forming mastitis. Histopathology 2010, 57: 39-45.

93 Ojeda H, Sardi A, Totoonchie A. Sarcoidosis of the breast: implications for the general surgeon. Am Surg 2000, 66: 1144-1148.

94 Osborne BM. Granulomatous mastitis caused by histoplasma and mimicking inflammatory breast carcinoma. Hum Pathol 1989, 20: 47-52.

95 Passaro ME, Broughan TA, Sebek BA, Esselstyn CB Jr. Lactiferous fistula. J Am Coll Surg 1994, 178: 29-32.

96 Pugh CM, DeWitty RL. Mondor's disease. J Natl Med Assoc 1996, 88: 359-363.

97 Rickert RR, Rajan S. Localized breast infarcts associated with pregnancy. Arch Pathol 1974, 97: 159-161.

98 Robitaille Y, Seemayer TA, Thelmo WL, Cumberlidge MC. Infarction of the mammary region mimicking carcinoma of the breast. Cancer 1974, 33: 1183-1189.

99 Scholefield JH, Duncan JL, Rogers K. Review of a hospital experience of breast abscesses. Br J Surg 1987, 74: 469-470.

100 Schwartz IS, Strauchen JA. Lymphocytic mastopathy. An autoimmune disease of the breast? Am J Clin Pathol 1990, 93: 725-730.

101 Seidman JD, Schnaper LA, Phillips LE. Mastopathy in insulin-requiring diabetes mellitus. Hum Pathol 1994, 25: 819-824.

102 Shousha S. Diabetic mastopathy: strong CD10+ immunoreactivity of the atypical stromal cells. Histopathology 2008, 52: 648-650.

103 Symmers WC St. Silicone mastitis in 'topless' waitress and some other varieties of foreign-body mastitis. Br Med J 1968, 3: 19-22.

104 Tomaszewski JE, Brooks JS, Hicks D, Livolsi VA. Diabetic mastopathy. A distinctive clinicopathologic entity. Hum Pathol 1992, 23: 780-786.

105 Trueb RM, Scheidegger EP, Pericin M, Singh A, Hoffmann U, Sauva G, Burg G. Periarteritis nodosa presenting as a breast lesion: report of a case and review of the literature. Br J Dermatol 1999, 141: 1117-1121.

106 Valdez R, Thorson J, Finn WG, Schnitzer B, Kleer CG. Lymphocytic mastitis and diabetic mastopathy: a molecular, immunophenotypic, and clinicopathologic evaluation of 11 cases. Mod Pathol 2003, 16: 223-228.

107 Vargas MP, Merino MJ. Infarcted myxoid fibroadenoma following fine-needle aspiration. Arch Pathol Lab Med 1996, 120: 1069-1071.

108 Watt-Boolsen S, Rasmussen NR, Blichert-Toft M. Primary periareolar abscess in the nonlactating breast. Risk of recurrence. Am J Surg 1987, 153: 571-573.

109 Zen Y, Kasahara Y, Horita K, Miyayama S, Miura S, Kitagawa S, Nakanuma Y. Inflammatory pseudotumor of the breast in a patient with a high serum IgG4 level: histologic similarity to sclerosing pancreatitis. Am J Surg Pathol 2005, 29: 275-278.

BENIGN PROLIFERATIVE BREAST DISEASE

110 Santen RJ, Mansel R. Benign breast disorders. N Engl J Med 2005, 353:

275–285.Fibroadenoma

111 Arrigoni MG, Dockerty MB, Judd ES. The identification and treatment of mammary hamartoma. Surg Gynecol Obstet 1971, **133**: 577–582.

112 Azzopardi JG. Problems in breast pathology. In Bennington JL (consulting ed.): Major problems in pathology, vol. 11. Philadelphia, 1979, W.B. Saunders.

113 Berean K, Tron VA, Churg A, Clement PB. Mammary fibroadenoma with multinucleated stromal giant cells. Am J Surg Pathol 1986, **10**: 823–827.

114 Carney JA, Toorkey BC. Myxoid fibroadenoma and allied conditions (myxomatosis) of the breast. A heritable disorder with special associations including cardiac and cutaneous myxomas. Am J Surg Pathol 1991, **15**: 713–721.

115 Carstens PHB. Ultrastructure of human fibroadenoma. Arch Pathol 1974, **98**: 23–32.

116 Carter BA, Page DL, Schuyler P, Parl FF, Simpson JF, Jensen RA, Dupont WD. No elevation in long-term breast carcinoma risk for women with fibroadenomas that contain atypical hyperplasia. Cancer 2001, **92**: 30–36.

117 Dehner LP, Hill DA, Deschryver K. Pathology of the breast in children, adolescents, and young adults. Semin Diagn Pathol 1999, **16**: 235–247.

118 Dupont WD, Page DL, Parl FF, Vnencak-Jones CL, Plummer WD Jr, Rados MS, Schuyler PA. Long-term risk of breast cancer in women with fibroadenoma. N Engl J Med 1994, **331**: 10–15.

119 Eusebi V, Azzopardi JG. Lobular endocrine neoplasia in fibroadenoma of the breast. Histopathology 1980, **4**: 413–428.

120 Fechner RE. Fibroadenomas in patients receiving oral contraceptives. A clinical and pathologic study. Am J Clin Pathol 1970, **53**: 857–864.

121 Fekete P, Petrek J, Majmudar B, Someren A, Sandberg W. Fibroadenomas with stromal cellularity. A clinicopathologic study of 21 patients. Arch Pathol Lab Med 1987, **111**: 427–432.

122 Fletcher JA, Pinkus GS, Weidner N, Morton CC. Lineage-restricted clonality in biphasic solid tumors. Am J Pathol 1991, **138**: 1199–1207.

123 Goodman ZD, Taxy JB. Fibroadenomas of the breast with prominent smooth muscle. Am J Surg Pathol 1981, **5**: 99–101.

124 Huo L, Gilcrease MZ. Fibroepithelial lesions of the breast with pleomorphic stromal giant cells: a clinicopathologic study of 4 cases and review of the literature. Ann Diagn Pathol 2009, **13**: 226–232.

125 Kleer CG, Tseng MD, Gutsch DE, Rochford RA, Wu Z, Joynt LK, Helvie MA, Chang T, Van Golen KL, Merajver SD. Detection of Epstein–Barr virus in rapidly growing fibroadenomas of the breast in immunosuppressed hosts. Mod Pathol 2002, **15**: 759–764.

126 Kuijper A, Mommers EC, van der Wall E, van Diest PJ. Histopathology of fibroadenomas of the breast. Am J Clin Pathol 2001, **115**: 736–742.

127 Metcalf JS, Ellis B. Choristoma of the breast. Hum Pathol 1985, **16**: 739–740.

128 Mies C, Rosen PP. Juvenile fibroadenoma with atypical epithelial hyperplasia. Am J Surg Pathol 1987, **11**: 184–190.

129 Moore T, Lee AH. Expression of CD34 and bcl-2 in phyllodes tumors, fibroadenomas and spindle cell lesions of the breast. Histopathology 2001, **38**: 62–67.

130 Oberman HA, Nosanchuk HS, Finger JE.

Periductal stromal tumors of breast with adipose metaplasia. Arch Surg 1969, **98**: 384–387.

131 O'Hara MF, Page DL. Adenomas of the breast and ectopic breast under lactational influences. Hum Pathol 1985, **16**: 707–712.

132 Petersson C, Pandis N, Rizou H, Mertens F, Dietrich CU, Adeyinka A, Idvall I, Bondeson L, Georgiou G, Ingvar C, Heim S, Mitelman F. Karyotypic abnormalities in fibroadenomas of the breast. Int J Cancer 1997, **70**: 282–286.

133 Petrik PK. Mammary hamartoma. Am J Surg Pathol 1987, **11**: 234–235.

134 Pike AM, Oberman HA. Juvenile (cellular) adenofibromas. A clinicopathologic study. Am J Surg Pathol 1985, **9**: 730–736.

135 Reddick RL, Shin TK, Sawhney D, Siegal GP. Stromal proliferations of the breast. An ultrastructural and immunohistochemical evaluation of cystosarcoma phyllodes, juvenile fibroadenoma, and fibroadenoma. Hum Pathol 1987, **18**: 45–49.

136 Sapino A, Bosco M, Cassoni P, Castellano I, Arisio R, Cserni G, Dei Tos AP, Fortunati N, Catalano MG, Bussolati G. Estrogen receptor-beta is expressed in stromal cells of fibroadenoma and phyllodes tumors of the breast. Mod Pathol 2006, **19**: 599–606.

137 Shimizu T, Ebihara Y, Serizawa H, Toyoda M, Hirota T. Histopathological study of stromal smooth muscle cells in fibroadenoma of the breast. Pathol Int 1996, **46**: 442–449.

138 Silverman JS, Tamsen A. Mammary fibroadenoma and some phyllodes tumour stroma are composed of CD34+ fibroblasts and factor XIIIa+ dendrophages. Histopathology 1996, **29**: 411–419.

139 Umekita Y, Yoshida H. Immunohistochemical study of hormone receptor and hormone-regulated protein expression in phyllodes tumour: comparison with fibroadenoma. Virchows Arch 1998, **433**: 311–314.

140 Yeh I-T, Francis DJ, Orenstein JM, Silverberg SG. Ultrastructure of cystosarcoma phyllodes and fibroadenoma. A comparative study. Am J Clin Pathol 1985, **84**: 131–136.

MALIGNANT TRANSFORMATION

141 Buzanowski-Konakry K, Harrison EG Jr, Payne WS. Lobular carcinoma arising in fibroadenoma of the breast. Cancer 1975, **35**: 450–456.

142 Curran RC, Dodge OG. Sarcoma of breast, with particular reference to its origin from fibroadenoma. J Clin Pathol 1962, **15**: 1–16.

143 Diaz NM, Palmer JO, McDivitt RW. Carcinoma arising within fibroadenomas of the breast. A clinicopathologic study of 105 patients. Am J Clin Pathol 1991, **95**: 614–622.

144 Fondo EY, Rosen PP, Fracchia AA, Urban JA. The problem of carcinoma developing in a fibroadenoma. Recent experience at Memorial Hospital. Cancer 1979, **43**: 563–567.

145 Goldman RC, Friedman NB. Carcinoma of the breast arising in fibroadenomas with emphasis on lobular carcinoma. A clinicopathologic study. Cancer 1969, **23**: 544–550.

146 McDivitt RW, Stewart FW, Farrow JH. Breast carcinoma arising in solitary fibroadenomas. Surg Gynecol Obstet 1967, **125**: 572–576.

147 Pick PW, Iossifides IA. Occurrence of breast carcinoma within a fibroadenoma. A review. Arch Pathol Lab Med 1984, **108**: 590–594.

ADENOMA

148 Baddoura FK, Judd RL. Apocrine adenoma of the breast. Report of a case with investigation of lectin binding patterns in apocrine breast lesions. Mod Pathol 1990, **3**: 373–376.

149 Carney JA, Toorkey BC. Ductal adenoma of the breast with tubular features. A probable component of the complex of myxomas, spotty pigmentation, endocrine overactivity, and schwannomas. Am J Surg Pathol 1991, **15**: 722–731.

150 Hertel BF, Zaloudek C, Kempson RL. Breast adenomas. Cancer 1976, **37**: 2891–2905.

151 Le Gal Y. Adenomas of the breast. Relationship of adenofibromas to pregnancy and lactation. Am Surg 1961, **27**: 14–22.

152 Morris JA, Kelly JF. Multiple bilateral breast adenomata in identical adolescent Negro twins. Histopathology 1982, **6**: 539–547.

153 O'Hara MF, Page DL. Adenomas of the breast and ectopic breast under lactational influences. Hum Pathol 1985, **16**: 707–712.

INTRADUCTAL PAPILLOMA

154 Ali-Fehmi R, Carolin K, Wallis T, Visscher DW. Clinicopathologic analysis of breast lesions associated with multiple papillomas. Hum Pathol 2003, **34**: 234–239.

155 Azzopardi JG. Problems in breast pathology. In Bennington JL (consulting ed.): Major problems in pathology, vol. 11. Philadelphia, 1979, W.B. Saunders.

156 Azzopardi JG, Salm R. Ductal adenoma of the breast. A lesion which can mimic carcinoma. J Pathol 1984, **144**: 15–23.

157 Collins LC, Schnitt SJ. Papillary lesions of the breast: selected diagnostic and management issues. Histopathology 2008, **52**: 20–29.

158 Egan MJ, Newman J, Crocker J, Collard M. Immunohistochemical localization of S100 protein in benign and malignant conditions of the breast. Arch Pathol Lab Med 1987, **111**: 28–31.

159 Fenoglio C, Lattes R. Sclerosing papillary proliferations in the female breast. A benign lesion often mistaken for carcinoma. Cancer 1974, **33**: 691–700.

160 Ichihara S, Fujimoto T, Hashimoto K, Moritani S, Hasegawa M, Yokoi T. Double immunostaining with p63 and high-molecular-weight cytokeratins distinguishes borderline papillary lesions of the breast. Pathol Int 2007, **57**: 126–132.

161 Jaffer S, Bleiweiss IJ. Intraductal papilloma with 'comedo-like' necrosis, a diagnostic pitfall. Ann Diagn Pathol 2004, **8**: 276–279.

162 Jiao YF, Nakamura S, Oikawa T, Sugai T, Uesugi N. Sebaceous gland metaplasia in intraductal papilloma of the breast. Virchows Arch 2001, **438**: 505–508.

163 Kraus FT, Neubecker RD. The differential diagnosis of papillary tumors of the breast. Cancer 1962, **15**: 444–455.

164 Lammie GA, Millis RR. Ductal adenoma of the breast. A review of fifteen cases. Hum Pathol 1989, **20**: 903–908.

165 Lee KC, Chan JK, Ho LC. Histologic changes in the breast after fine-needle aspiration. Am J Surg Pathol 1994, **18**: 1039–1047.

166 Lewis JT, Hartmann LC, Vierkant RA, Maloney SD, Shane Pankratz V, Allers TM, Frost MH, Visscher DW. An analysis of breast cancer risk in women with single, multiple, and atypical papilloma. Am J Surg Pathol 2006, **30**: 665–672.

167 MacGrogan G, Tavassoli FA. Central atypical papillomas of the breast: a

clinicopathological study of 199 cases. Virchows Arch 2003, 443: 609–617.

168 Noguchi S, Motomura K, Inaji H, Imaoka S, Koyama H. Clonal analysis of solitary intraductal papilloma of the breast by means of polymerase chain reaction. Am J Pathol 1994, 144: 1320–1325.

169 Page DL, Salhany KE, Jensen RA, Dupont WD. Subsequent breast carcinoma risk after biopsy with atypia in a breast papilloma. Cancer 1996, 78: 258–266.

170 Papotti M, Eusebi V, Gugliotta P, Bussolati G. Immunohistochemical analysis of benign and malignant papillary lesions of the breast. Am J Surg Pathol 1983, 7: 451–461.

171 Papotti M, Gugliotta P, Ghiringhello B, Bussolati G. Association of breast carcinoma and multiple intraductal papillomas. An histological and immunohistochemical investigation. Histopathology 1984, 8: 963–975.

172 Raju U, Vertes D. Breast papillomas with atypical ductal hyperplasia: a clinicopathological study. Hum Pathol 1996, 27: 1231–1238.

173 Raju UB, Lee MW, Zarbo RJ, Crissman JD. Papillary neoplasia of the breast. Immunohistochemically defined myoepithelial cells in the diagnosis of benign and malignant papillary breast neoplasms. Mod Pathol 1989, 2: 569–576.

174 Rosen PP. Arthur Purdy Stout and papilloma of the breast. Comments on the occasion of his 100th birthday. Am J Surg Pathol 1986, 10(Suppl 1): 100–107.

175 Sapino A, Botta G, Cassoni P, Papotti M, Bussolati G. Multiple papillomas of the breast: morphologic findings and clinical evolution. Anat Pathol 1996, 1: 205–218.

176 Terada T. Ductal adenoma of the breast: immunohistochemistry of two cases. Pathol Int 2008, 58: 801–805.

177 Troxell ML, Masek M, Sibley RK. Immunohistochemical staining of papillary breast lesions. Appl Immunohistochem Mol Morphol 2007, 15: 145–153.

NIPPLE ADENOMA

178 Bhagavan BS, Patchefsky A, Koss LG. Florid subareolar duct papillomatosis (nipple adenoma) and mammary carcinoma. Report of three cases. Hum Pathol 1973, 4: 289–295.

179 Jones MW, Tavassoli FA. Coexistence of nipple duct adenoma and breast carcinoma. A clinicopathologic study of five cases and review of the literature. Mod Pathol 1995, 8: 637–642.

180 Myers JL, Mazur MT, Urist MM, Peiper SC. Florid papillomatosis of the nipple. Immunohistochemical and flow cytometric analysis of two cases. Mod Pathol 1990, 3: 288–293.

181 Perzin KH, Lattes R. Papillary adenoma of the nipple (florid papillomatosis, adenoma, adenomatosis). A clinicopathologic study. Cancer 1972, 29: 996–1009.

182 Rosen PP, Caicco JA. Florid papillomatosis of the nipple. A study of 51 patients, including nine with mammary carcinoma. Am J Surg Pathol 1986, 10: 87–101.

183 Taylor HB, Robertson AG. Adenomas of the nipple. Cancer 1966, 18: 995–1002.

ADENOSIS

BLUNT DUCT ADENOSIS

184 Azzopardi JG. Problems in breast pathology. In Bennington JL (consulting ed.): Major problems in pathology, vol. 11. Philadelphia, 1979, W.B. Saunders.

185 Foote FW, Stewart FW. Comparative studies of cancerous vs. noncancerous breasts. Am Surg 1945, 121: 6–79.

SCLEROSING ADENOSIS

186 Eusebi V, Azzopardi JG. Vascular infiltration in benign breast disease. J Pathol 1976, 118: 9–16.

187 Eusebi V, Collina G, Bussolati G. Carcinoma in situ in sclerosing adenosis of the breast. An immunocytochemical study. Semin Diagn Pathol 1989, 6: 146–152.

188 Fechner RE. Lobular carcinoma in situ in sclerosing adenosis. A potential source of confusion with invasive carcinoma. Am J Surg Pathol 1981, 5: 233–239.

189 Jensen RA, Page DL, Dupont WD, Rogers LW. Invasive breast cancer risk in women with sclerosing adenosis. Cancer 1989, 64: 1977–1983.

190 Oberman HA, Markey BA. Noninvasive carcinoma of the breast presenting in adenosis. Mod Pathol 1991, 4: 31–35.

191 Taylor HB, Norris HJ. Epithelial invasion of nerves in benign diseases of the breast. Cancer 1967, 20: 2245–2249.

NODULAR ADENOSIS AND RELATED LESIONS

192 Nielsen BB. Adenosis tumour of the breast. A clinicopathological investigation of 27 cases. Histopathology 1987, 11: 1259–1275.

MICROGLANDULAR AND ADENOMYOEPITHELIAL (APOCRINE) ADENOSIS

193 Acs G, Simpson JF, Bleiweiss IJ, Hugh J, Reynolds C, Olson S, Page DL. Microglandular adenosis with transition into adenoid cystic carcinoma of the breast. Am J Surg Pathol 2003, 27: 1052–1060.

194 Clement PB, Azzopardi JG. Microglandular adenosis of the breast. A lesion simulating tubular carcinoma. Histopathology 1983, 7: 169–180.

195 Endoh Y, Tamura G, Katoh N, Motoyama T. Apocrine adenosis of the breast: clonal evidence of neoplasia. Histopathology 2001, 38: 221–224.

196 Eusebi V, Casedei GP, Bussolati G, Azzopardi JG. Adenomyoepithelioma of the breast with a distinctive type of apocrine adenosis. Histopathology 1987, 11: 305–315.

197 Eusebi V, Foschini MP, Betts CM, Gherardi G, Millis RR, Bussolati G, Azzopardi JG. Microglandular adenosis, apocrine adenosis, and tubular carcinoma of the breast. An immunohistochemical comparison. Am J Surg Pathol 1993, 17: 99–109.

198 James B, Cranor M, Rosen PP. Carcinoma of the breast arising in microglandular adenosis. Am J Clin Pathol 1993, 100: 507–513.

199 Khalifeh IM, Albarracin C, Diaz LK, Symmans FW, Edgerton ME, Hwang RF, Sneige N. Clinical, histopathologic, and immunohistochemical features of microglandular adenosis and transition into in situ and invasive carcinoma. Am J Surg Pathol 2008, 32: 544–552.

200 Kiaer H, Nielsen B, Paulsen S, Soresen IM, Dyreborg V, Blichert-Toft M. Adenomyoepithelial adenosis and low grade malignant adenomyoepithelioma of the breast. Virchows Arch [A] 1984, 405: 55–67.

201 Koenig C, Dadmanesh F, Bratthauer GL, Tavassoli FA. Carcinoma arising in microglandular adenosis: an immunohistochemical analysis of 20 intraepithelial and invasive neoplasms. Int J Surg Pathol 2000, 8: 303–315.

202 Lee K, Chan JK, Gwi E. Tubular adenosis of the breast: a distinctive benign lesion mimicking invasive carcinoma. Am J Surg Pathol 1996, 20: 46–54.

203 Millis RR, Eusebi V. Microglandular adenosis of the breast. Adv Anat Pathol 1995, 2: 10–18.

204 Page DL, Simpson JF. What is apocrine adenosis, anyway? Histopathology 2001, 39: 433–434.

205 Rosen PP. Microglandular adenosis. A benign lesion simulating invasive mammary carcinoma. Am J Surg Pathol 1983, 7: 137–144.

206 Rosenblum MK, Purrazzella R, Rosen PP. Is microglandular adenosis a precancerous disease? A study of carcinoma arising therein. Am J Surg Pathol 1986, 10: 237–245.

207 Salarieh A, Sneige N. Breast carcinoma arising in microglandular adenosis: a review of the literature. Arch Pathol Lab Med 2007, 131: 1397–1399.

208 Seidman JD, Ashton M, Lefkowitz M. Atypical apocrine adenosis of the breast: a clinicopathologic study of 37 patients with 8.7 year follow-up. Cancer 1996, 77: 2529–2537.

209 Simpson JF, Page DL, Dupont WD. Apocrine adenosis. A mimic of mammary carcinoma. Surg Pathol 1990, 3: 289–299.

210 Tavassoli FA, Norris NJ. Microglandular adenosis of the breast. A clinicopathologic study of 11 cases with ultrastructural observations. Am J Surg Pathol 1983, 7: 731–737.

211 Tsuda H, Mukai K, Fukutomi T, Hirohashi S. Malignant progression of adenomyoepithelial adenosis of the breast. Pathol Int 1994, 44: 475–479.

FIBROCYSTIC DISEASE

212 Allen SS, Froberg DG. The effect of decreased caffeine consumption on benign proliferative breast disease. A randomized clinical trial. Surgery 1987, 101: 720–730.

213 Angeli A, Bradlow HL, Dogliotti L (eds). Endocrinology of the breast. Basic and clinical aspects. Turin, Italy, September 19–22, 1984. Ann N Y Acad Sci 1986, 464: 1–640.

214 Azzopardi JG. Problems in breast pathology. In Bennington JL (consulting ed.): Major problems in pathology, vol. 11. Philadelphia, 1979, W.B. Saunders.

215 Bartow SA, Black WC, Waeckerlin RW, Mettler FA. Fibrocystic disease. A continuing enigma. Pathol Annu 1982, 17(Pt 2): 93–111.

216 Carter DJ, Rosen PP. Atypical apocrine metaplasia in sclerosing lesions of the breast. A study of 51 patients. Mod Pathol 1991, 4: 1–5.

217 Connolly JL, Schnitt SJ. Benign breast disease. Resolved and unresolved issues. Cancer 1993, 71: 1187–1189.

218 Consensus Meeting, Oct 3 to 5, 1985, New York, Cancer Committee of the College of American Pathologists: Is 'fibrocystic disease' of the breast precancerous? Arch Pathol Lab Med 1986, 110: 171–173.

219 Fechner RE. Fibrocystic disease in women receiving oral contraceptive hormones. Cancer 1970, 25: 1332–1339.

220 Frantz VK, Pickren JW, Melcher GW, Auchincloss H Jr. Incidence of chronic cystic disease in so-called 'normal breast'. Cancer 1951, **4**: 762–783.

221 Golinger RC. Hormones and the pathophysiology of fibrocystic mastopathy. Surg Gynecol Obstet 1978, **146**: 273–285.

222 Hislop TG, Threlfall WJ. Oral contraceptives and benign breast disease. Am J Epidemiol 1984, **120**: 273–280.

223 LiVolsi VA, Stadel BV, Kelsey JL, Holford TR, White C. Fibrocystic breast disease in oral-contraceptive users. A histopathological evaluation of epithelial atypia. N Engl J Med 1978, **299**: 381–385.

224 Love SM, Gelman RS, Silen W. Fibrocystic 'disease' of the breast. A nondisease? N Engl J Med 1982, **307**: 1010–1014.

225 Lubin F, Ron E, Wax Y, Black M, Funaro M, Shitrit A. A case-control study of caffeine and methylxanthines in benign breast disease. JAMA 1985, **253**: 2388–2392.

226 Mazoujian G, Pinkus GS, Davis S, Haagensen DE Jr. Immunohistochemistry of a gross cystic disease fluid protein (GCDFP-15) of the breast. A marker of apocrine epithelium and breast carcinomas with apocrine features. Am J Pathol 1983, **110**: 105–112.

227 Meyer JS, Connor RE. Cell proliferation in fibrocystic disease and post-menopausal breast ducts measured by thymidine labeling. Cancer 1982, **50**: 746–751.

228 Minkowitz S, Hedayati H, Hiller S, Gardner B. Fibrous mastopathy. A clinical histopathologic study. Cancer 1973, **32**: 913–916.

229 Ory H, Cole P, MacMahon B, Hoover R. Oral contraceptives and reduced risk of benign breast diseases. N Engl J Med 1976, **294**: 419–422.

230 Sandison AT. An autopsy study of the adult human breast. With special reference to proliferative epithelial changes of importance in the pathology of the breast. Natl Cancer Inst Monogr 1962, **8**: 1–145.

231 Schuerch C III, Rosen PP, Hirota T, Itabashi M, Yamamoto H, Kinne DW, Beattie EJ Jr. A pathologic study of benign breast disease in Tokyo and New York. Cancer 1982, **50**: 1899–1903.

232 Symonds DA. Use of the von Kossa stain in identifying occult calcifications in breast biopsies. Am J Clin Pathol 1990, **94**: 44–48.

233 Tornos C, Silva E, el-Naggar A, Pritzker KP. Calcium oxalate crystals in breast biopsies. The missing microcalcifications. Am J Surg Pathol 1990, **14**: 961–968.

234 Vorherr H. Fibrocystic breast disease. Pathophysiology, pathomorphology, clinical picture, and management. Am J Obstet Gynecol 1986, **154**: 161–179.

235 Winston JS, Yeh IT, Evers K, Friedman AK. Calcium oxalate is associated with benign breast tissue. Can we avoid biopsy? Am J Clin Pathol 1993, **100**: 488–492.

RADIAL SCAR AND OTHER SCLEROSING DUCTAL LESIONS

236 Alvarado-Cabrero I, Tavassoli FA. Neoplastic and malignant lesions involving or arising in a radial scar: a clinicopathologic analysis of 17 cases. Breast J 2000, **6**: 96–102.

237 Andersen JA, Carter D, Linell F. A symposium on sclerosing duct lesions of the breast. Pathol Annu 1986, **21**(Pt 2): 144–179.

238 Andersen JA, Gram JB. Radial scar in the female breast. A long-term follow-up study of 32 cases. Cancer 1984, **53**: 2557–2560.

239 Consensus Meeting, Oct 3 to 5, 1985, New York, Cancer Committee of the College of American Pathologists: Is 'fibrocystic disease' of the breast precancerous? Arch Pathol Lab Med 1986, **110**: 171–173.

240 Davies JD. Hyperelastosis, obliteration and fibrous plaques in major ducts of the human breast. J Pathol 1973, **110**: 13–26.

241 Denley H, Pinder SE, Tan PH, Sim CS, Brown R, Barker T, Gearty J, Elston CW, Ellis IO. Metaplastic carcinoma of the breast arising within complex sclerosing lesion: a report of five cases. Histopathology 2000, **36**: 203–209.

242 Doyle EM, Banville N, Quinn CM, Flanagan F, O'Doherty A, Hill AD, Kerin MJ, Fitzpatrick P, Kennedy M. Radial scars/complex sclerosing lesions and malignancy in a screening programme: incidence and histological features revisited. Histopathology 2007, **50**: 607–614.

243 Eusebi V, Millis RR. Epitheliosis, infiltrating epitheliosis, and radial scar. Semin Diagn Pathol 2010, **27**: 5–12.

244 Fenoglio C, Lattes R. Sclerosing papillary proliferations in the female breast. A benign lesion often mistaken for carcinoma. Cancer 1974, **33**: 691–700.

245 Fisher ER, Palekar AS, Kotwal N, Lipana N. A non-encapsulated sclerosing lesion of the breast. Am J Clin Pathol 1979, **71**: 240–246.

246 Gottlieb C, Raju U, Greenwald KA. Myoepithelial cells in the differential diagnosis of complex benign and malignant breast lesions. An immunohistochemical study. Mod Pathol 1990, **3**: 135–140.

247 Jacobs TW, Byrne C, Colditz G, Connolly JL, Schnitt SJ. Radial scars in benign breast-biopsy specimens and the risk of breast cancer. N Engl J Med 1999, **340**: 430–436.

248 Keen ME, Murad TM, Cohen MI, Matthies HJ. Benign breast lesions with malignant clinical and mammographic presentations. Hum Pathol 1985, **16**: 1147–1152.

249 Lele SM, Graves K, Galatica Z. Immunohistochemical detection of maspin is a useful adjunct in distinguishing radial sclerosing lesion from tubular carcinoma of the breast. Appl Immunohistochem Mol Morphol 2000, **8**: 32–36.

250 Linell F, Ljungberg O, Andersson I. Breast carcinoma. Aspects of early stages, progression and related problems. Acta Pathol Microbiol Scand [A] 1980, **272**(Suppl): 1–233.

251 Manfrin E, Remo A, Falsirollo F, Reghellin D, Bonetti F. Risk of neoplastic transformation in asymptomatic radial scar. Analysis of 117 cases. Breast Cancer Res Treat 2008, **107**: 371–377.

252 Nielsen M, Christensen L, Andersen J. Radial scars in women with breast cancer. Cancer 1987, **59**: 1019–1025.

253 Nielsen M, Jensen J, Andersen JA. An autopsy study of radial scar in the female breast. Histopathology 1985, **9**: 287–295.

254 Rabban JT, Sgroi DC. Sclerosing lesions of the breast. Semin Diagn Pathol 2004, **21**: 42–47.

255 Rickert RR, Kalisher L, Hutter RVP. Indurative mastopathy. A benign sclerosing lesion of breast with elastosis which may simulate carcinoma. Cancer 1981, **47**: 561–571.

256 Sloane JP, Mayers MM. Carcinoma and atypical hyperplasia in radial scars and complex sclerosing lesions. Importance of lesion size and patient age. Histopathology 1993, **23**: 225–231.

257 Tremblay G, Buell RH, Seemayer TA. Elastosis in benign sclerosing ductal proliferation of the female breast. Am J Surg Pathol 1977, **1**: 155–159.

258 Wellings SR, Alpers CE. Subgross pathologic features and incidence of radial scars in the breast. Hum Pathol 1984, **15**: 475–479.

DUCTAL AND LOBULAR HYPERPLASIA

259 Azzopardi JG. Problems in breast pathology. In Bennington JL (consulting ed.): Major problems in pathology, vol. 11. Philadelphia, 1979, W.B. Saunders.

260 Cameselle-Teijeiro J, Abdulkader I, Barreiro-Morandeira F, Ruiz-Ponte C, Reyes-Santías R, Chavez E, Sobrinho-Simões M. Breast tumor resembling the tall cell variant of papillary thyroid carcinoma: a case report. Int J Surg Pathol 2006, **14**: 79–84.

261 Clement PB, Young RH, Azzopardi JG. Collagenous spherulosis of the breast. Am J Surg Pathol 1987, **11**: 411–417.

262 Damiani S, Cattani MG, Buonamici L, Eusebi V. Mammary foam cells. Characterization by immunohistochemistry and in situ hybridisation. Virchows Arch 1998, **432**: 433–440.

263 Eusebi V, Damiani S, Ellis IO, Azzopardi J, Rosai J. Breast tumor resembling the tall cell variant of papillary thyroid carcinoma: report of five cases. Am J Surg Pathol 2003; **27**: 1114–1118.

264 Grignon DJ, Ro JY, Mackay BN, Ordóñez NG, Ayala AG. Collagenous spherulosis of the breast. Immunohistochemical and ultrastructural studies. Am J Clin Pathol 1989, **91**: 386–392.

265 Guerry P, Erlandson RA, Rosen PP. Cystic hypersecretory hyperplasia and cystic hypersecretory duct carcinoma of the breast. Pathology, therapy, and follow-up of 39 patients. Cancer 1988, **61**: 1611–1620.

266 Hameed O, Perry A, Banerjee R, Zhu X, Pfeifer JD. Papillary carcinoma of the breast lacks evidence of RET rearrangements despite morphological similarities to papillary thyroid carcinoma. Mod Pathol 2009, **22**: 1236–1242.

267 Kasami M, Jensen RA, Simpson JF, Page DL. Lobulocentricity of breast hypersecretory hyperplasia with cytologic atypia: infrequent association with carcinoma in situ. Am J Clin Pathol 2004, **122**: 714–720.

268 Maluf HM, Koerner FC, Dickersin GR. Collagenous spherulosis: an ultrastructural study. Ultrastruct Pathol 1998, **22**: 239–248.

269 Michal M, Skalova A. Collagenous spherulosis. A comment on its histogenesis. Pathol Res Pract 1990, **186**: 365–370.

270 Mooney EE, Kayani N, Tavassoli FA. Spherulosis of the breast. A spectrum of mucinous and collagenous lesions. Arch Pathol Lab Med 1999, **123**: 626–630.

271 Raju U, Crissman JD, Zarbo RJ, Gottlieb C. Epitheliosis of the breast. An immunohistochemical characterization and comparison to malignant intraductal proliferations of the breast. Am J Surg Pathol 1990, **14**: 939–947.

272 Resetkova E, Albarracin C, Sneige N. Collagenous spherulosis of breast: morphological study of 59 cases and review of the literature. Am J Surg Pathol 2006, **30**: 20–27.

273 Sgroi D, Koerner FC. Involvement of collagenous spherulosis by lobular carcinoma in situ. Potential confusion with cribriform ductal carcinoma in situ. Am J Surg Pathol 1995, **19**: 1366–1370.

274 Tavassoli FA, Majeste RM, Snyder RC. Intranuclear helioid inclusions in mammary intraductal hyperplasias. Ultrastruct Pathol 1991, **15**: 267–279.

275 Tham K, Dupont WD, Page DL, Gray GF, Rogers LW. Micro-papillary hyperplasia with atypical features in female breasts, resembling gynecomastia. Prog Surg Pathol 1989, **10**: 101–110.

276 Tosi AL, Ragazzi M, Asioli S, Del Vecchio M, Cavalieri M, Eusebi LH, Foschini MP. Breast tumor resembling the tall cell variant of papillary thyroid carcinoma: report of 4 cases with evidence of malignant potential. Int J Surg Pathol 2007, **15**: 14–19.

ATYPICAL DUCTAL AND LOBULAR HYPERPLASIA

277 Beck JS. Observer variability in reporting of breast lesions. J Clin Pathol 1985, **38**: 1358–1365.

278 Bodian CA, Perzin KH, Lattes R, Hoffmann P. Reproducibility and validity of pathologic classifications of benign breast disease and implications for clinical applications. Cancer 1993, **71**: 3908–3913.

279 Consensus Meeting. Oct 3 to 5, 1985, New York, Cancer Committee of the College of American Pathologists: Is 'fibrocystic disease' of the breast precancerous? Arch Pathol Lab Med 1986, **110**: 171–173.

280 Crissman JD, Visscher DW, Kubus J. Image cytophotometric DNA analysis of atypical hyperplasias and intraductal carcinomas of the breast. Arch Pathol Lab Med 1990, **114**: 1249–1253.

281 Dupont WD, Page DL. Risk factors for breast cancer in women with proliferative breast disease. N Engl J Med 1985, **312**: 146–151.

282 Fitzgibbons PL, Henson DE, Hutter RV. Benign breast changes and the risk for subsequent breast cancer: an update of the 1985 consensus statement. Cancer Committee of the College of American Pathologists. Arch Pathol Lab Med 1998, **122**: 1053–1055.

283 Ghofrani M, Tapia B, Tavassoli FA. Discrepancies in the diagnosis of intraductal proliferative lesions of the breast and its management implications: results of a multinational survey. Virchows Arch 2006, **449**: 609–616.

284 King EB, Chew KL, Hom JD, Duarte LA, Mayall B, Miller TR, Neuhaus JM, Wrensch MR, Petrakis NL. Characterization by image cytometry of duct epithelial proliferative disease of the breast. Mod Pathol 1991, **4**: 291–296.

285 Ohuchi N, Page DL, Merino MJ, Viglione MJ, Kufe DW, Schlom J. Expression of tumor-associated antigen (DF3) in atypical hyperplasias and in situ carcinomas of the human breast. J Natl Cancer Inst 1987, **79**: 109–117.

286 Page DL. Cancer risk assessment in benign breast biopsies. Hum Pathol 1986, **17**: 871–874.

287 Page DL, Dupont WD, Rogers LW, Rados MS. Atypical hyperplastic lesions of the female breast. A long-term follow-up study. Cancer 1985, **55**: 2698–2708.

288 Page DL, Kidd TE Jr, Dupont WD, Simpson JF, Rogers LW. Lobular neoplasia of the breast: higher risk for subsequent invasive cancer predicted by more extensive disease. Hum Pathol 1991, **22**: 1232–1239.

289 Page DL, Rogers LW. Combined histologic and cytologic criteria for the diagnosis of mammary atypical ductal hyperplasia. Hum Pathol 1992, **23**: 1095–1097.

290 Purcell CA, Norris HJ. Intraductal proliferations of the breast: a review of histologic criteria for atypical intraductal hyperplasia and ductal carcinoma in situ, including apocrine and papillary lesions. Ann Diagn Pathol 1998, **2**: 135–145.

291 Putti TC, Pinder SE, Elston CW, Lee AH, Ellis IO. Breast pathology practice: most common problems in a consultation service. Histopathology 2005, **47**: 445–457.

292 Rosai J. Borderline epithelial lesions of the breast. Am J Surg Pathol 1991, **15**: 209–221.

293 Schnitt SJ, Connolly JL, Tavassoli FA, Fechner RE, Kempson RL, Gelman R, Page DL. Interobserver reproducibility in the diagnosis of ductal proliferative breast lesions using standardized criteria. Am J Surg Pathol 1992, **16**: 1133–1143.

294 Tavassoli FA, Norris HJ. A comparison of the results of long-term follow-up for atypical intraductal hyperplasia and intraductal hyperplasia of the breast. Cancer 1990, **65**: 518–529.

295 Walker R. The pathology of 'precancerous' breast disease. Pathol Annu 1995, **29**(Pt2): 75–97.

296 Yeh IT, Mies C. Application of immunohistochemistry to breast lesions. Arch Pathol Lab Med 2008, **132**: 349–358.

FLAT EPITHELIAL ATYPIA (COLUMNAR CELL LESION)

297 Abdel-Fatah TM, Powe DG, Hodi Z, Lee AH, Reis-Filho JS, Ellis IO. High frequency of coexistence of columnar cell lesions, lobular neoplasia, and low grade ductal carcinoma in situ with invasive tubular carcinoma and invasive lobular carcinoma. Am J Surg Pathol 2007, **31**: 417–426.

298 Brogi E, Oyama T, Koerner FC. Atypical cystic lobules in patients with lobular neoplasia. Int J Surg Pathol 2001, **9**: 201–206.

299 Collins LC, Achacoso NA, Nekhlyudov L, Fletcher SW, Haque R, Quesenberry CP Jr, Alshak NS, Puligandla B, Brodsky GL, Schnitt SJ, Habel LA. Clinical and pathologic features of ductal carcinoma in situ associated with the presence of flat epithelial atypia: an analysis of 543 patients. Mod Pathol 2007, **20**: 1149–1155.

300 Dabbs DJ, Kessinger RL, McManus K, Johnson R. Biology of columnar cell lesions in core biopsies of breast [abstract]. Mod Pathol 2003, **16**: 26a.

301 Dessauvagie BF, Zhao W, Heel-Miller KA, Harvey J, Bentel JM. Characterization of columnar cell lesions of the breast: immunophenotypic analysis of columnar alteration of lobules with prominent apical snouts and secretions. Hum Pathol 2007, **38**: 284–292.

302 Feeley L, Quinn CM. Columnar cell lesions of the breast. Histopathology 2008, **52**: 11–19.

303 Fraser JL, Raza S, Chorny K, Connolly JL, Schnitt SJ. Columnar alteration with prominent apical snouts and secretions: a spectrum of changes frequently present in breast biopsies performed for microcalcifications. Am J Surg Pathol 1998, **22**: 1521–1527.

304 Jhala D, Talley L, Chhieng D, Frost A. Presence of columnar alteration with prominent apical snouts and secretions and relation with biomarker expression in 200 breast cancer patients [abstract]. Mod Pathol 2003, **16**: 34a.

305 Koerner FC, Oyama T, Maluf H. Morphological observations regarding the origins of atypical cystic lobules (low-grade clinging carcinoma of flat type). Virchows Arch 2001, **439**: 523–530.

306 Leibl S, Regitnig P, Moinfar F. Flat epithelial atypia (DIN 1a, atypical columnar change): an underdiagnosed entity very frequently coexisting with lobular neoplasia. Histopathology 2007, **50**: 859–865.

307 Lerwill MF. Flat epithelial atypia of the breast. Arch Pathol Lab Med 2008, **132**: 615–621.

308 Moinfar F. Flat ductal intraepithelial neoplasia of the breast: a review of diagnostic criteria, differential diagnoses, molecular-genetic findings, and clinical relevance – it is time to appreciate the Azzopardi concept! Arch Pathol Lab Med 2009, **133**: 879–892.

309 Moinfar F. Flat ductal intraepithelial neoplasia of the breast: evolution of Azzopardi's 'clinging' concept. Semin Diagn Pathol 2010, **27**: 37–48.

310 Noske A, Pahl S, Fallenberg E, Richter-Ehrenstein C, Buckendahl AC, Weichert W, Schneider A, Dietel M, Denkert C. Flat epithelial atypia is a common subtype of B3 breast lesions and is associated with noninvasive cancer but not with invasive cancer in final excision histology. Hum Pathol 2010, **41**: 522–527.

311 Oyama T, Maluf H, Koerner F. Atypical cystic lobules: an early stage in the formation of low-grade ductal carcinoma in situ. Virchows Arch 1999, **435**: 413–421.

NOMENCLATURE OF PROLIFERATIVE DUCTAL AND LOBULAR LESIONS

312 Azzopardi JG. Problems in breast pathology. In Bennington JL (consulting ed.): Major problems in pathology, vol. 11. Philadelphia, 1979, W.B. Saunders.

313 Bratthauer GL, Tavassoli FA. Lobular intraepithelial neoplasia: previously unexplored aspects assessed in 775 cases and their clinical implications. Virchows Arch 2002, **440**: 134–138.

314 Lopez-Garcia MA, Geyer FC, Lacroix-Triki M, Marchió C, Reis-Filho JS. Breast cancer precursors revisited: molecular features and progression pathways. Histopathology 2010, **57**: 171–192.

315 Rosai J. Borderline epithelial lesions of the breast. Am J Surg Pathol 1991, **15**: 209–221.

316 Tavassoli FA. Ductal carcinoma in situ: introduction of the concept of ductal intraepithelial neoplasia. Mod Pathol 1998, **11**: 140–154.

317 Tavassoli FA, Hoefler H, Rosai J, Holland R, Ellis I, Schnitt S. Intraductal proliferative lesions. Pathology and genetics of tumours of the breast and female genital organs. Lyon, 2003, IARC Press, pp. 14–20.

RELATIONSHIP WITH CARCINOMA AND TREATMENT

318 Aubele MM, Cummings MC, Mattis AE, Zitzelsberger HF, Walch AK, Kremer M, Hofler H, Werner M. Accumulation of chromosomal imbalances from intraductal proliferative lesions to adjacent in situ and invasive ductal breast cancer. Diagn Mol Pathol 2000, **9**: 14–19.

319 Bianchi S, Palli D, Galli M, Zampi G. Benign breast disease and cancer risk. Crit Rev Oncol Hematol 1993, **15**: 221–242.

320 Bodian CA, Perzin KH, Lattes R, Hoffmann P, Abernathy TG. Prognostic significance of benign proliferative breast disease. Cancer 1993, **71**: 3896–3907.

321 Byrne C, Connolly JL, Colditz GA, Schnitt SJ. Biopsy confirmed benign breast disease, postmenopausal use of exogenous female hormones, and breast carcinoma risk. Cancer 2000, **89**: 2046–2052.

322 Connolly JL, Schnitt SJ. Benign breast disease. Resolved and unresolved issues. Cancer 1993, **71**: 1187–1189.

323 Dupont WD, Page DL. Relative risk of breast cancer varies with time since diagnosis of atypical hyperplasia. Hum Pathol 1989, **20**: 723–725.

324 Dupont WD, Page DL, Rogers LW, Parl FF. Influence of exogenous estrogens, proliferative breast disease, and other variables on breast cancer risk. Cancer 1989, **63**: 948–957.

325 Dupont WD, Parl FF, Hartmann WH, Brinton LA, Winfield AC, Worrell JA, Schuyler PA, Plummer WD. Breast cancer risk associated with proliferative breast disease and atypical hyperplasia. Cancer 1993, **71**: 1258–1265.

326 Frantz VK, Pickren JW, Melcher GW, Auchincloss H Jr. Incidence of chronic cystic disease in so-called 'normal breast'. Cancer 1951, **4**: 762–783.

327 Hartmann LC, Sellers TA, Frost MH, Lingle WL, Degnim AC, Ghosh K, Vierkant RA, Maloney SD, Pankratz VS, Hillman DW, Suman VJ, Johnson J, Blake C, Tlsty T, Vachon CM, Melton LJ 3rd, Visscher DW. Benign breast disease and the risk of breast cancer. N Engl J Med 2005, **353**: 229–237.

328 Jacobs TW, Byrne C, Colditz G, Connolly JL, Schnitt SJ. Pathologic features of breast cancers in women with previous benign breast disease. Am J Clin Pathol 2001, **115**: 362–369.

329 Kern WH, Brooks RN. Atypical epithelial hyperplasia associated with breast cancer and fibrocystic disease. Cancer 1969, **24**: 668–675.

330 McDivitt RW. Breast carcinoma. Hum Pathol 1978, **9**: 3–21.

331 Micale MA, Visscher DW, Gulino SE, Wolman SR. Chromosomal aneuploidy in proliferative breast disease. Hum Pathol 1994, **25**: 29–35.

332 Millikan R, Hulka B, Thor A, Zhang Y, Edgerton S, Zhang X, Pei H, He M, Wold L, Melton LJ, Ballard D, Conway K, Liu ET. p53 mutations in benign breast tissue. J Clin Oncol 1995, **13**: 2293–2531.

333 Page DL. Cancer risk assessment in benign breast biopsies. Hum Pathol 1986, **17**: 871–874.

334 Page DL, Dupont WD. Anatomic markers of human premalignancy and risk of breast cancer. Cancer 1990, **66**: 1326–1335.

335 Rosen PP. Proliferative breast 'disease'. An unresolved diagnostic dilemma. Cancer 1993, **71**: 3798–3807.

336 Schnitt SJ. Benign breast disease and breast cancer risk. Morphology and beyond. Am J Surg Pathol 2003, **27**: 836–841.

337 Schnitt SJ, Jimi A, Kojiro M. The increasing prevalence of benign proliferative breast lesions in Japanese women. Cancer 1993, **71**: 2528–2531.

338 Skolnick MH, Cannon-Albright LA, Goldgar DE, Ward JH, Marshall CJ, Schumann GB, Hogle H, McWhorter WP, Wright EC, Tran TD, et al. Inheritance of proliferative breast disease in breast cancer kindreds. Science 1990, **250**: 1715–1720.

339 Steinhoff NG, Black WC. Florid cystic disease preceding mammary cancer. Ann Surg 1970, **171**: 501–508.

340 Tavassoli FA, Norris HJ. A comparison of the results of long-term follow-up for atypical intraductal hyperplasia and intraductal hyperplasia of the breast. Cancer 1990, **65**: 518–529.

341 Washington C, Dalbegue F, Abreo F, Taubenberger JK, Lichy JH. Loss of heterozygosity in fibrocystic change of the breast: genetic relationship between proliferative lesions and associated carcinomas. Am J Pathol 2000, **157**: 323–329.

342 Younes M, Lebovitz RM, Bommer KE, Cagle PT, Morton D, Khan S, Laucirica R. p53 accumulation in benign breast biopsy specimens. Hum Pathol 1995, **26**: 155–158.

CARCINOMA

GENERAL FEATURES

AGE

343 Tse GM, Tan PH, Lau KM, de Andrade VP, Lui PC, Vong JS, Chaiwun B, Lam CC, Yu AM, Moriya T. Breast cancer in the elderly: a histological assessment. Histopathology 2009, **55**: 441–451.

INCIDENCE

344 Dotto J, Kluk M, Geramizadeh B, Tavassoli FA. Frequency of clinically occult intraepithelial and invasive neoplasia in reduction mammoplasty specimens: a study of 516 cases. Int J Surg Pathol 2008, **16**: 25–30.

345 Garfinkel L, Boring CC, Heath CW Jr. Changing trends. An overview of breast cancer incidence and mortality. Cancer 1994, **74**: 222–227.

346 Jatoi I, Miller AB. Why is breast-cancer mortality declining? Lancet Oncol 2003, **4**: 251–254.

347 Parkin DM, Bray FI, Devesa SS. Cancer burden in the year 2000. The global picture. Eur J Cancer 2001, **37**: S4–66.

348 Parkin DM, Bray F, Ferlay J, Pisani P. Estimating the world cancer burden. Globocan 2000. Int J Cancer 2001, **94**: 153–156.

349 Peto R, Boreham J, Clarke M, Davies C, Beral V. UK and USA breast cancer deaths down 25% in year 2000 at ages 20–69 years. Lancet 2000, **355**: 1822.

350 Sondik EJ. Breast cancer trends. Incidence, mortality, and survival. Cancer 1994, **74**: 995–999.

RISK FACTORS

351 Armstrong K, Eisen A, Weber B. Assessing the risk of breast cancer. N Engl J Med 2000, **342**: 564–571.

352 Berkel H, Birdsell DC, Jenkins H. Breast augmentation. A risk factor for breast cancer? N Engl J Med 1992, **326**: 1649–1653.

353 Bonito D, Giarelli L, Falconieri G, Bonifacio-Gori D, Tomasic G, Vielh P. Association of breast cancer and meningioma. Report of 12 new cases and review of the literature. Pathol Res Pract 1993, **189**: 399–404.

354 Bryant H, Brasher P. Breast implants and breast cancer. Reanalysis of a linkage study. N Engl J Med 1995, **332**: 1535–1539.

355 Chen CL, Weiss NS, Newcomb P, Barlow W, White E. Hormone replacement therapy in relation to breast cancer. JAMA 2002, **287**: 734–741.

356 Clark CP, Peters GN, O'Brien KM. Cancer in the augmented breast. Diagnosis and prognosis. Cancer 1993, **72**: 2170–2174.

357 Clemons M, Goss P. Estrogen and the risk of breast cancer. N Engl J Med 2001, **344**: 276–285.

358 Fechner RE. Breast cancer during oral contraceptive therapy. Cancer 1970, **26**: 1204–1211.

359 Fechner RE. The surgical pathology of the reproductive system and breast during oral contraceptive therapy. Pathol Annu 1971, **6**: 299–319.

360 Goss PE, Sierra S. Current perspectives on radiation-induced breast cancer. J Clin Oncol 1998, **16**: 338–347.

361 Hildreth NG, Shore RE, Hempelmann LH. Risk of breast cancer among women receiving radiation treatment in infancy for thymic enlargement. Lancet 1983, **2**: 273.

362 Hoover R, Gray LA Sr, Cole P, MacMahon B. Menopausal estrogens and breast cancer. N Engl J Med 1976, **295**: 401–405.

363 IARC. Hormonal contraception and post-menopausal hormonal therapy. IARC monographs on the evaluation of carcinogenic risks to humans, vol. 72. Lyon, 1998, IARC Press.

364 Kelsey JL, Gammon MD. The epidemiology of breast cancer. CA Cancer J Clin 1991, **41**: 146–165.

365 Kelsey JL, Gammon MD, John EM. Reproductive factors and breast cancer. Epidemiol Rev 1993, **15**: 36–47.

366 Moore DH, Moore DH II, Moore CT. Breast carcinoma etiological factors. Adv Cancer Res 1983, **40**: 189–253.

367 Newcomb PA, Storer BE, Longnecker MP, Mittendorf R, Greenberg ER, Clapp RW, Burke KP, Willett WC, MacMahon B. Lactation and a reduced risk of premenopausal breast cancer. N Engl J Med 1994, **330**: 81–87.

368 Pathak DR, Osuch JR, He J. Breast carcinoma etiology: current knowledge and new insight into the effects of reproductive and hormonal risk factors in black and white populations. Cancer 2000, **88**: 1230–1238.

369 Romieu I, Berlin JA, Colditz G. Oral contraceptives and breast cancer. Review and meta-analysis. Cancer 1990, **66**: 2253–2263.

370 Ross RK, Paganini-Hill A, Gerkins VR, Mack TM, Pfeffer R, Arthur M, Henderson BE. A case-control study of menopausal estrogen therapy and breast cancer. JAMA 1980, **243**: 1635–1639.

371 Ross RK, Paganini-Hill A, Wan PC, Pike MC. Effect of hormone replacement therapy on breast cancer risk estrogen versus estrogen plus progestin. J Natl Cancer Inst 2000, **92**: 328–332.

372 Schairer C, Lubin J, Troisi R, Sturgeon S, Brinton L, Hoover R. Menopausal estrogen and estrogen-progestin replacement therapy and breast cancer risk. JAMA 2000, **283**: 485–491.

373 Schrager CA, Schneider D, Gruener AC, Tsou HC, Peacocke M. Clinical and pathological features of breast disease in Cowden's syndrome: an underrecognized syndrome with an increased risk of breast cancer. Hum Pathol 1998, **29**: 47–53.

374 Shore RE, Hempelmann LH, Kowaluk E, Mansur PS, Pasternack BS, Albert RE, Haughie GE. Breast neoplasms in women treated with x-rays for acute postpartum mastitis. J Natl Cancer Inst 1977, **59**: 813–822.

375 Simon N, Silverstone SM. Radiation as a cause of breast cancer. Bull N Y Acad Sci 1976, **52**: 741–751.

376 Skolnick MH, Cannon-Albright LA. Genetic predisposition to breast cancer. Cancer 1992, **70**: 1747–1754.

377 Swift M, Morrell D, Massey RB, Chase CL. Incidence of cancer in 161 families affected by ataxia-telangiectasia. N Engl J Med 1991, **325**: 1831–1836.

378 Wang DY, Rubens RD, Allen DS, Millis RR, Bulbrook RD, Chaudary MA, Hayward JL. Influence of reproductive history of age at

diagnosis of breast cancer and prognosis. Int J Cancer 1985, 36: 427–432.

379 White E, Malone KE, Weiss NS, Daling JR. Breast cancer among young U.S. women in relation to oral contraceptive use. J Natl Cancer Inst 1994, 86: 505–514.

GENETIC PREDISPOSITION

380 Adem C, Reynolds C, Soderberg CL, Slezak JM, McDonnel SK, Sebo TJ, Schaid DJ, Myers JL, Sellers TA, Hartmann LC, Jenkins RB. Pathologic characteristics of breast parenchyma in patients with hereditary breast carcinoma, including BRCA1 and BRCA2 mutations carriers. Cancer 2003, 97: 1–11.

381 Anglian Breast Cancer Study Group. Prevalence and penetrance of BRCA1 and BRCA2 mutations in a population-based series of breast cancer cases. Anglian Breast Cancer Study Group. Br J Cancer 2000, 83: 1301–1308.

382 Armes JE, Egan AJ, Southey MC, Dite GS, McCredie MR, Giles GG, Hopper JL, Venter DJ. The histologic phenotypes of breast carcinoma occurring before age 40 years in women with and without BRCA1 or BRCA2 germline mutations: a population-based study. Cancer 1998, 83: 2335–2345.

383 Blackwood MA, Weber BL. BRCA1 and BRCA2: from molecular genetics to clinical medicine. J Clin Oncol 1998, 16: 1969–1977.

384 Da Silva L, Lakhani SR. Pathology of hereditary breast cancer. Mod Pathol 2010, 23(Suppl 2): S46–S51.

385 Fong PC, Boss DS, Yap TA, Tutt A, Wu P, Mergui-Roelvink M, Mortimer P, Swaisland H, Lau A, O'Connor MJ, Ashworth A, Carmichael J, Kaye SB, Schellens JH, de Bono JS. Inhibition of poly(ADP-ribose) polymerase in tumors from BRCA mutation carriers. N Engl J Med 2009, 361: 123–134.

386 Futreal PA, Liu Q, Shattuck-Eidens D, Cochran C, Harshman K, Tavtigian S, Bennett LM, Haugen-Strano A, Swensen J, Miki Y, Eddington K, McClure M, Frye C, Weaver-Feldhaus J, Ding W, Gholami Z, Söderkvist P, Terry L, Jhanwar S, Berchuck A, Iglehart JD, Marks J, Ballinger DG, Barrett JC, Skolnick MH, Kamb A, Wiseman R. BRCA 1 mutations in primary breast and ovarian carcinomas. Science 1994, 266: 120–122.

387 Hartmann LC, Schaid DJ, Woods JE, Crotty TP, Myers JL, Arnold PG, Petty PM, Sellers TA, Johnson JL, McDonnell SK, Frost MH, Jenkins RB. Efficacy of bilateral prophylactic mastectomy in women with a family history of breast cancer. N Engl J Med 1999, 340: 77–84.

388 Lakhani Sr, Jacquemier J, Sloane JP, Gusterson BA, Anderson TJ, van de Vijver MJ, Farid LM, Venter D, Antoniou A, Storfer-Isser A, Smyth E, Steel CM, Haites N, Scott RJ, Goldgar D, Neuhausen S, Daly PA, Ormiston W, McManus R, Scherneck S, Ponder BA, Ford D, Peto J, Stoppa-Lyonet D, Easton DF, et al. Multifactorial analysis of differences between sporadic breast cancers and cancers involving BRCA1 and BRCA2 mutations. J Natl Cancer Inst 1998, 90: 1138–1145.

389 Lee WY, Jin YT, Chang TW, Lin PW, Su IJ. Immunolocalization of BRCA1 protein in normal breast tissue and sporadic invasive ductal carcinomas: a correlation with other biological parameters. Histopathology 1999, 34: 106–112.

390 Meijers-Heijboer H, van Geel B, van Putten WL, Henzen-Logmans SC, Seynaeve C, Menke-Pluymers MB, Bartels CC, Verhoog LC, van der Ouweland AM, Niermeijer MF, Brekelmans CT, Klijn JM. Breast cancer after prophylactic bilateral mastectomy in women

with a BRCA1 or BRCA2 mutations. N Engl J Med 2001, 345: 159–164.

391 Molyneux G, Geyer FC, Magnay FA, McCarthy A, Kendrick H, Natrajan R, Mackay A, Grigoriadis A, Tutt A, Ashworth A, Reis-Filho JS, Smalley MJ. BRCA1 basal-like breast cancers originate from luminal epithelial progenitors and not from basal stem cells. Cell Stem Cell 2010, 7: 403–417.

392 Narod SA, Foulkes WD. BRCA1 and BRCA2: 1994 and beyond. Nat Rev Cancer 2004, 4: 665–676.

393 Palacios J, Robles-Frias MJ, Castilla MA, Lopez-Garcia MA, Benitez J. The molecular pathology of hereditary breast cancer. Pathobiology 2008, 75: 85–94.

394 Ponder B. Breast cancer genes. Searches begin and end [editorial]. Nature 1994, 371: 279.

395 Robson M, Offit K. Management of an inherited predisposition to breast cancer. N Engl J Med 2007, 357: 154–162.

396 Robson M, Svahn T, McCormick B, Borgen P, Hudis CA, Norton L, Offit K. Appropriateness of breast-conserving treatment of breast carcinoma in women with germline mutations in BRCA1 or BRCA2: a clinic-based series. Cancer 2005, 103: 44–51.

397 Ruffner H, Verma IM. BRCA1 is a cell cycle-regulated nuclear phosphoprotein. Proc Natl Acad Sci U S A 1997, 94: 7138–7143.

398 Struewing JP, Hartge P, Wacholder S, Baker SM, Berlin M, McAdams M, Timmerman MM, Brody LC, Tucker MA. The risk of cancer associated with specific mutations of BRCA1 and BRCA2 among Ashkenazi Jews. N Engl J Med 1997, 336: 1401–1408.

399 Tan DS, Marchio C, Reis-Filho JS. Hereditary breast cancer: from molecular pathology to tailored therapies. J Clin Pathol 2008, 61: 1073–1082.

400 Wooster R, Neuhausen SL, Mangion J, Quirk Y, Ford D, Collins N, Nguyen K, Seal S, Tran T, Averill D, Fields P, Marshall G, Narod S, Lenoir GM, Lynch H, Feunteun J, Devilee P, Cornelisse CJ, Menko FH, Daly PA, Ormiston W, McManus R, Pye C, Lewis CM, Cannon-Albright LA, Peto J, Ponder BAJ, Skolnick MH, Easton DF, Goldgar DE, Stratton MR. Localization of a breast cancer susceptibility gene, BRCA2, to chromosome 13q12–13. Science 1994, 265: 2088–2090.

401 Wooster R, Weber BL. Breast and ovarian cancer. N Engl J Med 2003, 348: 2339–2347.

LOCATION

402 Tulinius H, Sigvaldason H, Olafsdottir G. Left and right sided breast cancer. Pathol Res Pract 1990, 186: 92–94.

MULTICENTRICITY

403 Andea AA, Bouwman D, Wallis T, Visscher DW. Correlation of tumor volume and surface area with lymph node status in patients with multifocal/multicentric breast carcinoma. Cancer 2004, 100: 20–27.

404 Andea AA, Wallis T, Newman LA, Bouwman D, Dey J, Visscher DW. Pathologic analysis of tumor size and lymph node status in multifocal/multicentric breast carcinoma. Cancer 2002, 94: 1383–1390.

405 Dawson PJ. What is new in our understanding of multifocal breast cancer. Pathol Res Pract 1993, 189: 111–116.

406 Dawson PJ, Baekey PA, Clark RA. Mechanisms of multifocal breast cancer. An immunocytochemical study. Hum Pathol 1995, 26: 965–969.

407 Fisher ER, Gregorio R, Redmond C, Vellios F, Sommers SC, Fisher B. Pathologic findings from the National Surgical Adjuvant Breast

Project (Protocol no. 4). I. Observations concerning the multicentricity of mammary cancer. Cancer 1975, 35: 247–254.

408 Hutter RVP, Kim DU. The problem of multiple lesions of the breast. Cancer 1971, 28: 1591–1607.

409 Middleton LP, Vlastos G, Mirza NQ, Eva S, Sahin AA. Multicentric mammary carcinoma: evidence of monoclonal proliferation. Cancer 2002, 94: 1910–1916.

410 Noguchi S, Aihara T, Koyama H, Motomura K, Inaji H, Imaoka S. Discrimination between multicentric and multifocal carcinomas of the breast through clonal analysis. Cancer 1994, 74: 872–877.

411 Volante M, Sapino A, Croce S, Bussolati G. Heterogeneous versus homogeneous genetic nature of multiple foci of in situ carcinoma of the breast. Hum Pathol 2003, 34: 1163–1169.

BILATERALITY

412 Anastassiades O, Iakovou E, Stavridou N, Gogas J, Karameris A. Multicentricity in breast cancer. A study of 366 cases. Am J Clin Pathol 1993, 99: 238–243.

413 Broët P, de la Rochefordière A, Scholl SM, Fourquet A, Massen V, Durand J-C, Pouillart P, Asselain B. Contralateral breast cancer. Annual incidence and risk parameters. J Clin Oncol 1995, 13: 1578–1583.

414 Dawson PJ. What is new in our understanding of multifocal breast cancer. Pathol Res Pract 1993, 189: 111–116.

415 Heron DE, Komarnicky LT, Hyslop T, Schwartz GF, Mansfield CM. Bilateral breast carcinoma: risk factors and outcomes for patients with synchronous and metachronous disease. Cancer 2000, 88: 2739–2750.

416 Intra M, Rotmensz N, Viale G, Mariani L, Bonanni B, Mastropasqua MG, Galimberti V, Gennari R, Veronesi P, Colleoni M, Tousimis E, Galli A, Goldhirsch A, Veronesi U. Clinicopathologic characteristics of 143 patients with synchronous bilateral invasive breast carcinomas treated in a single institution. Cancer 2004, 101: 905–912.

417 King RE, Terz JJ, Lawrence W Jr. Experience with opposite breast biopsy in patients with operable breast cancer. Cancer 1976, 37: 43–45.

418 Regitnig P, Ploner F, Maderbacher M, Lax SF. Bilateral carcinomas of the breast with local recurrence: analysis of genetic relationship of the tumors. Mod Pathol 2004, 17: 597–602.

DIAGNOSIS

MAMMOGRAPHY

419 American College of Radiology. Breast imaging reporting and data system (BI-RADS), ed. 3. Reston, VA, 1998, American College of Radiology.

420 Bassett LW, Gambhir S. Breast imaging for the 1990s. Semin Oncol 1991, 18: 80–86.

421 Charpin C, Bonnier P, Khouzami A, Andrac L, Habib M, Vacheret H, Lavaut MN, Piana L. Non palpable breast carcinomas. Histological and immunohistochemical studies of 160 cases. Pathol Res Pract 1993, 189: 267–274.

422 Fisher ER, Palekar A, Kim WS, Redmond C. The histopathology of mammographic patterns. Am J Clin Pathol 1978, 69: 421–426.

423 Fletcher SW, Elmore JG. Mammographic screening for breast cancer. N Engl J Med 2003, 348: 1672–1680.

424 Gallager HS. Breast specimen radiography. Obligatory, adjuvant and investigative. Am J Clin Pathol 1975, **64**: 749–766.

425 Gisvold JJ. Imaging of the breast. Techniques and results. Mayo Clin Proc 1990, **65**: 56–66.

426 Gonzalez JE, Caldwell RG, Valaitis J. Calcium oxalate crystals in the breast. Pathology and significance. Am J Surg Pathol 1991, **15**: 586–591.

427 Kneeshaw PJ, Turnbull LW, Drew PJ. Current applications and future direction of MR mammography. Br J Cancer 2003, **88**: 4–10.

428 Koehl RH, Snyder RE, Hutter RVP, Foote FW Jr. The incidence and significance of calcifications within operative breast specimens. Am J Clin Pathol 1970, **53**: 3–14.

429 McDivitt RW. Breast carcinoma. Hum Pathol 1978, **9**: 3–21.

430 McLelland R. Screening mammography. Cancer 1991, **67**: 1129–1131.

431 Millis RR, Davis R, Stacey AJ. The detection and significance of calcification in the breasts. A radiological and pathological study. Br J Radiol 1976, **49**: 12–26.

432 Owings DV, Hann L, Schnitt SJ. How thoroughly should needle localization breast biopsies be sampled for microscopic examination? A prospective mammographic/pathologic correlative study. Am J Surg Pathol 1990, **14**: 578–583.

433 Rosen PP, Synder RE, Robbins G. Specimen radiography for nonpalpable breast lesions found by mammography. Procedures and results. Cancer 1974, **34**: 2028–2033.

434 Schnall MD. Breast MR imaging. Radiol Clin North Am 2003, **41**: 43–50.

435 Schwartz GF, Carter DL, Conant EF, Gannon FH, Finkel GC, Feig SA. Mammographically detected breast cancer. Nonpalpable is not a synonym for inconsequential. Cancer 1994, **73**: 1660–1665.

436 Stevens GM, Jamplis RW. Mammographically directed biopsy of nonpalpable breast lesions. Arch Surg 1971, **102**: 292–295.

437 US Preventive Services Task Force. Screening for breast cancer: US Preventive Services Task Force recommendation statement. Ann Intern Med 2009, **151**: 716–726.

438 Wolfe JN. Breast patterns as an index of risk for developing breast cancer. Am J Roentgenol 1976, **126**: 1130–1139.

CYTOLOGY

439 Abendroth CS, Wang HH, Ducatman BS. Comparative features of carcinoma in situ and atypical ductal hyperplasia of the breast on fine-needle aspiration biopsy specimens. Am J Clin Pathol 1991, **96**: 654–659.

440 Arisio R, Cuccorese C, Accinelli G, Mano MP, Bordon R, Fessia L. Role of fine-needle aspiration biopsy in breast lesions: analysis of a series of 4,110 cases. Diagn Cytopathol 1998, **18**: 462–467.

441 Barrows GH, Anderson TJ, Lamb JL, Dixon JM. Fine-needle aspiration of breast cancer. Relationship of clinical factors to cytology results in 689 primary malignancies. Cancer 1986, **58**: 1493–1498.

442 Dawson AE, Mulford DK, Sheils LA. The cytopathology of proliferative breast disease. Am J Clin Pathol 1995, **103**: 438–442.

443 Eisenberg AJ, Hajdu SI, Wilhelmus J, Melamed MR, Kinne D. Preoperative aspiration cytology of breast tumors. Acta Cytol (Baltimore) 1986, **30**: 135–146.

444 Frable WJ. Needle aspiration of the breast. Cancer 1984, **53**: 671–676.

445 Jeffrey PB, Ljung BM. Benign and malignant papillary lesions of the breast. A cytomorphologic study. Am J Clin Pathol 1994, **101**: 500–507.

446 Kline TS. Masquerades of malignancy. A review of 4,241 aspirates from the breast. Acta Cytol (Baltimore) 1981, **25**: 263–266.

447 Kline TS, Joshi LP, Neal HS. Fine-needle aspiration of the breast. Diagnoses and pitfalls. A review of 3545 cases. Cancer 1979, **44**: 1458–1464.

448 Lee KC, Chan JK, Ho LC. Histologic changes in the breast after fine-needle aspiration. Am J Surg Pathol 1994, **18**: 1039–1047.

449 Ljung BM, Chew K, Deng G, Matsumura K, Waldman F, Smith H. Fine needle aspiration techniques for the characterization of breast cancers. Cancer 1994, **74**: 1000–1005.

450 Marshall CJ, Schumann GB, Ward JH, Riding JM, Cannon-Albright L, Skolnick M. Cytologic identification of clinically occult proliferative breast disease in women with a family history of breast cancer. Am J Clin Pathol 1991, **95**: 157–165.

451 Norton LW, Davis JR, Wiens JL, Trego DC, Dunnington GL. Accuracy of aspiration cytology in detecting breast cancer. Surgery 1984, **96**: 806–811.

452 Oertel YC. Fine needle aspiration of the breast. Stoneham, MA, 1987, Butterworths.

453 Reiner A, Spona J, Reiner G, Schemper M, Kolb R, Kwasny W, Függer R, Jakesz R, Holzner JH. Estrogen receptor analysis on biopsies and fine-needle aspirates from human breast carcinoma. Correlation of biochemical and immunohistochemical methods using monoclonal antireceptor antibodies. Am J Pathol 1986, **125**: 443–449.

454 Remvikos Y, Magdelenat H, Zajdela A. DNA flow cytometry applied to fine needle sampling of human breast cancer. Cancer 1988, **61**: 1629–1634.

455 Rosenthal DL. Breast lesions diagnosed by fine needle aspiration. Pathol Res Pract 1986, **181**: 645–656.

456 Silfversward C, Gustafsson J-A, Gustafsson SA, Nordenskjold B, Wallgren A, Wrange O. Estrogen receptor analysis on fine needle aspirates and on histologic biopsies from human breast cancer. Eur J Cancer 1980, **16**: 1351–1357.

457 Sneige N, Singletary SE. Fine-needle aspiration of the breast. Diagnostic problems and approaches to surgical management. Pathol Annu 1994, **29**(Pt 1): 281–301.

458 Sneige N, Staerkel GA. Fine-needle aspiration cytology of ductal hyperplasia with and without atypia and ductal carcinoma in situ. Hum Pathol 1994, **25**: 485–492.

459 Tavassoli FA, Pestaner JP. Pseudoinvasion in intraductal carcinoma. Mod Pathol 1995, **8**: 380–383.

460 Thomas PA, Cangiarella J, Raab SS, Waisman J. Fine needle aspiration biopsy of proliferative breast disease. Mod Pathol 1995, **8**: 130–136.

461 Thomas PA, Vazquez MF, Waisman J. Comparison of fine-needle aspiration and frozen section of palpable mammary lesions. Mod Pathol 1990, **3**: 570–574.

462 Youngson BJ, Cranor M, Rosen PP. Epithelial displacement in surgical breast specimens following needling procedures. Am J Surg Pathol 1994, **18**: 896–903.

463 Youngson BJ, Liberman L, Rosen PP. Displacement of carcinomatous epithelium in surgical breast specimens following stereotaxic core biopsy. Am J Clin Pathol 1995, **103**: 598–602.

464 Wanebo HJ, Feldman PS, Wilhelm MC, Covell JL, Binns RL. Fine needle aspiration cytology in lieu of open biopsy in management of primary breast cancer. Ann Surg 1984, **199**: 569–578.

NEEDLE CORE BIOPSY

465 Ballo MS, Sneige N. Can core needle biopsy replace fine-needle aspiration cytology in the diagnosis of palpable breast carcinoma? A comparative study of 124 women. Cancer 1996, **78**: 773–777.

466 Begum SM, Jara-Lazaro AR, Thike AA, Tse GM, Wong JS, Ho JT, Tan PH. Mucin extravasation in breast core biopsies – clinical significance and outcome correlation. Histopathology 2009, **55**: 609–617

467 Cangiarella J, Guth A, Axelrod D, Darvishian F, Singh B, Simsir A, Roses D, Mercado C. Is surgical excision necessary for the management of atypical lobular hyperplasia and lobular carcinoma in situ diagnosed on core needle biopsy?: a report of 38 cases and review of the literature. Arch Pathol Lab Med 2008, **132**: 979–983.

468 Carder PJ, Garvican J, Haigh I, Liston JC. Needle core biopsy can reliably distinguish between benign and malignant papillary lesions of the breast. Histopathology 2005, **46**: 320–327.

469 Chandrasoma PT. Microcalcification in the breast and the pathologist. Am J Surg Pathol 2002, **26**: 135–136.

470 Chivukula M, Bhargava R, Tseng G, Dabbs DJ. Clinicopathologic implications of 'flat epithelial atypia' in core needle biopsy specimens of the breast. Am J Clin Pathol 2009, **131**: 802–808.

471 Chivukula M, Haynik DM, Brufsky A, Carter G, Dabbs DJ. Pleomorphic lobular carcinoma in situ (PLCIS) on breast core needle biopsies: clinical significance and immunoprofile. Am J Surg Pathol 2008, **32**: 1721–1726.

472 Collins LC, Connolly JL, Page DL, Goulart RA, Pisano ED, Fajardo LL, Berg WA, Caudry DJ, McNeil BJ, Schnitt SJ. Diagnostic agreement in the evaluation of image-guided breast core needle biopsies: results from a randomized clinical trial. Am J Surg Pathol 2004, **28**: 126–131.

473 Davies JD, Nonni A, D'Costa HF. Mammary epidermoid inclusion cysts after wide-core needle biopsies. Histopathology 1997, **31**: 549–551.

474 Elsheikh TM, Silverman JF. Follow-up surgical excision is indicated when breast core needle biopsies show atypical lobular hyperplasia or lobular carcinoma in situ: a correlative study of 33 patients with review of the literature. Am J Surg Pathol 2005, **29**: 534–543.

475 Gao F, Carter G, Tseng G, Chivukula M. Clinical importance of histologic grading of lobular carcinoma in situ in breast core needle biopsy specimens: current issues and controversies. Am J Clin Pathol 2010, **133**: 767–771.

476 Gobbi H, Tse G, Page DL, Olson SJ, Jensen RA, Simpson JF. Reactive spindle cell nodules of the breast after core biopsy or fine needle aspiration. Am J Clin Pathol 2000, **113**: 288–294.

477 Guarda LA, Tran TA. The pathology of breast biopsy site marking devices. Am J Surg Pathol 2005, **29**: 814–819.

478 Hoda SA, Harigopal M, Harris GC, Pinder SE, Lee AHS, Ellis IO. Reporting needle core biopsies of breast carcinomas. Histopathology 2003, **43**: 84–90.

479 Hoda SA, Rosen PP. Practical considerations in the pathologic diagnosis of needle core biopsies of breast. Am J Clin Pathol 2002, **118**: 101–108.

480 Hoda SA, Rosen PP. Practical considerations in the pathologic diagnosis of needle core biopsies of breast. Am J Clin Pathol 2002, **118**: 101–108.

481 Ivan D, Selinko V, Sahin AA, Sneige N, Middleton LP. Accuracy of core needle biopsy diagnosis in assessing papillary breast lesions: histologic predictors of malignancy. Mod Pathol 2004, **17**: 165–171.

482 Jacobs TW, Connolly JL, Schnitt SJ. Nonmalignant lesions in breast core needle biopsy: to excise or not to excise? Am J Surg Pathol 2002, **26**: 1095–1110.

483 Karabakhtsian RG, Johnson R, Sumkin J, Dabbs DJ. The clinical significance of lobular neoplasia on breast core biopsy. Am J Surg Pathol 2007, **31**: 717–723.

484 Kettritz U, Rotter K, Schreer I, Murauer M, Schulz-Wendtland R, Peter D, Heywang-Köbrunner SH. Stereotactic vacuum-assisted breast biopsy in 2874 patients: a multicenter study. Cancer 2004, **100**: 245–251.

485 Koo JS, Jung WH, Kim H. Epithelial displacement into the lymphovascular space can be seen in breast core needle biopsy specimens. Am J Clin Pathol 2010, **133**: 781–787.

486 Kunju LP, Kleer CG. Significance of flat epithelial atypia on mammotome core needle biopsy: should it be excised? Hum Pathol 2007, **38**: 35–41.

487 Lee AH, Denley HE, Pinder SE, Ellis IO, Elston CW, Vujovic P, Macmillan RD, Evans AJ: for the Nottingham Breast Team. Excision biopsy findings of patients with breast needle core biopsies reported as suspicious of malignancy (B4) or lesion of uncertain malignant potential (B3). Histopathology 2003, **42**: 331–336.

488 Litherland JC. Should fine needle aspiration cytology in breast assessment be abandoned? Clin Radiol 2002, **57**: 81–84.

489 Menon S, Porter GJ, Evans AJ, Ellis IO, Elston CW, Hodi Z, Lee AH. The significance of lobular neoplasia on needle core biopsy of the breast. Virchows Arch 2008, **452**: 473–479.

490 Middleton LP, Grant S, Stephens T, Stelling CB, Sneige N, Sahin AA. Lobular carcinoma in situ diagnosed by core needle biopsy: when should it be excised? Mod Pathol 2003, **16**: 120–129.

491 Nagi C, Bleiweiss I, Jaffer S. Epithelial displacement in breast lesions: a papillary phenomenon. Arch Pathol Lab Med 2005, **129**: 1465–1469.

492 Piubello Q, Parisi A, Eccher A, Barbazeni G, Franchini Z, Iannucci A. Flat epithelial atypia on core needle biopsy: which is the right management? Am J Surg Pathol 2009, **33**: 1078–1084.

493 Renshaw AA. Adequate histologic sampling of breast core needle biopsies. Arch Pathol Lab Med 2001, **125**: 1055–1057.

494 Renshaw AA. Predicting invasion in the excision specimen from breast core needle biopsy specimens with only ductal carcinoma in situ. Arch Pathol Lab Med 2002, **126**: 39–41.

495 Renshaw AA, Cartagena N, Schenkman RH, Derhagopian RP, Gould EW. Atypical ductal hyperplasia in breast core needle biopsies. Correlation of size of the lesion, complete removal of the lesion, and the incidence of carcinoma in follow-up biopsies. Am J Clin Pathol 2001, **116**: 92–96.

496 Renshaw AA, Derhagopian RP, Martinez P, Gould EW. Lobular neoplasia in breast core needle biopsy specimens is associated with a low risk of ductal carcinoma in situ or invasive carcinoma on subsequent excision. Am J Clin Pathol 2006, **126**: 310–313.

497 Renshaw AA, Derhagopian RP, Tizol-Blanco DM, Gould EW. Papillomas and atypical papillomas in breast core needle biopsy specimens: risk of carcinoma in subsequent excision. Am J Clin Pathol 2004, **122**: 217–221.

498 Senetta R, Campanino PP, Mariscotti G, Garberoglio S, Daniele L, Pennecchi F, Macrì L, Bosco M, Gandini G, Sapino A. Columnar cell lesions associated with breast calcifications on vacuum-assisted core biopsies: clinical, radiographic, and histological correlations. Mod Pathol 2009, **22**: 762–769.

499 Shah VI, Raju U, Chitale D, Deshpande V, Gregory N, Strand V. False-negative core needle biopsies of the breast: An analysis of clinical, radiologic, and pathologic findings in 27 consecutive cases of missed breast cancer. Cancer 2003, **97**: 1824–1831.

500 Shin SJ, Rosen PP. Excisional biopsy should be performed if lobular carcinoma in situ is seen on needle core biopsy. Arch Pathol Lab Med 2002, **126**: 697–701.

501 Shousha S. Issues in the intrepretation of breast core biopsies. Int J Surg Pathol 2003, **11**: 167–176.

502 Wang J, Simsir A, Mercado C, Cangiarella J. Can core biopsy reliably diagnose mucinous lesions of the breast? Am J Clin Pathol 2007, **127**: 124–127.

503 Youngson BJ, Cranor M, Rosen PP. Epithelial displacement in surgical breast specimens following needling procedures. Am J Surg Pathol 1994, **18**: 896–903.

504 Youngson BJ, Liberman L, Rosen PP. Displacement of carcinomatous epithelium in surgical breast specimens following stereotaxic core biopsy. Am J Clin Pathol 1995, **103**: 598–602.

OPEN BIOPSY AND FROZEN SECTION

505 Bianchi S, Palli D, Ciatto S, Galli M, Giorgi D, Vezzosi V, Rosselli del Turco M, Cataliotti L, Cardona G, Zampi G. Accuracy and reliability of frozen section diagnosis in a series of 672 nonpalpable breast lesions. Am J Clin Pathol 1993, **103**: 199–205.

506 Esteban JM, Zaloudek C, Silverberg SG. Intraoperative diagnosis of breast lesions. Comparison of cytologic with frozen section technics. Am J Clin Pathol 1987, **88**: 681–688.

507 Fechner RE. Frozen section examination of breast biopsies. Practice parameter. Am J Clin Pathol 1995, **103**: 6–7.

508 Ferreiro JA, Gisvold JJ, Bostwick DG. Accuracy of frozen-section diagnosis of mammographically directed breast biopsies. Results of 1,490 consecutive cases. Am J Surg Pathol 1995, **19**: 1267–1271.

509 Laucirica R. Intraoperative assessment of the breast: guidelines and potential pitfalls. Arch Pathol Lab Med 2005, **129**: 1565–1574.

510 Niemann TH, Lucas JG, Marsh WL Jr. To freeze or not to freeze. A comparison of methods for the handling of breast biopsies with no palpable abnormality. Am J Clin Pathol 1996, **106**: 225–228.

511 Oberman HA. A modest proposal [editorial]. Am J Surg Pathol 1992, **16**: 69–70.

512 Recommendations of the Association of Directors of Anatomic and Surgical Pathology. Part I. Immediate management of mammographically detected breast lesions. Hum Pathol 1993, **24**: 689–690.

513 Sauter ER, Hoffman JP, Ottery FD, Kowalyshyn MJ, Litwin S, Eisenberg BL. Is frozen section analysis of reexcision lumpectomy margins worthwhile? Margin analysis in breast reexcisions. Cancer 1994, **73**: 2607–2612.

514 Speights VO Jr. Evaluation of frozen sections in grossly benign breast biopsies. Mod Pathol 1994, **7**: 762–765.

MICROSCOPIC TYPES

515 Andersen JA. Invasive breast carcinoma with lobular involvement. Frequency and location of lobular carcinoma in situ. Acta Pathol Microbiol Scand (A) 1974, **82**: 719–729.

516 Ishige H, Komatsu T, Kondo Y, Sugano I, Horinaka E, Okui K. Lobular involvement in human breast carcinoma. Acta Pathol Jpn 1991, **41**: 227–232.

517 Kerner H, Lichtig C. Lobular cancerization: incidence and differential diagnosis with lobular carcinoma in situ of breast. Histopathology 1986, **10**: 621–629.

518 Wellings SR, Jensen HM, Marcum RG. An atlas of subgross pathology of the human breast with special reference to possible precancerous lesions. J Natl Cancer Inst 1975, **55**: 231–273.

IN SITU CARCINOMA

DUCTAL CARCINOMA IN SITU (DCIS)

519 Badve S, A'Hern RP, Ward AM, Millis RR, Pinder SE, Ellis IO, Gusterson BA, Sloane P. Prediction of local recurrence of ductal carcinoma in situ of the breast using five histological classifications: a comparative study with long follow-up. Hum Pathol 1998, **29**: 915–923.

520 Bellamy CD, McDonald C, Salter DM, Chetty U, Anderson TJ. Noninvasive ductal carcinoma of the breast. The relevance of histologic categorization. Hum Pathol 1993, **24**: 16–23.

520a Collins LC, Achacoso N, Nekhlyudov L, Fletcher SW, Haque R, Quesenberry CP Jr, Puligandla B, Alshak NS, Goldstein LC, Gown AM, Schnitt SJ, Habel LA. Relationship between clinical and pathologic features of ductal carcinoma in situ and patient age: an analysis of 657 patients. Am J Surg Pathol 2009, **33**: 1802–1808.

521 Douglas-Jones AG, Gupta SK, Attanoos RL, Morgan JM, Mansel RE. A critical appraisal of six modern classifications of ductal carcinoma in situ of the breast (DCIS): correlation with grade of associated invasive carcinoma. Histopathology 1996, **29**: 397–409.

522 Ellis IO, Pinder SE, Lee AH, Elston CW. A critical appraisal of existing classification systems of epithelial hyperplasia and in situ neoplasia of the breast with proposals for future methods of categorization: where are we going? Semin Diagn Pathol 1999, **16**: 202–208.

523 Holland R, Hendriks JH. Microcalcifications associated with ductal carcinoma in situ. Mammographic–pathologic correlation. Semin Diagn Pathol 1994, **11**: 181–192.

524 Holland R, Peterse JL, Millis RR, Eusebi V, Faverly D, van de Vijver MJ, Zafrani B. Ductal carcinoma in situ. A proposal for a new classification. Semin Diagn Pathol 1994, **11**: 167–180.

525 Lennington WJ, Jensen RA, Dalton LW, Page DL. Ductal carcinoma in situ of the breast. Heterogeneity of individual lesions. Cancer 1994, **73**: 118–124.

526 Shoker BS, Sloane JP. DCIS grading schemes and clinical implications. Histopathology 1999, **35**: 393–400.

527 Sloane JP, Amendoeira I, Apostolikas N, Bellocq JP, Bianchi S, Boecher W, Bussolati G, Coleman D, Connolly CE, Dervan P, Eusebi V, De Miguel C, Drijkoningen M, Elston CW, Faverley D, Gad A, Jacquemier J, Lacerda M, Martinez-Penuela J, Munt C, Peterse JL, Rank F, Sylvan M, Tsakraklides V, Zafrani B. Consistency achieved by 23 European pathologists in categorizing ductal carcinoma in situ of the breast using five classifications. European Commission Working Group on Breast Screening Pathology. Hum Pathol 1998, **29**: 1056–1062.

528 Wells WA, Carney PA, Eliassen MS, Grove MR, Tosteson AN. Pathologists' agreement with experts and reproducibility of breast ductal carcinoma-in-situ classification schemes. Am J Surg Pathol 2000, **24**: 651–659.

Comedocarcinoma

529 Bacus SS, Ruby SG, Weinberg DS, Chin D, Ortiz R, Bacus JW. HER-2/neu oncogene expression and proliferation in breast cancers. Am J Pathol 1990, **137**: 103–111.

530 Bhoola S, DeRose PB, Cohen C. Ductal carcinoma in situ of the breast: frequency of biomarkers according to histologic subtype. Appl Immunohistochem 1999, **7**: 108–115.

531 Bobrow LG, Happerfield LC, Gregory WM, Springall RD, Millis RR. The classification of ductal carcinoma in situ and its association with biological markers. Semin Diagn Pathol 1994, **11**: 199–207.

532 Bose S, Lesser ML, Norton L, Rosen PP. Immunophenotype of intraductal carcinoma. Arch Pathol Lab Med 1996, **120**: 81–85.

533 Brown PW, Silverman J, Owens E, Tabor DC, Terz JJ, Lawrence W Jr. Intraductal 'noninfiltrating' carcinoma of the breast. Arch Surg 1976, **111**: 1063–1067.

534 Carter D, Smith RRL. Carcinoma in situ of the breast. Cancer 1977, **40**: 1189–1193.

535 Chivukula M, Domfeh A, Carter G, Tseng G, Dabbs DJ. Characterization of high-grade ductal carcinoma in situ with and without regressive changes: diagnostic and biologic implications. Appl Immunohistochem Mol Morphol 2009, **17**: 495–499.

536 Coyne J, Haboubi NY. Micro-invasive breast carcinoma with granulomatous stromal response. Histopathology 1992, **20**: 184–185.

537 Damiani S, Ludvikova M, Tomasic G, Bianchi S, Gown AM, Eusebi V. Myoepithelial cells and basal lamina in poorly differentiated in situ duct carcinoma of the breast. An immunocytochemical study. Virchows Arch 1999, **434**: 227–234.

538 Douglas-Jones AG, Schmid KW, Bier B, Horgan K, Lyons K, Dallimore ND, Moneypenny IJ, Jasani B. Metallothionein expression in duct carcinoma in situ of the breast. Hum Pathol 1995, **26**: 217–222.

539 Gobbi H, Jensen RA, Simpson JF, Olson SJ, Page DL. Atypical hyperplasia and ductal carcinoma in situ of the breast associated with perineural invasion. Hum Pathol 2001, **32**: 785–790.

540 Killeen JL, Namiki H. DNA analysis of ductal carcinoma in situ of the breast. A comparison with histologic features. Cancer 1991, **68**: 2602–2607.

541 Lagios MD, Westdahl PR, Margolin FR, Rose MR. Duct carcinoma in situ. Relationship of extent of noninvasive disease to the frequency of occult invasion, multicentricity, lymph node metastases, and short-term treatment failures. Cancer 1982, **50**: 1309–1314.

542 Lara JF, Young SM, Velilla RE, Santoro EJ, Templeton SF. The relevance of occult axillary micrometastatis in ductal carcinoma in situ. A clinicopathologic study with long-term follow-up. Cancer 2003, **98**: 2105–2113.

543 Leal CB, Schmitt FC, Bento MJ, Maia NC, Lopes CS. Ductal carcinoma in situ of the breast. Histologic categorization and its relationship to ploidy and immunohistochemical expression of hormone receptors, p53, and c-erbB-2 protein. Cancer 1995, **75**: 2123–2131.

544 Lodato RF, Maguire HC Jr, Greene MI, Weiner DB, Li Volsi VA. Immunohistochemical evaluation of c-erbB-2 oncogene expression in ductal carcinoma in situ and atypical ductal hyperplasia of the breast. Mod Pathol 1990, **3**: 449–454.

545 Mai KT, Yazdi HM, Burns BF, Perkins DG. Pattern of distribution of intraductal and infiltrating ductal carcinoma: a three-dimensional study using serial coronal giant sections of the breast. Hum Pathol 2000, **31**: 464–474.

546 Mayr NA, Staples JJ, Robinson RA, Vanmetre JE, Hussey DH. Morphometric studies in intraductal breast carcinoma using computerized image analysis. Cancer 1991, **67**: 2805–2812.

547 Millis RR, Thynne GSJ. In situ intraduct carcinoma of the breast. A long-term follow-up study. Br J Surg 1975, **62**: 957–962.

548 Moriya T, Silverberg SG. Intraductal carcinoma (ductal carcinoma in situ) of the breast. A comparison of pure noninvasive tumors with those including different proportions of infiltrating carcinoma. Cancer 1994, **74**: 2972–2978.

549 Ohuchi N, Furuta A, Mori S. Management of ductal carcinoma in situ with nipple discharge. Intraductal spreading of carcinoma is an unfavorable pathologic factor for breast-conserving surgery. Cancer 1994, **74**: 1294–1302.

550 O'Malley FP, Vnencak-Jones CL, Dupont WD, Parl F, Manning S, Page DL. p53 mutations are confined to the comedo type ductal carcinoma in situ of the breast. Immunohistochemical and sequencing data. Lab Invest 1994, **71**: 67–72.

551 Ozzello I, Sanpitak P. Epithelial–stromal junction of intraductal carcinoma of the breast. Cancer 1970, **26**: 1186–1198.

552 Paredes J, Milanezi F, Viegas L, Amendoeira I, Schmitt F. P-cadherin expression is associated with high-grade ductal carcinoma in situ of the breast. Virchows Arch 2002, **440**: 16–21.

553 Poller DN, Silverstein MJ, Galea M, Locker AP, Elston CW, Blamey RW, Ellis IO. Ideas in pathology. Ductal carcinoma in situ of the breast. A proposal for a new simplified histological classification association between cellular proliferation and c-erbB-2 protein expression. Mod Pathol 1994, **7**: 257–262.

554 Rosen PP. Axillary lymph node metastases in patients with occult noninvasive breast carcinoma. Cancer 1980, **46**: 1298–1306.

555 Sandstad E, Hartveit F. Stromal metachromasia. A marker for areas of incipient invasion in ductal carcinoma of the breast? Histopathology 1987, **11**: 73–80.

556 Schnitt SJ, Connolly JL, Khettry U, Mazoujian G, Brenner M, Silver B, Recht A, Beadle G, Harris JR. Pathologic findings on re-excision of the primary site in breast cancer patients considered for treatment by primary radiation therapy. Cancer 1987, **59**: 675–681.

557 Silverberg SG, Chitale AR. Assessment of significance of proportions of intraductal and infiltrating tumor growth in ductal carcinoma of the breast. Cancer 1973, **32**: 830–837.

558 Tsang WY, Chan JK. Neural invasion in intraductal carcinoma of the breast. Hum Pathol 1992, **23**: 202–204.

559 Westbrook KC, Gallager HS. Intraductal carcinoma of the breast. A comparative study. Am J Surg 1975, **130**: 667–670.

(In situ) papillary carcinoma

560 Azzopardi JG. Problems in breast pathology. In Bennington JL (consulting ed.): Major problems in pathology, vol. 11. Philadelphia, 1979, W.B. Saunders.

561 Carter D, Orr SL, Merino MJ. Intracystic papillary carcinoma of the breast. After mastectomy, radiotherapy or excisional biopsy alone. Cancer 1983, **52**: 14–19.

562 Esposito NN, Dabbs DJ, Bhargava R. Are encapsulated papillary carcinomas of the breast in situ or invasive? A basement membrane study of 27 cases. Am J Clin Pathol 2009, **131**: 228–242.

563 Koerner F. Papilloma and papillary carcinoma. Semin Diagn Pathol 2010, **27**: 13–30.

564 Kraus FT, Neubecker RD. The differential diagnosis of papillary tumors of the breast. Cancer 1962, **15**: 444–455.

565 Lefkowitz M, Lefkowitz W, Wargotz ES. Intraductal (intracystic) papillary carcinoma of the breast and its variants. A clinicopathological study of 77 cases. Hum Pathol 1994, **25**: 802–809.

566 Oyama T, Koerner FC. Noninvasive papillary proliferations. Semin Diagn Pathol 2004, **21**: 32–41.

567 Papotti M, Eusebi V, Gugliotta P, Bussolati G. Immunohistochemical analysis of benign and malignant papillary lesions of the breast. Am J Surg Pathol 1983, **7**: 451–461.

568 Papotti M, Gugliotta P, Ghiringhello B, Bussolati G. Association of breast carcinoma and multiple intraductal papillomas. An histological and immunohistochemical investigation. Histopathology 1984, **8**: 963–975.

569 Rabban JT, Koerner FC, Lerwill MF. Solid papillary ductal carcinoma in situ versus usual ductal hyperplasia in the breast: a potentially difficult distinction resolved by cytokeratin 5/6. Hum Pathol 2006, **37**: 787–793.

570 Seal M, Wilson C, Naus GJ, Chia S, Bainbridge TC, Hayes MM. Encapsulated apocrine papillary carcinoma of the breast – a tumour of uncertain malignant potential: report of five cases. Virchows Arch 2009, **455**: 477–483.

571 Ueng SH, Mezzetti T, Tavassoli FA. Papillary neoplasms of the breast: a review. Arch Pathol Lab Med 2009, **133**: 893–907.

Other forms

572 Andersen JA. Invasive breast carcinoma with lobular involvement. Frequency and location of lobular carcinoma in situ. Acta Pathol Microbiol Scand (A) 1974, **82**: 719–729.

573 Azzopardi JG. Problems in breast pathology. In Bennington JL (consulting ed.): Major problems in pathology, vol. 11. Philadelphia, 1979, W.B. Saunders.

574 Bellamy CO, McDonald C, Salter DM, Chetty U, Anderson TJ. Noninvasive ductal carcinoma of the breast. The relevance of histologic categorization. Hum Pathol 1993, **24**: 16–23.

575 Bratthauer GL, Moinfar F, Stamatakos MD, Mezzetti TP, Shekitka KM, Man YG, Tavassoli FA. Combined E-cadherin and high molecular weight cytokeratin immunoprofile

differentiates lobular, ductal, and hybrid mammary intraepithelial neoplasias. Hum Pathol 2002, 33: 620–627.

576 Coyne JD. DCIS and LCIS with multinucleated giant cells – a report of 4 cases. Histopathology 2007, 50: 669–671.

577 Cross AS, Azzopardi JG, Krausz T, Van Noorden S, Polak JM. A morphological and immunocytochemical study of a distinctive variant of ductal carcinoma in situ of the breast. Histopathology 1985, 9: 21–37.

578 Farshid G, Moinfar F, Meredith DJ, Peiterse S, Tavassoli FA. Spindle cell ductal carcinoma in situ: an unusual variant of ductal intra-epithelial neoplasia that simulates ductal hyperplasia or a myoepithelial proliferation. Virchows Arch 2001, 439: 70–77.

579 Fechner RE. Ductal carcinoma involving the lobule of the breast. A source of confusion with lobular carcinoma in situ. Cancer 1971, 28: 274–281.

580 Fisher ER, Brown R. Intraductal signet ring carcinoma. A hitherto undescribed form of intraductal carcinoma of the breast. Cancer 1985, 55: 2533–2537.

581 Guerry P, Erlandson RA, Rosen PP. Cystic hypersecretory hyperplasia and cystic hypersecretory duct carcinoma of the breast. Pathology, therapy, and follow-up of 39 patients. Cancer 1988, 61: 1611–1620.

582 Hayes MM, Peterse JL, Yavuz E, Vischer GH, Eusebi V. Squamous cell carcinoma in situ of the breast: a light microscopic and immunohistochemical study of a previously undescribed lesion. Am J Surg Pathol 2007, 31: 1414–1419.

583 Kawasaki T, Nakamura S, Sakamoto G, Murata S, Tsunoda-Shimizu H, Suzuki K, Takahashi O, Nakazawa T, Kondo T, Katoh R. Neuroendocrine ductal carcinoma in situ (NE-DCIS) of the breast – comparative clinicopathological study of 20 NE-DCIS cases and 274 non-NE-DCIS cases. Histopathology 2008, 53: 288–298.

584 Leal C, Henrique R, Monteiro P, Lopes C, Bento MJ, De Sousa SP, Lopes P, Olson S, Silva MD, Page DL. Apocrine ductal carcinoma in situ of the breast: histologic classification and expression of biologic markers. Hum Pathol 2001, 32: 487–493.

585 Lishman SC, Lakhani SR. Atypical lobular hyperplasia and lobular carcinoma in situ: surgical and molecular pathology. Histopathology 1999, 35: 195–200.

586 Maluf HM. Differential diagnosis of solid carcinoma in situ. Semin Diagn Pathol 2004, 21: 25–31.

587 O'Malley FP, Page DL, Nelson EH, Dupont WD. Ductal carcinoma in situ of the breast with apocrine cytology. Definition of a borderline category. Hum Pathol 1994, 25: 164–168.

588 Paredes J, Milanezi F, Viegas L, Amendoeira I, Schmitt F. P-cadherin expression is associated with high-grade ductal carcinoma in situ of the breast. Virchows Arch 2002, 440: 16–21.

589 Rosen PP. Coexistent lobular carcinoma in situ and intraductal carcinoma in a single lobular-duct unit. Am J Surg Pathol 1980, 4: 241–246.

590 Rosen PP, Scott M. Cystic hypersecretory duct carcinoma of the breast. Am J Surg Pathol 1984, 8: 31–41.

591 Schnitt SJ. Clinging carcinoma: an American perspective. Semin Diagn Pathol 2010, 27: 31–36.

592 Skalova A, Ryska A, Kajo K, Di Palma S, Kinkor Z, Michal M. Cystic hypersecretory carcinoma: rare and poorly recognized variant of intraductal carcinoma of the breast. Report

of five cases. Histopathology 2005, 46: 43–49.

593 Tan PH, Lui GG, Chiang G, Yap WM, Poh WT, Bay BH. Ductal carcinoma in situ with spindle cells: a potential diagnostic pitfall in the evaluation of breast lesions. Histopathology 2004, 45: 343–351.

594 Tavassoli FA, Norris HJ. Intraductal apocrine carcinoma. A clinicopathologic study of 37 cases. Mod Pathol 1994, 7: 813–818.

595 Tsang WY, Chan JK. Endocrine ductal carcinoma in situ (E-DCIS) of the breast: a form of low-grade DCIS with distinctive clinicopathologic and biologic characteristics. Am J Surg Pathol 1996, 20: 921–943.

Evolution

596 Betsill WL, Rosen PP, Robbins GF. Intraductal carcinoma. Long term followup after treatment by biopsy only. JAMA 1978, 239: 1863–1867.

597 Carter D, Smith RRL. Carcinoma in situ of the breast. Cancer 1977, 40: 1189–1193.

598 Collins LC, Tamimi RM, Baer HJ, Connolly JL, Colditz GA, Schnitt SJ. Outcome of patients with ductal carcinoma in situ untreated after diagnostic biopsy: results from the Nurses' Health Study. Cancer 2005, 103: 1778–1784.

599 Eusebi V, Feudale E, Foschini MP, Micheli A, Conti A, Riva C, Di Palma S, Rilke F. Long-term follow-up of in situ carcinoma of the breast. Semin Diagn Pathol 1994, 11: 220–235.

600 Eusebi V, Foschini MP, Cook MG, Berrino F, Azzopardi JG. Long-term follow-up of in situ carcinoma of the breast with special emphasis on clinging carcinoma. Semin Diagn Pathol 1989, 6: 165–173.

601 Fisher ER, Costantino J, Fisher B, Palekar AS, Redmond C, Mamounas E; for the National Surgical Adjuvant Breast and Bowel Project Collaborating Investigators. Pathologic findings from the national surgical adjuvant breast project (NSABP) protocol B-17. Intraductal carcinoma (ductal carcinoma in situ). Cancer 1995, 75: 1310–1319.

602 Jensen RA, Page DL. Ductal carcinoma in situ of the breast. Impact of pathology on therapeutic decisions. Am J Surg Pathol 2003, 27: 828–831.

603 Lampejo O, Barnes DM, Smith P, Millis RR. Evaluation of infiltrating ductal carcinomas with a DCIS component. Correlation of the histologic type of the in situ component with grade of the infiltrating component. Semin Diagn Pathol 1994, 11: 215–222.

604 Leonard GD, Swain SM. Ductal carcinoma in situ, complexities and challenges. J Natl Cancer Inst 2004, 96: 906–920.

605 McDivitt RW, Holleb AI, Foote FW. Prior breast disease in patients treated for papillary carcinoma. Arch Pathol 1968, 85: 117–124.

606 Moriya T, Silverberg SG. Intraductal carcinoma (ductal carcinoma in situ) of the breast. A comparison of pure noninvasive tumors with those including different proportions of infiltrating carcinoma. Cancer 1994, 74: 2972–2978.

607 Morrow M, Strom EA, Bassett LW, Dershaw DD, Fowble B, Harris JR, O'Malley F, Schnitt SJ, Singletary SE, Winchester DP; American College of Surgeons; Society of Surgical Oncology; American College of Radiology. Standard for the management of ductal carcinoma in situ of the breast (DCIS). CA Cancer J Clin 2002, 52: 256–276.

608 Page DL, Dupont WD, Rogers LW, Landenberger M. Intraductal carcinoma of the breast. Follow-up after biopsy only. Cancer 1982, 49: 751–758.

609 Rosen PP, Braun DW Jr, Kinne DE. The clinical significance of pre-invasive breast carcinoma. Cancer 1980, 46: 919–925.

610 Rosen PP, Senie R, Schottenfeld D, Ashikari R. Noninvasive breast carcinoma. Ann Surg 1979, 189: 377–382.

611 Sanders ME, Schuyler PA, Dupont WD, Page DL. The natural history of low-grade ductal carcinoma in situ of the breast in women treated by biopsy only revealed over 30 years of long-term follow-up. Cancer 2005, 103: 2481–2484.

612 Schnitt SJ, Silen W, Sadowsky NL, Connolly JL, Harris JR. Ductal carcinoma in situ (intraductal carcinoma) of the breast. N Engl J Med 1988, 318: 898–903.

613 Schwartz GF, Solin LJ, Olivotto IA, Ernster VL, Committee PI. [The consensus conference on the treatment of in situ ductal carcinoma of the breast, April 22–25, 1999]. Bull Cancer 2000, 6: 499–506.

614 Silverstein MJ, Waisman JR, Gamagami P, Gierson ED, Colburn WJ, Rosser RJ, Gordon PS, Lewinsky BS, Fingerhut A. Intraductal carcinoma of the breast (208 cases). Clinical factors influencing treatment choice. Cancer 1990, 66: 102–108.

LOBULAR CARCINOMA IN SITU (LCIS)

615 Acs G, Lawton TJ, Rebbeck TR, Li Volsi VA, Zhang PJ. Differential expression of E-cadherin in lobular and ductal neoplasms of the breast and its biologic and diagnostic implications. Am J Clin Pathol 2001, 115: 85–98.

616 Andersen JA. Invasive breast carcinoma with lobular involvement. Frequency and location of lobular carcinoma in situ. Acta Pathol Microbiol Scand (A) 1974, 82: 719–729.

617 Andersen JA. Lobular carcinoma in situ of the breast with ductal involvement. Frequency and possible influence on prognosis. Acta Pathol Microbiol Scand (A) 1974, 82: 655–662.

618 Andersen JA, Vendelboe ML. Cytoplasmic mucous globules in lobular carcinoma in situ. Diagnosis and prognosis. Am J Surg Pathol 1981, 5: 251–255.

619 Bratthauer GL, Moinfar F, Stamatakos MD, Mezzetti TP, Shekitka KM, Man YG, Tavassoli FA. Combined E-cadherin and high molecular weight cytokeratin immunoprofile differentiates lobular, ductal, and hybrid mammary intraepithelial neoplasias. Hum Pathol 2002, 33: 620–627.

620 Breslow A, Brancaccio ME. Intracellular mucin production by lobular breast carcinoma cells. Arch Pathol Lab Med 1976, 100: 620–621.

621 Bussolati G, Micca FB, Eusebi V, Betts CM. Myoepithelial cells in lobular carcinoma in situ of the breast. A parallel immunocytochemical and ultrastructural study. Ultrastruct Pathol 1981, 2: 219–230.

622 Carter D, Smith RRL. Carcinoma in situ of the breast. Cancer 1977, 40: 1189–1193.

623 Dwarakanath S, Lee AKC, DeLellis RA, Silverman ML, Frasca L, Wolfe HJ. S-100 protein positivity in breast carcinomas. A potential pitfall in diagnostic immunohistochemistry. Hum Pathol 1987, 18: 1144–1148.

624 Eusebi V, Betts C, Haagensen DE Jr, Gugliotta P, Bussolati G, Azzopardi JG. Apocrine differentiation in lobular carcinoma of the breast. A morphologic, immunologic, and ultrastructural study. Hum Pathol 1984, 15: 134–140.

625 Eusebi V, Pich A, Macchiorlatti E, Bussolati G. Morpho-functional differentiation in lobular carcinoma of the breast. Histopathology 1977, 1: 301–314.

626 Fadare O, Dadmanesh F, Alvarado-Cabrero I, Snyder R, Stephen Mitchell J, Tot T, Wang SA, Ghofrani M, Eusebi V, Martel M, Tavassoli FA. Lobular intraepithelial neoplasia [lobular carcinoma in situ] with comedo-type necrosis: a clinicopathologic study of 18 cases. Am J Surg Pathol 2006, 30: 1445–1453.

627 Fechner RE. Ductal carcinoma involving the lobule of the breast. A source of confusion with lobular carcinoma in situ. Cancer 1971, 28: 274–281.

628 Fechner RE. Epithelial alterations in the extralobular ducts of breasts with lobular carcinoma. Arch Pathol 1972, 93: 164–171.

629 Fechner RE. Lobular carcinoma in situ in sclerosing adenosis. A potential source of confusion with invasive carcinoma. Am J Surg Pathol 1981, 5: 233–239.

630 Fondo EY, Rosen PP, Fracchia AA, Urban JA. The problem of carcinoma developing in a fibroadenoma. Recent experience at Memorial Hospital. Cancer 1979, 43: 563–567.

631 Haagensen CD, Lane N, Bodian C. Coexisting lobular neoplasia and carcinoma of the breast. Cancer 1983, 51: 1468–1482.

632 Hanby AM, Hughes TA. In situ and invasive lobular neoplasia of the breast. Histopathology 2008, 52: 58–66.

633 Jacobs TW, Pliss N, Kouria G, Schnitt SJ. Carcinomas in situ of the breast with indeterminate features: role of E-cadherin staining in categorization. Am J Surg Pathol 2001, 25: 229–236.

634 Lambird PA, Shelley WM. The spatial distribution of lobular in situ mammary carcinoma. Implications for size and site of breast biopsy. JAMA 1969, 210: 689–693.

635 Mastracci TL, Tjan S, Bane AL, O'Malley FP, Andrulis IL. E-cadherin alterations in atypical lobular hyperplasia and lobular carcinoma in situ of the breast. Mod Pathol 2005, 18: 741–751.

636 Newman W. Lobular carcinoma of the female breast. Ann Surg 1966, 164: 305–314.

637 Perrone G, Zagami M, Santini D, Vincenzi B, Gullotta G, Morini S, Battista C, Guerriero G, Altomare V, Tonini G, Rabitti C. COX-2 expression in lobular in situ neoplasia of the breast: correlation with histopathological grading system according to the Tavassoli classification. Histopathology 2007, 51: 33–39.

638 Rieger-Christ KM, Pezza JA, Dugan JM, Braasch JW, Hughes KS, Summerhayes IC. Disparate E-cadherin mutations in LCIS and associated invasive breast carcinomas. Mol Pathol 2001, 54: 91–97.

639 Rosen PP, Lieberman PH, Braun DW Jr, Kosloff C, Adair F. Lobular carcinoma in situ of the breast. Detailed analysis of 99 patients with average follow-up of 24 years. Am J Surg Pathol 1978, 2: 225–251.

640 Sahoo S, Green I, Rosen PP. Bilateral Paget disease of the nipple associated with lobular carcinoma in situ: application of immunohistochemistry to a rare finding. Arch Pathol Lab Med 2002, 126: 90–92.

641 Schnitt SJ, Morrow M. Lobular carcinoma in situ: current concepts and controversies. Semin Diagn Pathol 1999, 16: 209–223.

642 Sgroi D, Koerner FC. Involvement of collagenous spherulosis by lobular carcinoma in situ. Potential confusion with cribriform ductal carcinoma in situ. Am J Surg Pathol 1995, 19: 1366–1370.

643 Sneige N, Wang J, Baker BA, Krishnamurthy S, Middleton LP. Clinical, histopathologic, and biologic features of pleomorphic lobular (ductal–lobular) carcinoma in situ of the breast: a report of 24 cases. Mod Pathol 2002, 15: 1044–1050.

644 Tobon H, Price HM. Lobular carcinoma in situ. Some ultrastructural observations. Cancer 1972, 39: 1082–1091.

645 Warner NE. Lobular carcinoma of the breast. Cancer 1969, 23: 840–846.

646 Wheeler JE, Enterline HT. Lobular carcinoma of the breast in situ and infiltrating. Pathol Annu 1976, 11: 161–188.

Evolution

647 Andersen JA. Lobular carcinoma in situ. A long-term follow-up in 52 cases. Acta Pathol Microbiol Scand (A) 1974, 82: 519–533.

648 Andersen JA. Lobular carcinoma in situ of the breast. An approach to rational treatment. Cancer 1977, 39: 2597–2602.

649 Fisher ER, Costantino J, Fisher B, Palekar AS, Paik SM, Suarez CM, Wolmark N. Pathologic findings from the National Surgical Adjuvant Breast Project (NSABP) protocol B-17: five-year observations concerning lobular carcinoma in situ. Cancer 1996, 78: 1403–1416.

650 Fisher ER, Land SR, Fisher B, Mamounas E, Gilarski L, Wolmark N. Pathologic findings from the National Surgical Adjuvant Breast and Bowel Project: twelve-year observations concerning lobular carcinoma in situ. Cancer 2004, 100: 238–244.

651 Haagensen CD, Lane N, Lattes R, Bodian C. Lobular neoplasia (so-called lobular carcinoma in situ) of the breast. Cancer 1978, 42: 737–769.

652 Hwang H, Barke LD, Mendelson EB, Susnik B. Atypical lobular hyperplasia and classic lobular carcinoma in situ in core biopsy specimens: routine excision is not necessary. Mod Pathol 2008, 21: 1208–1216.

653 Li CI, Malone KE, Saltzman BS, Daling JR. Risk of invasive breast carcinoma among women diagnosed with ductal carcinoma in situ and lobular carcinoma in situ, 1988–2001. Cancer 2006, 106: 2104–2112.

654 Maluf H, Koerner F. Lobular carcinoma in situ and infiltrating ductal carcinoma: frequent presence of DCIS as a precursor lesion. Int J Surg Pathol 2001, 9: 127–131.

655 Ottesen GL, Graversen HP, Blichert-Toft M, Zedeler K, Andersen JA. Lobular carcinoma in situ of the female breast. Short-term results of a prospective nationwide study. The Danish Breast Cancer Cooperative Group. Am J Surg Pathol 1993, 17: 14–21.

656 Page DL, Kidd TE Jr, Dupont WD, Simpson JF, Rogers LW. Lobular neoplasia of the breast. Higher risk for subsequent invasive cancer predicted by more extensive disease. Hum Pathol 1991, 22: 1232–1239.

657 Rosen PP, Lieberman PH, Braun DW Jr, Kosloff C, Adair F. Lobular carcinoma in situ of the breast. Detailed analysis of 99 patients with average follow-up of 24 years. Am J Surg Pathol 1978, 2: 225–251.

658 Wheeler JE, Enterline HT. Lobular carcinoma of the breast in situ and infiltrating. Pathol Annu 1976, 11: 161–188.

659 Wheeler JE, Enterline HT, Roseman JM, Tomasulo JP, McIlraine CH, Fitts WT Jr,

Kirshenbaum J. Lobular carcinoma in situ of the breast. Long-term follow-up. Cancer 1974, 34: 554–563.

INVASIVE CARCINOMA

INVASIVE DUCTAL CARCINOMA

Cytoarchitectural variants

660 Berg JW, Hutter RV. Breast cancer. Cancer 1995, 75: 257–269.

Classic (NOS) invasive ductal carcinoma

661 Azzopardi JG, Laurini RN. Elastosis in breast cancer. Cancer 1974, 33: 174–183.

662 Barsky SH, Grotendorst GR, Liotta LA. Increased content of type V collagen in desmoplasia of human breast carcinoma. Am J Pathol 1982, 108: 276–283.

663 Battifora H. Intracytoplasmic lumina in breast carcinoma. A helpful histopathologic feature. Arch Pathol 1975, 99: 614–617.

664 Bellahcène A, Castronovo V. Increased expression of osteonectin and osteopontin, two bone matrix proteins, in human breast cancer. Am J Pathol 1995, 146: 95–100.

665 Bhargava R, Beriwal S, Dabbs DJ. Mammaglobin vs GCDFP-15: an immunohistologic validation survey for sensitivity and specificity. Am J Clin Pathol 2007, 127: 103–113.

666 Bocker W, Klaubert A, Bahnsen J, Schweikhart G, Pollow K, Mitze M, Kreienberg R, Beck T, Stegner H-E. Peanut lectin histochemistry of 120 mammary carcinomas and its relation to tumor type, grading, staging, and receptor status. Virchows Arch [A] 1984, 403: 149–161.

667 Bonetti F, Colombari R, Manfrin E, Zamboni G, Martignoni G, Mombello A, Chilosi M. Breast carcinoma with positive results for melanoma marker (HMB-45). HMB-45 immunoreactivity in normal and neoplastic breast. Am J Clin Pathol 1989, 92: 491–495.

668 Bussolati G, Papotti M, Sapino A, Gugliotta P, Ghiringhello B, Azzopardi JG. Endocrine markers in argyrophilic carcinomas of the breast. Am J Surg Pathol 1987, 11: 248–256.

669 Charpin C, Lachard A, Pourreau-Schneider N, Jacquemier J, Lavaut MN, Andonian C, Martin PM, Toga M. Localization of lactoferrin and nonspecific cross-reacting antigen in human breast carcinomas. An immunohistochemical study using the avidin–biotin–peroxidase complex method. Cancer 1985, 55: 2612–2617.

670 Charpin C, Lissitzky JC, Jacquemier J, Lavaut MN, Kopp F, Pourreau-Schneider N, Martin PM, Toga M. Immunohistochemical detection of laminin in 98 human breast carcinomas. A light and electron microscopic study. Hum Pathol 1986, 17: 355–365.

671 Clayton F, Ordóñez NG, Hanssen GM, Hanssen H. Immunoperoxidase localization of lactalbumin in malignant breast neoplasms. Arch Pathol Lab Med 1982, 106: 268–270.

672 Domagala W, Wozniak L, Lasota J, Weber K, Osborn M. Vimentin is preferentially expressed in high-grade ductal and medullary, but not in lobular breast carcinomas. Am J Pathol 1990, 137: 1059–1064.

673 Dwarakanath S, Lee AKC, DeLellis RA, Silverman ML, Frasca L, Wolfe HJ. S-100 protein positivity in breast carcinomas. A potential pitfall in diagnostic immunohistochemistry. Hum Pathol 1987, 18: 1144–1148.

674 Fisher ER. Ultrastructure of the human breast and its disorders. Am J Clin Pathol 1976, 66: 291-375.

675 Fisher ER, Gregorio RM, Fisher B, with the assistance of Redmond C, Vellios F, Sommers SC, and cooperating investigators. The pathology of invasive breast cancer. A syllabus derived from findings of the National Surgical Adjuvant Breast Project (Protocol No. 4). Cancer 1975, 36: 1-85.

676 Fisher ER, Palekar AS, Gregorio RM, Redmond C, Fisher B. Pathological findings from the National Surgical Adjuvant Breast Project (Protocol No. 4). IV. Significance of tumor necrosis. Hum Pathol 1978, 9: 523-530.

677 Gould VE, Koukoulis GK, Jansson DS, Nagle RB, Franke WW, Moll R. Coexpression patterns of vimentin and glial filament protein with cytokeratins in the normal, hyperplastic, and neoplastic breast. Am J Pathol 1990, 137: 1143-1155.

678 Greenwalt DE, Johnson VG, Kuhajda FP, Eggleston JC, Mather IH. Localization of a membrane glycoprotein in benign fibrocystic disease and infiltrating duct carcinomas of the human breast with the use of a monoclonal antibody to guinea pig milk fat globule-membrane. Am J Pathol 1985, 118: 351-359.

679 Hirota S, Ito A, Nagoshi J, Takeda M, Kurata A, Takatsuka Y, Kohri K, Nomura S, Kitamura Y. Expression of bone matrix protein messenger ribonucleic acids in human breast cancers. Possible involvement of osteopontin in development of calcifying foci. Lab Invest 1995, 72: 64-69.

680 Howard DR, Taylor CR. A method for distinguishing benign from malignant breast lesions utilizing antibody present in normal human sera. Cancer 1979, 43: 2279-2287.

681 Jackson JG, Orr JW. The ducts of carcinomatous breasts, with particular reference to connective-tissue changes. J Pathol Bacteriol 1957, 74: 265-273.

682 Jarasch E-D, Nagle RB, Kaufmann M, Maurer C, Bocker WJ. Differential diagnosis of benign epithelial proliferations and carcinomas of the breast using antibodies to cytokeratins. Hum Pathol 1988, 19: 276-289.

683 Kuhajda FP, Bohn H, Mendelsohn G. Pregnancy-specific beta-1 glycoprotein (SP-1) in breast carcinoma. Pathologic and clinical considerations. Cancer 1984, 54: 1392-1396.

684 Kuhajda FP, Offutt LE, Mendelsohn G. The distribution of carcinoembryonic antigen in breast carcinoma. Diagnostic and prognostic implications. Cancer 1983, 52: 1257-1264.

685 Lee AK, DeLellis RA, Rosen PP, Herbert-Stanton T, Tallberg K, Garcia C, Wolfe HJ. Alpha-lactalbumin as an immunohistochemical marker for metastatic breast carcinomas. Am J Surg Pathol 1984, 8: 93-100.

686 Lee AKC, DeLellis RA, Wolfe HJ. Intramammary lymphatic invasion in breast carcinomas. Evaluation using ABH isoantigens as endothelial markers. Am J Surg Pathol 1986, 10: 589-594.

687 Loy TS, Chapman RK, Diaz-Arias AA, Bulatao IS, Bickel JT. Distribution of BCA-225 in adenocarcinomas. An immunohistochemical study of 446 cases. Am J Clin Pathol 1991, 96: 326-329.

688 Lunde S, Nesland JM, Holm R, Johannessen JV. Breast carcinomas with protein S-100 immunoreactivity. An immunocytochemical and ultrastructural study. Pathol Res Pract 1987, 182: 627-631.

689 Martin SA, Perez-Reyes N, Mendelsohn G. Angioinvasion in breast carcinoma. An immunohistochemical study of factor VIII-related antigen. Cancer 1987, 59: 1918-1922.

690 Mazoujian G, Bodian C, Haagensen DE Jr, Haagensen CD. Expression of GCDFP-15 in breast carcinomas. Relationship to pathologic and clinical factors. Cancer 1989, 63: 2156-2161.

691 Mesa-Tejada R, Oster MW, Fenoglio CM, Magidson J, Spiegelman S. Diagnosis of primary breast carcinoma through immunohistochemical detection of antigen related to mouse mammary tumor virus in metastatic lesions. A report of two cases. Cancer 1982, 49: 261-268.

692 Murad TM, Scarpelli DG. The ultrastructure of medullary and scirrhous mammary duct carcinoma. Am J Pathol 1967, 50: 335-360.

693 Oberman HA. Invasive carcinoma of the breast with granulomatous response. Am J Clin Pathol 1987, 88: 718-721.

694 Ohtani H, Sasano N. Myofibroblasts and myoepithelial cells in human breast carcinoma. An ultrastructural study. Virchows Arch [A] 1980, 385: 247-261.

695 Ordóñez NG, Brooks T, Thompson S, Batsakis JG. Use of Ulex europaeus agglutinin I in the identification of lymphatic and blood vessel invasion in previously stained microscopic slides. Am J Surg Pathol 1987, 11: 543-550.

696 Prey MU, Bedrossian CW, Masood S. The value of monoclonal antibody B72.3 for the diagnosis of breast carcinoma. Experience with the first commercially available source. Hum Pathol 1991, 22: 598-602.

697 Robens J, Goldstein L, Gown AM, Schnitt SJ. Thyroid transcription factor-1 expression in breast carcinomas. Am J Surg Pathol 2010, 34: 1881-1885.

698 Robertson JF, Ellis IO, Bell J, Todd JH, Robins A, Elston CW, Blamey RW. Carcinoembryonic antigen immunocytochemistry in primary breast cancer. Cancer 1989, 64: 1638-1645.

699 Rosen PP. Tumor emboli in intramammary lymphatics in breast carcinoma. Pathologic criteria for diagnosis and clinical significance. Pathol Annu 1983, 18(Pt 2): 215-232.

700 Saigo PE, Rosen PP. The application of immunohistochemical stains to identify endothelial-lined channels in mammary carcinoma. Cancer 1987, 59: 51-54.

701 Sobrinho-Simões M, Johannessen JV, Gould VE. The diagnostic significance of intracytoplasmic lumina in metastatic neoplasms. Ultrastruct Pathol 1981, 2: 327-335.

702 Tavassoli FA, Jones MW, Majeste RM, Bratthauer GL, O'Leary TJ. Immunohistochemical staining with monoclonal Ab B72.3 in benign and malignant breast disease. Am J Surg Pathol 1990, 14: 128-133.

703 Tsubura A, Okada H, Senzaki H, Hatano T, Morii S. Keratin expression in the normal breast and in breast carcinoma. Histopathology 1991, 18: 517-522.

704 Wetzels RH, Holland R, van Haelst UJ, Lane EB, Leigh IM, Ramaekers FC. Detection of basement membrane components and basal cell keratin 14 in non-invasive and invasive carcinomas of the breast. Am J Pathol 1989, 134: 571-579.

705 Wick MR, Lillemoe TJ, Copland GT, Swanson PE, Manivel JC, Kiang DT. Gross cystic disease fluid protein-15 as a marker for breast cancer. Immunohistochemical analysis of 690 human neoplasms and comparison with alpha-lactalbumin. Hum Pathol 1989, 20: 281-287.

706 Willebrand D, Bosman FT, De Goeij AFPM. Patterns of basement membrane deposition in benign and malignant breast tumours. Histopathology 1986, 10: 1231-1241.

Tubular carcinoma

707 Aulmann S, Elsawaf Z, Penzel R, Schirmacher P, Sinn HP. Invasive tubular carcinoma of the breast frequently is clonally related to flat epithelial atypia and low-grade ductal carcinoma in situ. Am J Surg Pathol 2009, 33: 1646-1653.

708 Carstens PHB, Greenberg RA, Francis D, Lyon H. Tubular carcinoma of the breast. A long term follow-up. Histopathology 1985, 9: 271-280.

709 Carstens PHB, Huvos AG, Foote FW Jr, Ashikari R. Tubular carcinoma of the breast. A clinicopathologic study of 35 cases. Am J Clin Pathol 1972, 58: 231-238.

710 Dawson AE, Logan-Young W, Mulford DK. Aspiration cytology of tubular carcinoma. Diagnostic features with mammographic correlation. Am J Clin Pathol 1994, 101: 488-492.

711 de Moraes Schenka NG, Schenka AA, de Souza Queiroz L, de Almeida Matsura M, Alvarenga M, Vassallo J. p63 and CD10: reliable markers in discriminating benign sclerosing lesions from tubular carcinoma of the breast? Appl Immunohistochem Mol Morphol 2006, 14: 71-77.

712 Deos PH, Norris HJ. Well-differentiated (tubular) carcinoma of the breast. A clinicopathologic study of 145 pure and mixed cases. Am J Clin Pathol 1982, 78: 1-7.

713 Diab SG, Clark GM, Osborne CK, Libby A, Allred DC, Elledge RM. Tumor characteristics and clinical outcome of tubular and mucinous breast carcinomas. J Clin Oncol 1999, 17: 1442-1448.

714 Erlandson RA, Carstens PHB. Ultrastructure of tubular carcinoma of the breast. Cancer 1972, 29: 987-995.

715 Flotte TJ, Bell DA, Greco MA. Tubular carcinoma and sclerosing adenosis. The use of basal lamina as a differential feature. Am J Surg Pathol 1980, 4: 75-77.

716 Jao W, Recant W, Swerdlow MA. Comparative ultrastructure of tubular carcinoma and sclerosing adenosis of the breast. Cancer 1976, 38: 180-186.

717 Kunju LP, Ding Y, Kleer CG. Tubular carcinoma and grade 1 (well-differentiated) invasive ductal carcinoma: comparison of flat epithelial atypia and other intra-epithelial lesions. Pathol Int 2008, 58: 620-625.

718 Lagios MD, Rose MR, Margolin FR. Tubular carcinoma of the breast. Association with multicentricity, bilaterality, and family history of mammary carcinoma. Am J Clin Pathol 1980, 73: 25-30.

719 Lele SM, Graves K, Galatica Z. Immunohistochemical detection of maspin is a useful adjunct in distinguishing radial sclerosing lesion from tubular carcinoma of the breast. Appl Immunohistochem Mol Morphol 2000, 8: 32-36.

720 McDivitt RW, Boyce W, Gersell D. Tubular carcinoma of the breast. Clinical and pathological observations concerning 135 cases. Am J Surg Pathol 1982, 6: 401-411.

721 Oberman HA, Fidler WJ Jr. Tubular carcinoma of the breast. Am J Surg Pathol 1979, 3: 387-395.

722 Parl FF, Richardson LD. The histologic and biologic spectrum of tubular carcinoma of the breast. Hum Pathol 1983, 14: 694-698.

723 Peters GN, Wolff M, Haagensen CD. Tubular carcinoma of the breast. Clinical pathologic correlations based on 100 cases. Ann Surg 1981, 193: 138-149.

724 Stalsberg H, Hartmann WH. The delimitation of tubular carcinoma of the breast. Hum Pathol 2000, 31: 601–607.

725 Taylor HB, Norris HJ. Well-differentiated carcinoma of the breast. Cancer 1970, 25: 687–692.

726 Tremblay G. Elastosis in tubular carcinoma of the breast. Arch Pathol 1974, 98: 302–307.

727 van Bogaert L-J. Clinicopathologic hallmarks of mammary tubular carcinoma. Hum Pathol 1982, 13: 558–562.

728 Waldman FM, Hwang ES, Etzell J, Eng C, de Vries S, Bennington J, Thor A. Genomic alterations in tubular breast carcinomas. Hum Pathol 2001, 32: 222–226.

Cribriform carcinoma

729 Page DL, Dixon JM, Anderson TJ, Lee D, Stewart HJ. Invasive cribriform carcinoma of the breast. Histopathology 1983, 7: 525–536.

730 Sanders ME, Page DL, Simpson JF, Edgerton ME, Jensen RA. Solid variant of cribriform carcinoma: a study of 24 cases [abstract]. Mod Pathol 2003, 16: 45a.

731 Venable JG, Schwartz AM, Silverberg SG. Infiltrating cribriform carcinoma of the breast. A distinctive clinicopathologic entity. Hum Pathol 1990, 21: 333–338.

Mucinous carcinoma

732 Adsay NV, Merati K, Nassar H, Shia J, Sarkar F, Pierson CR, Cheng JD, Visscher DW, Hruban RH, Klimstra DS. Pathogenesis of colloid (pure mucinous) carcinoma of exocrine organs. Coupling of gel-forming mucin (MUC2) production with altered cell polarity and abnormal cell-stroma interaction may be the key factor in the morphogenesis and idolent behaviour of colloid carcinoma in the breast and pancreas. Am J Surg Pathol 2003, 27: 571–578.

733 Bal A, Joshi K, Sharma SC, Das A, Verma A, Wig JD. Prognostic significance of micropapillary pattern in pure mucinous carcinoma of the breast. Int J Surg Pathol 2008, 16: 251–256.

734 Capella C, Eusebi V, Mann B, Azzopardi JG. Endocrine differentiation in mucoid carcinoma of the breast. Histopathology 1980, 4: 613–630.

735 Carder PJ, Murphy CE, Liston JC. Surgical excision is warranted following a core biopsy diagnosis of mucocoele-like lesion of the breast. Histopathology 2004, 45: 148–154.

736 Chinyama CN, Davies JD. Mammary mucinous lesions: congeners, prevalence and important pathological associations. Histopathology 1996, 29: 533–539.

737 Clayton F. Pure mucinous carcinomas of breast. Morphologic features and prognostic correlates. Hum Pathol 1986, 17: 34–38.

738 Coady AT, Shousha S, Dawson PM, Moss M, James KR, Bull TB. Mucinous carcinoma of the breast. Further characterization of its three subtypes. Histopathology 1989, 15: 617–626.

739 Coyne JD, Irion L. Mammary mucinous cystadenocarcinoma. Histopathology 2006, 49: 659–660.

740 Diab SG, Clark GM, Osborne CK, Libby A, Allred DC, Elledge RM. Tumor characteristics and clinical outcome of tubular and mucinous breast carcinomas. J Clin Oncol 1999, 17: 1442–1448.

741 Domfeh AB, Carley AL, Striebel JM, Karabakhtsian RG, Florea AV, McManus K, Beriwal S, Bhargava R. WT1 immunoreactivity in breast carcinoma: selective expression in pure and mixed mucinous subtypes. Mod Pathol 2008, 21: 1217–1223.

742 Ferguson DJP, Anderson TJ, Wells CA, Battersby S. An ultrastructural study of mucoid carcinoma of the breast. Variability of cytoplasmic features. Histopathology 1986, 10: 1219–1230.

743 Fisher ER, Palekar AS, NSABP collaborators. Solid and mucinous varieties of so-called mammary carcinoid tumors. Am J Clin Pathol 1979, 72: 909–916.

744 Hamele-Bena D, Cranor ML, Rosen PP. Mammary mucocele-like lesions: benign and malignant. Am J Surg Pathol 1996, 20: 1081–1085.

745 Hull MT, Warfel KA. Mucinous breast carcinomas with abundant intracytoplasmic mucin and neuroendocrine features. Light microscopic, immunohistochemical, and ultrastructural study. Ultrastruct Pathol 1987, 11: 29–38.

746 Koenig C, Tavassoli FA. Mucinous cystadenocarcinoma of the breast. Am J Surg Pathol 1998, 22: 698–703.

747 Komaki K, Sakamoto G, Sugano H, Kasumi F, Watanabe S, Nishi M, Morimoto T, Monden Y. The morphologic feature of mucus leakage appearing in low papillary carcinoma of the breast. Hum Pathol 1991, 22: 231–236.

748 Lacroix-Triki M, Suarez PH, MacKay A, Lambros MB, Natrajan R, Savage K, Geyer FC, Weigelt B, Ashworth A, Reis-Filho JS. Mucinous carcinoma of the breast is genomically distinct from invasive ductal carcinomas of no special type. J Pathol 2010, 222: 282–298.

749 Lee SH, Chaung CR. Mucinous metaplasia of breast carcinoma with macrocystic transformation resembling ovarian mucinous cystadenocarcinoma in a case of synchronous bilateral infiltrating ductal carcinoma. Pathol Int 2008, 58: 601–605.

750 Matsukita S, Nomoto M, Kitajima S, Tanaka S, Goto M, Irimura T, Kim YS, Sato E, Yonezawa S. Expression of mucins (MUC1, MUC2, MUC5AC and MUC6) in mucinous carcinoma of the breast: comparison with invasive ductal carcinoma. Histopathology 2003, 42: 26–36.

751 Norris HJ, Taylor HB. Prognosis of mucinous (gelatinous) carcinoma of the breast. Cancer 1965, 18: 879–885.

752 O'Connell JT, Shao ZM, Drori E, Basbaum CB, Barsky SH. Altered mucin expression is a field change that accompanies mucinous (colloid) breast carcinoma histogenesis. Hum Pathol 1998, 29: 1517–1523.

753 Rasmussen BB. Human mucinous breast carcinomas and their lymph node metastases. A histological review of 247 cases. Pathol Res Pract 1985, 180: 377–382.

754 Rasmussen BB, Rose C, Christensen IB. Prognostic factors in primary mucinous breast carcinoma. Am J Clin Pathol 1987, 87: 155–160.

755 Rasmussen BB, Rose C, Thorpe SM, Andersen KW, Hou-Jensen K. Argyrophilic cells in 202 human mucinous breast carcinomas. Relation to histopathologic and clinical factors. Am J Clin Pathol 1985, 84: 737–740.

756 Ro JY, Sneige N, Sahin AA, Silva EG, del Junco GW, Ayala AG. Mucocele-like tumor of the breast associated with atypical ductal hyperplasia or mucinous carcinoma. A clinicopathologic study of seven cases. Arch Pathol Lab Med 1991, 115: 137–140.

757 Rosen PP. Mucocele-like tumors of the breast. Am J Surg Pathol 1986, 10: 464–469.

758 Rosen PP, Wang T-Y. Colloid carcinoma of the breast. Analysis of 64 patients with long-term follow-up [abstract]. Am J Clin Pathol 1980, 73: 304.

759 Saez C, Japon MA, Poveda MA, Segura DI. Mucinous (colloid) adenocarcinomas secrete distinct O-acylated forms of sialomucins: a histochemical study of gastric, colorectal and breast adenocarcinomas. Histopathology 2001, 39: 554–560.

760 Scopsi L, Andreola S, Pilotti S, Bufalino R, Baldini MT, Testori A, Rilke F. Mucinous carcinoma of the breast. A clinicopathologic, histochemical, and immunocytochemical study with special reference to neuroendocrine differentiation. Am J Surg Pathol 1994, 18: 702–711.

761 Toikkanen S, Kujari H. Pure and mixed mucinous carcinomas of the breast. A clinicopathologic analysis of 61 cases with long-term follow-up. Hum Pathol 1989, 20: 758–764.

762 Tse GM, Ma TK, Chu WC, Lam WW, Poon CS, Chan WC. Neuroendocrine differentiation in pure type mammary mucinous carcinoma is associated with favorable histologic and immunohistochemical parameters. Mod Pathol 2004, 17: 568–572.

763 Walker RA. Mucoid carcinomas of the breast. A study using mucin histochemistry and peanut lectin. Histopathology 1982, 6: 571–579.

764 Weigelt B, Geyer FC, Horlings HM, Kreike B, Halfwerk H, Reis-Filho JS. Mucinous and neuroendocrine breast carcinomas are transcriptionally distinct from invasive ductal carcinomas of no special type. Mod Pathol 2009, 22: 1401–1414.

Medullary carcinoma

765 Armes JE, Venter DJ. The pathology of inherited breast cancer. Pathology 2002, 34: 309–314.

766 Ben-Ezra J, Sheibani K. Antigenic phenotype of the lymphocytic component of medullary carcinoma of the breast. Cancer 1987, 59: 2037–2041.

767 Bloom HJG, Richardson WW, Fields JR. Host resistance and survival in carcinoma of breasts. A study of 104 cases of medullary carcinoma in a series of 1,411 cases of breast cancer followed for 20 years. Br Med J 1970, 3: 181–188.

768 Crotty TB. Medullary carcinoma: it is a reproducible and prognostically significant type of mammary carcinoma? Adv Anat Pathol 1996, 3: 179–184.

769 Dalal P, Shousha S. Keratin 19 in paraffin sections of medullary carcinoma and other benign and malignant breast lesions. Mod Pathol 1995, 8: 413–416.

770 Dwarakanath S, Lee AKC, DeLellis RA, Silverman ML, Frasca L, Wolfe HJ. S-100 protein positivity in breast carcinomas. A potential pitfall in diagnostic immunohistochemistry. Hum Pathol 1987, 18: 1144–1148.

771 Eichhorn JH. Medullary carcinoma, provocative now as then. Semin Diagn Pathol 2004, 21: 65–73.

772 Farshid G, Balleine RL, Cummings M, Waring P; Kathleen Cuningham Consortium for Research into Familial Breast Cancer (kConFab). Morphology of breast cancer as a means of triage of patients for BRCA1 genetic testing. Am J Surg Pathol 2006, 30: 1357–1366.

773 Flucke U, Flucke MT, Hoy L, Breuer E, Goebbels R, Rhiem K, Schmutzler R, Winzenried H, Braun M, Steiner S, Buettner R, Gevensleben H. Distinguishing medullary carcinoma of the breast from high-grade hormone receptor-negative invasive ductal carcinoma: an immunohistochemical approach. Histopathology 2010, 56: 852–859.

774 Gaffey MJ, Frierson HF Jr, Mills SE, Boyd JC, Zarbo RJ, Simpson JF, Gross LK, Weiss LM. Medullary carcinoma of the breast. Identification of lymphocyte subpopulations and their significance. Mod Pathol 1993, **6**: 721–728.

775 Gaffey MJ, Mills SE, Frierson HF Jr, Zarbo RJ, Boyd JC, Simpson JF, Weiss LM. Medullary carcinoma of the breast. Interobserver variability in histopathologic diagnosis. Mod Pathol 1995, **8**: 31–38.

776 Harris M, Lessells AM. The ultrastructure of medullary, atypical medullary and non-medullary carcinomas of the breast. Histopathology 1986, **10**: 405–414.

777 Howell LP, Kline TS. Medullary carcinoma of the breast. An unusual cytologic finding in cyst fluid aspirates. Cancer 1990, **65**: 277–282.

778 Hsu S-M, Raine L, Nayak RN. Medullary carcinoma of breast. An immunohistochemical study of its lymphoid stroma. Cancer 1981, **48**: 1368–1376.

779 Jensen ML, Kiaer H, Andersen J, Jensen V, Melsen F. Prognostic comparison of three classifications for medullary carcinomas of the breast. Histopathology 1997, **30**: 523–532.

780 Kumar S, Kumar D. Lymphoepithelioma-like carcinoma of the breast. Mod Pathol 1994, **7**: 129–131.

781 Kuroda H, Tamaru J, Sakamoto G, Ohnisi K, Itoyama S. Immunophenotype of lymphocytic infiltration in medullary carcinoma of the breast. Virchows Arch 2005, **446**: 10–14.

782 Lazzaro B, Anderson AE, Kajdacsy-Balla A, Hessner MJ. Antigenic characterization of medullary carcinoma of the breast: HLA-DR expression in lymph node positive cases. Appl Immunohistochem Mol Morphol 2001, **9**: 234–241.

783 Lee SC, Berg KD, Sherman ME, Griffin CA, Eshleman JR. Microsatellite instability is infrequent in medullary breast cancer. Am J Clin Pathol 2001, **115**: 823–827.

784 Lespagnard L, Cochaux P, Larsimont D, Degeyter M, Velu T, Heimann R. Absence of Epstein–Barr virus in medullary carcinoma of the breast as demonstrated by immunophenotyping, *in situ* hybridization and polymerase chain reaction. Am J Clin Pathol 1995, **103**: 449–452.

785 Osin P, Lu Y-J, Stone J, Crook T, Houlston RS, Gasco M, Gusterson BA, Shipley J. Distinct genetic and epigenetic changes in medullary breast cancer. Int J Surg Pathol 2003, **11**: 153–158.

786 Rapin V, Contesso G, Mouriesse H, Bertin F, LaCombe MJ, Piekarski JD, Travagli JP, Gadenne C, Friedman S. Medullary breast carcinoma. A reevaluation of 95 cases of breast cancer with inflammatory stroma. Cancer 1988, **61**: 2503–2510.

787 Richardson WW. Medullary carcinoma of the breast. A distinctive tumour type with a relatively good prognosis following radical mastectomy. Br J Cancer 1956, **10**: 415–423.

788 Ridolfi RL, Rosen PP, Port A, Kinne D, Miké V. Medullary carcinoma of the breast. A clinicopathologic study with 10 year follow-up. Cancer 1977, **40**: 1365–1385.

789 Rigaud C, Theobald S, Noel P, Badreddine J, Barlier C, Delobelle A, Gentile A, Jacquemier J, Maisongrosse V, Peffault de Latour M, et al. Medullary carcinoma of the breast. A multicenter study of its diagnostic consistency. Arch Pathol Lab Med 1993, **117**: 1005–1008.

790 Shousha S. Medullary carcinoma of the breast and BRCA1 mutation. Histopathology 2000, **37**: 182–185.

791 Tot T. The cytokeratin profile of medullary carcinoma of the breast. Histopathology 2000, **37**: 175–181.

792 Vincent-Salomon A, Gruel N, Lucchesi C, MacGrogan G, Dendale R, Sigal-Zafrani B, Longy M, Raynal V, Pierron G, de Mascarel I, Taris C, Stoppa-Lyonnet D, Pierga JY, Salmon R, Sastre-Garau X, Fourquet A, Delattre O, de Cremoux P, Aurias A. Identification of typical medullary breast carcinoma as a genomic sub-group of basal-like carcinomas, a heterogeneous new molecular entity. Breast Cancer Res 2007, **9**: R24.

793 Wargotz ES, Silverberg SG. Medullary carcinoma of the breast: a clinicopathologic study with appraisal of current diagnostic criteria. Hum Pathol 1988, **19**: 1340–1346.

794 Yakirevich E, Ben Izhak O, Rennert G, Kovacs ZG, Resnick MB. Cytotoxic phenotype of tumor infiltrating lymphocytes in medullary carcinoma of the breast. Mod Pathol 1999, **12**: 1050–1056.

795 Yazawa T, Kamma H, Ogata T. Frequent expression of HLA-DR antigen in medullary carcinoma of the breast. A possible reason for its prominent lymphocytic infiltration and favorable prognosis. Appl Immunohistochem 1993, **1**: 289–296.

Invasive papillary carcinoma

796 Carter D, Orr SL, Merino MJ. Intracystic papillary carcinoma of the breast. After mastectomy, radiotherapy or excisional biopsy alone. Cancer 1983, **52**: 14–19.

797 Collins LC, Carlo VP, Hwang H, Barry TS, Gown AM, Schnitt SJ. Intracystic papillary carcinomas of the breast: a reevaluation using a panel of myoepithelial cell markers. Am J Surg Pathol 2006, **30**: 1002–1007.

798 Corkill ME, Sneige N, Fanning T, el-Naggar A. Fine-needle aspiration cytology and flow cytometry of intracystic papillary carcinoma of breast. Am J Clin Pathol 1990, **94**: 673–680.

799 Coyne JD. Invasive solid papillary breast carcinoma with papillary metastasis. Histopathology 2007, **50**: 515–516.

800 Fisher ER, Palekar AS, Redmond C, Barton B, Fisher B. Pathologic findings from the National Surgical Adjuvant Breast Project (Protocol No. 4). VI. Invasive papillary cancer. Am J Clin Pathol 1980, **73**: 313–322.

801 Hill CB, Yeh IT. Myoepithelial cell staining patterns of papillary breast lesions: from intraductal papillomas to invasive papillary carcinomas. Am J Clin Pathol 2005, **123**: 36–44.

802 Leal C, Costa I, Fonseca D, Lopes P, Bento MJ, Lopes C. Intracystic (encysted) papillary carcinoma of the breast: a clinical, pathological, and immunohistochemical study. Hum Pathol 1998, **29**: 1097–1104.

803 Michael CW, Buschmann B. Can true papillary neoplasms of breast and their mimickers be accurately classified by cytology? Cancer Cytopathol 2002, **96**: 92–100.

804 Mulligan AM, O'Malley FP. Metastatic potential of encapsulated (intracystic) papillary carcinoma of the breast: a report of 2 cases with axillary lymph node micrometastases. Int J Surg Pathol 2007, **15**: 143–147.

805 Nassar H, Qureshi H, Volkanadsay N, Visscher D. Clinicopathologic analysis of solid papillary carcinoma of the breast and associated invasive carcinomas. Am J Surg Pathol 2006, **30**: 501–507.

806 Nicolas MM, Wu Y, Middleton LP, Gilcrease MZ. Loss of myoepithelium is variable in solid papillary carcinoma of the breast. Histopathology 2007, **51**: 657–665.

807 Otsuki Y, Yamada M, Shimizu S, Suwa K, Yoshida M, Tanioka F, Ogawa H, Nasuno H, Serizawa A, Kobayashi H. Solid–papillary carcinoma of the breast: clinicopathological study of 20 cases. Pathol Int 2007, **57**: 421–429.

Invasive micropapillary carcinoma

808 Acs G, Esposito NN, Rakosy Z, Laronga C, Zhang PJ. Invasive ductal carcinomas of the breast showing partial reversed cell polarity are associated with lymphatic tumor spread and may represent part of a spectrum of invasive micropapillary carcinoma. Am J Surg Pathol 2010, **34**: 1637–1646.

809 Acs G, Paragh G, Chuang ST, Laronga C, Zhang PJ. The presence of micropapillary features and retraction artifact in core needle biopsy material predicts lymph node metastasis in breast carcinoma. Am J Surg Pathol 2009, **33**: 202–210.

810 Chen L, Fan Y, Lang RG, Guo XJ, Sun YL, Cui LF, Liu FF, Wei J, Zhang XM, Fu L. Breast carcinoma with micropapillary features: clinicopathologic study and long-term follow-up of 100 cases. Int J Surg Pathol 2008, **16**: 155–163.

811 De la Cruz C, Moriya T, Endoh M, Watanabe M, Takeyama J, Yang M, Oguma M, Sakamoto K, Suzuki T, Hirakawa H, Orita Y, Ohuchi N, Sasano H. Invasive micropapillary carcinoma of the breast: clinicopathological and immunohistochemical study. Pathol Int 2004, **54**: 90–96.

812 Kuroda N, Sugimoto T, Takahashi T, Moriki T, Toi M, Miyazaki E, Hiroi M, Enzan H. Invasive micropapillary carcinoma of the breast: an immunohistochemical study of neoplastic and stromal cells. Int J Surg Pathol 2005, **13**: 51–55.

813 Lee AH, Paish EC, Marchio C, Sapino A, Schmitt FC, Ellis IO, Reis-Filho JS. The expression of Wilms' tumour-1 and Ca125 in invasive micropapillary carcinoma of the breast. Histopathology 2007, **51**: 824–828.

814 Lotan TL, Ye H, Melamed J, Wu XR, Shih IeM, Epstein JI. Immunohistochemical panel to identify the primary site of invasive micropapillary carcinoma. Am J Surg Pathol 2009, **33**: 1037–1041.

815 Moritani S, Ichihara S, Hasegawa M, Endo T, Oiwa M, Yoshikawa K, Sato Y, Aoyama H, Hayashi T, Kushima R. Serous papillary adenocarcinoma of the female genital organs and invasive micropapillary carcinoma of the breast. Are WT1, CA125, and GCDFP-15 useful in differential diagnosis? Hum Pathol 2008, **39**: 666–671.

816 Nassar H, Pansare V, Zhang H, Che M, Sakr W, Ali-Fehmi R, Grignon D, Sarkar F, Cheng J, Adsay V. Pathogenesis of invasive micropapillary carcinoma: role of MUC1 glycoprotein. Mod Pathol 2004, **17**: 1045–1050.

817 Pettinato G, Manivel CJ, Panico L, Sparano L, Petrella G. Invasive micropapillary carcinoma of the breast: clinicopathologic study of 62 cases of a poorly recognized variant with highly aggressive behavior. Am J Clin Pathol 2004, **121**: 857–866.

Apocrine carcinoma

818 Abati AD, Kimmel M, Rosen PP. Apocrine mammary carcinoma. A clinicopathologic study of 72 cases. Am J Clin Pathol 1990, **94**: 371–377.

819 Chen X, Hoda SA, Rosen PP. E-Cadherin immunostain distinguishes apocrine ductal carcinoma from apocrine lobular carcinoma [abstract]. Mod Pathol 2003, **16**: 24a.

820 Eusebi V, Betts C, Haagensen DE Jr, Gugliotta P, Bussolati G, Azzopardi JG. Apocrine differentiation in lobular carcinoma of the breast. A morphologic, immunologic, and ultrastructural study. Hum Pathol 1984, **15**: 134–140.

821 Eusebi V, Millis RR, Cattani MG, Bussolati G, Azzopardi JG. Apocrine carcinoma of the breast. A morphologic and immunocytochemical study. Am J Pathol 1986, **123**: 532–541.

822 Losi L, Lorenzini R, Eusebi V, Bussolati G. Apocrine differentiation in invasive carcinoma of the breast. Comparison of monoclonal and polyclonal gross cystic disease fluid protein-15 antibodies with prolactin-inducible protein mRNA gene expression. Appl Immunohistochem 1995, **3**: 91–98.

823 Mossler JA, Barton TK, Brinkhous AD, McCarty KS, Moylan JA, McCarty KS Jr. Apocrine differentiation in human mammary carcinoma. Cancer 1980, **46**: 2463–2471.

824 O'Malley FP, Bane A. An update on apocrine lesions of the breast. Histopathology 2008, **52**: 3–10.

825 Pagani A, Sapino A, Eusebi V, Bergnolo P, Bussolati G. PIP/GCDFP-15 gene expression and apocrine differentiation in carcinomas of the breast. Virchows Arch [A] 1994, **425**: 459–465.

Secretory (juvenile) carcinoma

826 Akhtar M, Robinson C, Ali MA, Godwin JT. Secretory carcinoma of the breast in adults. Light and electron microscopic study of three cases with review of the literature. Cancer 1983, **51**: 2245–2254.

827 Brandt SM, Swistel AJ, Rosen PP. Secretory carcinoma in the axilla: probable origin from axillary skin appendage glands in a young girl. Am J Surg Pathol 2009, **33**: 950–953.

828 Hirokawa M, Sugihara K, Sai T, Monobe Y, Kudo H, Sano N, Sano T. Secretory carcinoma of the breast: a tumor analogous to salivary gland acinic cell carcinoma? Histopathology 2002, **40**: 223–230.

829 Krausz T, Jenkins D, Grontoft O, Pollock DJ, Azzopardi JG. Secretory carcinoma of the breast in adults. Emphasis on late recurrence and metastasis. Histopathology 1989, **14**: 25–36.

830 Lamovec J, Bracko M. Secretory carcinoma of the breast. Light microscopical, immunohistochemical and flow cytometric study. Mod Pathol 1994, **7**: 475–479.

831 McDivitt RW, Stewart FW. Breast carcinoma in children. JAMA 1966, **195**: 388–390.

832 Oberman HA. Secretory carcinoma of the breast in adults. Am J Surg Pathol 1980, **4**: 465–470.

833 Rosen PP, Cranor ML. Secretory carcinoma of the breast. Arch Pathol Lab Med 1991, **115**: 141–144.

834 Skálová A, Vanecek T, Sima R, Laco J, Weinreb I, Perez-Ordonez B, Starek I, Geierova M, Simpson RH, Passador-Santos F, Ryska A, Leivo I, Kinkor Z, Michal M. Mammary analogue secretory carcinoma of salivary glands, containing the ETV6-NTRK3 fusion gene: a hitherto undescribed salivary gland tumor entity. Am J Surg Pathol 2010, **34**: 599–608.

835 Tavassoli FA, Norris HJ. Secretory carcinoma of the breast. Cancer 1980, **45**: 2404–2413.

836 Tognon C, Knezevich SR, Huntsman D, Roskelley CD, Melnyk N, Mathers JA, Becker L, Carneiro F, MacPherson N, Horsman D, Poremba C, Sorensen PH. Expression of the ETV6-NTRK3 gene fusion as a primary event in human secretory breast carcinoma. Cancer Cell 2002, **2**: 367–376.

Carcinomas with neuroendocrine features (including so-called 'carcinoid tumor')

837 Asioli S, Dorji T, Lorenzini P, Eusebi V. Primary neuroendocrine (Merkel cell) carcinoma of the nipple. Virchows Arch 2002, **440**: 4443–4454.

838 Azzopardi JG, Muretto P, Goddeeris P, Eusebi V, Lauweryns JM. 'Carcinoid' tumours of the breast. The morphological spectrum of argyrophil carcinomas. Histopathology 1982, **6**: 549–569.

839 Battersby S, Dely CJ, Hopkinson HE, Anderson TJ. The nature of breast dense core granules. Chromogranin reactivity. Histopathology 1992, **20**: 107–114.

840 Bussolati G, Papotti M, Sapino A, Gugliotta P, Ghiringhello B, Azzopardi JG. Endocrine markers in argyrophilic carcinomas of the breast. Am J Surg Pathol 1987, **11**: 248–256.

841 Capella C, Usellini L, Papotti M, Macri L, Finzi G, Eusebi V, Bussolati G. Ultrastructural features of neuroendocrine differentiated carcinomas of the breast. Ultrastruct Pathol 1990, **14**: 321–334.

842 Clayton F, Sibley RK, Ordóñez NG, Hanssen G. Argyrophilic breast carcinomas. Evidence of lactational differentiation. Am J Surg Pathol 1982, **6**: 323–333.

843 Cross AS, Azzopardi JG, Krausz T, Van Noorden S, Polak JM. A morphological and immunocytochemical study of a distinctive variant of ductal carcinomas in-situ of the breast. Histopathology 1985, **9**: 21–37.

844 Cubilla AL, Woodruff JM. Primary carcinoid tumor of the breast. A report of eight patients. Am J Surg Pathol 1977, **1**: 283–292.

845 Fisher ER, Palekar AS, NSABP Collaborators. Solid and mucinous varieties of so-called mammary carcinoid tumors. Am J Clin Pathol 1979, **72**: 909–916.

846 Fukunaga M. Neuroendocrine carcinoma of the breast with Merkel cell carcinoma-like features. Pathol Int 1998, **48**: 557–561.

847 Hoang MP, Maitra A, Gazdar AF, Albores-Saavedra J. Primary mammary small-cell carcinoma: a molecular analysis of 2 cases. Hum Pathol 2001, **32**: 753–757.

848 Makretsov N, Gilks B, Coldman AJ, Hayes M, Huntsman D. Tissue microarray analysis of neuroendocrine differentiation and its prognostic significance in breast cancer. Hum Pathol 2003, **34**: 1001–1008.

849 Maluf HM, Koerner FC. Carcinomas of the breast with endocrine differentiation. A review. Virchows Arch 1994, **425**: 449–457.

850 Maluf HM, Koerner FC. Solid papillary carcinoma of the breast. A form of intraductal carcinoma with endocrine differentiation frequently associated with mucinous carcinoma. Am J Surg Pathol 1995, **19**: 1237–1244.

851 Miremadi A, Pinder SE, Lee AH, Bell JA, Paish EC, Wencyk P, Elston CW, Nicholson RI, Blamey RW, Robertson JF, Ellis IO. Neuroendocrine differentiation and prognosis in breast adenocarcinoma. Histopathology 2002, **40**: 215–222.

852 Nesland JM, Holm R, Johannessen JV, Gould VE. Neurone specific enolase immunostaining in the diagnosis of breast carcinomas with neuroendocrine differentiation. Its usefulness and limitations. J Pathol 1986, **148**: 35–43.

853 Nesland JM, Memoli VA, Holm R, Gould VE, Johannessen JV. Breast carcinomas with neuroendocrine differentiation. Ultrastruct Pathol 1985, **8**: 225–240.

854 Pagani A, Papotti M, Hofler H, Weiler R, Winkler H, Bussolati G. Chromogranin A and B gene expression in carcinomas of the breast. Correlation of immunocytochemical, immunoblot, and hybridization analyses. Am J Pathol 1990, **136**: 319–327.

855 Papotti M, Macri L, Finzi G, Capella C, Eusebi V, Bussolati G. Neuroendocrine differentiation in carcinomas of the breast. A study of 51 cases. Semin Diagn Pathol 1989, **6**: 174–188.

856 Righi L, Sapino A, Marchiò C, Papotti M, Bussolati G. Neuroendocrine differentiation in breast cancer: established facts and unresolved problems. Semin Diagn Pathol 2010, **27**: 69–76.

857 Salmo EN, Connolly CE. Primary small cell carcinoma of the breast: report of a case and review of the literature. Histopathology 2001, **38**: 277–278.

858 Samli B, Celik S, Evrensel T, Orhan B, Tasdelen I. Primary neuroendocrine small cell carcinoma of the breast. Arch Pathol Lab Med 2000, **124**: 296–298.

859 Sapino A, Righi L, Cassoni P, Papotti M, Gugliotta P, Bussolati G. Expression of apocrine differentiation markers in neuroendocrine breast carcinomas of aged women. Mod Pathol 2001, **14**: 768–776.

860 Scopsi L, Balslev E, Brunner N, Poulsen HS, Andersen J, Rank F, Larsson LI. Immunoreactive opioid peptides in human breast cancer. Am J Pathol 1989, **134**: 473–479.

861 Shin SJ, DeLellis RA, Ying L, Rosen PP. Small cell carcinoma of the breast: a clinicopathologic and immunohistochemical study of nine patients. Am J Surg Pathol 2000, **24**: 1231–1238.

862 Taxy JB, Tischler AS, Insalaco SJ, Battifora H. 'Carcinoid' tumor of the breast. A variant of conventional breast cancer? Hum Pathol 1981, **12**: 170–179.

863 Toyoshima S. Mammary carcinoma with argyrophil cells. Cancer 1983, **52**: 2129–2138.

864 Tsang WY, Chan JK. Endocrine ductal carcinoma in situ (E-DCIS) of the breast: a form of low-grade DCIS with distinctive clinicopathologic and biologic characteristics. Am J Surg Pathol 1996, **20**: 921–943.

865 Uccini S, Monardo F, Paradiso P, Masciangelo R, Marzullo A, Ruco LP, Baroni CD. Synaptophysin in human breast carcinomas. Histopathology 1991, **18**: 271–273.

866 Wilander E, Páhlman S, Sällström J, Lindgren A. Neuron-specific enolase expression and neuroendocrine differentiation in carcinomas of the breast. Arch Pathol Lab Med 1987, **111**: 830–832.

Metaplastic carcinoma

867 Adem C, Reynolds C, Adlakha H, Roche PC, Nascimento AG. Wide spectrum screening keratin as a marker of metaplastic spindle cell carcinoma of the breast: an immunohistochemical study of 24 patients. Histopathology 2002, **40**: 556–562.

868 Agnantis NT, Rosen PP. Mammary carcinoma with osteoclast-like giant cells. A study of eight cases with follow-up data. Am J Clin Pathol 1979, **72**: 383–389.

869 Banerjee SS, Eyden BP, Wells S, McWilliam LJ, Harris M. Pseudoangiosarcomatous

carcinoma. A clinicopathological study of seven cases. Histopathology 1992, 21: 13–23.

870 Barsky SH, Shanmugasundaram G, Wu D. Metaplastic carcinoma, matrix-producing type (matrix-producing carcinomas) of the breast exhibit a myoepithelial histogenesis [abstract]. Mod Pathol 2003, 16: 23a.

871 Bendic A, Bozic M, Durdov MG. Metaplastic breast carcinoma with melanocytic differentiation. Pathol Int 2009, 59: 676–680.

872 Brogi E. Benign and malignant spindle cell lesions of the breast. Semin Diagn Pathol 2004, 21: 57–64.

873 Carter MR, Hornick JL, Lester S, Fletcher CD. Spindle cell (sarcomatoid) carcinoma of the breast: a clinicopathologic and immunohistochemical analysis of 29 cases. Am J Surg Pathol 2006, 30: 300–309.

874 Chhieng C, Cranor M, Lesser ME, Rosen PP. Metaplastic carcinoma of the breast with osteocartilaginous heterologous elements. Am J Surg Pathol 1998, 22: 188–194.

875 Davis WG, Hennessy B, Babiera G, Hunt K, Valero V, Buchholz TA, Sneige N, Gilcrease MZ. Metaplastic sarcomatoid carcinoma of the breast with absent or minimal overt invasive carcinomatous component: a misnomer. Am J Surg Pathol 2005, 29: 1456–1463.

876 Denley H, Pinder SE, Tan PH, Sim CS, Brown R, Barker T, Gearty J, Elston CW, Ellis IO. Metaplastic carcinoma of the breast arising within complex sclerosing lesion: a report of five cases. Histopathology 2000, 36: 203–209.

877 Downs-Kelly E, Nayeemuddin KM, Albarracin C, Wu Y, Hunt KK, Gilcrease MZ. Matrix-producing carcinoma of the breast: an aggressive subtype of metaplastic carcinoma. Am J Surg Pathol 2009, 33: 534–541.

878 Dunne B, Lee AHS, Pinder SE, Bell JA, Ellis IO. An immunohistochemcial study of metaplastic spindle cell carcinoma, phyllodes tumor and fibromatosis of the breast. Hum Pathol 2003, 34: 1009–1015.

879 Eusebi V, Cattani MG, Ceccarelli C, Lamovec J. Sarcomatoid carcinomas of the breast. An immunohistochemical study of 14 cases. Progr Surg Pathol 1989, 10: 83–100.

880 Foschini MP, Dina RE, Eusebi V. Sarcomatoid neoplasms of the breast. Proposed definitions for biphasic and monophasic sarcomatoid mammary carcinomas. Semin Diagn Pathol 1993, 10: 128–136.

881 Geyer FC, Weigelt B, Natrajan R, Lambros MB, de Biase D, Vatcheva R, Savage K, Mackay A, Ashworth A, Reis-Filho JS. Molecular analysis reveals a genetic basis for the phenotypic diversity of metaplastic breast carcinomas. J Pathol 2010, 220: 562–573.

882 Gobbi H, Simpson JF, Borowsky A, Jensen RA, Page DL. Metaplastic breast tumors with a dominant fibromatosis-like phenotype have a high risk of local recurrence. Cancer 1999, 85: 2170–2182.

883 Gobbi H, Simpson JF, Jensen RA, Olson SJ, Page DL. Metaplastic spindle cell breast tumors arising within papillomas, complex sclerosing lesions, and nipple adenomas. Mod Pathol 2003, 16: 893–901.

884 Gwin K, Wheeler DT, Bossuyt V, Tavassol FA. Breast carcinoma with chondroid differentiation: a clinicopathologic study of 21 triple negative (ER–, PR–, Her2/neu–) cases. Int J Surg Pathol 2010, 18: 27–35.

885 Harris M, Persaud V. Carcinosarcoma of the breast. J Pathol 1974, 112: 99–105.

886 Herrington CS, Tarin D, Buley I, Athanasou N. Osteosarcomatous differentiation in carcinoma of the breast. A case of 'metaplastic' carcinoma with osteoclasts and osteoclast-like giant cells. Histopathology 1994, 24: 282–285.

887 Holland R, van Haelst UJGM. Mammary carcinoma with osteoclast-like giant cells. Additional observations on six cases. Cancer 1984, 53: 1963–1973.

888 Kaufman MW, Marti JR, Gallager HS, Hoehn JL. Carcinoma of the breast with pseudosarcomatous metaplasia. Cancer 1984, 53: 1908–1917.

889 Koker MM, Kleer CG. p63 expression in breast cancer: a highly sensitive and specific marker of metaplastic carcinoma. Am J Surg Pathol 2004, 28: 1506–1512.

890 Leibl S, Gogg-Kammerer M, Sommersacher A, Denk H, Moinfar F. Metaplastic breast carcinomas: are they of myoepithelial differentiation? Immunohistochemical profile of the sarcomatoid subtype using novel myoepithelial markers. Am J Surg Pathol 2005, 29: 347–353.

891 Nielsen BB, Kiaer HW. Carcinoma of the breast with stromal multinucleated giant cells. Histopathology 1985, 9: 183–193.

892 Nguyen CV, Falcón-Escobedo R, Hunt KK, Nayeemuddin KM, Lester TR, Harrell RK, Bassett RL Jr, Gilcrease MZ. Pleomorphic ductal carcinoma of the breast: predictors of decreased overall survival. Am J Surg Pathol 2010, 34: 486–493.

893 Noske A, Schwabe M, Pahl S, Fallenberg E, Richter-Ehrenstein C, Dietel M, Kristiansen G. Report of a metaplastic carcinoma of the breast with multi-directional differentiation: an adenoid cystic carcinoma, a spindle cell carcinoma and melanoma. Virchows Arch 2008, 452: 575–579.

894 Oberman HA. Metaplastic carcinoma of the breast. A clinicopathologic study of 29 patients. Am J Surg Pathol 1987, 11: 918–929.

895 Okada N, Hasebe T, Iwasaki M, Tamura N, Akashi-Tanaka S, Hojo T, Shibata T, Sasajima Y, Kanai Y, Kinoshita T. Metaplastic carcinoma of the breast. Hum Pathol 2010, 41: 960–970.

896 Pitts WC, Rojas VA, Gaffey MJ, Rouse RV, Esteban J, Frierson HF, Kempson RL, Weiss LM. Carcinomas with metaplasia and sarcomas of the breast. Am J Clin Pathol 1991, 95: 623–632.

897 Raju GC, Wee A. Spindle cell carcinoma of the breast. Histopathology 1990, 16: 497–499.

898 Reis-Filho JS, Milanezi F, Paredes J, Silva P, Pereira EM, Maeda SA, de Carvalho LV, Schmitt FC. Novel and classic myoepithelial/stem cell markers in metaplastic carcinomas of the breast. Appl Immunohistochem Mol Morphol 2003, 11: 1–8.

899 Resetkova E, Sahin A, Ayala AG, Sneige N. Breast carcinoma with choriocarcinomatous features. Ann Diagn Pathol 2004, 8: 74–79.

900 Ruffolo EF, Koerner FC, Maluf HM. Metaplastic carcinoma of the breast with melanocytic differentiation. Mod Pathol 1997, 10: 592–596.

901 Santeusanio G, Pascal RR, Bisceglia M, Costantino AM, Bosman C. Metaplastic breast carcinoma with epithelial phenotype of pseudosarcomatous components. Arch Pathol Lab Med 1988, 112: 82–85.

902 Shin SJ, Kanomata N, Rosen PP. Mammary carcinoma with prominent cytoplasmic lipofuscin granules mimicking melanocytic differentiation. Histopathology 2000, 37: 456–459.

903 Silver SA, Tavassoli FA. Pleomorphic carcinoma of the breast: clinicopathological analysis of 26 cases of an unusual high-grade phenotype of ductal carcinoma. Histopathology 2000, 36: 505–514.

904 Simpson RH, Cope N, Skalova A, Michal M. Malignant adenomyoepithelioma of the breast with mixed osteogenic, spindle cell,

905 Sneige N, Yaziji H, Mandavilli SR, Perez ER, Ordonez NG, Gown AM, Ayala A. Low-grade (fibromatosis-like) spindle cell carcinoma of the breast. Am J Surg Pathol 2001, 25: 1009–1016.

906 Tavassoli FA. Classification of metaplastic carcinomas of the breast. Pathol Annu 1992, 27(Pt 2): 89–119.

907 Tavassoli FA, Norris HJ. Breast carcinoma with osteoclastlike giant cells. Arch Pathol Lab Med 1986, 110: 636–639.

908 Wada H, Enomoto T, Tsjuimoto M, Nomura T, Murata Y, Shroyer KR. Carcinosarcoma of the breast: molecular-biological study for analysis of histogenesis. Hum Pathol 1998, 29: 1324–1328.

909 Wang X, Mori I, Tang W, Yang Q, Nakamura M, Nakamura K, Sato M, Sakurai T, Kennichi K. Metaplastic carcinoma of the breast: p53 analysis identified the same point mutation in the three histologic components. Mod Pathol 2001, 14: 1183–1186.

910 Wargotz ES, Deos PH, Norris HJ. Metaplastic carcinomas of the breast. II. Spindle cell carcinoma. Hum Pathol 1989, 20: 732–740.

911 Wargotz ES, Norris HJ. Metaplastic carcinomas of the breast. I. Matrix-producing carcinoma. Hum Pathol 1989, 20: 628–635.

912 Wargotz ES, Norris HJ. Metaplastic carcinomas of the breast. III. Carcinosarcoma. Cancer 1989, 64: 1490–1499.

913 Wargotz ES, Norris HJ. Metaplastic carcinomas of the breast. V. Metaplastic carcinoma with osteoclastic giant cells. Hum Pathol 1990, 21: 1142–1150.

914 Weidner N. Malignant breast lesions that may mimic benign tumors. Semin Diagn Pathol 1995, 12: 2–13.

915 Yamaguchi R, Horii R, Maeda I, Suga S, Makita M, Iwase T, Oguchi M, Ito Y, Akiyama F. Clinicopathologic study of 53 metaplastic breast carcinomas: their elements and prognostic implications. Hum Pathol 2010, 41: 679–685.

916 Zhao J, Lang R, Guo X, Chen L, Gu F, Fan Y, Fu X, Fu L. Clinicopathologic characteristics of pleomorphic carcinoma of the breast. Virchows Arch 2010, 456: 31–37.

917 Zhuang Z, Lininger RA, Man Y-G, Albuquerque A, Merino MJ, Tavassoli FA. Identical clonality of both components of mammary carcinosarcoma with differential loss of heterozygosity. Mod Pathol 1997, 10: 354–362.

Squamous cell carcinoma and related tumors

918 Bauer TW, Rostock RA, Eggleston JC, Baral E. Spindle cell carcinoma of the breast. Four cases and review of the literature. Hum Pathol 1984, 15: 147–152.

919 Bossuyt V, Fadare O, Martel M, Ocal IT, Burtness B, Moinfar F, Leibl S, Tavassoli FA. Remarkably high frequency of EGFR expression in breast carcinomas with squamous differentiation. Int J Surg Pathol 2005, 13: 319–327.

920 Drudis T, Arroyo C, Van Hoeven K, Cordon-Cardo C, Rosen PP. The pathology of low-grade adenosquamous carcinoma of the breast. An immunohistochemical study. Pathol Annu 1994, 29(Pt 2): 181–197.

921 Eggers JW, Chesney TM. Squamous cell carcinoma of the breast. A clinicopathologic analysis of eight cases and review of the literature. Hum Pathol 1984, 15: 526–531.

922 Eusebi V, Lamovec J, Cattani MG, Fedeli F, Millis RR. Acantholytic variant of squamous-cell carcinoma of the breast. Am J Surg Pathol 1986, 10: 855–861.

923 Fisher ER, Palekar AS, Gregorio RM, Paulson JD. Mucoepidermoid and squamous cell carcinomas of breast with reference to squamous metaplasia and giant cell tumors. Am J Surg Pathol 1983, 7: 15–27.

924 Foschini MP, Fulcheri E, Baraechini P, Ceccarelli C, Betts CM, Eusebi V. Squamous cell carcinoma with prominent myxoid stroma. Hum Pathol 1990, 21: 859–865.

925 Gersell DJ, Katzenstein A-LA. Spindle cell carcinoma of the breast. A clinicopathologic and ultrastructural study. Hum Pathol 1981, 12: 550–561.

926 Ho BC, Tan HW, Lee VK, Tan PH. Preoperative and intraoperative diagnosis of low-grade adenosquamous carcinoma of the breast: potential diagnostic pitfalls. Histopathology 2006, 49: 603–611.

927 Oberman HA. Metaplastic carcinoma of the breast. A clinicopathologic study of 29 patients. Am J Surg Pathol 1987, 11: 918–929.

928 Rosen PP, Ernsberger D. Low-grade adenosquamous carcinoma. A variant of metaplastic mammary carcinoma. Am J Surg Pathol 1987, 11: 351–358.

929 Toikkanen S. Primary squamous cell carcinoma of the breast. Cancer 1981, 48: 1629–1632.

930 Wargotz ES, Norris HJ. Metaplastic carcinomas of the breast. IV. Squamous cell carcinoma of ductal origin. Cancer 1990, 65: 272–276.

931 Woodard BH, Brinkhous AD, McCarty KS Sr, McCarty KS Jr. Adenosquamous differentiation in mammary carcinoma. An ultrastructural and steroid receptor study. Arch Pathol Lab Med 1980, 104: 130–133.

Spread-related variants
Inflammatory carcinoma

932 Buzdar AU, Montague ED, Barker JL, Hortobagyi GN, Blumenschein GR. Management of inflammatory carcinoma of breast with combined modality approach. An update. Cancer 1981, 47: 2537–2542.

933 Chang S, Parker SL, Pham T, Buzdar AU, Hursting SD. Inflammatory breast carcinoma incidence and survival: the surveillance, epidemiology, and end results program of the National Cancer Institute, 1975–1992. Cancer 1998, 82: 2366–2372.

934 Chu AM, Wood WC, Doucette JA. Inflammatory breast carcinoma treated by radical radiotherapy. Cancer 1980, 45: 2730–2737.

935 Ellis DL, Teitelbaum SL. Inflammatory carcinoma of the breast. A pathological definition. Cancer 1974, 33: 1045–1047.

936 Fields JN, Kuske RR, Perez CA, Fineberg BB, Bartlett N. Prognostic factors in inflammatory breast cancer. Univariate and multivariate analysis. Cancer 1989, 63: 1225–1232.

937 Lucas FV, Perez-Mesa C. Inflammatory carcinoma of the breast. Cancer 1978, 41: 1595–1605.

938 Robertson FM, Bondy M, Yang W, Yamauchi H, Wiggins S, Kamrudin S, Krishnamurthy S, Le-Petross H, Bidaut L, Player AN, Barsky SH, Woodward WA, Buchholz T, Lucci A, Ueno N, Cristofanilli M. Inflammatory breast cancer: the disease, the biology, the treatment. CA Cancer J Clin 2010, 60: 351–375.

939 Saltzstein SL. Clinically occult inflammatory carcinoma of the breast. Cancer 1974, 34: 382–388.

940 Schafer P, Alberto P, Forni M, Obradovic D, Pipard G, Krauer F. Surgery as part of a combined modality approach for inflammatory breast carcinoma. Cancer 1987, 59: 1063–1067.

Paget disease

941 Ashikari R, Park K, Huvos AG, Urban JA. Paget's disease of the breast. Cancer 1970, 26: 680–685.

942 Azzopardi JG, Eusebi V. Melanocyte colonization and pigmentation of breast carcinoma. Histopathology 1977, 1: 21–30.

943 Bussolati G, Pich A. Mammary and extramammary Paget's disease. An immunocytochemical study. Am J Pathol 1975, 80: 117–127.

944 Cohen C, Guarner J, De Rose PB. Mammary Paget's disease and associated carcinoma. An immunohistochemical study. Arch Pathol Lab Med 1993, 117: 291–294.

945 de Potter CR, Eeckhout I, Schelfhout AM, Geerts ML, Roels HJ. Keratinocyte induced chemotaxis in the pathogenesis of Paget's disease of the breast. Histopathology 1994, 24: 349–356.

946 Di Tommaso L, Franchi G, Destro A, Broglia F, Minuti F, Rahal D, Roncalli M. Toker cells of the breast. Morphological and immunohistochemical characterization of 40 cases. Hum Pathol 2008, 39: 1295–1300.

947 Fernandez-Flores A. Toker-cell pathology as a unifying concept. Histopathology 2008, 52: 889–904.

948 Keatings L, Sinclair J, Wright C, Corbett IP, Watchorn C, Hennessy C, Angus B, Lennard T, Horne CH. c-erbB-2 oncoprotein expression in mammary and extramammary Paget's disease. An immunohistochemical study. Histopathology 1990, 17: 243–247.

949 Kirkham N, Berry N, Jones DB, Taylor-Papadimitriou J. Paget's disease of the nipple. Immunohistochemical localization of milk fat globule membrane antigens. Cancer 1985, 55: 1510–1512.

950 Lagios MD, Westdahl PR, Rose MR, Concannon S. Paget's disease of the nipple. Alternative management in cases without or with minimal extent of underlying breast carcinoma. Cancer 1984, 54: 545–551.

951 Liegl B, Leibl S, Gogg-Kamerer M, Tessaro B, Horn LC, Moinfar F. Mammary and extramammary Paget's disease: an immunohistochemical study of 83 cases. Histopathology 2007, 50: 439–447.

952 Liegl B, Moinfar F. 'Toker cells' as origin of Paget's disease: fact or fiction? Histopathology 2008, 52: 891–892.

953 Lundquist K, Kohler S, Rouse RV. Intraepidermal cytokeratin 7 expression is not restricted to Paget cells but is also seen in Toker cells and Merkel cells. Am J Surg Pathol 1999, 23: 212–219.

954 Mai KT. Morphological evidence for field effect as a mechanism for tumour spread in mammary Paget's disease. Histopathology 1999, 35: 567–576.

955 Marucci G, Betts CM, Golouh R, Peterse JL, Foschini MP, Eusebi V. Toker cells are probably precursors of Paget cell carcinoma: a morphological and ultrastructural description. Virchows Arch 2002, 441: 117–123.

956 Meissner K, Riviere A, Haupt G, Loning T. Study of neu-protein expression in mammary Paget's disease with and without underlying breast carcinoma and in extramammary Paget's disease. Am J Pathol 1990, 137: 1305–1309.

957 Mori O, Hachisuka H, Nakano S, Sasai Y, Shiku H. Expression of ras p21 in mammary and extramammary Paget's disease. Arch Pathol Lab Med 1990, 114: 858–861.

958 Nagle RB, Lucas DO, McDaniel KM, Clark VA, Schmalzel GM. New evidence linking mammary and extramammary Paget cells to a common cell phenotype. Am J Clin Pathol 1985, 83: 431–438.

959 Neubecker RD, Bradshaw RP. Mucin, melanin, and glycogen in Paget's disease of the breast. Am J Clin Pathol 1961, 36: 40–53.

960 Ogawa E, Okuyama R, Egawa T, Nagoshi H, Tagami H, Ikawa S, Aiba S. Ectopic expression of the p53 homologue p63 is linked to squamous metaplasia in extramammary Paget's disease with invasive adenocarcinoma. Histopathology 2009, 54: 378–381.

961 Ordóñez NG, Awalt H, Mackay B. Mammary and extramammary Paget's disease. An immunocytochemical and ultrastructural study. Cancer 1987, 59: 1173–1183.

962 Paget J. On disease of the mammary areola preceding cancer of the mammary gland. St Barth Hosp Rep 1874, 10: 87–89.

963 Paone JF, Baker RR. Pathogenesis and treatment of Paget's disease of the breast. Cancer 1981, 48: 825–829.

964 Rayne SC, Santa Cruz DJ. Anaplastic Paget's disease. Am J Surg Pathol 1992, 16: 1085–1091.

965 Rodríguez-Martínex HA, Chávez Mercado L, Rodríguez-Reyes AA, López Vancell D, Pérez Olvera O, Medina Cruz A, Picaso-Hernández RM. Migración de melanocitos epidérmicos dendríticos y colonización de un carcinoma mamario infiltrante. Patologia (Mexico) 2011 (Submitted for publication)

966 Sagebiel RW. Ultrastructural observations on epidermal cells in Paget's disease of the breast. Am J Pathol 1969, 57: 49–64.

967 Shin SJ, Kanomata N, Rosen PP. Mammary carcinoma with prominent cytoplasmic lipofuscin granules mimicking melanocytic differentiation. Histopathology 2000, 37: 456–459.

968 Shousha S. Glandular Paget's disease of the nipple. Histopathology 2007, 50: 812–814.

969 Sitakalin C, Ackerman AB. Mammary and extramammary Paget's disease. Am J Dermatopathol 1985, 7: 335–340.

970 Toker C. Clear cells of the nipple epidermis. Cancer 1970, 25: 601–610.

971 Vanstapel M-J, Gatter KC, DeWolf-Peeters C, Millard PR, Desmet VJ, Mason DY. Immunohistochemical study of mammary and extra-mammary Paget's disease. Histopathology 1984, 8: 1013–1023.

972 Venkataseshan VS, Budd DC, Kim DU, Hutter RVP. Intraepidermal squamous carcinoma (Bowen's disease) of the nipple. Hum Pathol 1994, 25: 1371–1374.

973 Wolber RA, Dupuis BA, Wick MR. Expression of c-erbB-2 oncoprotein in mammary and extramammary Paget's disease. Am J Clin Pathol 1991, 96: 243–247.

INVASIVE LOBULAR CARCINOMA (ILC)

Classic type

974 Acs G, Lawton TJ, Rebbeck TR, Li Volsi VA, Zhang PJ. Differential expression of E-cadherin in lobular and ductal neoplasms of the breast and its biologic and diagnostic implications. Am J Clin Pathol 2001, 115: 85–98.

975 Dabbs DJ, Bhargava R, Chivukula M. Lobular versus ductal breast neoplasms: the diagnostic utility of p120 catenin. Am J Surg Pathol 2007, 31: 427–437.

976 Da Silva L, Parry S, Reid L, Keith P, Waddell N, Kossai M, Clarke C, Lakhani SR, Simpson PT. Aberrant expression of E-cadherin in lobular carcinomas of the breast. Am J Surg Pathol 2008, 32: 773-783.

977 Di Costanzo D, Rosen PP, Gareen I, Franklin S, Lesser M. Prognosis in infiltrating lobular carcinoma. An analysis of 'classical' and variant tumors. Am J Surg Pathol 1990, 14: 12-23.

978 Domagala W, Harezga B, Szadowska A, Markiewski M, Weber K, Osborn M. Nuclear p53 protein accumulates preferentially in medullary and high-grade ductal but rarely in lobular breast carcinomas. Am J Pathol 1993, 142: 669-674.

979 Fechner RE. Infiltrating lobular carcinoma without lobular carcinoma in situ. Cancer 1972, 29: 1539-1545.

980 Goldstein NS, Bassi D, Watts JC, Layfield LJ, Yaziji H, Gown AM. E-cadherin reactivity of 95 non-invasive ductal and lobular lesions of the breast: implications for the interpretation of problematic lesions. Am J Clin Pathol 2001, 115: 534-542.

981 Lehr H-A, Folpe A, Yaziji H, Kommoss F, Gown AM. Cytokeratin 8 immunostaining pattern and E-cadherin expression distinguish lobular from ductal breast carcinoma. Am J Clin Pathol 2000, 114: 190-196.

982 Martinez V, Azzopardi JG. Invasive lobular carcinoma of the breast. Incidence and variants. Histopathology 1979, 3: 467-488.

983 Rakha EA, Ellis IO. Lobular breast carcinoma and its variants. Semin Diagn Pathol 2010, 27: 49-61.

984 Rakha EA, Patel A, Powe DG, Benhasouna A, Green AR, Lambros MB, Reis-Filho JS, Ellis IO. Clinical and biological significance of E-cadherin protein expression in invasive lobular carcinoma of the breast. Am J Surg Pathol 2010, 34: 1472-1479.

985 Silverstein MJ, Lewinsky BS, Waisman JR, Gierson ED, Colburn WJ, Senofsky GM, Gamagami P. Infiltrating lobular carcinoma. Is it different from infiltrating duct carcinoma? Cancer 1994, 73: 1673-1677.

Pleomorphic lobular carcinoma

986 Chen YY, Hwang ES, Roy R, DeVries S, Anderson J, Wa C, Fitzgibbons PL, Jacobs TW, MacGrogan G, Peterse H, Vincent-Salomon A, Tokuyasu T, Schnitt SJ, Waldman FM. Genetic and phenotypic characteristics of pleomorphic lobular carcinoma in situ of the breast. Am J Surg Pathol 2009, 33: 1683-1694.

987 Dabbs DJ, Kaplai M, Chivukula M, Kanbour A, Kanbour-Shakir A, Carter GJ. The spectrum of morphomolecular abnormalities of the E-cadherin/catenin complex in pleomorphic lobular carcinoma of the breast. Appl Immunohistochem Mol Morphol 2007, 15: 260-266.

988 Frolik D, Caduff R, Varga Z. Pleomorphic lobular carcinoma of the breast: its cell kinetics, expression of oncogenes and tumour suppressor genes compared with invasive ductal carcinomas and classification infiltrating lobular carcinomas. Histopathology 2001, 39: 503-513.

989 Middleton LP, Palacios DM, Bryant BR, Krebs P, Otis CN, Merino MJ. Pleomorphic lobular carcinoma: morphology, immunohistochemistry, and molecular analysis. Am J Surg Pathol 2000, 24: 1650-1656.

990 Palacios J, Sarrió D, Garcia-Macias MC, Bryant B, Sobel ME, Merino MJ. Frequent E-cadherin gene inactivation by loss of heterozygosity in pleomorphic lobular carcinoma of the breast. Mod Pathol 2003, 16: 674-678.

991 Radhi JM. Immunohistochemical analysis of pleomorphic lobular carcinoma: higher expression of p53 and chromogranin and lower expression of ER and PgR. Histopathology 2000, 36: 156-160.

992 Wahed A, Connelly J, Reese T. E-cadherin expression in pleomorphic lobular carcinoma: an aid to differentiation from ductal carcinoma. Ann Diagn Pathol 2002, 6: 349-351.

993 Weidner N, Semple JP. Pleomorphic variant of invasive lobular carcinoma of the breast. Hum Pathol 1992, 23: 1167-1171.

Histiocytoid carcinoma

994 Eusebi V, Foschini MP, Bussolati G, Rosen PP. Myoblastomatoid (histiocytoid) carcinoma of the breast. A type of apocrine carcinoma. Am J Surg Pathol 1995, 19: 553-562.

995 Fisher ER, Gregorio R, Kim WS, Redmond C. Lipid in invasive cancer of the breast. Am J Clin Pathol 1977, 68: 558-561.

996 Gupta D, Croitoru CM, Ayala AG, Sahin AA, Middleton LP. E-cadherin immunohistochemical analysis of histiocytoid carcinoma of the breast. Ann Diagn Pathol 2002, 6: 141-147.

997 Hood CI, Font RL, Zimmerman LE. Metastatic mammary carcinoma in the eyelid with histiocytoid appearance. Cancer 1973, 31: 793-800.

998 Kasashima S, Kawashima A, Zen Y, Ozaki S, Kobayashi M, Tsujibata A, Minato H. Expression of aberrant mucins in lobular carcinoma with histiocytoid feature of the breast. Virchows Arch 2007, 450: 397-403.

999 Ramos CV, Taylor HB. Lipid-rich carcinoma of the breast. Cancer 1974, 33: 812-819.

1000 Shimizu S, Kitamura H, Ito T, Nakamura T, Fujisawa J, Matsukawa H. Histiocytoid breast carcinoma: histological, immunohistochemical, ultrastructural, cytological and clinicopathologic studies. Pathol Int 1998, 48: 549-556.

1001 van Bogaert LJ, Maldague P. Histologic variants of lipid-secreting carcinoma of the breast. Virchows Arch [A] 1977, 375: 345-353.

1002 Walford N, ten Velden J. Histiocytoid breast carcinoma. An apocrine variant of lobular carcinoma. Histopathology 1989, 14: 515-522.

Signet ring carcinoma

1003 Chu PG, Weiss LM. Immunohistochemical characterization of signet-ring cell carcinomas of the stomach, breast, and colon. Am J Clin Pathol 2004, 121: 884-892.

1004 Eltorky M, Hall JC, Osborne PT, el Zeky F. Signet-ring cell variant of invasive lobular carcinoma of the breast. A clinicopathologic study of 11 cases. Arch Pathol Lab Med 1994, 118: 245-248.

1005 Fisher ER, Brown R. Intraductal signet ring carcinoma. A hitherto undescribed form of intraductal carcinoma of the breast. Cancer 1985, 55: 2533-2537.

1006 Frost AR, Terahata S, Yeh IT, Siegel RS, Overmoyer B, Silverberg SG. The significance of signet ring cells in infiltrating lobular carcinoma of the breast. Arch Pathol Lab Med 1995, 119: 64-68.

1007 Hull MT, Seo IS, Battersby JS, Csicsko JF. Signet-ring cell carcinoma of the breast. A clinicopathologic study of 24 cases. Am J Clin Pathol 1980, 73: 31-35.

1008 Maeno Y, Moroi S, Nagashima H, Noda T, Shoizaki H, Monden M, Tsukita S, Nagafuchi A. α-catenin-deficient F9 cells differentiate into signet ring cells. Am J Pathol 1999, 154: 1323-1328.

1009 Martinez V, Azzopardi JG. Invasive lobular carcinoma of the breast. Incidence and variants. Histopathology 1979, 3: 467-488.

1010 Merino MJ, LiVolsi VA. Signet ring carcinoma of the female breast. A clinicopathologic analysis of 24 cases. Cancer 1981, 48: 1830-1837.

1011 Quincey C, Raitt N, Bell J, Ellis IO. Intracytoplasmic lumina – a useful diagnostic feature of adenocarcinomas. Histopathology 1991, 19: 83-87.

1012 Rosa M, Mohammadi A, Masood S. Lobular carcinoma of the breast with extracellular mucin: new variant of mucin-producing carcinomas? Pathol Int 2009, 59: 405-409.

1013 Steinbrecher JS, Silverberg SG. Signet-ring cell carcinoma of the breast. The mucinous variant of infiltrating lobular carcinoma? Cancer 1976, 37: 828-840.

1014 Yoshida A, Hatanaka S, Oneda S, Yoshida H. Signet ring cells in breast carcinoma. An immunohistochemical and ultrastructural study. Acta Pathol Jpn 1992, 42: 523-528.

Tubulolobular carcinoma

1015 Esposito NN, Chivukula M, Dabbs DJ. The ductal phenotypic expression of the E-cadherin/catenin complex in tubulolobular carcinoma of the breast: an immunohistochemical and clinicopathologic study. Mod Pathol 2007, 20: 130-138.

1016 Fisher ER, Gregorio RM, Redmond C, Fisher B. Tubulolobular invasive breast cancer. A variant of lobular invasive cancer. Hum Pathol 1977, 8: 679-683.

1017 Green I, McCormick B, Cranor M, Rosen PP. A comparative study of pure tubular and tubulolobular carcinoma of the breast. Am J Surg Pathol 1997, 21: 653-657.

1018 Kuroda H, Tamaru J, Takeuchi I, Ohnisi K, Sakamoto G, Adachi A, Kaneko K, Itoyama S. Expression of E-cadherin, alpha-catenin, and beta-catenin in tubulolobular carcinoma of the breast. Virchows Arch 2006, 448: 500-505.

1019 Wheeler DT, Tai LH, Bratthauer GL, Waldner DL, Tavassoli FA. Tubulolobular carcinoma of the breast: an analysis of 27 cases of a tumor with a hybrid morphology and immunoprofile. Am J Surg Pathol 2004, 28: 1587-1593.

Other types

1020 Azzopardi JG. Problems in breast pathology. In Bennington JL (consulting ed.): Major problems in pathology, vol. 11. Philadelphia, 1979, W.B. Saunders.

1021 Dixon JM, Anderson TJ, Page DL, Lee D, Duffy SW. Infiltrating lobular carcinoma of the breast. Histopathology 1982, 6: 149-161.

1022 Fechner RE. Histologic variants of infiltrating lobular carcinoma of the breast. Hum Pathol 1975, 6: 373-378.

1023 Martinez V, Azzopardi JG. Invasive lobular carcinoma of the breast. Incidence and variants. Histopathology 1979, 3: 467-488.

1024 Pettinato G, Manivel JC, Picone A, Petrella G, Insabato L. Alveolar variant of infiltrating lobular carcinoma of the breast with stromal osteoclast-like giant cells. Pathol Res Pract 1989, 185: 388-394.

1025 Shousha S, Backhous CM, Alaghband-Zadeh J, Burn I. Alveolar variant of invasive lobular carcinoma of the breast. A tumor rich in estrogen receptors. Am J Clin Pathol 1986, 85: 1-5.

UNDETERMINED (UNCLASSIFIED) CARCINOMA

1026 Azzopardi JG. Problems in breast pathology. In Bennington JL (consulting ed.): Major problems in pathology, vol. 11. Philadelphia, 1979, W.B. Saunders.

MICROINVASIVE BREAST CARCINOMA

1027 De Mascarel I, MacGrogan G, Mathoulin-Pelissier S, Soubeyran I, Picot V, Coindre JM. Breast ductal carcinoma in situ with microinvasion: a definition supported by a long-term study of 1248 serially sections ductal carcinomas. Cancer 2002, **94**: 2134–2142.

1028 Ellis IO, Lee AH, Elston CW, Pinder SE. Microinvasive carcinoma of the breast: diagnostic criteria and clinical relevance. Histopathology 1999, **35**: 470–472.

1029 Hoda SA, Prasad ML, Moore A, Hoda RS, Giri D, Ellis IO, Lee AH, Elston CW, Pinder SE. Microinvasive carcinoma of the breast: can it be diagnosed reliably and is it clinically significant? Histopathology 1999, **35**: 468–472.

1030 Padmore RF, Fowble B, Hoffman J, Rosser C, Hanlon A, Patchefsky AS. Microinvasive breast carcinoma: clinicopathologic analysis of a single institution experience. Cancer 2000, **88**: 1403–1409.

1031 Prasad ML, Osborne MP, Giri DD, Hoda SA. Microinvasive carcinoma (T1mic) of the breast: clinicopathologic profile of 21 cases. Am J Surg Pathol 2000, **24**: 422–428.

1032 Schnitt SJ. Microinvasive carcinoma of the breast: a diagnosis in search of a definition. Adv Anat Pathol 1998, **5**: 367–372.

1033 Werling RW, Hwang H, Yaziji H, Gown AM. Immunohistochemical distinction of invasive from non-invasive breast lesions: a comparative study of p63 versus calponin and smooth muscle myosin heavy chain. Am J Surg Pathol 2003, **27**: 82–90.

1034 Zavotsky J, Hansen N, Brennan MB, Turner RR, Giuliano AE. Lymph node metastasis from ductal carcinoma in situ with microinvasion. Cancer 1999, **85**: 2439–2443.

HORMONE RECEPTORS

1035 Agoff SN, Swanson PE, Linden H, Hawes SE, Lawton TJ. Androgen receptor expression in estrogen receptor-negative breast cancer. Immunohistochemical, clinical, and prognostic associations. Am J Clin Pathol 2003, **120**: 725–731.

1036 Allred DC, Harvery JM, Berardo M, Clark GM. Prognostic and predictive factors in breast cancer by immunohistochemical analysis. Mod Pathol 1998, **11**: 155–168.

1037 Baddoura FK, Cohen C, Unger ER, De Rose PB, Chenggis M. Image analysis for quantitation of estrogen receptor in formalin-fixed paraffin-embedded sections of breast carcinoma. Mod Pathol 1991, **4**: 91–95.

1038 Barnes DM, Hanby AM. Oestrogen and progesterone receptors in breast cancer: past, present and future. Histopathology 2001, **38**: 271–274.

1039 Battifora H, Mehta P, Ahn C, Esteban J. Estrogen receptor immunohistochemical assay in paraffin-embedded tissue. A better gold standard? Appl Immunohistochem 1993, **1**: 39–45.

1040 Bayer-Garner IB, Smoller B. Androgen receptors: a marker to increase sensitivity for identifying breast cancer in skin metastasis of unknown primary site. Mod Pathol 2000, **13**: 119–122.

1041 Bhargava V, Kell DL, van de Rijn M, Warnke RA. Bcl-2 immunoreactivity in breast carcinoma correlates with hormone receptor positivity. Am J Pathol 1994, **145**: 535–540.

1042 Bur ME, Zimarowski MJ, Schnitt SJ, Baker S, Lew R. Estrogen receptor immunohistochemistry in carcinoma in situ of the breast. Cancer 1992, **69**: 1174–1181.

1043 Caleffi M, Teague MW, Jensen RA, Vnencak-Jones CL, Dupont WD, Parl FF. p53 gene mutations and steroid receptor status in breast cancer. Clinicopathologic correlations and prognostic assessment. Cancer 1994, **73**: 2147–2156.

1044 Carmeci C, DeConinck EC, Lawton T, Block DA, Weigel RJ. Analysis of estrogen receptor messenger RNA in breast carcinomas from archival specimens is predictive of tumor biology. Am J Pathol 1997, **150**: 1563–1570.

1045 Fisher ER, Redmond CK, Liu H, Rockette H, Fisher B, and collaborating NSABP investigators. Correlation of estrogen receptor and pathologic characteristics of invasive breast cancer. Cancer 1980, **45**: 349–353.

1046 Fitzgibbons PL, Murphy DA, Hammond ME, Allred DC, Valenstein PN. Recommendations for validating estrogen and progesterone receptor immunohistochemistry assays. Arch Pathol Lab Med 2010, **134**: 930–935.

1047 Graham DM, Jin L, Lloyd RV. Detection of estrogen receptor in paraffin-embedded sections of breast carcinoma by immunohistochemistry and in situ hybridization. Am J Surg Pathol 1991, **15**: 475–485.

1048 Hammond MEH, Hayes DF, Dowsett M, Allred DC, Hagerty KL, Badve S, Fitzgibbons PL, Francis G, Goldstein NS, Hayes M, Hicks DG, Lester S, Love R, Mangu PB, McShane L, Miller K, Osborne CK, Paik S, Perlmutter J, Rhodes A, Sasano H, Schwartz JN, Sweep FCG, Taube S, Torlakovic EE, Valenstein P, Viale G, Visscher D, Wheeler T, Williams RB, Wittliff JL, Wolff AC. American Society of Clinical Oncology/College of American Pathologists guideline recommendations for immunohistochemical testing of estrogen and progesterone receptors in breast cancer. J Clin Oncol 2010, **28**: 2784–2795; Arch Pathol Lab Med 2010, **134**: 907–922.

1049 Harvey JM, Clark GM, Osborne CK, Allred DC. Estrogen receptor status by immunohistochemistry is superior to the ligand-binding assay for predicting response to adjuvant endocrine therapy in breast cancer. J Clin Oncol 1999, **17**: 1474–1481.

1050 Hawkins RA, Roberts MM, Forrest APM. Oestrogen receptors and breast cancer. Current status. Br J Surg 1980, **67**: 162–165.

1051 Honma N, Sakamoto G, Akiyama F, Esaki Y, Sawabe M, Arai T, Hosoi T, Harada N, Younes M, Takubo K. Breast carcinoma in women over the age of 85: distinct histological pattern and androgen, oestrogen, and progesterone receptor status. Histopathology 2003, **41**: 120–127.

1052 Ibarra JA, Rogers LW, Kyshtoobayeva A, Bloom K. Fixation time does not affect the expression of estrogen receptor. Am J Clin Pathol 2010, **133**: 747–755.

1053 Liegl B, Horn LC, Moinfar F. Androgen receptors are frequently expressed in mammary and extramammary Paget's disease. Mod Pathol 2005, **18**: 1283–1288.

1054 MacGrogan F, Soubeyran I, De Mascarel I, Wafflart J, Bonichon F, Durand M, Avril A, Mauriac L, Trojani M, Coindre JM. Immunohistochemical detection of progesterone receptors in breast invasive ductal carcinomas: a correlative study of 942 cases. Appl Immunohistochem 1996, **4**: 219–227.

1055 Middleton LP, Perkins GH, Tucker SL, Sahin AA, Singletary SE. Expression of ERalpha and ERbeta in lobular carcinoma in situ. Histopathology 2007, **50**: 875–880.

1056 Mohammed RH, Lakatua DJ, Haus E, Yasmineh WJ. Estrogen and progesterone receptors in human breast cancer. Correlation with histologic subtype and degree of differentiation. Cancer 1986, **58**: 1076–1081.

1057 Mohsin SK, Weiss H, Havighurst T, Clark GM, Berardo M, Roanh le D, To TV, Qian Z, Love RR, Allred DC. Progesterone receptor by immunohistochemistry and clinical outcome in breast cancer: a validation study. Mod Pathol 2004, **17**: 1545–1554.

1058 Nadji M, Gomez-Fernandez C, Ganjei-Azar P, Morales AR. Immunohistochemistry of estrogen and progesterone receptors reconsidered: experience with 5,993 breast cancers. Am J Clin Pathol 2005, **123**: 21–27.

1059 Nadji M. Quantitative immunohistochemistry of estrogen receptor in breast cancer: 'much ado about nothing!' Appl Immunohistochem Mol Morphol 2008, **16**: 105–107.

1060 Niemeier LA, Dabbs DJ, Beriwal S, Striebel JM, Bhargava R. Androgen receptor in breast cancer: expression in estrogen receptor-positive tumors and in estrogen receptor-negative tumors with apocrine differentiation. Mod Pathol 2010, **23**: 205–212.

1061 Payne SJL, Bowen RL, Jones JL, Wells CA. Predictive markers in breast cancer – the present. Histopathology 2008, **52**: 82–90.

1062 Phillips T, Murray G, Wakamiya K, Askaa J, Huang D, Welcher R, Pii K, Allred DC. Development of standard estrogen and progesterone receptor immunohistochemical assays for selection of patients for antihormonal therapy. Appl Immunohistochem Mol Morphol 2007, **15**: 325–331.

1063 Putti TC, El-Rehim DM, Rakha EA, Paish CE, Lee AH, Pinder SE, Ellis IO. Estrogen receptor-negative breast carcinomas: a review of morphology and immunophenotypical analysis. Mod Pathol 2005, **18**: 26–35.

1064 Regitnig P, Reiner A, Dinges HP, Hofler G, Muller-Holzner E, Lax S, Obrist P, Rudas M, Quehenberger F. Quality assurance for detection of estrogen and progesterone receptors by immunohistochemistry in Austrian pathology laboratories. Virchows Arch 2002, **441**: 328–334.

1065 Rhodes A, Jasani B, Balaton AJ, Barnes DM, Anderson E, Bobrow L, Miller KD. Study of interlaboratory reliability and reproducibility of estrogen and progesterone receptor assays in Europe. Documentation of poor reliability and identification of insufficient microwave antigen retrieval time as a major contributory element of unreliable assays. Am J Clin Pathol 2001, **115**: 44–58.

1066 Riera J, Simpson JF, Tamayo R, Battifora H. Use of cultured cells as a control for quantitative immunocytochemical analysis of estrogen receptor in breast cancer. The Quicgel method. Am J Clin Pathol 1999, **111**: 329–335.

1067 Riva C, Dainese E, Caprara G, Rocca PC, Massarelli G, Tot T, Capella C, Eusebi V. Immunohistochemical study of androgen receptors in breast carcinoma. Evidence of their frequent expression in lobular carcinoma. Virchows Arch 2005, **447**: 695–700.

1068 Scawn R, Shousha S. Morphologic spectrum of estrogen receptor-negative breast carcinoma. Arch Pathol Lab Med 2002, **126**: 325–330.

1069 Silfverswärd C, Gustafsson JÅ, Gustafsson SA, Humla S, Nordenskjöld B, Wallgren A, Wrange Ö. Estrogen receptor concentrations in 269 cases of histologically classified human breast cancer. Cancer 1980, **45**: 2001–2005.

1070 Taylor CR. Paraffin section immunocytochemistry for estrogen receptor: the time has come. Cancer 1996, **77**: 2419–2422.

1071 van Agthoven T, Timmermans M, Foekens JA, Dorssers LC, Henzen-Logmans SC. Differential expression of estrogen, progesterone, and epidermal growth factor receptors in normal, benign, and malignant human breast tissues using dual staining immunohistochemistry. Am J Pathol 1994, **144**: 1238–1246.

1072 Wells CA, Sloane JP, Coleman D, Munt C, Amendoeira I, Apostolikas N, Bellocq JP, Bianchi S, Boecker W, Bussolati G, Connolly CE, Dervan P, Drijkoningen M, Ellis IO, Elston CW, Eusebi V, Faverly D, Heikkila P, Holland R, Jacquemier J, Lacerda M, Martinez-Penuela J, De Miguel C, Peterse JL, Rank F, Reiner A, Saksela E, Sigal-Zafrani B, Sylvan M, Borisch B, Cserni G, Decker T, Kerner H, Kulka J, Regitnig P, Sapino A, Tanous AM, Thorstenson S, Zozaya E; European Working Group for Breast Screening Pathology. Consistency of staining and reporting of oestrogen receptor immunocytochemistry within the European Union – an inter-laboratory study. Virchows Arch 2004, **445**: 119–128.

1073 Yaziji H, Taylor CR, Goldstein NS, Dabbs DJ, Hammond MEH, Hewlett B, Floyd AD, Barry TS, Martin AW, Badve S, Baehner F, Cartun RW, Eisen RN, Swanson PE, Hewitt SM, Vyberg M, Hicks DG; Members of the Standardization Ad-Hoc Consensus Committee. Consensus recommendations on estrogen receptor testing in breast cancer by immunohistochemistry. Appl Immunohistochem Mol Morphol 2008, **16**: 513–520.

1074 Zafrani B, Aubriot MH, Mouret E, De Cremoux P, De Rycke Y, Nicolas A, Boudou E, Vincent-Salomon A, Magdelenat H, Sastre-Garau X. High sensitivity and specificity of immunohistochemistry for the detection of hormone receptors in breast carcinoma: comparison with biochemical determination in a prospective study of 793 cases. Histopathology 2001, **37**: 536–545.

HER2/*NEU*

1075 Barron JJ, Cziraky MJ, Weisman T, Hicks DG. HER2 testing and subsequent trastuzumab treatment for breast cancer in a managed care environment. Oncologist 2009, **14**: 760–768.

1076 Bertucci F, Finetti P, Cervera N, Esterni B, Hermitte F, Viens P, Birnbaum D. How basal are triple-negative breast cancers? Int J Cancer 2008, **123**: 236–240.

1077 Brunelli M, Manfrin E, Martignoni G, Miller K, Remo A, Reghellin D, Bersani S, Gobbo S, Eccher A, Chilosi M, Bonetti F. Genotypic intratumoral heterogeneity in breast carcinoma with HER2/neu amplification: evaluation according to ASCO/CAP criteria. Am J Clin Pathol 2009, **131**: 678–682.

1078 Carbone A, Botti G, Gloghini A, Simone G, Truini M, Curcio MP, Gasparini P, Mangia A, Perin T, Salvi S, Testi A, Verderio P. Delineation of HER2 gene status in breast carcinoma by silver in situ hybridization is reproducible among laboratories and pathologists. J Mol Diagn 2008, **10**: 527–536.

1079 Correa Geyer F, Reis-Filho JS. Microarray-based gene expression profiling as a clinical tool for breast cancer management: are we there yet? Int J Surg Pathol 2009, **17**: 285–302.

1080 Cuadros M, Villegas R. Systematic review of HER2 breast cancer testing. Appl Immunohistochem Mol Morphol 2009, **17**: 1–7.

1081 Dawkins HJ, Robbins PD, Smith KL, Sarna M, Harvey JM, Sterrett GF, Papadimitriou JM. What's new in breast cancer? Molecular perspectives of cancer development and the role of the oncogene c-erbB-2 in prognosis and disease. Pathol Res Pract 1993, **189**: 1233–1252.

1082 De Potter CR, Schelfhout A-M. The *neu*-protein and breast cancer. Virchows Archiv 1995, **426**: 107–115.

1083 Foulkes WD, Smith IE, Reis-Filho JS. Triple-negative breast cancer. N Engl J Med 2010, **363**: 1938–1948.

1084 Gupta D, Middleton LP, Whitaker MJ, Abrams J. Comparison of fluorescence and chromogenic in situ hybridisation for detection of HER-2/neu oncogene in breast cancer. Am J Clin Pathol 2003, **119**: 381–387.

1085 Hicks DG, Kulkarni S. HER2+ breast cancer: review of biologic relevance and optimal use of diagnostic tools. Am J Clin Pathol 2008, **129**: 263–273.

1086 Hung MC, Lau YK. Basic science of HER-2/neu: a review. Sem Oncol 1999, **26**(S.12): 51–59.

1087 Kaptain S, Tan LK, Chen B. Her-2/neu and breast cancer. Diagn Mol Pathol 2001, **10**: 139–152.

1088 Lal P, Tan LK, Chen B. Correlation of HER-2 status with estrogen and progesterone receptors and histologic features in 3,655 invasive breast carcinomas. Am J Clin Pathol 2005, **123**: 541–546.

1089 Lewis F, Jackson P, Lane S, Coast G, Hanby AM. Testing for HER2 in breast cancer. Histopathology 2004, **45**: 207–217.

1090 Li-Ning-TE, Ronchetti R, Torres-Cabala C, Merino MJ. Role of chromogenic in situ hybridization (CISH) in the evaluation of HER2 status in breast carcinoma: comparison with immunohistochemistry and FISH. Int J Surg Pathol 2005, **13**: 343–351.

1091 Oakley GJ 3rd, Tubbs RR, Crowe J, Sebek B, Budd GT, Patrick RJ, Procop GW. HER-2 amplification in tubular carcinoma of the breast. Am J Clin Pathol 2006, **126**: 55–58.

1092 Papouchado BG, Myles J, Lloyd RV, Stoler M, Oliveira AM, Downs-Kelly E, Morey A, Bilous M, Nagle R, Prescott N, Wang L, Dragovich L, McElhinny A, Garcia CF, Ranger-Moore J, Free H, Powell W, Loftus M, Pettay J, Gaire F, Roberts C, Dietel M, Roche P, Grogan T, Tubbs R. Silver in situ hybridization (SISH) for determination of *HER2* gene status in breast carcinoma: comparison with FISH and assessment of interobserver reproducibility. Am J Surg Pathol 2010, **34**: 767–776.

1093 Reis-Filho JS, Tutt ANJ. Triple negative tumours: a critical review. Histopathology 2008, **52**: 108–118.

1094 Rhodes A, Jasani B, Anderson E, Dodson AR, Balaton AJ. Evaluation of HER-2/neu immunohistochemical assay sensitivity and scoring in formalin-fixed and paraffin-processed cell lines and breast tumors. A comparative study involving results from laboratories in 21 countries. Am J Clin Pathol 2002, **118**: 408–417.

1095 Rosenthal SR, Weilbaecher KN, Quigley C, Fisher DE. Comparison of HER-2/neu oncogene amplification detected by fluorescence in situ hybridisation in lobular and ductal breast cancer. Appl Immunohistochem Mol Morphol 2002, **10**: 40–46.

1096 Shin SJ, Hyjek E, Early E, Knowles DM. Intratumoral heterogeneity of her-2/neu in invasive mammary carcinomas using fluorescence in-situ hybridization and tissue microarray. Int J Surg Pathol 2006, **14**: 279–284.

1097 Smith KL, Robbins PD, Dawkins HJ, Papadimitriou JM, Redmond SL, Carrello S, Harvey JM, Sterrett GF. c-erbB-2 amplification in breast cancer. Detection in formalin-fixed, paraffin-embedded tissue by in situ hybridization. Hum Pathol 1994, **25**: 413–418.

1098 Suo Z, Risberg B, Karlsson MG, Villman K, Skovlund E, Nesland JM. The expression of EGFR family ligands in breast carcinomas. Int J Surg Pathol 2002, **10**: 91–99.

1099 Wolff AC, Hammond MEH, Schwartz JN, Hagerty KL, Allred DC, Cote RJ, Dowsett M, Fitzgibbons PL, Hanna WM, Langer A, McShane LM, Paik S, Pegram MD, Perez EA, Press MF, Rhodes A, Sturgeon C, Taube SE, Tubbs R, Vance GH, van de Vijver M, Wheeler TM, Hayes DF. American Society of Clinical Oncology/College of American Pathologists guideline recommendations for human epidermal growth factor receptor 2 testing in breast cancer. J Clin Oncol 2007, **25**: 118–145.

1100 Zhao J, Wu R, Au A, Marquez A, Yu Y, Shi Z. Determination of HER2 gene amplification by chromogenic in situ hybridization (CISH) in archival breast carcinoma. Mod Pathol 2002, **15**: 657–665.

MOLECULAR GENETICS AND MOLECULAR CLASSIFICATION OF BREAST CANCER

MOLECULAR GENETICS

1101 Arrick BA. Breast cancer. In Mendelsohn J, Howley PM, Israel MA, Gray JW, Thompson CB (eds): The molecular basis of cancer, ed. 3. Philadelphia, 2008, Saunders, pp. 423–429.

1102 Pfeifer JD. Breast. In Pfeifer JD (ed.) Molecular genetic testing in surgical pathology. Philadelphia, 2006, Lippincott Williams & Wilkins, pp. 401–414.

MOLECULAR CLASSIFICATION

1103 Cheang MC, Voduc D, Bajdik C, Leung S, McKinney S, Chia SK, Perou CM, Nielsen TO. Basal-like breast cancer defined by five biomarkers has superior prognostic value than triple-negative phenotype. Clin Cancer Res 2008, **14**: 1368–1376.

1104 Cheang MC, Chia SK, Voduc D, Gao D, Leung S, Snider J, Watson M, Davies S, Bernard PS, Parker JS, Perou CM, Ellis MJ, Nielsen TO. Ki67 index, HER2 status, and prognosis of patients with luminal B breast cancer. J Natl Cancer Inst 2009, **101**: 736–750.

1105 Constantinidou A, Jones RL, Reis-Filho JS. Beyond triple-negative breast cancer: the need to define new subtypes. Expert Rev Anticancer Ther 2010, **10**: 1197–1213.

1106 Correa Geyer F, Reis-Filho JS. Microarray-based gene expression profiling as a clinical tool for breast cancer management: are we there yet? Int J Surg Pathol 2009, **17**: 285–302.

1107 Farmer P, Bonnefoi H, Becette V, Tubiana-Hulin M, Fumoleau P, Larsimont D, Macgrogan G, Bergh J, Cameron D, Goldstein D, Duss S, Nicoulaz AL, Brisken C, Fiche M, Delorenzi M, Iggo R. Identification of molecular apocrine breast tumours by microarray analysis. Oncogene 2005, 24: 4660–4671.

1108 He YD, Friend SH. Microarrays – the 21st century divining rod? Nat Med 2001, 7: 658–659.

1109 Kim K, Zakharkin SO, Allison DB. Expectations, validity, and reality in gene expression profiling. J Clin Epidemiol 2010, 63: 950–959.

1110 Moinfar F. Is 'basal-like' carcinoma of the breast a distinct clinicopathological entity? A critical review with cautionary notes. Pathobiology 2008, 75: 119–131.

1111 Perou CM, Sorlie T, Eisen MB, van de Rijn M, Jeffrey SS, Rees CA, Pollack JR, Ross DT, Johnsen H, Akslen LA, Fluge O, Pergamenschikov A, Williams C, Zhu SX, Lonning PE, Borresen-Dale AL, Brown PO, Botstein D. Molecular portraits of human breast tumours. Nature 2000, 406: 747–752.

1112 Schnitt SJ. Will molecular classification replace traditional breast pathology? Int J Surg Pathol 2010, 18: 162S–166S.

1113 Sorlie T, Perou CM, Tibshirani R, Aas T, Geisler S, Johnsen H, Hastie T, Eisen MB, van de Rijn M, Jeffrey SS, Thorsen T, Quist H, Matese JC, Brown PO, Botstein D, Eystein Lonning P, Borresen-Dale AL. Gene expression patterns of breast carcinomas distinguish tumor subclasses with clinical implications. Proc Natl Acad Sci U S A 2001, 98: 10869–10874.

1114 Tang P, Skinner KA, Hicks DG. Molecular classification of breast carcinomas by immunohistochemical analysis: are we ready? Diagn Mol Pathol 2009, 18: 125–132.

1115 Tavassoli FA. Correlation between gene expression profiling-based molecular and morphologic classification of breast cancer. Int J Surg Pathol 2010, 18: 167S–169S.

1116 Weigelt B, Horlings HM, Kreike B, Hayes MM, Hauptmann M, Wessels LF, de Jong D, Van de Vijver MJ, Van't Veer LJ, Peterse JL. Refinement of breast cancer classification by molecular characterization of histological special types. J Pathol 2008, 216: 141–150.

1117 Weigelt B, Mackay A, A'Hern R, Natrajan R, Tan DS, Dowsett M, Ashworth A, Reis-Filho JS. Breast cancer molecular profiling with single sample predictors: a retrospective analysis. Lancet Oncol 2010, 11: 339–349.

SPREAD AND METASTASES

1118 Bitter MA, Fiorito D, Corkill ME, Huffer WE, Stemmer SM, Shpall EJ, Archer PG, Franklin WA. Bone marrow involvement by lobular carcinoma of the breast cannot be identified reliably by routine histological examination alone. Hum Pathol 1994, 25: 781–788.

1119 Braun S, Pantel K, Muller P, Janni W, Hepp F, Kentenich CR, Gastroph S, Wischnik A, Dimpfl T, Kindermann G, Riethmuller G, Schlimok G. Cytokeratin-positive cells in the bone marrow and survival of patients with stage I, II, or III breast cancer. N Engl J Med 2000, 342: 525–533.

1120 Braun S, Vogl FD, Naume B, Janni W, Osborne MP, Coombes RC, Schlimok G, Diel IJ, Gerber B, Gebauer G, Pierga JY, Marth C, Oruzio D, Wiedswang G, Solomayer EF, Kundt G, Strobl B, Fehm T, Wong GYC, Bliss J, Vincent-Salomon A, Pantel K. A pooled analysis of bone marrow micrometastasis in

breast cancer. N Engl J Med 2005, 353: 793–802.

1121 Brinkley D, Haybittle JL. The curability of breast cancer. Lancet 1975, 2: 95–97.

1122 Chaubert P, Hurlimann J. Mammary origin of metastases. Immunohistochemical determination. Arch Pathol Lab Med 1992, 116: 1181–1188.

1123 Cifuentes N, Pickren JW. Metastases from carcinoma of mammary gland. An autopsy study. J Surg Oncol 1979, 11: 193–205.

1124 Cohn M, Middleton L, Valero V, Sahin A. Gastrointestinal metastases of carcinoma of the breast [abstract]. Mod Pathol 2003, 16: 26a.

1125 Connolly JL, Schnitt SJ. Evaluation of breast biopsy specimens in patients considered for treatment by conservative surgery and radiation therapy for early breast cancer. Pathol Annu 1988, 23(Pt 1): 1–23.

1126 Cote RJ, Rosen PP, Hakes TB, Sedira M, Bazinet M, Kinne DW, Old LJ, Osborne MP. Monoclonal antibodies detect occult breast carcinoma metastases in the bone marrow of patients with early stage disease. Am J Surg Pathol 1988, 12: 333–340.

1127 Cummings OW, Mazur MT. Breast carcinoma diffusely metastatic to the spleen. A report of two cases presenting as idiopathic thrombocytopenic purpura. Am J Clin Pathol 1992, 97: 484–489.

1128 Damiani S, Peterse JL, Eusebi V. Malignant neoplasms infiltrating 'pseudoangiomatous' stromal hyperplasia of the breast: an unrecognised pathway of tumour spread. Histopathology 2002, 41: 208–215.

1129 Datta YH, Adams PT, Drobyski WR, Ethier SP, Terry VH, Roth MS. Sensitive detection of occult breast cancer by the reverse-transcriptase polymerase chain reaction. J Clin Oncol 1994, 12: 475–482.

1130 Donegan WL. The influence of untreated internal mammary metastases upon the course of mammary cancer. Cancer 1977, 39: 533–538.

1131 Fisher B, Montague E, Redmond C, Barton B, Borland D, Fisher ER, Deutsch M, Schwarz G, Margolese R, Donegan W, Volk H, Honvolinka C, Gardner B, Cohn I Jr, Lesnick G, Cruz AB, Lawrence W, Nealon T, Butcher H, Lawton R. Comparison of radical mastectomy with alternative treatments for primary breast cancer. A first report of results from a prospective randomized clinical trial. Cancer 1977, 39: 2827–2839.

1132 Gagnon Y, Tetu B. Ovarian metastases of breast carcinoma: a clinicopathologic study of 59 cases. Cancer 1989, 64: 892–898.

1133 Gal S, Fidler C, Lo YM, Chin K, Moore J, Harris AL, Wainscoat JS. Detection of mammoglobin mRNA in the plasma of breast cancer patients. Ann N Y Acad Sci 2001, 945: 192–194.

1134 Gilliland MD, Barton RM, Copeland EM III. The implications of local recurrence of breast cancer as the first site of therapeutic failure. Ann Surg 1983, 197: 284–287.

1135 Goldstein NS. Does the level of E-cadherin expression correlate with the primary breast carcinoma infiltration pattern and type of systemic metastases? Am J Clin Pathol 2002, 118: 425–434.

1136 Grunewald K, Haun M, Urbanek M, Fiegl M, Muller-Holzner E, Gunsilus E, Dunser M, Marth C, Gastl G. Mammaglobin gene expression: a superior marker of breast cancer cells in peripheral blood in comparison to epidermal-growth factor receptor and cytokeratin-19. Lab Invest 2000, 80: 1071–1077.

1137 Hasebe T, Imoto S, Yokose T, Ishii G, Iwasaki M, Wada N. Histopathologic factors significantly associated with initial organ-specific metastasis by invasive ductal carcinoma of the breast: a prospective study. Hum Pathol 2008, 39: 681–693.

1138 Hicks DG, Short SM, Prescott NL, Tarr SM, Coleman KA, Yoder BJ, Crowe JP, Choueiri TK, Dawson AE, Budd GT, Tubbs RR, Casey G, Weil RJ. Breast cancers with brain metastases are more likely to be estrogen receptor negative, express the basal cytokeratin CK5/6, and overexpress HER2 or EGFR. Am J Surg Pathol 2006, 30: 1097–1104.

1139 Ingle JN, Tormey DC, Tan HK. The bone marrow examination in breast cancer. Diagnostic considerations and clinical usefulness. Cancer 1978, 41: 670–674.

1140 Jayson GC, Howell A, Harris M, Morgenstern G, Chang J, Ryder WD. Carcinomatous meningitis in patients with breast cancer. An aggressive disease variant. Cancer 1994, 74: 3135–3141.

1141 Johnson JE, Page DL, Winfield AC, Reynolds VH, Sawyers JL. Recurrent mammary carcinoma after local excision. A segmental problem. Cancer 1995, 75: 1612–1618.

1142 Koren R, Kyzer S, Paz A, Veltman V, Klein B, Gal R. Lymph node revealing solution: a new method for detection of minute axillary lymph nodes in breast cancer specimens. Am J Surg Pathol 1997, 21: 1387–1390.

1143 Lagios MD, Gates EA, Westdahl PR, Richards V, Alpert BS. A guide to the frequency of nipple involvement in breast cancer. A study of 149 consecutive mastectomies using a serial subgross and correlated radiographic technique. Am J Surg 1979, 138: 135–142.

1144 Lamovec J, Zidar A. Association of leptomeningeal carcinomatosis in carcinoma of the breast with infiltrating lobular carcinoma. An autopsy study. Arch Pathol Lab Med 1991, 115: 507–510.

1145 Landys K. Prognostic value of bone marrow biopsy in breast cancer. Cancer 1982, 49: 513–518.

1146 Leong C, Boyages J, Jayasinghe UW, Bilous M, Ung O, Chua B, Salisbury E, Wong AY. Effect of margins on ipsilateral breast tumor recurrence after breast conservation therapy for lymph node-negative breast carcinoma. Cancer 2004, 100: 1823–1832.

1147 Lyda MH, Tetef M, Carter NH, Ikle D, Weiss LM, Arber DA. Keratin immunohistochemistry detects clinically significant metastasis in bone marrow biopsy specimens in women with lobular breast carcinoma. Am J Surg Pathol 2000, 24: 1593–1599.

1148 Merino MJ, LiVolsi VA. Signet ring carcinoma of the female breast. A clinicopathologic analysis of 24 cases. Cancer 1981, 48: 1830–1837.

1149 Merrill CF, Kaufman DI, Dimitrov NV. Breast cancer metastatic to the eye is a common entity. Cancer 1991, 68: 623–627.

1150 Miller RE. Breast cancer and meningioma. J Surg Oncol 1986, 31: 182–183.

1151 Monteagudo C, Merino MJ, La Porte N, Neumann RD. Value of gross cystic disease fluid protein-15 in distinguishing metastatic breast carcinomas among poorly differentiated neoplasms involving the ovary. Hum Pathol 1991, 22: 368–372.

1152 Morimoto T, Komaki K, Inui K, Umemoto A, Yamamoto H, Harada K, Inoue K. Involvement of nipple and areola in early breast cancer. Cancer 1985, 55: 2459–2463.

1153 Noguchi S, Aihara T, Nakamori S, Motomura K, Inaji H, Imaoka S, Koyama H. The detection of breast carcinoma micrometastases in axillary lymph nodes by means of reverse transcriptase-polymerase chain reaction. Cancer 1994, 74: 1595–1600.

1154 Nonaka D, Chiriboga L, Soslow RA. Expression of pax8 as a useful marker in distinguishing ovarian carcinomas from mammary carcinomas. Am J Surg Pathol 2008, 32: 1566–1571.

1155 Ozbas S, Dafydd H, Purushotham AD. Bone marrow micrometastasis in breast cancer. Br J Surg 2003, 90: 290–301.

1156 Porro G, Menard S, Tagliabue E, Orefice S, Salvadori B, Squicciarini P, Andreola S, Rilke F, Colnaghi MI. Monoclonal antibody detection of carcinoma cells in bone marrow biopsy specimens from breast cancer patients. Cancer 1988, 61: 2407–2411.

1157 Price JE. The biology of metastatic breast cancer. Cancer 1990, 66: 1313–1320.

1158 Rosen PP, Fracchia AA, Urban JA, Schattenfeld D, Robbins GF. 'Residual' mammary carcinoma following simulated partial mastectomy. Cancer 1975, 35: 739–747.

1159 Schmidt WA, Boudoussquie AC, Vetto JT, Pommier RF, Alexander P, Thurmond A, Scanlan RM, Jones MK. Lymph nodes in the human female breast: a review of their detection and significance. Hum Pathol 2001, 32: 178–187.

1160 Sethi S, Carter D. Breast carcinoma associated with necrotic granulomas in axillary lymph nodes. Ann Diagn Pathol 1998, 2: 370–376.

1161 Takeda Y, Tsuta K, Shibuki Y, Hoshino T, Tochigi N, Maeshima AM, Asamura H, Sasajima Y, Ito T, Matsuno Y. Analysis of expression patterns of breast cancer-specific markers (mammaglobin and gross cystic disease fluid protein 15) in lung and pleural tumors. Arch Pathol Lab Med 2008, 132: 239–243.

1162 Tornos C, Soslow R, Chen S, Akram M, Hummer AJ, Abu-Rustum N, Norton L, Tan LK. Expression of WT1, CA 125, and GCDFP-15 as useful markers in the differential diagnosis of primary ovarian carcinomas versus metastatic breast cancer to the ovary. Am J Surg Pathol 2005, 29: 1482–1489.

1163 van Velthuysen ML, Taal BG, van der Hoeven JJ, Peterse JL. Expression of oestrogen receptor and loss of E-cadherin are diagnostic for gastric metastasis of breast carcinoma. Histopathology 2005, 46: 153–157.

1164 Veronesi U, Cascinelli N, Bufalino R, Morabito A, Greco M, Galluzzo D, Delle Donne V, DeLellis R, Piotti P, Sacchini V, Conti R, Clemente C. Risk of internal mammary lymph node metastases and its relevance on prognosis of breast cancer patients. Ann Surg 1983, 198: 681–684.

1165 Veronesi U, Marubini E, Del Vecchio M, Manzari A, Andreola S, Greco M, Luini A, Merson M, Saccozzi R, Rilke F, Salvadori B. Local recurrences and distant metastases after conservative breast cancer treatments: partly independent events. J Natl Cancer Inst 1995, 87: 19–27.

1166 Wertheim U, Ozzello L. Neoplastic involvement of nipple and skin flap in carcinoma of the breast. Am J Surg Pathol 1980, 4: 543–549.

OCCULT BREAST CARCINOMA

1167 Ashikari R, Rosen PP, Urban JA, Senoo T. Breast cancer presenting as an axillary mass. Ann Surg 1976, 183: 415–417.

1168 Ishag MT, Baschinsky DY, Beliava IV, Niemann TH, Marsh WL Jr. Pathologic findings in reduction mammaplasty specimens. Am J Clin Pathol 2003, 120: 377–380.

1169 Lloyd MS, Nash AG. 'Occult' breast cancer. Ann R Coll Surg Engl 2001, 83: 420–424.

1170 Merson M, Andreola S, Galimberti V, Bufalino R, Marchini S, Veronesi U. Breast carcinoma presenting as axillary metastases without evidence of a primary tumor. Cancer 1992, 70: 504–508.

1171 Rosen PP, Kimmel M. Occult breast carcinoma presenting with axillary lymph node metastases. A follow-up study of 48 patients. Hum Pathol 1990, 21: 518–523.

SENTINEL LYMPH NODE

1172 Allred DC, Elledge RM. Caution concerning micrometastatic breast carcinoma in sentinel lymph nodes. Cancer 1999, 86: 905–907.

1173 Beach RA, Lawson D, Waldrop SM, Cohen C. Rapid immunohistochemistry for cytokeratin in the intraoperative evaluation of sentinel lymph nodes for metastatic breast carcinoma. Appl Immunohistochem Mol Morphol 2003, 11: 45–50.

1174 Bold RJ. Standardization of sentinel lymph node biopsy in breast carcinoma. Cancer 2005, 103: 444–446.

1175 Cao Y, Paner GP, Rajan PB. Sentinel node status and tumor characteristics: a study of 234 invasive breast carcinomas. Arch Pathol Lab Med 2005, 129: 82–84.

1176 Carter BA, Jensen RA, Simpson JF, Page DL. Benign transport of breast epithelium into axillary lymph nodes after biopsy. Am J Clin Pathol 2000, 113: 259–265.

1177 Cohen C, Alazraki N, Styblo T, Waldrop SM, Grant SF, Larsen T. Immunohistochemical evaluation of sentinel lymph nodes in breast carcinoma patients. Appl Immunohistochem Mol Morphol 2002, 10: 296–303.

1178 Corben AD, Nehhozina T, Garg K, Vallejo CE, Brogi E. Endosalpingiosis in axillary lymph nodes: a possible pitfall in the staging of patients with breast carcinoma. Am J Surg Pathol 2010, 34: 1211–1216.

1179 Creager AJ, Geisinger KR. Intraoperative evaluation of sentinel lymph nodes for breast carcinoma: current methodologies. Adv Anat Pathol 2002, 9: 233–243.

1180 Cserni G. Evaluation of sentinel lymph nodes in breast cancer. Histopathology 2005, 46: 697–702.

1181 de Boer M, van Deurzen CH, van Dijck JA, Borm GF, van Diest PJ, Adang EM, Nortier JW, Rutgers EJ, Seynaeve C, Menke-Pluymers MB, Bult P, Tjan-Heijnen VC. Micrometastases or isolated tumor cells and the outcome of breast cancer. N Engl J Med 2009, 361: 653–663.

1182 Diaz LK, Hunt K, Ames F, Meric F, Kuerer H, Babiera G, Ross M, Singletary E, Middleton LP, Symmans WF, Kirshnamurthy S, Sahin A, Sneige N, Gilcrease MZ. Histologic localization of sentinel lymph node metastases in breast cancer. Am J Surg Pathol 2003, 27: 385–389.

1183 Diaz NM, Cox CE, Ebert M, Clark JD, Vrcel V, Stowell N, Sharma A, Jakub JW, Cantor A, Centeno BA, Dupont E, Muro-Cacho C, Nicosia S. Benign mechanical transport of breast epithelial cells to sentinel lymph nodes. Am J Surg Pathol 2004, 28: 1641–1645.

1184 Douglas-Jones AG, Woods V. Molecular assessment of sentinel lymph node in breast cancer management. Histopathology 2009, 55: 107–113.

1185 Freneaux P, Nos C, Vincent-Salomon A, Genin P, Sigal-Zafrani B, Al Ghuzian A, Birolini MJ, Clough K, Sastre-Garau X. Histological detection of minimal metastatic involvement in axillary sentinel nodes: a

rational basis for a sensitive methodology usable in daily practice. Mod Pathol 2002, 15: 641–646.

1186 Jani AB, Basu A, Heimann R, Hellman S. Sentinel lymph node versus axillary lymph node dissection for early-stage breast carcinoma: a comparison using a utility-adjusted number needed to treat analysis. Cancer 2003, 97: 359–366.

1187 Johnston EI, Beach RA, Waldrop SM, Lawson D, Cohen C. Rapid intraoperative immunohistochemical evaluation of sentinel lymph nodes for metastatic breast carcinoma. Appl Immunohistochem Mol Morphol 2006, 14: 57–62.

1188 Jonjic N, Mustac E, Dekanic A, Marijic B, Gaspar B, Kolic I, Coklo M, Sasso F. Predicting sentinel lymph node metastases in infiltrating breast carcinoma with vascular invasion. Int J Surg Pathol 2006, 14: 306–311.

1189 Krag D, Weaver D, Ashikaga T, Moffat F, Klimberg VS, Shriver C, Feldman S, Kusminsky R, Gadd M, Kuhn J, Harlow S, Beitsch P. The sentinel node in breast: a multicenter validation study. N Engl J Med 1998, 339: 941–946.

1190 Krogerus LA, Leidenius MH, Toivonen TS, von Smitten KJ. Towards reasonable workload in diagnosis of sentinel lymph nodes: comparison of two frozen section methods. Histopathology 2004, 44: 29–34.

1191 Leikola JP, Toivonen TS, Krogerus LA, von Smitten KA, Leidenius MH. Rapid immunohistochemistry enhances the intraoperative diagnosis of sentinel lymph node metastases in invasive lobular breast carcinoma. Cancer 2005, 104: 14–19.

1192 McMasters KM, Giuliano AE, Ross MI, Reintgen DS, Hunt KK, Byrd DR, Klimberg VS, Whitworth PW, Tafra LC, Edwards MJ. Sentinel-lymph-node biopsy for breast cancer – not yet the standard of care. N Engl J Med 1998, 339: 990–995.

1193 Maiorano E, Massarol GM, Pruneri G, Mastropasqua MG, Zurrida S, Orvieto E, Viale G. Ectopic breast tissue as a possible cause of false-positive axillary sentinel lymph node biopsies. Am J Surg Pathol 2003, 27: 513–518.

1194 Moore KH, Thaler HT, Tan LK, Borgen PI, Cody HS 3rd. Immunohistochemically detected tumor cells in the sentinel lymph nodes of patients with breast carcinoma: biologic metastasis or procedural artifact? Cancer 2004, 100: 929–934.

1195 Ouellette RJ, Richard D, Maïcas E. RT-PCR for mammaglobin genes, MGB1 and MGB2, identifies breast cancer micrometastases in sentinel lymph nodes. Am J Clin Pathol 2004, 121: 637–643.

1196 Piñero A, Giménez J, Merck B, Vázquez C; Grupo de Expertos. [Consensus meeting about sentinel lymph node selective biopsy in breast cancer. Spanish Society of Senology and Breast Pathology]. Rev Esp Patol 2007, 40: 91–95.

1197 Reintgen D, Giuliano R, Cox CE. Sentinel node biopsy in breast cancer: an overview. Breast J 2000, 6: 299–305.

1198 Rivera M, Merlin S, Hoda RS, Gopalan A, Hoda SA. Minimal involvement of sentinel lymph node in breast carcinoma: prevailing concepts and challenging problems. Int J Surg Pathol 2004, 12: 301–306; Viale G. An alternative viewpoint. Int J Surg Pathol 2004, 12: 307–309.

1199 Sahin AA, Guray M, Hunt KK. Identification and biologic significance of micrometastases in axillary lymph nodes in patients with invasive breast cancer. Arch Pathol Lab Med 2009, 133: 869–878.

1200 Schwartz GF, Giuliano AE, Veronesi U; Consensus Conference Committee. Proceedings of the consensus conference on the role of sentinel lymph node biopsy in carcinoma of the breast, April 19-22, 2001, Philadelphia, Pennsylvania. Hum Pathol 2002, 33: 579-589.

1201 Silverberg SG. Sentinel node processing: recommendations for pathologists. Am J Surg Pathol 2002, 26: 383-385.

1202 Taback B, Hashimoto K, Kuo CT, Chan A, Giuliano AE, Hoon DS. Molecular lymphatic mapping of the sentinel lymph node. Am J Pathol 2002, 161: 1153-1161.

1203 Turner RR, Ollila DW, Stern S, Giuliano AE. Optimal histopathologic examination of the sentinel lymph node for breast carcinoma staging. Am J Surg Pathol 1999, 23: 263-267.

1204 van Deurzen CH, de Bruin PC, Koelemij R, Hillegersberg R, van Diest PJ. Isolated tumor cells in breast cancer sentinel lymph nodes: displacement or metastasis? An immunohistochemical study. Hum Pathol 2009, 40: 778-782.

1205 van Deurzen CH, Bult P, de Boer M, Koelemij R, van Hillegersberg R, Tjan-Heijnen VC, Hobbelink MG, de Bruin PC, van Diest PJ. Morphometry of isolated tumor cells in breast cancer sentinel lymph nodes: metastases or displacement? Am J Surg Pathol 2009, 33: 106-110.

1206 Veronesi U, Paganelli G, Viale G, Galimberti V, Luini A, Zurrida S, Robertson C, Sacchini V, Veronesi P, Orvieto E, de Cicco C, Intra M, Tosi G, Scarpa D. Sentinel lymph node biopsy and axillary dissection in breast cancer: results in a large series. J Natl Cancer Inst 1999, 91: 368-373.

1207 Viale G, Bosari S, Mazzarol G, Galimberti V, Luini A, Veronesi P, Paganelli G, Bedoni M, Orvieto E. Intraoperative examination of axillary sentinel lymph nodes in breast carcinoma patients. Cancer 1999, 85: 2433-2438.

1208 Viale G, Zurrida S, Maiorano E, Mazzarol G, Pruneri G, Paganelli G, Maisonneuve P, Veronesi U. Predicting the status of axillary sentinel lymph nodes in 4351 patients with invasive breast carcinoma treated in a single institution. Cancer 2005, 103: 492-500.

1209 Viale G, Mastropasqua MG, Maiorano E, Mazzarol G. Pathologic examination of the axillary sentinel lymph nodes in patients with early-stage breast carcinoma: current and resolving controversies on the basis of the European Institute of Oncology experience. Virchows Arch 2006, 448: 241-247.

1210 Weaver DL, Le UP, Dupuis SL, Weaver KA, Harlow SP, Ashikaga T, Krag DN. Metastasis detection in sentinel lymph nodes: comparison of a limited widely spaced (NSABP protocol B-32) and a comprehensive narrowly spaced paraffin block sectioning strategy. Am J Surg Pathol 2009, 33: 1583-1589.

1211 Weaver DL. Sentinel lymph nodes and breast carcinoma. Which micrometastases are clinically significant? Am J Surg Pathol 2003, 27: 842-845.

STAGING AND GRADING

1212 Kinne DW. Staging and follow-up of breast cancer patients. Cancer 1991, 67: 1196-1198.

THERAPY

1213 Ben-David MA, Kleer CG, Paramagul C, Griffith KA, Pierce LJ. Is lobular carcinoma in situ as a component of breast carcinoma a risk factor for local failure after breast-conserving therapy? Results of a matched pair analysis. Cancer 2006, 106: 28-34.

1214 Bonadonna G, Valagussa P, Brambilla C, Moliterni A, Zambetti M, Ferrari L. Adjuvant and neoadjuvant treatment of breast cancer with chemotherapy and/or endocrine therapy. Semin Oncol 1991, 18: 515-524.

1215 Bonadonna G, Valagussa P, Moliterni A, Zambetti M, Brambilla C. Adjuvant cyclophosphamide, methotrexate, and fluorouracil in node-positive breast cancer. The results of 20 years of follow-up. N Engl J Med 1995, 332: 901-906.

1216 Bonadonna G, Veronesi U, Brambilla C, Ferrari L, Luini A, Greco M, Bartoli C, Coopmans de Yoldi G, Zucali R, Rilke F, et al. Primary chemotherapy to avoid mastectomy in tumors with diameters of three centimeters or more. J Natl Cancer Inst 1990, 82: 1539-1545.

1217 Brufsky A. Trastuzumab-based therapy for patients with HER2-positive breast cancer: from early scientific development to foundation of care. Am J Clin Oncol 2010, 33: 186-195.

1218 Ceilley E, Jagsi R, Goldberg S, Kachnic L, Powell S, Taghian A. The management of ductal carcinoma in situ in North America and Europe. Results of a survey. Cancer 2004, 101: 1958-1967.

1219 Coleman RE. High dose chemotherapy: rationale and results in breast carcinoma. Cancer 2000, 88: 3059-3064.

1220 Connolly JL, Boyages J, Nixon AJ, Peiro G, Gage I, Silver B, Recht A, Harris JR, Schnitt SJ. Predicators of breast recurrence after conservative surgery and radiation therapy for invasive breast cancer. Mod Pathol 1998, 11: 134-139.

1221 Early Breast Cancer Trialists' Collaborative Group. Tamoxifen for early breast cancer. An overview of the randomised trials. Lancet 1998, 351: 1451-1467.

1222 Emery J, Spanier SS, Kasnic G Jr, Hardt NS. The synovial structure of breast-implant associated bursae. Mod Pathol 1994, 7: 728-733.

1223 Fong PC, Boss DS, Yap TA, Tutt A, Wu P, Mergui-Roelvink M, Mortimer P, Swaisland H, Lau A, O'Connor MJ, Ashworth A, Carmichael J, Kaye SB, Schellens JH, de Bono JS. Inhibition of poly(ADP-ribose) polymerase in tumors from BRCA mutation carriers. N Engl J Med 2009, 361: 123-134.

1224 Frykberg ER, Bland KI. Overview of the biology and management of ductal carcinoma in situ of the breast. Cancer 1994, 74: 350-361.

1225 Fyles AW, McCready DR, Manchul LA, Trudeau ME, Merante P, Pintilie M, Weir LM, Olivotto IA. Tamoxifen with or without breast irradiation in women 50 years of age or older with early breast cancer. N Engl J Med 2004, 351: 963-970.

1226 Goldhirsch A, Wood WC, Gelber RD, Coates AS, Thurlimann B, Senn HJ. Meeting highlights: updated international expert consensus on the primary therapy of early breast cancer. J Clin Oncol 2003, 21: 3357-3365.

1227 Goldstein NS, Kestin L, Vicini F. Factors associated with ipsilateral breast failure and distant metastases in patients with invasive breast carcinoma treated with breast-conserving therapy. Am J Clin Pathol 2003, 120: 500-527.

1228 Hameed MR, Erlandson R, Rosen PP. Capsular synovial-like hyperplasia around mammary implants similar to detritic synovitis. A morphologic and immunohistochemical study of 15 cases. Am J Surg Pathol 1995, 19: 433-438.

1229 Hughes KS, Schnaper LA, Berry D, Cirricione C, McCormick B, Shank B, Wheeler J, Champion LA, Smith TJ, Smith BL, Shapiro C, Muss HB, Winer E, Hudis C, Wood W, Sugarbaker D, Henderson IC, Norton L; Cancer and Leukemia Group B; Radiation Therapy Oncology Group; Eastern Cooperative Oncology Group. Lumpectomy plus tamoxifen with or without irradiation in women 70 years of age or older with early breast cancer. N Engl J Med 2004, 351: 971-977.

1230 Jacobson JA, Danforth DN, Cowan KH, D'Angelo T, Steinberg SM, Pierce L, Lippman ME, Lichter AS, Glatstein E, Okunieff P. Ten-year results of a comparison of conservation with mastectomy in the treatment of stage I and II breast cancer. New Engl J Med 1995, 332: 907-911.

1231 Kasper CS. Histologic features of breast capsules reflect surface configuration and composition of silicone bag implants. Am J Clin Pathol 1994, 102: 655-659.

1232 Kinne DW. Surgical management of stage I and stage II breast cancer. Cancer 1990, 66: 1373-1377.

1233 Kitchen SB, Paletta CE, Shehadi SI, Bauer WC. Epithelialization of the lining of a breast implant capsule. Possible origins of squamous cell carcinoma associated with a breast implant capsule. Cancer 1994, 73: 1449-1452.

1234 Liu LW, Truong LD. Morphologic characterization of polyvinyl sponge (Ivalon) breast prosthesis. Arch Pathol Lab Med 1996, 120: 876-878.

1235 McGuire WP. High-dose chemotherapy and autologous bone marrow or stem cell reconstruction for solid tumors. Curr Probl Cancer 1998, 22: 135-177.

1236 Mansfield CM, Krishnan L, Komarnicky LT, Ayyangar KM, Kramer CA. A review of the role of radiation therapy in the treatment of patients with breast cancer. Semin Oncol 1991, 18: 525-535.

1237 Meric F, Mirza NQ, Vlastos G, Buchholz TA, Kuerer HM, Babiera GV, Singletary SE, Ross MI, Ames FC, Feig BW, Krishnamurthy S, Perkins GH, McNeese MD, Strom EA, Valero V, Hunt KK. Positive surgical margins and ipsilateral breast tumor recurrence predict disease-specific survival after breast-conserving therapy. Cancer 2003, 97: 926-933.

1238 Morrow M, Strom EA, Bassett LW, Dershaw DD, Fowble B, Giuliano A, Harris JR, O'Malley F, Schnitt SJ, Singletary SE, Winchester DP. Standard for breast conservation therapy in the management of invasive breast carcinoma. CA Cancer J Clin 2002, 52: 277-300.

1239 National Institutes of Health Consensus Development Panel. National Institutes of Health consensus development conference statement: adjuvant therapy for breast cancer, November 1-3, 2000. J Natl Cancer Inst 2001, 93: 979-989.

1240 Olivotto IA, Bajdik CD, Plenderleith IH, Coppin CM, Gelmon KA, Jackson SM, Ragaz J, Wilson KS, Worth A. Adjuvant systemic therapy and survival after breast cancer. N Engl J Med 1994, 330: 805-810.

1241 Osborne CK. Tamoxifen in the treatment of breast cancer. N Engl J Med 1998, 339: 1609-1618.

1242 Park CC, Mitsumori M, Nixon A, Recht A, Connolly J, Gelman R, Silver B, Hetelekidis S, Abner A, Harris YR, Schnitt ST. Outcome at 8 years after breast-conserving surgery and radiation therapy for invasive breast cancer: influence of margin status and systemic therapy on local recurrence. J Clin Oncol 2000, **18**: 1668–1675.

1243 Romond EH, Perez EA, Bryant J, Suman VJ, Geyer CE Jr, Davidson NE, Tan-Chiu E, Martino S, Paik S, Kaufman PA, Swain SM, Pisansky TM, Fehrenbacher L, Kutteh LA, Vogel VG, Visscher DW, Yothers G, Jenkins RB, Brown AM, Dakhil SR, Mamounas EP, Lingle WL, Klein PM, Ingle JN, Wolmark N. Trastuzumab plus adjuvant chemotherapy for operable HER2-positive breast cancer. N Engl J Med 2005, **353**: 1673–1684.

1244 Rosner D, Lane WW. Should all patients with node-negative breast cancer receive adjuvant therapy? Identifying additional subsets of low-risk patients who are highly curable by surgery alone. Cancer 1991, **68**: 1482–1494.

1245 Rosti G, Ferrante P, Ledermann J, Leyvraz S, Ladenstein R, Koscileniak E, Crown J, Dazzi C, Cariello A, Marangolo M. High-dose chemotherapy for solid tumors: results of the EBMT. Crit Rev Oncol Hematol 2002, **41**: 129–140.

1246 Schnitt SJ, Abner A, Gelman R, Connolly JL, Recht A, Duda RB, Eberlein TJ, Mayzel K, Silver B, Harris JR. The relationship between microscopic margins of resection and the risk of local recurrence in patients with breast cancer treated with breast-conserving surgery and radiation therapy. Cancer 1994, **74**: 1746–1751.

1247 Silverstein MJ, Gierson ED, Colburn WJ, Cope LM, Furmanski M, Senofsky GM, Gamagami P, Waisman JR. Can intraductal breast carcinoma be excised completely by local excision? Clinical and pathologic predictors. Cancer 1994, **73**: 2985–2989.

1248 Solin LJ, Recht A, Fourquet A, Kurtz J, Kuske R, McNeese M, McCormick B, Cross MA, Schultz DJ, Bornstein BA, et al. Ten-year results of breast-conserving surgery and definitive irradiation for intraductal carcinoma (ductal carcinoma in situ) of the breast. Cancer 1991, **68**: 2337–2344.

1249 Veronesi U. How important is the assessment of resection margins in conservative surgery for breast cancer? Cancer 1994, **74**: 1660–1661.

1250 Veronesi U, Cascinelli N, Mariani L, Greco M, Saccozzi R, Luini A, Aguiler M, Marubini E. Twenty-year follow-up of a randomized study comparing breast-conserving surgery with radical mastectomy for early breast cancer. N Engl J Med 2002, **347**: 1227–1232.

1251 Voogd AC, van Tienhoven G, Peterse HL, Crommelin MA, Rutgers EJ, van de Velde CJ, van Geel BN, Slot A, Rodrigus PT, Jobsen JJ, Von Meyenfeldt MF, Coebegh JW, for the Dutch Study Group on Local Recurrence after Breast Conservation (BORST). Local recurrence after breast conservation therapy for early stage breast carcinoma. Detection, treatment, and outcome in 266 patients. Cancer 1999, **85**: 437–446.

1252 Wong K, Henderson IC. Management of metastatic breast cancer. World J Surg 1994, **18**: 98–111.

EFFECTS OF THERAPY ON THE TUMOR AND ON NORMAL BREAST

1253 Aktepe F, Kapucuoglu N, Pak I. The effects of chemotherapy on breast cancer tissue in locally advanced breast cancer. Histopathology 1996, **29**: 63–67.

1254 Frierson HF Jr, Fechner RE. Histologic grade of locally advanced infiltrating ductal carcinoma after treatment with induction chemotherapy. Am J Clin Pathol 1994, **102**: 154–157.

1255 Kennedy S, Merino MJ, Swain SM, Lippman ME. The effects of hormonal and chemotherapy on tumoral and nonneoplastic breast tissue. Hum Pathol 1990, **21**: 192–198.

1256 Moll UM, Chumas J. Morphologic effects of neoadjuvant chemotherapy in locally advanced breast cancer. Pathol Res Pract 1997, **193**: 187–196.

1257 Moore GH, Schiller JE, Moore GK. Radiation-induced histopathologic changes of the breast: the effects of time. Am J Surg Pathol 2004, **28**: 47–53.

1258 Oyama T, Maluf H, Koerner F. Pathologic findings after therapeutic irradiation of mammary tissues and carcinomas. Anat Pathol 1998, **3**: 181–193.

1259 Penault-Llorca F, Abrial C, Raoelfils I, Cayre A, Mouret-Reynier MA, Leheurteur M, Durando X, Achard JL, Gimbergues P, Chollet P. Comparison of the prognostic significance of Chevallier and Sataloff's pathologic classifications after neoadjuvant chemotherapy of operable breast cancer. Hum Pathol 2008, **39**: 1221–1228.

1260 Pinder SE, Provenzano E, Earl H, Ellis IO. Laboratory handling and histology reporting of breast specimens from patients who have received neoadjuvant chemotherapy. Histopathology 2007, **50**: 409–417.

1261 Rabban JT, Glidden D, Kwan ML, Chen YY. Pure and predominantly pure intralymphatic breast carcinoma after neoadjuvant chemotherapy: an unusual and adverse pattern of residual disease. Am J Surg Pathol 2009, **33**: 256–263.

1262 Rajan R, Esteva FJ, Symmans WF. Pathologic changes in breast cancer following neoadjuvant chemotherapy: implications for the assessment of response. Clin Breast Cancer 2004, **5**: 235–238.

1263 Sahoo S, Lester SC. Pathology of breast carcinomas after neoadjuvant chemotherapy: an overview with recommendations on specimen processing and reporting. Arch Pathol Lab Med 2009, **133**: 633–642.

1264 Schnitt SJ, Connolly JL, Harris JR, Cohen RB. Radiation-induced changes in the breast. Hum Pathol 1984, **15**: 545–550.

1265 Seno R, Sparano JA, Fineberg SA. Gross and histologic features of locally advanced breast cancer after neoadjuvant chemotherapy. Anat Pathol 1998, **3**: 169–180.

1266 Sharkey FE, Addington SL, Fowler LJ, Page CP, Cruz AB. Effects of preoperative chemotherapy on the morphology of resectable breast carcinoma. Mod Pathol 1996, **9**: 893–900.

1267 Winkelmann RK, Grado GL, Quimby SR, Connolly SM. Pseudoscclerodermatous panniculitis after irradiation. An unusual complication of megavoltage treatment of breast carcinoma. Mayo Clin Proc 1993, **68**: 122–127.

1268 Ziegler LD, Connelly JH, Frye D, Smith TL, Hortobagyi GN. Lack of correlation between histologic findings and response to chemotherapy in metastatic breast cancer. Cancer 1991, **68**: 628–633.

PROGNOSIS

1269 Aamdal S, Bormer O, Jorgensen O, Host H, Eliassen G, Kaalhus O, Pihl A. Estrogen receptors and long-term prognosis in breast cancer. Cancer 1984, **53**: 2525–2529.

1270 Abner AL, Collins L, Peiro G, Recht A, Come S, Shulman LN, Silver B, Nixon A, Harris JR, Schnitt SJ, Connolly JL. Correlation of tumor size and axillary lymph node involvement with prognosis in patients with T1 breast carcinoma. Cancer 1998, **83**: 2502–2508.

1271 Acs G, Dumoff KL, Solin LJ, Pasha T, Xu X, Zhang PJ. Extensive retraction artifact correlates with lymphatic invasion and nodal metastasis and predicts poor outcome in early stage breast carcinoma. Am J Surg Pathol 2007, **31**: 129–140.

1272 Adami H-O, Malker B, Holmberg L, Persson I, Stone B. The relation between survival and age at diagnosis in breast cancer. N Engl J Med 1986, **315**: 559–563.

1273 Alderson MR, Hamlin I, Staunton MD. The relative significance of prognostic factors in breast carcinoma. Br J Cancer 1971, **25**: 646–655.

1274 Armas OA, Gerald WL, Lesser ML, Arroyo CD, Norton L, Rosen PP. Immunohistochemical detection of cathepsin D in T2N0M0 breast carcinoma. Am J Surg Pathol 1994, **18**: 158–166.

1275 Arnaout-Alkarain A, Kahn HJ, Narod SA, Sun PA, Marks AN. Significance of lymph vessel invasion identified by the endothelial lymphatic marker D2-40 in node negative breast cancer. Mod Pathol 2007, **20**: 183–191.

1276 Auer G, Eriksson E, Azavedo E, Caspersson T, Wallgren A. Prognostic significance of nuclear DNA content in mammary adenocarcinomas in humans. Cancer Res 1984, **44**: 394–396.

1277 Axelsson K, Ljung B-M, Moore DH II, Thor AD, Chew KL, Edgerton SM, Smith HS, Mayall BH. Tumor angiogenesis as a prognostic assay for invasive ductal breast carcinoma. J Natl Cancer Inst 1995, **87**: 997–1008.

1278 Baak JP, Chin D, van Diest PJ, Ortiz R, Matze-Cok P, Bacus SS. Comparative long-term prognostic value of quantiative HER-2/neu protein expression, DNA ploidy, and morphometric and clinical features in paraffin-embedded invasive breast cancer. Lab Invest 1991, **64**: 215–223.

1279 Baak JPA, Kurver PHJ, de Snoo-Niewlaat AJE, de Graef S, Makkink B, Boon ME. Prognostic indicators in breast cancer. Morphometric methods. Histopathology 1982, **6**: 327–339.

1280 Baak JPA, Van Dop H, Kurver PHJ, Hermans J. The value of morphometry to classic prognosticators in breast cancer. Cancer 1985, **56**: 374–382.

1281 Bane AL, Tjan S, Parkes RK, Andrulis I, O'Malley FP. Invasive lobular carcinoma: to grade or not to grade. Mod Pathol 2005, **18**: 621–628.

1282 Barbareschi M. Prognostic value of the immunohistochemical expression of p53 in breast carcinomas: a review of the literature involving over 9,000 patients. Appl Immunohistochem 1996, **4**: 106–116.

1283 Barbareschi M, Weidner N, Gasparini G, Morelli L, Forti S, Ercher C, Fina P, Caffo O, Leonardi E, Mauri F, Bevilacqua P, Dalla Palma P. Microvessel density quantification in breast carcinomas. Assessment by light microscopy vs. a computer-aided image analysis system. Appl Immunohistochem 1995, **3**: 75–84.

1284 Barnes DM, Dublin EA, Fisher CJ, Levison DA, Millis RR. Immunohistochemical detection of p53 protein in mammary carcinoma. An important new independent indicator of prognosis? Hum Pathol 1993, **24**: 469–476.

1285 Barnes R, Masood S, Barker E, Rosengard AM, Coggin DL, Crowell T, King CR, Porter-Jordan K, Wargotz ES, Liotta LA, et al. Low nm23 protein expression in infiltrating ductal breast carcinomas correlates with reduced patient survival. Am J Pathol 1991, **139**: 245–250.

1286 Battifora H, Gaffey M, Esteban J, Mehta P, Bailey A, Faucett C, Niland J. Immunohistochemical assay of neu/c-erbB-2 oncogene product in paraffin-embedded tissues in early breast cancer. Retrospective follow-up study of 245 stage I and II cases. Mod Pathol 1991, **4**: 466–474.

1287 Bauer TW, O'Ceallaigh D, Eggleston JC, Moore GW, Baker RR. Prognostic factors in patients with stage I, estrogen receptor-negative carcinoma of the breast. A clinicopathologic study. Cancer 1983, **52**: 1423–1431.

1288 Berg JW, Robbins GF. Factors influencing short and long term survival of breast cancer patients. Surg Gynecol Obstet 1966, **122**: 1311–1316.

1289 Bergers E, Baak JP, Van Diest PJ, Willig AJ, Los J, Peterse JL, Ruitenberg HM, Schapers RF, Somsen JG, van Beek MW, Bellot SM, Fijnheer J, van Gorp LH. Prognostic value of DNA ploidy using flow cytometry in 1301 breast cancer patients: results of the prospective multicenter morphometric mammary carcinoma project. Mod Pathol 1997, **10**: 762–768.

1290 Bertheau P, Steinberg SM, Cowan K, Merino MJ. Breast cancer in young women: clinicopathologic correlation. Semin Diagn Pathol 1999, **16**: 248–256.

1291 Biesterfield S, Noll I, Noll E, Wohltmann D, Blocking A. Mitotic frequency as a prognostic factor in breast cancer. Hum Pathol 1995, **26**: 47–52.

1292 Black MM, Barclay THC, Hankey BF. Prognosis in breast cancer utilizing histologic characteristics of the primary tumor. Cancer 1975, **36**: 2048–2055.

1293 Bloom HJG, Richardson WW. Histological grading and prognosis in breast cancer. A study of 1409 cases of which 359 have been followed for 15 years. Br J Cancer 1957, **11**: 359–377.

1294 Bloom HJG, Richardson WW, Harris ED. Natural history of untreated breast cancer. Comparison of untreated cases according to histological grade of malignancy. Br Med J 1962, **2**: 213–221.

1295 Bogomoletz WV. Elastosis in breast cancer. Pathol Annu 1986, **21**(Pt 2): 345–366.

1296 Bosari S, Lee AK, De Lellis RA, Wiley BD, Heatley GJ, Silverman ML. Microvessel quantitation and prognosis in invasive breast carcinoma. Hum Pathol 1992, **23**: 755–761.

1297 Breast Cancer Study Group. Identification of breast cancer patients with high risk of early recurrence after radical mastectomy. II. Clinical and pathological correlations. Cancer 1978, **42**: 2809–2826.

1298 Butler JA, Bretsky S, Menendez-Botet C, Kinne DW. Estrogen receptor protein of breast cancer as a predictor of recurrence. Cancer 1985, **55**: 1178–1181.

1299 Cao D, Lin C, Woo SH, Vang R, Tsangaris TN, Argani P. Separate cavity margin sampling at the time of initial breast lumpectomy significantly reduces the need for reexcisions. Am J Surg Pathol 2005, **29**: 1625–1632.

1300 Carey LA, Kim NW, Goodman S, Marks J, Henderson G, Umbricht CB, Dome JS, Dooley W, Amshey SR, Sukumar S. Telomerase activity and prognosis in primary breast cancers. J Clin Oncol 1999, **17**: 3075–3081.

1301 Carter CL, Allen C, Henson DE. Relation of tumor size, lymph node status, and survival in 24,740 breast cancer cases. Cancer 1989, **63**: 181–187.

1302 Carter D, Pipkin RD, Shepard RH, Elkins RC, Abbey H. Relationship of necrosis and tumor border to lymph node metastases and 10-year

survival in carcinoma of the breast. Am J Surg Pathol 1978, **2**: 39–46.

1303 Chagpar A, Middleton LP, Sahin AA, Meric-Bernstam F, Kuerer HM, Feig BW, Ross MI, Ames FC, Singletary SE, Buchholz TA, Valero V, Hunt KK. Clinical outcome of patients with lymph node-negative breast carcinoma who have sentinel lymph node micrometastases detected by immunohistochemistry. Cancer 2005, **103**: 1581–1586.

1304 Chung M, Chang HR, Bland KI, Wanebo HJ. Younger women with breast carcinoma have a poorer prognosis than older women. Cancer 1996, **77**: 97–103.

1305 Clemente CG, Boracchi P, Andreola S, Del Vecchio M, Veronesi P, Rilke FO. Peritumoral lymphatic invasion in patients with node-negative mammary duct carcinoma. Cancer 1992, **69**: 1396–1403.

1306 Cornfield DB, Palazzo JP, Schwartz GF, Goonewardene SA, Kovatich AJ, Chervoneva I, Hyslop T, Schwarting R. The prognostic significance of multiple morphologic features and biologic markers in ductal carcinoma in situ of the breast: a study of a large cohort of patients treated with surgery alone. Cancer 2004, **100**: 2317–2327.

1307 Correa Geyer F, Reis-Filho JS. Microarray-based gene expression profiling as a clinical tool for breast cancer management: are we there yet? Int J Surg Pathol 2009, **17**: 285–302.

1308 Cristofanilli M, Budd GT, Ellis MJ, Stopeck A, Matera J, Miller MC, Reuben JM, Doyle GV, Allard WJ, Terstappen LW, Hayes DF. Circulating tumor cells, disease progression, and survival in metastatic breast cancer. N Engl J Med 2004, **351**: 781–791.

1309 Cummings MC, Walsh MD, Hohn BG, Bennett IC, Wright RG, McGuckin MA. Occult axillary lymph node metastases in breast cancer do matter: results of 10-year survival analysis. Am J Surg Pathol 2002, **26**: 1286–1295.

1310 Dalton LW, Page DL, Dupont WD. Histologic grading of breast carcinoma. A reproducibility study. Cancer 1994, **73**: 2765–2770.

1311 Davis BW, Gelber R, Goldhirsch A, Hartmann WH, Hollaway L, Russell I, Rudensta CM. Prognostic significance of peritumoral vessel invasion in clinical trials of adjuvant therapy for breast cancer with axillary lymph node metastasis. Hum Pathol 1985, **16**: 1212–1218.

1312 Davis BW, Gelber RD, Goldhirsch A, Hartmann WH, Locher GW, Reed R, Golouh R, Save-Soderbergh J, Holloway L, Russell I, Rudenstam CM. Prognostic significance of tumor grade in clinical trials of adjuvant therapy for breast cancer with axillary lymph node metastasis. Cancer 1986, **58**: 2662–2670.

1313 Dawson PJ, Ferguson DJ, Karrison T. The pathologic findings of breast cancer in patients surviving 25 years after radical mastectomy. Cancer 1982, **50**: 2131–2138.

1314 de Jong JS, van Diest PJ, Baak JP. Hot spot microvessel density and the mitotic activity index are strong additional prognostic indicators in invasive breast cancer. Histopathology 2000, **36**: 306–312.

1315 Doglioni C, Dei Tos AP, Laurino L, Chiarelli C, Barbareschi M, Viale G. The prevalence of BCL-2 immunoreactivity in breast carcinomas and its clinicopathological correlates with particular reference to oestrogen receptor status. Virchows Arch 1994, **424**: 47–52.

1316 Domagala W, Lasota J, Dukowicz A, Markiewski M, Striker G, Weber K, Osborn M. Vimentin expression appears to be associated

with poor prognosis in node-negative ductal NOS breast carcinomas. Am J Pathol 1990, **137**: 1299–1304.

1317 Domagala W, Striker G, Szadowska A, Dukowicz A, Weber K, Osborn M. Cathepsin D in invasive ductal NOS breast carcinoma as defined by immunohistochemistry. No correlation with survival at 5 years. Am J Pathol 1992, **141**: 1003–1012.

1318 Ellis GK, Gown AM. New applications of monoclonal antibodies to the diagnosis and prognosis of breast cancer. Pathol Annu 1990, **25**(Pt 2): 193–235.

1319 Elston CW, Ellis IO. Pathological prognostic factors in breast cancer. I. The value of histological grades in breast cancer. Experience from a large study with long-term follow-up. Histopathology 1991, **19**: 403–410.

1320 Fisher B, Bauer M, Wickerham L, Redmond CK, Fisher ER. Relation of number of positive axillary nodes to the prognosis of patients with primary breast cancer. An NSABP update. Cancer 1983, **52**: 1551–1557.

1321 Fisher B, Montague E, Redmond C, Barton B, Borland D, Fisher ER, Deutsch M, Schwarz G, Margolese R, Donegan W, Volk H, Honvolinka C, Gardner B, Cohn I Jr, Lesnick G, Cruz AB, Lawrence W, Nealon T, Butcher H, Lawton R. Comparison of radical mastectomy with alternative treatments for primary breast cancer. A first report of result from a prospective randomized clinical trial. Cancer 1977, **39**: 2827–2839.

1322 Fisher B, Redmond C, Poisson R, Margolese R, Wolmark N, Wickerham L, Fisher E, Deutsch M, Caplan R, Pilch Y, et al. Eight-year results of a randomized clinical trial comparing total mastectomy and lumpectomy with or without irradiation in the treatment of breast cancer. N Engl J Med 1989, **320**: 822–828.

1323 Fisher B, Slack NH, Bross IDJ. Cancer of the breast. Size of neoplasm and prognosis. Cancer 1969, **24**: 1071–1080.

1324 Fisher ER, Anderson S, Redmond C, Fisher B. Pathologic findings from the National Surgical Adjuvant Breast Project protocol B-06. 10-year pathologic and clinical prognostic discriminants. Cancer 1993, **71**: 2507–2514.

1325 Fisher ER, Anderson S, Tan-Chiu E, Fisher B, Eaton L, Wolmark N. Fifteen-year prognostic discriminants for invasive breast carcinoma: National Surgical Adjuvant Breast and Bowel Project Protocol-06. Cancer 2001, **91**: 1679–1688.

1326 Fisher ER, Costantino J, Fisher B, Redmond C. Pathologic findings from the National Surgical Adjuvant Breast Project (Protocol 4). Discriminants for 15-year survival. National Surgical Adjuvant Breast and Bowel Project Investigators. Cancer 1993, **71**: 2141–2150.

1327 Fisher ER, Gregorio R, Redmond C, Dekker A, Fisher B. Pathologic findings from the National Surgical Adjuvant Breast Project (Protocol No. 4). II. The significance of regional node histology other than sinus histiocytosis in invasive mammary cancer. Am J Clin Pathol 1976, **65**: 21–30.

1328 Fisher ER, Gregorio RM, Redmond C, Kim WS, Fisher B. Pathologic findings from the National Surgical Adjuvant Breast Project (Protocol No. 4). III. The significance of extranodal extension of axillary metastases. Am J Clin Pathol 1976, **65**: 439–444.

1329 Fisher ER, Kotwal N, Hermann C, Fisher B. Types of tumor lymphoid response and sinus histiocytosis. Arch Pathol Lab Med 1983, **107**: 222–227.

1330 Fisher ER, Redmond C, Fisher B, Bass G. Pathologic findings from the National Surgical Adjuvant Breast and Bowel Projects (NSABP). Prognostic discriminants for 8-year survival for node-negative invasive breast cancer patients. Cancer 1990, 65: 2121-2128.

1331 Frierson HF Jr. Ploidy analysis and S-phase fraction determination by flow cytometry of invasive adenocarcinomas of the breast. Am J Surg Pathol 1991, 15: 358-367.

1332 Frierson HF Jr, Wolber RA, Berean KW, Franquemont DW, Gaffey MJ, Boyd JC, Wilbur DC. Interobserver reproducibility of the Nottingham modification of the Bloom and Richardson histologic grading scheme for infiltrating ductal carcinoma. Am J Clin Pathol 1995, 103: 195-198.

1333 Gallenberg MM, Loprinzi CL. Breast cancer and pregnancy. Semin Oncol 1989, 16: 369-376.

1334 Garne JP, Aspegren K, Linell F, Rank F, Ranstam J. Primary prognostic factors in invasive breast cancer with special reference to ductal carcinoma and histologic malignancy grade. Cancer 1994, 73: 1438-1448.

1335 Gasparini G, Weidner N, Bevilacqua P, Maluta S, Dalla Palma P, Caffo O, Barbareschi M, Boracchi P, Marubini E, Pozza F. Tumor microvessel density, p53 expression, tumor size, and peritumoral lymphatic vessel invasion are relevant prognostic markers in node-negative breast carcinoma. J Clin Oncol 1994, 12: 454-466.

1336 Gilchrist KW, Gray R, Fowble B, Tormey DC, Taylor SG 4th. Tumor necrosis is a prognostic predictor for early recurrence and death in lymph node-positive breast cancer. A 10-year follow-up study of 728 Eastern Cooperative Oncology Group patients. J Clin Oncol 1993, 11: 1929-1935.

1337 Gilliland MD, Barton RM, Copeland EM III. The implications of local recurrence of breast cancer as the first site of therapeutic failure. Ann Surg 1983, 197: 284-287.

1338 Glaubitz LC, Bowen JH, Cox EB, McCarty KS Jr. Elastosis in human breast cancer. Correlation with sex steroid receptors and comparison with clinical outcome. Arch Pathol Lab Med 1984, 108: 27-30.

1339 Goffin JR, Chappuis PO, Begin LE, Wong N, Brunet JS, Hamel N, Paradis AJ, Boyd J, Foulkes WD. Impact of germline BRCA1 mutations and overexpression of p53 on prognosis and response to treatment following breast carcinoma: 10-year follow-up data. Cancer 2003, 97: 527-536.

1340 Goldstein NS. The significance of extracapsular axillary lymph node extension by metastatic breast cancer. Int J Surg Pathol 1995, 3: 65-66.

1341 Guidi AJ, Fischer L, Harris JR, Schnitt SJ. Microvessel density and distribution in ductal carcinoma in situ of the breast. J Natl Cancer Inst 1994, 86: 614-619.

1342 Hartveit F, Skjaerven R, Maehle BO. Prognosis in breast cancer patients with tumour cells in the efferent vessels of their axillary nodes. Pathology 1983, 139: 379-382.

1343 Hasebe T, Sasaki S, Imoto S, Ochiai A. Prognostic significance of the intra-vessel tumor characteristics of invasive ductal carcinoma of the breast: a prospective study. Virchows Arch 2004, 444: 20-27.

1344 Heintz NH, Leslie KO, Rogers LA, Howard PL. Amplification of the c-erb B-2 oncogene and prognosis of breast adenocarcinoma. Arch Pathol Lab Med 1990, 114: 160-163.

1345 Henson DE, Ries L, Freedman LS, Carriaga M. Relationship among outcome, stage of disease, and histologic grade for 22,616 cases

of breast cancer. The basis for a prognostic index. Cancer 1991, 68: 2142-2149.

1346 Hilf R, Feldstein ML, Gibson SL, Savlov ED. The relative importance of estrogen receptor analysis as a prognostic factor for recurrence or response to chemotherapy in women with breast cancer. Cancer 1980, 45: 1993-2000.

1347 Hodi Z, Ellis IO, Elston CW, Pinder SE, Donovan G, Macmillan RD, Lee AHS. Comparison of margin assessment by radial and shave sections in wide local excision specimens for invasive carcinoma of the breast. Histopathology 2010, 56: 573-580.

1348 Hultborn KA, Tornberg B. Mammary carcinoma. The biologic character of mammary carcinoma studied in 517 cases by a new form of malignancy grading. Acta Radiol (Stockh) 1960, 196: 1-143.

1349 Hurlimann J. Prognostic value of p53 protein expression in breast carcinomas. Pathol Res Pract 1993, 189: 996-1003.

1350 Hurlimann J, Larrinaga B, Vala DLM: bcl-2 protein in invasive ductal breast carcinomas. Virchows Archiv 1995, 426: 163-168.

1351 Hutter RVP. The influence of pathologic factors on breast cancer management. Cancer 1980, 46: 961-976.

1352 Huvos AG, Hutter RVP, Berg JW. Significance of axillary macrometastases and micrometastases in mammary cancer. Ann Surg 1971, 173: 44-46.

1353 Jacobson JA, Danforth DN, Cowan KH, d'Angelo T, Steinberg SM, Pierce L, Lippman ME, Lichter AS, Glatstein E, Okunieff P. Ten-year results of a comparison of conservation with mastectomy in the treatment of stage I and II breast cancer. N Engl J Med 1995, 332: 907-911.

1354 Jimenez RE, Wallis T, Visscher DW. Centrally necrotizing carcinomas of the breast: a distinct histologic subtype with aggressive clinical behaviour. Am J Surg Pathol 2001, 25: 331-337.

1355 Joensuu H, Pylkkanen L, Toikkanen S. Bcl-2 protein expression and long-term survival in breast cancer. Am J Pathol 1994, 145: 1191-1198.

1356 Kandalaft PL, Chang KL, Ahn CW, Traweek ST, Mehta P, Battifora H. Prognostic significance of immunohistochemical analysis of cathepsin D in low stage breast cancer. Cancer 1993, 71: 2756-2763.

1357 Keyhani-Rofagha S, O'Toole RV, Farrar WB, Sickle-Santanello B, De Cenzo J, Young D. Is DNA ploidy an independent prognostic indicator in infiltrative node-negative breast adenocarcinoma? Cancer 1990, 65: 1577-1582.

1358 Kim C, Taniyama Y, Paik S. Gene expression-based prognostic and predictive markers for breast cancer: a primer for practicing pathologists. Arch Pathol Lab Med 2009, 133: 855-859.

1359 Kister SJ, Sommers SC, Haagensen CD, Cooley E. Re-evaluation of blood vessel invasion as a prognostic factor in carcinoma of the breast. Cancer 1966, 19: 1213-1216.

1360 Kouchoukos NT, Ackerman LV, Butcher HR Jr. Prediction of axillary nodal metastases from the morphology of primary mammary carcinomas. A guide to operative therapy. Cancer 1967, 20: 948-960.

1361 Kujari HP, Collan YUI, Atkin NB. Use of the mitotic counts for the prognosis and grading of breast cancer. Pathol Res Pract 1994, 190: 593-599.

1362 Lagios MD, Westdahl PR, Margolin FR, Rose MR. Duct carcinoma in situ. Relationship of extent of noninvasive disease to the frequency of occult invasion, multicentricity, lymph

node metastases, and short-term treatment failures. Cancer 1982, 50: 1309-1314.

1363 Lah TT, Kalman E, Najjar D, Gorodetsky E, Brennan P, Somers R, Daskal I. Cells producing cathepsins D, B, and L in human breast carcinoma and their association with prognosis. Hum Pathol 2000, 31: 149-160.

1364 Laroye GJ, Minkin S. The impact of mitotic index on predicting outcome in breast carcinoma. A comparison of different counting methods in patients with different lymph node status. Mod Pathol 1991, 4: 456-460.

1365 Lash RH, Bauer TW, Hermann RE, Esselstyn CB. Partial mastectomy. Pathologic findings and prognosis. Hum Pathol 1986, 17: 813-822.

1366 Lash RH, Bauer TW, Medendorp SV. Prognostic significance of the proportion of intraductal and infiltrating ductal carcinoma in women treated by partial mastectomy. Surg Pathol 1990, 3: 47-58.

1367 Lee AKC, DeLellis RA, Silverman ML, Wolfe HJ. Lymphatic and blood vessel invasion in breast carcinoma. A useful prognostic indicator? Hum Pathol 1986, 17: 984-987.

1368 Leonard C, Corkill M, Tompkin J, Zhen B, Waitz D, Norton L, Kinzie J. Are axillary recurrence and overall survival affected by axillary extranodal tumor extension in breast cancer? Implications for radiation therapy. J Clin Oncol 1995, 13: 47-53.

1369 Leong C, Boyages J, Jayasinghe UW, Bilous M, Ung O, Chua B, Salisbury E, Wong AY. Effect of margins on ipsilateral breast tumor recurrence after breast conservation therapy for lymph node-negative breast carcinoma. Cancer 2004, 100: 1823-1832.

1370 Lewison EF, Montague ACW, Kuller L. Breast cancer treated at The Johns Hopkins Hospital, 1951-1956. Review of international ten-year survival rates. Cancer 1966, 19: 1359-1368.

1371 Lohrisch C, Jackson J, Jones A, Mates D, Olivotto IA. Relationship between tumor location and relapse in 6781 women with early invasive breast cancer. J Clin Oncol 2000, 18: 2828-2835.

1372 Makretsov NA, Hayes M, Carter BA, Dabiri S, Gilks CB, Huntsman DG. Stromal CD10 expression in invasive breast carcinoma correlates with poor prognosis, estrogen receptor negativity, and high grade. Mod Pathol 2007, 20: 84-89.

1373 Mambo NC, Gallager HS. Carcinoma of the breast. The prognostic significance of extranodal extension of axillary disease. Cancer 1977, 39: 2280-2285.

1374 Mansour EG, Ravdin PM, Dressler L. Prognostic factors in early breast carcinoma. Cancer 1994, 74: 381-400.

1375 Masters JRW, Millis RR, King RJB, Rubens RD. Elastosis and response to endocrine therapy in human breast cancer. Br J Cancer 1979, 39: 536-539.

1376 Mate TP, Carter D, Fischer DB, Hartman PV, McKhann C, Merino M, Prosnitz LR, Weissberg JB. A clinical and histopathologic analysis of the results of conservation surgery and radiation therapy in stage I and II breast carcinoma. Cancer 1986, 58: 1995-2002.

1377 Mauri FA, Girlando S, Dalla Palma P, Buffa G, Perrone G, Doglioni C, Kreipe H, Barbareschi M. Ki-67 antibodies (Ki-S5, MIB-1, and Ki-67) in breast carcinomas. A brief quantitative comparison. Appl Immunohistochem 1994, 2: 171-176.

1378 Miremadi A, Pinder SE, Lee AHS, Bell JA, Paish EC, Wencyk P, Elston CW, Nicholson RI, Blamey RW, Robertson JF, Ellis IO. Neuroendocrine differentiation and prognosis in breast adenocarcinoma. Histopathology 2002, 40: 215–222.

1379 Mohammed RA, Martin SG, Gill MS, Green AR, Paish EC, Ellis IO. Improved methods of detection of lymphovascular invasion demonstrate that it is the predominant method of vascular invasion in breast cancer and has important clinical consequences. Am J Surg Pathol 2007, 31: 1825–1833.

1380 Mohammed RA, Ellis IO, Lee AH, Martin SG. Vascular invasion in breast cancer; an overview of recent prognostic developments and molecular pathophysiological mechanisms. Histopathology 2009, 55: 1–9.

1381 Mori I, Yang Q, Kukudo K. Predictive and prognostic markers for invasive breast cancer. Pathol Int 2002, 52: 186–194.

1382 Muss HB, Thor AD, Berry DA, Kute T, Liu ET, Koerner F, Cirrincione CT, Budman DR, Wood WC, Barcos M, et al. c-erbB-2 expression and response to adjuvant therapy in women with node-positive early breast cancer. N Engl J Med 1994, 330: 1260–1266.

1383 Nassar A, Radhakrishnan A, Cabrero IA, Cotsonis G, Cohen C. COX-2 expression in invasive breast cancer: correlation with prognostic parameters and outcome. Appl Immunohistochem Mol Morphol 2007, 15: 255–259.

1384 Nime FA, Rosen PP, Thaler HT, Ashikari R, Urban JA. Prognostic significance of tumor emboli in intramammary lymphatics in patients with mammary carcinoma. Am J Surg Pathol 1977, 1: 25–30.

1385 Nixon AJ, Neuberg D, Hayes DF, Gelman R, Connolly JL, Schnitt S, Abner A, Recht A, Vicini F, Harris JR. Relationship of patient age to pathologic features of the tumor and prognosis for patients with stage I or II breast cancer. J Clin Oncol 1994, 12: 888–894.

1386 Noguchi M, Ohta N, Koyasaki N, Taniya T, Miyazaki I, Mizukami Y. Reappraisal of internal mammary node metastases as a prognostic factor in patients with breast cancer. Cancer 1991, 68: 1918–1925.

1387 Otis CN, Krebs PA, Albuquerque A, Quezado MM, San Juan X, Sobel ME, Merino MJ. Loss of heterozygosity of p53, BRCA1, VHL, and estrogen receptor genes in breast carcinoma: correlation with related protein products and morphologic features. Int J Surg Pathol 2002, 10: 237–245.

1388 Page DL. Prognosis and breast cancer. Recognition of lethal and favorable prognostic types. Am J Surg Pathol 1991, 15: 334–349.

1389 Page DL. Special types of invasive breast cancer, with clinical implications. Am J Surg Pathol 2003, 27: 832–835.

1390 Page DL, Dupont WD. Breast cancer angiogenesis. Through a narrow window. JNCI 1992, 84: 1850–1851.

1391 Page DL, Ellis IO, Elston CW. Histologic grading of breast cancer. Let's do it [editorial]. Am J Clin Pathol 1995, 103: 123–124.

1392 Perou CM, Serlie T, Elsen MB, van de Rijn M, Jeffrey SS, Rees CA, Pollack JR, Ross DT, Johnsen H, Akslen LA, Fluge O, Pergamenschikov A, Williams C, Zhu SX, Lenning PE. Molecular portraits of human breast tumors. Nature 2000, 406: 747–752.

1393 Peters MV. The effect of pregnancy on breast cancer. In Forrest APM, Kunkler PB (eds): Prognostic factors in breast carcinoma. Baltimore, 1968, Williams & Wilkins.

1394 Petrek JA, Dukoff R, Rogatko A. Prognosis of pregnancy-associated breast cancer. Cancer 1991, 67: 869–872.

1395 Pienta KJ, Coffey DS. Correlation of nuclear morphometry with progression of breast cancer. Cancer 1991, 68: 2012–2016.

1396 Pinder SE, Ellis IO, Galea M, O'Rouke S, Blamey RW, Elston CW. Pathological prognostic factors in breast cancer. III. Vascular invasion. Relationship with recurrence and survival in a large study with long-term follow-up. Histopathology 1994, 24: 41–47.

1397 Press MF, Bernstein L, Thomas PA, Meisner LF, Zhou JY, Ma Y, Hung G, Robinson RA, Harris C, El-Naggar A, Slamon DJ, Phillips RN, Ross JS, Wolman SR, Flom KJ. HER-2/neu gene amplification characterized by fluorescence in situ hybridisation: poor prognosis in node-negative breast carcinomas. J Clin Oncol 1997, 15: 2894–2904.

1398 Qureshi HS, Linden MD, Divine G, Raju UB. E-cadherin status in breast cancer correlates with histologic type but does not correlate with established prognostic parameters. Am J Clin Pathol 2006, 125: 377–385.

1399 Quiet CA, Ferguson DJ, Weichselbaum RR, Hellman S. Natural history of node-negative breast cancer. A study of 826 patients with long-term follow-up. J Clin Oncol 1995, 13: 1144–1151.

1400 Rakha EA, Abd El Rehim D, Pinder SE, Lewis SA, Ellis IO. E-cadherin expression in invasive non-lobular carcinoma of the breast and its prognostic significance. Histopathology 2005, 46: 685–693.

1401 Rakha EA, Boyce RW, Abd El-Rehim D, Kurien T, Green AR, Paish EC, Robertson JF, Ellis IO. Expression of mucins (MUC1, MUC2, MUC3, MUC4, MUC5AC and MUC6) and their prognostic significance in human breast cancer. Mod Pathol 2005, 18: 1295–1304.

1402 Rakha EA, El-Sheikh SE, Kandil MA, El-Sayed ME, Green AR, Ellis IO. Expression of BRCA1 protein in breast cancer and its prognostic significance. Hum Pathol 2008, 39: 857–865.

1403 Ravdin PM, Tandon AK, Allred DC, Clark GM, Fuqua SA, Hilsenbeck SH, Chamness GC, Osborne CK. Cathepsin D by Western blotting and immunohistochemistry. Failure to confirm correlations with prognosis in node-negative breast cancer. J Clin Oncol 1994, 12: 467–474.

1404 Reed W, Hannidal E, Boehler PJ, Gunderson S, Host H, Marthin J. The prognostic value of p53 and c-erb B-2 immunostain is overrated for patients with lymph node negative breast carcinoma: a multivariate analysis of prognostic factors in 613 patients with a follow-up of 14–30 years. Cancer 2000, 88: 804–813.

1405 Reed W, Sandstad B, Holm R, Nesland JM. The prognostic impact of hormone receptors and c-erbB-2 in pregnancy-associated breast cancer and their correlation with BRCA1 and cell cycle modulators. Int J Surg Pathol 2003, 11: 485–488.

1406 Rennert G, Bisland-Naggan S, Barnett-Griness O, Bar-Joseph N, Zhang S, Rennert HS, Narod SA. Clinical outcomes of breast cancer in carriers of BRCA1 and BRCA2 mutations. N Engl J Med 2007, 357: 115–123.

1407 Robbins P, Pinder S, de Klerk N, Dawkins H, Harvey J, Sterrett G, Ellis I, Elston C. Histological grading of breast carcinomas. A study of interobserver agreement. Hum Pathol 1995, 26: 873–879.

1408 Robson M. Are BRCA1- and BRCA2-associated breast cancers different? Prognosis of BRCA1-associated breast cancer. J Clin Oncol 2000, 18: 113S–118S.

1409 Rosen PP, Groshen S, Kinne DW, Norton L. Factors influencing prognosis in node-negative breast carcinoma. Analysis of 767 T1N0M0/T2N0M0 patients with long-term follow-up. J Clin Oncol 1993, 11: 2090–2100.

1410 Rosen PP, Lesser ML, Kinne DW, Beattie EJ. Breast carcinoma in women 35 years of age or younger. Ann Surg 1984, 199: 133–142.

1411 Rosen PP, Lesser ML, Arroyo CD, Cranor M, Borgen P, Norton L. p53 in node-negative breast carcinoma. An immunohistochemical study of epidemiologic risk factors, histologic features, and prognosis. J Clin Oncol 1995, 13: 821–830.

1412 Rosen PP, Lesser ML, Arroyo CD, Cranor M, Borgen P, Norton L. Immunohistochemical detection of HER2/neu in patients with axillary lymph node-negative breast carcinoma. A study of epidemiologic risk factors, histologic features, and prognosis. Cancer 1995, 75: 1320–1326.

1413 Rosen PP, Saigo PE, Braun DW, Weathers E, Fracchia AA, Kinne DW. Axillary micro- and macrometastases in breast cancer. Prognostic significance of tumor size. Ann Surg 1981, 196: 585–591.

1414 Roses DF, Bell DA, Flotte TJ, Taylor R, Ratech H, Dubin N. Pathologic predictors of recurrence in stage 1 (T1N0M0) breast cancer. Am J Clin Pathol 1982, 78: 817–820.

1415 Rosner D, Lane WW. Oral contraceptive use has no adverse effect on the prognosis of breast cancer. Cancer 1986, 57: 591–596.

1416 Ross JS. Multigene classifiers, prognostic factors, and predictors of breast cancer clinical outcome. Adv Anat Pathol 2009, 16: 204–215.

1417 Russo J, Frederick J, Ownby HE, Fine G, Hussain M, Kirckstein HI, Robbins TO, Rosenberg B. Predictors of recurrence and survival of patients with breast cancer. Am J Clin Pathol 1987, 88: 123–131.

1418 Sahin AA, Ro J, Ro JY, Blick MB, el-Naggar AK, Ordonez NG, Fritsche HA, Smith TL, Hortobagyi GN, Ayala AG. Ki-67 immunostaining in node-negative stage I/II breast carcinoma. Significant correlation with prognosis. Cancer 1991, 68: 549–557.

1419 Sahin AA, Sneige N, Ordonez NG, Singletary SE, Ro JY, El Naggar AK, Ayala AG. Immunohistochemical assessment of cathepsin D in stages I and II node-negative breast cancer. Appl Immunohistochem 1994, 2: 15–21.

1420 Saigo P, Rosen PP. Prognostic factors in invasive mammary carcinomas 1.0 cm or less in diameter [abstract]. Am J Clin Pathol 1980, 73: 303–304.

1421 Santiago RJ, Harris EE, Qin L, Hwang WT, Solin LJ. Similar long-term results of breast-conservation treatment for Stage I and II invasive lobular carcinoma compared with invasive ductal carcinoma of the breast: The University of Pennsylvania experience. Cancer 2005, 103: 2447–2454.

1422 Schnitt SJ. Risk factors for local recurrence in patients with invasive breast cancer and negative surgical margins of excision: where are we and where are we going? Am J Clin Pathol 2003, 120: 485–488.

1423 Sears HF, Janus C, Levy W, Hopson R, Creech R, Grotzinger P. Breast cancer without axillary metastases. Are there high-risk biologic subpopulations? Cancer 1982, 50: 1820–1827.

1424 Seidman H, Gelb SK, Silverberg E, LaVerda N, Lubera JA. Survival experience in the breast cancer detection demonstration project. CA Cancer J Clin 1987, 37: 258–290.

1425 Seidman JD, Schnaper LA, Aisner SC. Relationship of the size of the invasive component of the primary breast carcinoma to axillary lymph node metastasis. Cancer 1995, **75**: 65–71.

1426 Sigurdsson H, Baldetorp B, Borg A, Dalberg M, Ferno M, Killander D, Olsson H. Indicators of prognosis in node-negative breast cancer. N Engl J Med 1990, **322**: 1045–1053.

1427 Siitonen SM, Haapasalo HK, Rantala IS, Helin HJ, Isola JJ. Comparison of different immunohistochemical methods in the assessment of angiogenesis. Lack of prognostic value in a group of 77 selected node-negative breast carcinomas. Mod Pathol 1995, **8**: 745–752.

1428 Simpson J, Page D. Prognostic value of histopathology in the breast. Semin Oncol 1992, **19**: 254–262.

1429 Simpson JF, Page DL. Status of breast cancer prognostication based on histopathologic data. Am J Clin Pathol 1994, **102**: S3–S8.

1430 Simpson JF, Page DL. Cellular proliferation and prognosis in breast cancer. Statistical purity versus clinical utility. Hum Pathol 1994, **25**: 331–332.

1431 Smith JA III, Gamez-Araujo J, Gallager HS, White EC, McBride CM. Carcinoma of the breast. Analysis of total lymph node involvement versus level of metastasis. Cancer 1977, **39**: 527–532.

1432 Tandon AK, Clark GM, Chammness GC, Chirgwin JM, McGuire WL. Cathepsin D and prognosis in breast cancer. N Engl J Med 1990, **322**: 297–302.

1433 Toikkanen S, Joensuu H, Klemi P. Nuclear DNA content as a prognostic factor in T1-2N0 breast cancer. Am J Clin Pathol 1990, **93**: 471–479.

1434 Treré D, Ceccarelli C, Migaldi M, Santini D, Taffurelli M, Tosti E, Chieco P, Derenzini M. Cell proliferation in breast cancer is a major determinant of clinical outcome in node-positive but not in node-negative patients. Appl Immunohistochem Mol Morphol 2006, **14**: 314–323.

1435 Tsakraklides V, Olson P, Kersey JH, Good RA. Prognostic significance of the regional lymph node histology in cancer of the breast. Cancer 1974, **34**: 1259–1266.

1436 Tsuda H, Hirohashi S, Shimosato Y, Hirota T, Tsugane S, Watanabe S, Terada M, Yamamoto H. Correlation between histologic grade of malignancy and copy number of c-*erb*B-2 gene in breast carcinoma. A retrospective analysis of 176 cases. Cancer 1990, **65**: 1794–1800.

1437 Turbin DA, Cheang MC, Bajdik CD, Gelmon KA, Yorida E, De Luca A, Nielsen TO, Huntsman DG, Gilks CB. MDM2 protein expression is a negative prognostic marker in breast carcinoma. Mod Pathol 2006, **19**: 69–74.

1438 Van den Eynden GG, Colpaert CG, Couvelard A, Pezzella F, Dirix LY, Vermeulen PB, Van Marck EA, Hasebe T. A fibrotic focus is a prognostic factor and a surrogate marker for hypoxia and (lymph)angiogenesis in breast cancer: review of the literature and proposal on the criteria of evaluation. Histopathology 2007, **51**: 440–451.

1439 van de Rijn M, Perou CM, Tibshirani R, Haas P, Kallioniemi O, Kononen J, Torhorst J, Sauter G, Zuber M, Kochli OR, Mross F, Dieterich H, Seitz R, Ross D, Botstein D, Brown P. Expression of cytokeratins 17 and 5 identifies a group of breast carcinomas with poor clinical outcome. Am J Pathol 2002, **161**: 1991–1996.

1440 van der Linden JC, Baak JPA, Lindeman J, Smeulders AWM, Meyer CJLM. Carcinoembryonic antigen expression and peanut agglutinin binding in primary breast cancer and lymph node metastases. Lack of correlation with clinical, histopathological, biochemical and morphometric features. Histopathology 1985, **9**: 1051–1059.

1441 van de Vijver MJ, He YD, van't Veer LJ, Dai H, Hart AA, Voskuil DW, Schreiber GJ, Peterse JL, Roberts C, Marton MJ, Parrish M, Atsma D, Witteveen A, Glas A, Delahaye L, van der Velde T, Bartelink H, Rodenhuis S, Rutgers ET, Friend SH, Bernards R. A gene-expression signature as a predictor of survival in breast cancer. N Engl J Med 2002, **347**: 1999–2009.

1442 van Diest PJ, Baak JP. The morphometric prognostic index is the strongest prognosticator in premenopausal lymph node-negative and lymph node-positive breast cancer patients. Hum Pathol 1991, **22**: 326–330.

1443 van Diest PJ, Michalides RJ, Jannink I, van der Valk P, Peterse HL, de Jong JS, Meijer CJ, Baak JP. Cyclin D1 expression in invasive breast cancer correlations and prognostic value. Am J Pathol 1997, **150**: 705–711.

1444 van't Veer LJ, Dal H, van de Vijver MJ, He YD, Hart AA, Mao M, Peterse HL, van der Kooy K, Marton MJ, Witteveen AT, Schreiber GJ, Kerkhoven RM, Roberts C, Linsley PS, Bernards R, Friend SH. Gene expression profiling predicts clinical outcome of breast cancer. Nature 2002, **415**: 530–536.

1445 Vartanian RK, Weidner N. Correlation of intratumoral endothelial cell proliferation with microvessel density (tumor angiogenesis) and tumor cell proliferation in breast carcinoma. Am J Pathol 1994, **144**: 1188–1194.

1446 Vielh P, Chevillard S, Mosseri V, Donatini B, Magdelenat H. Ki67 index and S-phase fraction in human breast carcinomas. Comparison and correlations with prognostic factors. Am J Clin Pathol 1990, **94**: 681–686.

1447 Visscher DW, Zarbo RJ, Greenawald KA, Crissman JD. Prognostic significance of morphological parameters and flow cytometric DNA analysis in carcinoma of the breast. Pathol Annu 1990, **25**(Pt 1): 171–210.

1448 Weidner N. Tumor angiogenesis. Review of current applications in tumor prognostication. Semin Diagn Pathol 1993, **10**: 302–313.

1449 Weidner N. Intratumor microvessel density as a prognostic factor in cancer. Am J Pathol 1995 **147**: 9–19.

1450 Weidner N, Folkman J, Pozza F, Bevilacqua P, Allred EN, Moore DH, Meli S, Gasparini G. Tumor angiogenesis. A new significant and independent prognostic indicator in early-stage breast carcinoma. J Natl Cancer Inst 1992, **84**: 1875–1887.

1451 Weidner N, Moore DH, Vartanian R. Correlation of Ki-67 antigen expression with mitotic figure index and tumor grade in breast carcinomas using the novel 'paraffin'-reactive MIB1 antibody. Hum Pathol 1994, **25**: 337–342.

1452 Weidner N, Semple JP, Welch WR, Folkman J. Tumor angiogenesis and metastasis – correlation in invasive breast carcinoma. N Engl J Med 1991, **324**: 1–8.

1453 Wertheim U, Ozzello L. Neoplastic involvement of nipple and skin flap in carcinoma of the breast. Am J Surg Pathol 1980, **4**: 543–549.

1454 Wintzer HO, Zipfel I, Schulte-Monting J, Hellerich U, von Kleist S. Ki-67 immunostaining in human breast tumors and its relationship to prognosis. Cancer 1991, **67**: 421–428.

1455 Witton CJ, Hawe SJ, Cooke TG, Bartlett JM. Cyclooxygenase 2 (COX2) expression is associated with poor outcome in ER-negative, but not ER-positive, breast cancer. Histopathology 2004, **45**: 47–54.

1456 Witzig TE, Gonchoroff NJ, Therneau T, Gilbertson DT, Wold LE, Grant C, Grande J, Katzmann JA, Ahmann DL, Ingle JN. DNA content flow cytometry as a prognostic factor for node-positive breast cancer. The role of multiparameter ploidy analysis and specimen sonication. Cancer 1991, **68**: 1781–1788.

1457 Witzig TE, Ingle JN, Cha SS, Schaid DJ, Tabery RL, Wold LE, Grant C, Gonchoroff NJ, Katzmann JA. DNA ploidy and the percentage of cells in S-phase as prognostic factors for women with lymph node negative breast cancer. Cancer 1994, **74**: 1752–1761.

1458 Wold LE, Ingle JN, Pisansky TM, Johnson RE, Donohue JH. Prognostic factors for patients with carcinoma of the breast. Mayo Clin Proc 1995, **70**: 678–679.

1459 Yamauchi C, Hasebe T, Iwasaki M, Imoto S, Wada N, Fukayama M, Ochiai A. Accurate assessment of lymph vessel tumor emboli in invasive ductal carcinoma of the breast according to tumor areas, and their prognostic significance. Hum Pathol 2007, **38**: 247–259.

1460 Yu L, Yang W, Cai X, Shi D, Fan Y, Lu H. Centrally necrotizing carcinoma of the breast: clinicopathological analysis of 33 cases indicating its basal-like phenotype and poor prognosis. Histopathology 2010, **57**: 193–201.

SALIVARY GLAND AND SKIN ADNEXAL-TYPE TUMORS (INCLUDING MYOEPITHELIAL TUMORS)

1461 Acs G, Simpson JF, Bleiweiss IJ, Hugh J, Reynolds C, Olson S, Page DL. Microglandular adenosis with transition into adenoid cystic carcinoma of the breast. Am J Surg Pathol 2003, **27**: 1052–1060.

1462 Albores-Saavedra J, Heard SC, McLaren B, Kamino H, Witkiewicz AK. Cylindroma (dermal analog tumor) of the breast: a comparison with cylindroma of the skin and adenoid cystic carcinoma of the breast. Am J Clin Pathol 2005, **123**: 866–873.

1463 Arpino G, Clark GM, Mohsin S, Bardou VJ, Elledge RM. Adenoid cystic carcinoma of the breast: molecular markers, treatment, and clinical outcome. Cancer 2002, **94**: 2119–2127.

1464 Asioli S, Marucci G, Ficarra G, Stephens M, Foschini MP, Ellis IO, Eusebi V. Polymorphous adenocarcinoma of the breast. Report of three cases. Virchows Arch 2006, **448**: 29–34.

1465 Azoulay S, Laé M, Fréneaux P, Merle S, Al Ghuzlan A, Chnecker C, Rosty C, Klijanienko J, Sigal-Zafrani B, Salmon R, Fourquet A, Sastre-Garau X, Vincent-Salomon A. KIT is highly expressed in adenoid cystic carcinoma of the breast, a basal-like carcinoma associated with a favorable outcome. Mod Pathol 2005, **18**: 1623–1631.

1466 Ballance WA, Ro JY, el-Naggar AK, Grignon DJ, Ayala AG, Romsdahl MG. Pleomorphic adenoma (benign mixed tumor) of the breast. An immunohistochemical, flow cytometric, and ultrastructural study and review of the literature. Am J Clin Pathol 1990, **93**: 795–801.

1467 Buza N, Zekry N, Charpin C, Tavassoli FA. Myoepithelial carcinoma of the breast: a clinicopathological and immunohistochemical study of 15 diagnostically challenging cases. Virchows Arch 2010, **457**: 337–345.

1468 Cavanzo FJ, Taylor HB. Adenoid cystic carcinoma of the breast. An analysis of 21 cases. Cancer 1969, 24: 740–745.

1469 Chen KT. Pleomorphic adenoma of the breast. Am J Clin Pathol 1990, 93: 792–794.

1470 Chen PC, Chen CK, Nicastri AD, Wait RB. Myoepithelial carcinoma of the breast with distant metastasis and accompanied by adenomyoepitheliomas. Histopathology 1994, 24: 543–548.

1471 Coyne JD, Dervan PA, Barr L. High-grade carcinomas of the breast showing patterns of mixed ductal and myoepithelial differentiation (including myoepithelial cell-rich carcinoma of the breast). Histopathology 2004, 44: 580–584.

1472 Crisi GM, Marconi SA, Makari-Judson G, Goulart RA. Expression of c-kit in adenoid cystic carcinoma of the breast. Am J Clin Pathol 2005, 124: 733–739.

1473 Damiani S, Eusebi V, Losi L, d'Adda T, Rosai J. Oncocytic carcinoma (malignant oncocytoma) of the breast. Am J Surg Pathol 1998, 22: 221–230.

1474 Damiani S, Pasquinelli G, Lamovec J, Peterse JL, Eusebi V. Acinic cell carcinoma of the breast: an immunohistochemical and ultrastructural study. Virchows Arch 2000, 437: 74–81.

1475 Diaz NM, McDivitt RW, Wick MR. Pleomorphic adenoma of the breast. A clinicopathologic and immunohistochemical study of 10 cases. Hum Pathol 1991, 22: 1206–1214.

1476 Dina R, Eusebi V. Clear cell tumors of the breast. Semin Diagn Pathol 1997, 14: 175–182.

1477 Di Tommaso L, Foschini MP, Ragazzini T, Magrini E, Fornelli A, Ellis IO, Eusebi V. Mucoepidermoid carcinoma of the breast. Virchows Arch 2004, 444: 13–19.

1478 Domoto H, Terahata S, Sato K, Tamai S. Nodular hidradenoma of the breast: report of two cases with literature review. Pathol Int 1998, 48: 907–911.

1479 Draheim JH, Neubecker RD, Sprinz H. An unusual tumor of the breast resembling eccrine spiradenoma. Am J Clin Pathol 1959, 31: 511–516.

1480 Drudis T, Arroyo C, Van Hoeven K, Cordon-Cardo C, Rosen PP. The pathology of low-grade adenosquamous carcinoma of the breast. An immunohistochemical study. Pathol Annu 1994, 29(Pt 2): 181–197.

1481 Erlandson RA, Rosen PP. Infiltrating myoepithelioma of the breast. Am J Surg Pathol 1982, 6: 785–793.

1482 Finck FM, Schwinn CP, Keasby LE. Clear cell hidradenoma of the breast. Cancer 1968, 22: 125–135.

1483 Fisher ER, Tavares J, Bulatao IS, Sass R, Fisher B, collaborating NSABP investigators. Glycogen-rich, clear cell breast cancer. With comments concerning other clear cell variants. Hum Pathol 1985, 16: 1085–1090.

1484 Foschini MP, Eusebi V. Carcinomas of the breast showing myoepithelial cell differentiation. A review of the literature. Virchows Arch 1998, 432: 303–310.

1485 Foschini MP, Pizzicannella G, Peterse JL, Eusebi V. Adenomyoepithelioma of the breast associated with low-grade adenosquamous and sarcomatoid carcinomas. Virchows Archiv 1995, 427: 243–250.

1486 Foschini MP, Krausz T. Salivary gland-type tumors of the breast: a spectrum of benign and malignant tumors including 'triple negative carcinomas' of low malignant potential. Semin Diagn Pathol 2010, 27: 77–90.

1487 Gokaslan ST, Carlile B, Dudak M, Albores-Saavedra J. Solitary cylindroma (dermal analog tumor) of the breast: a previously undescribed neoplasm at this site. Am J Surg Pathol 2001, 25: 823–826.

1488 Harris M. Pseudoadenoid cystic carcinoma of the breast. Arch Pathol Lab Med 1977, 101: 307–309.

1489 Hayes MMM, Seidman JD, Ashton MA. Glycogen-rich clear cell carcinoma of the breast. A clinicopathologic study of 21 cases. Am J Surg Pathol 1995, 19: 904–911.

1490 Hermann ME, Bratthauer G, Stamatakos MD, Matusik J, Tavassoli FA. Malignancies arising in adenomyoepithelioma (AME) of breast: clinical outcome and immunohistochemical characterization [abstract]. Mod Pathol 2003, 16: 33a.

1491 Hisaoka M, Takamatsu Y, Hirano Y, Maeda H, Hamada T. Sebaceous carcinoma of the breast: case report and review of the literature. Virchows Arch 2006, 449: 484–488.

1492 Hull MT, Warfel KA. Glycogen-rich clear cell carcinomas of the breast. A clinicopathologic and ultrastructural study. Am J Surg Pathol 1986, 10: 553–559.

1493 Jolicoeur F, Seemayer TA, Gabbiani G, Robidouz A, Gaboury L, Oligny LL, Schurch W. Multifocal, nascent, and invasive myoepithelial carcinoma (malignant myoepithelioma) of the breast: an immunohistochemical and ultrastructural study. Int J Surg Pathol 2002, 10: 281–291.

1494 Jones MW, Norris HJ, Snyder RC. Infiltrating syringomatous adenoma of the nipple. A clinical and pathological study of 11 cases. Am J Surg Pathol 1989, 13: 197–201.

1495 Kasami M, Olson SJ, Simpson JF, Page DL. Maintenance of polarity and dual cell population in adenoid cystic carcinoma of the breast: an immunohistochemical study. Histopathology 1998, 32: 232–238.

1496 Kazakov DV, Vanecek T, Belousova IE, Mukensnabl P, Kollertova D, Michal M. Skin-type hidradenoma of the breast parenchyma with t(11;19) translocation: hidradenoma of the breast. Am J Dermatopathol 2007, 29: 457–461.

1497 Kleer CG, Oberman HA. Adenoid cystic carcinoma of the breast: value of histologic grading and proliferative activity. Am J Surg Pathol 1998, 22: 569–575.

1498 Koss LG, Brannan CD, Ashikari R. Histologic and ultrastructural features of adenoid cystic carcinoma of the breast. Cancer 1970, 26: 1271–1279.

1499 Lamovec J, Falconieri G, Salviato T, Pizzolitto S. Basaloid carcinoma of the breast: a review of 9 cases, with delineation of a possible clinicopathologic entity. Ann Diagn Pathol 2008, 12: 4–11.

1500 Maiorano E, Ricco R, Virgintino D, Lastilla G. Infiltrating myoepithelioma of the breast. Appl Immunohistochem 1994, 2: 130–136.

1501 Mastropasqua MG, Maiorano E, Pruneri G, Orvieto E, Mazzarol G, Vento AR, Viale G. Immunoreactivity for c-kit and p63 as an adjunct in the diagnosis of adenoid cystic carcinoma of the breast. Mod Pathol 2005, 18: 1277–1282.

1502 McLaren BK, Smith J, Schuyler PA, Dupont WD, Page DL. Adenomyoepithelioma: clinical, histologic, and immunohistologic evaluation of a series of related lesions. Am J Surg Pathol 2005, 29: 1294–1299.

1503 Michal M, Baumruk L, Burger J, Manhalova M. Adenomyoepithelioma of the breast with undifferentiated carcinoma component. Histopathology 1994, 24: 274–276.

1504 Moran CA, Suster S, Carter D. Benign mixed tumors (pleomorphic adenomas) of the breast. Am J Surg Pathol 1990, 14: 913–921.

1505 Nadelman CM, Leslie KO, Fishbein MC. 'Benign,' metastasizing adenomyoepithelioma of the breast: a report of 2 cases. Arch Pathol Lab Med 2006, 130: 1349–1353.

1506 Nonaka D, Rosai J, Spagnolo D, Fiaccavento S, Bisceglia M. Cylindroma of the breast of skin adnexal type: a study of 4 cases. Am J Surg Pathol 2004, 28: 1070–1075.

1507 Patchefsky AS, Frauenhoffer CM, Krall RA, Cooper HS. Low-grade mucoepidermoid carcinoma of the breast. Arch Pathol Lab Med 1979, 103: 196–198.

1508 Pauwels C, De Potter C. Adenomyoepithelioma of the breast with features of malignancy. Histopathology 1994, 24: 94–96.

1509 Persson M, Andren Y, Mark J, Horlings HM, Persson F, Stenman G. Recurrent fusion of MYB and NFIB transcription factor genes in carcinomas of the breast and head and neck. Proc Natl Acad Sci U S A 2009, 106: 18740–18744.

1510 Rabban JT, Swain RS, Zaloudek CJ, Chase DR, Chen YY. Immunophenotypic overlap between adenoid cystic carcinoma and collagenous spherulosis of the breast: potential diagnostic pitfalls using myoepithelial markers. Mod Pathol 2006, 19: 1351–1357.

1511 Reis-Filho JS, Milanezi F, Paredes J, Silva P, Periera EM, Maeda SA, De Carvalho LV, Schmitt FC. Novel and classic myoepithelial/stem cell markers in metaplastic carcinoma of the breast. Appl Immunohistochem Mol Morphol 2003, 11: 1–8.

1512 Ribeiro-Silva A, Shaletich C, Careta RS, Kazava DK, Siqueira MC, Ponton F. Spiradenocarcinoma of the breast arising in a long-standing spiradenoma. Ann Diagn Pathol 2004, 8: 162–166.

1513 Ro JY, Silva EG, Gallager HS. Adenoid cystic carcinoma of the breast. Hum Pathol 1987, 18: 1276–1281.

1514 Roncaroli F, Lamovec J, Zidar A, Eusebi V. Acinic cell-like carcinoma of the breast. Virchows Arch 1996, 429: 69–74.

1515 Rosen PP. Adenomyoepithelioma of the breast. Hum Pathol 1987, 18: 1232–1237.

1516 Rosen PP. Adenoid cystic carcinoma of the breast. A morphologically heterogeneous neoplasm. Pathol Annu 1989, 24(Pt 2): 237–254.

1517 Schmitt FC, Ribeiro CA, Alvarenga S, Lopes JM. Primary acinic-like carcinoma of the breast – a variant with good prognosis. Histopathology 2000, 36: 286–289.

1518 Schürch W, Potvin C. Malignant myoepithelioma (myoepithelial carcinoma) of the breast. An ultrastructural and immunocytochemical study. Ultrastruct Pathol 1985, 8: 1–11.

1519 Shin SJ, Rosen PP. Solid variant of mammary adenoid cystic carcinoma with basaloid features: a study of nine cases. Am J Surg Pathol 2002, 26: 413–420.

1520 Simpson RH, Cope H, Skalova A, Michal M. Malignant adenomyoepithelioma of the breast with mixed osteogenic, spindle cell, and carcinomatous differentiation. Am J Surg Pathol 1998, 22: 631–636.

1521 Smith BH, Taylor HB. The occurrence of bone and cartilage in mammary tumors. Am J Clin Pathol 1969, 51: 610–618.

1522 Storensen FB, Paulsen SM. Glycogen-rich clear cell carcinoma of the breast. A solid variant with mucus. A light microscopic, immunohistochemical and ultrastructural study of a case. Histopathology 1987, **11**: 857–869.

1523 Subramony C. Bilateral breast tumors resembling syringocystadenoma papilliferum. Am J Clin Pathol 1987, **87**: 656–659.

1524 Suster S, Moran CA, Hurt MA. Syringomatous squamous tumors of the breast. Cancer 1991, **67**: 2350–2355.

1525 Tamai M. Intraductal growth of malignant mammary myoepithelioma. Am J Surg Pathol 1992, **16**: 1116–1125.

1526 Tavassoli FA. Myoepithelial lesions of the breast. Myoepitheliosis, adenomyoepithelioma, and myoepithelial carcinoma. Am J Surg Pathol 1991, **15**: 554–568.

1527 Tavassoli FA, Norris HJ. Mammary adenoid cystic carcinoma with sebaceous differentiation. A morphologic study of the cell types. Arch Pathol Lab Med 1986, **110**: 1045–1053.

1528 Toikkanen S, Joensuu H. Glycogen-rich clear-cell carcinoma of the breast. A clinicopathologic and flow cytometric study. Hum Pathol 1991, **22**: 81–83.

1529 Trendell-Smith NJ, Peston D, Shousha S. Adenoid cystic carcinoma of the breast: a tumor commonly devoid of oestrogen receptors and related proteins. Histopathology 1999, **35**: 241–248.

1530 Van Hoeven KH, Drudis T, Cranor ML, Erlandson RA, Rosen PP. Low-grade adenosquamous carcinoma of the breast. A clinicopathologic study of 32 cases with ultrastructural analysis. Am J Surg Pathol 1993, **17**: 248–258.

1531 Ward BE, Cooper PH, Subramony C. Syringomatous tumor of the nipple. Am J Clin Pathol 1989, **92**: 692–696.

1532 Wells CA, Nicoll S, Ferguson DJP. Adenoid cystic carcinoma of the breast. A case with axillary lymph node metastasis. Histopathology 1986, **10**: 415–424.

1533 Wick MR, Ockner DM, Mills SE, Ritter JH, Swanson PE. Homologous carcinomas in the breast, skin, and salivary glands. A histologic and immunohistochemical comparison of ductal mammary carcinoma, ductal sweat gland carcinoma, and salivary duct carcinoma. Am J Clin Pathol 1998, **109**: 75–84.

1534 Zarbo RJ, Oberman HA. Cellular adenomyoepithelioma of the breast. Am J Surg Pathol 1983, **7**: 863–870.

STROMAL TUMORS AND TUMORLIKE CONDITIONS

PHYLLOIDES TUMOR

1535 Azzopardi JG. Problems in breast pathology. In Bennington JL (consulting ed.): Major problems in pathology. Philadephia, 1979, W.B. Saunders.

1536 Barnes L, Pietruszka M. Rhabdomyosarcoma arising within a cystosarcoma phyllodes. Case report and review of the literature. Am J Surg Pathol 1978, **2**: 423–429.

1537 Bernstein L, Deapen D, Ross RK. The descriptive epidemiology of malignant cystosarcoma phyllodes tumors of the breast. Cancer 1993, **71**: 3020–3024.

1538 Burga AM, Tavassoli FA. Periductal stromal tumor: a rare lesion with low-grade sarcomatous behaviour. Am J Surg Pathol 2003, **27**: 343–348.

1539 Carter BA, Page DL. Phyllodes tumor of the breast: local recurrence versus metastatic capacity. Hum Pathol 2004, **35**: 1051–1052.

1540 Chaney AW, Pollack A, Mcneese MD, Zagars GK, Pisters PW, Pollock RE, Hunt KK. Primary treatment of cystosarcoma phyllodes of the breast. Cancer 2000, **89**: 1502–1511.

1541 Christensen L, Nielsen M, Madsen PM. Cystosarcoma phyllodes. A review of 19 cases with emphasis on the occurrence of associated breast carcinoma. Acta Pathol Microbiol Immunol Scand (A) 1986, **94**: 35–41.

1542 Cohn-Cedermark G, Rutqvist LE, Rosendahl I, Silfversward C. Prognostic factors in cystosarcoma phyllodes. A clinicopathologic study of 77 patients. Cancer 1991, **68**: 2017–2022.

1543 Del Vecchio M, Eusebi V. Tumors of the breast showing dual differentiation: a review. Int J Surg Pathol 2004, **12**: 345–350.

1544 Dietrich CU, Pandis N, Rizou H, Petersen C, Bardi G, Qvist H, Apostolikas N, Bohler PJ, Andersen JA, Idvall I, Mitelman F, Heim S. Cytogenetic findings in phyllodes tumors of the breast: karyotypic complexity differentiates between malignant and benign tumors. Hum Pathol 1997, **28**: 1379–1382.

1545 el-Naggar AK, Ro JY, McLemore D, Garnsy L. DNA content and proliferative activity of cystosarcoma phyllodes of the breast. Potential prognostic significance. Am J Clin Pathol 1990, **93**: 480–485.

1546 Esposito NN, Mohan D, Brufsky A, Lin Y, Kapali M, Dabbs DJ. Phyllodes tumor: a clinicopathologic and immunohistochemical study of 30 cases. Arch Pathol Lab Med 2006, **130**: 1516–1521.

1547 Fiks A. Cystosarcoma phyllodes of the mammary gland – Müller's tumor. For the 180th birthday of Johannes Müller. Virchows Arch [A] 1981, **392**: 1–6.

1548 Grimes MM, Lattes R, Jaretzki A III. Cystosarcoma phyllodes. Report of an unusual case, with death due to intraneural extension to the central nervous system. Cancer 1985, **56**: 1691–1695.

1549 Hart WR, Bauer RC, Oberman HA. Cystosarcoma phyllodes. A clinicopathologic study of twenty-six hypercellular periductal stromal tumors of the breast. Am J Clin Pathol 1978, **70**: 211–216.

1550 Jacobs TW, Chen YY, Guinee DG Jr, Holden JA, Cha I, Bauermeister DE, Hashimoto B, Wolverton D, Hartzog G. Fibroepithelial lesions with cellular stroma on breast core needle biopsy: are there predictors of outcome on surgical excision? Am J Clin Pathol 2005, **124**: 342–354.

1551 Kleer CG, Giordano TJ, Braun T, Oberman H. Pathologic, immunohistochemical, and molecular features of benign and malignant phyllodes tumor of the breast. Mod Pathol 2001, **14**: 185–190.

1552 Knudsen PJT, Ostergaard J. Cystosarcoma phylloides with lobular and ductal carcinoma in situ. Arch Pathol Lab Med 1987, **111**: 873–875.

1553 Lee AH, Hodi Z, Ellis IO, Elston CW. Histological features useful in the distinction of phyllodes tumour and fibroadenoma on needle core biopsy of the breast. Histopathology 2007, **51**: 336–344.

1554 Lee AHS. Recent developments in the histological diagnosis of spindle cell carcinoma, fibromatosis and phyllodes tumour of the breast. Histopathology 2008, **52**: 45–57.

1555 Lerwill MF. Biphasic lesions of the breast. Semin Diagn Pathol 2004, **21**: 48–56.

1556 Macher-Goeppinger S, Marme F, Goeppert B, Penzel R, Schirmacher P, Sinn HP, Aulmann S. Invasive ductal breast cancer within a malignant phyllodes tumor: case report and assessment of clonality. Hum Pathol 2010, **41**: 293–296.

1557 Millar EK, Beretov J, Marr P, Sarris M, Clarke RA, Kersley JH, Lee CS. Malignant phyllodes tumours of the breast display increased stromal p53 protein expression. Histopathology 1999, **34**: 491–496.

1558 Moffat CJC, Pinder SE, Dixon AR, Elston CW, Blamey RW, Ellis IO. Phyllodes tumours of the breast. A clinicopathological review of thirty-two cases. Histopathology 1995, **27**: 205–218.

1559 Moore T, Lee AH. Expression of CD34 and bcl-2 in phyllodes tumors, fibroadenomas and spindle cell lesions of the breast. Histopathology 2001, **38**: 62–67.

1560 Nishimura R, Hasebe T, Imoto S, Mukai K. Malignant phyllodes tumour with a noninvasive ductal carcinoma component. Virchows Arch 1998, **432**: 89–93.

1561 Norris HJ, Taylor HB. Relationship of histologic features to behavior of cystosarcoma phyllodes. Analysis of ninety-four cases. Cancer 1967, **20**: 2090–2099.

1562 Palko MJ, Wang SE, Shackney SE, Cottington EM, Levitt SB, Hartsock RJ. Flow cytometric S fraction as a predictor of clinical outcome in cystosarcoma phyllodes. Arch Pathol Lab Med 1990, **114**: 949–952.

1563 Pietruszka M, Barnes L. Cystosarcoma phyllodes: a clinicopathologic analysis of 42 cases. Cancer 1978, **41**: 1974–1983.

1564 Powell CM, Rosen PP. Adipose differentiation in cystosarcoma phyllodes. A study of 14 cases. Am J Surg Pathol 1994, **18**: 720–727.

1565 Rajan PB, Cranor ML, Rosen PP. Cystosarcoma phyllodes in adolescent girls and young women: a study of 45 patients. Am J Surg Pathol 1998, **22**: 64–69.

1566 Reddick RL, Shin TK, Sawhney D, Siegal GP. Stromal proliferations of the breast. An ultrastructural and immunohistochemical evaluation of cystosarcoma phyllodes, juvenile fibroadenoma, and fibroadenoma. Hum Pathol 1987, **18**: 45–49.

1567 Reinfuss M, Mituś J, Duda K, Stelmach A, Ryś J, Smolak K. The treatment and prognosis of patients with phyllodes tumor of the breast: an analysis of 170 cases. Cancer 1996, **77**: 910–916.

1568 Rhodes RH, Frankel KA, Davis RL, Tatter D. Metastatic cystosarcoma phyllodes. A report of 2 cases presenting with neurological symptoms. Cancer 1978, **41**: 1179–1187.

1569 Rosen PP, Romain K, Liberman L. Mammary cystosarcoma with mature adipose stromal differentiation (lipophyllodes tumor) arising in a lipomatous hamartoma. Arch Pathol Lab Med 1994, **118**: 91–94.

1570 Silver SA, Tavassoli FA. Osteosarcomatous differentiation in phyllodes tumors. Am J Surg Pathol 1999, **23**: 815–821.

1571 Tse GM, Lee CS, Kung FY, Scolyer RA, Law BK, Lau TS, Putti TC. Hormonal receptors expression in epithelial cells of mammary phyllodes tumors correlates with pathologic grade of the tumor: a multicenter study of 143 cases. Am J Clin Pathol 2002, **118**: 522–526.

1572 Tse GM, Putti TC, Kung FY, Scolyer RA, Law BK, Lau TS, Lee CS. Increased p53 protein expression in malignant mammary phyllodes tumors. Mod Pathol 2002, **15**: 734–740.

1573 Tse GM, Putti TC, Lui PC, Lo AW, Scolyer RA, Law BK, Karim R, Lee CS. Increased c-kit (CD117) expression in malignant mammary phyllodes tumors. Mod Pathol 2004, **17**: 827–831.

1574 Umekita Y, Yoshida H. Immunohistochemical study of hormone receptor and hormone-regulated protein expression in phyllodes tumour: comparison with fibroadenoma. Virchows Arch 1998, **433**: 311–314.

1575 Ward RM, Evans HL. Cystosarcoma phyllodes. A clinicopathologic study of 26 cases. Cancer 1986, **58**: 2282–2289.

1576 Yeh I-T, Francis DJ, Orenstein JM, Silverberg SG. Ultrastructure of cystosarcoma phyllodes and fibroadenoma. A comparative study. Am J Clin Pathol 1985, **84**: 131–136.

1577 Yohe S, Yeh IT. 'Missed' diagnoses of phyllodes tumor on breast biopsy: pathologic clues to its recognition. Int J Surg Pathol 2008, **16**: 137–142.

VASCULAR TUMORS AND TUMORLIKE LESIONS

1578 Arias Stella J Jr, Rosen PP. Hemangiopericytoma of the breast. Mod Pathol 1988, **2**: 98–103.

1579 Benda JA, Al-Jurf AS, Benson AB III. Angiosarcoma of the breast following segmental mastectomy complicated by lymphedema. Am J clin Pathol 1987, **87**: 651–655.

1580 Billings SD, McKenney JK, Folpe AL, Hardacre MC, Weiss SW. Cutaneous angiosarcoma following breast-conserving surgery and radiation: an analysis of 27 cases. Am J Surg Pathol 2004, **28**: 781–788.

1581 Branton PA, Lininger R, Tavassoli FA. Papillary endothelial hyperplasia of the breast: the great impostor for angiosarcoma. A clinicopathologic review of 17 cases. Int J Surg Pathol 2003, **11**: 83–87.

1582 Brenn T, Fletcher CD. Postradiation vascular proliferations: an increasing problem. Histopathology 2006, **48**: 106–114.

1583 Brentani MM, Pacheco MM, Oshima CTF, Nagai MA, Lemos LB, Góes JCS. Steroid receptors in breast angiosarcoma. Cancer 1983, **51**: 2105–2111.

1584 Brodie C, Provenzano E. Vascular proliferations of the breast. Histopathology 2008, **52**: 30–44.

1585 Chen KTK. Rare variants of benign vascular tumors of the breast. Surg Pathol 1991, **4**: 309–316.

1586 Di Tommaso L, Rosai J. The capillary lobule: a deceptively benign feature of post-radiation angiosarcoma of the skin: report of three cases. Am J Dermatopathol 2005, **27**: 301–305.

1587 Donnell RM, Rosen PP, Lieberman PH, Kaufman RJ, Kay S, Braun DW Jr, Kinne DW. Angiosarcoma and other vascular tumors of the breast. Pathologic analysis as a guide to prognosis. Am J Surg Pathol 1981, **5**: 629–642.

1588 Fineberg S, Rosen PP. Cutaneous angiosarcoma and atypical vascular lesions of the skin and breast after radiation therapy for breast carcinoma. Am J Clin Pathol 1994, **102**: 757–763.

1589 Jozefczyk MA, Rosen PP. Vascular tumors of the breast. II. Perilobular hemangiomas and hemangiomas. Am J Surg Pathol 1985, **9**: 491–503.

1590 Lesueur GC, Brown RW, Bhathal PS. Incidence of perilobular hemangioma in the female breast. Arch Pathol Lab Med 1983, **107**: 308–310.

1591 Liberman L, Dershaw DD, Kaufman RJ, Rosen PP. Angiosarcoma of the breast. Radiology 1992, **183**: 649–654.

1592 Lucas DR. Angiosarcoma, radiation-associated angiosarcoma, and atypical vascular lesion. Arch Pathol Lab Med 2009, **133**: 1804–1809.

1593 Macias-Martinez V, Murrieta-Tiburcio L, Molina-Cardenas H, Donimguez-Malagon H. Epithelioid angiosarcoma of the breast: clinicopathological, immunohistochemical and ultrastructural study of a case. Am J Surg Pathol 1997, **21**: 599–604.

1594 Merino MJ, Carter D, Berman M. Angiosarcoma of the breast. Am J Surg Pathol 1983, **7**: 53–60.

1595 Mittal KR, Gerald W, True LD. Hemangiopericytoma of the breast. Report of a case with ultrastructural and immunohistochemical findings. Hum Pathol 1986, **17**: 1181–1183.

1596 Monroe AT, Feigenberg SJ, Mendenhall NP. Angiosarcoma after breast-conserving therapy. Cancer 2003, **97**: 1832–1840.

1597 Nascimento AF, Raut CP, Fletcher CD. Primary angiosarcoma of the breast: clinicopathologic analysis of 49 cases, suggesting that grade is not prognostic. Am J Surg Pathol 2008, **32**: 1896–1904.

1598 Otis CN, Peschel R, McKhann C, Merino MJ, Duray PH. The rapid onset of cutaneous angiosarcoma after radiotherapy for breast carcinoma. Cancer 1986, **57**: 2130–2134.

1599 Parham DH, Fisher C. Angiosarcoma of the breast developing post radiotherapy. Histopathology 1997, **31**: 189–195.

1600 Patton KT, Deyrup AT, Weiss SW. Atypical vascular lesions after surgery and radiation of the breast: a clinicopathologic study of 32 cases analyzing histologic heterogeneity and association with angiosarcoma. Am J Surg Pathol 2008, **32**: 943–950.

1601 Rosen PP. Vascular tumors of the breast. III. Angiomatosis. Am J Surg Pathol 1985, **9**: 652–658.

1602 Rosen PP. Vascular tumors of the breast. V. Nonparenchymal hemangiomas of mammary subcutaneous tissues. Am J Surg Pathol 1985, **9**: 723–729.

1603 Rosen PP, Kimmel M, Ernsberger DL. Mammary angiosarcoma. The prognostic significance of tumor differentiation. Cancer 1988, **62**: 2145–2151.

1604 Rosen PP, Jozefczyk MA, Boram LH. Vascular tumors of the breast. IV. The venous hemangioma. Am J Surg Pathol 1985, **9**: 659–665.

1605 Rosen PP, Ridolfi RL. The perilobular hemangioma. A benign microscopic vascular lesion of the breast. Am J Clin Pathol 1977, **68**: 21–23.

1606 Rosso R, Gianelli U, Carnevali L. Acquired progressive lymphangioma of the skin following radiotherapy for breast carcinoma. J Cutan Pathol 1995, **22**: 164–167.

1607 Shin SJ, Lesser M, Rosen PP. Hemangiomas and angiosarcomas of the breast: diagnostic utility of cell cycle markers with emphasis on Ki-67. Arch Pathol Lab Med 2007, **131**: 538–544.

1608 Sieber PR, Sharkey FE. Cystic hygroma of the breast. Arch Pathol Lab Med 1986, **110**: 353.

1609 Steingaszner LC, Enzinger FM, Taylor HB. Hemangiosarcoma of the breast. Cancer 1965, **18**: 352–361.

1610 Vorburger SA, Xing Y, Hunt KK, Lakin GE, Benjamin RS, Feig BW, Pisters PW, Ballo MT, Chen L, Trent J 3rd, Burgess M, Patel S, Pollock RE, Cormier JN. Angiosarcoma of the breast. Cancer 2005, **104**: 2682–2688.

1611 Weaver J, Billings SD. Postradiation cutaneous vascular tumors of the breast: a review. Semin Diagn Pathol 2009, **26**: 141–149.

1612 Yu GH, Fishman SJ, Brooks JS. Cellular angiolipoma of the breast. Mod Pathol 1993, **6**: 497–499.

OTHER MALIGNANT STROMAL TUMORS

1613 Arista-Nasr J, Gonzalez-Gomez I, Angeles-Angeles A, Illanes-Baz E, Brandt-Brandt H, Larriva-Sahd J. Primary recurrent leiomyosarcoma of the breast. Case report with ultrastructural and immunohistochemical study and review of the literature. Am J Clin Pathol 1989, **92**: 500–505.

1614 Austin RM, Dupree WB. Liposarcoma of the breast. A clinicopathologic study of 20 cases. Hum Pathol 1986, **17**: 906–913.

1615 Bahrami A, Resetkova E, Ro JY, Ibáñez JD, Ayala AG. Primary osteosarcoma of the breast: report of 2 cases. Arch Pathol Lab Med 2007, **131**: 792–795.

1616 Beltaos E, Banerjee TK. Chondrosarcoma of the breast. Report of two cases. Am J Clin Pathol 1979, **71**: 345–349.

1617 Callery CD, Rosen PP, Kinne DW. Sarcoma of the breast. A study of 32 patients with reappraisal of classification and therapy. Ann Surg 1985, **201**: 527–532.

1618 Chen KTK, Kuo T-T, Hoffmann KD. Leiomyosarcoma of the breast. A case of long survival and late hepatic metastasis. Cancer 1981, **47**: 1883–1886.

1619 Falconieri G, della Libera D, Zanconati F, Bittesini L. Leiomyosarcoma of the female breast. Report of two new cases and a review of the literature. Am J Clin Pathol 1997, **108**: 19–25.

1620 Fisher C, Magnusson B, Hardarson S, Smith ME. Myxoid variant of follicular dendritic cell sarcoma arising in the breast. Ann Diagn Pathol 1999, **3**: 92–98.

1621 Going JJ, Lumsden AB, Anderson TJ. A classical osteogenic sarcoma of the breast. Histology, immunohistochemistry and ultrastructure. Histopathology 1986, **10**: 631–641.

1622 Jones MW, Norris HJ, Wargotz ES, Weiss SW. Fibrosarcoma–malignant fibrous histiocytoma of the breast. A clinicopathological study of 32 cases. Am J Surg Pathol 1992, **16**: 667–674.

1623 Kapucuoglu N, Percinel S, Ventura T, Lang R, Al-Daraji W, Eusebi V. Dendritic cell sarcomas/tumours of the breast: report of two cases. Virchows Arch 2009, **454**: 333–339.

1624 Kyriazis AP, Kyriazis AA. Primary rhabdomyosarcoma of the female breast: report of a case and review of the literature. Arch Pathol Lab Med 1998, **122**: 747–749.

1625 Leibl S, Moinfar F. Mammary NOS-type sarcoma with CD10 expression: a rare entity with features of myoepithelial differentiation. Am J Surg Pathol 2006, **30**: 450–456.

1626 Mazaki T, Tanak T, Suenaga Y, Tomioka K, Takayama T. Liposarcoma of the breast: a case report and review of the literature. Int Surg 2002, **87**: 164–170.

1627 Mogotlane L, Chetty R. Infiltrating ductal carcinoma of the breast with rhabdoid phenotype. Int J Surg Pathol 2001, **9**: 237–239.

1628 Norris HJ, Taylor HB. Sarcomas and related mesenchymal tumors of the breast. Cancer 1968, **22**: 22–28.

1629 Pollard SG, Marks PV, Temple LN, Thompson HH. Breast sarcoma. A clinicopathologic review of 25 cases. Cancer 1990, **66**: 941–944.

1630 Pruneri G, Masullo M, Renne G, Taccagni G, Manzotti M, Luini A, Viale G. Follicular dendritic cell sarcoma of the breast. Virchows Arch 2002, 441: 194–199.

1631 Sezer O, Jugovic D, Blohmer JU, Turzynski A, Thiel G, Langelotz C, Possinger K, Kovar H. CD99 positivity and EWS-FLI1 gene rearrangement identify a breast tumor in 60-year-old patient with attributes of the Ewing family of neoplasms. Diagn Mol Pathol 1999, 8: 120–124.

1632 Silver SA, Tavassoli FA. Primary osteogenic sarcoma of the breast: a clinicopathologic analysis of 50 cases. Am J Surg Pathol 1998, 22: 925–933.

1633 Smith BH, Taylor HB. The occurrence of bone and cartilage in mammary tumors. Am J Clin Pathol 1969, 51: 610–618.

1634 Uluoğlu O, Akyürek N, Uner A, Coşkun U, Ozdemir A, Gökçora N. Interdigitating dendritic cell tumor with breast and cervical lymph-node involvement: a case report and review of the literature. Virchows Arch 2005, 446: 546–554.

1635 Wu J, Brinker DA, Haas M, Montgomery EA, Argani P. Primary alveolar soft part sarcoma (ASPS) of the breast: report of a deceptive case with xanthomatous features confirmed by TFE3 immunohistochemistry and electron microscopy. Int J Surg Pathol 2005, 13: 81–85.

LYMPHOID TUMORS AND TUMORLIKE CONDITIONS

1636 Abbondanzo SL, Seidman JD, Lefkowitz M, Tavassoli FA, Krishnan J. Primary diffuse large B-cell lymphoma of the breast. A clinicopathologic study of 31 cases. Pathol Res Pract 1996, 192: 37–43.

1637 Aguilera NS, Tavassoli FA, Chu WS, Abbondonzo SL. T-cell lymphoma presenting in the breast: a histologic, immunophenotypic and molecular genetic study of four cases. Mod Pathol 2000, 13: 599–605.

1638 Arber DA, Simpson JF, Weiss LM, Rappaport H. Non-Hodgkin's lymphoma involving the breast. Am J Surg Pathol 1994, 18: 288–295.

1639 Bobrow LG, Richards MA, Happerfield LC, Diss TC, Isaacson PG, Lammie GA, Millis RR. Breast lymphomas. A clinicopathologic review. Hum Pathol 1993, 24: 274–278.

1640 Boudova L, Kazakov DV, Sima R, Vanecek T, Torlakovic E, Lamovec J, Kutzner H, Szepe P, Plank L, Bouda J, Hes O, Mukensnabl P, Michal M. Cutaneous lymphoid hyperplasia and other lymphoid infiltrates of the breast nipple: a retrospective clinicopathologic study of fifty-six patients. Am J Dermatopathol 2005, 27: 375–386.

1641 Brogi E, Harris NL. Lymphomas of the breast: pathology and clinical behaviour. Semin Oncol 1999, 26: 357–364.

1642 Brooks JJ, Krugman DT, Damjanov I. Myeloid metaplasia presenting as a breast mass. Am J Surg Pathol 1980, 4: 281–285.

1643 Byrd JC, Edenfield WJ, Shields DJ, Dawson NA. Extramedullary myeloid cell tumors in acute nonlymphocytic leukemia. A clinical review. J Clin Oncol 1995, 13: 1800–1816.

1644 Cheuk W, Chan AC, Lam WL, Chow SM, Crowley P, Lloydd R, Campbell I, Thorburn M, Chan JK. IgG4-related sclerosing mastitis: description of a new member of the IgG4-related sclerosing diseases. Am J Surg Pathol 2009, 33: 1058–1064.

1645 Cohen PL, Brooks JJ. Lymphomas of the breast. A clinicopathologic and immunohistochemical study of primary and secondary cases. Cancer 1991, 67: 1359–1369.

1646 Cook PD, Osborne BM, Connor RL, Strauss JF. Follicular lymphoma adjacent to foreign body granulomatous inflammation and fibrosis surrounding silicone breast prosthesis. Am J Surg Pathol 1995, 19: 712–717.

1647 Domchek SM, Hecht JL, Fleming MD, Pinkus GS, Cannellos GP. Lymphomas of the breast: primary and secondary involvement. Cancer 2002, 94: 6–13.

1648 Duncan VE, Reddy VV, Jhala NC, Chhieng DC, Jhala DN. Non-Hodgkin's lymphoma of the breast: a review of 18 primary and secondary cases. Ann Diagn Pathol 2006, 10: 144–148.

1649 Farinha P, Andre S, Cabecadas J, Soares J. High frequency of MALT lymphoma in a series of 14 cases of primary breast lymphoma. Appl Immunohistochem Mol Morphol 2002, 10: 115–120.

1650 Fisher ER, Palekar AS, Paulson JD, Golinger R. Pseudolymphoma of breast. Cancer 1979, 44: 258–263.

1651 Fritzsche FR, Pahl S, Petersen I, Burkhardt M, Dankof A, Dietel M, Kristiansen G. Anaplastic large-cell non-Hodgkin's lymphoma of the breast in periprosthetic localisation 32 years after treatment for primary breast cancer – a case report. Virchows Arch 2006, 449: 561–564.

1652 Gualco G, Bacchi CE. B-cell and T-cell lymphomas of the breast: clinical-pathological features of 53 cases. Int J Surg Pathol 2008, 16: 407–413.

1653 Hugh JC, Jackson FI, Hanson J, Poppema S. Primary breast lymphoma. An immunohistologic study of 20 new cases. Cancer 1990, 66: 2602–2611.

1654 Kirshenbaum G, Rhone DP. Solitary extramedullary plasmacytoma of the breast with serum monoclonal protein. A case report and review of the literature. Am J Clin Pathol 1985, 83: 230–232.

1655 Koerner FC, Mattia AR. Mammary lymphoid tissue: a unique component of the mucosal immune system. Anat Pathol 1996, 1: 53–67.

1656 Lin JJ, Farha GJ, Taylor RJ. Pseudolymphoma of the breast. I. In a study of 8,654 consecutive tylectomies and mastectomies. Cancer 1980, 45: 973–978.

1657 Lin Y, Govindan R, Hess JL. Malignant hematopoietic breast tumors. Am J Clin Pathol 1997, 107: 177–186.

1658 Miranda RN, Lin L, Talwalkar SS, Manning JT, Medeiros LJ. Anaplastic large cell lymphoma involving the breast: a clinicopathologic study of 6 cases and review of the literature. Arch Pathol Lab Med 2009, 133: 1383–1390.

1659 Oberman HA. Primary lymphoreticular neoplasms of the breast. Surg Gynecol Obstet 1966, 123: 1047–1051.

1660 Pascoe HR. Tumors composed of immature granulocytes occurring in the breast in chronic granulocytic leukemia. Cancer 1970, 25: 697–704.

1661 Roden AC, Macon WR, Keeney GL, Myers JL, Feldman AL, Dogan A. Seroma-associated primary anaplastic large-cell lymphoma adjacent to breast implants: an indolent T-cell lymphoproliferative disorder. Mod Pathol 2008, 21: 455–463.

1662 Rooney N, Snead D, Goodman S, Webb AJ. Primary breast lymphoma with skin involvement arising in lymphocytic lobulitis. Histopathology 1994, 24: 81–84.

1663 Schouten JT, Weese JL, Carbone PP. Lymphoma of the breast. Ann Surg 1981, 194: 749–753.

1664 Talwalkar SS, Miranda RN, Valbuena JR, Routbort MJ, Martin AW, Medeiros LJ. Lymphomas involving the breast: a study of 106 cases comparing localized and disseminated neoplasms. Am J Surg Pathol 2008, 32: 1299–1309.

1665 Topalovski M, Crisan D, Mattson JC. Lymphoma of the breast: a clinicopathologic study of primary and secondary cases. Arch Pathol Lab Med 1999, 123: 1208–1218.

1666 Valbuena JR, Admirand JH, Gualco G, Medeiros LJ. Myeloid sarcoma involving the breast. Arch Pathol Lab Med 2005, 129: 32–38.

1667 Wong AK, Lopategui J, Clancy S, Kulber D, Bose S. Anaplastic large cell lymphoma associated with a breast implant capsule: a case report and review of the literature. Am J Surg Pathol 2008, 32: 1265–1268.

1668 Yoshida S, Nakamura N, Sasaki Y, Yoshida S, Yasuda M, Sagara H, Ohtake T, Takenoshita S, Abe M. Primary breast diffuse large B-cell lymphoma shows a non-germinal center B-cell phenotype. Mod Pathol 2005, 18: 398–405.

OTHER PRIMARY TUMORS AND TUMORLIKE CONDITIONS

1669 Abraham SC, Reynolds C, Lee JH, Montgomery EA, Baisden BL, Krasinskas AM, Wu TT. Fibromatosis of the breast and mutations involving the APC/beta-catenin pathway. Hum Pathol 2002, 33: 39–46.

1670 Anderson C, Ricci A Jr, Pedersen CA, Cartun RW. Immunocytochemical analysis of estrogen and progesterone receptors in benign stromal lesions of the breast. Evidence for hormonal etiology in pseudoangiomatous hyperplasia of mammary stroma. Am J Surg Pathol 1991, 15: 145–149.

1671 Balzer BL, Weiss SW. Do biomaterials cause implant-associated mesenchymal tumors of the breast? Analysis of 8 new cases and review of the literature. Hum Pathol 2009, 40: 1564–1570.

1672 Bansal I, Alassi O, Lee MW, Raju U. Stromal proliferations of the breast, a histologic continuum in fibroadenoma, pseudoangiomatous stromal hyperplasia and gynecomastoid lesions: an immunohistochemical study [abstract]. Mod Pathol 2003, 16: 23a.

1673 Begin LR, Mitmaker B, Bahary J-P. Infiltrating myofibroblastoma of the breast. Surg Pathol 1989, 2: 151–156.

1674 Berean K, Tron VA, Churg A, Clement PB. Mammary fibroadenoma with multinucleated stromal giant cells. Am J Surg Pathol 1986, 10: 823–827.

1675 Bittesini L, Dei Tos AP, Doglioni C, Della Libera D, Laurino L, Fletcher CD. Fibroepithelial tumor of the breast with digital fibroma-like inclusions in the stromal component. Case report with immunocytochemical and ultrastructural analysis. Am J Surg Pathol 1994, 18: 296–301.

1676 Carneiro F, Brandao O, Correia AC, Sobrinho-Simoes M. Spindle cell tumor of the breast. Ultrastruct Pathol 1989, 13: 593–598.

1677 Charpin C, Mathoulin MP, Andrac L, Barberis J, Boulat J, Sarradour B, Bonnier P, Piana L. Reappraisal of breast hamartomas. A morphological study of 41 cases. Pathol Res Pract 1994, 190: 362–371.

1678 Cohen MB, Fisher PE. Schwann cell tumors of the breast and mammary region. Surg Pathol 1991, 4: 47–56.

1679 Damiani S, Dina R, Eusebi V. Eosinophilic and granular cell tumors of the breast. Semin Diagn Pathol 1999, 16: 117–125.

1680 Damiani S, Koerner FC, Dickersin GR, Cook MG, Eusebi V. Granular cell tumour of the breast. Virchows Arch [A] 1992, 420: 219–226.

1681 Damiani S, Peterse JL, Eusebi V. Malignant neoplasms infiltrating 'pseudoangiomatous' stromal hyperplasia of the breast: an unrecognised pathway of tumour spread. Histopathology 2002, 41: 208–215.

1682 Daroca PJ Jr, Reed RJ, Love GL, Kraus SD. Myoid hamartomas of the breast. Hum Pathol 1985, 16: 212–219.

1683 Davies JD, Kulka J, Mumford AD, Armstrong JS, Wells CA. Hamartomas of the breast. Six novel diagnostic features in three-dimensional thick sections. Histopathology 1994, 24: 161–168.

1684 Davis AB, Patchefsky AS. Basal cell carcinoma of the nipple. Case report and review of the literature. Cancer 1977, 40: 1780–1781.

1685 Daya D, Trus T, D'Souza TJ, Minuk T, Yemen B. Hamartoma of the breast, an underrecognized breast lesion. A clinicopathologic and radiographic study of 25 cases. Am J Clin Pathol 1995, 103: 685–689.

1686 DeMay RM, Kay S. Granular cell tumor of the breast. Pathol Annu 1982, 19(Pt 2): 121–148.

1687 Devouassoux-Shisheboran M, Schammel MD, Man YG, Tavassoli FA. Fibromatosis of the breast: age-correlated morphological features of 33 cases. Arch Pathol Lab Med 2000, 124: 276–280.

1688 Diaz-Arias AA, Hurt MA, Loy TS, Seeger RM, Bickel JT. Leiomyoma of the breast. Hum Pathol 1989, 20: 396–399.

1689 Falconieri G, Lamovec J, Mirra M, Pizzolitto S. Solitary fibrous tumor of the mammary gland: a potential pitfall in breast pathology. Ann Diagn Pathol 2004, 8: 121–125.

1690 Ferreira M, Albarracin CT, Resetkova E. Pseudoangiomatous stromal hyperplasia tumor: a clinical, radiologic and pathologic study of 26 cases. Mod Pathol 2008, 21: 201–207.

1691 Fisher CJ, Hanby AM, Robinson L, Millis RR. Mammary hamartoma – a review of 35 cases. Histopathology 1992, 20: 99–106.

1692 Garfein CF, Aulicino MR, Leytin A, Drossman S, Hermann G, Bleiweiss IJ. Epithelioid cells in myoid hamartoma of the breast: a potential diagnostic pitfall for core biopsies. Arch Pathol Lab Med 1996, 120: 676–680.

1693 Govender D, Sabaratnam RM, Essa AS. Clear cell 'sugar' tumor of the breast: another extrapulmonary site and review of the literature. Am J Surg Pathol 2002, 26: 670–675.

1694 Green I, Dorfman RF, Rosai J. Breast involvement by extranodal Rosai–Dorfman disease: report of seven cases. Am J Surg Pathol 1997, 21: 664–668.

1695 Herbert M, Sandbank J, Liokumovich P, Yanai O, Pappo I, Karni T, Segal M. Breast hamartomas: clinicopathological and immunohistochemical studies of 24 cases. Histopathology 2002, 41: 30–34.

1696 Hiraoka N, Mukai M, Hosoda Y, Hata J. Phyllodes tumor of the breast containing the intracytoplasmic inclusion bodies identical with infantile digital fibromatosis. Am J Surg Pathol 1994, 18: 506–511.

1697 Ilie B. Neoplasms in skin and subcutis over the breast, simulating breast neoplasms. Case reports and literature review. J Surg Oncol 1986, 31: 191–198.

1698 Ingram DL, Mossler JA, Snowhite J, Leight GS, McCarty KS Jr. Granular cell tumors of the breast. Steroid receptor analysis and localization of carcinoembryonic antigen, myoglobin, and S100 protein. Arch Pathol Lab Med 1984, 108: 897–901.

1699 Jones MW, Norris HJ, Wargotz ES. Hamartomas of the breast. Surg Gynecol Obstet 1991, 173: 54–56.

1700 Kaplan L, Walts AE. Benign chondrolipomatous tumor of the human female breast. Arch Pathol Lab Med 1977, 101: 149–151.

1701 Katzin WE, Centeno JA, Feng LJ, Kiley M, Mullick FG. Pathology of lymph nodes from patients with breast implants: a histologic and spectroscopic evaluation. Am J Surg Pathol 2005, 29: 506–511.

1702 Khanafshar E, Phillipson J, Schammel DP, Minobe L, Cymerman J, Weidner N. Inflammatory myofibroblastic tumor of the breast. Ann Diagn Pathol 2005, 9: 123–129.

1703 Lugo M, Reyes JM, Putong PB. Benign chondrolipomatous tumors of the breast. Arch Pathol Lab Med 1982, 106: 691–692.

1704 Luo JH, Rotterdam H. Primary amyloid tumor of the breast: a case report and review of the literature. Mod Pathol 1997, 10: 735–738.

1705 Marsh WL Jr, Lucas JG, Olsen J. Chondrolipoma of the breast. Arch Pathol Lab Med 1989, 113: 369–371.

1706 Michal M, Ludvikova M, Zamecnik M. Nodular mucinosis of the breast: report of three cases. Pathol Int 1998, 48: 542–544.

1707 Morkowski JJ, Nguyen CV, Lin P, Farr M, Abraham SC, Gilcrease MZ, Moran CA, Wu Y. Rosai–Dorfman disease confined to the breast. Ann Diagn Pathol 2010, 14: 81–87.

1708 Nascimento AG, Karas M, Rosen PP, Caron AG. Leiomyoma of the nipple. Am J Surg Pathol 1979, 3: 151–154.

1709 Oberman HA. Hamartomas and hamartoma variants of the breast. Semin Diagn Pathol 1989, 6: 135–145.

1710 Pettinato G, Manivel JC, Gould EW, Albores-Saavedra J. Inclusion body fibromatosis of the breast. Two cases with immunohistochemical and ultrastructural findings. Am J Clin Pathol 1994, 101: 714–718.

1711 Powell CM, Cranor ML, Rosen PP. Pseudoangiomatous stromal hyperplasia (PASH). A mammary stromal tumor with myofibroblastic differentiation. Am J Surg Pathol 1995, 19: 270–277.

1712 Provenzano E, Barter SJ, Wright PA, Forouhi P, Allibone R, Ellis IO. Erdheim–Chester disease presenting as bilateral clinically malignant breast masses. Am J Surg Pathol 2010, 34: 584–588.

1713 Rocken C, Kronsbein H, Sletten K, Roessner A, Bassler R. Amyloidosis of the breast. Virchows Arch 2002, 440: 527–535.

1714 Roncaroli F, Rossi R, Severi B, Martinelli GN, Eusebi V. Epithelioid leiomyoma of the breast with granular cell change. A case report. Hum Pathol 1993, 24: 1260–1263.

1715 Rosen PP. Multinucleated mammary stromal giant cells. A benign lesion that simulates invasive carcinoma. Cancer 1979, 44: 1305–1308.

1716 Rosen PP, Ernsberger D. Mammary fibromatosis. A benign spindle-cell tumor with significant risk for local recurrence. Cancer 1989, 63: 1363–1369.

1717 Rosso R, Scelsi M, Carnevali L. Granular cell traumatic neuroma: a lesion occurring in mastectomy scars. Arch Pathol Lab Med 2000, 124: 709–711.

1718 Ryska A, Reynolds C, Keeney GL. Benign tumors of the breast with multinucleated stromal giant cells. Immunohistochemical analysis of six cases and review of the literature. Virchows Arch 2001, 439: 768–775.

1719 Shin SJ, Scamman W, Gopalan A, Rosen PP. Mammary presentation of adult-type 'juvenile' xanthogranuloma. Am J Surg Pathol 2005, 29: 827–831.

1720 Vuitch MF, Rosen PP, Erlandson RA. Pseudoangiomatous hyperplasia of mammary stroma. Hum Pathol 1986, 17: 185–191.

METASTATIC TUMORS

1721 Azzopardi JG. Problems in breast pathology. In Bennington JL (consulting ed.): Major problems in pathology, vol. 11. Philadelphia, 1979, W.B. Saunders.

1722 Di Bonito L, Luchi M, Giarelli L, Falconieri G, Viehl P. Metastatic tumors to the female breast. An autopsy study of 12 cases. Pathol Res Pract 1991, 187: 432–436.

1723 Gupta D, Merino MJ, Farhood A, Middleton LP. Metastases to breast simulating ductal carcinoma in situ: report of two cases and review of the literature. Ann Diagn Pathol 2001, 4: 15–20.

1724 Hajdu SI, Urban JA. Cancers metastatic to the breast. Cancer 1968, 22: 1691–1696.

1725 Harrist TJ, Kalisher L. Breast metastasis. An unusual manifestation of a malignant carcinoid tumor. Cancer 1977, 40: 3102–3106.

1726 Horenstein MG, Erlandson RA, Gonzalez-Cueto DM, Rosai J. Presacral carcinoid tumors: report of three cases and review of the literature. Am J Surg Pathol 1998, 22: 251–255.

1727 Howarth CB, Caces JN, Pratt CB. Breast metastases in children with rhabdomyosarcoma. Cancer 1980, 46: 2520–2524.

1728 Mosunjac MB, Kochhar R, Mosunjac MI, Lau SK. Primary small bowel carcinoid tumor with bilateral breast metastases: report of 2 cases with different clinical presentations. Arch Pathol Lab Med 2004, 128: 292–297.

1729 Treilleux I, Freyer G, Tabone E, Chassagne-Clement C, Bremond A, Bailly C. Pancreatic neuroendocrine carcinoma metastatic to the breast as part of the multiple endocrine neoplasia type 1 syndrome. Endocr Pathol 1997, 8: 251–258.

1730 Warner TFCS, Seo IS. Bronchial carcinoid appearing as a breast mass. Arch Pathol Lab Med 1980, 104: 531–534.

1731 Yamasaki H, Saw D, Zdanowitz J, Faltz LL. Ovarian carcinoma metastasis to the breast case report and review of the literature. Am J Surg Pathol 1993, 17: 193–197.

BREAST DISEASES IN CHILDREN AND ADOLESCENTS

1732 Bauer BS, Jones KM, Talbot CW. Mammary masses in the adolescent female. Surg Gynecol Obstet 1987, 165: 63–65.

1733 Dehner LP, Hill DA, Deschryver K. Pathology of the breast in children, adolescents, and young adults. Semin Diagn Pathol 1999, 16: 235–247.

1734 Farrow JH, Ashikari H. Breast lesions in young girls. Surg Clin North Am 1969, 49: 261–269.

1735 Kiaer HW, Kiaer WW, Linell F, Jacobsen S. Extreme duct papillomatosis of the juvenile breast. Acta Pathol Microbiol Scand (A) 1979, **87**: 353–359.

1736 Pettinato G, Manivel JC, Kelly DR, Wold LE, Dehner LP. Lesions of the breast in children exclusive of typical fibroadenoma and gynecomastia. A clinipathologic study of 113 cases. Pathol Annu 1989, **24**(Pt 2): 296–328.

1737 Rosen PP. Papillary duct hyperplasia of the breast in children and young adults. Cancer 1985, **56**: 1611–1617.

1738 Rosen PP, Cantrell B, Mullen DL, DePalo A. Juvenile papillomatosis (Swiss cheese disease) of the breast. Am J Surg Pathol 1980, **4**: 3–12.

1739 Rosen PP, Kimmel M. Juvenile papillomatosis of the breast. A follow-up study of 41 patients having biopsies before 1979. Am J Clin Pathol 1990, **93**: 599–603.

1740 Shehata BM, Fishman l, Collings MH, Wang J, Poulik JM, Ricketts RR, Parker PM, Heiss K, Bhatia AM, Worcester HD, Gow KW. Pseudoangiomatous stromal hyperplasia of the breast in pediatric patients: an underrecognized entity. Pediatr Dev Pathol 2009, **12**: 450–454.

1741 Steiner MW. Enlargement of the breast during childhood. Pediatr Clin North Am 1955, **2**: 575–593.

1742 Taffurelli M, Santini D, Martinelli G, Mazzoleni G, Rossati U, Giosa F, Grassigli A, Marrano D. Juvenile papillomatosis of the breast. A multidisciplinary study. Pathol Annu 1991, **26**(Pt 1): 25–35.

1743 Wilson M, Cranor ML, Rosen PP. Papillary duct hyperplasia of the breast in children and young women. Mod Pathol 1993, **6**: 570–574.

BREAST DISEASES IN MALES

GYNECOMASTIA

1744 Andersen JA, Gram JB. Gynecomasty. Histological aspects in a surgical material. Acta Pathol Microbiol Immunol Scand (A) 1982, **90**: 185–190.

1745 Bannayan GA, Hajdu SI. Gynecomastia. Clinicopathologic study of 351 cases. Am J Clin Pathol 1972, **57**: 431–437.

1746 Coen P, Kulin H, Ballantine T, Zaino R, Frauenhoffer E, Boal D, Inkster S, Brodie A, Santen R. An aromatase-producing sex-cord tumor resulting in prepubertal gynecomastia. N Engl J Med 1991, **324**: 317–322.

1747 Damiani S, Eusebi V. Gynecomastia in type-1 neurofibromatosis with features of pseudoangiomatous stromal hyperplasia with giant cells. Report of two cases. Virchows Arch 2001, **438**: 513–516.

1748 Fisher ER, Creed DL. Nature of the periductal stroma in gynecomastia. Lab Invest 1956, **5**: 267–275.

1749 Gottfried MR. Extensive squamous metaplasia in gynecomastia. Arch Pathol Lab Med 1986, **110**: 971–973.

1750 Guillou L, Gebhard S. Gynecomastia with unusual intraductal 'clear cell' changes mimicking pagetoid ductal spread of lobular neoplasia. Path Res Pract 1995, **191**: 156–163.

1751 Hunfeld KP, Bassler R, Kronsbein H. 'Diabetic mastopathy' in the male breast – a special type of gynecomastia. A comparative study of lymphocytic mastitis and gynecomastia. Pathol Res Pract 1997, **193**: 197–205.

1752 Kalekou H, Kostopoulos I, Milias S, Papadimitriou CS. Comparative study of CD34, α-SMA and h-caldesmon expression in the stroma of gynecomastia and male breast carcinoma. Histopathology 2005, **47**: 74–81.

1753 Kang Y, Wile M, Schinella R. Gynecomastia-like changes of the female breast: a clinicopathologic study of 4 cases. Arch Pathol Lab Med 2001, **125**: 505–509.

1754 Kono S, Kurosumi M, Simooka H, Kawanowa K, Ninomiya J, Takei H, Suemasu K, Kuroda Y. Immunohistochemical study of the relationship between Ki-67 labeling index of proliferating cells of gynecomastia, histological phase and duration of disease. Pathol Int 2006, **56**: 655–658.

1755 Nielsen BB. Fibroadenomatoid hyperplasia of the male breast. Am J Surg Pathol 1990, **14**: 774–777.

1756 Sirtori C, Veronesi U. Gynecomastia. A review of 218 cases. Cancer 1957, **10**: 645–654.

1757 Umlas J. Gynecomastia-like lesions in the female breast. Arch Pathol Lab Med 2000, **124**: 844–847.

1758 Wilson JD, Aiman J, MacDonald PC. The pathogenesis of gynecomastia. Adv Intern Med 1980, **25**: 1–32.

MYOFIBROBLASTOMA

1759 Ali S, Teichberg S, De Risi DC, Urmacher C. Giant myofibroblastoma of the male breast. Am J Surg Pathol 1994, **18**: 1170–1176.

1760 Al-Nafussi A. Spindle cell tumours of the breast: practical approach to diagnosis. Histopathology 1999, **35**: 1–13.

1761 Begin LR. Myogenic stromal tumor of the male breast (so-called myofibroblastoma). Ultrastruct Pathol 1991, **15**: 613–622.

1762 Damiani S, Miettinen M, Peterse JL, Eusebi V. Solitary fibrous tumour (myofibroblastoma) of the breast. Virchows Arch 1994, **425**: 89–92.

1763 Eyden BP, Shanks JH, Iochim E, Ali HH, Christensen L, Howat AJ. Myofibroblastoma of breast: evidence favouring smooth-muscle rather than myofibroblastic differentiation. Ultrastruct Pathol 1999, **23**: 249–258.

1764 McMenamin ME, DeSchryver K, Fletcher CD. Fibrous lesions of the breast: a review. Int J Surg Pathol 2000, **8**: 99–108.

1765 McMenamin ME, Fletcher CD. Mammary-type myofibroblastoma of soft tissue: a tumor closely related to spindle cell lipoma. Am J Surg Pathol 2001, **25**: 1022–1029.

1766 Magro G, Bisceglia M, Michal M. Expression of steroid hormone receptors, their regulated proteins, and bcl-2 protein in myofibroblastoma of the breast. Histopathology 2000, **36**: 515–521.

1767 Magro G, Bisceglia M, Michal M, Eusebi V. Spindle cell lipoma-like tumor, solitary fibrous tumor and myofibroblastoma of the breast: a clinico-pathological analysis of 13 cases in favour of a unifying histogenetic concept. Virchows Arch 2002, **440**: 249–260.

1768 Magro G, Gurrera A, Bisceglia M. H-caldesmon expression in myofibroblastoma of the breast: evidence supporting the distinction from leiomyoma. Histopathology 2003, **42**: 233–238.

1769 Magro G, Gangemi P, Greco P. Deciduoid-like myofibroblastoma of the breast: a potential pitfall of malignancy. Histopathology 2008, **52**: 652–654.

1770 Magro G. Epithelioid-cell myofibroblastoma of the breast: expanding the morphologic spectrum. Am J Surg Pathol 2009, **33**: 1085–1092.

1771 Magro G. Mammary myofibroblastoma: a tumor with a wide morphologic spectrum. Arch Pathol Lab Med 2008, **132**: 1813–1820.

1772 Morgan MB, Pitha JV. Myofibroblastoma of the breast revisited: an etiologic association with androgens? Hum Pathol 1998, **29**: 347–351.

1773 Reis-Filho JS, Faoro LN, Gasparetto EL, Totsugui JT, Schmitt FC. Mammary epithelioid myofibroblastoma arising in bilateral gynecomastia: case report with immunohistochemical profile. Int J Surg Pathol 2001, **9**: 331–334.

1774 Thomas TM, Myint A, Mak CK, Chan JK. Mammary myofibroblastoma with leiomyomatous differentiation. Am J Clin Pathol 1997, **107**: 52–55.

1775 Toker C, Tang C-K, Whitely JF, Berkheiser SW, Rachman R. Benign spindle cell breast tumor. Cancer 1981, **48**: 1615–1622.

1776 Wargotz ES, Weiss SW, Norris HJ. Myofibroblastoma of the breast. Sixteen cases of a distinctive benign mesenchymal tumor. Am J Surg Pathol 1987, **11**: 493–502.

CARCINOMA

1777 Adami HO, Hakulinen T, Ewertz M, Tretli S, Holmberg L, Karjalainen S. The survival pattern in male breast cancer. An analysis of 1429 patients from the Nordic countries. Cancer 1989, **64**: 1177–1182.

1778 Bavafa S, Reyes CV, Choudhury AM. Male breast carcinoma. An updated experience at a Veterans Administration hospital and review of the literature. J Surg Oncol 1983, **24**: 41–45.

1779 Bhagat P, Kline TS. The male breast and malignant neoplasms. Diagnosis by aspiration biopsy cytology. Cancer 1990, **65**: 2338–2341.

1780 Burga AM, Fadare O, Lininger RA, Tavassoli FA. Invasive carcinomas of the male breast: a morphologic study of the distribution of histologic subtypes and metastatic patterns in 778 cases. Virchows Arch 2006, **449**: 507–512.

1781 Camus MG, Joshi MG, Mackarem G, Lee AK, Rossi RL, Munson JL, Buyske J, Barbarisi LJ, Sanders LE, Hughes KS. Ductal carcinoma in situ of the male breast. Cancer 1994, **74**: 1289–1293.

1782 Ciocca V, Bombonati A, Gatalica Z, Di Pasquale M, Milos A, Ruiz-Orrico A, Dreher D, Folch N, Monzon F, Santeusanio G, Perou CM, Bernard PS, Palazzo JP. Cytokeratin profiles of male breast cancers. Histopathology 2006, **49**: 365–370.

1783 Costa MH, Silverberg SG. Oncocytic carcinoma of the male breast. Arch Pathol 1989, **113**: 1396–1398.

1784 Cunha F, Andre S, Soares J. Morphology of male breast carcinoma in the evaluation of prognosis. Pathol Res Pract 1990, **186**: 745–750.

1785 Demeter JG, Waterman NG, Verdi GD. Familial male breast carcinoma. Cancer 1990, **65**: 2342–2343.

1786 Donegan WL. Cancer of the breast in men. CA Cancer J Clin 1991, **41**: 339–354.

1787 El-Gazayerli M, Abdel-Aziz AS. On bilharziasis and male breast cancer in Egypt. A preliminary report and review of the literature. Br J Cancer 1963, **17**: 566–571.

1788 Ferreira M, Mesquita M, Quaresma M, André S. Prolactin receptor expression in gynaecomastia and male breast carcinoma. Histopathology 2008, **53**: 56–61.

1789 Giffler RF, Kay S. Small-cell carcinoma of the male mammary gland. A tumor resembling infiltrating lobular carcinoma. Am J Clin Pathol 1976, **66**: 715–722.

1790 Goss PE, Reid C, Pintilie M, Lim R, Miller N. Male breast carcinoma. A review of 229 patients who presented to the Princess Margaret Hospital during 40 years: 1955–1996. Cancer 1999, **85**: 629–639.

1791 Guinee VF, Olsson H, Moller T, Shallenberger RC, van den Blink JW, Peter Z, Durand M, Dische S, Cleton FJ, Zewuster R, et al. The prognosis of breast cancer in males. A report of 335 cases. Cancer 1993, **71**: 154–161.

1792 Hecht JR, Winchester DJ. Male breast cancer. Am J Clin Pathol 1994, **102**: S25–S30.

1793 Heller KS, Rosen PP, Schottenfeld D, Ashikari R, Kinne DW. Male breast cancer. A clinicopathologic study of 97 cases. Ann Surg 1978, **188**: 60–65.

1794 Hittmair AP, Lininger RA, Tavassoli FA. Ductal carcinoma in situ (DCIS) in the male breast: a morphologic study of 84 cases of pure DCIS and 30 cases of DCIS associated with invasive carcinoma: a preliminary report. Cancer 1998, **83**: 2139–2149.

1795 Joshi MG, Lee AK, Loda M, Camus MG, Petersen C, Heatley GJ, Hughes KS. Male breast carcinoma: an evaluation of prognostic factors contributing to a poorer outcome. Cancer 1996, **77**: 490–498.

1796 Kozak FK, Hall JG, Baird PA. Familial breast cancer in males. A case report and review of the literature. Cancer 1986, **58**: 2736–2739.

1797 Muir D, Kanthan R, Kanthan SC. Male versus female breast cancers: a population-based comparative immunohistochemical analysis. Arch Pathol Lab Med 2003, **127**: 36–41.

1798 Norris HJ, Taylor HB. Carcinoma of the male breast. Cancer 1969, **23**: 1428–1435.

1799 O'Grady WP, McDivitt RW. Breast cancer in a man treated with diethylstilbestrol. Arch Pathol 1969, **88**: 162–165.

1800 Papotti M, Tanda F, Bussolati G, Pugno F, Bosincu L, Massareli G. Argyrophilic neuroendocrine carcinoma of the male breast. Ultrastruct Pathol 1993, **17**: 115–121.

1801 Pich A, Margaria E, Chiusa L, Ponti R, Geuna M. DNA ploidy and p53 expression correlate with survival and cell proliferative activity in male breast carcinoma. Hum Pathol 1996, **27**: 676–682.

1802 Ribeiro GG. Carcinoma of the male breast. A review of 200 cases. Br J Surg 1977, **64**: 381–383.

1803 Sanchez AG, Villanueva AG, Redondo C. Lobular carcinoma of the breast in a patient with Klinefelter's syndrome. A case with bilateral, synchronous, histologically different breast tumors. Cancer 1986, **57**: 1181–1183.

1804 San Miguel P, Sancho M, Enriquez JL, Fernandez J, Gonzalez-Palacios F. Lobular carcinoma of the male breast associated with the use of cimetidine. Virchows Arch 1997, **430**: 261–263.

1805 Spence RAJ, Mackenzie G, Anderson JR, Lyons AR, Bell M. Long-term survival following cancer of the male breast in Northern Ireland. A report of 81 cases. Cancer 1985, **55**: 648–652.

1806 Stretch JR, Denton KJ, Millard PR, Horak E. Paget's disease of the male breast clinically and histopathologically mimicking melanoma. Histopathology 1991, **19**: 470–472.

1807 Tamura G, Monma N, Suzuki Y, Satodate R, Abe H. Adenomyoepithelioma (myoepithelioma) of the breast in a male. Hum Pathol 1993, **24**: 678–681.

1808 Visfeldt J, Scheike O. Male breast cancer. I. Histologic typing and grading of 187 Danish cases. Cancer 1973, **32**: 985–990.

1809 Wang-Rodriguez J, Cross J, Gallagher S, Djahanban M, Armstrong JM, Wiedner N, Shapiro DH. Male breast carcinoma: correlation of ER, PR, Ki-67, Her2-Neu, and p53 with treatment and survival, a study of 65 cases. Mod Pathol 2002, **15**: 853–861.

1810 Wick MR, Sayadi H, Ritter JH, Hill DA, Reddy VB, Gattuso P. Low-stage carcinoma of the male breast. A histologic, immunohistochemical, and flow cytometric comparison with localized female breast carcinoma. Am J Clin Pathol 1999, **111**: 59–69.

OTHER LESIONS

1811 Badve S, Sloane JP. Pseudoangiomatous hyperplasia of male breast. Histopathology 1995, **26**: 463–466.

1812 Benson WR. Carcinoma of the prostate with metastases to breast and testis. Cancer 1957, **10**: 1235–1245.

1813 Bigotti G, Kasznica J. Sclerosing adenosis in the breast of a man with pulmonary oat cell carcinoma. Report of a case. Hum Pathol 1986, **17**: 861–863.

1814 Burga AM, Fadare O, Lininger RA, Tavassoli FA. Invasive carcinomas of the male breast: a morphologic study of the distribution of histologic subtypes and metastatic patterns in 778 cases. Virchows Arch 2006, **449**: 507–512.

1815 Gatalica Z, Norris BA, Kovatich AJ. Immunohistochemical localization of prostatic-specific antigen in ductal epithelium of male breast: potential diagnostic pitfall in patients with gynecomastia. Appl Immunohistochem Mol Morphol 2000, **8**: 158–161.

1816 Green LK, Klima M. The use of immunohistochemistry in metastatic prostatic adenocarcinoma to the breast. Hum Pathol 1991, **22**: 242–246.

1817 Hassan MO, Gogate PA, Al-Kaisi N. Intraductal papilloma of the male breast. An ultrastructural and immunohistochemical study. Ultrastruct Pathol 1994, **18**: 601–610.

1818 Hernandez FJ. Leiomyosarcoma of male breast originating in the nipple. Am J Surg Pathol 1978, **2**: 299–304.

1819 Hilton DA, Jameson JS, Furness PN. A cellular fibroadenoma resembling a benign phyllodes tumour in a young male with gynaecomastia. Histopathology 1991, **18**: 476–477.

1820 Lipper S, Willson CF, Copeland KC. Pseudogynecomastia due to neurofibromatosis. A light microscopic and ultrastructural study. Hum Pathol 1981, **12**: 755–779.

1821 Sara AS, Gottfried MR. Benign papilloma of the male breast following chronic phenothiazine therapy. Am J Clin Pathol 1987, **87**: 649–650.

1822 Shin SJ, Rosen PP. Bilateral presentation of fibroadenoma with digital fibroma-like inclusions in the male breast. Arch Pathol Lab Med 2007, **131**: 1126–1129.

1823 Squillaci S, Tallarigo F, Patarino R, Bisceglia M. Nodular fasciitis of the male breast: a case report. Int J Surg Pathol 2007, **15**: 69–72.

1824 Tedeschi LG, McCarthy PE. Involutional mammary duct ectasia and periductal mastitis in a male. Hum Pathol 1974, **5**: 232–236.

1825 Waldo ED, Sidhu GS, Hu AW. Florid papillomatosis of the male nipple after diethylstilbestrol therapy. Arch Pathol 1975, **99**: 364–366.